52. 薬剤耐性菌および薬剤耐性化機構について概説できる. ……… …… 325～338
53. 代表的な細菌毒素について説明できる. …………………… …… 110～116
54. ウイルスの構造, 分類, および増殖機構について説明できる. ……… 69～80
55. 真菌の性状を概説できる. ………………………………………… 81～87
56. 原虫および蠕虫の性状を概説できる. …………………………… 236～245
57. 滅菌, 消毒および殺菌, 静菌の概念を説明できる. ……………………125
58. 主な滅菌法および消毒法について説明できる. ………………… 125～133
59. グラム染色を実施できる.(技能) ……………………………………140
60. 無菌操作を実施できる.(技能) ………………………………………148
61. 代表的な細菌または真菌の分離培養, 純培養を実施できる.(技能) ……… 138～143
62. 感染の成立（感染源, 感染経路, 侵入門戸など）と共生（腸内細菌など）について説明できる. ……… 105～107
63. 日和見感染と院内感染について説明できる. ……………………… 105, 133～134
64. DNA ウイルス（ヒトヘルペスウイルス, アデノウイルス, パピローマウイルス, B 型肝炎ウイルスなど）について概説できる. ………………………… 195～204
65. RNA ウイルス（ノロウイルス, ロタウイルス, ポリオウイルス, コクサッキーウイルス, エコーウイルス, ライノウイルス, A 型肝炎ウイルス, C 型肝炎ウイルス, インフルエンザウイルス, 麻疹ウイルス, 風疹ウイルス, 日本脳炎ウイルス, 狂犬病ウイルス, ムンプスウイルス, HIV, HTLV など）について概説できる. ………………………… 204～221
66. グラム陽性球菌（ブドウ球菌, レンサ球菌など）およびグラム陽性桿菌（破傷風菌, ガス壊疽菌, ボツリヌス菌, ジフテリア菌, 炭疽菌, セレウス菌, ディフィシル菌など）について概説できる. ………… 149～166
67. グラム陰性球菌（淋菌, 髄膜炎菌など）およびグラム陰性桿菌（大腸菌, 赤痢菌, サルモネラ属菌, チフス菌, エルシニア属菌, クレブシエラ属菌, コレラ菌, 百日咳菌, 腸炎ビブリオ, 緑膿菌, レジオネラ, インフルエンザ菌など）について概説できる. ……………… 166～187
68. グラム陰性らせん菌（ヘリコバクター・ピロリ, カンピロバクター・ジェジュニ / コリなど）およびスピロヘータについて概説できる. ………………181～185, 187～189
69. 抗酸菌（結核菌, らい菌など）について概説できる. …………… 163～165
70. マイコプラズマ, リケッチア, クラミジアについて概説できる. ……… 189～193
71. 真菌（アスペルギルス, クリプトコックス, カンジダ, ムーコル, 白癬菌など）について概説できる. …… 225～235
72. 原虫（マラリア原虫, トキソプラズマ, 腟トリコモナス, クリプトスポリジウム, 赤痢アメーバなど）, 蠕虫（回虫, 鞭虫, アニサキス, エキノコックスなど）について概説できる. ……… 236～245
73. 代表的な動物ウイルスの培養法, 定量法について説明できる. ……… 78～80
74. 主な滅菌法を実施できる.(技能) ……………………………… 126～128
75. 細菌の同定に用いる代表的な試験法（生化学的性状試験, 血清型別試験, 分子生物学的試験）について説明できる. ……………………………… 137～143
76. 代表的な細菌を同定できる.(技能) ……………………………… 139～141
77. 人口動態（死因別死亡率など）の変遷について説明できる. ……………119
78. 現代における感染症（日和見感染, 院内感染, 新興感染症, 再興感染症など）の特徴について説明できる. … 117～119
79. 感染症法における, 感染症とその分類について説明できる. ……… 119～121
80. 代表的な性感染症を列挙し, その予防対策について説明できる. …… 266～267
81. 予防接種の意義と方法について説明できる. ……………………… 121～125
82. 母子感染する代表的な疾患を列挙し, その予防対策について説明できる. …… 264～266
83. 代表的な細菌性・ウイルス性食中毒を列挙し, それらの原因となる微生物の性質, 症状, 原因食品および予防方法について説明できる. ……………………… 259～263
84. 遺伝毒性試験（Ames 試験など）の原理を説明できる. ……………… 53～54
85. 薬物の体内動態（吸収, 分布, 代謝, 排泄）と薬効発現の関わりについて説明できる. ……… 340～344
86. 薬理作用に由来する代表的な薬物相互作用を列挙し, その機序を説明できる.(E4（1）【①吸収】5.【③代謝】6.【④排泄】5. 参照） ……………………… 321～323
87. 日本薬局方収載の生物学的定量法の特徴を説明できる. ……………… 28
88. 血液生化学検査の検査項目を列挙し, 目的と異常所見を説明できる. ……… 137～138
89. 免疫学的検査の検査項目を列挙し, 目的と異常所見を説明できる. ……… 142～145
90. 代表的な微生物検査の検査項目を列挙し, 目的と異常所見を説明できる. ……138
91. 以下の障害を呈する代表的な副作用疾患について, 推定される原因医薬品, 身体所見, 検査所見および対処方法を説明できる. 血液障害・電解質異常, 肝障害, 腎障害, 消化器障害, 循環器障害, 精神障害, 皮膚障害, 呼吸器障害, 薬物アレルギー（ショックを含む）, 代謝障害. ……… 318～323
92. 以下の薬物アレルギーについて, 原因薬物, 病態（病態生理, 症状等）および対処法を説明できる. Stevens-Johnson（スティーブンス - ジョンソン）症候群, 中毒性表皮壊死症（重複）, 薬剤性過敏症症候群, 薬疹……………………………………319

93. 肝疾患（肝炎・，肝硬変（ウイルス性を含む），薬剤性肝障害）について，治療薬の薬理（薬理作用，機序，主な副作用），および病態（病態生理，症状等）・薬物治療（医薬品の選択等）を説明できる. ……… 252～254
94. 皮膚真菌症について，治療薬の薬理（薬理作用，機序，主な副作用），および病態（病態生理，症状等）・薬物治療（医薬品の選択等）を説明できる.（E2（7）【⑤真菌感染症の薬，病態，治療】参照） ……… 232～234
95. 以下の抗菌薬の薬理（薬理作用，機序，抗菌スペクトル，主な副作用，相互作用，組織移行性）および臨床適用を説明できる. β-ラクタム系，テトラサイクリン系，マクロライド系，アミノ配糖体（アミノグリコシド）系，新キノロン系，グリコペプチド系，抗結核薬，サルファ剤（ST合剤を含む），その他の抗菌薬 ……… 279～318
96. 細菌感染症に関係する代表的な生物学的製剤（ワクチン等）を挙げ，その作用機序を説明できる. ……121～125, 383～385
97. 主要な抗菌薬の耐性獲得機構および耐性菌出現への対応を説明できる. ……… 325～338
98. 以下の呼吸器感染症について，病態（病態生理，症状等），感染経路と予防方法および薬物治療（医薬品の選択等）を説明できる. 上気道炎（かぜ症候群（大部分がウイルス感染症）を含む），気管支炎，扁桃腺炎，細菌性肺炎，肺結核，レジオネラ感染症，百日咳，マイコプラズマ肺炎……… 247～252
99. 以下の全身性細菌感染症について，病態（病態生理，症状等），感染経路と予防方法および薬物治療（医薬品の選択等）を説明できる. ジフテリア，劇症型A群 β 溶血性連鎖球菌感染症，新生児B群連鎖球菌感染症，破傷風，敗血症……… 263
100. 以下の消化器感染症について，病態（病態生理，症状等）および薬物治療（医薬品の選択等）を説明できる. 急性虫垂炎，胆嚢炎，胆管炎，病原性大腸菌感染症，食中毒，ヘリコバクター・ピロリ感染症，赤痢，コレラ，腸チフス，パラチフス，偽膜性大腸炎………252～254, 259～263
101. 以下の感覚器感染症について，病態（病態生理，症状等）および薬物治療（医薬品の選択等）を説明できる. 副鼻腔炎，中耳炎，結膜炎 ……… 249
102. 以下の尿路感染症について，病態（病態生理，症状等）および薬物治療（医薬品の選択等）を説明できる. 腎盂腎炎，膀胱炎，尿道炎 ……… 254～255
103. 以下の性感染症について，病態（病態生理，症状等），予防方法および薬物治療（医薬品の選択等）を説明できる. 梅毒，淋病，クラミジア症等 ……… 266～267
104. 脳炎，髄膜炎について，病態（病態生理，症状等）および薬物治療（医薬品の選択等）を説明できる. …… 257～259
105. 以下の皮膚細菌感染症について，病態（病態生理，症状等）および薬物治療（医薬品の選択等）を説明できる. 伝染性膿痂疹，丹毒，癰，毛嚢炎，ハンセン病 ……… 263～264
106. 感染性心内膜炎，胸膜炎について，病態（病態生理，症状等）および薬物治療（医薬品の選択等）を説明できる. ……… 255～257
107. 以下の薬剤耐性菌による院内感染について，感染経路と予防方法，病態（病態生理，症状等）および薬物治療（医薬品の選択等）を説明できる. MRSA，VRE，セラチア，緑膿菌等 ………133～135, 335～338
108. ヘルペスウイルス感染症（単純ヘルペス，水痘・帯状疱疹）について，治療薬の薬理（薬理作用，機序，主な副作用），予防方法および病態（病態生理，症状等）・薬物治療（医薬品の選択等）を説明できる. ………199～201, 346～348
109. サイトメガロウイルス感染症について，治療薬の薬理（薬理作用，機序，主な副作用），および病態（病態生理，症状等）・薬物治療（医薬品の選択等）を説明できる. ………201～202, 348～349
110. インフルエンザについて，治療薬の薬理（薬理作用，機序，主な副作用），感染経路と予防方法および病態（病態生理，症状等）・薬物治療（医薬品の選択等）を説明できる. ………206～209, 349～353
111. ウイルス性肝炎（HAV，HBV，HCV）について，治療薬の薬理（薬理作用，機序，主な副作用），感染経路と予防方法および病態（病態生理（急性肝炎，慢性肝炎，肝硬変，肝細胞がん），症状等）・薬物治療（医薬品の選択等）を説明できる.（重複） ………218～221, 358～365
112. 後天性免疫不全症候群（AIDS）について，治療薬の薬理（薬理作用，機序，主な副作用），感染経路と予防方法および病態（病態生理，症状等）・薬物治療（医薬品の選択等）を説明できる. ………216～217, 353～358
113. 以下のウイルス感染症（プリオン病を含む）について，感染経路と予防方法および病態（病態生理，症状等）・薬物治療（医薬品の選択等）を説明できる. 伝染性紅斑（リンゴ病），手足口病，伝染性単核球症，突発性発疹，咽頭結膜熱，ウイルス性下痢症，麻疹，風疹，流行性耳下腺炎，風邪症候群，Creutzfeldt-Jakob（クロイツフェルト - ヤコブ）病 ………201～215, 221～223
114. 抗真菌薬の薬理（薬理作用，機序，主な副作用）および臨床適用を説明できる. ……… 367～376
115. 以下の真菌感染症について，病態（病態生理，症状等）・薬物治療（医薬品の選択等）を説明できる. 皮膚真菌症，カンジダ症，ニューモシスチス肺炎，肺アスペルギルス症，クリプトコッカス症………225～235, 367～376
116. 以下の原虫感染症について，治療薬の薬理（薬理作用，機序，主な副作用），および病態（病態生理，症状等）・薬物治療（医薬品の選択等）を説明できる. マラリア，トキソプラズマ症，トリコモナス症，アメーバ赤痢………236～241, 377～381
117. 以下の寄生虫感染症について，治療薬の薬理（薬理作用，機序，主な副作用），および病態（病態生理，症状等）・薬物治療（医薬品の選択等）を説明できる. 回虫症，蟯虫症，アニサキス症………242～245, 381～382
118. プリオンの構造と感染機構について分子レベルで説明できる. ……… 221～224

微生物の分類

- 生物
  - 真核生物
    - 動物（蠕虫を含む㉗, ㉘）
    - 植物
    - - - - - - - - - - - - - -（以上：多細胞生物）
    - 原虫（原生動物）
      - 根足虫類㉓
      - 鞭毛虫類㉔, ㉕
      - 胞子虫類㉖
    - 真菌⑲, ⑳, ㉑, ㉒
  - 原核生物
    - 古細菌
    - 細菌
      - 球菌①, ②
      - 桿菌③, ④, ⑤
      - らせん菌⑥
      - 桿菌の芽胞⑦, ⑧
      - スピロヘータ⑨
      - リケッチア⑩
      - クラミジア⑪
      - マイコプラズマ⑫
      - 放線菌⑬, ⑭
- （細胞性生物ではない）── ウイルス
  - DNA ウイルス⑮, ⑯
  - RNA ウイルス⑰
  - バクテリオファージ⑱

多細胞生物：動物，植物
単細胞生物（微生物）：原虫，真菌，古細菌，細菌

ここでは，原虫と細菌の分類は形態や特別な性質，ウイルスは遺伝子の種類による分類を示す．遺伝系統学分類とは異なる．
番号は，以下の写真の番号を示す．

微生物写真

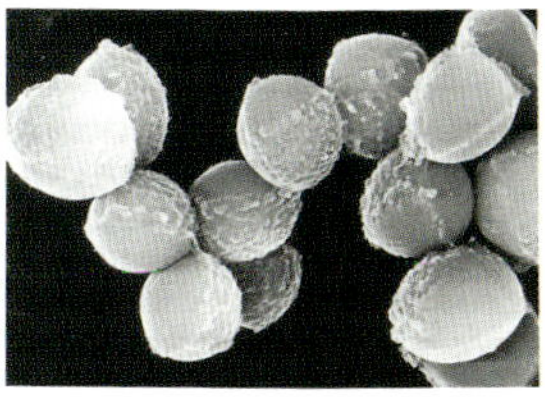

① 黄色ブドウ球菌 *Staphylococcus aureus*
球菌がブドウの房状ランダムに配列する（→ p. 149）
（戸田細菌学　第 31 版　南山堂より引用）

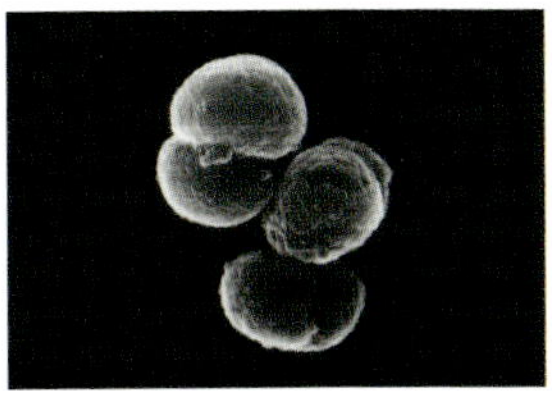

② 淋菌 *Neisseria gonorrhoeae*
性病の一つ淋病の病原体である．ソラ豆状の双球菌である（→ p. 185）
梅田昭子先生（山口大学）ご提供

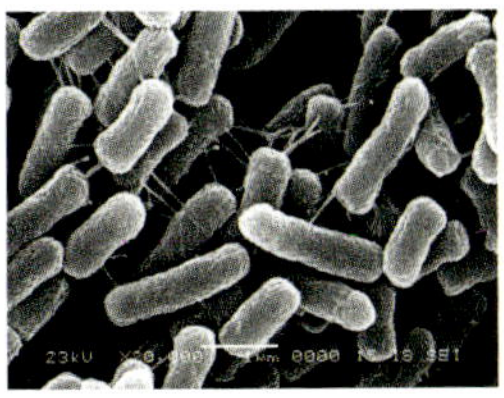

③ 大腸菌 *Escherichia coli*
多数の鞭毛が観察できる（→ p. 167）
福井貴史（千葉科学大学）

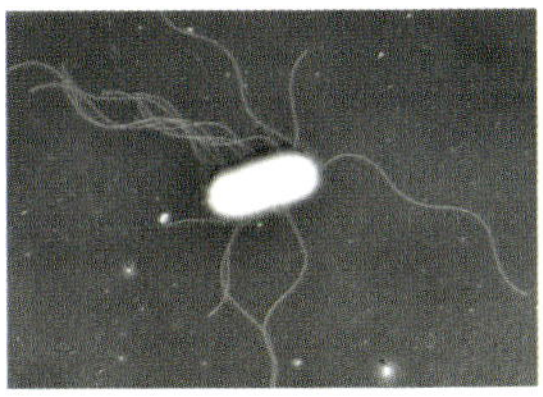

④ 腸炎菌 *Salmonella* 血清型 Enteritidis
桿菌で周毛性鞭毛を持つ（→ p. 171）
（日本細菌学会教育スライドより）

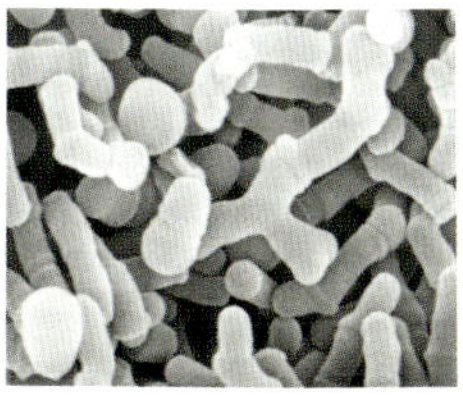

⑤ ビフィズス菌 *Bifidobacterium bifidum*
善玉菌として腸内環境を整える．プロバイオティクスとして発酵乳の調製に使用される（→ p. 162）
ヤクルト本社中央研究所　ご提供

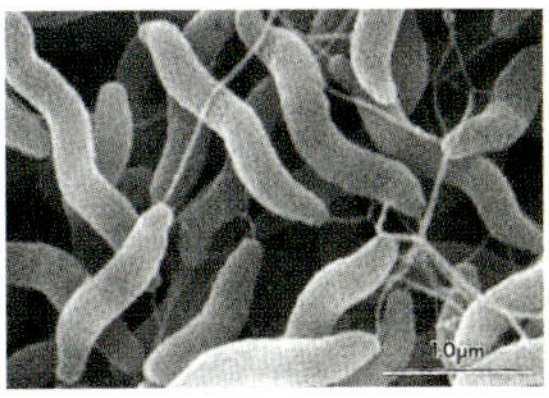

⑥ カンピロバクター *Campylobacter* sp.
らせん状の桿菌，単極または両極に 1 本の鞭毛をもっている（→ p. 181）
（日本細菌学会教育スライドより）

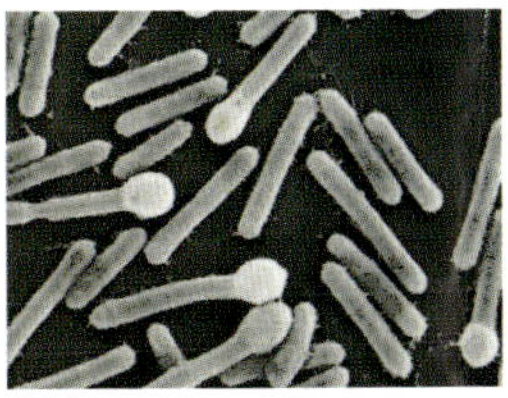

⑦ 破傷風菌 *Clostridium tetani*
バチ型の芽胞と桿菌型の栄養型菌が見られる（→ p. 158）
（日本細菌学会教育スライドより）

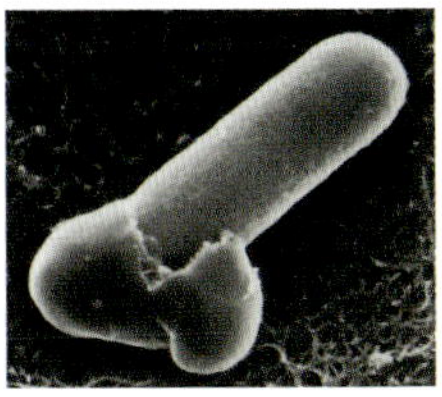

⑧ 枯草菌 *Bacillus subtilis* 芽胞の発芽
芽胞から栄養型桿菌が発芽する様子が見られる（→ p. 157）
（戸田細菌学　第 31 版　南山堂より引用）

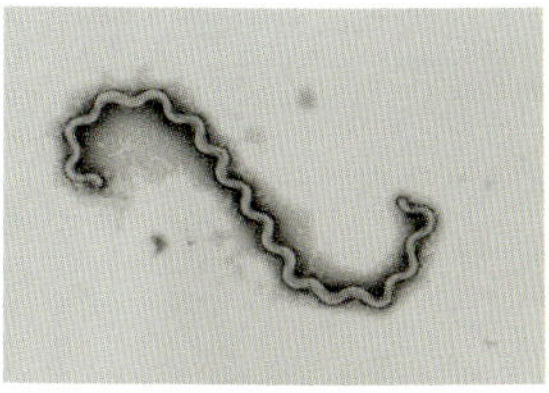

⑨ レプトスピラ *Leptospira interrogans*
微細ならせん状の形態をしている（→ p. 188）
増澤俊幸（千葉科学大学）

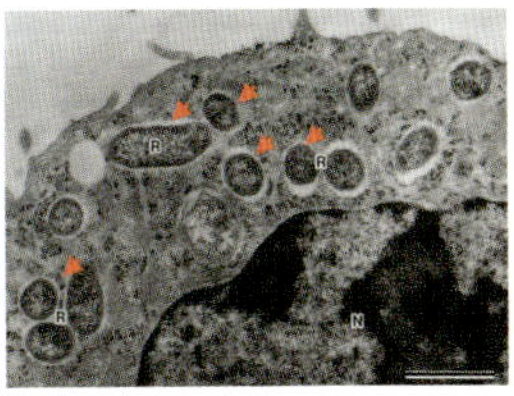

⑩ 日本紅斑熱リケッチア *Rickettsia japonica*
細胞内に寄生するリケッチア（矢印）が多数見られる（→ p. 191）
矢野泰弘先生（福井大学）ご提供

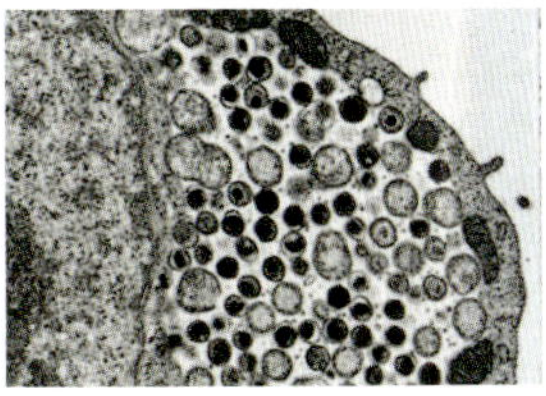

⑪ オウム病クラミジア *Chlamydophila psittaci*
細胞内に寄生する小型の基本小体と大型の網様体の 2 形態が見られる（→ p. 193）
（日本細菌学会教育スライドより）

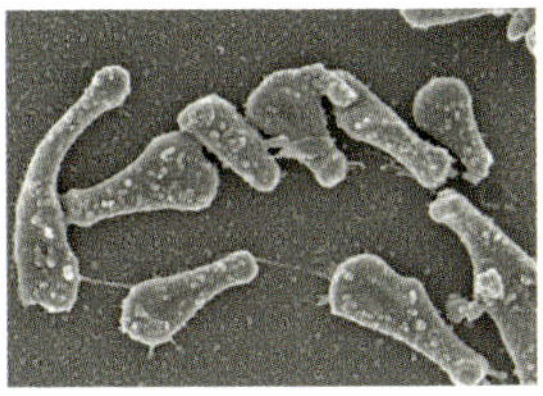

⑫ マイコプラズマ *Mycoplasma mobilie*
尖った方を前に滑走運動するための特有な運動装置を持つ（→ p. 190）宮田真人先生（大阪市立大学），大隅正子先生（NPO 総合画像研究所）ご提供

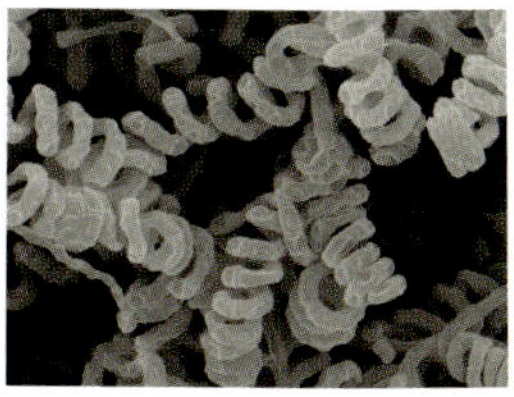

⑬ 放線菌 *Streptomyces avermitilis*
日本で発見された抗寄生虫抗生物質アベルメクチンの産生菌ジヒドロ誘導体イベルメクチンは，オンコセルカ症や疥癬症の治療に有効（→ p. 166）池田治生先生（北里大学）ご提供

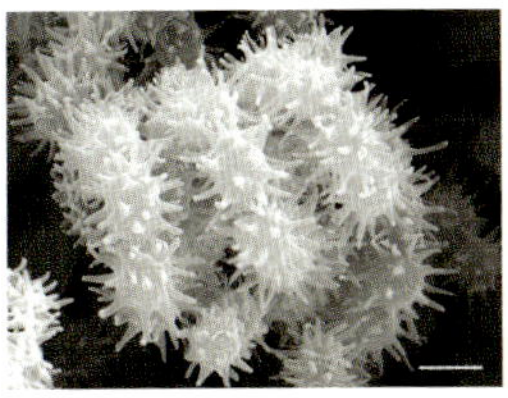

⑭ 放線菌 *Streptomyces* sp. strain A 3030.
新規抗生物質産生菌（→ p. 166）
鈴木伸一先生ご提供

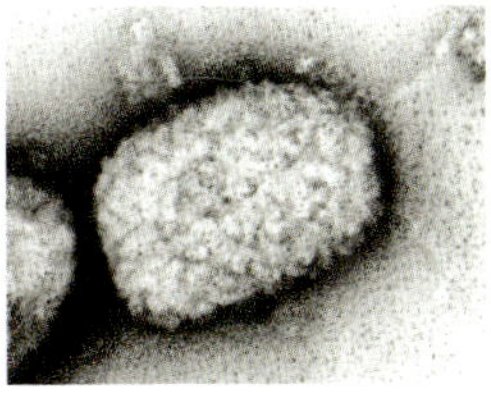

⑮ ワクチニアウイルス
れんが状の形態をした DNA ウイルス（→ p. 198）
矢崎和盛先生（法政大学，病原細菌データベース作成委員会）ご提供

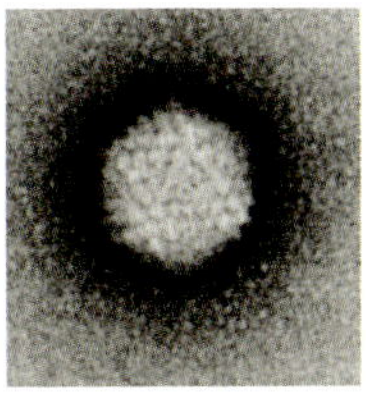

⑯ アデノウイルス
正二十面体型エンベロープ無し DNA ウイルス（→ p. 203）
矢崎和盛先生（法政大学，病原細菌データベース作成委員会）ご提供

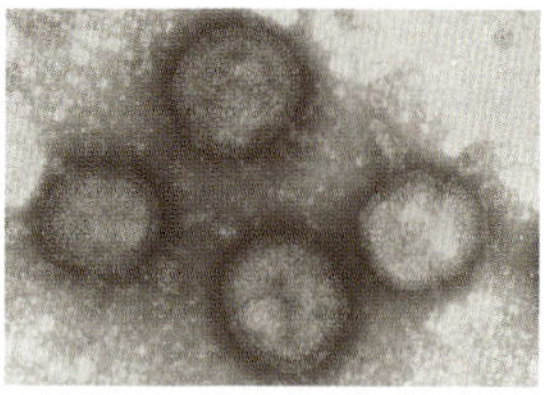

⑰ **インフルエンザウイルス**
エンベロープのある RNA ウイルス．表面にスパイクが見える(→ p. 206)
喜田宏先生（北海道大学）ご提供

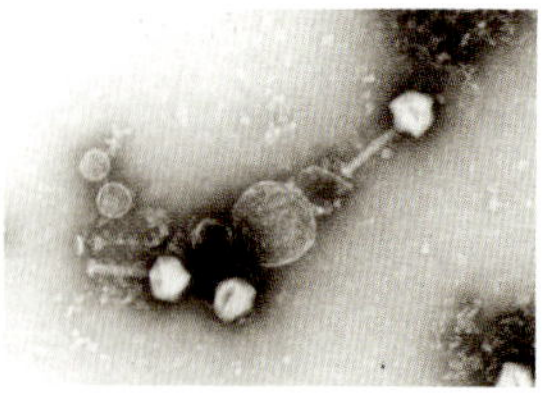

⑱ **バクテリオファージ**
好熱性細菌に感染する YS40 ウイルス（→ p. 57）
大島泰郎先生（共和化工株式会社，東京工業大学名誉教授，東京薬科大学名誉教授）ご提供

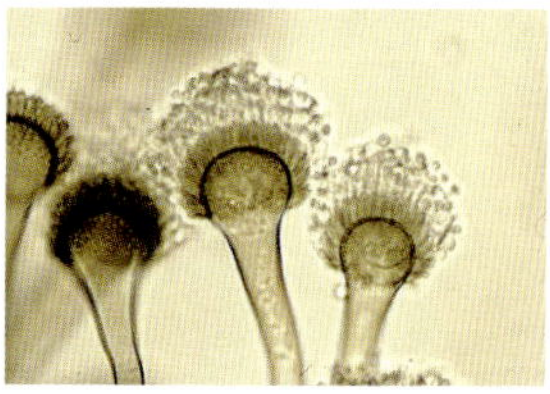

⑲ **アスペルギルス *Aspergillus fumigatus* の分生子**（→ p. 227）
西村和子先生（千葉大学真菌医学研究センター）ご提供

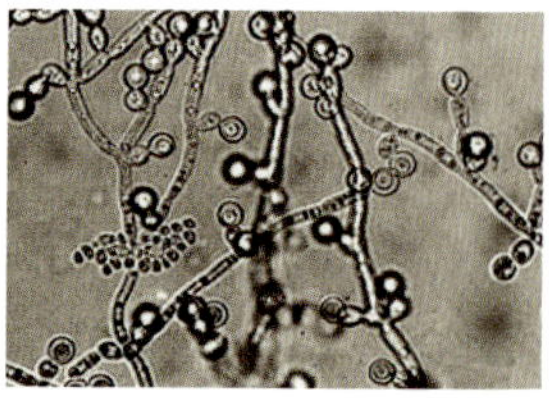

⑳ **カンジダ *Candida albicans* の厚膜胞子**（→ p. 225）
西村和子先生（千葉大学真菌医学研究センター）ご提供

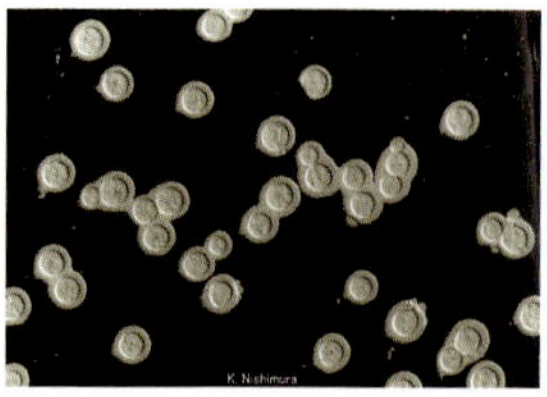

㉑ **クリプトコッカス *Cryptococcus neoformans* の莢膜（墨汁染色標本）**（→ p. 228）
西村和子先生（千葉大学真菌医学研究センター）ご提供

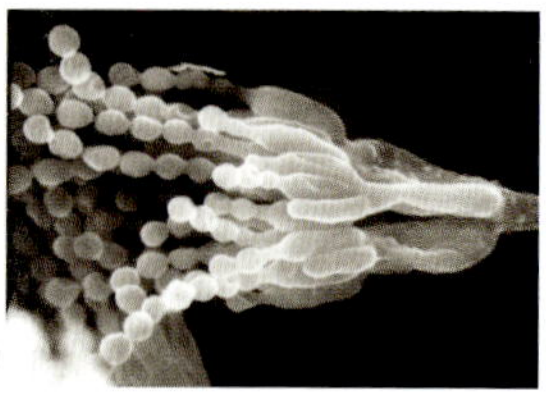

㉒ **ペニシリウム *Penicillium chrysogenum***
抗生物質のペニシリン産生菌として有名(→ p. 273)
矢口貴志先生（千葉大学真菌医学研究センター）ご提供

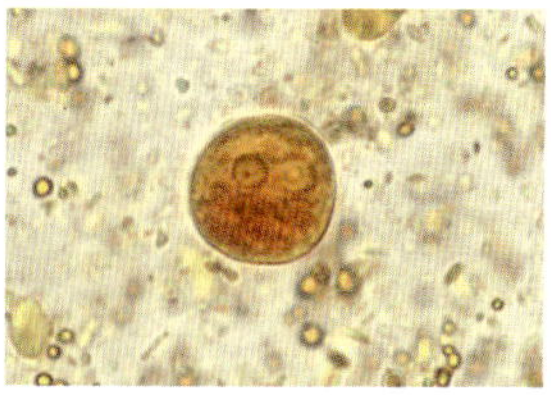

㉓ **赤痢アメーバ原虫 *Amoeba dysenteriae* のシスト（嚢子）**
シストは成熟すると4核となり感染性を持つ（→ p. 236）
角坂照貴先生（愛知医科大学）ご提供

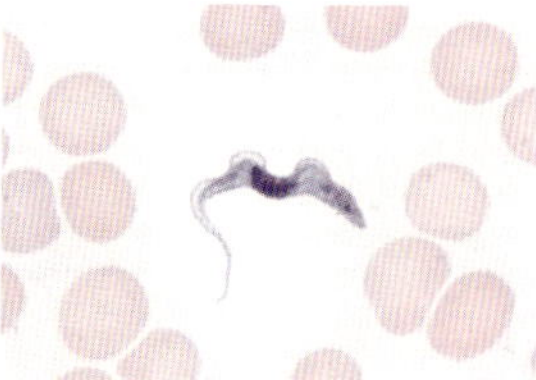

㉔ **ガンビア・トリパノソーマ原虫 *Trypanosoma brucei gambiense***
波動膜と鞭毛を駆動して遊走する(→ p. 238)
角坂照貴先生（愛知医科大学）ご提供

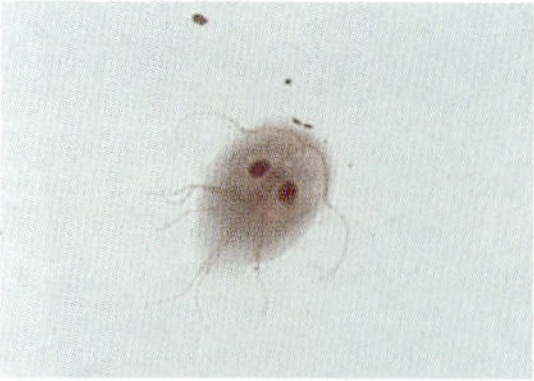

㉕ **ランブル鞭毛虫 *Giardia lambria***
鞭毛を駆動して遊走する（→ p. 237）
角坂照貴先生（愛知医科大学）ご提供

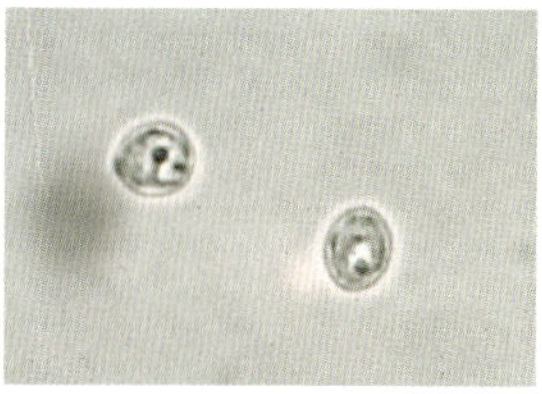

㉖ **クリプトスポリジウム原虫 *Cryptosporidium hominis* のオーシスト**
水道水を介した大規模感染を起こすことがある(→ p. 240)
角坂照貴先生（愛知医科大学）ご提供

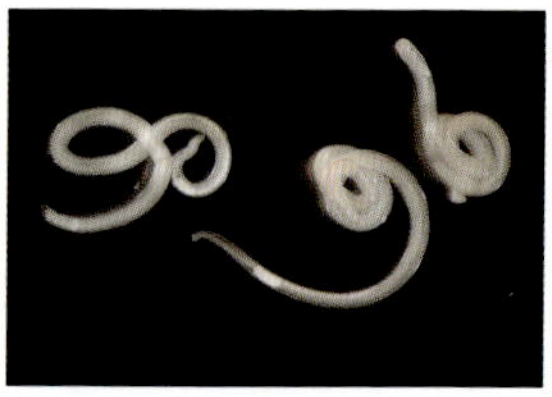

㉗ **蠕虫アニサキス *Anisakis***
サバなどを介してヒトに感染する（→ p. 242）
内川隆一先生（千葉科学大学）ご提供

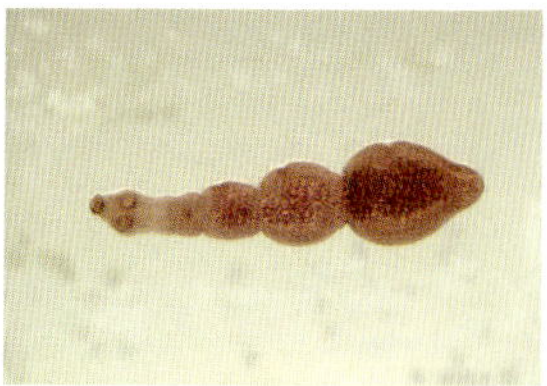

㉘ **多包条虫 *Echinococcus multilocularis*（エキノコックス）**
キタキツネの糞を介してヒトに感染する(→ p. 244)
北海道立衛生研究所ご提供

第 2 編第 4 章　感染症の臨床検査

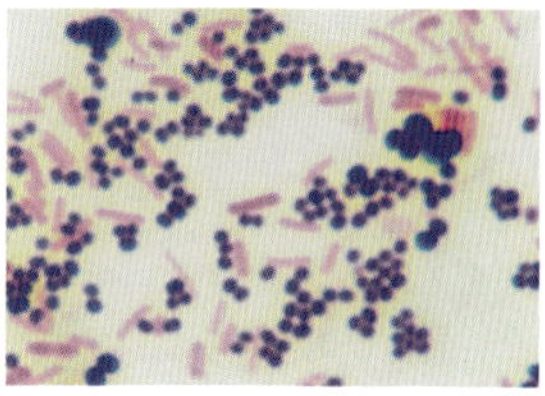

黄色ブドウ球菌（グラム陽性球菌　紫）と大腸菌（グラム陰性桿菌　赤）のグラム染色
松井秀之先生（名古屋市立大学）ご提供
（→ p. 140）

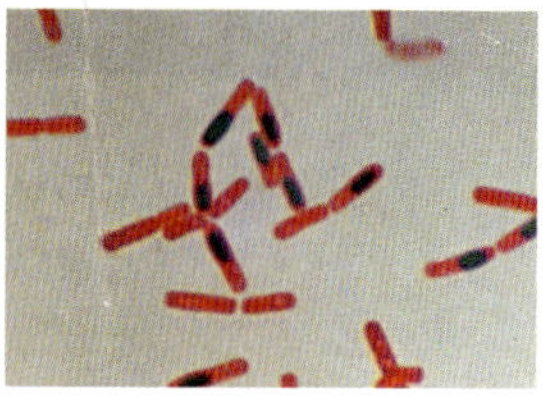

芽胞染色したセレウス菌
赤く染まった菌体の中に青緑色の芽胞が見える
光岡知足先生（財団法人日本ビフィズス菌センター「腸内菌の素顔」・ヤクルト本社・1990）提供
（→ p. 157）

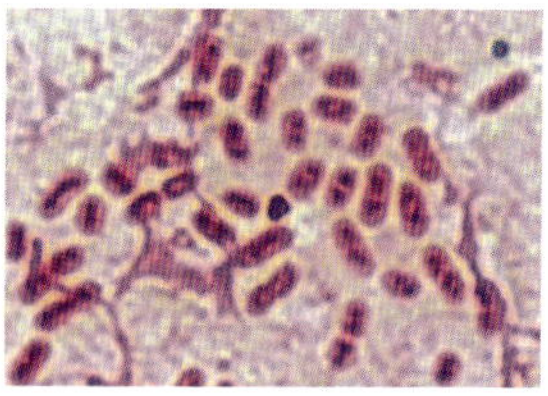

肺炎桿菌の莢膜染色
桿菌の周囲に莢膜がピンクに染まって見える
松井秀之 先生（名古屋市立大学）ご提供
（→ p. 173）

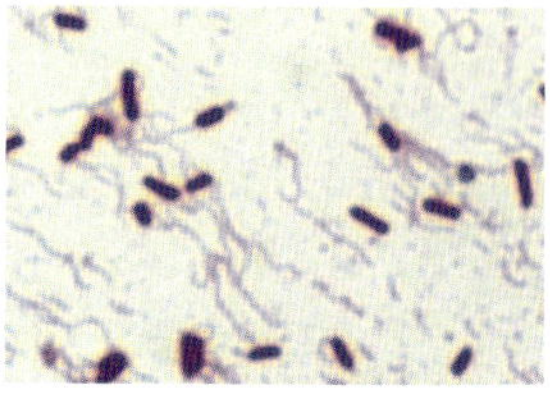

チフス菌の鞭毛染色
菌体より派生する多数の鞭毛が見られる
松井秀之 先生（名古屋市立大学）ご提供
（→ p. 171）

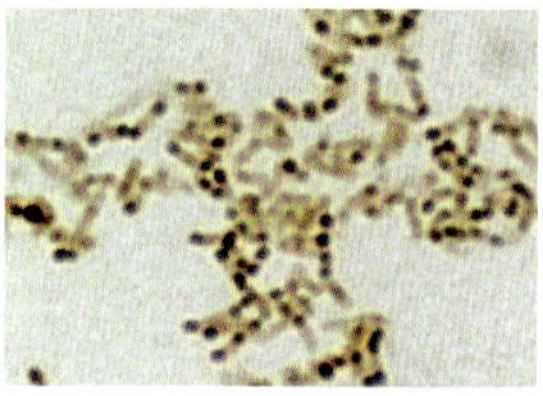

ジフテリア菌の異染小体染色
特徴的な Neisser 小体が見られる
松井秀之 先生（名古屋市立大学）ご提供
（→ p. 165）

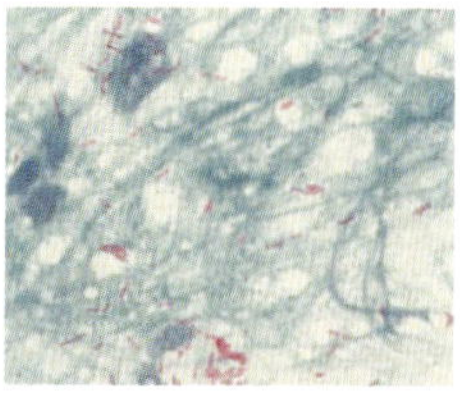

結核菌のチールネールセン染色
ピンクに染色された結核菌が見られる
（→ p. 140, 162）

第１編第４章　真菌学総論

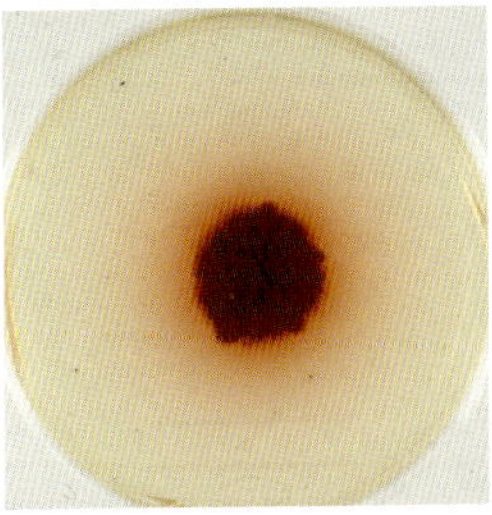

Penicillium marneffei の
巨大培養

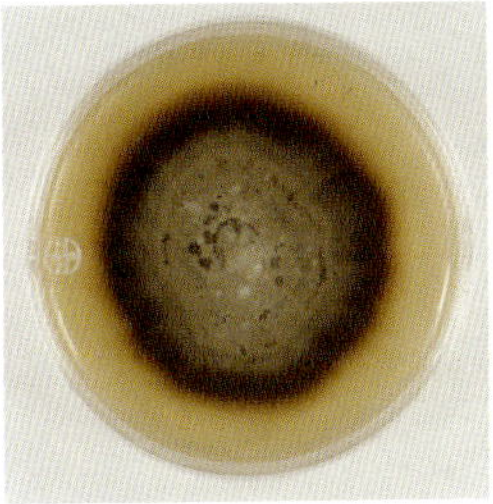

Sporothrix schenckii の
巨大培養

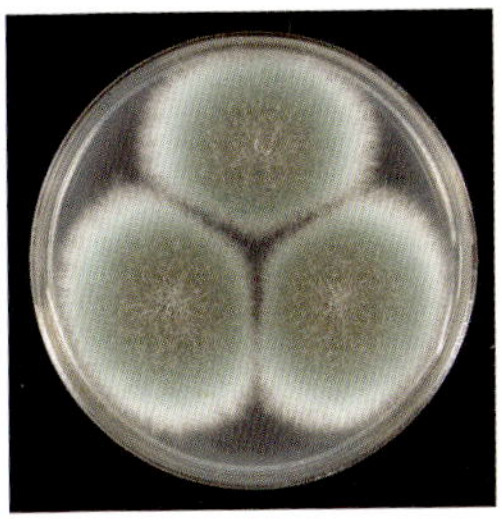

Aspergillus fumigatus の
巨大培養
廣瀬大先生（日本大学薬学部）ご提供

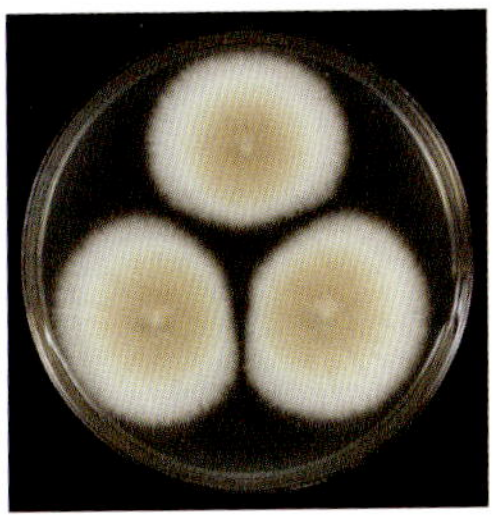

Aspergillus terreus の
巨大培養
廣瀬大先生（日本大学薬学部）ご提供

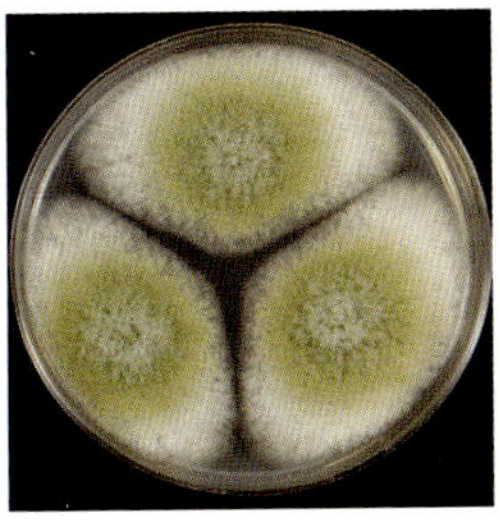

Aspegillus flavus の
巨大培養
廣瀬大先生（日本大学薬学部）ご提供

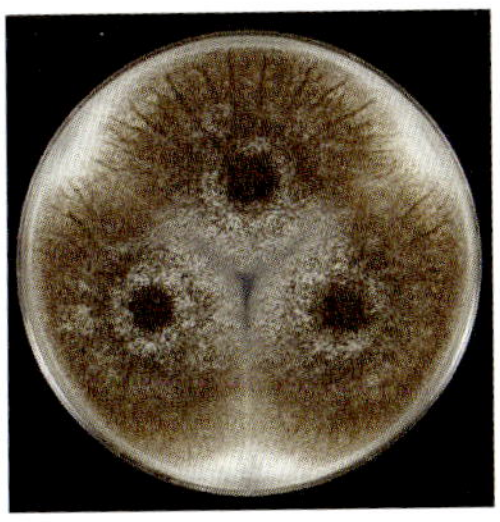

Aspergillus niger の
巨大培養
廣瀬大先生（日本大学薬学部）ご提供

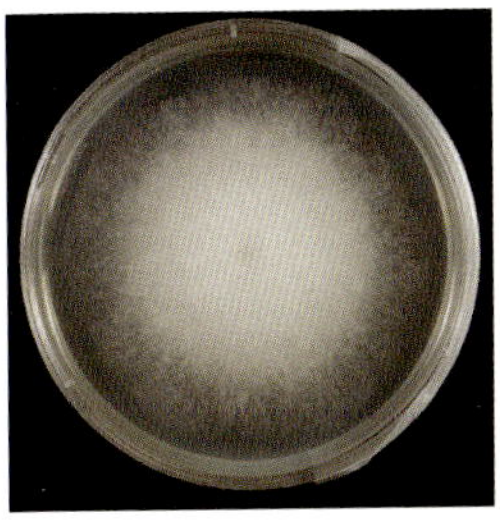

Cunninghamella elegans の
巨大培養

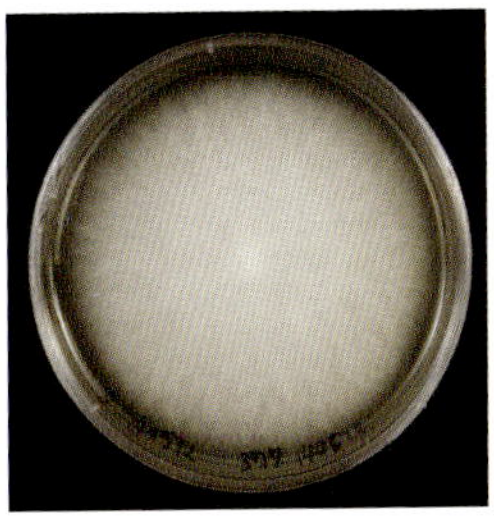

Fusarium solani の
巨大培養

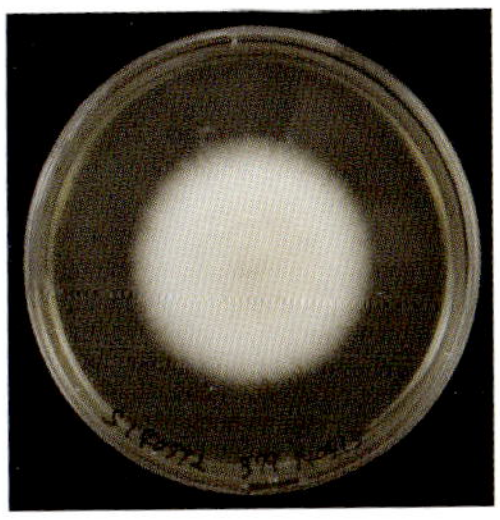

Scedosporium boydii の
巨大培養

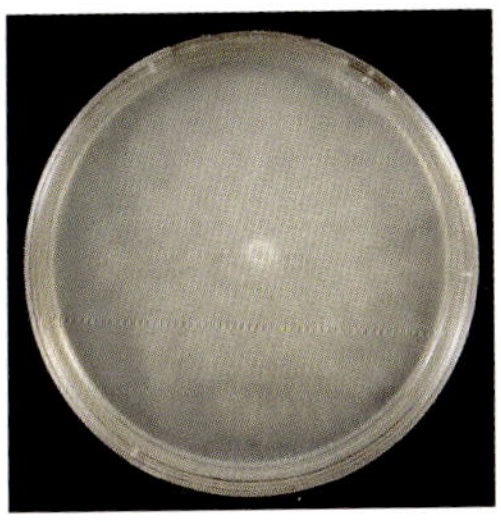

Rhizopus oryzae の
巨大培養

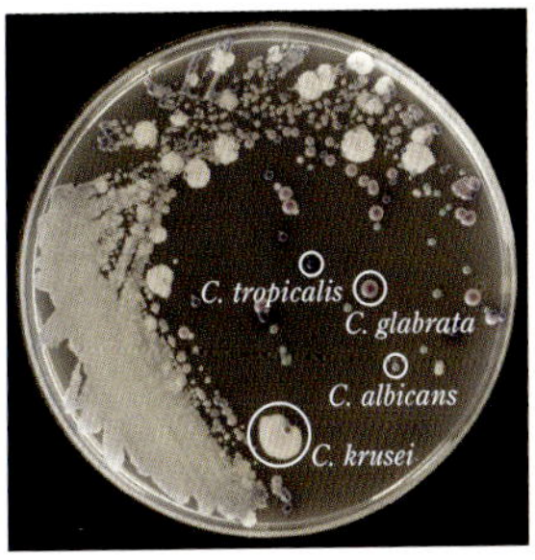

CHROMagar™ Candida の集落像
（写真：関東化学株式会社　ご提供）

第２編第４章　感染症の臨床検査

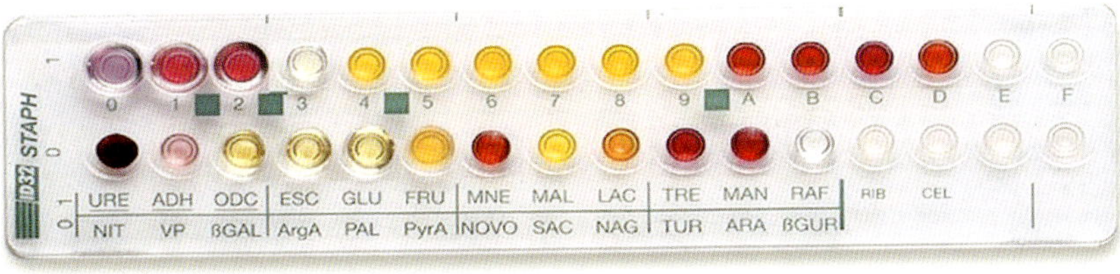

同定キットの例（ブドウ球菌用）（→ p. 141）

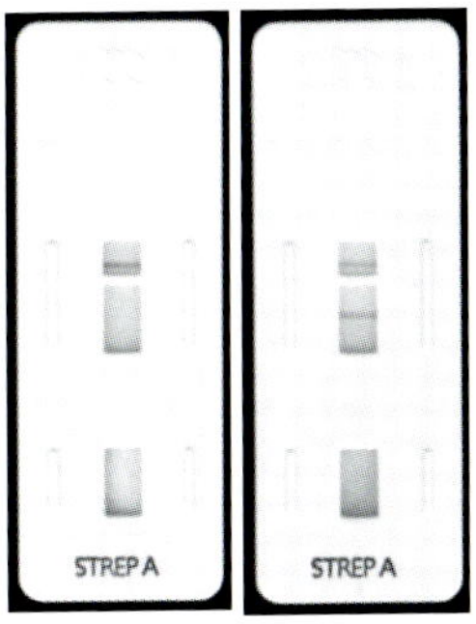

A 群レンサ球菌検出用イムノ
クロマトグラフィー（→ p. 142）

第 2 編　感染症学

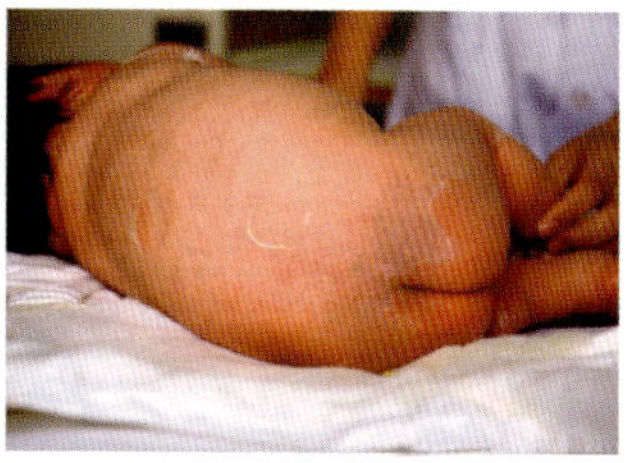

黄色ブドウ球菌熱傷様皮膚症候群
（香川医科大学　松下治先生提供）
（→ p. 150）

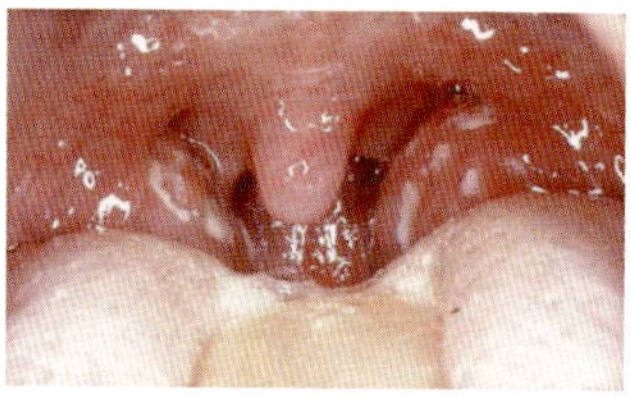

A 群溶血性レンサ球菌による咽頭炎
（→ p. 153）
（Farrar, W.E., *et al*.（1992）Infectious Diseases, Text and color atlas 1.9）

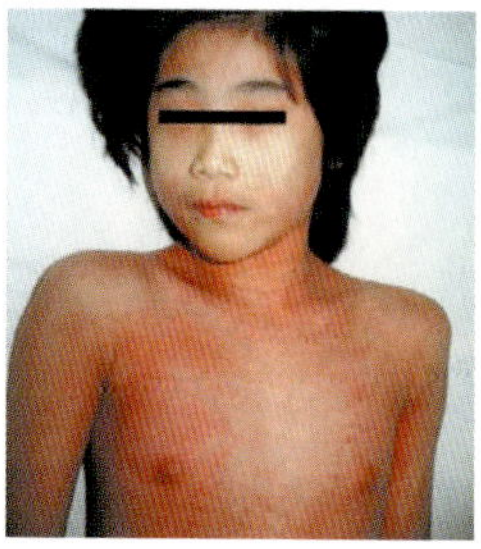

猩紅熱患児にみられた体幹部・顔面の発疹と口囲蒼白 （→ p. 153）
（多田有希・岡部信彦：A 群溶血性レンサ球菌咽頭炎，IDWR，2003 年第 37 週号，国立感染症研究所感染症情報センター）

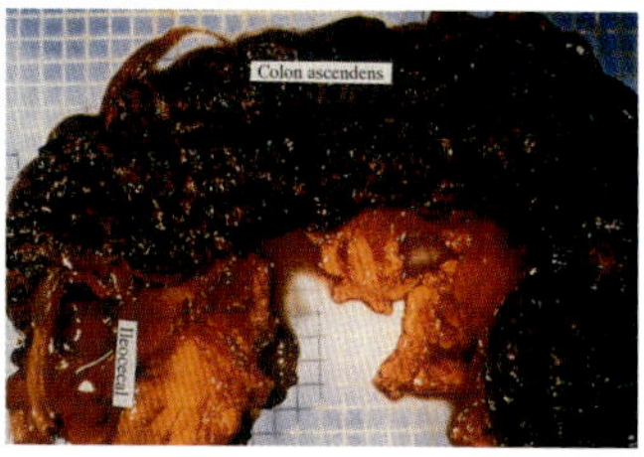

腸管出血性大腸菌感染症による腸出血
（藤田保健衛生大学　堤寛先生提供）
（→ p. 168）

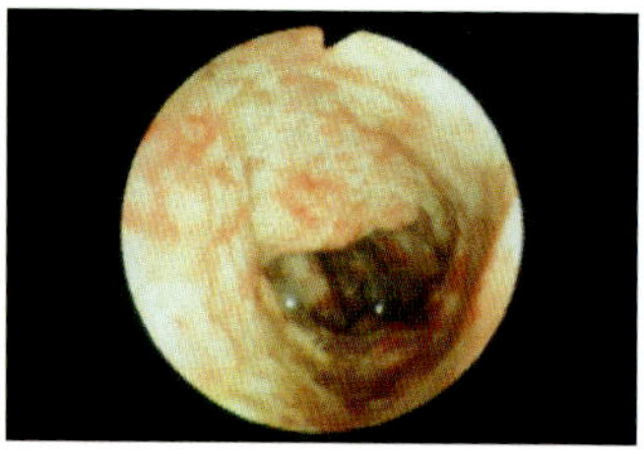

Clostridium difficile による偽膜性大腸炎の内視鏡像
（藤田保健衛生大学　堤寛先生提供）
（→ p. 162）

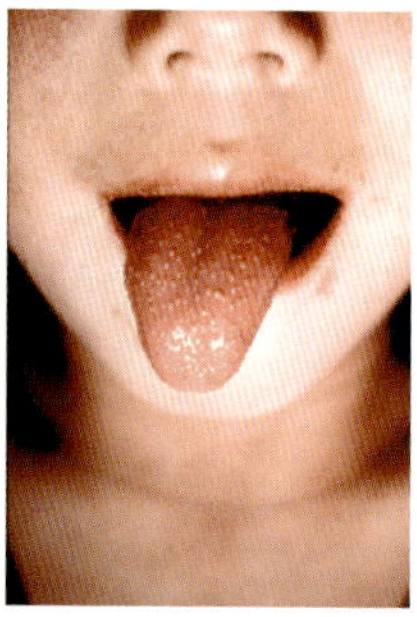

猩紅熱患者のイチゴ舌 （→ p. 153）
（細菌学教育用映像素材集）

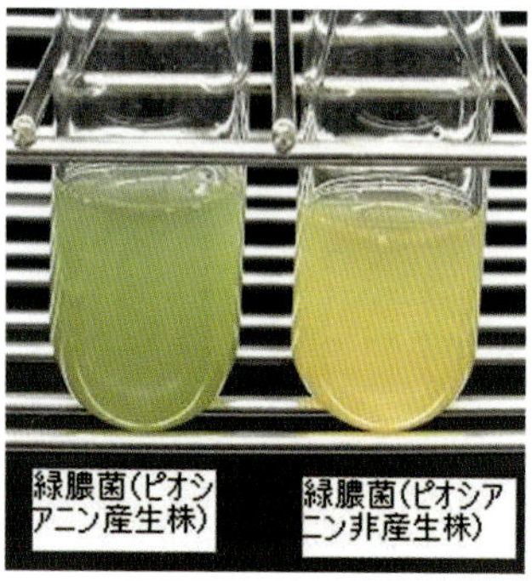

緑膿菌のピオシアニン産生
（→ p. 177）

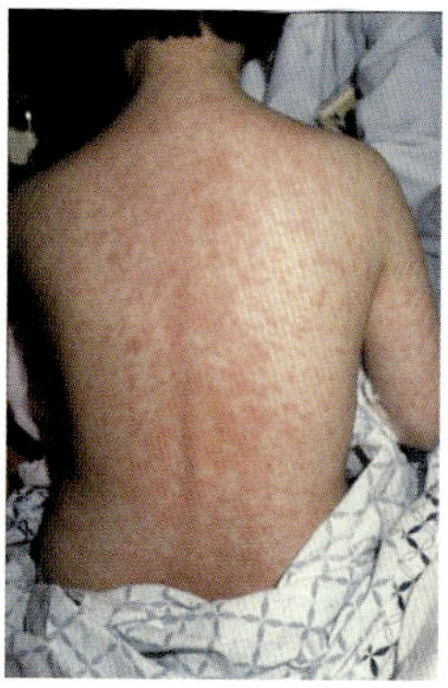

伝染性単核球症患者にペニシリンが投与されてみられた薬疹
（東邦大学医学部　山口惠三先生提供）
（→ p. 201）

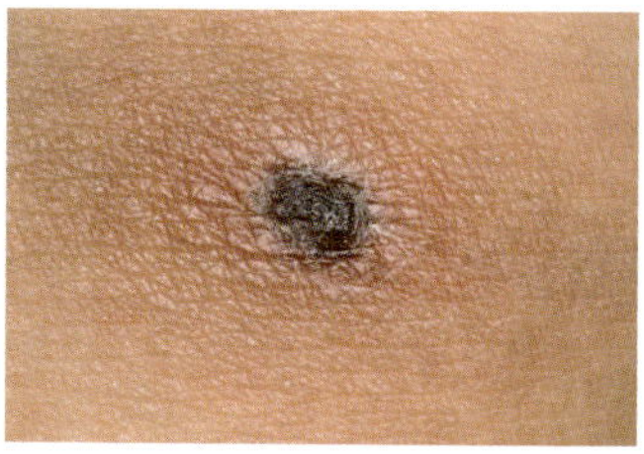

ツツガムシ病の刺し口の痂皮
（藤田保健衛生大学　堤寛先生提供）
（→ p. 191）

第 3 編　化学療法学

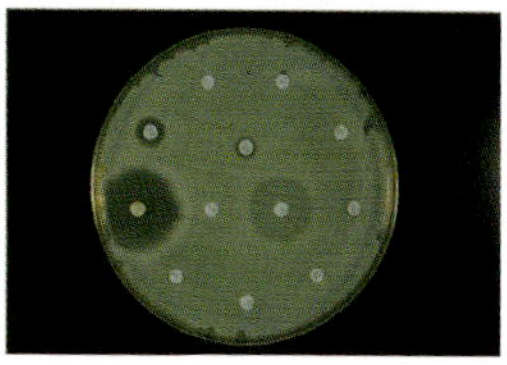

ディスク法による薬剤感受性試験 （→ p. 276）
（臨床微生物検査ハンドブック（第 1 版）　三輪書店より引用）

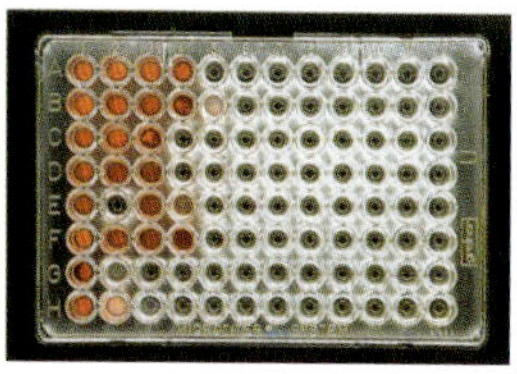

微量液体培地希釈法による MIC の測定 （→ p. 276）
（臨床微生物検査ハンドブック（第 1 版）　三輪書店より引用）

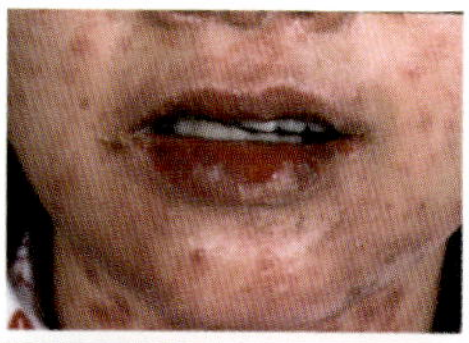

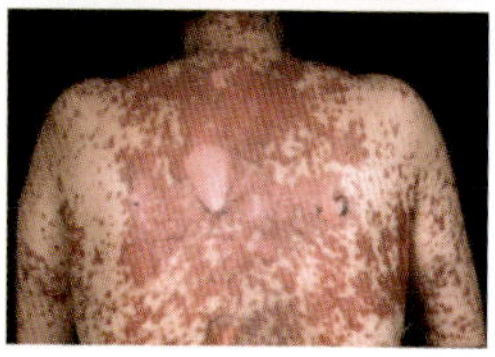

スティーブンス・ジョンソン症候群　1，2
（→ p. 319）

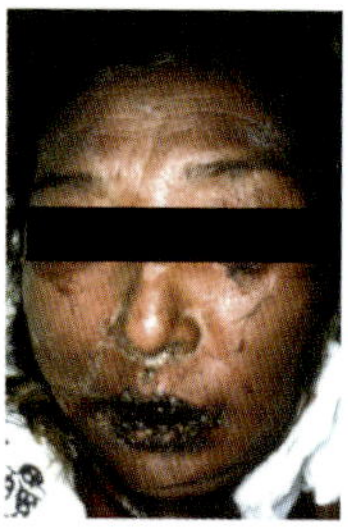

中毒性表皮壊死症候群
（福山大学　宇野勝次先生提供）
（→ p. 319）

薬学領域の病原微生物学・感染症学・化学療法学

［第4版］

顧　問

国立医薬品食品衛生研究所名誉所長
昭和薬科大学名誉教授
西　島　正　弘

京都薬科大学名誉教授
後　藤　直　正

編　集

元千葉科学大学薬学部教授
増　澤　俊　幸

愛知学院大学薬学部教授
河　村　好　章

東 京　廣 川 書 店　発 行

執筆者一覧（五十音順）

岡崎　克則	北海道医療大学薬学部教授
小川　由起子	長崎国際大学薬学部教授
川崎　清史	同志社女子大学薬学部教授
河村　好章	愛知学院大学薬学部教授
神﨑　哲人	千葉大学薬学部教授
北村　昭夫	城西国際大学薬学部助教
黒川　昌彦	九州保健福祉大学大学院医療薬学研究科教授
後藤　直正	京都薬科大学名誉教授
小林　秀光	長崎国際大学薬学部教授
斎藤　あつ子	元兵庫医療大学薬学部教授
塩田　澄子	就実大学薬学部教授
富田　純子	愛知学院大学薬学部講師
平田　隆弘	城西国際大学薬学部教授
福井　貴史	千葉科学大学准教授
細川　正清	千葉科学大学薬学部教授
増澤　俊幸	元千葉科学大学薬学部教授
松原　京子	元北陸大学薬学部准教授
村山　琮明	元日本大学薬学部教授
村山　次哉	北陸大学薬学部研究員・元教授
森田　邦彦	同志社女子大学薬学部特任教授
森田　雄二	明治薬科大学薬学部教授
山中　浩泰	広島国際大学薬学部教授

薬学領域の病原微生物学・感染症学・化学療法学［第4版］

編者　増澤（ますざわ）俊幸（としゆき）　河村（かわむら）好章（よしあき）

平成19年5月25日　初版発行©
平成21年11月20日　第2版発行
平成28年2月26日　第3版発行
平成30年3月31日　第4版発行
令和4年8月31日　第4版2刷発行

発行所　株式会社　**廣川書店**

〒113-0033　東京都文京区本郷3丁目27番14号
電話　03(3815)3651　FAX　03(3815)3650

第4版　まえがき

新しい薬学教育モデルカリキュラム（新コアカリ）に対処すべく2016年に第3版の改訂を行ったところであるが，さらにこの第4版では，真菌学，真菌感染症，および抗真菌薬については真菌学分野の専門家の参画を仰ぎ，より充実した内容に改めた．また，進歩著しいC型肝炎治療薬については，新たな薬剤を追加してアップデートを行った．

この新コアカリでは全ての薬学生が標準的に広く学ぶ「代表的な疾患」として，癌，糖尿病，心疾患，脳血管障害，精神神経疾患，高血圧症，免疫・アレルギー疾患，そして感染症の8疾患を提示している．本書が薬学実務実習に出る前に，感染症を学ぶツールとなることを願っている．

最後に，本書の原稿を執筆，ならびに査読を通じて，貴重なご意見をいただいた先生方に感謝いたします．また，出版に向けてさまざまな場面で編集にご助力いただいた廣川書店の廣川典子氏はじめ関係諸氏に感謝いたします．

2018年3月

増澤　俊幸
河村　好章

まえがき

人類は多種多様な生物が生息する地球上で生活している．これらの生物の中には肉眼では見ることができない微小な生物が存在することを街の趣味人であるレーウェンフックは明らかにした．これらは後に，可視的な生物と共通性のあるバクテリア，ウイルス，カビ，酵母，原虫などであることが示され，それらを総称して「微生物」と呼ばれるようになった．

このような微生物と人間との関係が不明な時代は終わり，現代社会では，微生物に関する豊富な情報が容易に，また迅速に伝達されている．ワイン，チーズ，味噌，醤油や納豆を微生物が作っていることを知ったときには，「微生物」に親近感を覚えるかもしれない．しかし，SARS，鳥インフルエンザ，ピロリ菌やO157が原因となった感染症に関する報道記事からは，「微生物は病気を起こす危険な悪魔のような生物である」と考え，恐怖を覚えるかもしれない．どちらが本当の微生物の姿なのだろうか？　微生物学を学ぶ目的のひとつは，ヒトと微生物とは共生関係にあることを知り，あるときには「微生物，恐れるに足らず」，あるときには「十分注意すべき」と状況に応じて選別できる科学的基礎を築くことである．

先進諸国のひとつである我が国では，医療技術，医薬品や医療機器に関しては十分に近い状況にある．しかし，このような医療先進国では，発展途上国とは異なり，環境に常在する病原性の低い微生物による感染症の増加という問題がある．さらに，先進諸国では激減した致死性の高い感染症でさえ，交通機関の発達した現代では発展途上国の特有の問題として片付けるわけにはいかない．また，国際貢献の点からも許されることではない．

今世紀，医療現場で活躍する薬剤師の育成を目指して6年制薬学教育という薬学をめぐる大きな教育改革が行われた．この6年制教育での微生物学関連領域教育の最終目標は，感染症と，その予防法や治療法を理解した人材の輩出にある．

このためには「病原微生物学総論」，「感染症学」および「化学療法を含む感染症治療学」の三つの柱の修得が必要である．本書はこれらのリンクによって，薬学部の学生が感染症とその関連領域を体系的に理解することを第一の目的とした．さらに，感染制御に活躍する薬剤師の輩出にも貢献できる内容も盛り込み，感染制御専門薬剤師になるために必要な知識を提供することを第二の目的とした．このような目的に沿って，執筆・編集された本書が医療現場で活躍する人材輩出に貢献することができれば望外の幸せである．

2007年4月

著者および編者を代表して

後藤直正

目　次

第 1 編　微生物学総論 ………………………………………… **1**

第 1 章　序　論 ………………………………………… (河村好章) **3**

1.1　微生物学の対象と目的 ………………………… 3
1.2　微生物と人間 ………………………………… 4
1.2.1　環境中の微生物の働き …………………… 4
1.2.2　環境中の病原微生物 ……………………… 5
1.2.3　ヒト常在細菌の健康への関わり ………… 6
1.2.4　環境微生物学における方法論 …………… 7
1.3　微生物学の歩み (微生物の発見と微生物学の発展) ………… 8
1.3.1　微生物の発見 ……………………………… 8
1.3.2　病原細菌の発見 …………………………… 10
1.3.3　ウイルスの発見 …………………………… 11
1.3.4　病原微生物との闘い ……………………… 12
1.3.5　感染症の最近の動向 ……………………… 13
1.4　生物の進化と系統分類 ……………………… 15
1.5　生物の大きさと細胞微細構造 ……………… 17

第 2 章　細菌学総論 ………………………………………… **19**

2.1　細菌の分類 ……………… (河村好章) 19
2.1.1　細菌分類学と分類体系 …………………… 19
2.1.2　細菌の分類階級と命名 …………………… 19
2.1.3　病原細菌の分類体系 ……………………… 20
2.2　細菌の形態 ……………… (塩田澄子) 20
2.2.1　細菌の染色性 ……………………………… 23
2.3　細菌細胞の構造 ………… (山中浩泰) 23
2.3.1　細胞壁 ……………………………………… 23
2.3.2　ペリプラズム ……………………………… 29
2.3.3　細胞質膜 …………………………………… 29
2.3.4　細胞質 ……………………………………… 29
2.3.5　鞭　毛 ……………………………………… 29
2.3.6　線　毛 ……………………………………… 30
2.3.7　莢　膜 ……………………………………… 31
2.3.8　芽　胞 ……………………………………… 31
2.4　細菌の増殖機構 ………… (平田隆弘) 32
2.4.1　分裂様式 …………………………………… 32
2.4.2　増殖様式 …………………………………… 33
2.4.3　増殖のための栄養と環境因子 …………… 35
2.4.4　物質輸送 …………………………………… 39
2.4.5　環境変化の感知 …………………………… 41
2.5　細菌の分子遺伝学 (遺伝子の複製とその発現, 発現調節) ………… (山中浩泰) 44
2.5.1　細菌の遺伝子 ……………………………… 44
2.5.2　染色体の複製 ……………………………… 46
2.5.3　遺伝子の発現 ……………………………… 47
2.5.4　遺伝子発現の調節 ………………………… 49
2.6　ゲノム変化と遺伝子の水平伝達 … (塩田澄子) 52
2.6.1　遺伝的組替え ……………………………… 52
2.6.2　変異と修復 ………………………………… 52
2.6.3　トランスポゾン …………………………… 54
2.6.4　プラスミド ………………………………… 55
2.6.5　バクテリオファージ (ファージ) ………… 57
2.6.6　細菌遺伝子の水平伝達 …………………… 57
2.7　遺伝子解析技術 ………… (河村好章) 62
2.7.1　遺伝子組換え技術 ………………………… 62
2.7.2　PCR 法 ……………………………………… 63
2.7.3　PFGE 法 …………………………………… 65
2.7.4　DNA 配列決定技術 ………………………… 66
2.7.5　遺伝子発現解析法 ………………………… 67

第3章　ウイルス学総論 …… **69**

3.1　ウイルス粒子の構造 ……（黒川昌彦）69
3.2　ウイルスの増殖 ……（村山次哉）72
3.3　ウイルスによる発がん ……（村山次哉）77
3.4　ウイロイドの性状 ……（村山次哉）78
3.5　代表的な動物ウイルスの培養法，定量法 ……（黒川昌彦）78
3.5.1　ウイルスの培養法……78
3.5.2　ウイルスの定量法……80

第4章　真菌学総論……（村山琮明）**81**

4.1　生物群としての真菌の特徴 ……81
4.1.1　真菌の菌種数……81
4.1.2　真菌の生物学的位置……81
4.2　真菌細胞の構造と機能 ……82
4.3　真菌の形態 ……83
4.3.1　酵　母……83
4.3.2　糸状菌……83
4.3.3　二形性真菌……83
4.4　真菌の栄養と代謝 ……84
4.4.1　発育温度……85
4.4.2　栄養源……85
4.4.3　代　謝……85
4.5　真菌の生殖と生活環 ……85
4.6　真菌の分類と命名法 ……86

第2編　感染症学 …… **89**

第1章　感染を理解するための免疫・生体防御機構 ……（川崎清史）**91**

1.1　自然免疫と獲得免疫 ……91
1.2　自然免疫 ……91
1.2.1　上皮による物理的障壁……91
1.2.2　粘液・分泌液中の抗菌タンパク質……92
1.2.3　生理的防御……92
1.2.4　常在細菌叢……92
1.2.5　食細胞……92
1.2.6　ナチュラルキラー細胞（NK細胞） ……93
1.2.7　Toll様受容体……93
1.2.8　補　体……93
1.3　獲得免疫 ……95
1.3.1　獲得免疫の特徴……95
1.3.2　抗　原……95
1.3.3　免疫担当組織・臓器……96
1.3.4　免疫担当細胞……96
1.3.5　サイトカイン……98
1.3.6　主要組織適合遺伝子複合体と抗原提示……99

第2章　感染症の発症機構 ……**105**

2.1　感染症学で用いられる用語の定義（増澤俊幸）105
2.2　感染源 ……（増澤俊幸）106
2.3　感染経路 ……（増澤俊幸）107
2.3.1　直接感染…… 107
2.3.2　間接感染…… 107
2.4　感染成立に至る過程 ……（増澤俊幸）107
2.5　細菌の病原因子 ……（増澤俊幸，福井貴史）108
2.5.1　付着…… 108
2.5.2　定着とバイオフィルム形成…… 108
2.5.3　細胞内侵入性…… 108
2.5.4　細胞内増殖性…… 110
2.5.5　細菌毒素…… 110

第3章　世界の感染症の現状と対策 ……（増澤俊幸）**117**

3.1　世界の感染症の現状と対策 …… 117
3.1.1　新興・再興感染症…… 117
3.1.2　世界保健機関と米国疾病管理予防センター，国立感染症研究所の役割…… 119
3.2　日本における感染症の現状とその対策 …… 119
3.2.1　感染症を制御するための法律…… 119

3.3 感染症予防のためのワクチン ……………… 121
3.3.1 ワクチンの種類と原理…………………… 121
3.3.2 ワクチン製剤の形態による分類………… 123
3.3.3 ワクチンの接種法………………………… 123
3.3.4 予防接種…………………………………… 124
3.4 滅菌と消毒 ……………………………………… 125
3.4.1 滅菌の保証水準…………………………… 125
3.4.2 滅菌法……………………………………… 126
3.4.3 物理的消毒法……………………………… 128
3.4.4 化学的消毒法……………………………… 128
3.4.5 消毒薬の種類と性質……………………… 130
3.5 院内感染症 ……………………………………… 133
3.5.1 院内感染の発生要因……………………… 133
3.5.2 標準的予防策……………………………… 134
3.5.3 感染経路別予防策………………………… 134
3.5.4 院内感染防止対策………………………… 134
3.5.5 感染性医療廃棄物の処理………………… 135

第４章　感染症の臨床検査 ……………………………………………………………………137

4.1 感染症の一般検査 ………………（河村好章）138
4.1.1 好中球の増加と左方移動………………… 138
4.1.2 リンパ球の増加…………………………… 138
4.1.3 急性相反応物質マーカー………………… 138
4.1.4 β-D-グルカン …………………………… 138
4.2 病原細菌の検査法 ………………（河村好章）138
4.2.1 検査材料とその採取……………………… 138
4.2.2 起因菌の分離培養………………………… 139
4.2.3 菌種の鑑別同定…………………………… 139
4.2.4 病原体遺伝子，抗原，抗体の検出……… 142
4.3 ウイルス検査法（代表的な検査項目）
……………………………………（村山次哉）144
4.3.1 血清学的手法および核酸検査によるウイルス感染の検出……………………………… 144
4.3.2 ウイルス感染の迅速診断………………… 145
4.4 病原真菌の検査法 ………………（小林秀光）146
4.4.1 真菌学的検査（確定診断）……………… 146
4.4.2 補助診断…………………………………… 147

第５章　病原細菌各論……………………………………………………………………………149

5.1 グラム陽性球菌の細菌学的特徴と代表的な疾患
……………………………………（河村好章）149
5.1.1 ブドウ球菌………………………………… 149
5.1.2 レンサ球菌………………………………… 152
5.1.3 腸球菌……………………………………… 155
5.2 グラム陽性桿菌の細菌学的特徴と代表的な疾患
……………………………………（河村好章）155
5.2.1 バシラス属………………………………… 156
5.2.2 リステリア属……………………………… 157
5.2.3 エリシペロトリックス属………………… 158
5.3 グラム陽性嫌気性菌の細菌学的特徴と代表的な疾患 ………………………………（山中浩泰）158
A グラム陽性嫌気性桿菌 ……………………… 158
5.3.1 クロストリジウム属……………………… 158
B 無芽胞グラム陽性嫌気性桿菌 ……………… 162
5.3.2 ビフィドバクテリウム属………………… 162
5.3.3 プロピオニバクテリウム属……………… 162
5.4 抗酸菌および放線菌の細菌学的特徴と代表的な疾患 ………………………………（河村好章）162
5.4.1 マイコバクテリウム属…………………… 163
5.4.2 コリネバクテリウム属…………………… 165
5.4.3 ノカルジア属……………………………… 166
5.4.4 放線菌……………………………………… 166
5.5 グラム陰性通性嫌気性菌の細菌学的特徴と代表的な疾患 ………………………（山中浩泰）166
A 腸内細菌科 …………………………………… 167
5.5.1 エシェリヒア属…………………………… 167
5.5.2 赤痢菌属…………………………………… 169
5.5.3 サルモネラ属……………………………… 171
5.5.4 エルシニア属……………………………… 172
5.5.5 クレブシエラ属…………………………… 173
5.5.6 エンテロバクター属……………………… 173
5.5.7 セラチア属………………………………… 173
5.5.8 その他の腸内細菌科に属する菌………… 174
B ビブリオ科 …………………………………… 174
5.5.9 ビブリオ属………………………………… 174
5.5.10 ビブリオ属菌以外の主な病原性ビブリオ科細菌 ……………………………………… 176

C　パスツレラ科 …………………………… 176
5.6　グラム陰性好気性桿菌の細菌学的特徴と代表的な疾患 ………………（塩田澄子，山中浩泰）177
5.6.1　シュードモナス属………………………… 177
5.6.2　バークホルデリア属……………………… 178
5.6.3　モラクセラ属……………………………… 178
5.6.4　アシネトバクター属……………………… 179
5.6.5　レジオネラ属……………………………… 179
5.6.6　コクシエラ属……………………………… 180
5.6.7　ブルセラ属………………………………… 180
5.6.8　バルトネラ属……………………………… 180
5.6.9　フランシセラ属…………………………… 180
5.6.10　ボルデテラ属 …………………………… 181
5.6.11　カンピロバクター属 …………………… 181
5.6.12　ヘリコバクター属 ……………………… 182
5.6.13　スピリルム属 …………………………… 184
5.7　グラム陰性球菌の細菌学的特徴と代表的な疾患 ………………………………（河村好章）185
5.7.1　ナイセリア属……………………………… 185
5.8　グラム陰性嫌気性菌の細菌学的特徴と代表的な疾患 ……………………………（山中浩泰）186
5.8.1　バクテロイデス属………………………… 186
5.8.2　ポルフィロモナス属……………………… 187
5.9　スピロヘータの細菌学的特徴と代表的な疾患 ………………………………（増澤俊幸）187
5.9.1　トレポネーマ属…………………………… 187
5.9.2　ボレリア属………………………………… 188
5.9.3　レプトスピラ属…………………………… 188
5.10　マイコプラズマ，リケッチア，クラミジアの細菌学的特徴と代表的疾患 ………（増澤俊幸）189
5.10.1　マイコプラズマ属 ……………………… 189
5.10.2　リケッチア属，オリエンチア属 ……… 190
5.10.3　クラミジア属，クラミドフィラ属 …… 192

第6章　病原ウイルス各論 ……………………………………………………… **195**

6.1　ウイルスの分類 …………………（黒川昌彦）195
6.2　DNA ウイルス ……………………（村山次哉）195
6.2.1　ポックスウイルス科……………………… 195
6.2.2　ヘルペスウイルス科……………………… 199
6.2.3　アデノウイルス科………………………… 203
6.2.4　パピローマウイルス科…………………… 203
6.2.5　ポリオーマウイルス科…………………… 203
6.2.6　パルボウイルス科………………………… 204
6.2.7　ヘパドナウイルス科……………………… 204
6.3　RNA ウイルス ……………………（黒川昌彦）204
6.3.1　ピコルナウイルス科……………………… 204
6.3.2　コロナウイルス科………………………… 205
6.3.3　オルソミクソウイルス科………………… 206
6.3.4　パラミクソウイルス科…………………… 209
6.3.5　トガウイルス科…………………………… 210
6.3.6　レオウイルス科…………………………… 210
6.3.7　カリシウイルス科………………………… 210
6.3.8　アストロウイルス科……………………… 211
6.3.9　フラビウイルス科………………………… 211
6.3.10　ラブドウイルス科 ……………………… 213
6.3.11　アレナウイルス科 ……………………… 214
6.3.12　フィロウイルス科 ……………………… 214
6.3.13　ブニヤウイルス科 ……………………… 215
6.3.14　レトロウイルス科 ……………………… 216
6.3.15　肝炎ウイルス …………………………… 218
6.4　プリオン …………………………（増澤俊幸）221
6.4.1　プリオン病………………………………… 221
6.4.2　異常プリオンタンパク質の性質とその増殖機構 ………………………………………… 222
6.4.3　動物のプリオン病………………………… 222
6.4.4　ヒトのプリオン病………………………… 223
6.4.5　BSE 対策 ………………………………… 224

第7章　病原真菌各論…………………………………（小林秀光，小川由起子）**225**

7.1　深在性真菌症（日和見感染型深在性真菌症）を起こす真菌 ………………………………… 225
7.2　深部皮膚真菌症を起こす真菌 ………………… 231
7.3　表在性真菌症を起こす真菌 …………………… 232
7.4　地域流行型真菌症（輸入真菌症）を起こす真菌 ………………………………………… 234

第 8 章　寄生虫（原虫，蠕虫）と寄生虫症 ……（斎藤あつ子）**236**

8.1　原虫 …… 236
8.1.1　形態と分類…… 236
8.1.2　細胞構造…… 236
8.1.3　増　殖…… 237
8.1.4　原虫各論…… 237
8.2　蠕虫 …… 242
8.2.1　線虫…… 242
8.2.2　条虫…… 244
8.2.3　吸虫…… 245

第 9 章　疾患別にみた感染症の特徴 ……**247**

9.1　呼吸器感染症 ……（神﨑哲人）247
9.1.1　かぜ症候群…… 248
9.1.2　咽頭炎，扁桃炎…… 248
9.1.3　急性喉頭蓋炎…… 249
9.1.4　副鼻腔炎…… 249
9.1.5　インフルエンザ…… 249
9.1.6　気管支炎…… 249
9.1.7　肺炎…… 250
9.1.8　胸膜炎，膿胸…… 251
9.1.9　肺結核…… 251
9.1.10　非結核性抗酸菌症 …… 251
9.1.11　百日咳 …… 252
9.1.12　レジオネラ感染症 …… 252
9.2　肝・胆道感染症 ……（神﨑哲人）252
9.2.1　胆道感染症…… 252
9.2.2　肝膿瘍…… 253
9.2.3　ウイルス性肝炎…… 253
9.3　尿路感染症 ……（神﨑哲人）254
9.3.1　膀胱炎，無症候性細菌尿…… 254
9.3.2　腎盂腎炎，腎膿瘍，腎周囲膿瘍…… 255
9.3.3　尿道炎…… 255
9.4　循環器系感染症 ……（神﨑哲人）255
9.4.1　感染性心内膜炎…… 255
9.4.2　心筋炎…… 256
9.4.3　血管内カテーテル関連感染症…… 256
9.5　中枢神経系感染症 ……（神﨑哲人）257
9.5.1　髄膜炎…… 257
9.5.2　脳炎…… 258
9.5.3　脳膿瘍…… 259
9.6　腸管感染症 ……（河村好章）259
9.6.1　細菌性食中毒…… 259
9.6.2　ウイルス性食中毒…… 262
9.6.3　寄生虫性食中毒…… 262
9.6.4　抗菌薬関連腸炎…… 263
9.6.5　微生物によるアレルギー性食中毒…… 263
9.7　敗血症 ……（神﨑哲人）263
9.8　皮膚・軟部組織感染症 ……（増澤俊幸）263
9.8.1　ブドウ球菌皮膚感染症（伝染性膿痂疹，癤，癰，毛嚢炎，熱傷様皮膚症候群）…… 263
9.8.2　化膿レンサ球菌性皮膚感染症（痂皮性膿痂疹，丹毒，蜂窩織炎）…… 264
9.9　母子感染する疾患 ……（増澤俊幸）264
9.9.1　TORCH 症候群 …… 265
9.9.2　母子感染の予防と治療…… 265
9.10　性行為感染症 ……（増澤俊幸）266
9.10.1　性器クラミジア感染症 …… 266
9.10.2　淋菌感染症（淋病）…… 266
9.10.3　性器ヘルペスウイルス感染症 …… 267
9.10.4　尖圭コンジローマ …… 267
9.10.5　梅毒 …… 267
9.10.6　後天性免疫不全症候群 …… 267

第3編 化学療法学 ……269

第1章 化学療法の歴史と学ぶべきこと ……（平田隆弘）271

1.1 化学療法の歴史 …… 271
1.1.1 化学療法の創始…… 271
1.1.2 近代抗菌化学療法の幕開け…… 272
1.1.3 新規抗菌薬発見の時代（抗菌薬黄金期） 273
1.1.4 創薬時代の20世紀から21世紀に向けて 273

第2章 抗菌薬 ……（平田隆弘）275

2.1 抗菌薬（抗生物質・合成抗菌薬）の定義 … 275
2.2 選択毒性 …… 275
2.3 抗菌薬に対する感受性 …… 275
2.3.1 最小発育阻止濃度（MIC）と最小殺菌濃度（MBC） …… 275
2.3.2 抗菌薬感受性試験測定法…… 275
2.3.3 MIC_{50}, MIC_{90} …… 277
2.3.4 抗菌スペクトル…… 277
2.3.5 抗菌薬の力価…… 277

第3章 抗菌薬各論……279

3.1 細胞壁ペプチドグリカン合成の阻害薬 ……（平田隆弘）279
3.1.1 ペニシリン系薬，セフェム系薬を代表とする β-ラクタム系薬 …… 280
3.1.2 その他の β- ラクタム系薬（ペネム系，カルバペネム系，モノバクタム系薬，および β ラクタマーゼ阻害剤…… 289
3.1.3 β-ラクタマーゼ阻害剤 …… 291
3.1.4 グリコペプチド系薬…… 292
3.1.5 ホスホマイシン…… 293
3.1.6 バシトラシン…… 293
3.1.7 サイクロセリン…… 293
3.2 タンパク質合成阻害薬 ……（北村昭夫）293
3.2.1 アミノグリコシド（アミノ配糖体）系薬 294
3.2.2 マクロライド系薬…… 296
3.2.3 テトラサイクリン系薬…… 299
3.2.4 グリシルサイクリン系薬…… 300
3.2.5 クロラムフェニコール系薬…… 301
3.2.6 オキサゾリジノン系薬…… 301
3.2.7 ムピロシン…… 302
3.2.8 ストレプトグラミン系薬…… 302
3.3 DNA合成を阻害する抗菌薬 ……（松原京子）302
3.3.1 概要…… 302
3.3.2 キノロン系薬(ピリドンカルボン酸系薬) … 303
3.4 RNA合成を阻害する抗菌薬 ……（松原京子）306
3.4.1 概要…… 306
3.4.2 リファマイシン系薬…… 307
3.5 細胞質膜に作用する抗菌薬 ……（松原京子）308
3.5.1 概要…… 308
3.5.2 ポリペプチド系薬…… 308
3.5.3 リポペプチド系薬…… 308
3.6 代謝拮抗薬 ……（松原京子）310
3.6.1 概要…… 310
3.6.2 サルファ薬とトリメトプリム…… 310
3.7 その他の抗菌薬 ……（松原京子）310
3.7.1 メトロニダゾール…… 310
3.8 抗結核薬と抗ハンセン病薬 ……（北村昭夫）312
3.8.1 抗結核薬の分類と作用機序…… 312
3.8.2 結核治療法とDOTS…… 316
3.8.3 非結核性抗酸菌症…… 317
3.8.4 抗ハンセン病薬…… 318
3.9 抗菌薬の副作用と相互作用 ……（細川正清）318
3.9.1 抗菌薬による薬物アレルギー…… 318
3.9.2 抗菌薬による器官毒性…… 320
3.9.3 抗菌薬の二次作用に起因する副作用…… 321
3.9.4 抗菌薬の薬物間相互作用…… 321

第 4 章　薬剤耐性と抗菌薬の適正使用 ……325

4.1　化学療法の問題点 ……（森田雄二）325
4.2　抗菌薬耐性（薬剤耐性）……（森田雄二）325
4.2.1　抗菌薬耐性の出現と伝播 …… 325
4.2.2　交差耐性 …… 327
4.2.3　抗菌薬耐性のメカニズム …… 328
4.2.4　問題となっている抗菌薬多剤耐性菌 …… 335
4.2.5　耐性菌の出現を抑制する方策 …… 338
4.3　抗菌薬の選択 ……（森田雄二）339
4.3.1　ブレイクポイント MIC …… 339
4.3.2　サブ -MIC と Post-antibiotic effect …… 340
4.4　抗菌薬の薬物動態学（PK）および薬力学（PD）……（森田邦彦）340
4.4.1　特徴的な抗菌薬の動態 …… 340
4.4.2　PK/PD パラメータによる抗菌薬の分類 341
4.4.3　化学療法における TDM の実際 …… 343

第 5 章　抗ウイルス薬 ……345

5.1　抗ヘルペスウイルス薬 ……（村山次哉）346
5.1.1　抗 HSV-1，2，および抗 VZV 薬 …… 346
5.1.2　抗サイトメガロウイルス薬 …… 348
5.2　抗インフルエンザウイルス薬 …（黒川昌彦）349
5.3　抗ヒト免疫不全ウイルス薬 ……（岡崎克則）353
5.3.1　核酸系逆転写酵素阻害薬（NRTI）…… 353
5.3.2　非核酸系逆転写酵素阻害薬（NNRTI）… 355
5.3.3　プロテアーゼ阻害薬（PI）…… 355
5.3.4　インテグラーゼ阻害薬 …… 357
5.3.5　共受容体拮抗薬 …… 357
5.3.6　抗 HIV 療法 …… 358
5.4　ウイルス性肝炎の治療薬 ……（黒川昌彦）358
5.4.1　B 型肝炎の治療薬 …… 359
5.4.2　C 型肝炎の治療薬 …… 360
5.4.3　C 型肝炎の治療 …… 363
5.5　その他の抗ウイルス薬 ……（黒川昌彦）364
5.5.1　免疫調節薬 …… 365

第 6 章　抗真菌薬 ……（富田純子）**367**

6.1　抗真菌薬の分類 …… 367

第 7 章　抗寄生虫薬（抗原虫薬・抗蠕虫薬） ……（斎藤あつ子）**377**

7.1　抗原虫薬 …… 377
7.1.1　腟トリコモナス症，ジアルジア症（ランブル鞭毛虫症），アメーバ赤痢（赤痢アメーバ症）の治療薬 …… 377
7.1.2　トキソプラズマ症の治療薬 …… 377
7.1.3　マラリアの治療薬 …… 378
7.1.4　トリパノソーマ症の治療薬 …… 380
7.1.5　リーシュマニア症の治療薬 …… 381
7.2　抗蠕虫薬 …… 381
7.2.1　抗線虫薬 …… 381
7.2.2　抗条虫薬 …… 381
7.2.3　抗吸虫薬 …… 382
7.3　国内未承認の抗寄生虫薬の入手方法 …… 382

第 8 章　感染症治療に用いられる生物学的製剤 ……（黒川昌彦）**383**

8.1　生物学的製剤の分類 …… 383
8.2　抗毒素 …… 383
8.3　血液製剤 …… 384

付表　代表的な抗菌薬と投与経路に応じた有効菌種・第一選択薬 …… 386

索　引 …… **389**

第 1 編
微生物学総論

第1章 序　論

1.1 微生物学の対象と目的

微生物とは通常肉眼ではみることができない「小さな生物」を意味し，これらを扱う学問領域を**微生物学** microbiology という．微生物学の対象は，主に単細胞の小さな生物で，**細菌，真菌（酵母，カビ），原虫（原生動物）**および**ウイルス**が含まれる．これらのうち，細菌，真菌，原虫は生物の基本単位である細胞構造を有し，自己増殖できる（一部例外あり）．一方，ウイルスは基本的には核酸（DNAまたはRNA）とタンパク質の集合体（ウイルス粒子）であり，自己増殖できないので厳密には生物と呼べない．しかし，ウイルスには遺伝情報としての核酸があり，宿主細胞に寄生して自己複製すること，かつ各種感染症の原因となるので微生物学で扱う対象となっている．また，本書では，タンパク質からなる感染性の病原因子である**プリオン**も対象としている．

微生物は，古くは動物や植物とは全く異なる生物であると考えられてきた．しかし，研究の進展とともに微生物の生命現象が動物や植物と共通することが明らかになってきた．ヒトも含めた動物や植物の生命現象を理解する上で，扱いやすい微生物を材料にした生化学，遺伝学，また分子生物学の研究は大きな原動力となり，「**基礎微生物学**」と呼ばれる学問領域を形成している．

最近の研究では，地球上には200～300万種の細菌が生息していると推定されている．すなわち，ほとんど無数といえるほどの微生物が地球上に生息しており，高分子化合物の分解など地球上の元素循環の礎となっている．微生物の大多数はヒトに無害なものであり，ヒトにとって有益なものも少なくない．酒，醤油，味噌，チーズなどは微生物発酵を利用してつくられている．また，微生物によって作られた化学物質を抗生物質などの医薬品として利用している．近年では，ヒトの活動の中で出された汚水や廃棄物の浄化に微生物を利用する方法も盛んに研究されている．このような微生物を利用する学問領域は「**応用微生物学**」である．

微生物のなかには，人の体内に侵入して疾病を引き起こすものもある．このような微生物が原因で起こる疾病は「**感染症**」と呼ばれる．地球上に生息する微生物のうち，感染症を引き起こすことが明らかな微生物はごく一部にすぎない．このごく一部の微生物との戦いを古い時代から人類は繰り返している．科学が発展した現代でも完全に制御することができない社会的な問題の1つである．このような感染症に対処するときに，私たちは何を知らねばならないのだろうか．AIDS（エイズ；後天性免疫不全症候群）の原因がHIV（ヒト免疫不全ウイルス）であること，SARS（重症急性呼吸器症候群）やMERS（中東呼吸器症候群）の原因がコロナウイルスの変異体であること，2006年からわが国で流行している感染性胃腸炎の原因がノロウイルスであること，さらには1996年に全国的に大流行を起こした腸管感染症が大腸菌の一種（腸管出血性大腸菌O157：H7）によって起こったことなど，感染症とその起因微生物の関係を知ることは非常に重要である．このような微生物と疾病の関係を明らかにする学問領域は「**病原微生物学**」である．これらの関係を知らなければどうなるのだろうか．中世のヨーロッパでは**ペスト菌**による**黒死病**が大流行した（図

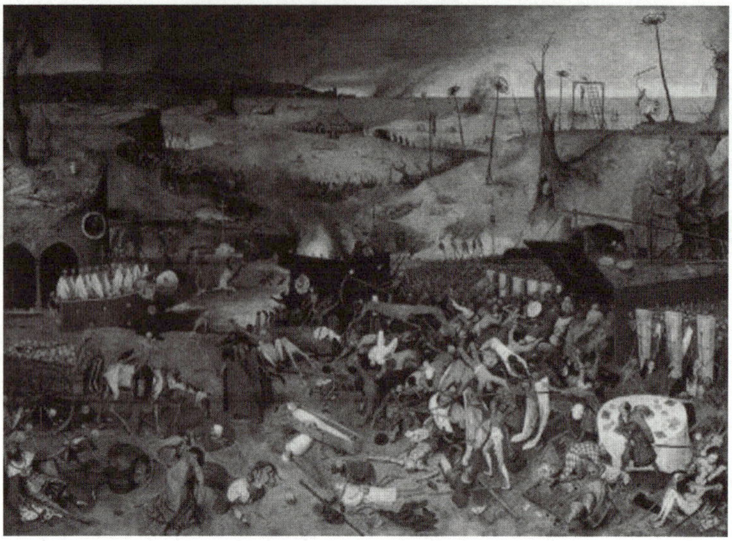

図 1.1　中世ヨーロッパで猛威を振るうペスト

1.1）．この時代，原因がペスト菌であることを知らなかったために，カラスの覆面をすればこの疾病に罹るのを防ぐことができるとか，魔女を探せとか，いまでは愚かな行動で対処しようとした．その結果ヨーロッパでは，以後 300 年に渡り何度も黒死病が大流行し，数千万人もが死亡したと推定されている．

微生物学を学ぶことの目的は，病原微生物や応用微生物の区別なく，微生物の性状の基本原理を学ぶことである．これが基礎となって，病原微生物によって起こる感染症に対する科学的な予防，対処や治療の方法を理解し，その実践によって感染症の制御に貢献することである．かつての状況を繰り返さないことが現代の薬学領域で学ぶ者の使命である．

1.2　微生物と人間

微生物はヒトにとって有用な生物であるとともに，容易に克服できない感染症などの問題を引き起こすやっかいな生物でもある．微生物はあらゆる生物圏に生息していることから，完全に無菌な環境を確保することは困難である．ヒトの皮膚や粘膜上にも生息しており，医薬品や食品などの管理において，常に微生物の混入を考慮しなければならない．一方，微生物は生物圏における物質・エネルギーの循環に深く関わっている．微生物の機能・性状は極めて多様であり，医薬品など種々の有用物質を産生し，また人工化学物質さえも分解・解毒することができる．さらに微生物の機能・性状は突然変異・遺伝子伝播により変化するので，突然変異の誘発や遺伝子組換え技術を用いることで，より効率的な物質生産を可能にできる．一方で変化することにより抗菌薬耐性の獲得，病原性の増強，感染宿主域の拡大などの問題が引き起こされる．

1.2.1　環境中の微生物の働き

人類が誕生して，約 10 万年しか経ていないのに対し，細菌は約 38 億年前に地球に現れたと考えられている．地球における最初の生命体であり，今日に至るまで，地球環境の形成に大きく関わってきた．約 27 億年前に**シアノバクテリア** Cyanobacteria（**藍藻**と呼ばれる原核生物）による光合成が盛んになり，大気中の酸素分圧が上昇しだした．藍藻や真核生物である藻類などの光合成生物の働きにより，オゾン層が形成され，約4億年前に陸上での本格的な生命活動が開始されたと考えられている．微生物はあらゆる生物圏に存在し，また，他の生物を宿主として，その体内・体表に生息している．

微生物の有する機能は多様であり，生態系において種々の化学物質の分解や解毒を担っており，生物の死骸や老廃物の分解は，微生物によるところが大きい．また，ダイオキシン，PCB，農薬など天然に存在しない化学物質も微生物により分解される．このような微生物の多能性が，環境中の汚染物質の除去に利用されつつある（バイオレメディエーション bioremediation）．さらに，微生物は窒素や硫黄などの酸化・還元を通して，これら元素の生態系における循環に大きく寄与している．例えば，大気中の窒素を生物学的に利用できるのは窒素固定菌と呼ばれる限られた微生物のみである．そして，アンモニアの硝化，硝酸の還元，亜酸化窒素の脱窒に微生物が大きく関わっている．

1.2.2 環境中の病原微生物

自然環境中には種々の病原微生物が生息しており，その生態を知ることは感染症の予防につながる．水圏に生息する代表的な病原微生物として，コレラ菌があげられる．本菌は主に淡水～汽水域に生息し経口感染する．かつては，主に南および東南アジアで，本菌による感染症が発生していた．しかしながら，今日ではアジア以外にもアフリカや北・南米にも本菌が定着しつつあると考えられている．また，日本では旅行者下痢症の原因菌の1つにあげられている．コレラ菌と同じビブリオ属の腸炎ビブリオも汽水域に生息しており，日本国内における食中毒の主な原因菌の1つである．本菌は水温が低い冬季には底泥付近に留まっており，水温の上昇（25℃以上）とともに増殖を開始し，魚介類を汚染する．在郷軍人病やポンティアック熱の原因菌であるレジオネラ属菌は河川，池などの淡水域や土壌にも分布している．主にアメーバ体内で増殖し，本属菌で汚染された水のエアロゾルを吸入することで感染する．腸管内を主な生息の場とする細菌（赤痢菌や大腸菌など），ウイルス（A型肝炎ウイルス，ポリオウイルスやノロウイルスなど），原虫（ジアルジアやクリプトスポリジウム）は，水中や水生生物内に存在し，飲用水や食品を通して感染する場合が多い．また，牧場内で病原性大腸菌が，牛の飲み水を介して，他の牛に広がることも知られている．これらはいずれも糞便由来の微生物が水系に混入したものである．そこで，水の衛生微生物学的指標の1つとして大腸菌が，酵素基質培地法により計数される．これは，一般に大腸菌は哺乳類の腸管内を生息の場とすることから，糞便汚染の指標菌となるからである．

土壌中に生息する病原微生物として，芽胞形成菌であるバシラス属およびクロストリジウム属があげられる．前者は好気性または通性嫌気性であり，炭疽菌や食中毒を起こすセレウス菌，後者は偏性嫌気性であり，破傷風菌，ボツリヌス菌などが含まれる．類鼻疽菌は人獣共通感染症の病原体であり，東南アジアや北オーストラリアで多くみられ，汚染した土壌あるいは水から，経気道・経皮感染し，呼吸器感染症，皮膚化膿症などを引き起こす．また，真菌（クリプトコッカスやヒストプラズマなど）や原虫（アカントアメーバなど）が土壌に生息する病原微生物としてあげられる．

大気中ではほとんどの微生物は増殖できない．つまり，大気中に存在する微生物は，水圏，土壌，あるいは生物由来である．結核菌，百日咳菌，髄膜炎菌などは，感染者の咳・くしゃみによる飛沫を吸入することにより感染する．また，インフルエンザウイルス，風疹ウイルス，麻疹ウイルスなど多くのウイルスも経気道感染する．大気中でのウイルスの生残性は，温度が低いほど高い傾向にある．また，湿度50％以下の時は，インフルエンザウイルスなどの脂質二重層からなるエンベロープをもつウイルスの方が，湿度50％以上の時は，エンベロープをもたないウイルスの方が，安定である．一方，エタノールなどに対しては，エンベロープをもつウイルスのほうが弱い傾向にあり，ノロウイルスなどのエンベロープをもたないウイルスはエタノールなどでは不活化されにくい．

表1.1に，屋内におけるエアロゾルの発生源をまとめた．

表 1.1　屋内エアロゾル発生源とヒトの健康上の重要性

微生物源	飛散させる行為	飛散する可能性の高い微生物	健康への危険度
ヒト（皮膚）	脱着衣，シャワー ベッドメイキング	*Staphylococcus* spp.	低
ヒト（呼吸器系）	くしゃみ，咳 鼻水，会話	*Streptococcus* spp., *Staphylococcus* spp., *Mycobacterium tuberculosis*, respiratory virus	中～高
ヒト（消化器系）	トイレ	*Escherichia coli*, enterovirus	低～中
換気システム （屋外からの侵入）	冷却塔など	*Legionella* spp.,	低～高
換気システム （屋内）	稼動	*Pseudomonas* spp., *Streptococcus* spp., fungi	低
加湿器	稼動	*Pseudomonas* spp., *Acinetobacter* spp., *Serratia* spp., *Actinomyces* spp.	中

種々の病原微生物が自然環境中に生息し，あるものはヒト以外の生物を宿主としており，ヒトにとって未知の病原微生物が存在する可能性は十分にある．したがって，自然開発やアウトドア活動などにより，ヒトが新たな環境・地域に踏み込み，あるいはペットブームなどにより，他の生物との交わりが濃厚になるときには，新たな感染症，特に人獣共通感染症の出現に対して，注意を払うべきである．さらに今後，野生動物間でのみ感染していた微生物（特にウイルス）が，変異を起こしヒトに感染するようになったときには，**新興感染症**として人類にとって大きな脅威となりうる．

1.2.3　ヒト常在細菌の健康への関わり

ヒトの皮膚や粘膜上には多種多様な細菌が生息しており，その集団を**常在細菌叢** microbial flora あるいは**正常細菌叢** normal flora と呼ぶ．「叢」は“そう”と読み，草むらを意味する．また，多くのものが群がり集まる様子を示す．細菌叢には個人差があり，また，年齢を重ねるとともに変化する．ヒト生体の各部位において，常在細菌叢を形成する細菌の数および主な細菌種を図 1.2 にあげた．

常在細菌はヒトの健康にとって有利な面と不利な面を具えている．常在細菌叢は種々の細菌が相互に作用しあった比較的安定な集団であることから，外来の微生物が生体に定着するのを抑制している．皮膚に常在する表皮ブドウ球菌やアクネ菌などはリパーゼを有しており，皮脂中の中性脂肪を分解し，最終的に遊離脂肪酸を生成する．このはたらきによりヒト皮膚表面の pH は酸性となり，外来菌の定着が抑制される（**皮膚の自浄作用**）．また，健康な成人女性腟内には，数種類のラクトバシラス属菌が優先的に生息している．これらはデーデルライン桿菌 Döderlein's bacillus と呼ばれ，腟内上皮に蓄積されたグリコーゲンを利用して，乳酸を産生し腟内を酸性に保つ．これにより外来菌が腟内に定着することを防いでいる（**腟の自浄作用**）．一方，腸管内の常在細菌は外来菌の増殖・定着を防ぐだけでなく，宿主の免疫系を刺激するとともに，食物の消化・吸収の補助やビタミン類の合成により，ヒトの健康維持に関わっている．牛などの反芻動物では反芻胃（ルーメン）に多種多様な微生物が生息しており，植物由来のセルロースやデンプン，タンパク質などを嫌気的に分解することで，植物成分を宿主の動物が利用できる成分に変換している．

しかしながら，疾患・治療に伴い抵抗力が低下したヒト（**易感染者**）には，常在細菌であっても**日和見感染** opportunistic infection の原因となる．また，健常人においても，常在細菌により健康を損なうことがある．例えば，常在細菌が本来定着している部位以外に移行することで，感染症を引き起こす場合があり，これを**異所感染症** ectopic infection という．その例として，腸管内に生息する大腸菌が，尿道炎の主な起因菌の1つであることがあげられる．また，皮膚・粘膜の損傷部位から常在細菌が侵入し病気を引き起こすこと

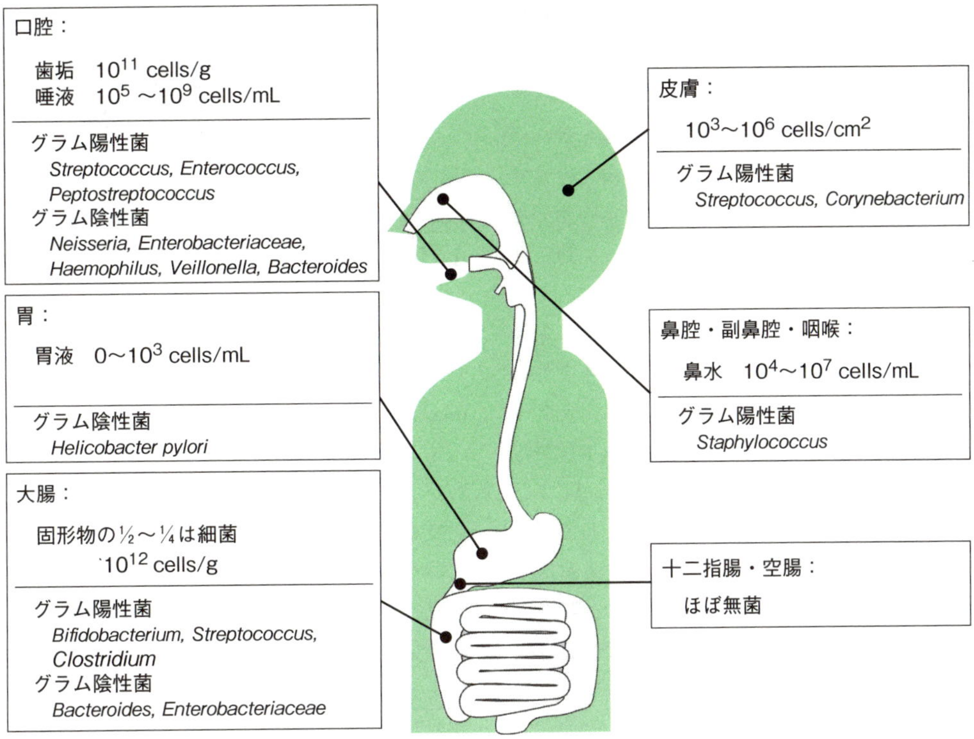

図 1.2　代表的なヒト常在細菌の生存量

もある．この例として，口腔内の常在細菌であるレンサ球菌の血流感染による細菌性心内膜炎がある．さらに，抗生物質の大量投与により常在細菌の増殖が抑えられた場合，細菌叢のほんの一部を占めていた抗菌薬耐性菌が過剰に増殖することで，病気が引き起こされることがある．これを菌交代症 microbial substitution と呼ぶ．代表的な例として，β-ラクタム系抗生物質の大量投与後のディフィシル菌による偽膜性大腸炎があり，下痢，腹痛，発熱を引き起こす．ヒトに常在する代表的な病原菌として，鼻腔内に生息する黄色ブドウ球菌がある．本菌は食中毒の原因菌であり，また毒素性ショック症候群を引き起こすことがある．

1.2.4　環境微生物学における方法論

細菌の検出・計数は寒天平板培地（固型培地）や液体培地を用いた培養 cultivation を基礎としてきた．コッホにより確立された培養技術は細菌学の進歩に大いに貢献し，今日においても基盤技術として幅広く用いられている．その一方で，自然環境中に生息する細菌の大部分が，従来の培養法では増殖させることができないこと，また，大腸菌などの通常実験室で容易に培養できる細菌であっても，貧栄養条件下では生物活性を有しているにもかかわらずコロニーを形成しない状態 **viable but nonculturable（VNC）**になることが明らかにされてきた．したがって，さまざまな環境中に生息する多種多様な細菌をとらえるためには，培養に依存しない細菌検出技術が必要な場合もある．

培養操作に依存しない検出手法として，蛍光染色法および分子生物学的手法に基づく方法が用いられつつある．細菌やウイルスを，アクリジンオレンジ acrydine orange（AO）や 4′, 6-diamidino-2-phenylindole（DAPI）などの核酸と特異的に結合する蛍光色素で染色し，蛍光顕微鏡で観察することにより，細菌やウイルスを培養することなく計数することができる．また，生物活性を有する微生物のみを計数するため「活性染色法」

などもある．例えば，6-carboxyfluorescein diacetate（6CFDA）および 5-cyano-2, 3-ditolyl tetrazolium chloride（CTC）を用いることで，エステラーゼ活性を有している細胞，および呼吸している細胞をそれぞれ特異的に検出することができる．また，蛍光色素で標識した抗体や遺伝子プローブを微生物と反応させたのち，観察することで特定の微生物の検出・計数が可能となる．これらの手法は，水環境中に存在するクリプトスポリジウムやレジオネラ属菌などの検出・定量に用いられている．また微生物ゲノム・プラスミドなどの DNA を *in vitro* で高倍率に増幅するポリメラーゼ連鎖反応 **polymerase chain reaction**（**PCR**）が特定の微生物の検出・定量に用いられている．PCR などの分子生物学的手法における標的遺伝子として，毒素，病原因子あるいは抗菌薬耐性をコードする遺伝子がよく用いられる．また，特定の属・種の微生物をとらえるために，リボソーム RNA 遺伝子や DNA gyrase 遺伝子など生物の**系統学的分類**の指標とされている遺伝子を標的にする場合もある．

ここにあげた手法を用いることで，培養操作を伴わず，微生物を迅速に検出・定量できることから，環境微生物学分野のみならず，幅広い微生物学分野での応用が期待されている．

さらに，細菌のゲノム解読プロジェクトとともに，種々のメタゲノム解読プロジェクトが進行している．メタゲノムプロジェクトでは，自然環境あるいは腸内などに存在する DNA を，細菌を単離・培養することなく抽出し塩基配列を網羅的に決定する．得られた配列をもとに，その環境に存在するであろう細菌群集の種や機能を知ることができ，未知の遺伝子の探索も可能となる．たった1つの細胞から，全ゲノム DNA を増幅し，塩基配列を決定することも可能となっている．

1.3 微生物学の歩み（微生物の発見と微生物学の発展）

1.3.1 微生物の発見

古代，疫病は神罰によるものと信じられてきた．ギリシャ時代になると，疫病は**汚れた空気**（**瘴気** miasma）により起こるとの説が生まれた．医学の父とも言われるヒポクラテス（Hippocrates, BC459～377）も，この**ミアズマ説**を支持し，地震や洪水の後に疫病が流行るのは，汚れた空気のせいであると考えていた．その後，ヨーロッパで天然痘やペストなどの大流行が起こり，さらにコロンブスのアメリカ新大陸の発見にともない梅毒が蔓延した．この様な流行から，伝染病は空気の汚れではなく，患者との接触が原因であるとの考えが興り，フラカストロ（G. Fracastoro, 1483-1553）により**コンタギオン説** contagione が唱えられるようなった．この説では生きた伝染源 contagium vivum が存在し，直接の接触あるいは媒介物や空気を介して感染するとされていた．現代科学に照らしても感染経路を正しく言い当てているが，微生物が発見される前であったため，ミアズマ説を覆すには至らなかった．

微生物の発見は，17 世紀に入って，オランダの織物商**レーベンフック**（Antony van Leeuwenhoek, 1632～1723 年）（図 1.3）によってなされた．彼は趣味として自分で磨いてつくったレンズを使い，**顕微鏡**の原型となる装置を考案し，口腔内や水溜りの水などの材料を観察し，その様子を正確に記録した．そのスケッチには，原生動物，藻類，酵母，細菌などが描かれている．彼は，これら肉眼ではみえない微小な生物を animalcules（小動物）と呼んだ．18 世紀に入ると複合レンズ式の顕微鏡が開発され，エーレンベルグ（C.G. Ehrenberg, 1795～1876 年）は，微生物のさらに詳細な形態に基づいてバクテリア Bacterium，スピリルム Spirillum，スピロヘータ Spirochaeta などに分類した．これらの名称は現在でも使われている．

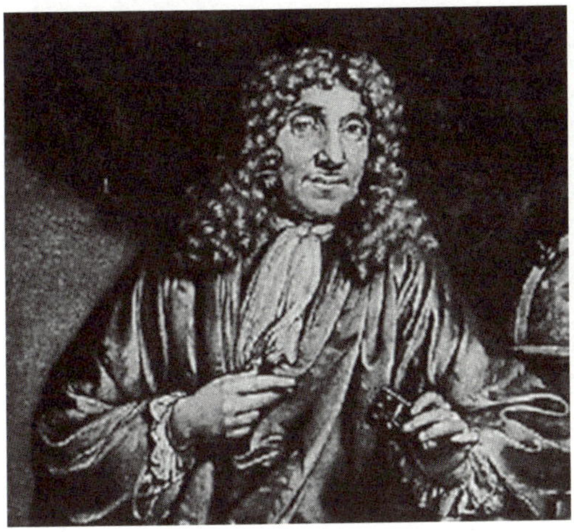

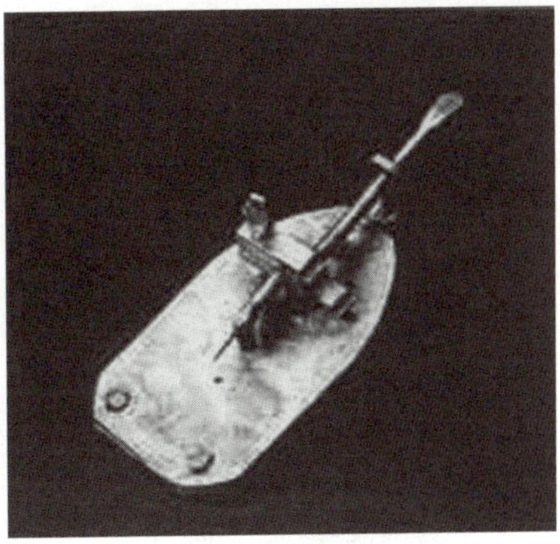

図 1.3 Antony van Leeuwenhoek（1632～1723 年）と彼の顕微鏡

一方，微生物の発見以後，人々は微生物がどのようにして発生するのか，その由来について興味をもち，議論してきた．当時は，微生物のような下等生物は自然に発生してくるものであるとの考え方「自然発生説」が主流であった．この説を明確に否定したのはフランスのパスツール（Louis Pasteur，1822～1895 年）（図 1.4）である．彼は，微生物は微生物から生まれ，自然発生はしないことを示すために，次のような有名な実験を行った．肉煮汁が入った図 1.5 のような「白鳥の首」フラスコを煮沸し，空気の出入りは妨げないように管の口を開いた状態で長時間放置したが，肉汁は濁らず，無菌の状態を保った．空気中の微生物は開口

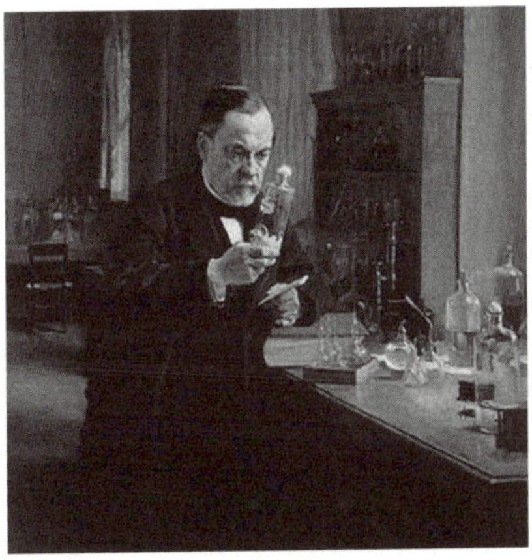

図 1.4 Louis Pasteur（1822～1895 年）

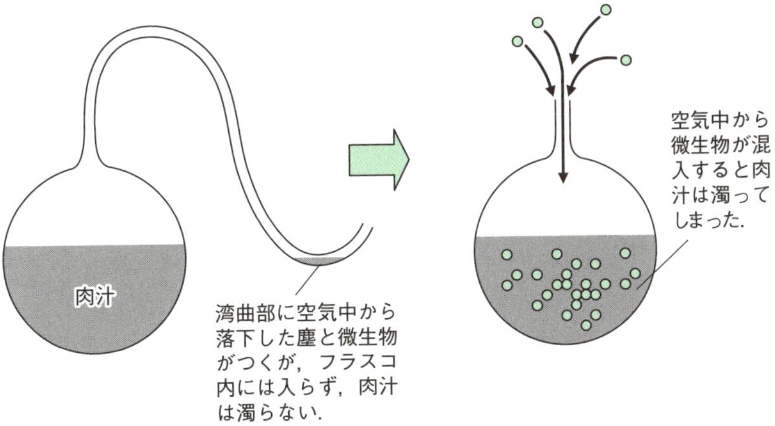

図 1.5 白鳥の首フラスコの実験（微生物の自然発生説の否定）

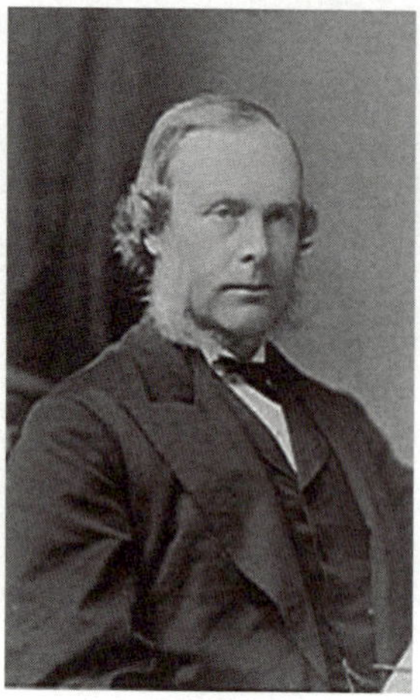

図 1.6　Joseph Lister（1827～1912 年）

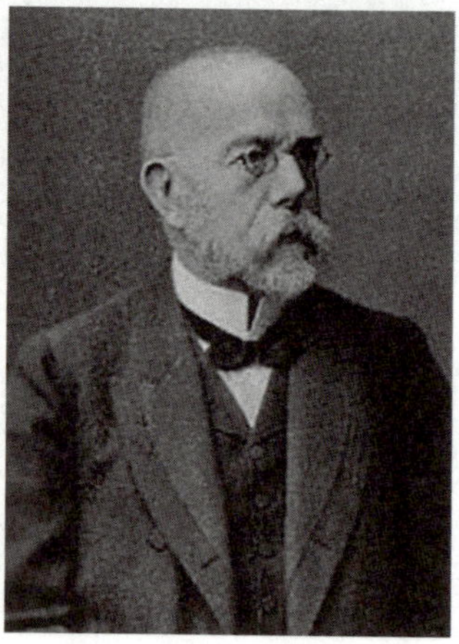

図 1.7　Robert Koch（1843～1910 年）

部から湾曲部までは落下するが，そこからは舞い上がることができないため，肉汁は無菌の状態が保たれたのである．しかし，このフラスコの曲がった首を切断すると，微生物が増殖した．このようにして，19 世紀半ばを過ぎてようやく，自然発生説に終止符が打たれた．

1.3.2　病原細菌の発見

19 世紀中頃から麻酔法が進歩し，外科手術が盛んに行われるようになったが，手術中に感染して敗血症を起こし，死亡する人が増加していた．イギリスの外科医リスター（Joseph Lister, 1827～1912 年）（図 1.6）は，パスツールの研究成果に大きな影響を受け，外科手術後に起こる敗血症は手術部位に微生物が感染するためと考え，それを防ぐ方法を考えた．そして，フェノールで手術器具などを消毒殺菌することによって，敗血症による死亡率を 45～50％から 15％にまで下げることに成功した．

伝染病と微生物との関係を科学的に証明し，近代病原細菌学の基礎を確立したのは，パスツールとほぼ同時代のドイツの医師コッホ（Robert Koch, 1843～1910 年）（図 1.7）である．コッホが病原細菌学を確立する上で最も重要なことは，微生物の純粋培養法を考案したことであった．すなわち，コッホはゼラチンを用いて肉汁などを固めた固形平板による培養法を考案し，多種類の菌が混在する材料から，1 種類の細菌をコロニーとして純培養し，分離することに成功した．なお，ゼラチンは菌が産生する酵素により液化してしまうため，その後は寒天を用いた固形培地が用いられるようになった．さらに，純培養した細菌をモルモットなどの実験動物に接種して病変を確認する感染実験法も確立し，細菌と病気の因果関係を科学的に証明するための次のような「コッホの 4 原則」を提起した．

特定の病原体がある疾患の原因菌であることを証明するためには

1. その病原体が常にその疾患の病変部から検出されること．
2. その病原体はその病変部だけに見出されること．
3. その病原体は純培養され，この純培養病原体を感受性のある動物に接種したとき，もとと同じ病変が観察されること．
4. 実験的に感染させた動物の病変部から，再び同じ病原体が検出されること．

（3 と 4 を 1 つにまとめ「コッホの 3 原則」と呼ぶこともある）

このような考え方は，コッホの師であり，彼が組織学を学んだゲッチンゲン大学のヘンレ（Jacob Henle, 1808～1885 年）がすでに提唱していたが，コッホは，炭疽から炭疽菌，結核から結核菌，コレラからコレラ菌などを発見し，これら一連の実験に基づいて上記の原則を確立した．「コッホの原則」は，細菌のみならず，ウイルス，真菌，原虫，プリオンなど，あらゆる病原体と病気の因果関係を証明するための原則となっている．コッホは細菌学の歴史において輝かしい業績を残したのみならず，数多くの偉大な細菌学者を育て，彼らも種々の病原菌を発見し，病原微生物学の黄金時代が築かれた．北里柴三郎（1853〜1931年）（図1.8）もコッホの弟子の一人であり，コッホのもとで破傷風菌を発見し，北里の弟子である志賀潔（1871〜1957年）（図1.9）は赤痢菌を発見するなど，日本人の活躍も著しいものであった．

1.3.3 ウイルス virus の発見

細菌が伝染病の唯一の病原体と考えられていた時代，細菌を除去するために陶器製のろ過器（シャンベランろ過器 Chamberland's filter）が開発され，病原菌は全てこのろ過器を通過することはできないと考えられていた．しかし，1892年にイワノフスキー（Dmitry Ivanovsky, 1864〜1920年）（図1.10）は，タバコモザイク病の病原体が細菌ろ過器をすり抜け，細菌よりも微細なものであることを報告し，1898年には，コッホの弟子であるレフラー（F. Löeffler, 1852〜1915年）らにより口蹄疫の病原体がろ過器を通過することが発見された．1917年には，細菌培養液の中に細菌を溶解するろ過性の病原体が発見され，バクテリオファージ bacteriophage と命名された．このように，病原微生物の中には，細菌よりも小さく，細菌の培養法では培養できないものがあることが判ってきた．1931年にウイルスの培養法として孵化鶏卵を用いた方法（pock の形成）が開発され，この方法により，1933年に英国のスミス（H. Smith）はA型インフルエンザウイルスの分離に成功した．なお，アメリカのスタン

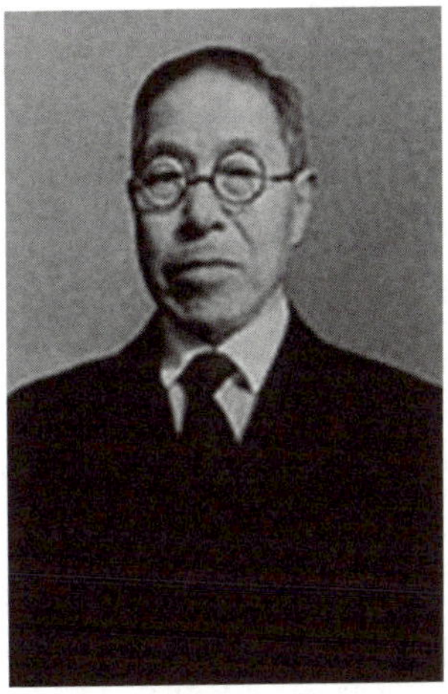

図1.9 志賀潔（1871〜1957年）

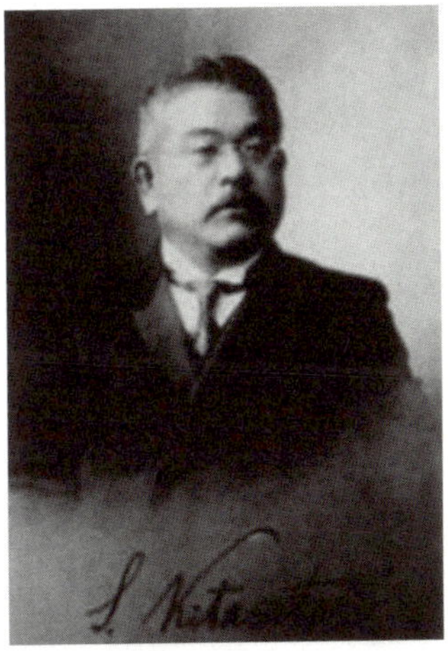

図1.8 北里柴三郎（1853〜1931年）

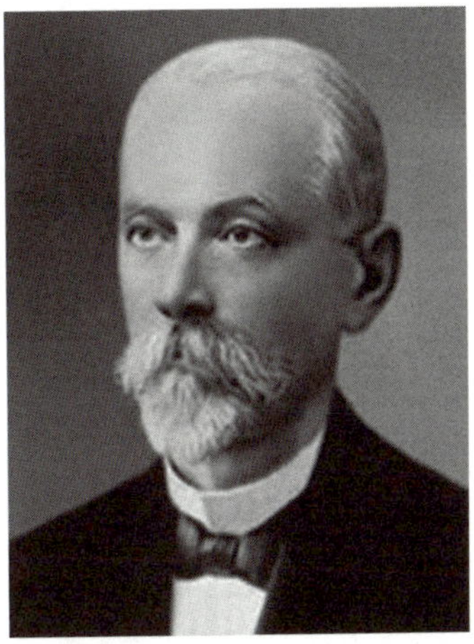

図1.10 Dmitry Ivanovsky（1864〜1920年）

レー（Wendell Stanley, 1904〜1971年）（図1.11）は，1935年にタバコモザイクウイルスを結晶化させることに成功している．ウイルス研究を飛躍的に発展させることになったのは，アメリカのエンダース（J. Enders，1897〜1985年）やダルベッコ（R. Dulbecco, 1914〜2012年）による組織培養法の確立である．この方法によりエンダースはポリオウイルスを発見するなど，ウイルスの研究は大きく発展した．

1.3.4　病原微生物との闘い

ある伝染病に一度罹ると二度と同じ病気に罹らないということは古くから知られていた．この現象に基づいて，古代中国では，天然痘患者のかさぶたを粉末にして鼻から吸引する感染予防が行われ，18世紀初期には，腕につけたきり傷に天然痘の水疱の内容物をすり込むという予防接種がトルコからイギリスに伝えられたといわれている．1796年，ジェンナー（Edward Jenner，1749〜1823年）（図1.12）は，牛痘に感染した搾乳婦は天然痘に罹らないという伝聞に着目し，牛痘の膿を自分の子供に接種して予防効果を確認し，人痘にかえて牛痘を用いる安全な予防接種法を確立した．1885年，パスツールは，狂犬病の病原体をウサギの脊髄に植え継ぐことにより弱毒化し，これを狂犬に咬まれたヒトに接種して発病を阻止することに成功した．パスツールは，牛痘痘苗が由来するウシ（vacca）にちなんで“予防接種液”をワクチン vaccineと呼び，予防接種することをvaccinationと呼ぶことを提唱した．

1884年，レフラーがジフテリア菌の純培養に成功して間もなく，ルー（E. Roux, 1853〜1933年）とエルシン（A. Yersin，1863〜1943年）によりジフテリア培養液中にジフテリアが引き起こす麻痺に関連する毒素が発見され，1890年，ベーリング（Emil Adolf Behring, 1854〜1917年）（図1.13）と北里は，ジフテリア毒素で動物を免疫して抗毒素血清を得ることに成功した．その後，1921年，グレニー（A. Glenny）とラモン（G. Ramon，1886〜1963年）は，ジフテリア毒素をホルマリンで処理すると毒性はなくなるが抗原性は残ることを発見し，この毒性を失った毒素（トキソイド）による能動免疫法を考案した．ラモンは1889年に北里柴三郎によって発見された破傷風毒素のトキソイド化にも成功した．弱毒ウイルスやトキソイドによる予防接種は感染症の予防にきわめて有効であり，この普及により天然痘は1977年に地球上から根絶された．またポリオの根絶も間近となっている．

19世紀の終わりにかけては，抗毒素血清の発見に加え，溶血にかかわる補体 complementの発見など，液性免疫学の基本となる発見が相次いでなされ，免疫学の勃興期となった．このように病原微生物学を基礎に発展した免疫学は，20世紀半ばを過ぎると，生化学，分子生物学，遺伝子工学の発展の下に大いに進展し，

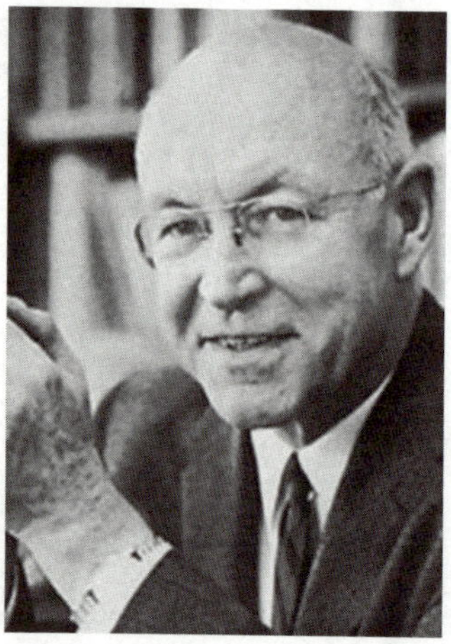

図1.11　Wendell Stanley（1904〜1971年）

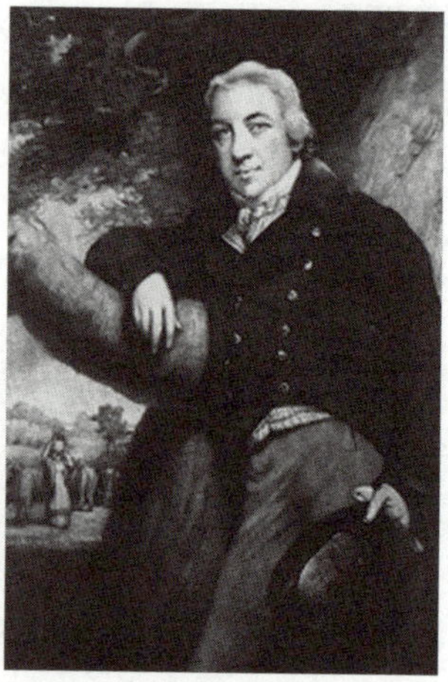

図1.12　Edward Jenner（1749〜1823年）

抗体や補体の分子構造，抗体産生機構，細胞性免疫機構，サイトカインの機能などが解明され，生体防御機構としての免疫の全貌が明らかにされつつある．

感染症の治療には，古くから動物や植物由来の抽出物やある種の鉱物が経験的に薬として用いられてきた．しかし，19世紀になって病原微生物が発見され，その培養法が確立されると，病原微生物に直接作用してその増殖を阻止し，かつ人体への毒性が低い化合物を作成しようとする試みが始められた．**エールリッヒ**(Paul Ehrlich，1854～1915年）と**秦佐八郎**（1873～1938年）（図1.14）は1909年にサルバルサン（アルスフェナミン）が梅毒の治療に有効であることを発見した．その後1935年，**ドーマク**（G. Domagk，1895～1964年）は，プロントジルがレンサ球菌感染症の治療に有効であることを発見し，サルファ剤を中心とする合成化学療法剤発展の基礎をつくった．

一方，1929年に**フレミング**（Alexander Fleming，1881～1955年）（図1.15）により青カビから**ペニシリン**が発見され，1940年にフローリー（H. Florey，1898～1968年）とチェイン（E. Chain, 1906～1979年）によって，その薬効が再評価をされて工業的に生産されるようになった．**ワクスマン**（S. Waksman，1888～1973年）は，微生物が産生する抗微生物作用を示す物質を**抗生物質** antibioticsと呼ぶことを提案し，彼自身1944年に結核に有効なストレプトマイシンを発見した．その後，多数の研究者により数多くの抗生物質が発見され，さらに有機合成法によりさまざまな誘導体がつくられ，多くの細菌感染症に対する治療法が確立された．

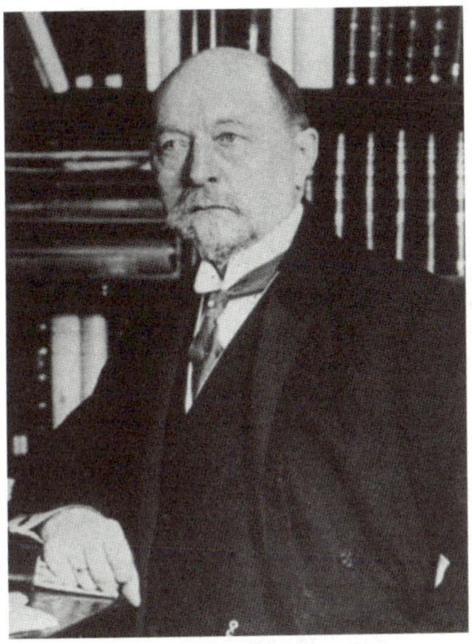

図1.13 Emil Adolf Behring（1854～1917年）

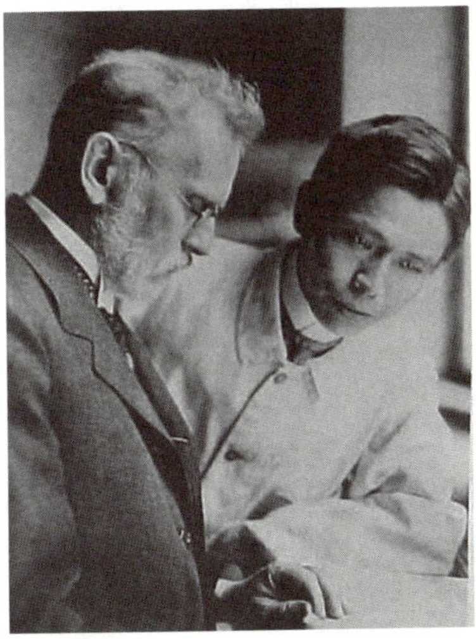

図1.14 Paul Ehrlich（1854～1915年，左）と秦佐八郎（1873～1938年，右）

1.3.5 感染症の最近の動向

抗微生物薬ならびにワクチンの開発，衛生環境の改良，栄養状態の改善により，日本を含む先進国ではほとんどの感染症が制圧されるようになった．しかし，開発途上国ではいまだに感染症による死者は多数に上っている．また先進国でも，**薬剤耐性菌**，**院内感染**，

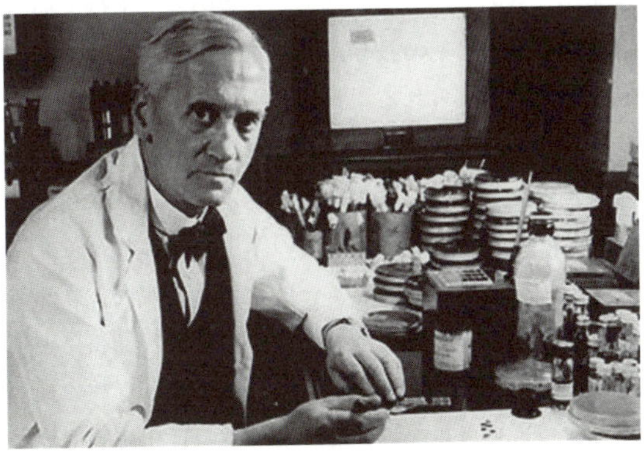

図1.15 Alexander Fleming（1881～1955年）

日和見感染症，**新興・再興感染症**などが大きな社会問題となっている．特に抗微生物薬の安易な使用が引き起こす耐性菌の問題は熟慮しなければならない．ペニシリンはブドウ球菌感染症の特効薬として登場したが，すぐにペニシリナーゼを産生する耐性菌が出現した．メチシリンはペニシリナーゼによって分解されにくい抗微生物薬として開発された半合成ペニシリンであるが，メチシリンに耐性の黄色ブドウ球菌 methicillin-resistant *Staphylococcus aureus*（MRSA）が 1961 年に英国で分離され，わが国でも 1980 年代頃から院内感染の起因菌として大きな社会問題となっている．近年はメチシリンのみならず，他のペニシリン系やセフェム系抗生物質にも耐性を獲得した多剤耐性菌が増加している．さらに，MRSA の治療にはバンコマイシンなどが用いられているが，バンコマイシン耐性の MRSA も出現し，バンコマイシン耐性腸球菌 vancomycin-resistant *Enterococci*（VRE）とともに，新たな問題となっている．このように新しい薬剤の開発とその薬剤に対する耐性菌の出現は「いたちごっこ」の様相を呈している．薬剤耐性の問題は，MRSA や VRE 以外にも，マラリア，結核，HIV における薬剤耐性などあげれば切りがない．抗微生物薬が開発され，使用される限り，それらに対する耐性株の出現は避けられぬことである．したがって，薬剤耐性株の出現をいかに低く抑えるかが重要な点となる．そのためには，抗微生物薬の適正な使用を徹底することが最も重要である．

日和見感染症は，健常人に対しては問題とならない弱毒病原菌や平素無害菌が，免疫不全等で抵抗力が減弱した人（**易感染者** compromised host）に病気を引き起こすものである．免疫不全の要因としては，免疫抑制剤や抗がん剤の投与，エイズ，白血病，ならびに老化などがあげられる．日和見感染を起こす病原体には，緑膿菌・セラチアなどの弱毒細菌，カンジダ・アスペルギルスなどの真菌，ヘルペスウイルスなどのウイルス，トキソプラズマなどの原虫が含まれ，多種である．エイズ患者ではニューモシスチス肺炎，カンジダ症，ヘルペスウイルス感染など，複数の日和見感染症を併発することが少なくない．世界でも有数の長寿国となっているわが国では，高齢者の日和見感染症が増加している．

現代では，途上国における熱帯林地域の開発が進み，それに伴って野生動物とヒトとの接触の機会が増加したり，ヒトや物が国境を越えて激しく移動するようになったため，今まで予想もされていなかった病原体が出現してきた．一方，地球温暖化に伴う異常気象や人為的な砂漠の緑地化と，そこへの入植あるいは大規模なダム建設などが原因となり，一度はほぼ制圧されたかにみえた感染症が再び人類を脅かすようにもなった．これら感染症の新たな問題の浮上に対し，1990 年代の始め，米国で感染症に関する見直しの機運が生まれ，**新興，再興感染症** emerging/re-emerging infectious diseases という概念がつくられ，新しく出現する病原体並びに再流行する病原体による感染症に警告が発せられた．新興感染症とは，最近（この 20～30 年間）新しく認知され，局地的あるいは国際的に公衆衛生上の問題となる感染症と定義されている．再興感染症は，過去にあった感染症の中で発生が著しく減少していたにもかかわらず，最近になり再流行するようになった感染症とされている．WHO もこの概念を導入して精力的な取組みを開始し，すべての加盟国に感染症のサーベイランスを強化することを勧告した．ウイルスが原因となる新興感染症としては，エボラ出血熱（エボラウイルス）などのウイルス性出血熱，成人 T 細胞白血病（HTLV-I），エイズ /AIDS（HIV），C 型肝炎（C 型肝炎ウイルス），トリインフルエンザ（H5N1）のヒトへの感染，重症急性呼吸器症候群（SARS コロナウイルス），中東呼吸器症候群（MERS コロナウイルス）などがある．

細菌により引き起こされる新興感染症としては，水のエアロゾルを介して感染を起こし，院内感染症としても注目されるレジオネラ症（レジオネラ属菌），ヘリコバクターピロリによる胃潰瘍・胃がん，わが国でも流行が続く大腸菌 O157：H7 による腸管出血性大腸菌感染症，ライム病（ライム病ボレリア），猫ひっかき病（バルトネラ・ヘンセラエ）などがある．寄生虫が原因となる新興感染症として，クリプトスポリジウムやクドアによる食中毒などが注目されている．

再興感染症としては，結核，狂犬病，マラリア，デング熱などがある．結核は 1950 年頃までわが国では最も死亡率の高い感染症であったが，その後，抗結核薬の開発などにより激減した．しかし，1980年代後半から先進国では結核患者が増加し始めて社会問題となっている．

また，2001年に米国で発生した炭疽菌送付事件では，生物兵器テロ biological terrorism の恐ろしさに世界が震撼とした．これを契機に，病原体管理の徹底が世界各国で図られた．一方，世界の急速なグローバリゼーションは，SARS，MERS の例に見るように，離れた地への急速な感染伝播を容易たらしめる．その制御には，世界的な取組みが必要である．

感染症の病原体の研究は，ここ数十年で飛躍的に進歩し，一時は「人類は感染症を制御できる」と過信したほどである．しかしながら現実には，人類は，上述の新興・再興感染症を始め，多くの薬剤耐性菌などの問題を克服するには至っていない．人類と感染症の戦いは，今後もなお続くことを認識しなければならない．

1.4 生物の進化と系統分類

微生物には，細菌などの原核生物から，菌類，原生動物，藻類といった真核生物までに渡る極めて多様な生物群が含まれており，動植物の体内はもとより，水圏，土圏，大気圏など地球上のありとあらゆる場所に生息しているといっても過言ではない．このように多様な環境に適応して生息している微生物を含め，地球上に生息する多種多様な生物をカテゴリー分けする様々な方法が提案されてきた．最も初期の方法は，全ての生物を動物と植物の2つの界に分ける方法であった．この方法では微生物を分類できないことから，19世紀には第3の界として Protista 界が提唱された（3界説）．さらに**真核生物** eukaryote と**原核生物** prokaryote の区別および菌類の存在を踏まえ，Whittaker により**5界説** five kingdom system が提唱された（図1.16）．5界説では，①**動物界** kingdom Animalia（有性生殖から生まれるすべての動物を含む界），②**植物界** kingdom Plantae（肉眼でみえる以上の大きさで葉緑体（クロロプラスト）を含む緑色植物の界），③**菌類界** kingdom Fungi（栄養を外部から獲得する“吸収”を行うキノコやカビ，酵母などの界），④**プロティスタ界**（**原生生物界**）Kingdom Protista（アメーバなどの真核生物である微生物の界）⑤**モネラ界**（**原核生物界**）Kingdom Monera（**細菌** Bacteria や**古細菌** Archea などすべての原核生物を含む界）に分けられている．

このような形態的・生理学的なカテゴリー分けとは別に，近年の分子生物学の進歩により，遺伝子の塩基配列比較から全ての生物の系統分類（分子系統分類）が可能となった．1990年ウーズらによりリボソームの小サブユニット RNA（原核生物では 16S rRNA，真核生物では 18S rRNA）の塩基配列比較に基づく系統解析の結果，すべての生物は3つのドメインに分けられることが発表された．すなわち**真核生物のドメイン** Domain *Eucarya* および原核生物の**真正細菌ドメイン** Domain *Bacteria* と**古細菌ドメイン** Domain *Archaea* である．ドメインは上述の界 kingdom より上位の分類階級である．これら3つのドメインの分岐位置をみてみると，古細菌はその名称とは異なり，真正細菌よりもむしろ新しく発生し，真核生物により近縁であることが示唆されている（図1.17）．なおこれ以降，本書では真正細菌を単に「細菌」と書く．

1970年マーギュリスは「動物の細胞内小器官であるミトコンドリアおよび植物細胞内の葉緑体は，それぞれある種の好気性グラム陰性細菌およびシアノバクテリア（藍色細菌または藍藻細菌）が侵入し共生進化したものである」とする**細胞共生説**を提唱した．そのほかにも真核生物には古細菌の遺伝子の一部が含まれていることや，逆に古細菌に真核生物由来と思われる遺伝子が含まれていることなどから，いろいろな生物で遺伝子の移動（水平伝播）が頻繁に起こっていることが示唆されている．水平伝播を含めた遺伝子の獲得や突然変異などを繰り返し，生物は今も進化を続けている．

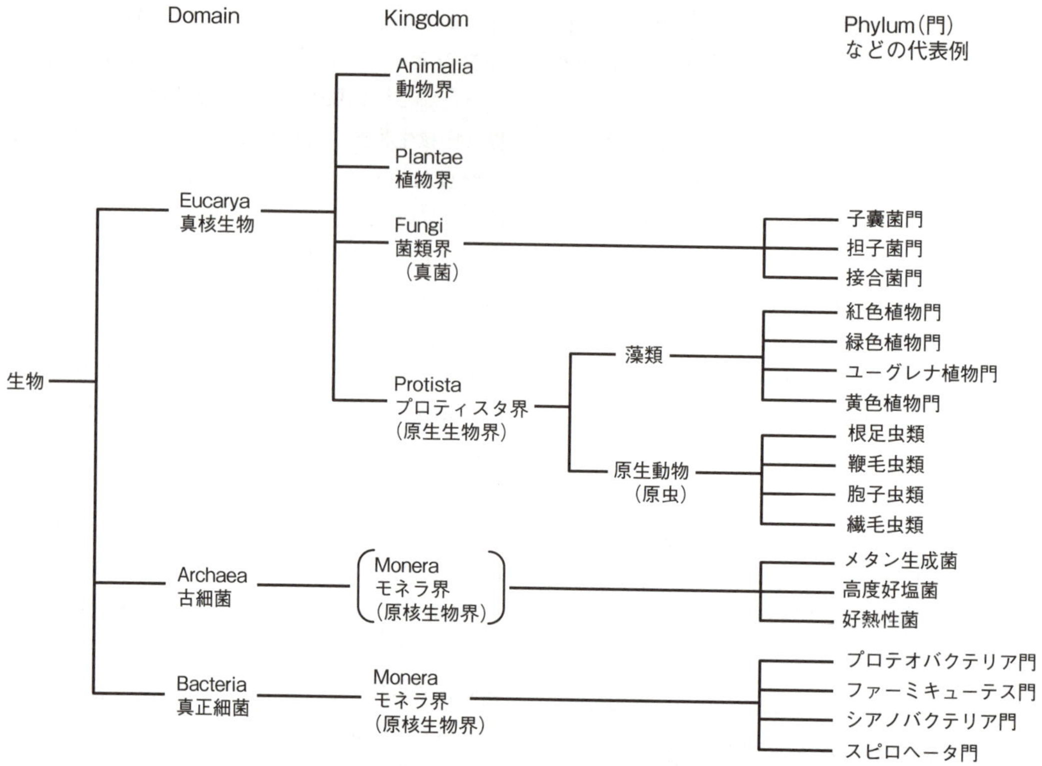

図 1.16　生物の分類

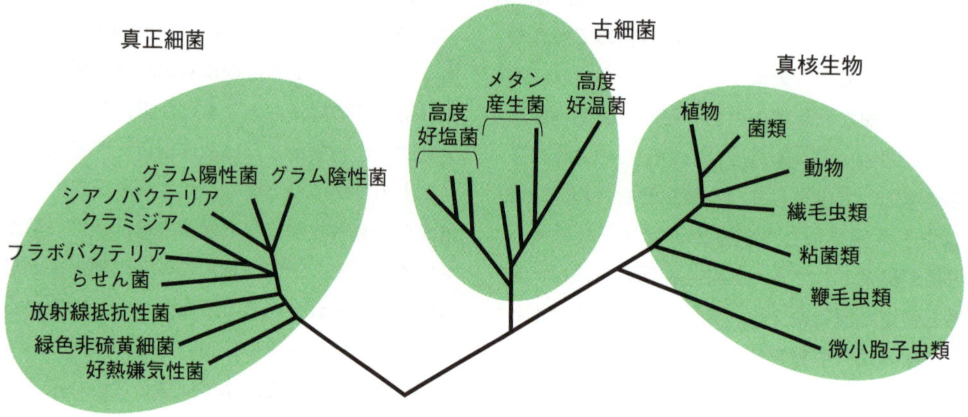

図 1.17　ウーズによる 16S および 18S rRNA に基づく系統分類

1.5 生物の大きさと細胞微細構造

生物はゲノムDNAが核膜に覆われている**真核生物** eukaryoteと核膜をもたずゲノムDNAが細胞質に浮遊し，凝集している**原核生物** prokaryoteの2つに分けることができる．細菌は単細胞の原核生物であり，その細胞構造は真核生物より単純である（図1.18）．

真核生物は核膜，核小体，ミトコンドリア，小胞体などの細胞内小器官と呼ばれる，1つまたは複数の膜によって囲まれた様々な内部構造をもっているが，原核生物は一般的にこれらの小器官をもたない(表1.2)．タンパク質合成に係るリボソームは真核生物では**80S***（**60Sサブユニット＋40Sサブユニット**）であるが，原核生物では**70S**（**50Sサブユニット＋30Sサブユニット**）と大きさが異なる．また，原核

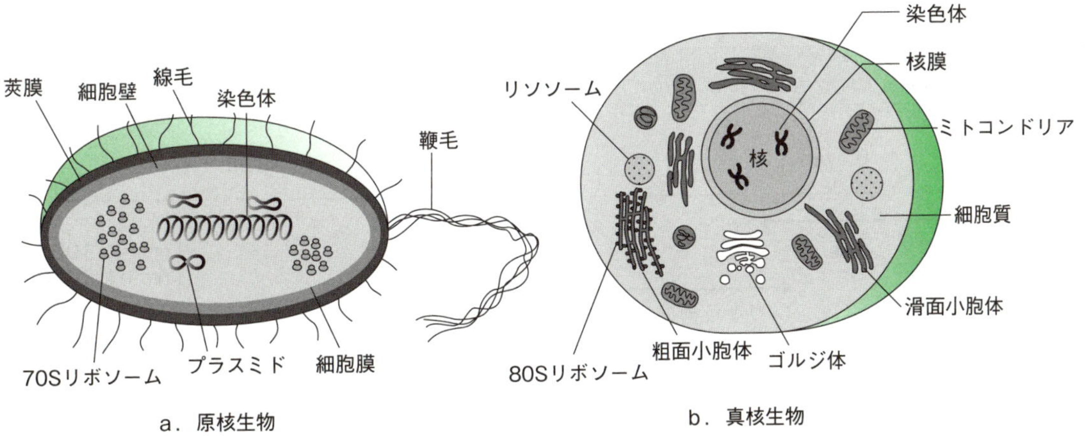

図1.18 原核生物と真核生物の細胞構造の比較

表1.2 原核生物と真核生物の違い

	原核生物 （細菌，古細菌）	真核生物 （動物，植物，真菌，原虫，藻類）
核膜	－	＋
ゲノム（染色体）	1本[1]，環状DNA	複数，直線状
有糸分裂	－	＋
核小体	－	＋
リボソーム	70S（50S + 30S）	80S（60S + 40S）
転写と翻訳	連続的（転写後引き続いて翻訳）	不連続（核内で転写／細胞質内で翻訳）
ミトコンドリア	－	＋
エネルギー産生系	＋（細胞質膜）	＋（ミトコンドリア内）
細胞壁	＋[2]	－（真菌・植物は保有）
細胞壁の主成分	ペプチドグリカン[3]	キチン・グルカン・マンナン・セルロースなど
運動器官	鞭毛・軸糸	繊毛

1）特定のビブリオ属菌種が2つの染色体をもつことが知られている．
2）マイコプラズマは保有していない．
3）古細菌の細胞壁主成分はペプチドグリカンでなく，シュードムレインなどである．

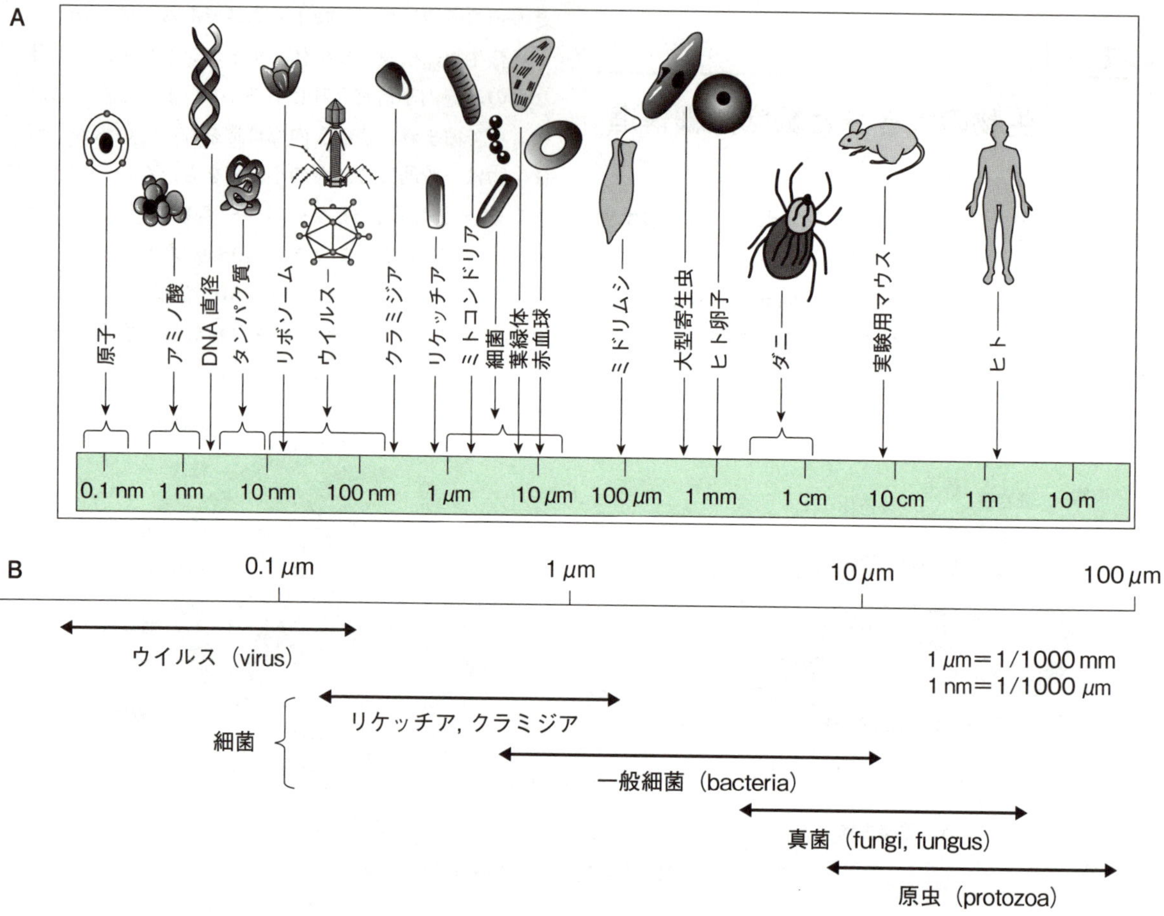

図 1.19　微生物と他の生物との大きさの比較（A）と微生物間での大きさの比較（B）

生物のほとんどは，細胞質膜 cytoplasmic membrane の外側にペプチドグリカンを主成分とする細胞壁 cell wall をもっているが，真核生物では真菌，植物を除き，細胞壁をもたない．これらの相違点は，抗菌薬のよい標的成分となっている（→ p. 279）．

細菌は μm（1/1000 mm）レベルの小さな生物であり，肉眼で個々の細胞をみることはできない．光学顕微鏡を使い 1000 倍の倍率でみても数 mm 程度の大きさにみえる程度である．ウイルスはさらに小さく，電子顕微鏡を使ってはじめてその形態が観察できる．微生物は，様々な形態（球状，桿状，らせん状，ひも状など）をとっており，また生育環境や培養条件によっても細胞の大きさが変動するため，厳密な大きさの範囲は決めることができないが，細菌（リケッチア，クラミジアを含む）の大きさはおよそ 1 μm であることを中心に，ウイルスはその 1/10（0.1 μm = 100 nm）～1/100（0.01 μm = 10 nm）程度，逆に真菌は一般に細菌より大きく（3～5 μm 以上），原虫はさらに大きい（10～100 μm）ものが多いと理解すると判りやすい（図 1.19）．

---

* S: Svedberg 単位（沈降定数）．1 単位の遠心力（dynes/gram）の場におかれた溶解性物質が，1 秒間に沈降する cm で表される．粒子の大きさを表す目安と考えればよい．

第2章
細菌学総論

2.1 細菌の分類

2.1.1 細菌分類学と分類体系

多様な生物種が発見されるようになるとそれぞれの違いを区別し，共通の名前を付けることが必要となる．**細菌分類学** Taxonomy は，未知の菌に対し，その特徴を明らかにし（狭義の**分類** classification），名をつけて（**命名** nomenclature），その菌であることを決定できる方法（**同定** identification）を提唱する学問である．以下に「狭義の分類」ならびに「命名」に関する概略を記述した，一方「同定」については別章に記述した（→ p. 139）．

細菌の分類は従来，**形態的特徴**（細胞やコロニーの形状），**生理生化学性状**（糖やアミノ酸の利用能など），**化学分類指標**（細胞壁組成，脂肪酸組成，呼吸鎖キノンの分子種など）などの表現形質に基づいて行われてきた．細菌の場合，ほとんど化石が存在しないため，現存する細菌に対し上記のような性状を調べて，その類縁性や進化を推察していた．近年の分子生物学や遺伝情報解析学の飛躍的な発展に伴い，遺伝子の塩基配列のような，これまでの進化の足跡が刻まれていると考えられている情報高分子を解析し，進化経路や系統解析を時間のパラメーターを用いた系統樹で表し，これに基づいて分類がなされるようになってきた（**系統分類学** Systematics, phylogenetic taxonomy）．

現在，細菌の系統解析を行う際に最も一般的に使われている遺伝子としては，**16S rRNA 遺伝子**があげられる．16S rRNA 遺伝子はすべての細菌が保有していること，共通塩基配列が存在し普遍 PCR primer（→ p. 63）が設計できること，全長が 1500bp（base pair，塩基対）程度と解析に手頃な長さであること，進化速度が比較的緩やかなため細菌全体のような広域な系統関係解析ができる事などから多用されている．一方，遺伝学的に近縁な菌種を正確に分類するため，*rpo* B（RNA polymerase β-subunit） や *gyr* B（DNA gyrase subunit B）といった普遍的に存在する遺伝子（house keeping gene）であり，かつ進化速度の速い遺伝子も使われている．

2.1.2 細菌の分類階級と命名

細菌の分類階級は，Domain *Bacteria* が最上位階級であり，以下，**門** Phylum，**綱** Class，**目** Order，**科** Family，**属** Genus，**種** Species（および**亜種** subspecies）の順に階級づけられている．必要に応じて，さらに種を細分する方法として，血清型 serovar や生物型 biovar などがある（表 2.1）．

細菌の分類命名の方法は，国際細菌命名規約 International Code of Nomenclature of Bacteria の記載に従い行われる．また細菌の分類命名に関する提案はすべて International Journal of Systematic and Evolutionary Microbiology（IJSEM）誌に発表される．従って新菌種や新属の提案などは IJSEM 誌に掲載されて初めて正式な提案となる．

細菌の種名（学名）は**二命名法**，すなわち属名＋種形容語，で表記される．文章中の文字と区別するため，イタリック体あるいはアンダーラインなどにより表記

表 2.1　細菌の分類階級

階　級		例
domain	ドメイン	*Bacteria*
phylum	門	*Firmicutes*
class	綱（こう）	*Bacilli*
order	目	*Bacillales*
family	科	*Staphylococcaceae*
genus	属	*Staphylococcus*
species	種	*Staphylococcus aureus*
subspecies	亜種	*Staphylococcus aureus* subsp. *aureus*
種以下の細分*		
serovar	血清型	*E. coli* O-157
biovar	生物型	*V. cholerae* El Tor 型
phagovar (phage type)	ファージ型	*S. aureus* の各種 phage type

* 感染経路を疫学的に明らかにするためなどに有用.

する．例えば大腸菌の種名を表すときには *Escherichia coli* と記述する．*Escherichia* が属名（generic name）であり，*coli* が種形容語（specific epithet）である（*coli* はあくまでも種形容語であって，種名ではない）.

属名の頭文字は必ず大文字で記載し，続けて種形容語を記載する．混乱を招かない限り属名は頭文字1文字のみに省略して記載してもよい．各菌種には，その菌種を代表する**基準株** type strain が1株だけ指定されている（基準株である事を明確に示すときは株名に上付きのTを付す）．和名は慣用的なものであり，正式な名称ではない．また和名が付いていない菌種も多数ある.

2.1.3　病原細菌の分類体系

現在細菌は約 15,000 種以上が正式に記載されているが，その全てがヒトを含む哺乳類に病原性を示すわけではない．表 2.2 には，これまでに記載されている代表的な門，古細菌2門および真正細菌 26 門を示した．その多くは環境微生物であり，病原性はほぼ無い．ヒトに病気を起こす細菌は，この中で9門である．それら9門については，さらに代表的な目 Class および属 Genus を示した．グラム陽性菌は，そのゲノム

例）

属　名	種形容語	株　名	省略した記載方法	和名（俗名）
Escherichia	*coli*	NBRC 11775^T	*E. coli* NBCR 11775^T	大腸菌
Pseudomonas	*aeruginosa*	PAO1	*P. aeruginosa* PAO1	緑膿菌

DNA の G + C mol%が高い系統（*Actinobacteria* 門）と低い系統（*Firmicutes* 門）および細胞壁を欠く細菌の系統（*Tenericutes* 門）に分かれている．グラム陰性菌は大きく *Proteobacteria* 門，*Spirochaetes* 門，*Bacteroides* 門，*Fibrobacteres* 門，*Fusobacteria* 門 の5系統に分類される．*Chlamydiae* 門は，グラム染色ではグラム陰性に染まるが，系統解析の結果，グラム陽性・陰性の系統に所属せず，独自に進化を遂げてきた細菌であることがわかった.

この遺伝系統分類と従来から行われている形態および生理生化学的性質による分類とを比較した場合，腸内細菌科 Family *Enterobacteriaceae* として知られる菌群はすべて *Gammaproteobacteria* 目に所属しているなど，類似の点も多い．一方従来類似していると思われていた菌群が異なる位置に存在していることもある．同じグラム陽性カタラーゼ陽性の球菌である *Staphylococcus* 属と *Micrococcus* 属は，系統解析の結果，それぞれ *Firmicutes* 門，*Actinobacteria* 門に位置していることが明らかとなった.

2.2　細菌の形態

細菌の形は主に球状 spheres，桿状 rods，らせん状 spirals をしており，それぞれ**球菌** coccus（cocci，複数形），**桿菌** bacillus（bacilli，複数形）および**ラセン菌** spirillum（spirilla，複数形）と呼ばれる．形態に加え細菌には特徴的な配列を示すものがある．ほとんどの細菌は2分裂で増殖するが，分裂細胞が付着して離れないものにこの傾向が強く，分裂後の付着や分裂方向により特徴的な空間配置が決まる（図 2.1）．菌の形態や配置は培養条件によっても異なる．球菌には球，楕円，ランセット型（例：肺炎球菌）が含まれる．単

表 2.2　真正細菌および古細菌の上位分類階級と代表的な病原細菌の系統位置

ドメイン	門	綱	代表的な属	和名	
Domain Archaea					
	Phylum *Crenarchaeota*			クレンアーキオータ門	
	Phylum *Euryarchaeota*			ユーリアーキオータ門	
Domain Bacteria					
	Phylum *Acidobacteria*			アシドバクテリア門	
	Phylum *Aquificae*			アクイフィカエ門	
	Phylum *Chlorobi*			クロロビ門（緑色硫黄細菌門）	
	Phylum *Chloroflexi*			クロロフレキシー門（緑色滑走細菌門）	
	Phylum *Chrysiogenetes*			クリシオゲネテス門	
	Phylum *Cyanobacteria*			シアノバクテリア門（藍色細菌門）	
	Phylum *Deferribacteres*			デフェリバクテレス門	
	Phylum *"Deinococcus-Thermus"*			デイノコッカス－サーマス門	
	Phylum *Dictyoglomi*			ディクチオグロミ門	
	Phylum *Gemmatimonadetes*			ゲマティモナデテス門	
	Phylum *Lentisphaerae*			レンチスファエラ門	
	Phylum *Nitrospira*			ニトロスピラ門	
	Phylum *Planctomycetes*			プランクトミセテス門	
	Phylum *Thermodesulfobacteria*			サーモデスルフォバクテリア門	
	Phylum *Thermomicrobia*			サーモミクロビア門	
	Phylum *Thermotogae*			サーモトーガ門	
	Phylum *Verrucomicrobia*			ベルコミクロビア門	
	Phylum *Actinobacteria*			アクチノバクテリア門（GC%の高いグラム陽性菌）	グラム陽性
		Class *Actinobacteria*			
			Actinomyces	アクチノマイセス属	
			Corynebacterium	コリネバクテリウム属	
			Mycobacterium	マイコバクテリウム属	
			Nocardia	ノカルジア属	
			Propionibacterium	プロピオニバクテリウム属	
			Streptomyces	ストレプトマイセス属	
	Phylum *Firmicutes*			ファーミキューテス門（GC%の低いグラム陽性菌）	
		Class *Bacilli*			
			Bacillus	バチラス属	
			Listeria	リステリア属	
			Staphylococcus	スタフィロコッカス属	
			Aerococcus	アエロコッカス属	
			Enterococcus	エンテロコッカス属	
			Lactobacillus	ラクトバチラス属	
			Streptococcus	ストレプトコッカス属	
		Class *Clostridia*			
			Clostridium	クロストリジウム属	
	Phylum *Tenericutes*			テネリキューテス門（細胞壁を欠くグラム陽性菌）	
		Class *Mollicutes*			
			Mycoplasma	マイコプラズマ属	
			Ureaplasma	ウレアプラズマ属	
	Phylum *Proteobacteria*			プロテオバクテリア門	グラム陰性
		Class *Alphaproteobacteria*			
			Bartonella	バルトネラ属	
			Brucella	ブルセラ属	
			Orientia	オリエンチア属	
			Rickettsia	リケッチア属	
			Ehrlichia	エールリッヒア属	
			Neorickettsia	ネオリケッチア属	
		Class *Betaproteobacteria*			
			Burkholderia	バークホルデリア属	
			Neisseria	ナイセリア属	
		Class *Gammaproteobacteria*			
			Aeromonas	アエロモナス属	
			Yersinia	エルシニア属	
			Klebsiella	クレブジエラ属	
			Escherichia	エシェリシア属	
			Salmonella	サルモネラ属	
			Shigella	シゲラ属	
			Vibrio	ビブリオ属	
			Francisella	フランシセラ属	
			Coxiella	コクシエラ属	
			Legionella	レジオネラ属	

表 2.2　つづき

ドメイン	門	綱	代表的な属	和名
			Moraxella	モラクセラ属
			Pseudomonas	シュードモナス属
		Class *Deltaproteobacteria*		
		Class *Epsilonproteobacteria*		
			Campylobacter	キャンピロバクター属
			Helicobacter	ヘリコバクター属
	Phylum *Spirochaetes*			スピロヘーテス門
		Class *Spirochaetes*		
			Leptospira	レプトスピラ属
			Borrelia	ボレリア属
			Spirochaeta	スピロヘータ属
			Treponema	トレポネーマ属
	Phylum *Bacteroidetes*			バクテロイデテス門
		Class *Bacteroidia*		
			Bacteroides	バクテロイデス属
			Porphyromonas	ポルフィロモナス属
			Prevotella	プレボテーラ属
		Class *Flavobacteria*		
			Flavobacterium	フラボバクテリウム属
		Class *Sphingobacteria*		
			Sphingobacterium	スフィンゴバクテリウム属
	Phylum *Fibrobacteres*			フィブロバクテレス門
		Class *Fibrobacteria*		
			Fibrobacter	フィブロバクター属
	Phylum *Fusobaceria*			フソバクテリア門
		Class *Fusobacteriia*		
			Fusobacterium	フソバクテリウム属
	Phylum *Chlamydiae*			クラミジア門
		Class *Chlamydiae*		
			Chlamydia	クラミジア属
			Chlamydophila	クラミドフィラ属

グラム陰性

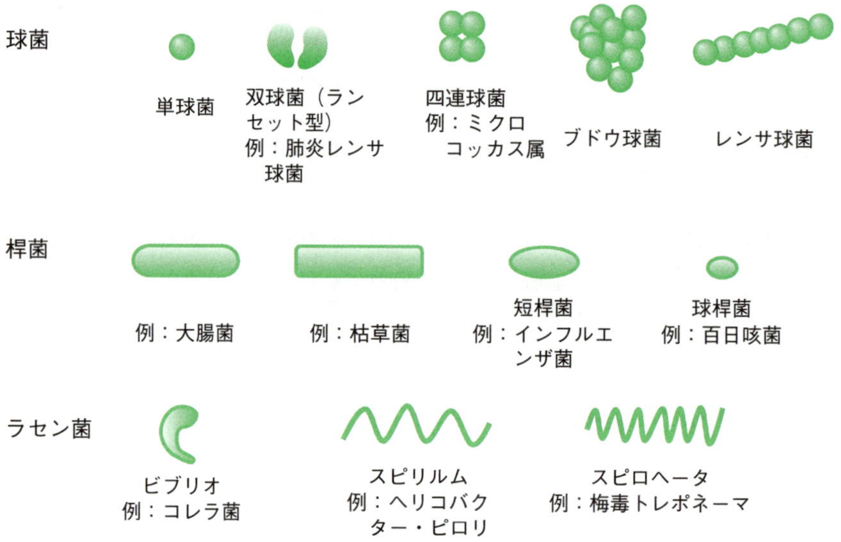

図 2.1　細菌の代表的な形態と空間配置

球菌，双球菌，四連球菌 tetrad や八連球菌 sarcine などの形態で存在する．ランダムな角度で分裂するため，ブドウの房状の塊をつくる**ブドウ球菌**や，分裂が一平面上で行われるため鎖が連なった形を呈する**レンサ球菌**がある．桿菌には両端が丸いものと直角のものがある．少し短いのは短桿菌，短くて球菌のようにみえるものは**球桿菌** cocobacillus と呼ばれる．ジフテリア菌のように菌同士が接着してV字やW字，Y字型，松葉状，柵状に配列したり，ビフィズス菌のように分枝してV字やY字型を呈すものもある．ラセン菌にはコンマ状のビブリオ *Vibrio*，1回または数回のみ回転してラセン状になったスピリルム *Spirillum*，細かく回転して波状になったスピロヘータ *Spirochaeta* などがある．ビブリオやスピリルムは桿菌の仲間として含まれることもある（口絵）．

2.2.1　細菌の染色性

細菌は塩基性アニリン色素によく染まる．この染色性を利用して細菌の形状を光学顕微鏡で観察できる．また色素や染色法を選択することで，菌の種類の同定も可能になることもある（口絵）．

グラム染色を行うと，細菌は青紫に染まる**グラム陽性菌**と赤色に染まる**グラム陰性菌**に大別することができる．グラム染色を用いると，グラム陰性か陽性か，菌の形状や大きさ，配列である程度の菌種を絞ることができる．また，これにより抗菌薬の感受性もある程度判断することができ，本染色法は細菌学的診断上，重要である．

その他にはメチレンブルーなどで菌を染める単色法や結核菌など抗酸性菌を赤色に染めて検出する**抗酸性染色法**（チール・ネールゼン Ziehl-Neelsen 染色法），ジフテリア菌の診断に用いる**異染小体染色法**，病原性に関わる莢膜を染色する**莢膜染色法**，運動性に関係する鞭毛を染める**鞭毛染色法**などがある（→ p. 140）．

2.3　細菌細胞の構造

細菌は単細胞生物であり，その大きさは一般に数 μm 程度である．その微細構造は，電子顕微鏡をはじめとする機器の発達や生体成分に関する分析技術が飛躍的に進歩したことにより，細部にわたって明らかにされている（図 2.2）．本節では，細菌を構成する種々の構造物について概説する．

2.3.1　細胞壁

マイコプラズマや基本小体 elementary body と呼ばれる生活環上の一時期にあるクラミジアを除いて，すべての細菌細胞の最外層には**細胞壁** cell wall が存在する．細菌の細胞壁は，単細胞である細菌細胞の形態を物理的に維持するための構造物である．

1　ペプチドグリカンの構造

細菌の細胞壁の主要構成成分は**ペプチドグリカン** peptidoglycan であり，グラム陽性菌にも陰性菌にも共通して存在する．完成されたペプチドグリカンは網目状の構造物であり，図 2.3 に示すように，横糸に相当する構造部は ***N*-アセチルグルコサミン**（NAG）と ***N*-アセチルムラミン酸**（NAM）が β-(1, 4) グリコシド結合したヘテロ二糖の繰り返し糖鎖で構成されている．一方，縦糸に相当する構造部は NAM に結合した D-アミノ酸を含む4つのアミノ酸からなる特異なペプチド鎖（テトラペプチド鎖）で構成されている．

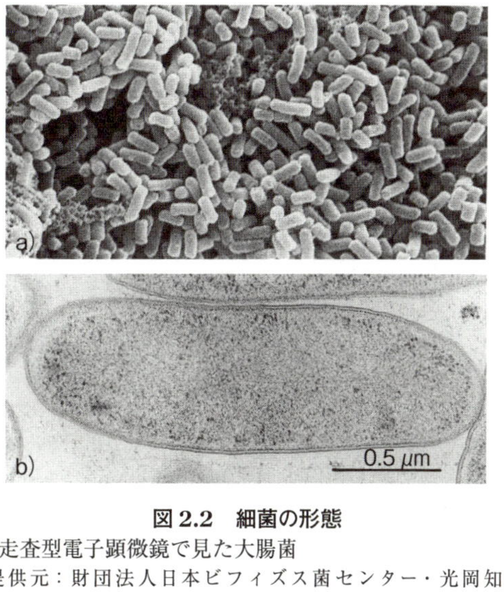

図 2.2　細菌の形態
a）走査型電子顕微鏡で見た大腸菌
提供元：財団法人日本ビフィズス菌センター・光岡知足（1990）腸内菌の素顔，ヤクルト本社
b）大腸菌の急速凍結置換固定法による透過型電子顕微鏡像
提供元：九州大学名誉教授　天児和暢
（病原菌の今日的意味　改訂3版，長崎大学名誉教授　松本慶蔵編，株式会社医学ジャーナル社発行）
（日本細菌学会，細菌学教育用映像素材集 第二版より）

その構成アミノ酸は，L-Ala-D-Glu-DA（diamino acid)-D-Alaの順に並んでおり，DAを介して隣のテトラペプチド鎖と結合し，架橋する形をとっている．このように糖鎖とペプチド鎖が互いに共有結合で結ばれる形となり，ペプチドグリカンの強固な網目構造が保持されている．

なお，図2.3に示すようにDAのアミノ酸の種類や架橋ペプチドの種類（黄色ブドウ球菌ではグリシンが5つ，大腸菌では存在しない）は菌種により異なる．DAは多くのグラム陽性球菌ではL-Lysであるのに対し，グラム陰性菌では*meso*-DAP（diaminopimeric acid）で構成されている場合が多い．

2　ペプチドグリカンの生合成過程

グラム陰性菌である大腸菌を例に挙げ，そのペプチドグリカンの生合成過程を図2.4に模式的に示す．

大腸菌のペプチドグリカンの生合成は，図2.4中の①まず細胞質内でUDP（ウリジン二リン酸）が結合した*N*-アセチルグルコサミン（UDP-NAG）が生成することに始まる．②その後，UDP-NAGにホスホエノールピルビン酸が反応して*N*-アセチルムラミン酸（UDP-NAM）が生成し，③生成したUDP-NAMにはさらにアミノ酸が付加され，最終的にペンタペプチドL-Ala-D-Glu-*meso*-DAP-D-Ala-D-Alaが付加されたUDP-NAMが生成する．④次いで，生成したペンタペプチドが付加されたUDP-NAMは，細胞質膜中に存在するC_{55}ポリイソプレノールと反応し，⑤さらに細胞質中のUDP-NAGがC_{55}ポリイソプレノールと反応したUDP-NAMとグリコシド結合を形成して，ペプチドグリカンの単位である**ムレイン** murein モノマーが生成する．⑥その後，生成したペプチドグリカンの単位モノマーは，互いにさらなるグリコシド結合を形成して重合し，⑦ペンタペプチド間では架橋反応が進行して，ペプチドグリカンが生合成される．この単位モノマーの重合と架橋の反応に関わる酵素は，ペニシリン系やセフェム系などのβ-ラクタム系薬が親和性を示すことから，**ペニシリン結合タンパク質** penicillin binding protein (PBP) と呼ばれており，

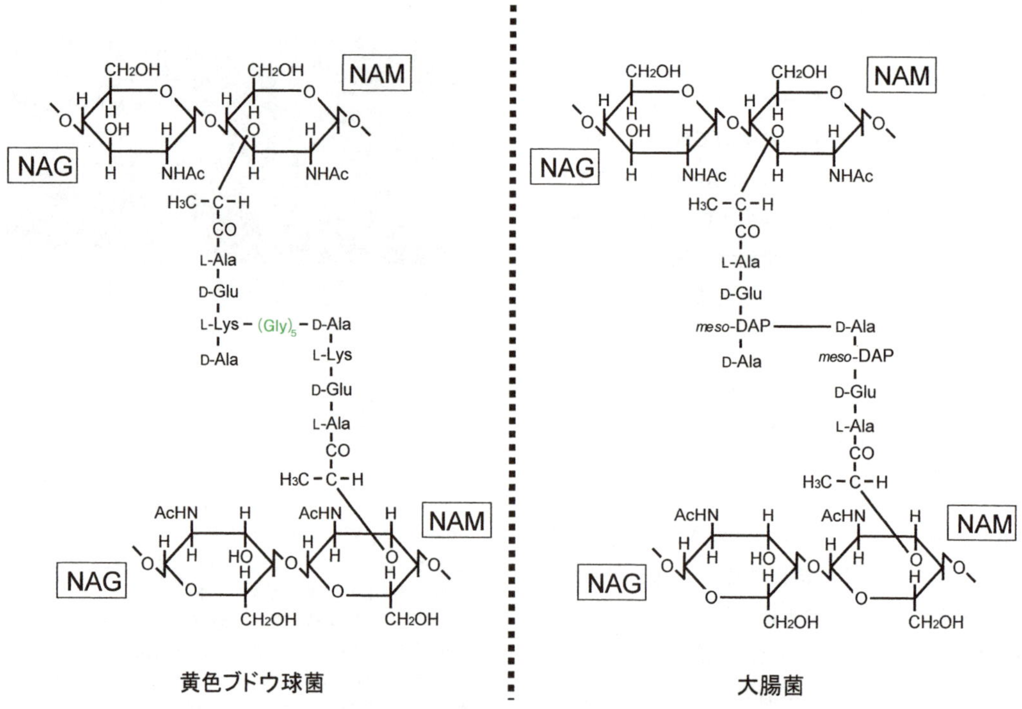

図2.3　細菌のペプチドグリカンの構成単位と架橋の結合様式

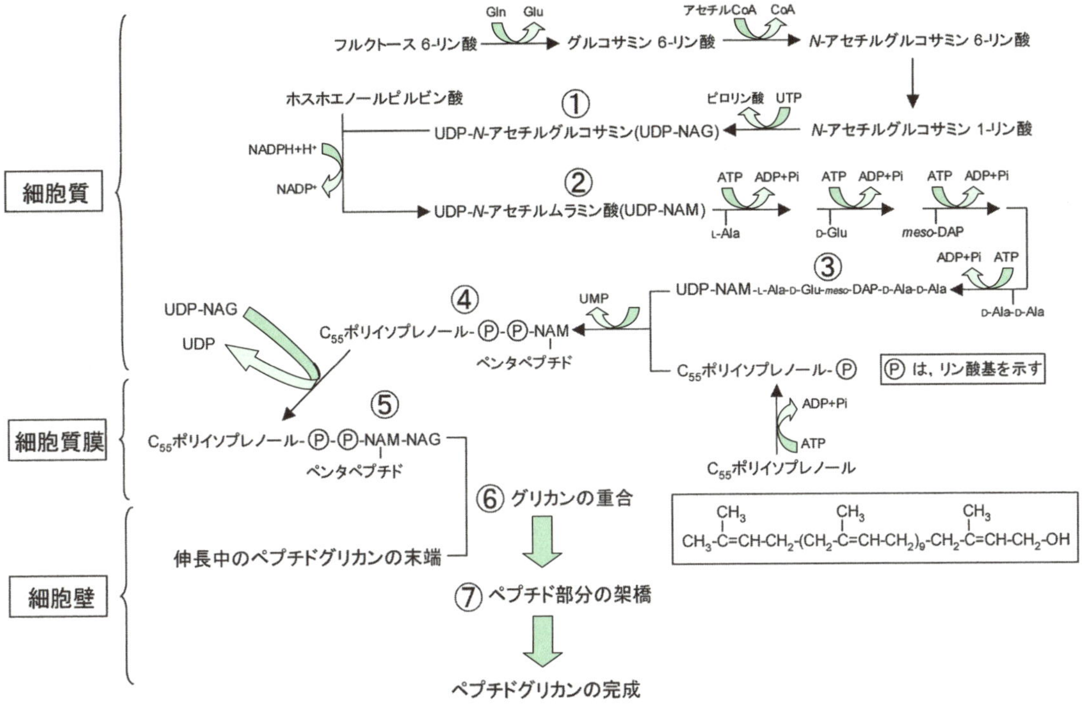

図 2.4　大腸菌におけるペプチドグリカンの生合成過程

ペプチドグリカンは，フルクトース 6-リン酸を原料に *N*-アセチルグルコサミン（NAG）の生成，NAG からの *N*-アセチルムラミン酸（NAM）の生成（①，②），ペプチドの付加後（③），NAG-NAM 前駆体（ムレインモノマー）の生成（④，⑤）を経て，グリカンの重合（⑥）とペプチドの架橋（⑦）が進行することにより生合成される．

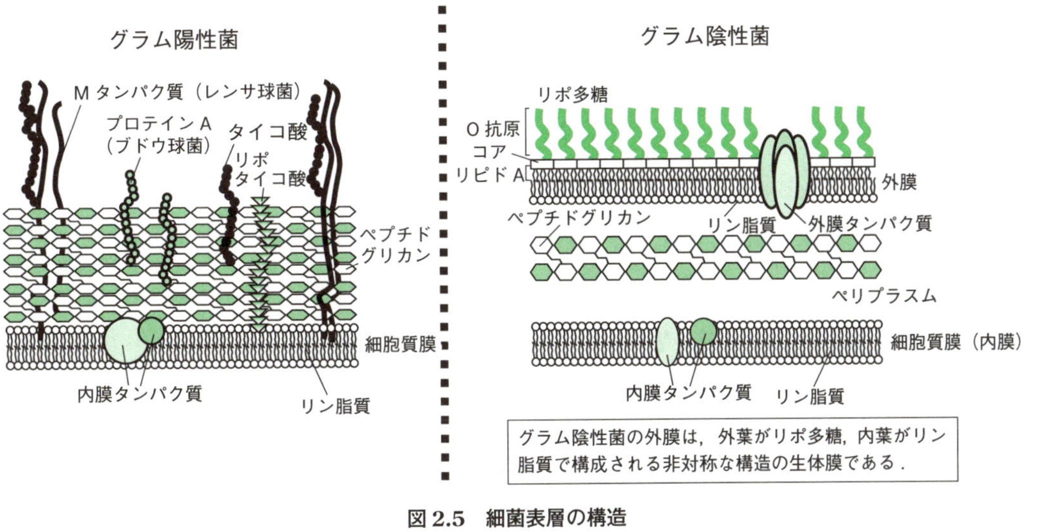

図 2.5　細菌表層の構造

上記抗菌薬の標的分子である．ペプチドグリカンの生合成過程は，グラム陽性菌においても同様に進行する．

3　細胞壁全体の構造

ペプチドグリカンは，グラム陽性菌とグラム陰性菌のいずれにおいても共通な構造を有しているが，細胞壁全体の構造をながめると，グラム陽性菌と陰性菌とでは互いにかなり異なっている（図2.5）．

1）グラム陽性菌の細胞壁の構造

グラム陽性菌の細胞壁は，主として**ペプチドグリカン**と**タイコ酸** teichoic acid（タイコはギリシャ語で壁の意味）から構成されている．グラム陽性菌のペプチドグリカン層は多重層であるため，グラム陰性菌のそれに比べはるかに厚い．一方，タイコ酸の重合体はペプチドグリカン層を突き抜けるような形で存在している．

タイコ酸は，アルコールとリン酸が交互に結合している高分子化合物であり，グラム陽性菌細胞壁の総重量の30～50%を占めている．代表的なものとして，グリセロールタイコ酸やリビトールタイコ酸などが知られているが，菌種によって保有するタイコ酸の種類は異なっている．リビトールタイコ酸やグリセロールタイコ酸はペプチドグリカンと結合しており，**壁タイコ酸**と呼ばれている（図2.6）．また構造部の一端に2分子の脂肪酸が結合したリポタイコ酸は，その脂肪酸部位を介して細胞質膜と結合して細胞壁を貫通しており，**膜タイコ酸**と呼ばれている．

その他の特徴的な細胞壁構成成分として，レンサ球菌の**Mタンパク質**や黄色ブドウ球菌の**プロテインA** protein Aがある．Mタンパク質は化膿レンサ球菌の型別 typingにも利用される線維状タンパク質であり，細胞質膜から細胞壁を貫通して菌体外に突き出ている．プロテインAは黄色ブドウ球菌にみられるタンパク質であり，細胞壁に結合した形で表層に存在している（図2.5）．プロテインAは抗体のFc領域に結合する作用の他に，近年では黄色ブドウ球菌による炎症の誘発因子として作用する可能性も示されている．

一方，結核菌ではペプチドグリカンの外側を炭素数60～90の超高級脂肪酸である**ミコール酸**を含む複合

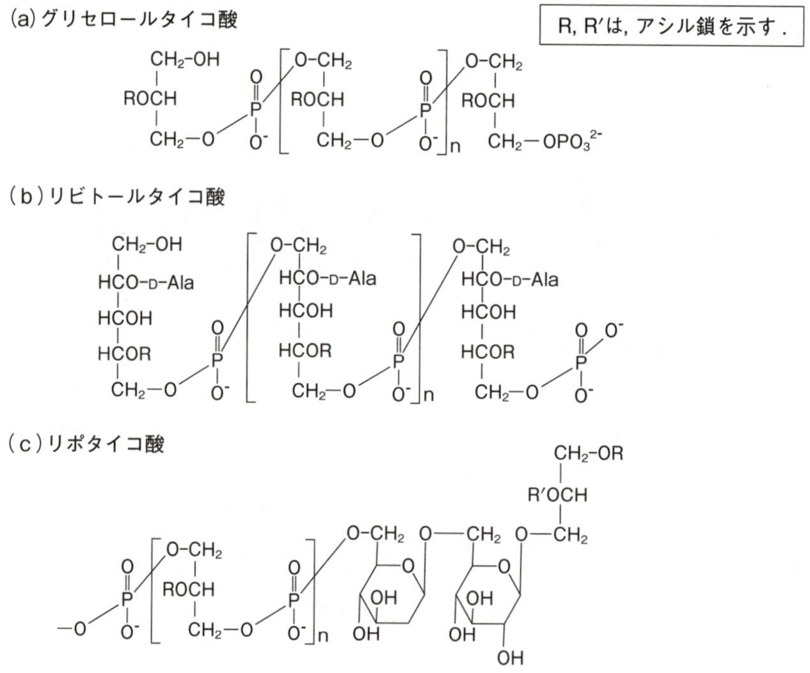

図2.6　タイコ酸の化学構造

体（コード因子と呼ばれる）が結合して覆っている（図2.7）．

2）グラム陰性菌の細胞壁の構造

グラム陰性菌の細胞壁はグラム陽性菌に比べ，構造が大きく異なっている．グラム陰性菌は，細胞質膜の外側に薄いペプチドグリカン層を挟む形でさらに**外膜**を保有している（図2.5）．外膜の外葉は，**リポ多糖** lipopolysaccharide（**LPS**）で構成されている．

リポ多糖は，脂質部分の**リピドA** lipid A を基部とし，これに**コア多糖** core polysaccharide および **O 抗原** O antigen に相当する最外層の多糖部より構成されているのが一般的であり，これをS型LPSと呼んでいる（図2.8）．O抗原という用語は，鞭毛抗原である **H 抗原** H antigen の対義語として生まれたものである．つまり，鞭毛を有する細菌が寒天培地上に生育すると培地上で菌が遊走した結果，ガラスに息を吹きかけた時の曇り状態のように菌が生育することから，曇り状態に相当するドイツ語 hauchbildung の頭文字をとってH抗原と呼んだことに始まる．一方，曇りを生じない ohne hauchbildung 性状を与える表層抗原の意味で，リポ多糖の最外層の多糖部をO抗原と呼んでいる．これらの表層抗原は，大腸菌 O157:H7 のように細菌の血清型別に利用されている．しかしながら，LPS の中にはインフルエンザ菌，髄膜炎菌や百日咳菌のように，本来の LPS に O 抗原が含まれていない菌種や，変異によってO抗原多糖のみならずコア多糖の一部までもが欠損したR型LPSを保有する大腸菌やサルモネラ菌などの変異株も存在する．

リピドAは，多くのグラム陰性菌で共通の基本構造を有しており，LPS によって誘発されるリンパ球分化促進，マクロファージ活性化などの生物活性発現の本質と考えられている．これらの作用に加えて，リピドAを活性本体とする LPS は宿主に対して発熱，血管

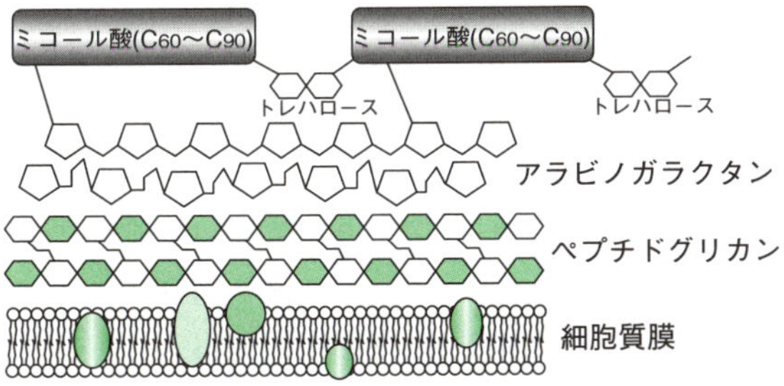

図2.7　結核菌表層構造の模式図
結核菌細胞壁の表層には，ペプチドグリカンの外側にミコール酸-アラビノガラクタンが結合し，複合体を形成している．ミコール酸はトレハロースを介して互いに結合している．このトレハロースミコール酸のことをコード因子と呼んでいる．

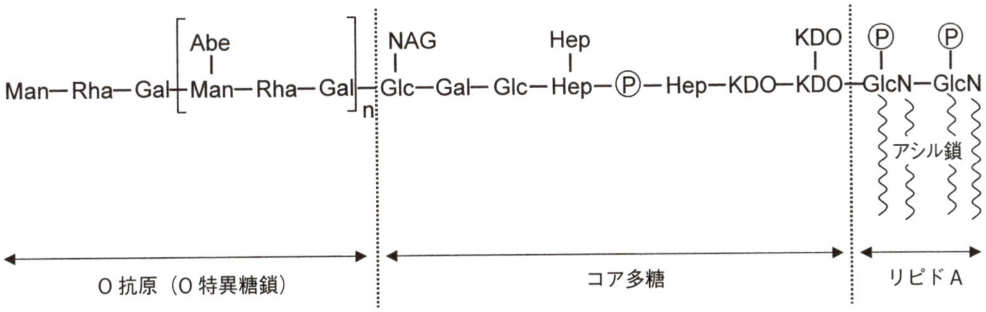

Man；マンノース mannose, Rha；ラムノース ramnose, Gal；ガラクトース galactose
Abe；アベコース abequose, Glc；グルコース glucose, NAG；*N*-アセチルグルコサミン *N*-acetylglucosamine
Hep；ヘプトース heptose, KDO；2-ケト-3-デオキシオクトン酸 2-keto-3-deoxyoctonate
GlcN；グルコサミン glucosamine, P；リン酸基 phosphate group

図2.8　典型的なグラム陰性菌リポ多糖の構造

拡張，血液凝固反応などの作用を引き起こし，グラム陰性細菌特有の全身症状を引き起こす．このような毒性から，グラム陰性菌が菌体外に分泌するタンパク毒素を**外毒素** exotoxin というのに対し，LPS を**内毒素** endotoxin と呼んで区別している．毒性を有するという観点から内毒素という名称が与えられているが，低濃度の LPS の存在は，グラム陰性菌の体内侵入に対して炎症性サイトカイン遊離などに基づく宿主側免疫機能の賦活を引き起こし，むしろ感染時における宿主の生体防御機能に対して重要な役割を演じているといえる．したがって，LPS の毒素としての作用は，感染が進行し宿主の生体防御機能が破綻をきたした際に問題視されることになる．なお注射剤へのグラム陰性菌由来内毒素の混入を検査するため日本薬局方には生物学的定量法として，**エンドトキシン試験法**が収載されている．内毒素の検出は古くはウサギを用いた**発熱試験**（**パイロジェンテスト**）で，近年ではカブトガニ血清由来の凝集因子で検出する**リムルステスト**が行なわれている．なお LPS は糖脂質であるため物理的に安定な化合物であり，この物質を不活性化させるためには，250℃，30 分間の加熱が必要である．

外膜の存在は，グラム陰性菌にとって物質の透過の障害となる．そのため，外膜には種々の膜タンパク質が埋め込まれている．中でも，外膜内に埋め込まれる**ポーリン** porin と呼ばれる外膜タンパク質は筒状の構造をとって孔を形成し，物質の透過に関与している（図 2.9）．

疎水性物質はこの孔に入り込むことができず透過できないが，アミノ酸や糖質などの親水性の溶質は，その立体構造が認識されて特異的に孔内部へと入り込み，外膜を透過して細胞質へ移行する．ポーリンの孔を通過可能な分子のサイズは，おおよそ分子量 600 以下の溶質である．また，ポーリンは種類によってイオン選択性が異なる．例えば，同じ大腸菌が保有するポーリンでも OmpF と呼ばれるポーリンは，弱い陽イオン選択性を示すのに対し，PhoE と呼ばれるポーリンは，弱い陰イオン選択性を示す．このようにポーリンは，溶質分子のサイズと荷電選択性の両面から分子ふるい効果を発揮している．

一方，ポーリンは一部の抗菌薬の菌体内への取り込み口にもなっており，グラム陰性細菌の抗菌薬に対する感受性は，その菌が保有するポーリンによっても左右される．

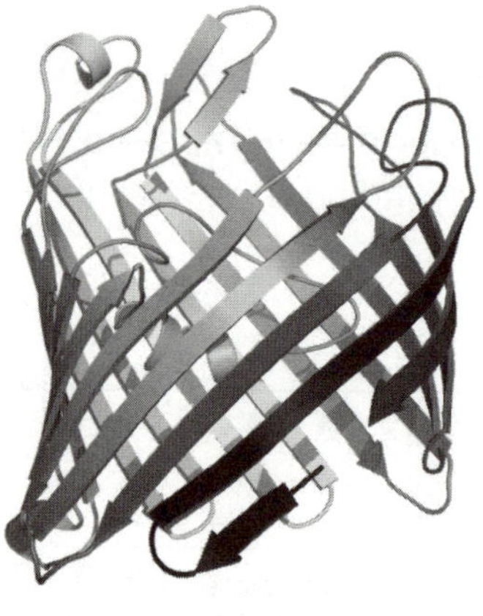

側面からみた図

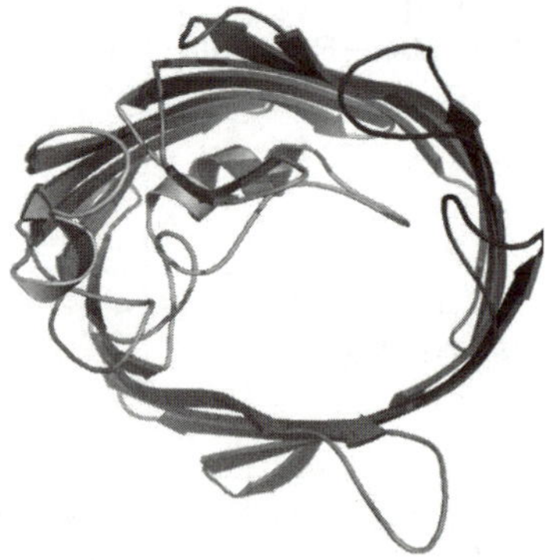

下側（ペリプラスム側）からみた図

図 2.9　大腸菌外膜のポーリン（OmpF）の構造

（Cowan, S.W. *et al.*（1992）*Nature* **358**：727；Protein Data Bank（PDB code No.20MF））

2.3.2　ペリプラズム

グラム陰性菌では，外膜と細胞質膜の2枚の膜構造の間にペプチドグリカンを含む間隙がある．この間隙は，**ペリプラズム**あるいは**ペリプラズム間隙** periplasmic space と呼ばれている．ペリプラズムは，β-ラクタマーゼ β-lactamase，アルカリ性ホスファターゼ alkaline phosphatase や核酸分解酵素 nuclease など，さまざまな種類の加水分解酵素を含んでいる．また，ジスルフィド結合の形成を促進する酵素群や分泌タンパク質の折りたたみ folding に関係するタンパク質も局在しており，外分泌されるタンパク質の立体構造の構築は，ペリプラズム内で進行する場合が多い．

2.3.3　細胞質膜

細胞質膜は，一般的な生体膜と同様にリン脂質二重層 phospholipid bilayer で構成されており，細胞質を包み込んでいる．グラム陰性菌では，外膜と区別する意味から**内膜** inner membrane とも呼ばれている．細胞質膜を構成するリン脂質は，多くの細菌においてホスファチジルエタノールアミン phosphatidylethanolamine とホスファチジルグリセロール phosphatidylglycerol が主成分となっている．リン脂質二重層には，多種多様な膜タンパク質が組み込まれていて，生体物質の能動輸送や細胞壁の生合成，好気呼吸を行う細菌では電子伝達系を介したエネルギー産生などを行っている．

2.3.4　細胞質

細胞質膜に囲まれた細胞質には，リボソーム ribosome のような粒子，多糖体，あるいは重合リン酸などの貯留栄養物が浮遊している．細菌の染色体 DNA は細胞質に凝縮され，核様体を形成している．また，菌によってはプラスミド plasmid と呼ばれる小さな染色体外 DNA を保有していることもある．

一方，細菌の細胞質に浮遊するリボソームは 30S と 50S サブユニットが結合した 70S 粒子で構成されている．30S サブユニットは，16S rRNA と 21 種類のタンパク質との複合体で構成されている．50S サブユニットは，5S および 23S rRNA と 34 種類のタンパク質との複合体で構成されている．一方，真核生物の細胞質に浮遊するリボソームは 40S と 60S サブユニットが結合した 80S 粒子で構成されており，細菌リボソームの構造とは異なっている．このため，マクロライド系，テトラサイクリン系やアミノグリコシド系の薬剤など，細菌リボソームに特異な阻害作用を示す薬剤は，抗菌薬として使用されている．

2.3.5　鞭　毛

全ての細菌が保有しているわけではないが，多くの細菌は**鞭毛** flagella と呼ばれる運動器官を保有し，エネルギーを利用することにより鞭毛を回転させて細菌自身の移動を可能にしている．大腸菌，サルモネラ属菌や枯草菌などは菌の周囲に数本の鞭毛構造（周鞭毛構造）がみられるのに対し，コレラ菌，緑膿菌やカンピロバクター属菌などでは，菌体の一端に1本の鞭毛構造（単鞭毛構造，極鞭毛構造）がみられるのが特徴である．この他にも双鞭毛構造や束鞭毛構造を有する細菌がある（図 2.10）．

鞭毛はタンパク質成分で構成されており，その分子構造は現在ではかなり明らかにされている．基部 basal body，フック hook および鞭毛線維（フィラメント）filament の3つの構造部から構成されている．基部は9種類以上のタンパク質成分から構成されている（図 2.11）．フックは単一のタンパク質から構成され，湾曲した構造をとっている．そのフックの先端部からは，**フラジェリン** flagellin と呼ばれる球状タンパク質がらせん状に無数に重合しており，鞭毛線維部を構築している．鞭毛線維の内部は空洞となっており，細胞質で生合成された新たなフラジェリン分子は，その空洞内を先端方向に移動して鞭毛は成長する．細胞表層から突出した鞭毛は **H 抗原** H antigen と呼ばれている（→ p. 27）．

また梅毒トレポネーマなどのスピロヘータ科のらせん菌が保有する鞭毛は，菌の内部を構成する細胞体 protoplasmic cylinder と菌の外殻を構成する外被 outer envelope に挟まれる空間に菌体の両端から数本

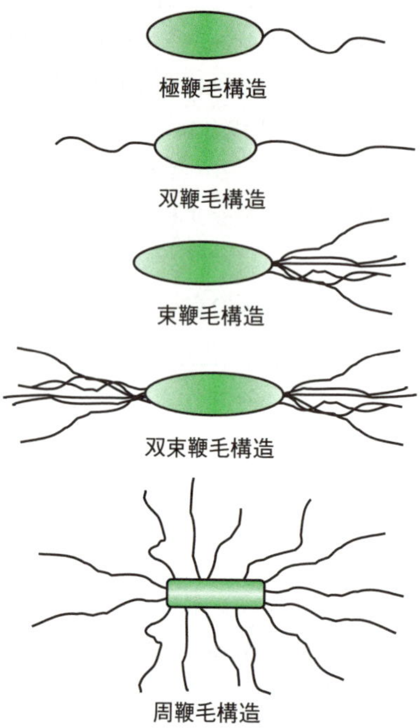

図 2.10　細菌鞭毛の種類

伸びており，いわゆる内鞭毛 endoflagella と呼ばれる形態をとっている．

2.3.6 線　毛

線毛は細菌表層の線維状構造物である．多くの細菌の線毛は直線的であり，鞭毛よりも細く短い(図 2.12)．ピリン pilin あるいはフィンブリリン fimbrilin と呼ばれる球状タンパク質がらせん状に会合して形成されている．鞭毛のフィラメントの構造と類似しているが，その基部には鞭毛のような明確な形の構造物はみられない．

線毛には機能的に 2 種類のものが存在する．1 つは**性線毛** sex pili である（**接合線毛** conjugative pili とも呼ばれる）．**伝達性プラスミド**を保有する供与菌 donor は表層に性線毛を発現し，それを受容菌 recipient に伸ばして接合する．その後，性線毛内の空洞を伝達性プラスミドは移行し，受容菌へ供与される．伝達性プラスミドは，抗菌薬耐性や種々の病原遺伝子を含んでいるケースが多い．

もう 1 つは**付着線毛** adhesive pili であり，細菌感染時に宿主細胞への付着器官として機能する．多くの線

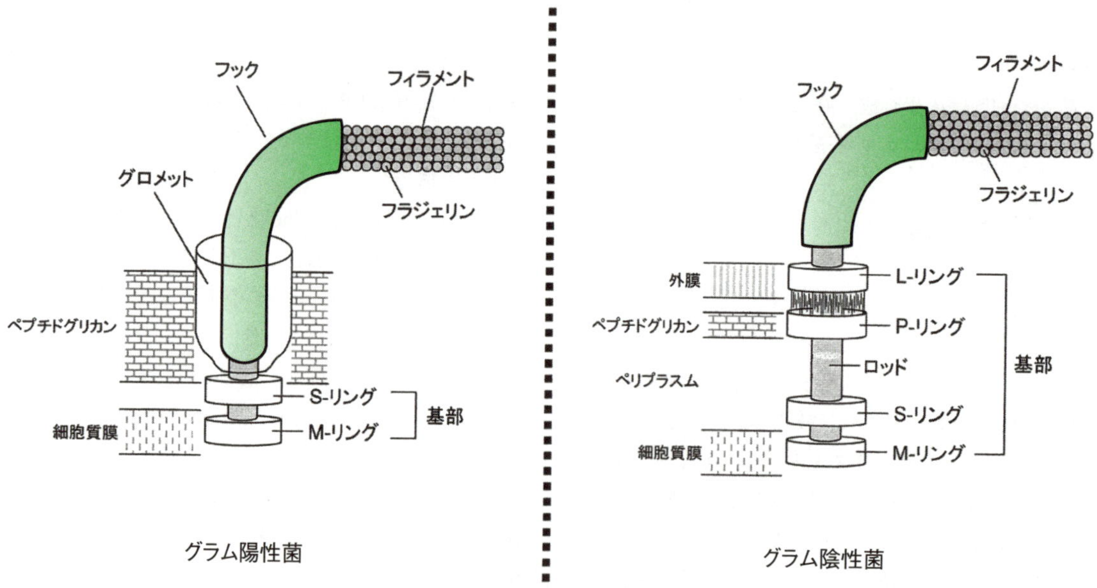

図 2.11　細菌の鞭毛構造の模式図

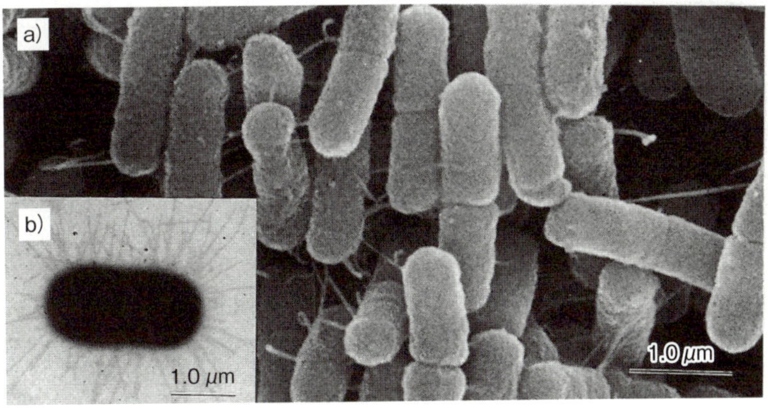

図2.12　大腸菌の鞭毛および線毛の電子顕微鏡像

写真a）は走査型電子顕微鏡でみた毒素性大腸菌．2〜6マイクロメートルの桿菌，周毛性の太く長い鞭毛が観察される．b）は透過型電子顕微鏡で見たもの．周囲に細く短いフィラメント状の線毛が観察される．

提供：財団法人日本ビフィズス菌センター・光岡知足（1990）腸内菌の素顔，ヤクルト本社
（日本細菌学会，細菌学教育用映像素材集 第二版より）

毛は，宿主細胞に存在する受容体の糖鎖部分を認識して付着する．淋菌の線毛や毒素原性大腸菌のCFA (colonizing factor antigen) 線毛は，病原性と密接に関係している．

2.3.7　莢　膜

ある種の細菌は，その最外層に粘度の高い多糖体の層を形成する．特にその**粘質層** slime layer が肥厚して明確に外界と隔たりができた場合，その粘質層を**莢膜**(きょうまく) capsule と呼んでいる．莢膜は親水性に富んだ厚い層であり，食細胞による貪食・殺菌作用を回避するようにはたらく．

一方，黄色ブドウ球菌や表皮ブドウ球菌では，莢膜多糖接着因子 capsular polysaccharide adhesin として機能する莢膜を保有する株も見出されており，カテーテルなどプラスチック表面にこれら菌が強固に付着することが問題となっている．

2.3.8　芽　胞

Bacillus 属（炭疽菌や枯草菌など）や *Clostridium* 属（ボツリヌス菌，破傷風菌やガス壊疽菌など）の細菌は，乾燥や高温，低温，紫外線などの自然界から受けるストレスが強くなり，生育条件が悪化すると**芽胞** spore を形成して休眠状態に入り，過酷な環境にも耐えるようになる．芽胞は，乾燥や加熱，酸，消毒，紫外線などの物理化学的作用に対して強い抵抗性を示す．滅菌・消毒を行う際には，芽胞形成菌の存在を考慮した方法や条件を厳選するなどの注意が要求される．一般的には，乾熱滅菌（180〜200℃，30〜60分）

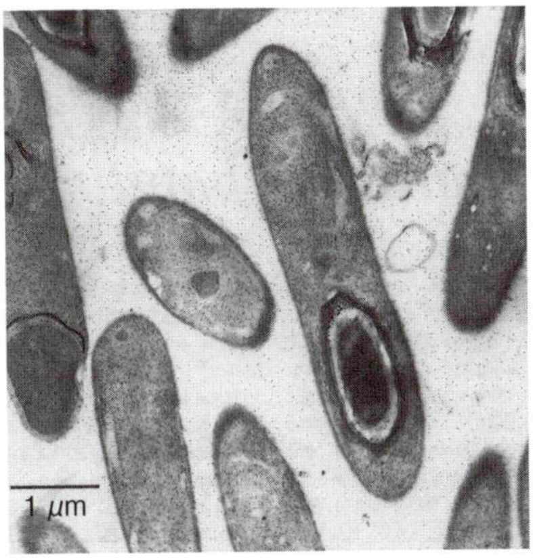

図2.13　ボツリヌス菌芽胞の透過型電子顕微鏡像

提供元：岡山大学大学院医歯薬学総合研究科　小熊惠二
北海道立衛生研究感染症センター　武士甲一
（病原菌の今日的意味　改訂3版，長崎大学名誉教授　松本慶蔵編，株式会社医学ジャーナル社発行）
（日本細菌学会，細菌学教育用映像素材集 第二版より）

や高圧蒸気滅菌（2気圧，121℃，20分間）あるいはガス滅菌などが適用されている．（→ p. 126）．

芽胞は，中心部に核様体と細胞質とが脱水的に圧縮された状態のコア coreがあり，それを外側から芽胞細胞質膜と芽胞細胞壁が覆っている（図 2.13）．その外側を芽胞特有のペプチドグリカンで構成されている皮層 cortexとタンパク質性の芽胞殻 spore coatが包み込んでいる．その形成過程は，形態学的に区別される7つの時期を経て行われる（図 2.14）．

芽胞は，周りの生育環境が整えば水分を吸収してふくらみ，やがて芽胞殻が破れて細菌本来の**栄養型細胞** vegetative formへと戻る．これを芽胞の発芽 germinationと呼ぶ．その後は，通常の二分裂による栄養増殖を繰り返すようになる（図 2.15）．なお，菌体内における芽胞形成の位置（中心性や端在性など）や形（円形や楕円形など）は，菌種により異なっている．

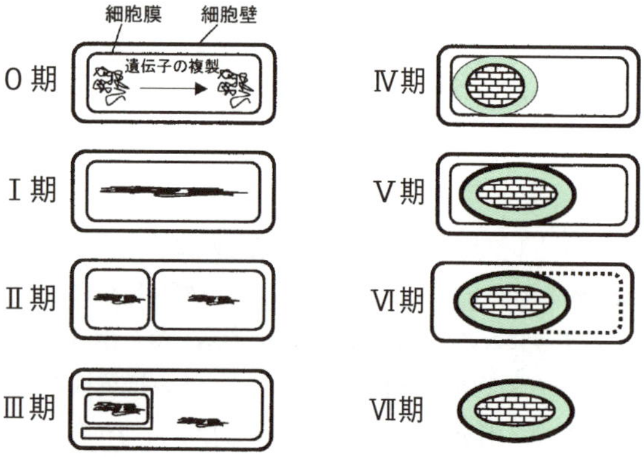

図 2.14　芽胞形成の模式図

芽胞形成が開始されると，まず軸状の核様体が形成され（I期），隔壁が形成されて原形質が二分される（II期）．次いで母細胞の細胞質膜がプレスポア原形質を取り囲み，前芽胞が形成される（III期）．前芽胞にはさらには皮層が形成され（IV期），やがて芽胞殻が表面を覆う（V期）．その後，母細胞の細胞質膜が消失し始め，菌体内にほぼ完全な芽胞が構築される（VI期）．最終的に母細胞が溶解し，芽胞が露出する（VII期）．

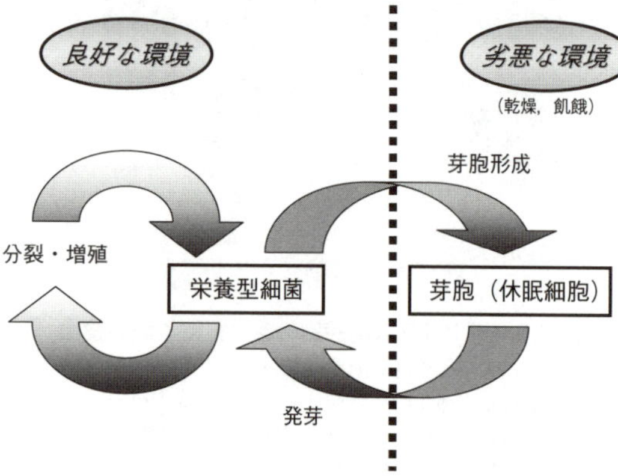

図 2.15　芽胞形成細菌の生活環

2.4　細菌の増殖機構

細菌細胞の中には，動物細胞より約70倍もの速度で分裂して増殖 growthすることができるものもある．一般に温度や湿度が高い場合に増殖速度が大きく，そのために季節の中でも高温多湿の梅雨時から夏にかけて細菌性食中毒が多発する．

2.4.1　分裂様式

細菌は**二分裂** binary fissionで増殖するが，その過程は以下のようにまとめることができる．

① 形態的には，**親細胞** parental cell（あるいは**母細胞** mother cell）が自身の細胞内容積を倍加させ，それに応じて中央部に隔壁を形成し，**二分裂**により2個の**娘細胞** daughter cellになる．

② 細胞内では，遺伝子を複製して娘細胞に分配，同時に細胞構成成分，細胞内成分等も分配する． 菌種の違いによって分裂面形成の詳細な方向や位置が異なる，あるいは分裂面が完全解離しないなどの違いもあり，また増殖環境の違いによって細胞内容積が異なる場合もある．以下に代表的な例をいくつかあげる（図 2.16）．

大腸菌や枯草菌などの桿菌：細長い桿菌が細胞壁や膜成分を伸長させ，元の約2倍の大きさになった時点で中央付近に形成したくびれ（隔壁）を閉じて2つの細胞に分かれる．

黄色ブドウ球菌などの球菌：球状の細胞がやや楕円状に伸長しながら分裂面を形成し，2個の細胞に分かれる．次回の分裂では，前回の分裂面とは垂直方向に新しい分裂面を形成する，あるいは全く不規

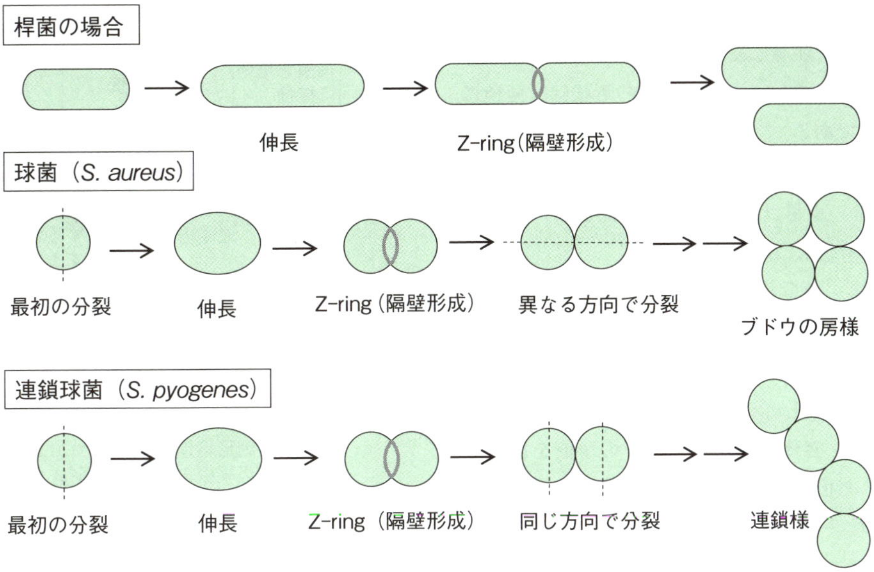

図 2.16　細菌の分裂

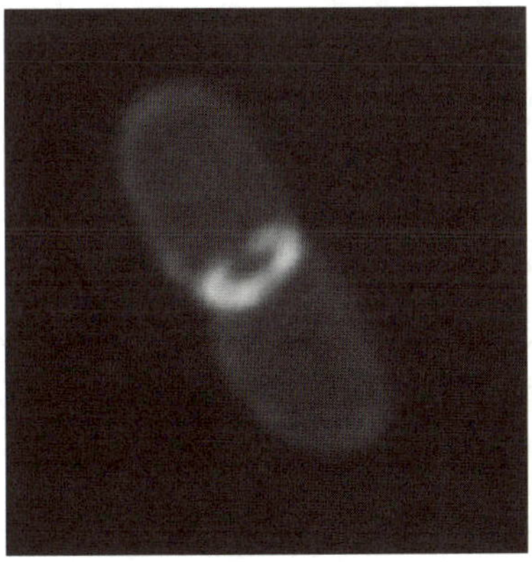

図 2.17　Z-ring の形成（大腸菌）
動物細胞のチューブリン tubulin に相当する FtsZ というタンパク質が重合してくびれをつくり，隔壁形成した後に分裂する．写真は FtsZ と挙動をともにする FtsL というタンパク質に緑色蛍光タンパク質（GFP）を融合させて Z-ring を可視化したもの．
（*Molecular Microbiology* **31**, 725-737（1999））

則に分裂する．これを繰り返しながら増殖する．

化膿レンサ球菌などの連鎖球菌：常に一定の方向に分裂し，二分裂した後も菌同士が解離しないで数珠玉のように連なった連鎖状の形態をとる．

その他，放線菌のように枝分かれ様につながった様式（分枝）で，細長く伸びながら増殖する例も存在する．細菌分裂では，FtsZ という隔壁形成の主要タンパク質が重合して Z-リングというくびれをつくる（図 2.17）．

分裂する際に細菌にとって重要なことは，染色体の複製を終了させ，1 コピーずつ遺伝子を分配することである．大腸菌染色体の複製は，複製開始点（*oriC*）から両方向に伸長して約 40 分かかり，世代時間（約 20 分）以内には複製が終了しない．そこで，染色体の複製が終了する前に，次の新しい複製を開始させている．動物細胞で，S 期（DNA 合成期）と M 期（有糸分裂期）が重ならないのとは対照的に，細菌は DNA 合成と分裂を同時進行させている．

2.4.2　増殖様式

細菌の培養には，滅菌水中に種々の栄養物を溶解した**液体培地**，あるいはこれに寒天を加えた**固体培地**を用いる．液体培地では，細菌の増殖は液の濁る状態で確認できる．一方，寒天培地上では，菌が二分裂により増えて肉眼で確認ができる程度まで増殖した**集落**（**コロニー** colony）として観察することができる（図

2.18）．1つのコロニーは，1つの細菌細胞が分裂して形成されるので，生育したコロニー数は元の生菌数に等しい．コロニーの色，大きさなどの形状は，菌種によって特徴的である．

細菌増殖の測定法として主に以下の方法がある．

① 細菌菌体量：重量（湿菌体量，乾燥重量），タンパク質量，DNA 量，ATP 量等の測定．
② 直接計数法：顕微鏡下で細胞計数盤を使用，あるいは自動粒子測定器を用いて細胞数を計数．
③ 濁度：液体培地に生育した培養液の濁度 turbidity, optical density を分光光度計で測定．
④ 生菌数測定：液体培地から一定量の菌液を採取し系列希釈した後に寒天プレートに塗布，培養後に生育したコロニー数から生菌数 viable cell を計数（図 2.19）．**コロニー形成単位** cfu, colony forming unit/mL で表す．
⑤ 定量的ポリメラーゼ連鎖反応（→ p. 64）

細胞が1回分裂して細胞数が2倍になるのに要する時間を**世代時間** generation time という．適切な栄養，温度などの至適環境下で細菌の増殖速度は動物細胞と比較して著しく速い．動物細胞が1回分裂するのに必要な世代時間は約 20〜24 時間であるが，大腸菌の世代時間は 16〜30 分である．ここで世代時間を 20 分とすると，1 菌数から培養開始して 11 時間後（33 世代後）には $2^{33} \fallingdotseq 10^{10}$，すなわち菌数が約 100 億にまで増える計算になる．世代時間は菌種の違いでも大きく異なる（表 2.3）．食中毒の起因菌である腸炎ビブリオ *Vibrio parahaemolyticus* の世代時間は 10 分前後で増殖が非常に早い．一方，結核菌 *Mycobacterium tuberculosis* では非常に長く 13〜15 時間である．したがって，同じ病原菌でも腸炎ビブリオによる食中毒の場合には急速に症状が進行し激しい症状を呈するが，結核の場合には病状は緩やかに進行し，気づかない間に持続感染し，発症すると慢性化しやすいという相違がある．時間と生菌数の関係を対数プロットした**増殖曲線**上に4つの増殖期を図示した（図 2.20）．

① **誘導期** induction phase：菌を新鮮培地に接種しても，その直後には指数関数的な爆発的増殖は観察されず，ほぼ増殖しないか，あるいは非常にゆっくりと増殖する相がある．増殖停止状態にあった細菌細

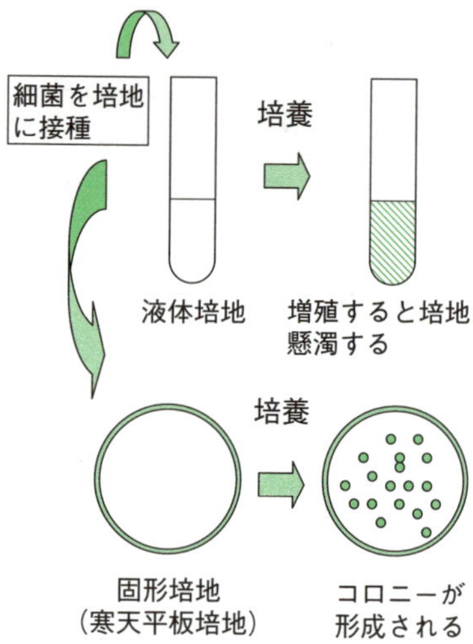

図 2.18　液体培地ならびに固形培地における細菌の培養

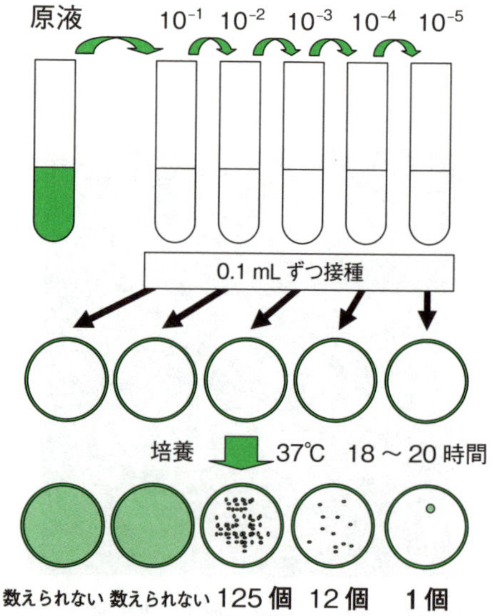

図 2.19　生菌数（colony forming unit, cfu）の測定

表 2.3　代表的な菌の世代時間
（比較的至適に近い培養条件）

腸炎ビブリオ *Vibrio parahaemolyticus*	9〜13 分
大腸菌 *Escherichia coli*	16.5〜17 分
黄色ブドウ球菌 *Staphylococcus aureus*	27 分
緑膿菌 *Pseudomonas aeruginosa*	34 分
枯草菌 *Bacillus subtilis*	35 分
ボツリヌス菌 *Clostridium botulinum*	35 分
結核菌 *Mycobacterium tuberculosis*	13.2〜15.5 時間

（理科年表，丸善より改変）

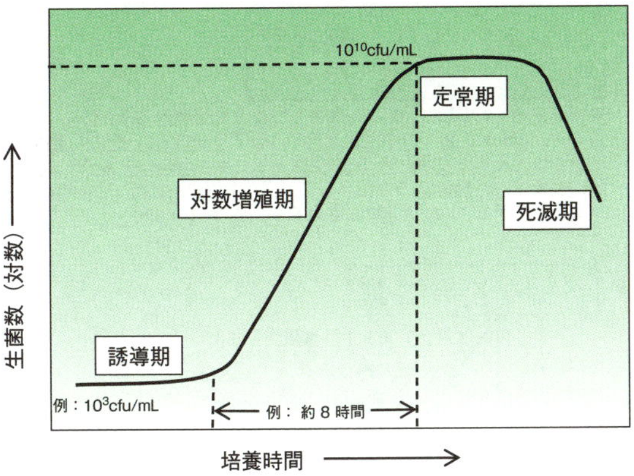

図 2.20　菌の増殖曲線と増殖期

誘導期の時間は接種前の菌の状態や培地の種類等で大きく異なる．例えば大腸菌の場合，対数増殖期で増殖していた菌を栄養十分な培地に接種した場合は約30分程度だが，定常期の菌を接種した場合は100分程度だった．図の対数増殖期では，大腸菌が良好に増殖する世代時間20分の場合に菌が1000万倍に増えるのに約8時間かかることを模示した．　(cfu：colony-forming unit)

胞が，増殖に適した環境を感知して適切な遺伝子発現を行い，活発な増殖に適した状態に移行するまでの時期で，この間に積極的な栄養の取込み，効率的な核酸合成やタンパク質合成の準備が整えられる．

② **対数増殖期** logarithmic growth phase：**対数期** logarithmic phase ともいう．与えられた環境に適応し，その条件での最大の増殖を示す時期である．文字通り菌数が一定時間ごとに2倍，4倍，8倍…と指数関数的に増加する．対数増殖期開始時（$t=0$）の菌数を N_0，その t 分後の菌数を N とすると，$N=N_0(2)^{t/T}$ となる．ここに T が上述した世代時間(分)である．世代時間は，倍加時間ということもある．

③ **定常期** stationary phase：生菌数がプラトーになる相を定常期，または**静止期** resting period と呼ぶ．栄養環境の低下，培地pHの変化，有害代謝産物の蓄積，細菌密度感知による細菌間相互コミュニケーション（→ p. 42）による増殖抑制などにより，増殖速度が低下，やがて死滅期に移行する．

④ **死滅期** death phase：最終的には，細菌は栄養欠損(主にエネルギー欠如）により，場合によっては自ら溶菌酵素を産生して死滅していく．この相でも菌は指数関数的に死滅していく．

2.4.3　増殖のための栄養と環境因子

細菌の増殖には栄養因子と環境因子が関係する．

1　栄養因子

細菌の生育のためには，炭素，窒素，リン，硫黄，微量元素，ビタミン類が必要である．大腸菌の生育に必要な**最少培地**として，グルコースあるいはグリセロールなど（炭素源）とリン酸ナトリウム，リン酸カリウム，塩化アンモニウム（窒素源），硫酸マグネシウム（$MgSO_4$），塩化ナトリウム（NaCl, 浸透圧調整），塩化カルシウム（$CaCl_2$），微量金属（Fe, Mo, B, Co, Cu, Mn, Zn），ビタミン B_1（塩酸チアミン）を基礎とする培地が知られている．これらの成分から出発して必要なアミノ酸，糖，脂質などを生合成することが可能である．最少培地にアミノ酸やチアミンなどのビタミン類を添加することで，より大きな増殖速度で生育する．さらに栄養価の高く菌の増殖速度の大きい培地として，普通ブイヨン，HI（heart infusion）培地，TSB（Tryptosoy broth）培地などがあり，これらは肉エキス，酵母エキス，大豆抽出物などを含む**複合培地**である．

無機塩と炭素源として CO_2 だけで，菌を構成する成分をすべて合成し増殖できる菌を**自家（独立）栄養細菌** autotroph と呼び，特定のアミノ酸や炭素源としてのグルコースなど有機物を培地中に添加しないと増殖できない菌を**従属栄養細菌** heterotroph と呼ぶ．大腸菌をはじめ，全ての病原性細菌は，従属栄養細菌である．菌種によってはその増殖に特別な栄養因子を要求する場合もある．例えば，肺炎球菌やインフルエンザ菌は，培養に血液成分（NAD や Hemin）を必要とすることが知られ，血液の含まれる培地（**血液培地**）を培養に用いる．

取り込んだ栄養因子は，増殖のために必要なエネルギー産生（**異化作用** catabolic action）や生体成分合成（**同化作用** anabolic action）などに使われる．大腸菌のグルコースの利用を例にとり，その異化作用とエネルギー産生について述べる（図 2.21）．

酸素を利用することなく，グルコースは，**解糖系**

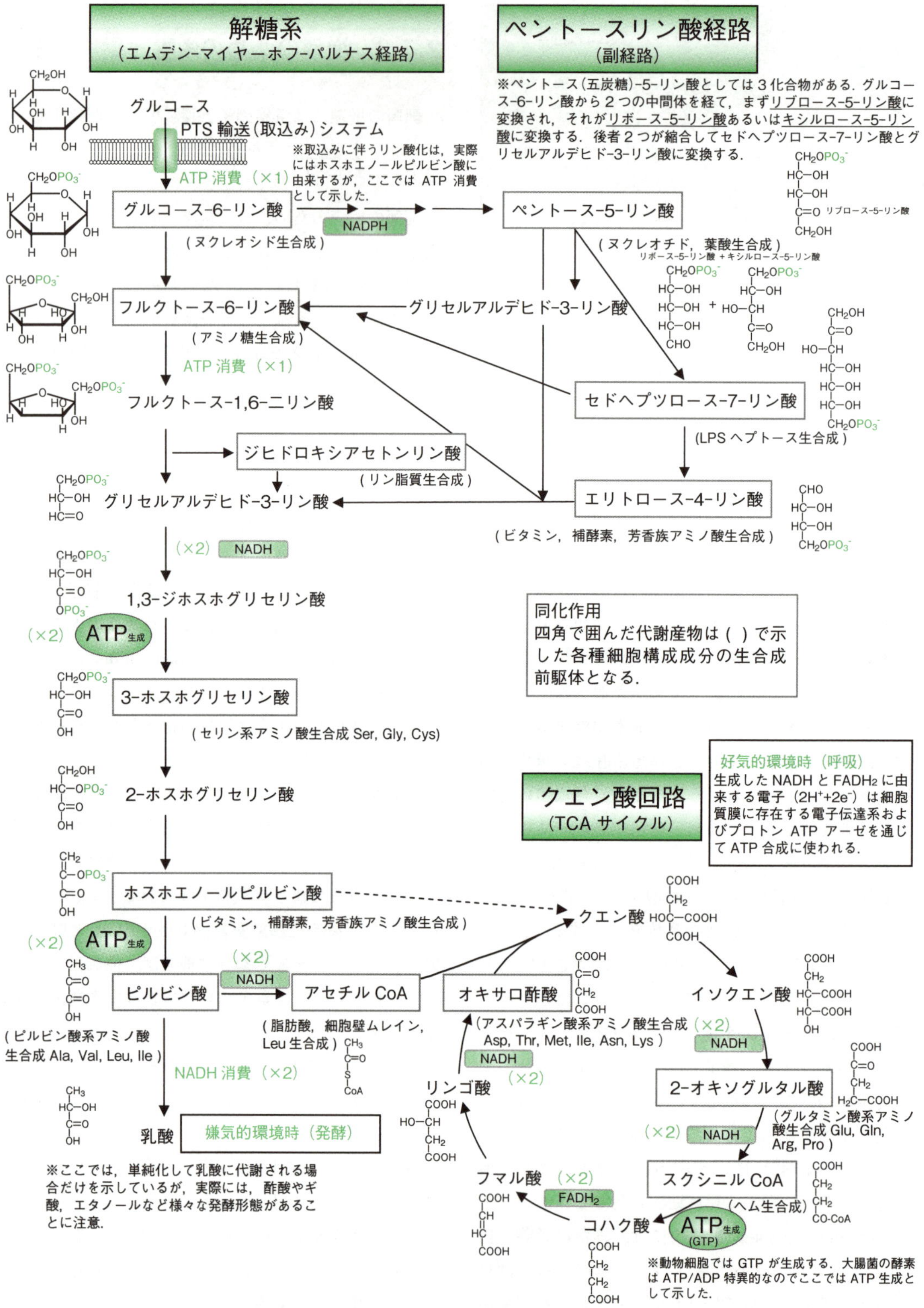

図 2.21　解糖系，ペントースリン酸経路，クエン酸回路

glycolysisでまずピルビン酸まで代謝され，その後，好気的条件下，**クエン酸回路**（**TCAサイクル**，トリカルボン酸回路 tricarboxylic acid cycleとも呼ばれる）と**呼吸** respirationにより，効率的なATP産生に使われる．呼吸とは，一般的には動物の肺や魚類のえらなどで酸素を取り込んで二酸化炭素を排出するという意味（外呼吸）で使われるが，生物学的には最終電子受容体として酸素を利用して水へ還元するまでの過程で，エネルギーを産生する反応と定義できる（内呼吸）．

解糖系では，1分子のグルコースが代謝を受け，3-ホスホグリセリン酸が2分子およびピルビン酸が2分子生成するが，そのそれぞれの段階で2分子ずつ，計4分子のATPが産生される．一方，グルコースの取込みとフルクトース-1,6-二リン酸の生成段階で計2分子のATP相当をリン酸化のために消費するので，解糖系全体として4－2＝正味2分子のATPが生成される．解糖系初期段階の副経路として**ペントースリン酸経路** pentose phosphate cycleが知られている．ペントース（五炭糖）としては，リボース，リブロースなどが生成される．この経路は，核酸前駆体を生成する点および種々の酵素反応に必要なNADPHを産生する反応段階があるという点で重要である．

解糖系で生成したピルビン酸は，好気的条件下で脱炭酸を受け，2分子のアセチルCoAが産生する．アセチルCoAは，クエン酸回路に入り，さらに2回の脱炭酸を受け，アセチルCoA 1分子当たり3分子のNADHと1分子の$FADH_2$および1分子のATP（動物細胞の場合はGTP）が生成する．NADHと$FADH_2$は，細胞膜上の**電子伝達系**（**呼吸鎖**）により酸化され，生成した電子は伝達されながら膜内外の**プロトン濃度勾配**形成に利用され，最終的に酸素に電子を渡して水が生成される．動物細胞のミトコンドリアで行われる電子伝達系反応が，細菌では細胞質膜で起こっている．プロトン濃度勾配は，細胞質膜に存在する**ATP合成酵素**（**プロトンATPアーゼ**）を通じてATP合成に使われる．好気呼吸全体で，グルコース1分子当たり，菌種や培養条件の違いによっては30分子以上のATPが効率よく合成され，グルコースは完全に二酸化炭素に分解される．

酸素の少ない嫌気的環境では，大腸菌は，**発酵** fermentationによりグルコースを分解し，ピルビン酸を経て，乳酸，酢酸やギ酸など様々な代謝産物を生成する（混合酸発酵）．エネルギーの産生効率として発酵は呼吸に大きく劣る．発酵の最終生成物は微生物によって大きく異なり，酵母菌ではアルコール，乳酸菌では乳酸が主生成物となる．これらの微生物にとっては，エネルギー生産の過程で産生し，もはや利用しない最終産物を人類は食品などに活用している．微生物による発酵は，納豆，みそ，しょうゆやワイン，チーズ，ヨーグルトなどの発酵食品や，工業的には抗生物質，ビタミン，アミノ酸などの生産など様々に応用されている．また，パンや酒まんじゅうなどの作成では，発酵で酵母菌がアルコールとともに産生したCO_2ガスを利用して膨らませている．

発酵を行わないグラム陰性桿菌のことを**ブドウ糖非発酵性菌**と呼ぶことがある．嫌気的条件下ではグルコースなどの糖を分解できない．例として，好気的条件下で糖を酸化的分解する*Pseudomonas*属，*Burkholderia*属，多くの*Acinetobacter*属の菌に加えて，糖を利用できない一部の*Acinetobacter*属と*Moraxella*属の菌などが含まれている．

グルコースなどの炭素源は，エネルギー産生のために異化されるだけでなく，途中で分枝して糖，脂質，アミノ酸などのさまざまな生体成分合成反応の方向へ同化される（図2.21）．

2　環境因子

環境因子として，温度，湿度，酸素分圧，pH，イオン強度などが増殖に影響を与える（図2.22）．

① **水**（**湿度**）：細菌細胞の80％は水分で，全く水分のないところでは生育できない．極端に湿度の低い条件下では*Bacillus*属や*Clostridium*属の菌は水分の損失を防ぐために芽胞を形成して生き延びる．

② **温度**：細菌の種類によって至適生育温度が異なるが，病原細菌では動物の体温に近い35℃～40℃が至適である菌が多い．大腸菌は37℃の至適条件下で約20分毎に分裂するが，低温では増殖速度は非常に低下し，20℃では約120分の時間を要する．多くの細菌は低温では増殖能が低下するが，完全に増殖を停止するとは限らない．例えば黄色ブドウ球菌

は，冷蔵庫内のような低温でもゆっくりと増殖して耐熱性毒素を産生し，食品を汚染する．

③ **pH**：多くの細菌はpHが6.5～8.5の中性付近の水素イオン濃度環境下で最もよく増殖する．細菌の中には，好アルカリ性細菌や好酸性細菌も存在し，極端なpH環境に置かれても生体内のpHを中性付近に維持して生育できる．ヒトや動物の胃内は胃酸により強酸性であるため，酸に抵抗性のラクトバシラスなどが存在する．また，コレラ菌や腸炎ビブリオは，アルカリ性下でも増殖することができる．

④ **酸素分圧**：ヒトは酸素を利用して生命を維持しているのであまり認識されていないが，高濃度の酸素は，猛毒な**ヒドロキシルラジカル**などの**活性酸素**の生成の原因となり，DNAやタンパク質の損傷，脂質の過酸化を招く．そこで地球上の多く生命体は約20％に保たれている酸素分圧から身を守るために**スーパーオキシドジスムターゼ superoxide dismutase（SOD）**や**カタラーゼ catalase**を産生し，酸素から産生される活性酸素を分解して無毒化する．

スーパーオキシドジスムターゼ

$$2\,O_2\cdot^- + 2\,H^+ \longrightarrow O_2 + H_2O_2$$

カタラーゼ

$$2\,H_2O_2 \longrightarrow 2\,H_2O + O_2$$

細菌も例外ではなく結核菌，緑膿菌，百日咳菌などの**好気性菌**や，カンピロバクター，ヘリコバクターなどの5％程度の酸素濃度で良好に増殖する**微好気性菌**が酸素存在下で生育できるのはこれらの酵素を産生しているからである．一方，バクテロイデス属，ユウバクテリウム属，クロストリジウム属などの**偏性嫌気性菌**と呼ばれる細菌はこれらの酵素を欠損しており酸素存在下ではまったく生育できない．したがって体内では酸素のない腸内に生育している．一方，腸内細菌である大腸菌や黄色ブドウ球菌，サルモネラ属菌などは**通性嫌気性菌**に分類される．これらの細菌は，酸素が存在する時には呼吸を，酸素がなくなると発酵を行うことができるので，酸素があってもなくても発育できる．エネルギー産生効率は呼吸の方が高いので，酸素存在下の方がより良好に発育する場合が多い．同じ通性嫌気性菌でも，レンサ球菌やラクトバシラスなどは，呼吸系をもたず酸素存在下であっても発酵を行う酸素耐性嫌気性菌である．この種の細菌は，嫌気的な条件での発育が良好である．

⑤ **イオン強度（塩濃度，浸透圧）**：動物細胞と異なり細菌膜は硬い細胞壁で包まれているため，浸透圧が

① 水
細菌細胞のほぼ80％は水（人体：50～70％）．
細胞内の種々の化学反応を担うのは水溶性の酵素．

② 温度
多くの病原細菌の増殖至適温度は，ヒト体温に近い．

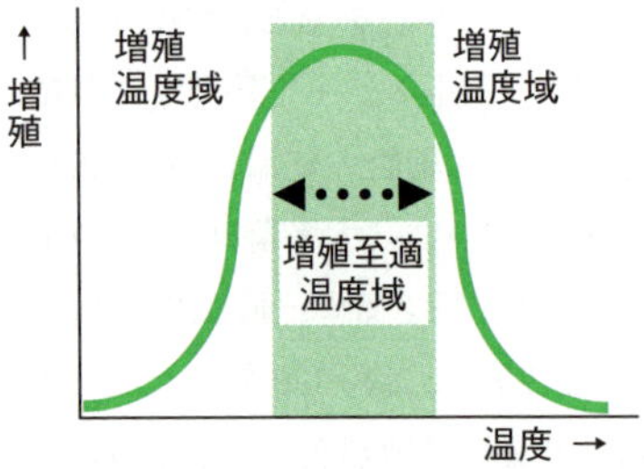

	増殖至適温度	増殖温度域
淋菌	36	35～37
結核菌	37	30～38
ブドウ球菌	35～37	12～45
コレラ菌	37	16～37

③ pH
増殖至適pH：7.0～7.5（微アルカリ性）
（人体；血液，リンパ液のpH：7.3～7.5）

	増殖至適pH	増殖pH域
ブドウ球菌	6.5～7.6	4.5～9.8
結核菌	6.8～7.2	4.5～8.0
コレラ菌	7.6～8.4	6.0～9.3

図2.22　環境因子

生理食塩水よりも高い，あるいは低い場合でもただちに細胞が破裂しない．しかし，5%程度の高濃度の塩（たとえば塩化ナトリウム）存在下では，菌の増殖速度は低下する．これは自由水の利用低下とも関係している．人類は古くから，塩漬けのハムや漬け物，梅干などを菌の生育しにくい（腐りにくい）保存食として利用してきた．海洋細菌のビブリオ属菌は，比較的高い塩濃度（2〜4%程度）で生育する．したがって，腸炎ビブリオによる食中毒は海産魚介類が中心となる．ブドウ球菌属菌はさらに高い塩濃度（10% NaCl）存在下でも生育可能である．

多彩な微生物（極限環境下微生物，光要求性細菌）：沸騰寸前の100℃近くの高温水，極低温下，飽和塩濃度（約5.2 M）の様な通常とかけ離れた条件下でも生育できる極限微生物も知られている．細菌の中でも60℃以上で生育できる好熱性細菌も多数知られており，これらの菌の産生するタンパク質は熱耐性で安定である為，好熱性細菌由来の多くのタンパク質が結晶化され，X線構造解析による研究によく用いられている．また好熱性細菌由来の耐熱性DNAポリメラーゼは熱安定なPCR酵素としてDNAの増幅に使用されている（→p. 63）．また，細菌の中には，植物と同様にクロロフィルを利用して光合成によりエネルギーを生産するシアノバクテリア，紅色細菌なども存在する．これらはエネルギーの産生に光を必要とする光要求性細菌である．

2.4.4　物質輸送

細菌が増殖する際に，必要な栄養物の取り込み，不要になった代謝物や環境中の毒性物質の排出などを司る**輸送体（トランスポーター）**が重要な役割を果たしている．

1　代謝基質の膜輸送

物質の取り込みと排出は受動輸送と能動輸送に分類できる．**受動輸送** passive transport は，基質濃度が高い側から低い側への移動に関与し，エネルギーの消費を伴わない．これには，酸素や炭酸ガスが直接移動する様な**単純拡散** simple diffusion と，タンパク質を介してグリセロール等の特定基質を受動的に輸送する**促進拡散** facilitated diffusion がある．一方，**能動輸送** active transport ではエネルギーを利用し，輸送基質濃度が低い方から高い方へ濃度勾配に逆らって輸送できる．ATP等の高リン酸エネルギー結合を直接分解して物質輸送を行う輸送体（**一次性能動輸送体**）と，膜内外の電位差やプロトン濃度勾配等の濃度差を解消しながら得られたエネルギーと共役して輸送を行う**二次性能動輸送体**に分けられる．

ATP加水分解と直接共役するヒスチジン輸送体は

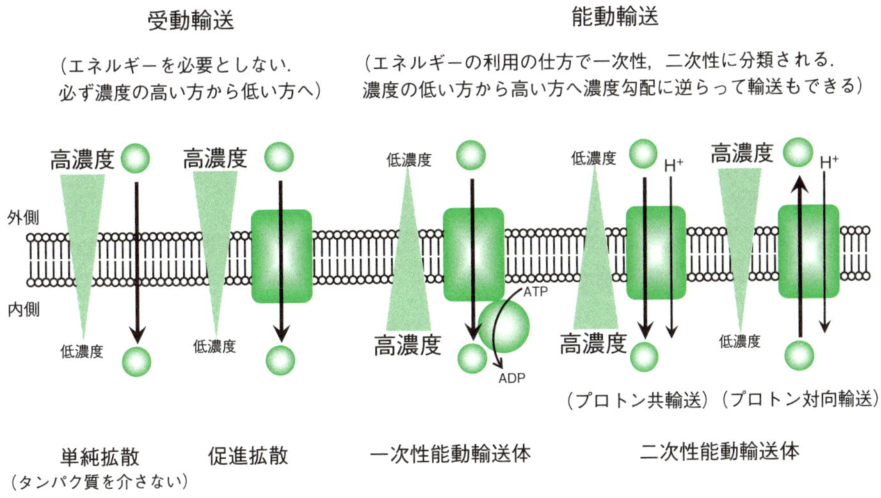

図2.23　受動輸送と能動輸送

一次性能動輸送体である．またラクトース輸送体はプロトンと共輸送する二次性能動輸送体である．薬剤耐性や胆汁酸排出に関与する**異物排出輸送体**も能動輸送体である．異物排出輸送体が発現上昇した緑膿菌は，多剤耐性緑膿菌の原因ともなり，臨床上の問題になっている（図 2.23）．

2　ポーリン

グラム陰性細菌は，細胞膜（内膜）と外膜の二重膜構造を持つため，物質の取り込みや放出の際に外膜も通過させる必要がある．そのために外膜にポーリンと呼ばれる筒状の透過孔が存在する．アミノ酸，糖など多くの栄養物が，外膜透過経路としてポーリン孔内部を通過している．抗菌薬もポーリンを経由して外膜を通過しているものが多い（→ p. 333）．

3　グラム陰性菌タンパク質分泌装置（I ～ V 型分泌装置）

物質輸送の中でもタンパク質の輸送は，感染症予防の観点からは，毒素の分泌，動物細胞への感染成立のために必要な因子（エフェクター）の注入などにも関与しており重要である．現在では細菌のタンパク質分泌装置はタイプ I から VIII まで細分類される場合もあるが，特に I ～ V の分泌装置が重要である（図 2.24）．

1）I 型分泌装置　type I secretion system

ATP 加水分解と共役し，細胞質から外膜を通過して一気にタンパク質を菌体外に分泌する装置である．細胞質から内膜を通過する輸送，ペリプラズム空間のエネルギー伝達，外膜チャネルの主要 3 成分のタンパク質（チャネル）で構成される．大腸菌では，TolC と呼ばれる外膜の煙突様タンパク質の中を通過する．大腸菌の赤血球溶解毒素（α 溶血素）ヘモリジンや緑膿菌の感染に関与するタンパク質分解酵素（アルカリ性プロテアーゼ）等が分泌される．

2）II 型分泌装置　type II secretion system

I 型と同様に ATP の加水分解を伴う．内膜に存在する分泌システム **Sec システム**（Secretion = 分泌）を通じて，一度ペリプラズム空間にタンパク質が輸送され，次に外膜チャネルを介して外膜を通過する 2 段階輸送である．細胞質からペリプラズム空間への輸送の際に N 末端側の約 20 アミノ酸が切断される．この短いペプチド部分は輸送を受けるタンパク質の**分泌シグナル**として機能しており，**シグナル配列**と呼ばれる．その後，外膜チャネルタンパク質を横切って菌体外に放出される．II 型システムで放出されるタンパク質には，コレラ菌 *Vibrio cholerae* のコレラ毒素，大腸菌などのコリシン（バクテリアに対する毒素）や多くのプロテアーゼがある．

3）III 型分泌装置　type III secretion system（ニードル注入型）

腸管病原性大腸菌，腸管出血性大腸菌，サルモネラ属菌，ペスト菌，赤痢菌，百日咳菌，緑膿菌などは，動物細胞内で宿主の細胞骨格や細胞周期などに影響を与える**エフェクター effector** を注入する．エフェクターは，III 型あるいは IV 型分泌装置のニードル（針）様タンパク質の内部を経由して宿主細胞の中に入る．内膜，外膜，および相手側細胞の細胞質膜の三層の膜を一気に通過する．III 型分泌装置は鞭毛構造とも類似している．

4）IV 型分泌装置 type IV secretion system（ニードル注入型，接合伝達型）

IV 型分泌装置は，ニードル注入型という点で III 型分泌装置と類似している．細菌の接合伝達に関わる**性線毛**を起源とし，一本鎖 DNA も移送できる（→ p. 58）．IV 型分泌装置をもつ代表菌として，レジオネラ，ヘリコバクター・ピロリ，淋菌，百日咳菌が知られている．百日咳菌は III 型と IV 型の両方をもっている．

5）V 型分泌装置 type V secretion system（オートトランスポーター型）

II 型同様，2 段階でタンパク質を分泌する．Sec システムでペリプラズムに分泌されるのは II 型と同様だが，外膜を通過の際に，タンパク質自身の機能で外膜を横切って分泌される点で異なる．淋菌のプロテアーゼの分泌に関与している．

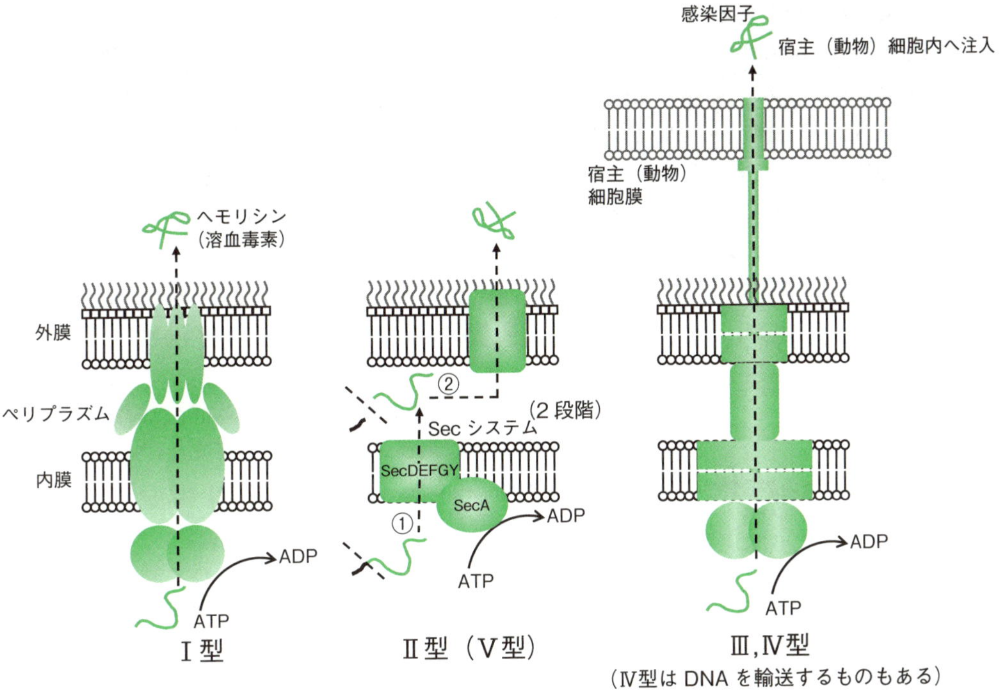

図 2.24　グラム陰性菌の代表的なタンパク質分泌システム（概念図）

2.4.5　環境変化の感知

細菌も常に外界の環境変化を感知しながら適切に適応できる遺伝子発現を行っている．代表的な環境感知システムに，**二成分制御系**（**His-Asp リン酸リレー制御系**）two-component regulation system とアミノ酸などの誘因物質や，あるいは逃避物質の濃度変化を感知して鞭毛運動を制御して移動する機構である**化学走化性システム**がある．また，菌体密度などを感じて遺伝子制御を行う**クォーラムセンシング**機構も，1 種の環境感知システムである．

1　二成分制御系 two-component regulatory system

大腸菌では約 30 種類，また緑膿菌では 60 種類程度の二成分制御系が存在し，細菌の普遍的な情報伝達系である．細胞膜に埋め込まれた受容体型（センサー）のヒスチジンキナーゼと転写活性化を担うレスポンスレギュレーター（応答因子）の二成分が基本構成である（図 2.25）．キナーゼが活性化してヒスチジン残基を自己リン酸化し，レスポンスレギュレーター（応答因子）の特定のアスパラギン酸残基にリン酸基が転移される．リン酸化でレスポンスレギュレーターが活性化される場合と不活性化される場合とがある．環境因子が受容体に結合することにより，レスポンスレギュレーターが転写因子として支配下の遺伝子群の転写を促進あるいは抑制する．

2　化学走化性システム chemotaxis system

化学走化性（**ケモタキシス**）**システム**は，環境中のアミノ酸，糖などの栄養成分，あるいは菌にとって有害な物質の濃度変化を感知して，鞭毛モーターの回転を制御し菌にとって有利な方向へ遊泳を行うシステムである（図 2.26）．細胞外変化を感知するセンサー受容体とそれに結合したヒスチジンキナーゼ，複数の制御因子が関与している．制御因子のリン酸化の状態により，モーター機能をもつタンパク質を制御し，鞭毛の回転方向を変える．反時計回りの回転で前進，時計回りの回転では推進力をもたずに菌はその場に留まる．化学走化性（ケモタキシス）システムは，対数増殖期後期以降の低栄養状態時に必要に応じて働くとされる．

3　クォーラムセンシング Quorum sensing（細胞間コミュニケーション cell-cell communication）

海洋細菌の *Vibrio fischeri* が，菌密度が高くなると発光するという現象を追究して発見された(図 2.27)．一定以上の菌数（クォーラム：元の意味は会議等の成立に必要な定足数）になると，**アシルホモセリンラクトン（オートインデューサ 1，AI-1）**と呼ばれる化学物質（図 2.28）を放出し，その情報をもとに発光に必要な酵素，ルシフェラーゼを同時に合成して一斉に

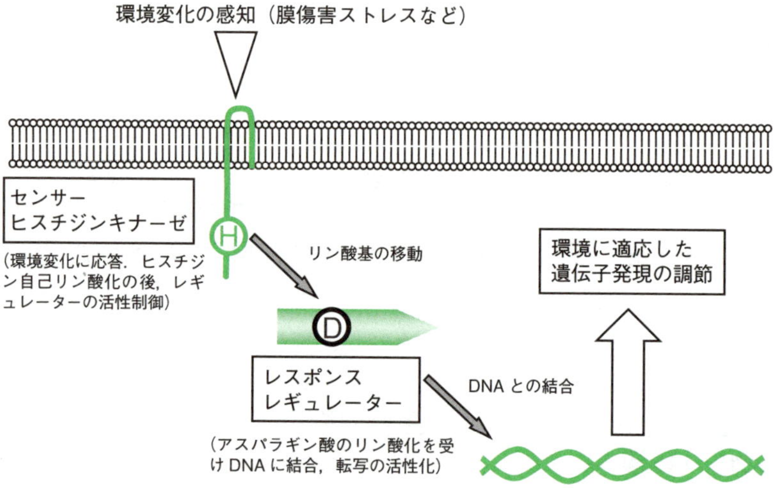

図 2.25　典型的な 2 成分制御系（His-Asp リン酸リレー制御系）

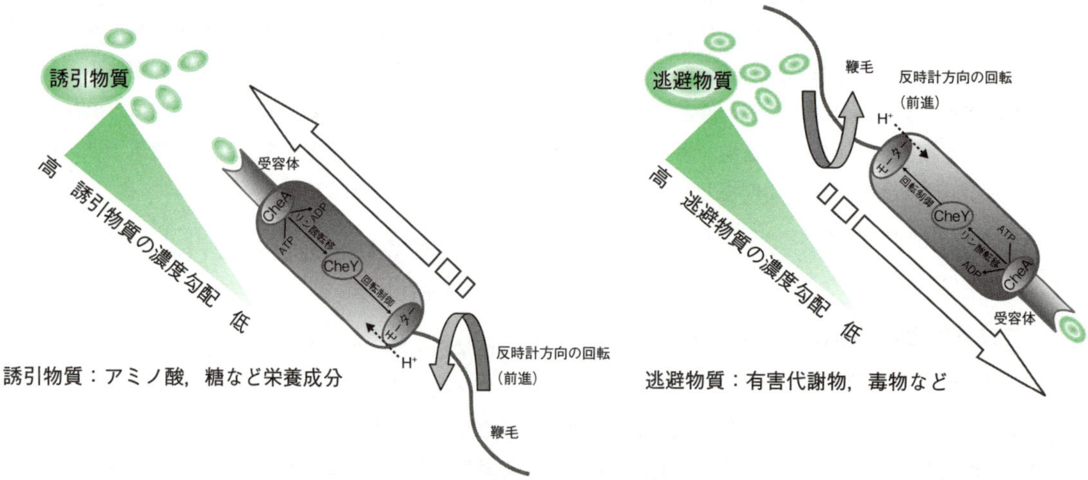

図 2.26　化学走化性（ケモタキシス）システム

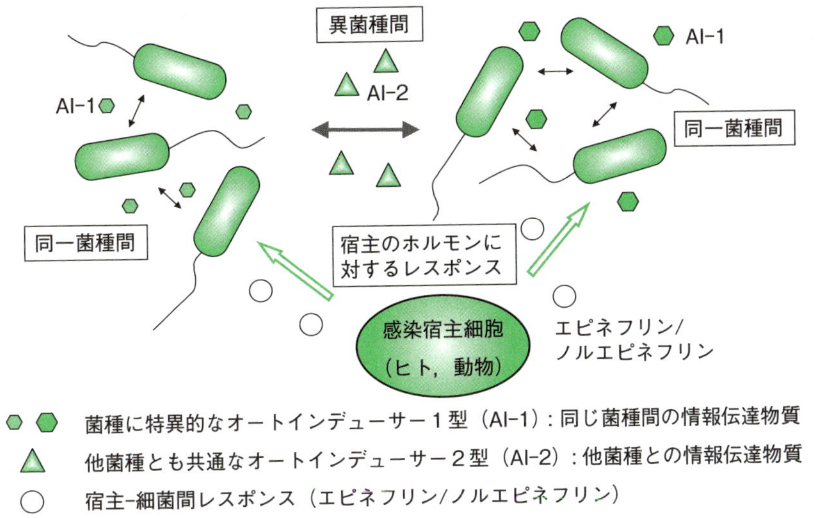

図 2.27　細胞間情報伝達（クォーラムセンシング）

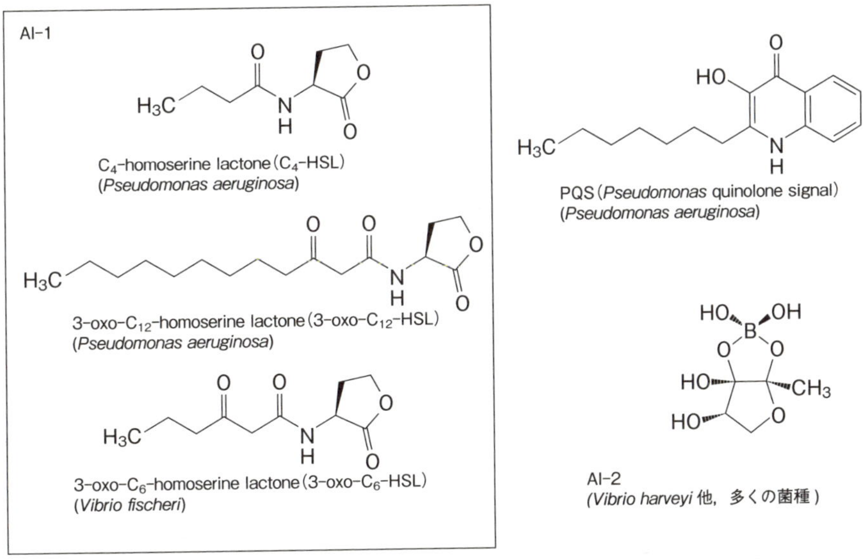

図 2.28　グラム陰性菌の代表的なクォーラムセンシング情報伝達物質
acyl homoserine lactones（AI-1），AI-2, PQS.

光る．この菌はイカや魚の発光器官の中で共生しており，月明かりの中で発光することによって，宿主のイカや魚は自分より下方に影を形成せず，外敵に存在を気づかれにくいため，捕食から免れると考えられている．異なる菌種間での情報伝達物質として，**オートインデューサー2**（AI-2）がある．菌同士だけでなく感染宿主のホルモン（エピネフリン，ノルエピネフリン）に対する応答も知られている（図 2.27）．クォーラムセンシングは菌同士が情報伝達物質を通じたコミュニケーションを行うことで遺伝子発現を変化させる，「細胞間コミュニケーション」と同義の広い意味でも使われることもある．

> **お話しする細菌**
>
> 石川雅之原作の漫画「もやしもん」は，微生物を肉眼で見ることができ，しかも微生物と会話することができる特殊な能力をもつ農学部大学生とその仲間である微生物のお話である．特に準主人公のオリゼイ（コウジカビ），クリソゲノム（ペニシリン産生菌），はたまた，腸管出血性大腸菌O157，コレラ菌，インフルエンザウイルスなどの微生物が登場し，お互いに会話をする．特に「かもすぞ～（醸す，すなわち発酵させるの意）」はおきまりである．一見荒唐無稽のようだが，実際に微生物はクォーラムセンシング機構でコミュニケーションをとっているのである．

1）バイオフィルム Biofilm

クォーラムセンシングによる情報伝達で制御される例としては緑膿菌の**バイオフィルム** biofilm 形成があげられる．細菌は，バイオフィルムという菌の集合塊として存在することがある．菌の周囲に多糖（アルギン酸ポリマーなど）やDNAなどの核酸，タンパク質の生体成分ポリマーを主成分とする粘着性のバイオフィルムを形成して互いに協力しながら，あたかも多細胞生物のように振るまう例もある（図2.29）．感染部位ではバイオフィルム状態でゆっくりと増殖し，宿主の免疫機構から免れ，抗菌薬にも抵抗性を示す．留置したカテーテル表面上でブドウ球菌や緑膿菌がバイオフィルム状態で増殖して院内感染を起こす例も知られている．緑膿菌では，病原因子の産生や持続感染のためのバイオフィルム状態での生育への転換に，2つの調節遺伝子系（Las系，Rhl系）によるクォーラムセンシング現象が重要な働きをしている．近年，細菌特有の情報伝達物質（セカンドメッセンジャー）として，2分子のGMPが環状に結合した構造をもつcyclic-di-GMPが，バイオフィルム形成を制御していることが発見され注目されている．

2.5　細菌の分子遺伝学（遺伝子の複製とその発現，発現調節）

2.5.1　細菌の遺伝子

一部のウイルス以外のすべての生物は，DNAを遺伝子（染色体）として保有している．DNAは，互いに逆向きの二本のヌクレオチド鎖で構成されており，対面するヌクレオチドの塩基同士（アデニンに対してはチミン，グアニンに対してはシトシン）が特異的に水素結合を形成し，**二重らせん構造**をとっている（図2.30）．

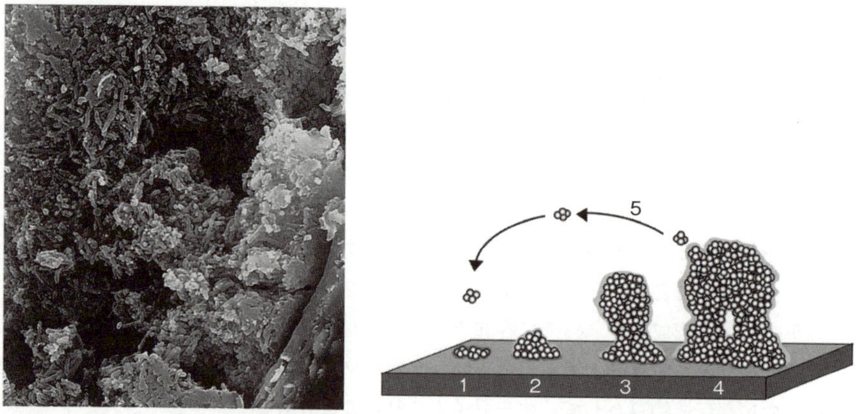

図2.29　緑膿菌 *Pseudomonas aeruginosa* の形成したバイオフィルムの電子顕微鏡写真とバイオフィルムの形成過程
1. 付着，2. 細胞外への多糖マトリックスの生産，3. バイオフィルム構造形成の初期，4. 成熟したバイオフィルム，5. バイオフィルムからの細菌の移動
（写真：日本化学療法学会雑誌 **51**, 426-430（2003），図：*International Microbiology* **9**, 21-28（2006））

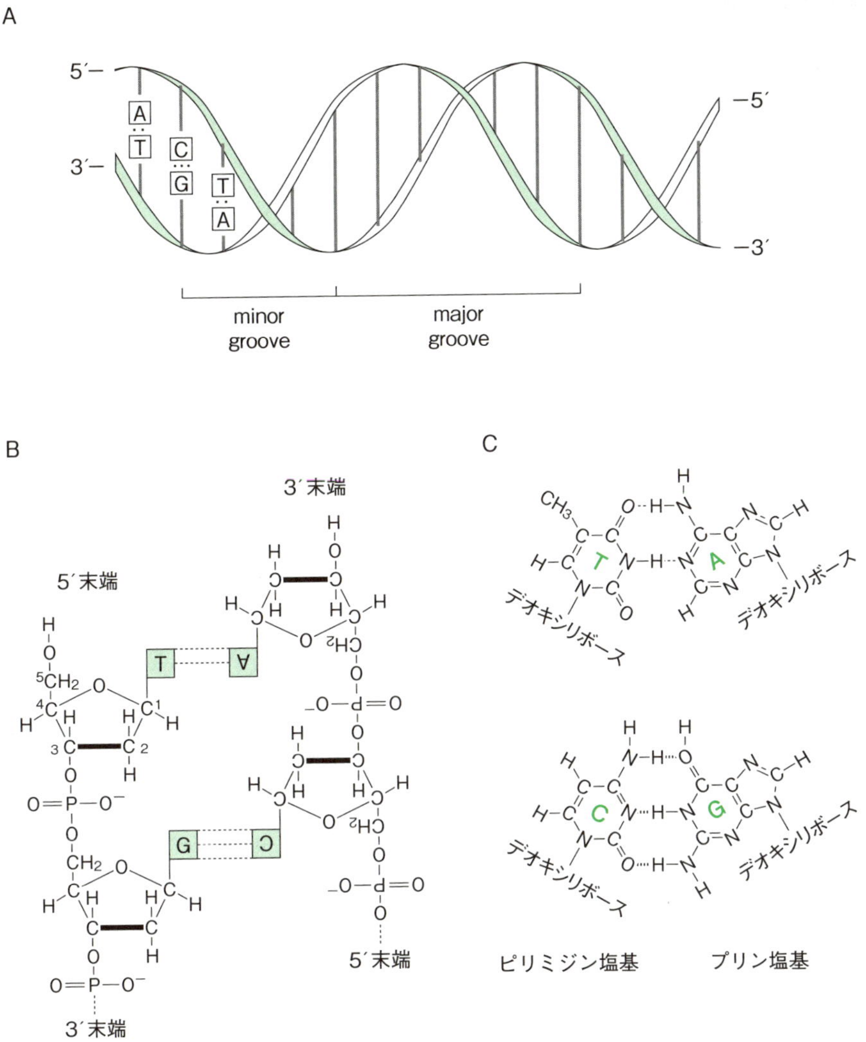

図 2.30　DNA の構造

A. (DNA の 2 重らせん構造の模式図) らせんの一巻きの長さは約 30Å で，10 塩基対で構成され，大きな溝 (major groove) と小さな溝 (minor groove) が交互に現れる．2 つの DNA 鎖の極性 (5′→ 3′) は逆向きである．

B. (DNA 鎖の分子構造) DNA の骨格は，デオキシリボースがホスホジエステル結合でつながったものである．この図では，5′末端にも 3′末端にも水酸基 (-OH) が付いている．

C. (塩基対の形成) 常にプリン塩基 (アデニン，グアニン) とピリミジン塩基 (チミン，シトシン) が塩基対を形成する．

1　細菌染色体の特徴と大きさ

真核生物の染色体は**直鎖状**であるが，多くの細菌の染色体は**環状**で真核生物の染色体より小さい．細菌によっては，コレラ菌や腸炎ビブリオなどのビブリオ属細菌のように複数の環状染色体を有しているものもある．また真核生物の染色体は，父方と母方に由来する染色体が対になっている．従って，真核生物は**二倍体**（デュプロイド duploid）であるのに対し，細菌は**一倍体**（ハプロイド haploid）である（表 2.4）

表 2.4　原核生物と真核生物の遺伝子構造の比較

	原核生物（細菌など）	真核生物
染色体構造	環状（ボレリア属菌や放線菌は線状）	直鎖状
染色体	一倍体	二倍体
核膜の存在	ない	ある
mRNA の特徴	エクソンのみ（スプライシングを受けない）	イントロンとエクソンがある（スプライシングを受ける）

表 2.5　代表的な細菌の染色体の大きさ

細菌名	染色体の大きさ
マイコプラズマ・ゲニタリウム	580 kbp
肺炎クラミジア	1.2 Mbp
黄色ブドウ球菌	2.8 Mbp
コレラ菌	3.0 Mbp
大腸菌	4.7 Mbp
緑膿菌	6.3 Mbp
ミクソコッカス・キサンタス	9.0 Mbp
ヒト	3 Gbp（3000 Mbp）

細菌の染色体の大きさは菌種により異なり，現時点で最小のものは約 580 kbp の染色体を持つマイコプラズマ・ゲニタリウム，最大のものは約 9 Mbp（1 Mbp は 1,000 kbp）の染色体をもつミクソコッカス・キサンタス（粘液細菌の一種）である（表 2.5）．

2　細菌染色体の高次構造

細菌の染色体は真核生物の染色体より小さいが，細胞の大きさに比べて巨大な分子である．大腸菌の場合，その染色体は 4.7 Mbp であり，長さにすると大腸菌細胞の長径より千倍以上になる．このようなことから，細菌の染色体は DNA の二重らせん構造がよじれて**スーパーコイル** supercoil を形成し，さらに**ヒストン**様の**塩基性タンパク質**が結合して**核様体** nucleoid となり，細胞内にコンパクトに収納されている．このような染色体の高次構造は，複製や転写が行われるときには解消されてリラックス型となる．この構造変換を促す酵素が **DNA ジャイレース**であり，キノロン系抗菌薬の作用点にもなっている（→ 第3編第3章，図 3.11）．

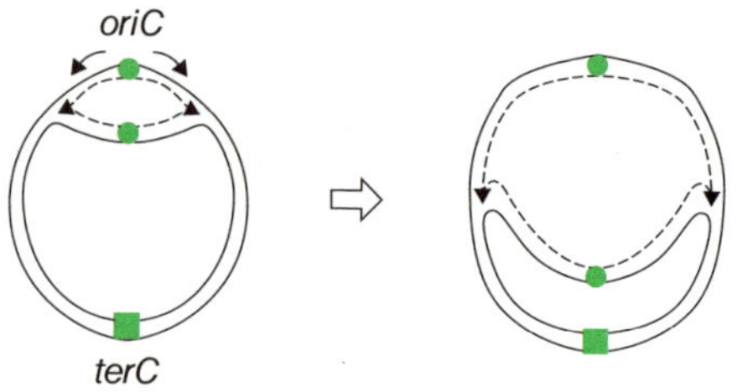

図 2.31　細菌染色体の複製様式

シータ（θ）型複製．矢印で示すように，複製は *oriC*（●）から2方向に進行し，*oriC* の対極に存在する *terC*（■）で終結する．▼は複製の進行点を，波線は新しく合成された DNA 鎖を表す．

2.5.2　染色体の複製

1　複製の様式

染色体 DNA の二本鎖は両方の鎖が鋳型となり，それぞれに相補的な娘鎖が合成される．半分の鎖が新しく合成されることから，**半保存的複製**と呼ばれている．環状の細菌染色体の複製では，*Ori* と呼ばれる部位が起点となり，半保存的複製が両方向に進行する．このため，複製途中にある細菌染色体は θ（シータ）字型を示すので **θ 型複製**と呼ばれる（図 2.31）．

2　複製の開始

染色体 DNA の複製の開始は，遺伝子上の特定の部位から進行する．大腸菌では，*OriC* と呼ばれる開始領域に **DnaA タンパク質**が結合することによって複製が始まる（図 2.32 ①）．DnaA タンパク質が染色体に結合すると DNA の構造はひずみ，② そのひずみ部位に**ヘリカーゼ**が結合する．ヘリカーゼが結合すると，その部位の DNA の二本鎖が開裂し，その開裂領域が広がると ③ **プライマーゼ**が結合する．プライマーゼは，DNA ポリメラーゼによる娘鎖 DNA の合成に必須なプライマー（RNA で構成）を合成する．④ その後，**DNA ポリメラーゼ**（DNA ポリメラーゼ III）がプライマーを認識し，娘鎖 DNA の合成を開始する．

3　複製の進行

DNA ポリメラーゼによる娘鎖 DNA の合成は，5′

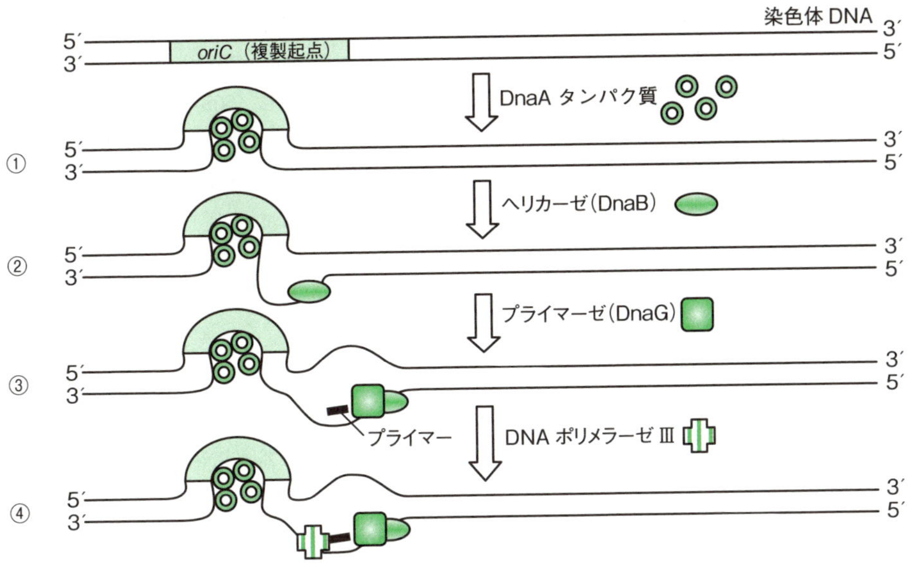

図 2.32　大腸菌における複製の開始

① 複製起点（*oriC*）に DnaA タンパク質が結合し，多量体を形成することによって DNA にひずみが生じる．② ヘリカーゼ（DnaB）がひずんだ DNA 部位に結合し，二本鎖の開裂を起こす．③ 開裂が進み一本鎖の DNA の領域が広がると，プライマーゼが結合してプライマー（RNA で構成）を合成する．④ DNA ポリメラーゼ III がプライマーを認識し，娘鎖 DNA 合成を起こす．

→3′ の一定方向にしか進まない．このため，一方の娘鎖 DNA の合成は連続的に進行するが，他方の DNA 鎖の合成は鋳型 DNA 鎖の開裂が起こるたびにプライマーが合成され，それに続いて DNA ポリメラーゼによる DNA 合成が進むため，不連続な DNA 断片として合成が進行する．この断片のことを**岡崎断片**（岡崎フラグメント）という．また，連続的に合成される前者の娘鎖 DNA を**リーディング鎖**といい，不連続に合成される後者の娘鎖 DNA を**ラギング鎖**という．娘鎖 DNA の合成は，リーディング鎖，ラギング鎖ともに同時に進行する．複製が行われている部位は，複製フォークと呼ばれる（図 2.33）．

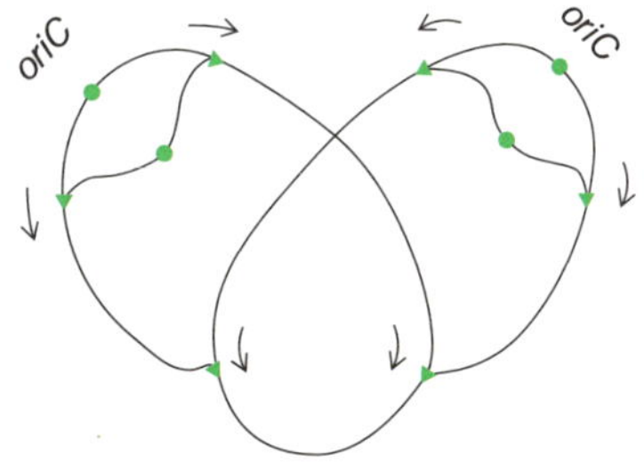

図 2.33　細菌染色体の多分岐複製

●は複製開始点を，▼は複製の進行点を示す．細菌の増殖速度が速い場合には，細胞分裂が起こる前に，次の複製が開始される．その結果，1つの細胞内に，最初の複製に由来する2つの複製進行点（複製フォーク replication fork）に加えて，2番目の複製に由来する4つの複製進行点が存在するようになる．

4　複製の終結

細菌の DNA 複製は *Ori* から双方向に進行するので，娘鎖の合成は複製開始点とは反対側で複製フォークがぶつかる形で終了する．この終了部位には，ヘリカーゼの活性を抑制するタンパク質が結合しているとされているが，その分子機構の詳細はまだ不明である．

2.5.3　遺伝子の発現

染色体には，生物が生きてゆく上で必要なタンパク質を合成するための情報が暗号化（コード）されている．細胞内でタンパク質を合成する際には，染色体 DNA を鋳型として**転写** transcription，**翻訳** translation

の過程を経る．転写はDNAを鋳型として**メッセンジャーRNA**（mRNA）を合成する過程であり，翻訳は合成されたmRNAにリボソームが結合し，そのリボソーム内にアミノ酸が結合した**トランスファーRNA**（tRNA）を導入してmRNAの配列に対応するアミノ酸を順次重合する過程である．

1　転　写

タンパク質をコードする遺伝子は，その上流にRNAポリメラーゼが結合する領域があり，その下流に構成アミノ酸を指定する領域と転写を終結させる領域が続いている．RNAポリメラーゼが結合する領域を**プロモーター** promoter，アミノ酸を指定する領域を**構造遺伝子** structure gene，転写を終結させる領域を**ターミネーター** terminater という．

細菌の遺伝子では，プロモーターはmRNA合成の開始点から10および35ヌクレオチド上流側に位置することから，それぞれ**−10領域**および**−35領域**と呼ばれている．RNAポリメラーゼは，これらの領域を認識して結合してmRNAの合成(転写)を開始する．mRNAのうち，構造遺伝子に対応する領域では隣り合う3つの構成ヌクレオチドの塩基配列がタンパク質を構成する1つのアミノ酸を指定している．その塩基配列を**コドン** codon という．RNAポリメラーゼは，鋳型DNAのターミネーター領域に到達すると解離し，mRNAの合成は終結する．

合成されるmRNAには，5′末端側に**リボソーム結合領域**（Shine-Dalgarno配列；SD配列）があり，その領域の下流に翻訳の起点となる**開始コドン**（細菌mRNAでは一般的にAUG）が続いている．

2　翻　訳

細菌のmRNAは**イントロン**が存在しないため，**スプライシング**を受けることが無く（表2.4），合成途中のmRNAのSD配列には転写途中でもリボソームが結合し，翻訳が同時進行する．細菌における翻訳は，SD配列に30Sおよび50Sリボソームサブユニットが結合した後（70Sリボソームとなる），開始コドンに対合する**ホルミルメチオニン**が結合したトランスファーRNA（fMet-tRNA）がリボソーム内に導入されて翻訳開始複合体が形成される（第3編　第3章図3.10）．その後，70SリボソームはmRNA上を5′→3′方向に移動し，50Sサブユニット内にコドンと対合する**アミノアシルtRNA**が順次導入される．t-RNAは部分的に二本鎖を形成し，全体としてクローバー葉状の構造をとっている（図2.34）．その中間の領域には**アンチコドン**があり，その部位がmRNAのコドンと特異的に対合する．またtRNAの3′末端はCCAであり，その先端にアンチコドンに対応するアミノ酸が結合してアミノアシルtRNAとなる．

リボソーム50Sサブユニットには，コドンと対合するアミノアシルt-RNAを導入するための空洞が2つある．それらの空洞は，**P（peptidyl）部位**，**A（aminoacyl）部位**と呼ばれている．P部位とA部位にアミノアシルtRNAが入ると，それぞれのtRNAの3′末端に結合しているアミノ酸の間でペプチド結合が形成されるとともに，P部位に入っていたtRNAとアミノ酸との結合が開裂する．アミノ酸が解離したP部位のtRNAは，**E（exit）部位**と呼ばれる空洞に一時的に移った後にリボソーム外へ出るため，P部位は空になる．その後，リボソームは次のコドンまで

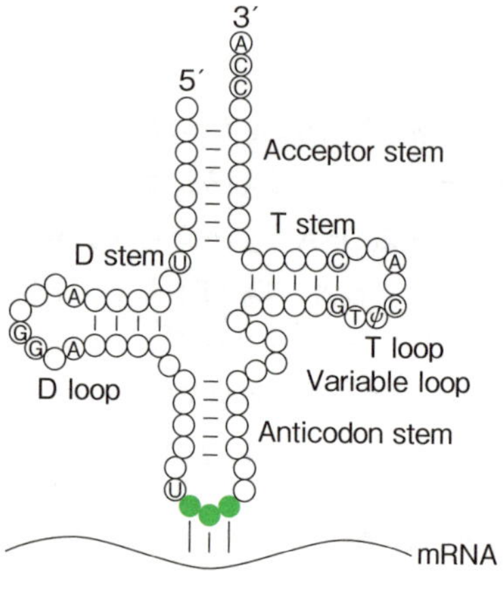

図2.34　tRNAの構造
一般的なtRNAの2次構造を示す．分子内対合によって4つの2重鎖部分（ステム stem）が形成され，クローバー葉様の2次構造をとり，さらに折りたたまれてL字型の3次構造をとる．3′末端にアミノ酸が結合する．アンチコドンは●で，○内の文字はtRNAの種類を問わずよく保存されている塩基を示す．また，シュードウリジン psuedouridine は ψ で示した．tRNA内の塩基は，しばしば修飾を受ける．

mRNA上を移動し，それに伴ってペプチドが結合しているA部位のtRNAはP部位へ移動する．そして空になったA部位に次のコドンに対合するアミノアシルtRNAが導入され，再びペプチド結合が形成される．このペプチド鎖の伸長反応は**終止コドン**が現れるまで繰り返され，目的とするタンパク質が合成される（図2.35）．

2.5.4　遺伝子発現の調節

細菌のような原核生物では，一連の代謝経路に関わる酵素をコードしている遺伝子が隣接し，それらの遺伝子群が共通のプロモーターの制御下におかれて発現調節されていることが多い．このような遺伝子群を**オペロン**という．オペロンでは，コードされているタンパク質の発現は特定の物質で制御される．その物質の存在によってオペロンにコードされるタンパク質の合成が起こる場合，その物質は**インデューサー** inducerと呼ばれ，インデューサーによって開始される遺伝子発現を**誘導** inductionという．このような反応は，細菌が様々な環境に適用して増殖する際に，必要に応じて適切な量のタンパク質を誘導するための巧みな調節機構といえる．誘導のしくみが詳細に研究されている例として，大腸菌でのβ-ガラクトシダーゼの産生があげられる．

1　ラクトースオペロン

大腸菌は，炭素源として二糖類であるラクトースのみしか存在しない環境でも，生育することが可能である．これは大腸菌が上記の環境におかれたとき，ラクトースオペロンにコードされている**β-ガラクトシダーゼ**遺伝子の発現が誘導され，産生されたβ-ガラクトシダーゼが菌体内に取り込まれたラクトースをエネルギー産生に利用可能なグルコースとガラクトースに加水分解するからである．β-ガラクトシダーゼは，副反応としてラクトースから**アロラクトース**へのトランスグリコシル化反応も起こし，生成したアロラクトースがラクトースオペロンのインデューサーとして働いている（図2.36）．

ラクトースオペロンの発現調節は，オペロン上流の***lacI***遺伝子から恒常的に合成される**リプレッサー**（抑制因子）がオペレーター領域に結合するか否かに関係している．

リプレッサーはインデューサーが存在しないとき，オペロンのオペレーター領域に結合する．その結果，転写のためのRNAポリメラーゼは，オペレーターに結合しているリプレッサーが障害となってプロモーターに結合できず，転写が進行しない．しかし，ラクトースを炭素源として利用する環境になり，インデューサーが生じると，インデューサーはリプレッ

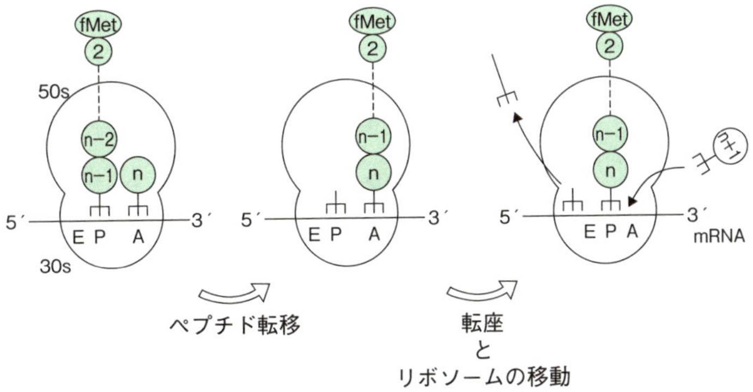

図2.35　翻訳（タンパク質合成）の進行

1番目のアミノ酸（ホルミル化メチオニン，fMet）からn−1番目までが合成されたポリペプチドにn番目のアミノ酸が付加され，次（n+1番目）のアミノ酸が付加サイクルの重尾ができるまでの過程を示した．終止コドンが現れるまで，このようなサイクルが繰り返される．E；exit site，P；peptidyl site，A；aminoacyl site

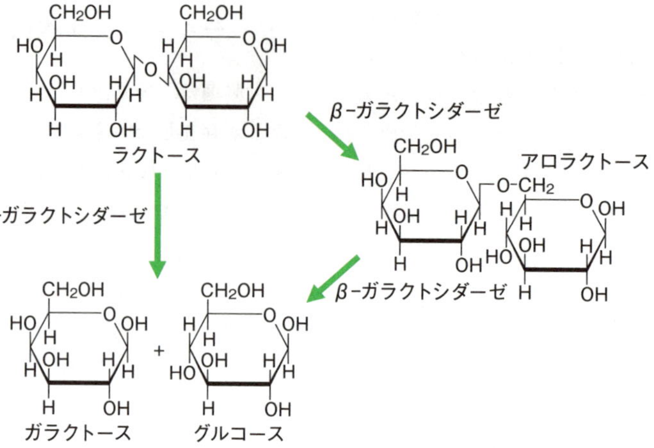

図 2.36　β-ガラクトシダーゼが触媒する反応

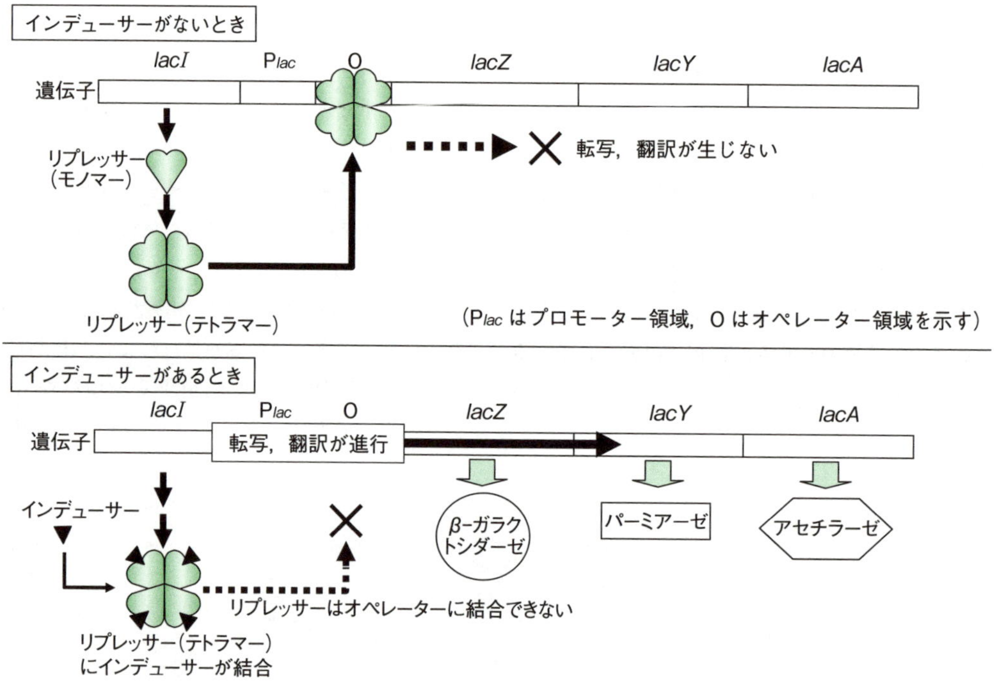

図 2.37　大腸菌ラクトースオペロン

lacI 遺伝子の遺伝子産物であるリプレッサーの 4 量体（テトラマー）は，インデューサー非存在下で遺伝子のオペレーター（O）部位に結合する．リプレッサーがオペレーターに結合すると，転写・翻訳が進行せず，オペロンの遺伝子産物は合成されない．インデューサー存在下では，インデューサーがリプレッサーに結合して構造が変化し，リプレッサーはオペレーターに結合できなくなる．その結果，オペロンの遺伝子群が発現する．

サーに結合し，リプレッサーは構造変換を起こしてもはやオペレーターに結合できなくなる．その結果，転写が著しく進行してオペロンにコードされる 3 つの遺伝子 *lacZ*，*lacY*，および *lacA* が発現する．これら 3 つの遺伝子は，それぞれ β- ガラクトシダーゼ，**パーミアーゼ**，**トランスアセチラーゼ**をコードしている．

トランスアセチラーゼの詳細な機能は不明であるが，パーミアーゼはラクトースの大腸菌への取り込みを促進する輸送タンパク質であり，β- ガラクトシダーゼとともに産生されることによって，大腸菌でのラクトース利用能が飛躍的に高まる（図 2.37）.

2　ラクトースオペロン発現に対するカタボライト抑制

大腸菌においてラクトースオペロンが誘導される条件は，炭素源としてラクトースが存在するがグルコースは存在しないときに限られている．逆にグルコースが存在する場合には，たとえ生育環境にラクトースが存在してもラクトースオペロンは誘導されない．これは，グルコースがラクトースオペロンの遺伝子発現をさらに制御しているためである．このようなグルコースによる遺伝子発現抑制のことを**カタボライト抑制** catabolite repression という．このような制御が起こるのは，ラクトースオペロンのプロモーター領域にはRNA ポリメラーゼの結合部位の他に，カタボライト抑制に関わる**カタボライト活性化タンパク質** catabolite activator protein（CAP）の結合部位が存在するためである.

CAP がプロモーターの CAP 結合部位に結合するためには，cAMP との複合体を形成する必要がある．大腸菌細胞内での cAMP 濃度は，グルコースが存在しないときに“飢餓状態”を示す情報伝達分子として上昇する．このため，グルコースが存在しない環境下では CAP は cAMP と複合体を高頻度に形成するようになる．一方，ラクトースオペロンのプロモーターに RNA ポリメラーゼが結合するのは，CAP-cAMP 複合体が CAP 結合部位に結合しているときに限られており，CAP-cAMP 複合体は，ラクトースオペロンにおける一種の**転写活性化因子（エンハンサー）**として機能している（図 2.38）.

このような分子機構が存在することにより，大腸菌では必要な炭素源（ラクトース）を必要なとき（グル

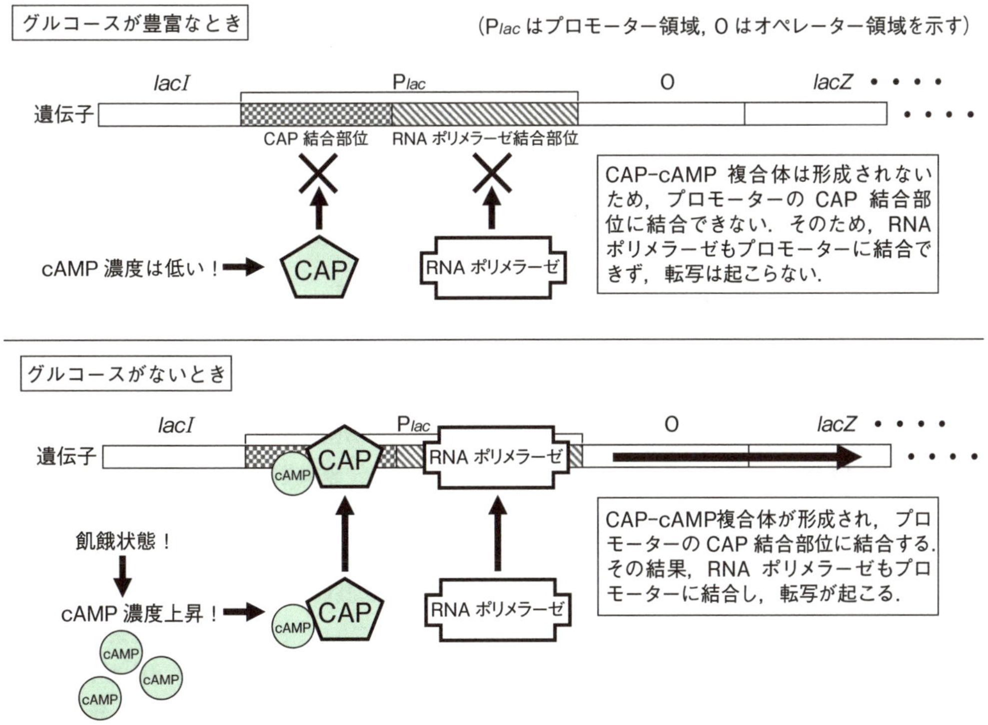

図 2.38　ラクトースオペロンにおけるカタボライト抑制

コースが存在しない状態のとき）にのみ有効に利用するよう制御されている．CAP による転写活性の調節は，**正の遺伝子発現調節** positive gene regulation の典型的な例である．

2.6 ゲノム変化と遺伝子の水平伝達

2.6.1 遺伝的組替え

生物は，遺伝子の再編成により進化に必要な多様性を獲得してきた．このゲノムの変化に重要な役割を担っているのが，**遺伝的組換え** genetic recombination である．遺伝的組換えとは，異なる2つの個体からの DNA の塩基配列間で，DNA の切断と再結合が起こり，他の DNA 分子の一部が混ざり，新たな遺伝形質を獲得することである．

同一あるいはよく似た塩基配列，すなわち相同配列をもった DNA 間での組換えは**相同的組換え** homologous recombination または普遍的組換えと呼ばれる．細菌の接合（→ p. 57）など，様々な経路でもち込まれた DNA が染色体に組み込まれる過程は相同的組換えによる．特定の DNA 塩基配列を認識する組換え酵素 site-specific recombinase が DNA 鎖をつなぎ替える反応を**部位特異的組換え** site-specific recombination と呼ぶ．細菌に感染するファージのうち，λ ファージに代表されるテンペレートファージ temperate phage（→ p. 60）の DNA は宿主染色体の特定の部位に組み込まれる．

2.6.2 変異と修復

1 突然変異の種類とその分子機構

遺伝子の DNA 塩基配列に変化が起こり，細菌の形態，栄養要求性や薬剤耐性など性状に変化が生じることを**突然変異**（または**変異**）mutation と呼ぶ．突然変異により，複製や転写が止まり，細胞は死滅することが多いが，この変化が細菌にとって有利なものであれば，娘細胞に伝達され，安定な遺伝形質になる．変異を起こした株を変異株 mutant，変異前の株を野生株 wild type という．

変異には1つの塩基が他の塩基に置換される**点変異** point mutation，DNA に塩基が付加される**挿入変異** insertion mutation，DNA から塩基が欠損する**欠失変異** deletion mutation がある．点変異の場合は，元の塩基に戻るという**復帰変異** back mutation が起こることがある．

塩基置換で点変異が起こるとコドンが変化する．タンパク質をコードする領域内で点変異が起こった場合，コドンが変化してもアミノ酸が変わらない場合は**サイレント** silent **変異**，変異によりアミノ酸が変わり，異なった性質のタンパク質ができる場合を**ミスセンス** missense **変異**という．塩基置換で停止コドンが出現し，タンパク質合成が止まる場合は，**ナンセンス** nonsense **変異**といい，遺伝子が増殖に必須なタンパク質をコードしていれば菌は生育できなくなる．挿入や欠失変異の場合には，遺伝子の読み枠（フレーム）が変わり，変異箇所より下流のアミノ酸配列が完全に変わる．これを**フレームシフト** frame shift **変異**という．（図 2.39）

突然変異には，この他にもトランスポゾン（→ p. 54）などの転移性遺伝因子による転移，逆位，欠損など，染色体上で大規模な遺伝子の変化を伴う場合もある．

2 変異原

DNA の複製に伴い，突然変異は必ず出現する．これを**自然突然変異** spontaneous mutation と呼び，発生率は一回の DNA 複製につき，10^{-7}～10^{-11} 程度とされる．一方，変異を誘導する**変異原** mutagen を用いると，変異の発生率は大幅に上昇する．これを**誘発突然変異** induced mutation と呼ぶ．変異原となる化学物質には，亜硝酸塩，アルキル化剤（塩基のアルキル化），DNA 塩基アナログ，塩基合成阻害薬などがある．物理的な変異原となる電離放射線（高エネルギーの電磁波である X 線，γ 線など）は，DNA 鎖を切断する．また紫外線によって，DNA 中のピリミジン塩基（特にチミン）どうしが共有結合し二量体を形成し，複製や転写が停止する．変異原には発癌性をもつものが多い．

3　変異原試験

化学物質の変異原性を評価する方法の1つに，**エイムス試験** Ames test がある．Bruce N. Ames により開発され物質の変異原性を評価するためのバイオアッセイ試験法である．ヒスチジン合成に関わる遺伝子に突然変異が起こり，ヒスチジン要求株（*his*⁻）となったネズミチフス菌 TA98 株や TA100 株等を用いる．*his*⁻ 株はヒスチジン非存在下では生育不能であるが，菌と化学物質を一緒に培養して復帰変異がおこればヒスチジン非要求性（*his*⁺）になり，ヒスチジン非存在下の培地上でも生育可能となる．また，一部の変異原性物質はそれ自体には変異原性がないが，生体内で代謝されて初めて変異原性物質となることが知られている．ベンズピレンはその代表例である．これを検出するためにエイムス試験では，ラットの肝臓ホモジネートを遠心（9,000 g）した上清に補酵素を加えた S9mix を用いる．この方法により，代謝活性を必要とする多くの物質が変異原性を示すようになった．TA98 株や TA100 株等では，細胞壁のリポ多糖類合成系に関わる遺伝子を欠損しており疎水性物質の膜透過性が高い，ヌクレオチド除去修復に関わる遺伝子が欠損し DNA 損傷部位の除去修復ができない，突然変異の頻度を高めるプラスミドを保有しているなど，化学物質による遺伝子の変異を受けやすくする改良がなされており，突然変異の検出頻度を上げている．変異原性物質は発がん性物質（イニシエーター）でもあるものが多いため，発がん性物質のスクリーニングに使用される．ただし，変異原性＝発がん性ではないので，変異原性が認められた場合は，さらに動物に投与するなどして，発がん性の有無を検証しなくてはならない．エイムス試験には，プレインキュベーション法とプレート法があるが，一般的に用いられるプレインキュベーション法を図 2.40 に示す．

4　遺伝子の修復

DNA は突然変異の危険性に常にさらされているが，細胞には変異でできた DNA の傷（DNA 損傷）を修復する機構（**DNA 修復機構**）が存在する．代表的な修復機構として次の4つがあげられる．

① 直接修復系　DNA 損傷を直接元に戻す機構を言う．紫外線によるチミン二量体を可視光存在下で光回復酵素 photolyase が切断して元に戻す**光回復**がある．また，アルキル化損傷した塩基からアルキル基を除去する機構がある．

② 除去修復　損傷部位の塩基を除去し，正しい DNA 鎖に修復する機構のことである．DNA 複製の際に，

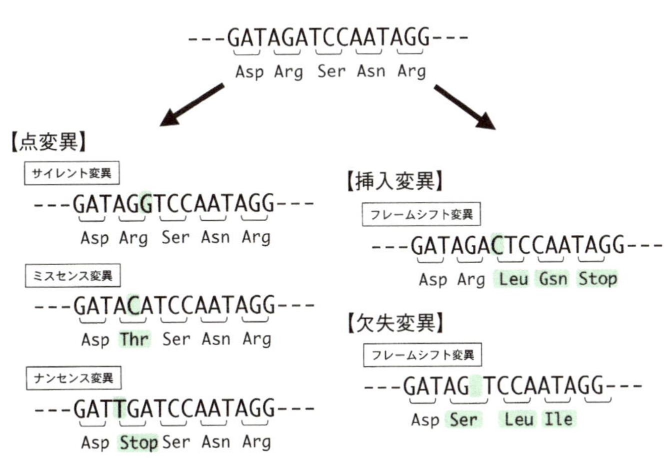

図 2.39　変異による遺伝子の変化

誤った塩基の取り込みによりできる不対合塩基の修復を**ミスマッチ修復**という．メチル化率の低い新生DNA鎖を認識し，不対合塩基を含む一本鎖DNA断片を取り除いて，正しい塩基をもつDNA鎖に修復する．損傷部分の複数の塩基を除去する**ヌクレオチド除去修復**と一塩基を修復する**塩基除去修飾**がある．

③ 組換え修復　二本鎖DNAの組換え反応を介して修復する．組換え酵素であるRecAによる相同組換えが関与する．

④ SOS修飾　大腸菌において，高度なDNA損傷が起こるとDNA複製が阻害される．これが引き金となり，SOS遺伝子群の発現が誘導される．この反応をSOS応答と呼ぶ．SOS遺伝子群は修復系酵素を多く含むことから，高い修復機能を持ち，DNA二本鎖の切断のような大きな損傷でも修復可能となる．一方，DNA複製も同時に行われることから，修復中に高頻度で変異が入る．DNA複製阻害薬のキノロン系抗菌薬を処理することによってもSOS**修復**が誘導される．

2.6.3　トランスポゾン

DNA上のある部位から相同性のない他の部位に移動する能力をもった一群の可動性遺伝因子mobile genetic elementを**トランスポゾン**transposonと総称

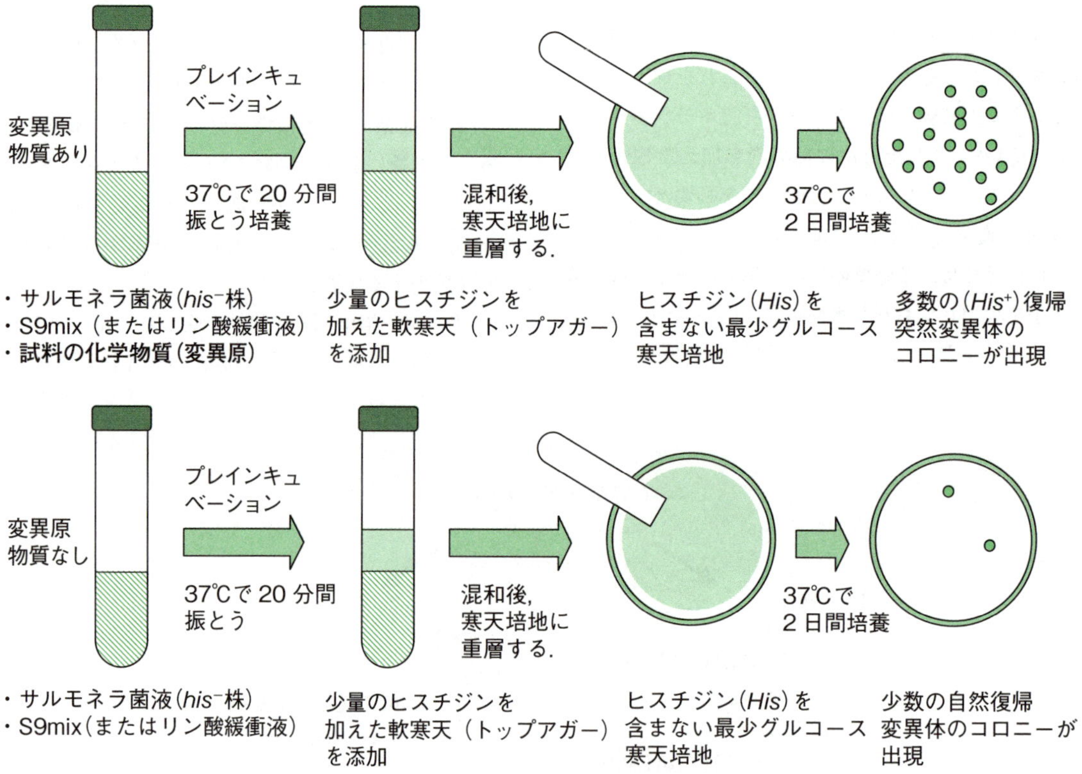

図2.40　エイムス試験（プレインキュベーション法）

エイムス試験に用いられる*Salmonella enterica* serovar Typhimurium（*Salmonella* Typhimurium）TA98株は*his*D遺伝子の中のCCCが1塩基対欠損しCCとなってフレームシフトを起こしていることからフレームシフト変異を検出できる．また，TA100株は*his*G遺伝子のCTCがCCCに一塩基置換していることから塩基対置換変異を検出できる．その他にもフレームシフト型変異の検出系としてTA1513，TA1537，TA97が，塩基置換型変異の検出系としてTA1535，TA102などがある．

する．トランスポゾンは，自身がコードする転移酵素（トランスポザーゼ transposase）により，ゲノム，プラスミド，ファージ上の様々な部位に移動することができ，遺伝的多様性を生み出す一因となっている

トランスポゾンに共通する構造は，DNA配列の末端に20〜40塩基の逆向き反復配列（inverted repeat:IR）と内部に転移に必要なトランスポザーゼをもつことである．最小のトランスポゾン（700〜1500 bp）は**挿入配列**（insertion sequence：**IS**）と呼ばれ，両端に逆向き反復配列とその内側に転移に必要なトランスポザーゼ遺伝子 *tnp*A のみをもつ．2〜10 kbp の長さをもつ大きなトランスポゾン Tn は，転移酵素以外にも抗菌薬耐性や毒素に関わるさまざまな遺伝情報をコードしており，複合型トランスポゾンともいう．Tn には，非複製型（切り貼り型）転移を行うタイプと，内部に解離酵素（リゾルベース）遺伝子 *ruv*C をもち，自身のコピーを残す複製型転移を行うタイプの二通りがある．図2.41に大腸菌の主なトランスポゾンの構造を示す．

トランスポゾンの発見

バーバラ・マクリントック（B. Mclintock）は1983年トランスポゾンの発見の功績でノーベル生理学・医学賞を受賞した．彼女はトウモロコシの葉や実に見られる斑点，斑入り現象を解明する過程で動く遺伝子（トランスポゾン）を見出し，1951年発表した．トランスポゾンこそ生物の多様性を説明できる遺伝現象であると彼女は考えた．しかし，遺伝子は容易には変化しないものであるという考えが主流の時代には，この概念を支持する研究者はほとんどいなかった．1967年，ジェームス・シャピロ（J. Shapiro）により大腸菌でトランスポゾンが発見されたことをきっかけに，さまざまな生物の中に動く遺伝子が存在することが見出された．やっと時代がマクリントックに追いつき，発見から30年を経て，ノーベル賞受賞となった．彼女の業績はノーベル委員会において「現代の遺伝学の中で最も偉大な2つの発見の中の1つ」と評価されている．もう1つの発見とはもちろんワトソンとクリックのDNA二重らせん構造である．

2.6.4　プラスミド

細菌の細胞質内において染色体とは独立して自立複製し，安定に遺伝することができる二本鎖環状DNAを**プラスミド** plasmid という．プラスミドには生存に

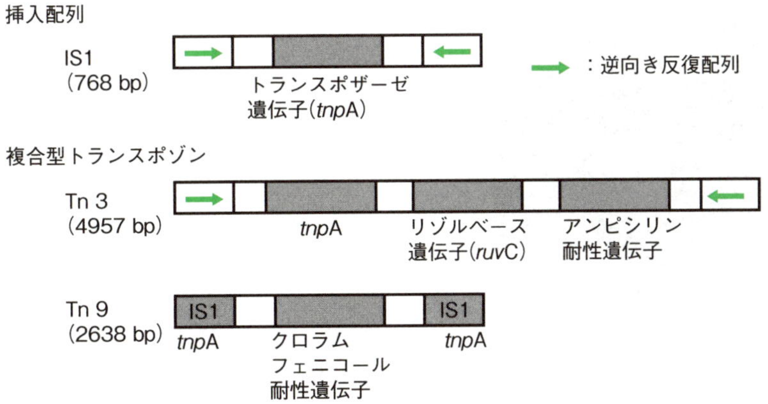

図2.41　主な大腸菌のトランスポゾンの構造

必須の遺伝子は存在しないが，生存に有利な遺伝子を保有する．細胞あたりのプラスミドの数はコピー数と呼ばれ，少ないプラスミドを低コピー，多いプラスミドを高コピーといい，プラスミドが大きいほどコピー数は少なくなる．またプラスミドの特性として，1つの細菌細胞内に異種のプラスミドは共存できるが，同種のプラスミドは共存できず，一方が排除されるという**不和合性**を示す．細菌に存在するプラスミドには，接合と遺伝子導入に関わる**Fプラスミド**，薬剤耐性を付与する**Rプラスミド**，病原因子を与える病原性プラスミドなどが存在する．

①Fプラスミド（F因子）　稔性（または性）を示すfertilityから命名された．大腸菌の接合とDNA組換えに関与する接合性プラスミドである．大型のプラスミドで，複製開始点*ori*，接合伝達に必要な*tra*遺伝子群および組換えに関する領域（TnやIS）をもつ．

②Rプラスミド（R因子）　**薬剤耐性因子**drug resistance factorとも呼ばれ，多剤耐性赤痢菌から日本の研究者により発見された．多くは複数の耐性遺伝子をもつことから多剤耐性プラスミドと呼ばれる．接合伝達能をもつ大型の伝達性Rプラスミドは Fプラスミドと同様の領域に加え，トランスポゾンTn上に薬剤耐性遺伝子をもつ．小型のRプラスミドのほとんどは非伝達性である．図2.42に赤痢菌から発見されたNR1の構造を示す．NR1は，Fプラスミドに必要な因子に加え，トランスポゾン上に多くの薬剤耐性遺伝子を保有する伝達性のRプラスミドである．

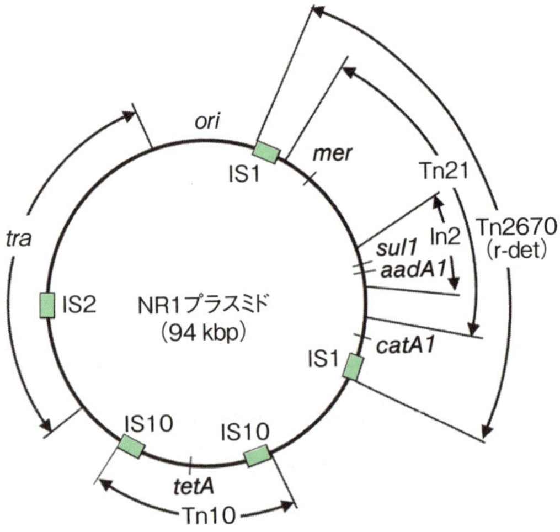

図2.42　多剤耐性プラスミド（NR1）の構造
NR1は赤痢菌由来のプラスミドで，複製と接合伝達に必要な遺伝子群に加えて，Tn10とTn2670という2つのトランスポゾンが存在し，そこにテトラサイクリン耐性（*tetA*），クロラムフェニコール耐性（*catA1*），ストレプトマイシン耐性（*aadA1*），サルファ剤耐性（*sul1*），水銀耐性（*mer*）の遺伝子がコードされている．

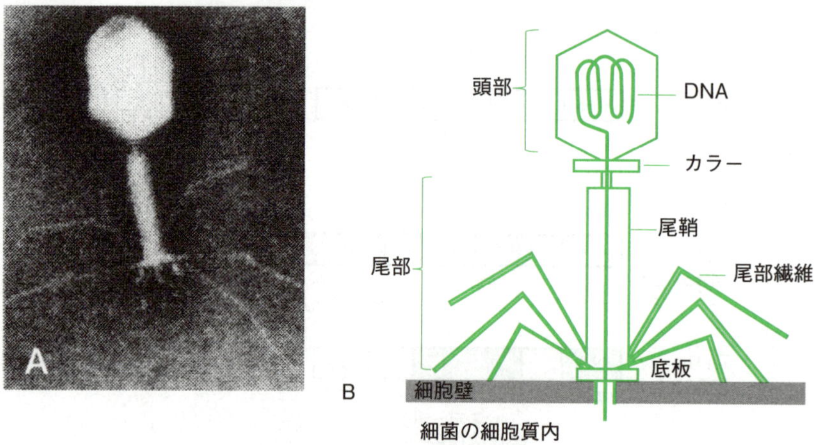

図2.43　代表的なファージの構造
A．T4ファージの電子顕微鏡像，B．大腸菌に感染したT4ファージの模式図．

2.6.5　バクテリオファージ(ファージ)

「細菌を食べ尽くすもの」という意味をもつ**バクテリオファージ** bacteriophage（単にファージ）は，細菌に感染するウイルスである．大部分のファージは，遺伝子が収納された頭部 head と細菌への付着やファージ DNA の宿主細胞内への注入に関与する尾部 tail からなるが，頭部だけのものや繊維状のものもある（図 2.43）．ファージは遺伝子の水平伝達の1つである形質導入を行う際，遺伝子を運ぶ入れ物として重要である．増殖様式の違いから，**ビルレントファージ** virulent phage と**テンペレートファージ** temperate phage に分けられる．

細菌にファージが感染すると宿主内で増殖し，子孫のファージ粒子を作る．溶菌により子孫ファージを放出し，細菌を死滅させる．これを**溶菌サイクル**と呼び，溶菌サイクルによってのみ増殖するファージをビルレントファージという．大腸菌のT系ファージ（T1〜T7)が有名である．一方，テンペレートファージでは，溶菌を起こさず，ファージ DNA が宿主染色体に組み込まれて安定化した状態で存在する**溶原化**を起こす．代表的なものに，ラムダ（λ）ファージがある．図 2.44 に示すように，λファージでは，インテグラーゼの働きにより，環状化したファージ DNA 上の特定部位（*att*P）と宿主染色体上の特定の付着部位（*att*B）の相同的な配列間で，組換えが起こり，ファージ DNA が宿主の染色体に挿入されて**プロファージ** prophage となる．プロファージは娘細胞に安定して受け継がれる．しかし，紫外線照射などによる宿主 DNA の損傷が起こると，これに誘発されて，ファージ遺伝子が発現する．宿主染色体からファージ DNA が切り出され，自己複製と増殖が始まり，溶菌サイクルへと移行する．この現象を**誘発** induction と呼ぶ（図 2.45)．

2.6.6　細菌遺伝子の水平伝達

細菌は外部環境の変化を受けやすく，常に新しい遺伝形質を得て，環境に適応してきた．抗菌薬の発見と臨床応用に伴う薬剤耐性菌の出現と拡大は，薬剤耐性遺伝子を得た細菌が抗菌薬の選択圧により広がった結果である．新しい遺伝形質の獲得には，遺伝子の突然変異の他，遺伝子の**水平伝達** horizontal transfer がある．水平伝達により，種を超えて外来性遺伝子獲得が可能となり，細菌の多様性を生み出している．細菌における遺伝子の水平伝達には，**接合伝達**，**形質転換**と**形質導入**の3つがある．

1　接合伝達

1947 年，Leaderberg と Tatum は2種類の異なる栄養要求性の大腸菌を混合し培養すると，それぞれの栄養要求性を相補する形で該当する栄養のない培地でも生育できる野生株が高い確率で出現することを見出した．さまざまな研究結果から，彼らは2種類の菌が接合して遺伝子の交換を行ったものと結論した．菌と菌の接合による DNA の移行を**接合伝達** conjugation といい，接合伝達性プラスミド（**F プラスミド**）によって行われる．F プラスミドをもつ菌（供与菌，F^+菌）

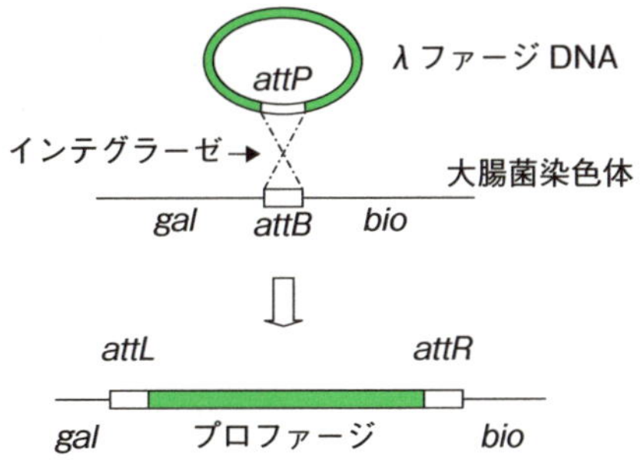

図 2.44　インテグラーゼによるλファージ DNA の染色体への組込み
*att*B は大腸菌染色体上の *gal* オペロンと *bio* オペロンの間にある．

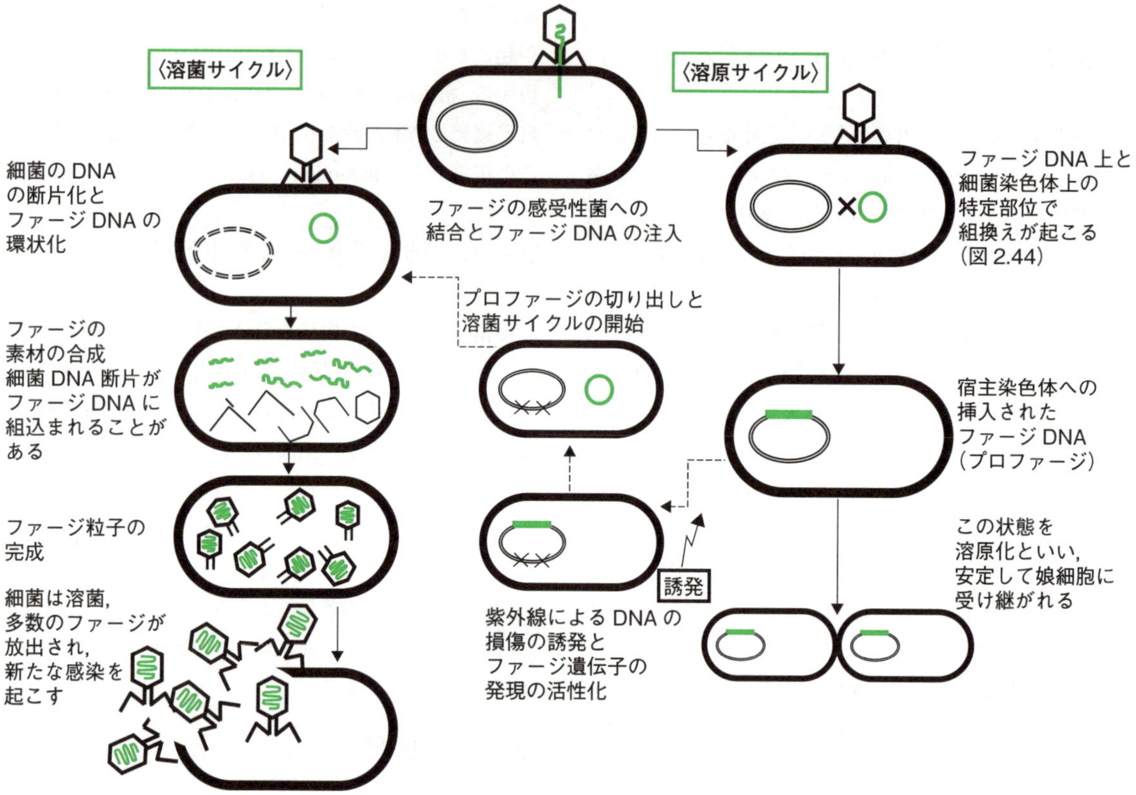

図2.45　テンペレートファージの溶菌サイクルと溶原サイクル

は，プラスミド上の*tra*オペロンの働きで**性線毛** sex pili を作る．F^+菌はFプラスミドをもたない菌（受容菌，F^-菌）と性線毛を媒介として接合を起こす．（図2.46）

接合を起こすと，F^+菌のプラスミドDNAの一本鎖だけが，性線毛内を通ってF^-菌へ移動する．移動しながら複製が進み，F^-菌中に完全なプラスミドが形成され，F^-菌はF^+菌に変わる．F^+菌に残った1本鎖のプラスミドDNAも相補鎖を合成することにより完全なプラスミドに戻る．この結果，同じプラスミドをもった2個のF^+菌が生ずることになる．接合伝達は，同じ菌種間だけでなく，大腸菌と緑膿菌のような異なる菌種間でも起こる．

伝達性のRプラスミドも同様に接合伝達をするが，この場合は種を超えて薬剤耐性遺伝子を伝達することになる．

Fプラスミドの特徴として，プラスミド全体が宿主

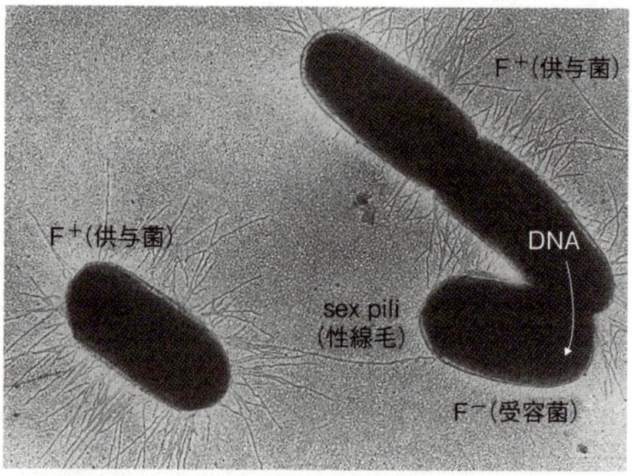

図2.46　Fプラスミドをもつ菌ともたない菌の接合

F^+菌と接合しているF^-菌に対して，他のF^+菌からも性線毛が伸びている．F^+菌とF^-菌を区別するために，F^-菌として，タイプI線毛（性線毛に比べて短い）をつくらない変異株を使用している．

（医科細菌学 第3版, p. 70, 図4-12, 南江堂を一部変更して引用）

細菌の染色体に組込まれることがある．この状態の大腸菌を **Hfr**（high frequency of recombination，高頻度組換え）菌と呼ぶ．Hfr 菌と F^- 菌が接合すると，染色体 DNA も F^- 菌に移行する．F^- 菌に移行した一本鎖 DNA も，Hfr 菌内に残った染色体も，相補鎖が合成されて完全な二本鎖 DNA に戻ることになる．しかし実際には，大腸菌の場合には染色体 DNA の移動に約 100 分かかることから，染色体の一部分しか移行されない．F^- 菌内に入った Hfr 菌の染色体 DNA の一部は直線状の二本鎖となり，F^- 菌染色体の相同部分と高頻度で組換えを起こし，Hfr 菌の遺伝子の一部が F^- 菌に移行する．また，Hfr 菌内では，染色体に組込まれた F プラスミドが染色体から離れる際に，近傍の染色体 DNA の一部が取り込まれて切り出されることがある．こうして生じたプラスミドは **F′**（F プライム）**因子**と呼ばれ，それ自身も伝達性をもつ（図 2.47）．

2　形質転換

形質転換 transformation とは，細菌が周囲にあるむき出しの DNA 分子を細胞内に取り込み，組換えによってその DNA がゲノムに組込まれることで，形質が変化することをいう．1928 年 Griffith は，肺炎球菌を用いて行った実験で，死んだ菌のもつ何か（1944 年 Avery が DNA であることを証明した）が他の菌の遺伝形質を変化させる現象を見出し，これを形質転換と名付けた（図 2.48）．形質転換は肺炎レンサ球菌以外にも，淋菌，ヘリコバクター・ピロリ，インフルエンザ桿菌や枯草菌でもみられる現象である．一方，ほとんどの菌はそのままでは DNA を取り込むことはできない．大腸菌では，高濃度の Ca^{2+} で処理をして DNA を受け入れやすくなった**コンピテントセル** competent cell を作製したり，電気的な処理（エレク

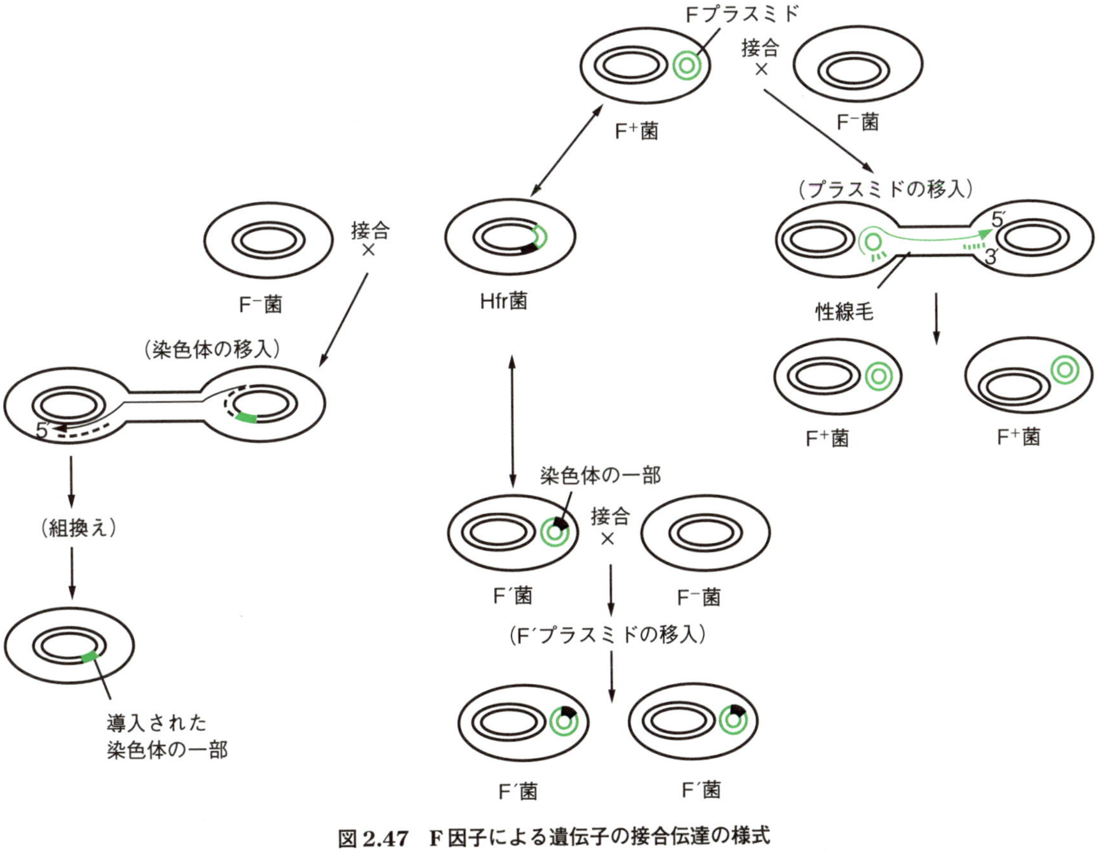

図 2.47　F 因子による遺伝子の接合伝達の様式
（シンプル微生物学 改訂第 4 版，p. 34，図 2-21，南江堂を一部改変）

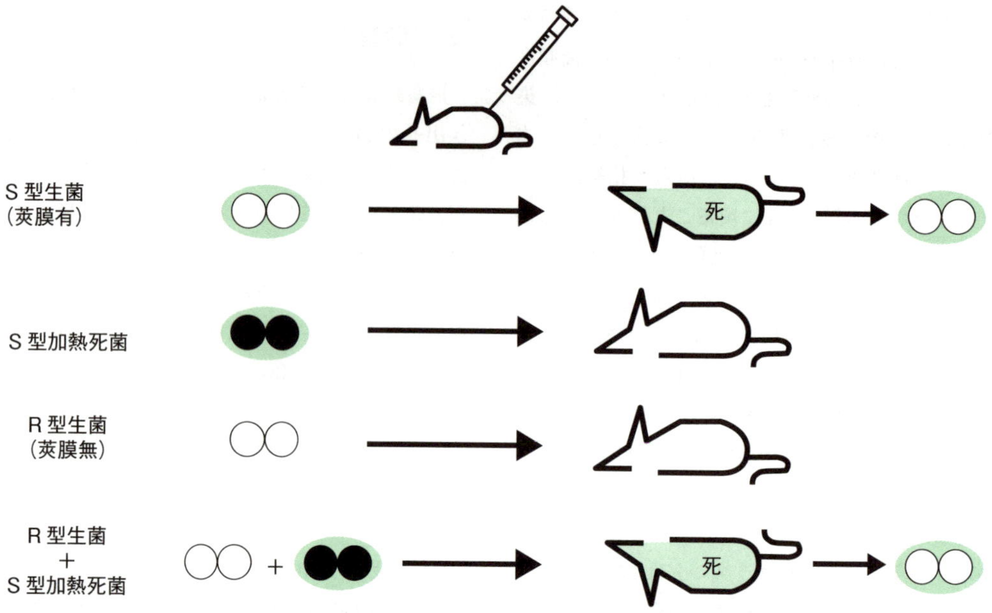

図 2.48　Griffith による肺炎レンサ球菌における形質転換実験
Rough 型（R 型）は莢膜合成能がないため病原性をもたない無毒株であり，表面が荒れた rough コロニーを作る．Smooth 型（S 型）は莢膜合成能がある強毒株であり，表面が滑らかな smooth コロニーを作る．R 型生菌と S 型加熱死菌を別々にマウスに接種してもマウスは死なないが，混合して接種すると S 型生菌と同様にマウスは死亡し，さらにその体内から S 型の生菌が検出された．S 型の加熱死菌の何かが R 型菌に取り込まれ，R 型から S 型に形質転換が起こったことが示された．

トロポレーション electroporation）によって，人工的に形質転換させる．コンピテントセルを用いた形質転換による組換え DNA 技術は，分子生物学の実験手法として，研究の進展に大きく貢献してきた．

3　形質導入

細菌の染色体の一部の DNA がファージを介して他の細菌に伝達される現象を，形質導入と呼ぶ．**普遍形質導入** generalized transduction と**特殊形質導入** specialized transduction の 2 つがある（図 2.49）．

感染したファージが子孫ファージを作る際に，細菌（供与菌）染色体の遺伝子を含む DNA 断片を取り込むことがある．この子孫ファージが別の細菌（受容菌）に感染すると，ファージ DNA は受容菌の相同的なゲノム DNA と組換えを起こし，受容菌に新たな形質を付与することになる．供与菌のどの遺伝子にも起こる可能性があることから，**普遍形質導入**と呼ばれる．

一方，λ ファージは感染後，プロファージとして細菌のゲノムの特定の場所に組込まれている．誘発により，ファージ DNA が染色体から切り出される際に，隣接する細菌の遺伝子も一緒に切り出され，ファージ粒子に取り込まれることがある．λ ファージは染色体上のガラクトース代謝に関わる *gal* オペロンとビオチン合成に関わる *bio* オペロンにはさまれた *att*B の部位に溶原化していることから，切り出しの際には，どちらかの側の遺伝子を持つことになる．このように，ファージを介して特定の遺伝子のみを導入することを**特殊形質導入**と呼ぶ．

特定の遺伝子をもったテンペレートファージの感染によって，宿主菌に新しい遺伝形質が与えられる現象を**ファージ変換** phage conversion という．ファージ変換はファージのもつ遺伝子により起こるものをいう．腸管出血性大腸菌のベロ毒素，ジフテリア毒素，ボツリヌス毒素，黄色ブドウ球菌の白血球毒素などの多くの毒素遺伝子はファージ変換により獲得したものである．

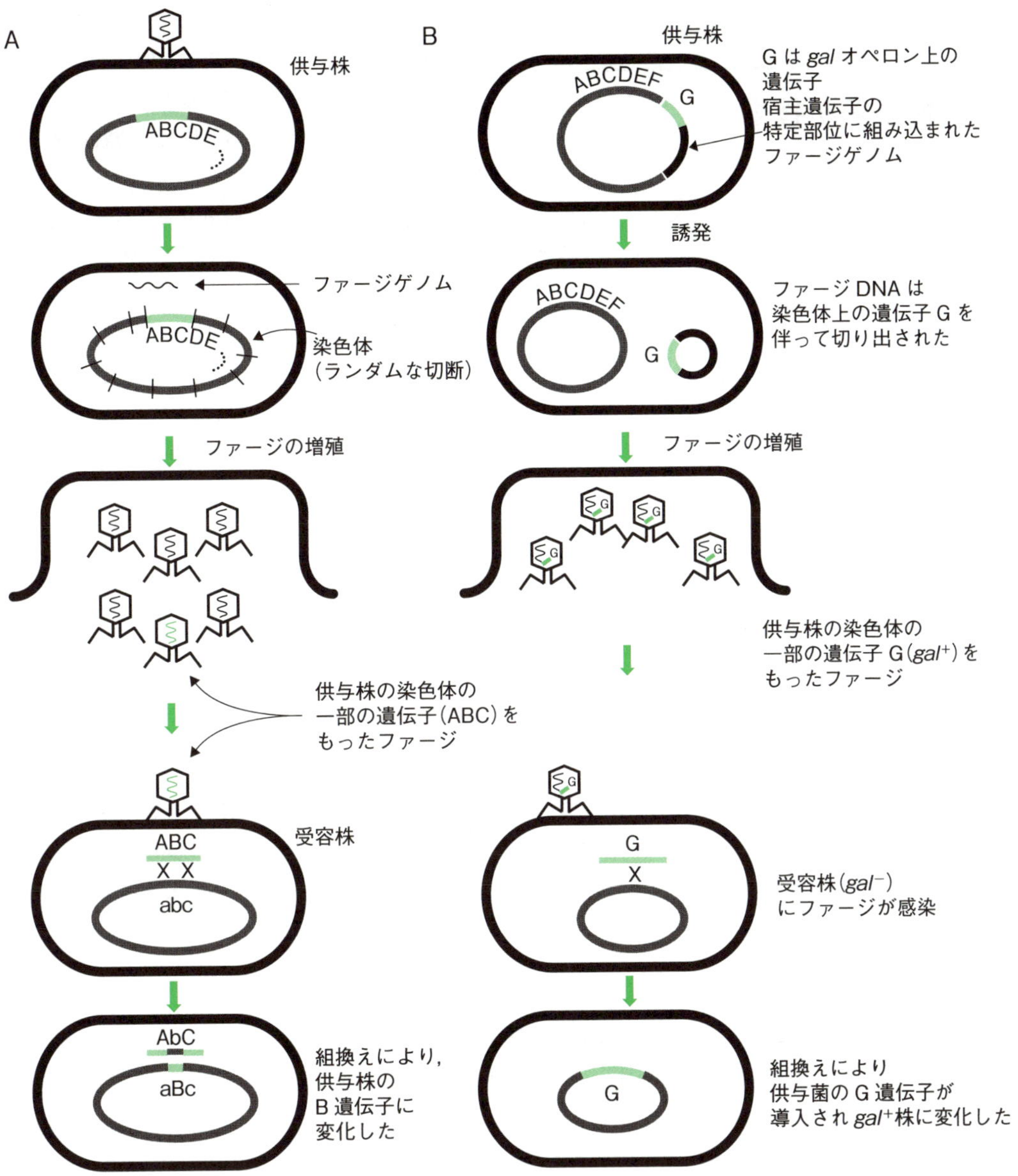

図 2.49　普遍形質導入（A）と特殊形質導入（B）

特殊形質導入（B）の場合（ここではλファージを例にあげる），感染後，ファージゲノムは宿主染色体特定の位置に組み込まれ溶原化する．誘導がかかるとファージゲノムが切り出されるが，その際まれに近傍の宿主遺伝子（ここでは *gal* 遺伝子）を伴って切り出される．宿主の *gal* 遺伝子をもつファージ粒子が gal^- 株に感染すると，組換えが起こり，gal^+ 株の形質が gal^- 株に導入される．

2.7 遺伝子解析技術

近年，細菌研究は著しい進展を遂げており，その進展は遺伝子や DNA，RNA の解析技術の進歩によるところも大きい．特に重要な遺伝子解析技術について記載した．

2.7.1 遺伝子組換え技術

遺伝子組換え実験は多くの実験室で日常的に行われるようになってきているが，その背景には，目的の部位で切断する**制限酵素**の発見と，切断した DNA 断片を再び結合させる**連結酵素**（DNA リガーゼ），目的の遺伝子を組み込み，運搬する**クローニングベクター**の開発がある．

1 制限酵素

制限酵素 restriction enzyme は，DNA の特定の塩基配列を認識切断する酵素群で，制限エンドヌクレアーゼ restriction endonuclease とも呼ばれる．現在，認識部位の異なる酵素が 200 種以上も報告され，その多くが市販されているため，実験目的に応じて，ある程度自由に制限酵素を選択できるようになっている．代表的な制限酵素とその認識部位及び切断パターンの例を表 2.6 に示した．

ほとんどの制限酵素は細菌由来であり，侵入してくるファージなどの外来 DNA による感染から，自己を守るシステムとして発達してきたと考えられている．通常は，制限酵素遺伝子は制限酵素の認識部位を修飾する**修飾酵素** modification enzyme の遺伝子とペアで存在し，認識部位中の特定塩基をメチル化することで，自己の DNA は自身の産生する制限酵素による切断から免れるようになっている．このため，菌株や菌種によっては，抽出した DNA にある制限酵素の切断部位が存在しても，メチル化されていて切断できないことがある．

2 クローニングベクター

制限酵素を用いて遺伝子の特定の場所を，一定の末端構造をもった形で切断したのちに，相補的な構造をもった DNA 断片同士を DNA リガーゼ ligase を使ってつなぎ合わせて，組換え recombinant DNA を作成することができる．遺伝子組換え体の作製の概略を図

表 2.6　代表的な制限酵素とその切断部位

制限酵素	認識配列と切断様式	産生菌（株）	制限酵素	認識配列と切断様式	産生菌（株）
Hae III	5′-GGCC-3′ 3′-CCGG-5′	*Haemophilus aegyptius*	*Eco* R I	5′-GAATTC-3′ 3′-CTTAAG-5′	*Escherichia coli*（RY13）
Sau 3A1	5′-GATC-3′ 3′-CTAG-5′	*Staphylococcus aureus*（3A）	*Bam* H I	5′-GGATCC-3′ 3′-CCTAGG-5′	*Bacillus amyloliquefaciens*（H）
Hinf I	5′-GANTC-3′ 3′-CTNAG-5′	*Haemophilus influenzae*（Rf）	*Hae* II	5′-RGCGCY-3′ 3′-YCGCGR-5′	*Haemophilus aegyptius*
Hind III	5′-AAGCTT-3′ 3′-TTCGAA-5′	*Haemophilus influenzae*（Rd）	*Not* I	5′-GCGGCCGC-3′ 3′-CGCCGGCG-5′	*Nocardia otitidis-caviarum*

▼；切断点，R：プリン，Y：ピリミジン，N：どの塩基でもよい．
DNA 組換えに使用される制限酵素のほとんどはタイプ II と呼ばれるグループに属し，パリンドローム（回文）配列を認識するものが多い．

制限酵素の命名法
単離された微生物の名にちなんで付けられる．*Hae* III は，*Haemophilus aegyptius* の属名 1 字 “*H*”，種形容語の 2 文字 “*ae*” に由来する（イタリック体で記述）．III は同菌種で 3 番目にみつかったことを示す．
（*Eco*R I のように，*Escherichia coli* の特定の株（RY13）からみつかったことを示すこともある）

2.50 に示した．この技術は遺伝子解析や様々な**遺伝子改変生物** genetically modified organism（**GMO** または **LMO**: living modified organism と称する場合もある）の作成など，分子生物学やバイオテクノロジーの分野で広く利用されている．

DNA 断片を自己増殖能がある DNA と結合させると，その DNA 断片を大量に増やすことができる（**クローニング** cloning）．こうした自己増殖能をもつ DNA は**ベクター** vector とも呼ばれる．大腸菌を宿主とする遺伝子組換え実験系では，多種多様なベクターが開発されている．よく使用されているものは，pUC18 プラスミドに由来するプラスミドベクターや M13 由来のファージベクターなどであり，10kbp 程度までの長さの DNA 断片を組込むことができる．それ以上のサイズの DNA 断片のクローニングにはファージ系ベクターやプラスミドにファージの一部を融合させたコスミド cosmid ベクターなどが利用される．また，枯草菌，シュードモナス，アグロバクテリウムなど，大腸菌以外の宿主系で利用できるベクターも開発されている．新たに開発されてきているベクターには，多数の制限酵素切断部位を人工的に挿入した**マルチクローニングサイト** multi cloning site（**MCS**）が付加されるなど，さまざまな工夫がなされている．

3　遺伝子組換え実験の法規制

遺伝子組換え技術を用いることによって，自然界では絶対に出現しないような生物を作成することが可能であり，そのような生物や遺伝子の流出は人類のみならず全ての生物にとって危険な場合があり，厳に防止しなければならない．

地球上の自然生物の多様性を守るため「**生物多様性条約**」が世界レベル（190 か国および EC）で締結されており，その中で遺伝子組換え生物等の取扱いや移動などに関する国際協定「**バイオセーフティーに関するカルタヘナ議定書**」が 2003 年に発効している．日本では，これを受けて「**遺伝子組換え生物等の使用等の規制による生物の多様性の確保に関する法律**」が 2004 年より施行された．すべての遺伝子組換え実験は，この法律を遵守した形で行われなければならない．違反した場合には罰則が科せられることもある．

2.7.2　PCR 法

ポリメラーゼ連鎖反応（**polymerase chain reaction, PCR**）とは，標的 DNA 上の特定の DNA 領域を試験管内で増幅させる反応である．微量しか存在

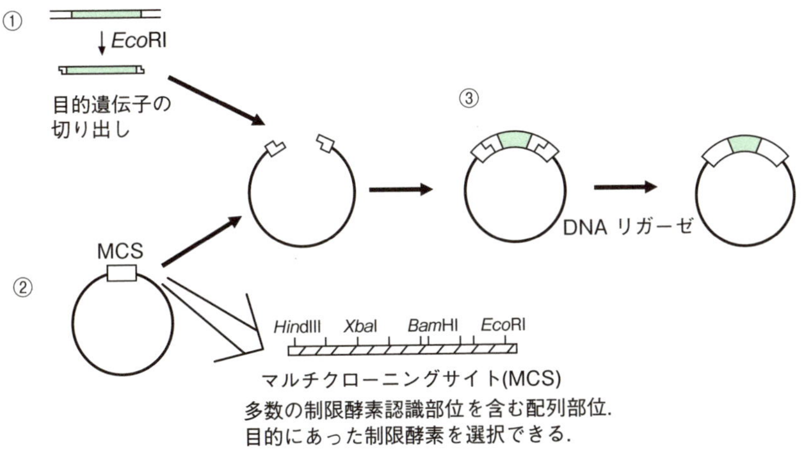

図 2.50　遺伝子組換え体作製の概略

① 標的細胞の DNA 鎖から制限酵素を使い，目的遺伝子を切り出す．
② ベクタープラスミドも同じ制限酵素で切断する（同じ酵素で切断することにより切断部位の配列が相補となり再結合させやすい）．
③ 目的遺伝子断片とベクターを混合し，DNA リガーゼで再結合させる．

しない DNA を短時間で大量に増幅させることができるため，分子生物学研究や DNA 診断には欠かせない技術となっている．

1　PCR 法の原理

DNA ポリメラーゼ（合成酵素）が部分的２本鎖を認識して相補的な DNA 鎖を合成する性質を利用し，１組のプライマーに挟まれた遺伝子領域を連続的に合成し遺伝子を増幅する方法である．鋳型 DNA 分子と高度好熱菌 *Thermus aquaticus* の耐熱性 DNA 合成酵素 *Taq* ポリメラーゼ，および１組のプライマー DNA（化学合成した 20 塩基前後の短鎖 DNA で，増幅する目的遺伝子の塩基配列の一部と相補的な配列をもつ）と DNA 合成の材料となる dNTP（dATP，dGTP，dCTP，dTTP の混合液）などを加えた溶液を用いて，① 鋳型 DNA の**熱変性（denature,** 95℃程度），② プライマーと鋳型 DNA の結合（**アニーリング annealing,** 50〜65℃程度），③ DNA 合成反応（**伸長反応 extension,** 72℃程度）の３つのステップを専用の温度制御装置 Thermal cycler を使って連続的に繰り返す．プライマーに挟まれた DNA 領域が複製され，この領域の DNA 分子は２倍になる（図 2.51）．この温度サイクルを 30 回連続的に繰り返せば，目的とする DNA 領域は理論上は 2^{29} 倍と指数関数的に増幅される．

2　PCR 法の応用

PCR 法はさまざまな形で応用がなされており，目的に応じて使い分けられている．

- **Multiplex PCR**：複数のプライマーペアを同時に使用することによって，多種類の DNA を一度に増幅する．
- **Nested PCR**：初めに実施した PCR 領域より，さらに内側の領域に設定したプライマーセットを使い２回目の PCR を実施することにより，PCR 法の感度と特異性を高める方法．
- **RT-PCR**：逆転写酵素 reverse transcriptase（→ p. 75）を用いて RNA を cDNA に変換し，さらにこの cDNA を増幅することによって RNA を検出する．
- **Real-time PCR**：反応途中の PCR 増幅産物量をリアルタイムにモニタリングすることにより，元の溶液中に存在した標的 DNA の分子数を推定する．定量 Quantitative PCR 法の代表的な手法である．
- **Long PCR**：DNA 修復機能 proofreading をもつ

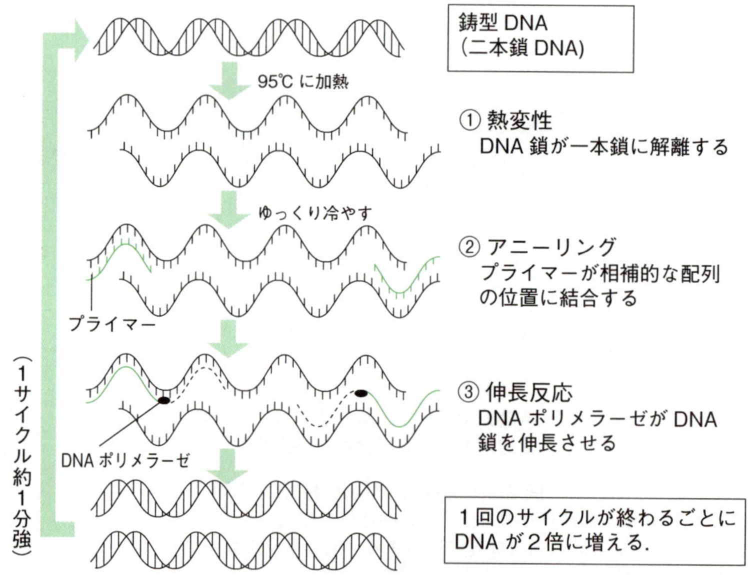

図 2.51　PCR 増幅の原理

DNAポリメラーゼを利用することによって，長いDNA断片（数十kbp）を正確に増幅する．

PCR法は感度が非常に高いため，微量のDNAの混入などによって誤った結果（偽陽性）が出ることがある．逆に，検体の処理方法が不適切であると，反応妨害物質が混入し反応系が進まない結果（偽陰性）となる．常に陽性コントロール，陰性コントロールを置き，適切な反応が進んでいることを確認する必要がある．また PCR増幅産物が目的の遺伝子産物であることを確認するため，増幅DNAの制限酵素断片長多型性解析 restriction fragment length polymorphism（RFLP）や塩基配列の決定，特異的プローブとのDNAハイブリダイゼーション DNA hybridization なども必要に応じて実施する．

3　その他の遺伝子増幅法

PCR法以外にも，目的遺伝子断片を増幅する様々な手法が開発されている．**LAMP**（Loop-Mediated Isothermal Amplification）法や**ICAN**（Isothermal and Chimeric primer-initiated Amplification of Nucleic acids）法などは，一定温度で反応が進むため，温度制御装置を用意する必要がない．またRNAを鋳型として一定温度で増幅できる方法として，**NASBA**（Nucleic Acid Sequence-Based Amplification）法や**TRC**（Transcription Reverse-transcription Concerted reaction）法なども開発されている．

これらの遺伝子増幅法は，微量な核酸を特異的に増幅検出することを目的に開発されており，種々の微生物感染症の迅速診断に使われている．

2.7.3　PFGE法

DNA断片の電気泳動解析には，多くの場合アガロースゲルが使用される．通常のアガロースゲル電気泳動でも，アガロースの濃度を下げることにより，比較的大きなサイズのDNAを分離することができるが，その解像度は最大で10 kbp程度である．これに対して，パルスフィールドゲル電気泳動 pulsed field gel electrophoresis（PFGE）では，通電方向を90〜120度の角度で交互に変えながら泳動を行うことにより，数百kbpから数Mbpの巨大なDNA断片を分離することができる．ある細菌の染色体を数本から十数本のDNA断片に切断するような制限酵素を使って切断し，この方法を用いて各DNA断片のサイズが測定できる．これにより，ゲノムサイズの正確な推定が可能となったほか，染色体中の制限酵素切断位置を明らかにした**物理的地図 physical map**を作成できるようになった．また，PFGEによって得られる切断パターンを比較することによって菌株の異同を識別できる（同じ菌株は同じ切断パターンを示す）ため，院内感染をはじめとする集団感染の**疫学解析**に広く利用されている．図2.52に，バンコマイシン耐性腸球菌院内感染のPFGE解析の一例を示した．

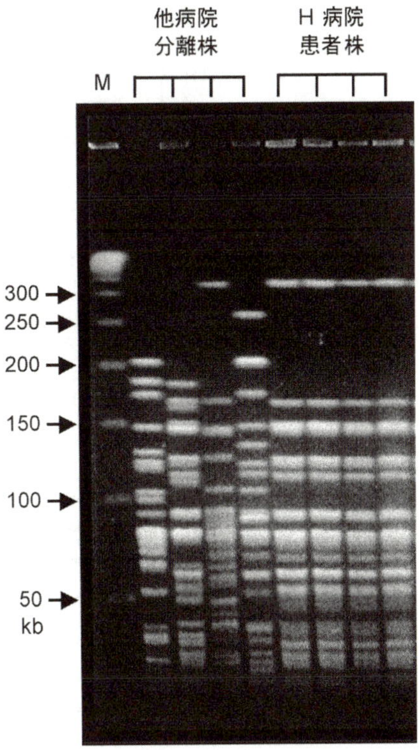

図2.52　PFGE写真

H病院の患者からの分離株はすべて同じ切断パターンを示したことから，同一株による病院内感染があったことが明らかになった．

2.7.4 DNA配列決定技術

DNA塩基配列決定法として最初に実用化されたのは，化学分解を利用したMaxam Gilbert法であるが，その後**dideoxy chain terminator**を用いる**Sanger法**が開発された（図2.53）．1990年頃に，このSanger法に対応した自動シークエンサーが実用化され，今日まで世界中で使われている．1回の解析で500～900 bpの塩基配列情報が得ることができ，機種によっては1日に数百サンプルの処理が可能である．

近年，次世代シークエンサーと呼ばれる新しい塩基配列決定原理を用いた装置が開発されている．その中には，パイロシークエンス法，リガーゼ反応シークエ

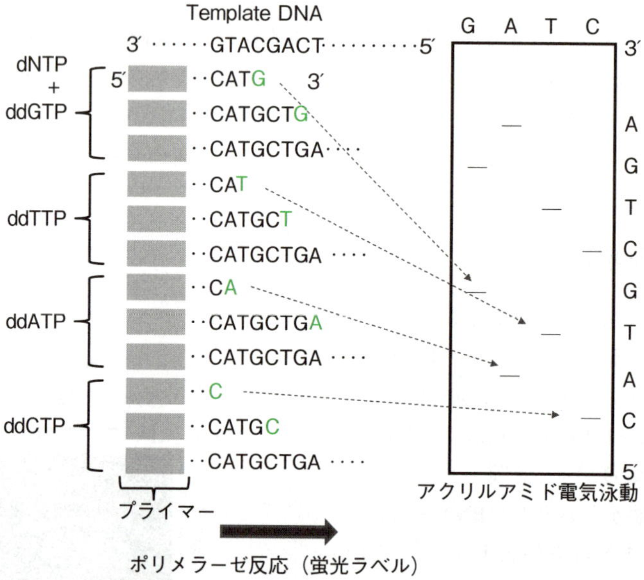

図2.53　Sanger法によるシークエンスの原理
dNTPの3′のOHがHになったddNTP（デオキシNTP）は，多くのDNAポリメラーゼにより通常のdNTPと区別なくDNAの3′末端に取り込まれるが，OH基がないため伸長反応はこの段階でストップする．DNAポリメラーゼの反応溶液に微量のddNTPを加えると，ddNTPはランダムに取り込まれ様々な長さで伸長が止まった産物が得られる．この反応をそれぞれの塩基種（A, C, G, T）について行い，1塩基の違いが見分けられる電気泳動法を用いて分離し，蛍光色素を指標に検出することによりDNA塩基配列を知ることができる．

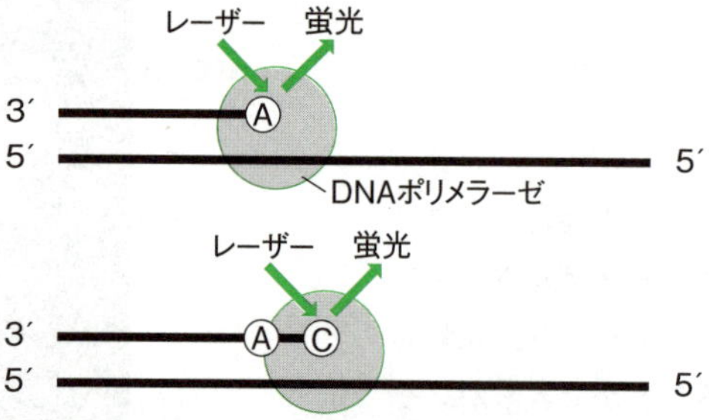

図2.54　合成シークエンス法（次世代シーエンサー）の原理
蛍光標識したdNTPの取り込みを蛍光顕微鏡で読み取る．3′末端が保護されたddNTPを用い，レーザーで蛍光を読み取った後，保護基を除去して逐次合成反応させることにより1塩基ずつ連続して解析することが可能である．一度に解読できる塩基数は少ないが，ブリッジ増幅などの特殊な方法により，高密度に鋳型DNAを集積させ，結果として膨大な塩基配列情報を得られるようになっている．

ンス法，合成シークエンス法などがある（図2.54）．次世代シークエンサーにより，非常に膨大な量のデータが短時間に得られる（sanger法シークエンサーでは1日に最大でも百キロベース程だが，次世代シークエンサーでは数百ギガベース）ため，細菌の全ゲノムを1日以内に決定することも可能である．さらにDNAの1分子を鋳型として塩基配列を決定できるもの，高価なレーザー検出装置を使わないもの，などが次々と開発され，ますます安価で高処理な塩基配列決定ができるようになるだろう．

2.7.5　遺伝子発現解析法

遺伝子発現解析法としてDNAマイクロアレイおよびRNAシークエンス法が使われている．

DNAマイクロアレイ（DNAチップやジーンチップなどとも称される）とは，スライドガラスなどの基盤上に高密度にDNAを固定化したものをいう．ゲノムプロジェクトにより多くの生物の全ゲノム配列が解読されるようになったが，解読された塩基配列から各遺伝子の機能を解明する，いわゆるポストゲノムの重要な技術の1つである．網羅的な遺伝子発現解析や一塩基多形（SNP：single nucleotide polymorphism）解析などに利用されている．

遺伝子発現解析では，サンプル中に存在する核酸を蛍光色素などで標識しておき，マイクロアレイ上でハイブリダイゼーションを行い，各遺伝子（DNA）の検出や各遺伝子の発現量（mRNA量）を半定量的に測定することができる．全遺伝子を搭載したマイクロアレイを用いれば，一枚のアレイ上で1つの生物の全遺伝子の発現解析を行うことが可能である．マイクロアレイを用いた遺伝子発現解析の方法の概略を図2.55に示した．十分な定量性がないことや，データの読み取りに高価な機器を要するなど，さまざまな問題点があるものの，強力な遺伝子発現解析ツールとして，使用されている．近年，次世代シークエンサーを使い，網羅的にmRNAの発現量測定や新規転写産物の探索などを行えるRNAシークエンス（RNA-seq）と呼ばれる方法も使われるようになった．

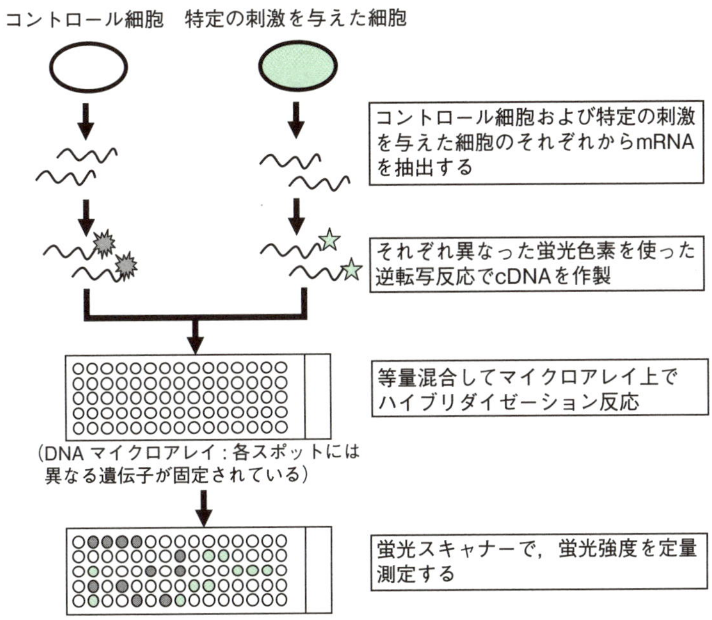

図2.55　DNAマイクロアレイによる遺伝子発現解析

第3章 ウイルス学総論

3.1 ウイルス粒子の構造

ウイルス virus は，肉眼では見ることのできない「微生物」に含まれる．原核生物である細菌，真核生物である真菌や原虫なども微生物であるが，大きな違いはウイルスが光学顕微鏡でもみることができないほど小さく，細胞構造をもたず，エネルギー産生機能やタンパク質合成能をもたないため自己増殖ができないことである（表3.1）．このため，動物，植物，細菌など自己増殖できる細胞に寄生しなければ子孫を増やすことができない（偏性細胞内寄生性）．

ウイルスは，さまざまな生物に寄生・感染している．宿主により動物ウイルス（昆虫ウイルスを含む），植物ウイルス，細菌ウイルス（バクテリオファージあるいはファージ（→ p. 57）に大別される．ヒトを宿主とする動物ウイルスだけでも数百種に及び，大きさもさまざまである（図3.1）．ウイルスはヒトに感染すれば常に病気を引き起こすわけではなく，症状を示さないことも多い（不顕性感染）．ウイルス感染により発症するか否かは，ウイルスの増殖性や宿主の免疫状態が大きく関係している．本章では，ヒトに感染し，病

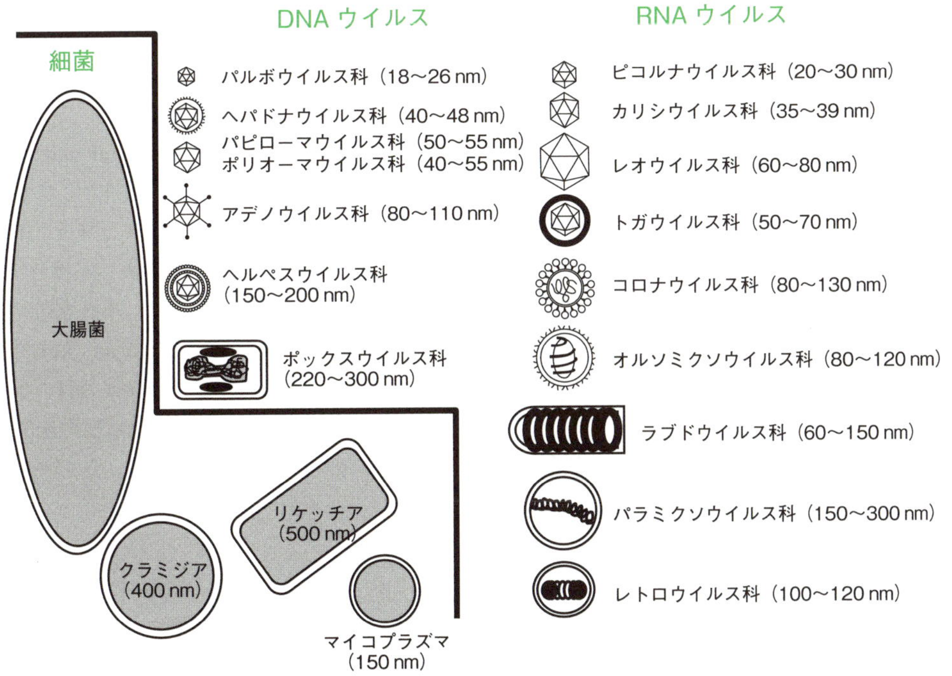

図3.1　動物ウイルスの種類と大きさ

表3.1　ウイルスと細菌の相違

性　質	ウイルス	細菌（原核生物）			
		クラミジア	リケッチア	マイコプラズマ	一般細菌
光学顕微鏡での可視性	−	+	+	+	+
増殖様式	素材の合成と集合	二分裂（2形態の特異な増殖環）	二分裂	二分裂	二分裂
遺伝子	DNA or RNA	DNA	DNA	DNA	DNA
リボソームの有無	−	+	+	+	+
細胞内寄生性	偏性細胞内寄生	偏性細胞内寄生	偏性細胞内寄生（一部を除く）	−	+/−
自己代謝系	−	+（一部は不完全）	+（一部は不完全）	+	+
人工培地での増殖	−	−	−（一部を除く）	+	+
細胞壁の存在	−	+	+	−	+
抗菌薬に対する感受性	−	+	+	+（ただし，βラクタム剤に−）	+

（池澤宏郎編集（2007）21世紀の考える薬学微生物学 第2版，p. 000，廣川書店より一部転載）

気を起こす動物ウイルスを中心に述べる．

1　ウイルス構成成分

感染性があり完全な形をしたウイルス粒子を**ビリオン** virion と呼ぶ．ビリオンは，遺伝子である**ウイルスゲノム** genome とそれに結合しているヌクレオプロテイン nucleoprotein から成る**コア** core とそれを取り囲むタンパク質の殻である**カプシド** capsid，カプシドを包み込む被膜である**エンベロープ** envelope から成る（図3.2）．すべてのウイルス粒子には，遺伝子であるゲノムとカプシドが存在するが，エンベロープは保有しないウイルスもある．

2　ウイルスゲノム

ウイルス粒子に含まれる全遺伝情報を含む核酸の総体をウイルスゲノムと呼ぶ．ウイルスゲノムを構成する核酸は，DNAまたはRNAのどちらかである．タンパク質合成系をもたないので，rRNA，tRNAなどのタンパク質合成に関与するRNA分子や，これらのRNAをコードする遺伝子はない．ゲノムとしてDNAかRNAのいずれを保有するかは，ウイルスを分類する上で最も重要な基準である（図3.1）．さらに，ゲノムの形態により，一本鎖か二本鎖か，線状か環状か，あるいは，分節に分かれているか連続しているかによってウイルスが分類される（→ p. 196）．

1）DNA

DNAウイルスでは，二本鎖DNA double strand DNA（dsDNA）をもつことが多い．例外としてパルボウイルスは，一本鎖DNAを，また，B型肝炎ウイルスは，部分的に一本鎖の不完全な環状二本鎖DNAをもつ（→ p. 218）．ゲノムのサイズは，小さなヘパドナウイルス科のウイルスでは3.2 kilo base（kb），大きなヘルペスウイルス科やポックスウイルス科のウイルスでは200〜300 kbである．数個〜200個の遺伝子が含まれている．

2）RNA

多くのRNAウイルスは，線状の一本鎖RNA single strand RNA（ssRNA）を保有する．感染細胞の中でそのままmRNAとして機能するプラス鎖RNAをゲノムとするウイルスと，mRNAとして機能するためには

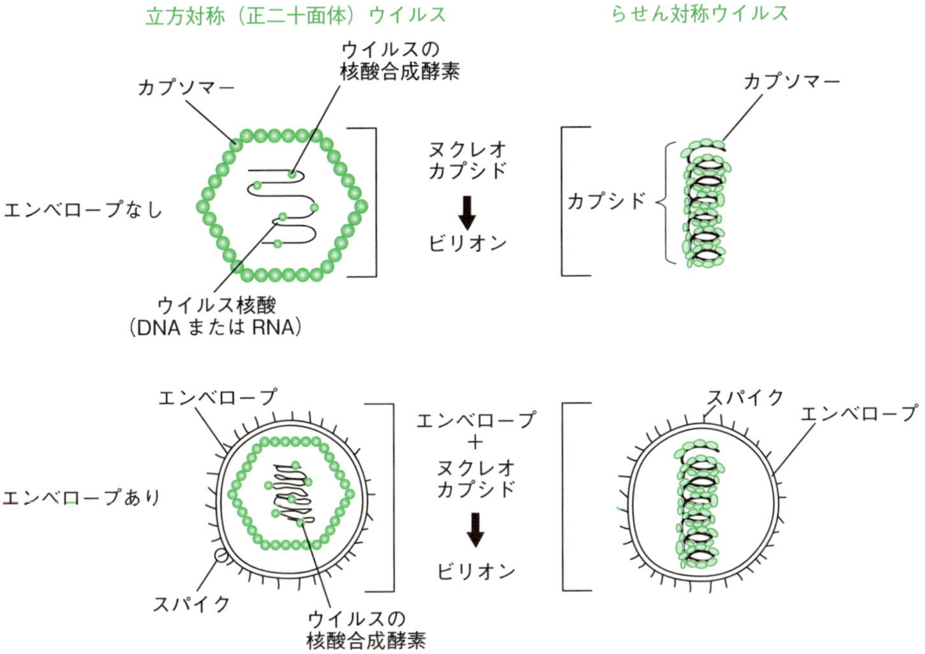

図 3.2　ウイルスの構造

RNA から相補的 RNA への転写を必要とするマイナス鎖 RNA をゲノムとするウイルスがある．例外的にロタウイルスのように二本鎖 RNA（dsRNA）をもつものや，インフルエンザウイルスのようにゲノムが複数に分節しているものもある（→ p. 206）．ヒト免疫不全ウイルス（HIV）に代表されるレトロウイルスはプラス鎖 RNA をもち，ウイルスがあらかじめ保有する**逆転写酵素** reverse transcriptase により感染細胞質で一本鎖 DNA に逆転写される．さらに，この DNA の相補鎖がつくられ二本鎖 DNA となり宿主染色体に組み込まれる．この状態のウイルスを，特に**プロウイルス**と呼ぶ（→ p. 216）．ゲノムのサイズは，一本鎖 RNA ウイルスでは 7～30 kb，二本鎖 RNA ウイルスでは 19～62 kb である．一般的に，遺伝子の数は DNA ウイルスより少ない．

3　カプシド

ウイルスゲノムは，タンパク質の殻であるカプシド capsid によって包まれている．カプシドは，感染細胞中で形成された小単位の**カプソマー** capsomer タンパク質が自然に集合し，非共有結合により結び付けられ規則正しく配列している（図 3.2）．カプシドの形態は，**立方対称**（**正二十面体**）と**らせん対称**の 2 種類である．ゲノム（あるいはコア）とカプシドを合わせて**ヌクレオカプシド** nucleocapsid と呼ぶ．エンベロープをもたないアデノウイルスやポリオウイルスはヌクレオカプシドの状態で感染性を示す．

4　エンベロープ

エンベロープ envelope をもつものともたないものがある．エンベロープを有するウイルスは，ウイルスが**出芽** budding する際に脂質二重層から成る宿主由来の細胞膜，または，核膜，小胞体膜，ゴルジ体膜を獲得する（図 3.3）．感染細胞では，ウイルス遺伝子から発現した**スパイク**（糖タンパク質）があらかじめエンベロープとなる膜に埋め込まれる．ウイルスが感染細胞から出芽する際にこの膜を被ることにより完全な子孫ウイルス粒子（ビリオン）が形成される．スパイクはウイルスの感染時に宿主細胞膜上の特定のレセプターと結合するので，そのウイルスの臓器や細胞への**親和性**（トロピズム tropism）を決定する因子である．例えば，インフルエンザウイルスはヘマグルチニンス

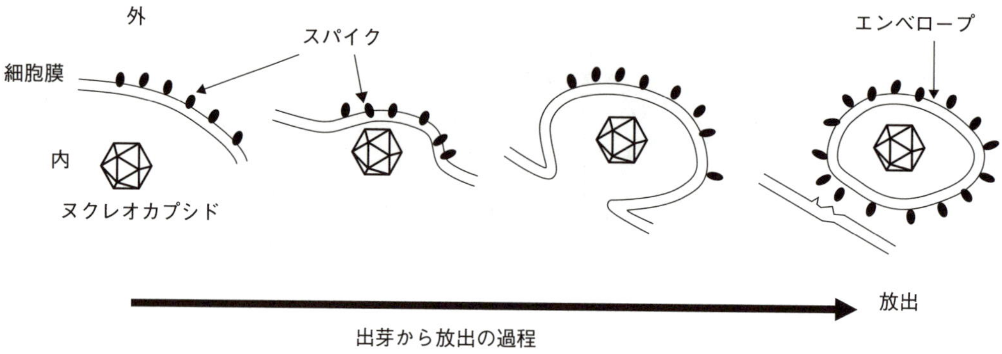

図 3.3　出芽の過程

パイクを介して宿主細胞上のシアル酸を受容体として接着する．ウイルス感染に対する免疫応答が誘導される時には，エンベロープ上のスパイクが抗原となることが多いため，ワクチンの標的抗原となる．例えば，インフルエンザ HA ワクチンはヘマグルチニンスパイクから成る．エンベロープをもたないウイルスではカプシドタンパク質が抗原となる．エンベロープは脂質二重層からなるため，エタノールやエーテル等の溶媒にさらされると壊れ，ウイルスは感染性を失う．経口感染したウイルスは，消化管内で脂質の消化に関与する界面活性作用のある胆汁酸にさらされる．このため，ノロウイルスやロタウイルスなどのように，経口感染して下痢症を起こすウイルスにはエンベロープをもたないものが多い．

5　ウイルスタンパク質

ウイルスタンパク質の中には，ウイルス粒子を構成する**構造タンパク質**，ウイルス複製，増殖に関与する**機能タンパク質**，感染細胞中には存在するがウイルス粒子には取り込まれない**非構造タンパク質**がある．ゲノムに結合してその安定性に寄与しているヌクレオプロテイン，カプシドを構成するカプソマーやスパイクは構造タンパク質である．インフルエンザウイルスの **RNA 依存性 RNA 合成酵素**やレトロウイルスの**逆転写酵素**やヘルペスウイルスの **DNA 合成酵素**などのウイルス複製に関与する機能タンパク質がビリオン内に含まれていることもある（図 3.2）．

3.2　ウイルスの増殖

ウイルスは，細胞質や核をもたず，タンパク質や核酸の合成に必要な材料を欠いているため，宿主細胞を含まない人工の培養液中では増殖できない．そのために生細胞に寄生して，その細胞の代謝酵素や材料，リボソーム等を利用してタンパク質や核酸など自己成分を合成し増殖する．それぞれのウイルスの感染できる組織，臓器，細胞，あるいは動物種などが決まっている（**宿主特異性**）．感染できる細胞を感受性細胞と呼ぶ．このようなウイルスの増殖過程は次の 6 段階に分けられる（図 3.4，図 3.5）．

1　吸着 adsorption

ウイルスは，ウイルス粒子表面にある糖タンパク質（**スパイク**）が宿主細胞膜の特異的レセプターに結合して吸着し感染する．レセプターをもっていない細胞にはウイルスは吸着できず，感染は成立しない．レセプターの有無は，ウイルスの感染宿主域や臓器特異性を決める要因の 1 つである．例えば，HIV（ヒト免疫不全ウイルス）はレセプターとして細胞表面に CD4 分子や CCR5 分子を発現しているヘルパー T 細胞，マクロファージ，樹状突起細胞などだけに感染することができる．

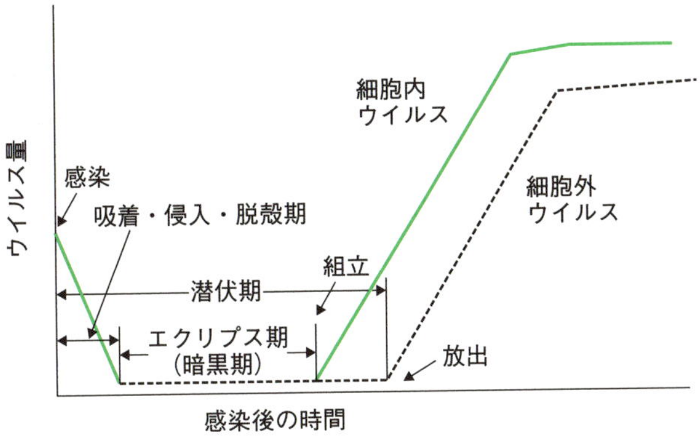

図 3.4　ウイルスの一段増殖曲線

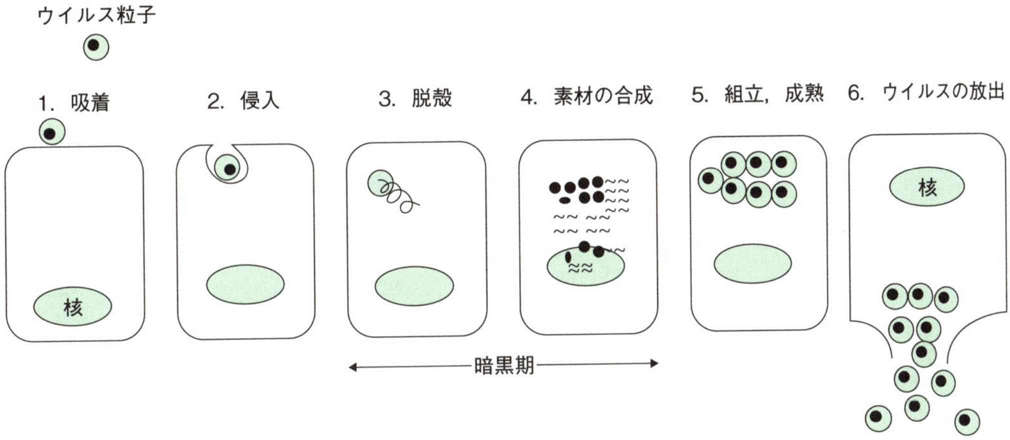

図 3.5　ウイルスの増殖過程を示す模式図

2　侵入 penetration

レセプターに吸着したウイルス粒子の多くは，細胞の貪食作用によって細胞内に取り込まれるか，あるいはエンベロープをもつウイルスの場合には，エンベロープと細胞膜が融合し，ヌクレオカプシドが細胞質内に入る（パラミクソウイルス，HIV など）．ウイルス粒子全体が細胞膜を分断し直接侵入するケース（ロタウイルス）も知られているが，その詳しい仕組みは不明である．

3　脱殻 uncoating

細胞質に侵入したヌクレオカプシドから核タンパク質が取り除かれ，むきだし（裸）のウイルス核酸となることをいう．脱殻が起こると，完全なウイルス粒子は細胞内にはみられなくなる．これを暗黒期（エクリプス期，図 3.4）と呼ぶ．侵入と脱殻の過程が同時に連動して進行する場合には，両者の厳密な区別が困難である．多くの場合，脱殻は細胞のリソソーム中のタンパク質分解酵素によって起こる．ほとんどの DNA ウイルスの場合，DNA は宿主細胞の核内に移行し，DNA の複製や mRNA の合成はすべて宿主合成系を乗っ取って行われる．例外として，ポックスウイルスは細胞質で増殖できる．また多くの RNA ウイルスも，細胞質内で増殖が進行していく．

4　素材の合成 synthesis

宿主細胞中に放出されたウイルス核酸（ゲノム）の

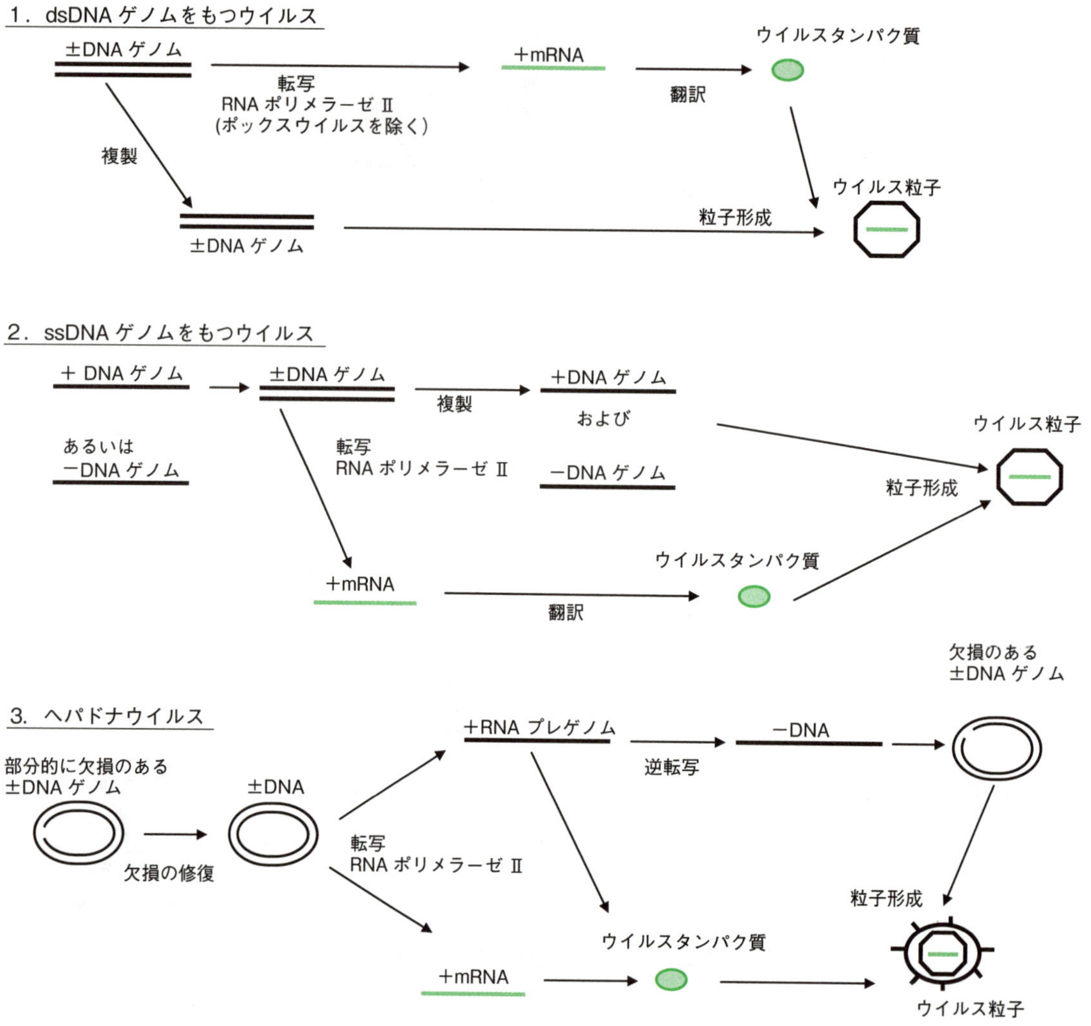

図 3.6　DNA ウイルスの転写と複製

遺伝情報は mRNA に転写され，細胞のリボソームを利用して核酸合成酵素，カプシドなどの各種ウイルスタンパク質が生合成される．さらに生合成された核酸合成酵素を用いて自己の核酸を合成する．その過程はウイルスの種類により異なっている．

1）二本鎖 DNA ウイルス（図 3.6-1）

二本鎖 DNA を保持するウイルスは，ポリオーマウイルス，パピローマウイルス，アデノウイルス，ヘルペスウイルス，ポックスウイルスである．ポックスウイルス以外のこれらウイルスは，ウイルス DNA が宿主細胞の核内に運ばれ，核内で宿主細胞の RNA ポリメラーゼ II を利用してウイルス mRNA が合成される．合成された mRNA は細胞質内に運ばれて，細胞のタンパク質合成系を利用してウイルスタンパク質合成が進行する．そのタンパク質は再び核内に運ばれて，核内で複製されたウイルス DNA と会合してヌクレオカプシドが形成される．ウイルス DNA の複製は，宿主細胞の DNA ポリメラーゼを利用するものと，ウイルスゲノムにコードされた DNA ポリメラーゼを利用するものとがある．

ポックスウイルスは，ビリオン中に独自に **DNA 依存性 RNA 合成酵素**を保持しているため，それを用いて自己の DNA の情報を mRNA に転写する．そのため宿主核内ではなく，細胞質内で増殖できる．転写後のタンパク質の合成は，宿主細胞のシステムを利用する．こうして合成されたタンパク質や酵素類により，最終的にはウイルスの複製が行われる．

2）一本鎖 DNA ウイルス（図 3.6-2）

パルボウイルスのように一本鎖 DNA をゲノムとするウイルスであり，このゲノムは多くの場合“マイナス（－）”鎖である．複製には宿主細胞の DNA ポリメラーゼ α（原核生物の DNA pol II に類似している）により二本鎖 DNA となり，再び“マイナス（－）”鎖 DNA となる．この二本鎖 DNA から宿主の RNA ポリメラーゼ II を利用して mRNA が合成される．

3）ヘパドナウイルス（図 3.6-3）

B 型肝炎ウイルス（HBV）に代表されるヘパドナウイルスは，部分的に一本鎖の部分がある二本鎖 DNA をゲノムとして保持する，非常にユニークな複製と遺伝子発現の様式をとるウイルスである（→ p. 218）．このウイルスの持つ DNA ポリメラーゼは**逆転写酵素活性**（**RNA 依存性 DNA 合成酵素**）を保持している．ゲノムの複製には，まず宿主細胞の RNA ポリメラーゼ II によりゲノムよりやや長い“プラス（＋）”鎖 RNA（プレゲノム）が合成され，それを鋳型として DNA ポリメラーゼの逆転写酵素活性により“マイナス（－）”鎖 DNA がつくられ，それから DNA ポリメラーゼにより相補 DNA が合成される．一方，遺伝子発現はゲノム DNA が完全な二本鎖 DNA に修復された後，宿主 RNA ポリメラーゼ II により mRNA が合成され，遺伝子発現が行われる．

4）二本鎖 RNA ウイルス（図 3.7-4）

分節した二本鎖 RNA をもつレオウイルスは，ビリオン中に RNA ポリメラーゼ（**RNA 依存性 RNA 合成酵素**）をもっている．そのため，まず二本鎖のうちの“マイナス（－）”鎖を鋳型としてウイルスの RNA ポリメラーゼにより“プラス（＋）”鎖 RNA が合成され，これが mRNA として働く．さらに一方では，それを鋳型として，ウイルスゲノムの二本鎖 RNA が合成される．

5）プラス鎖 RNA ウイルス（図 3.7-1）

フラビウイルス，ピコルナウイルス，トガウイルスなど，“プラス鎖” RNA をゲノムとするウイルスでは，ゲノム RNA はそのまま mRNA として機能し，ウイルス複製に必要なタンパク質合成に使用される．複製に必要な **RNA 依存性 RNA 合成酵素**は宿主細胞中にはないが，ウイルス RNA 中にこの酵素を合成するゲノムを保持しているので，感染後合成されたタンパク質の中にこの酵素も含まれている．まずウイルス RNA を鋳型として“マイナス（－）”鎖 RNA がつくられ，それをコピーして“プラス（＋）”鎖のウイルス RNA が複製される．さらに複製された RNA が mRNA として働き，ウイルスカプシドタンパク質などの必須タンパク質の産生に使われる．

6）マイナス鎖 RNA ウイルス（図 3.7-2）

このウイルスにはオルソミクソウイルス，パラミクソウイルス，ラブドウイルス等が含まれる．これらのウイルス RNA は直接 mRNA の機能を発揮できず，しかも宿主細胞中には **RNA 依存性 RNA 合成酵素**はないので，このままでは複製反応は進行しない．しかしながら，これらのウイルスはビリオン中に RNA 依存性 RNA 合成酵素を保持しているため，まず“プラス（＋）”鎖 RNA が合成される．次に，宿主細胞の合成系によりタンパク質合成反応が進行する．以降は，“プラス鎖” RNA ウイルスと同様に素材の複製が進行していく．

7）レトロウイルス（図 3.7-3）

レトロウイルスの核酸はプラス鎖 RNA であるが，ウイルス粒子中には**逆転写酵素** reverse transcriptase（**RNA 依存性 DNA 合成酵素**）が存在している．ウイルス RNA はまず逆転写酵素により DNA に転写され，合成されたウイルス DNA は宿主細胞内の DNA に組み込まれてプロウイルスとなる．プロウイルスは宿主の染色体の一部となり複製され，細胞分裂時には娘細胞へと感染を続ける．子孫ウイルス粒子の産生は，ウイルス DNA が宿主細胞の酵素系により転写されて mRNA がつくられ，ウイルスタンパク質の合成が進行する．

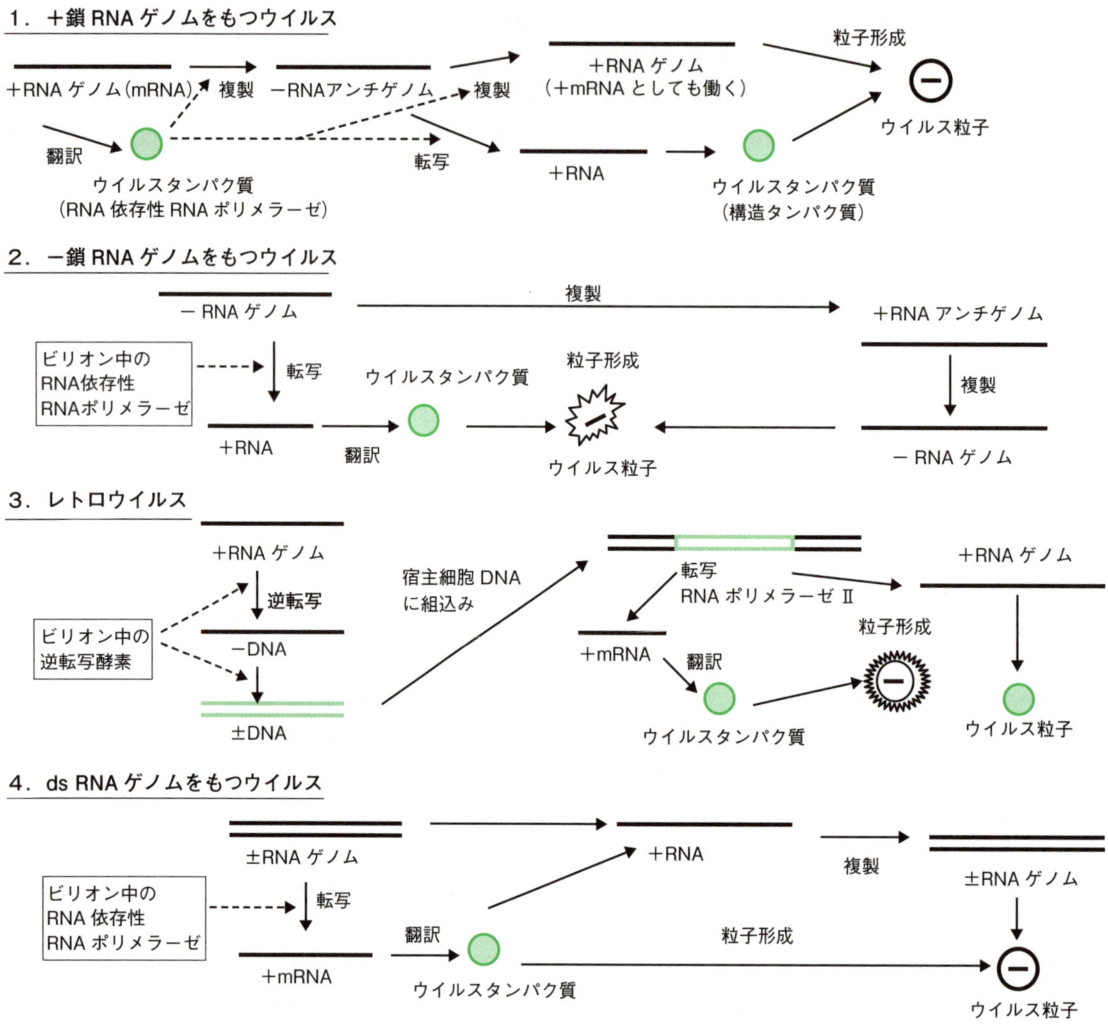

図 3.7　RNA ウイルスの転写と複製

5　組立て，成熟 maturation

宿主細胞中で複製，生合成されたウイルス核酸および粒子構成タンパク質が組み合わされ，ウイルス粒子が形成される．一般に DNA ウイルスは核内（ポックスウイルスは細胞質内）で，RNA ウイルスは細胞質内（インフルエンザウイルスは核内）でこの過程の大部分が進行する．この段階で細胞内に多数のウイルス粒子が出現し，エクリプス期は終わる．

6　放出 release

エンベロープを有するウイルスでは，エンベロープ上にウイルス糖タンパク質（スパイク）が付加している．このタンパク質は粗面小胞体空胞，ゴルジ体へと移動していくのに従って各種の糖鎖が付加され，宿主細胞の細胞質膜上に組み込まれる．次にエンベロープがヌクレオカプシドを包み込むような形で細胞外に放出され，子孫ウイルス粒子が完成する．この放出過程を**出芽** budding と呼ぶ．インフルエンザウイルスやパラミクソウイルスなどは，細胞質膜から出芽する．一方，ヘルペスウイルスは核内膜から出芽し，核外膜で一度エンベロープを失い，さらにエンドソーム内に出芽する．コロナウイルスはゴルジ体，フラビウイルスは小胞体の空胞内へ出芽する．その後，細胞表面へ

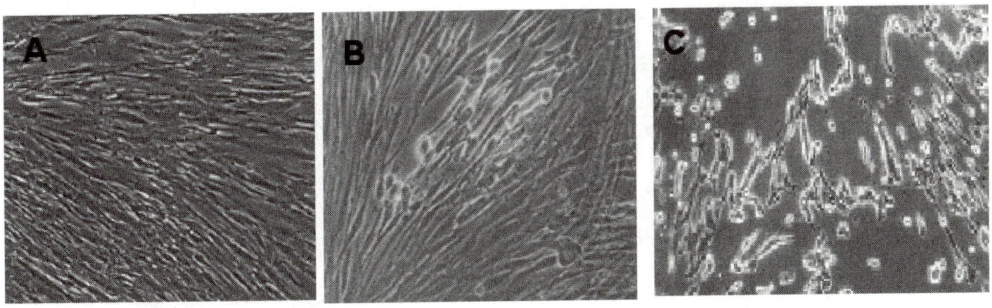

図 3.8　ウイルス感染による細胞変性効果（CPE）
A：ヒト胎児肺線維芽細胞（HEL）
B：サイトメガロウイルス感染 HEL 細胞の CPE（3 日目）
C：サイトメガロウイルス感染 HEL 細胞の CPE（6 日目）
著しい細胞変性効果がみられる．

運ばれ，細胞外へ放出される．エンベロープをもたないタイプのウイルスでは，細胞の崩壊 burst によってウイルス粒子が細胞外に放出される．ウイルスの感染増殖によって，細胞の形態が変化することを**細胞変性効果** cytopathic effect（CPE）と呼ぶ（図 3.5, 図 3.8）．

1 個の細胞に 1 個のウイルス粒子が感染すると 10 時間前後には放出が起こり，数百から数千個の子孫ウイルス粒子が産生される．

3.3 ウイルスによる発がん

ある種の腫瘍は，発がん性ウイルスの感染刺激が引き金になって発生する事が知られている．腫瘍の原因となる主なウイルスとヒト腫瘍の関係を表 3.1 に示した．この中で，最近は HCV，HBV による肝がん，HPV による子宮頸部がんの発生が大きな問題となっている．RNA 腫瘍ウイルスや DNA 腫瘍ウイルスがどのように発がんに関与しているかについて，図 3.9 に簡単に示した．ウイルスによる発がんの主な機序は，細胞周期（特に細胞増殖と細胞分裂）の調節異常とアポトーシスの抑制である．正常細胞は，細胞周期の G1-S-G2-M 期をもっており，これらの各期の開始と進行は厳密に調節されているが，ここに発がん性ウイルスが感染することにより，あるウイルスタンパク質が細胞内のがん抑制遺伝子産物（p53 タンパク質など）に結合し，不活化されることにより細胞周期の調節機

表 3.1　ヒトの腫瘍の原因となる主なウイルスと腫瘍

ウイルス	腫瘍の種類
RNA 腫瘍ウイルス	
レトロウイルス科	
ヒト T 細胞向性ウイルス（HTLV-1）	成人 T 細胞白血病
フラビウイルス科	
C 型肝炎ウイルス（HCV）	肝がん
DNA 腫瘍ウイルス	
ヘルペスウイルス科	
エプスタイン・バー　ウイルス（EBV）	バーキットリンパ腫，上咽頭がん，胃がん
ヒトヘルペスウイルス－8（HHV-8）	カポジ肉腫
パピロ－マウイルス科	
ヒトパピローマウイルス（HPV）	子宮頸部がん
ヘパドナウイルス科	
B 型肝炎ウイルス（HBV）	肝がん

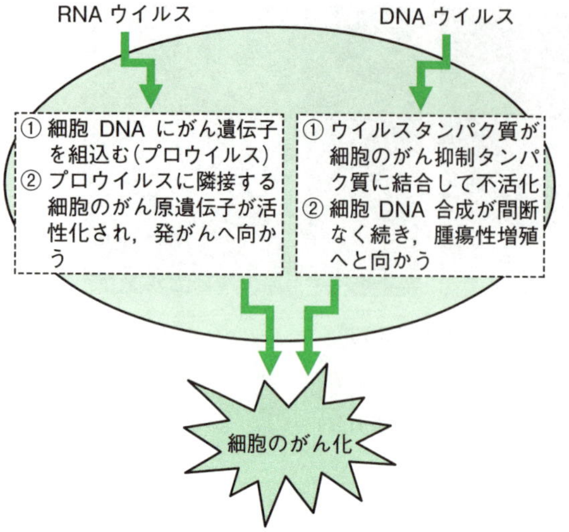

図 3.9　ウイルスによる発がんの概略

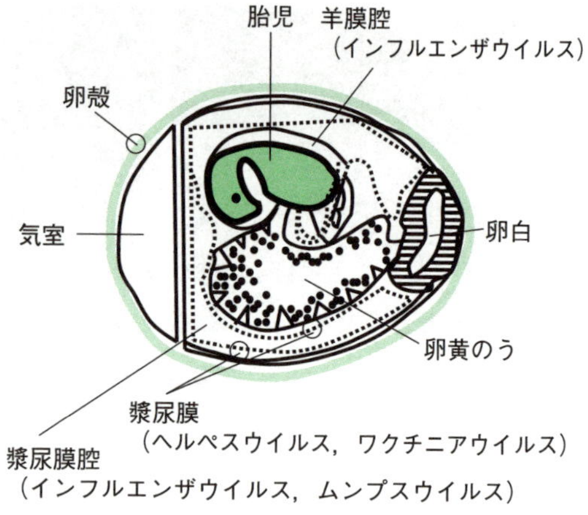

図 3.10　発育鶏卵の模式図と主な接種ウイルス

構が障害され，細胞の DNA 合成が間断なく続くようになり，結果的に腫瘍性増殖が始まり発がんへと進展していく．また，細胞は種々の要因により DNA ダメージやストレス等の異常が生じるとアポトーシスが誘導され，細胞死を越こして異常な細胞を除去する仕組みがそなわっているが，ここに発がん性ウイルスが感染するとアポトーシスの誘導が抑制されることにより腫瘍が発生することなどが知られている．すなわち，ウイルス遺伝子産物のはたらきにより，細胞増殖の促進，アポトーシスの抑制，さらに宿主免疫能の抑制などが起こる事が，腫瘍の発生に重要な役割を果たしている．しかしながら，発がん性ウイルスの感染だけでがんが発生するわけではなく，遺伝性因子や環境因子などのいくつかの危険因子の影響が重なり，多段階からなる複雑な過程を経て，がんが発生する．

3.4 ウイロイドの性状

1971 年米国の Diener のグループは，ジャガイモやせいも病が RNA だけからなる感染因子によって起こることを明らかにし，「ウイルスのようなもの」を意味する**ウイロイド** viroid と名付けた．ウイルスは，DNA か RNA のどちらか一方の遺伝物質がタンパク質で包まれている．一方，ウイロイドは，タンパク質の殻をもたない裸の約 300 bp 程度の一本鎖 RNA そのものである．植物に感染し，自己複製・増殖し，茎葉の縮小化，花弁や果実の奇形化などの病気を引き起こす．現在，約 30 種の植物に感染するウイロイドが知られている．動物やヒトでは，ウイロイドの存在はまだ知られていない．

3.5 代表的な動物ウイルスの培養法，定量法

3.5.1 ウイルスの培養法

偏性細胞寄生体であるウイルスを増やすためには，宿主となる動物，あるいは細胞が必要である．一般的に，**動物個体**，**発育鶏卵**，**培養細胞**が用いられる．ウイルスには特異的な感染宿主があるため，ウイルスを増殖させるには，そのウイルスの感染宿主となる動物や細胞を適切に選択する必要がある．

1　動物個体（実験動物）

マウス，モルモット，ハムスター，ニワトリ，ウサギ，サルなどが用いられる．ウイルスの種類によって

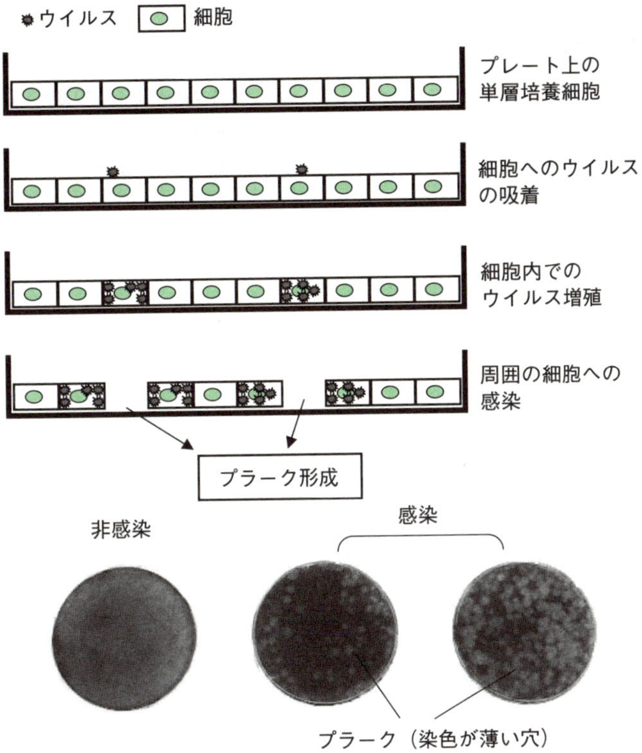

図 3.11　プラーク形成過程とシャーレ上のプラーク

動物種や接種経路（腹腔内，皮下，経鼻，脳内など）を選択する．近年，免疫系が欠落したヌードマウスや重症複合免疫不全症 severe combined immuno-deficiency disease（SCID）マウス，特定遺伝子を導入したトランスジェニックマウス，特定遺伝子を人工的に欠損させたり発現を抑制したノックアウトマウスやノックダウンマウスが作製され，ウイルスの感染実験に使用されている．

2　発育鶏卵（ふ化鶏卵）（図 3.10）

インフルエンザウイルス，ムンプスウイルス，麻疹ウイルス，ヘルペスウイルス，ワクシニアウイルスなどは，受精してから10日前後の発育鶏卵で増殖させることができる．ウイルスを接種後2～3日間の培養で，大量にウイルスを得ることができることから，ワクチン生産に利用されている．

3　培養細胞（組織培養）

ウイルスの培養には，種々の動物臓器から作製された**初代培養細胞**や，無限の増殖能をもち長期に渡り安定して継代培養できる**株化細胞**が用いられる．初代培養細胞は，多くのウイルスに感受性が高く，患者からのウイルス分離に用いられる．また，細胞が積み重なって無秩序に増殖する癌化細胞を検出しやすいため，癌ウイルスの検出に用いられる．一方，株化細胞は培養が容易であることから，ウイルスの分離，同定，増殖の解析などに広く用いられている．しかし，B型肝炎ウイルス，C型肝炎ウイルス，パピローマウイルス，パルボウイルス，ノロウイルスなどのように培養細胞を用いて増殖させることが困難なウイルスも多い．

3.5.2 ウイルスの定量法

ウイルスを定量するためには，動物や培養細胞に感染させ，その致死率や細胞変性効果（CPE）の程度により感染価を測定する方法や，他に分子生物学的，あるいは免疫学的手法を用いてウイルス核酸量やウイルス粒子量を定量する方法などがある．それぞれの方法には適用できるウイルスに範囲があり，それぞれの特徴を理解して方法を選ぶ必要がある．なお，分子生物学的，免疫学的定量手法については，別途記述した（→ p. 138）.

1）宿主細胞や動物個体に対する致死効果の評価（感染価）による方法

ウイルスが細胞に感染することにより，細胞の形態が変化するCPEがみられる．定量したいウイルス浮遊液を段階希釈し培養細胞に接種して培養した後，50％の細胞に対してCPEを示すウイルス浮遊液の希釈度で50％感染価（$TCID_{50}$, tissue culture infectious dose）を表す．ウイルスの感染対象が動物や発育鶏卵の場合には，それぞれ50％の動物や発育鶏卵を死亡させるのに要するウイルス量を，LD_{50}（lethal dose for 50％）やEID_{50}（egg infectious dose for 50％）で表す．

2）プラーク plaque 法（図3.11）

ウイルス浮遊液の段階希釈を単層培養細胞に接種し培養すると，感染細胞はCPEにより培養器の底面から脱落する．細胞を固定後染色すると，感染細胞が脱落した部分が染色されずに抜けてみえる（プラーク plaque）．1つのプラークは1つ以上のウイルス感染により形成されるので，この数（プラーク形成単位 plaque forming unit, PFU）をもって感染価が定量的に測定できる．

3）ウイルス核酸の定量による方法

ウイルス核酸を試験管内でリアルタイムPCR法により増幅し，定量する（→ p. 64）．RNAウイルスでは逆転写 reverse transcriptase（RT）-PCR法でcDNAを作成後にウイルス量を定量できる．

4）赤血球凝集試験による方法

インフルエンザウイルスや風疹ウイルスは，エンベロープ上に赤血球凝集素をもつため，特定の動物の赤血球を凝集する（図3.12）．この性質を利用して，段階希釈した血清などの検査材料を一定量の赤血球と混合し，凝集の起こる最大希釈倍数から相対的なウイルス量を測定することができる．

5）感染性核酸による感染価測定による方法

ピコルナウイルス，トガウイルスやパポバウイルスは，カプシドのない裸のウイルス核酸でも感染性を示す（感染性核酸）．このウイルス核酸の感染効率を高めるためのDEAEデキストランや$CaCl_2$存在下で宿主細胞に感染させ，CPEを感染指標として，最大核酸希釈倍数を決定する．

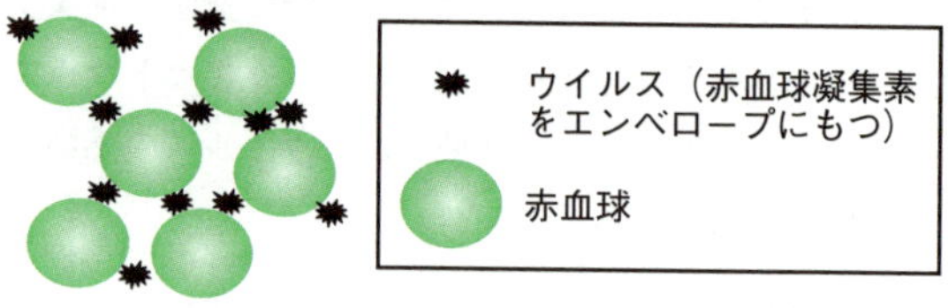

図3.12　ウイルスによる赤血球凝集

第4章 真菌学総論

真菌 fungus（複数形 fungi）は，微生物の中でも細菌とは異なり，核や細胞内小器官をもつ真核生物に属する．一般にいわれるところのカビ mold，酵母 yeast, キノコ mushroom の総称で，菌類とも呼ばれる．カビ，酵母，キノコは形態的に総称されるが，正式な学術的分類名ではない．近年の 18S rRNA 遺伝子配列による系統分類では，植物よりもわれわれヒトを含む動物に近いことが明らかになっている．そのため，治療薬の選択性や診断におけるマーカーに苦慮することが多い．

黴菌（ばいきん）の「黴」の字は，カビが黒くすすけた有様であり，有害な微生物を意味する．しかし，真菌は最も古くから認識され，人類が利用してきた微生物である．マツタケ，シイタケ，マッシュルームなどキノコの多くは食用として知られている．コウジカビ *Aspergillus* は，味噌，醤油，日本酒，酢，焼酎などをつくる上で欠かせない真菌である．また，酵母は，パン，チーズ，ワインそしてビールなどの製造にかかせない．そのほか，貴腐ワインの生産には果皮につく *Botrytis cinerea* というカビがつくことが必要であり，鰹節も *Eurotium* というカビの一種が発酵によって独特の旨みをつくっている．

また，青カビ *Penicillium notatum* といえば，1929 年にアレクサンダー・フレミング Alexander Fleming が発見した世界初の抗生物質のペニシリン penicillin 産生菌として有名である．

しかし，真菌の最も大事な役割は自然界における分解者としての役割である．真菌はすべて外部から栄養を取り込む従属栄養菌であり，動植物を構成する，コラーゲン，セルロース，リグニンなどを低分子物質に分解することにより生態系のサイクルに戻している．

一方，ヒトや動物，植物に感染症を引き起こす菌種もある．真菌によってもたらされる病気，すなわち真菌症は最も古くから認識されてきた病気で，真菌感染症，アレルギー，キノコによる食中毒，そして真菌の二次代謝産物であるマイコトキシンによる中毒症がある．

4.1 生物群としての真菌の特徴

4.1.1 真菌の菌種数

真菌は，キノコからカビ，酵母を含む生物群であり，現在認識されている種数が 9 万 9 千種程度あり，未知の菌種を含めると推定種数は 150 万種に及ぶと考えられている．その中で問題になる病原性真菌は 530 種程度である．

4.1.2 真菌の生物学的位置

生物の分類は Linné の 2 界説（動物界と植物界）に始まり，種々の分類がなされてきた．1969 年の Whittaker の 5 界説の分類で初めて菌界（真菌）が分類され，植物から分別された．近年リボソームの小サブユニット rRNA の遺伝子配列により，菌類（真菌）は植物よりも動物に近いことが明らかになっている．

すなわち，真菌は微生物の中でも細菌と異なり，核膜に覆われた核をもつ真核生物であり，動物や植物と同じである．表 4.1 に真菌とその他の生物の特徴を表

表 4.1　真菌と他の生物の細胞学的特徴

	細菌 原核生物	真菌 真核生物	動物 真核生物	植物 真核生物
核膜	−	+	+	+
有糸分裂	−	+	+	+
染色体数	1	≧2	≧2	≧2
細胞小器官	−	+	+	+
ミトコンドリア	−	+	+	+
葉緑体	−	−	−	+
リボソーム	70S（30S, 50S）	80S（40S, 60S）	80S（40S, 60S）	80S（40S, 60S）
細胞質膜中のステロール	−	+ エルゴステロール	+ コレステロール	+ フィトステロール
細胞壁	+ ペプチドグリカン	+ キチン, β-グルカン, マンナン	−	+ セルロース

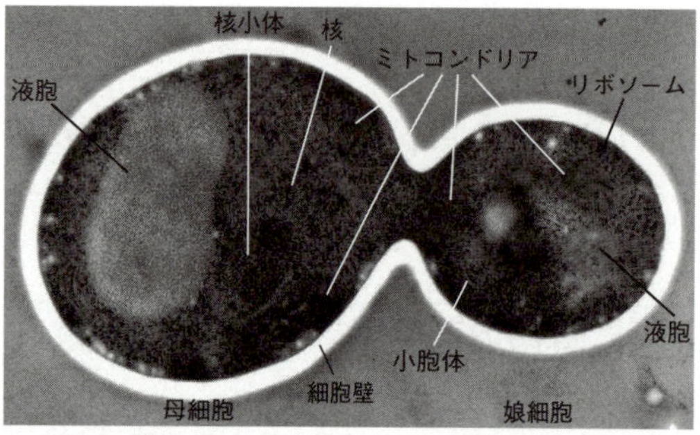

図 4.1　*Candida albicans* の透過型電子顕微鏡像
酵母形態で出芽増殖している.
（山口正視先生（千葉大学）ご提供）

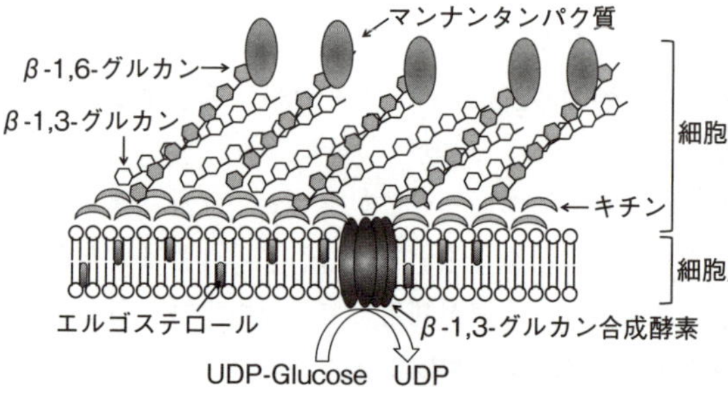

図 4.2　真菌細胞壁の構造模式図

した. 真核生物なので, 少なくとも1個の核, 小胞体, ミトコンドリアなどの細胞小器官をもつ. 光合成色素をもたず, 従属栄養性である.

4.2 真菌細胞の構造と機能

細胞内には, 核, ミトコンドリア, リボソームなどの細胞（内）小器官を有するが（図 4.1）, 葉緑体はもたない. 細胞膜はヒトではコレステロールがリン脂質二重層に挿入されているが, 真菌では**エルゴステロール**がその成分となっている.

1 細胞壁

ヒトにはない細胞壁は, 代表的な病原真菌である *Candida albicans* では, **(1 → 3)-β-D-グルカン（β1,3 グルカン）**, **(1 → 6)-β-D-グルカン（β1,6 グルカン）**, **キチン**, **マンナンタンパク質**, 糖脂質などを含む（図 4.2, 表 4.1）. β1,3 グルカンは多くの真菌で共通の構造であるため, カブトガニ凝固系を用いた真菌症診断のための血清診断として使われている. しかし, ムーコル目の病原菌は β グルカンをほとんどもたず, キチンの代わりにキトサンが含まれている. そのため β1,3 グルカン試験では, 血清測定値が上昇しない. また, *Cryptococcus* も β1,3 グルカンをもつが, 莢膜に覆われているため，値が上昇しにくいといわれている．(1→3)-β-D-グルカン合成酵素は細胞膜にあり，これがキャンディン系抗真菌剤の標的である．(1→6)-β-D-グルカン合成酵素はゴルジ体にある．

マンナンタンパク質もマンナンの種類が真菌によって異なる．*Candida* のマンナン，*Aspergillus* のガラクトマンナン，*Cryptococcus* のグルクロノキシロマンナンを認識するそれぞれの菌種の検出系が認可されている．

2　莢　膜

Cryptococcus neoformans において細胞壁の外側に莢膜をもっており，この層が厚いほど宿主防御能に抵抗し，病原性が強いとされる．主要成分はグルクロノキシマンナンだとされる．

4.3　真菌の形態

真菌は，原核生物 procaryotae の細菌と比べて大きく，高等でより分化した複雑な細胞構造を有する．酵母や真菌胞子の直径は数 μm であり，ヒト細胞は平均 10 μm 前後であるから，ヒト細胞よりはやや小さい（→ p. 18）．

真菌の基本的な形態は，球状の**酵母形**と，糸状をした**菌糸形**である．また両方の形態をとる二形性菌もある．

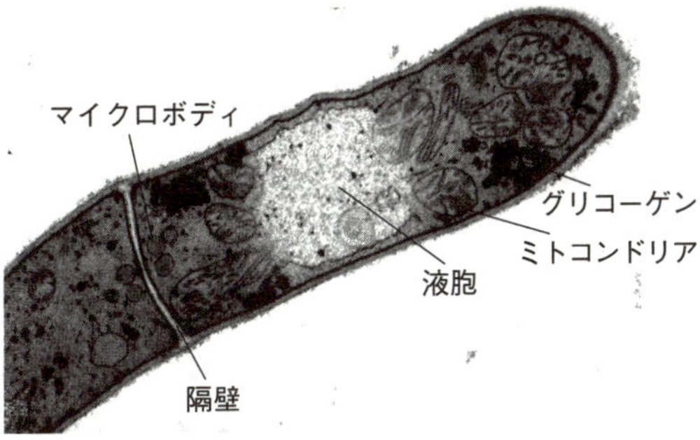

図 4.3　真性菌糸（*Aspergillus fumigatus* の菌糸像）
先端成長によって菌糸は伸長してゆく．
（西山彌生先生（帝京大学）ご提供）

胞子から伸びた菌糸はヒトの目で確認できるほど伸びる場合がある．菌糸は発芽した胞子の先端が生育して糸状になったものである．いくつもの細胞が連なり，細胞と細胞の間に**隔壁** septum があるものを真性菌糸 true hypha（図 4.3）と呼ぶ．

増殖に際して**無性胞子**（**分生子**）あるいは**有性胞子**を形成する．主な病原性真菌とその形態による分類を表 4.2 に示した．

4.3.1　酵　母

球形の単細胞性の真菌で，菌の一部が突出（**出芽**）budding して増殖する．*Cryptococcus neoformans, Candida glabrata, Saccharomyces cerevisiae*（出芽酵母）などがあげられる．一方 *Schizosaccharomyces pombe* などは細菌と同様に分裂により増殖する分裂酵母である．

4.3.2　糸状菌

長い 1 本の菌糸 hypha が分岐しながら増殖し，菌糸体 mycelium を形成する．菌糸体は栄養菌糸 vegetative hypha と気中菌糸 aerial hypha に分けられる．栄養菌糸は培地または寄生組織の内部に発育して栄養分を吸収し，気中菌糸は多くの場合空気中に発育し胞子を産生する（生殖菌糸 reproductive hypha）．増殖は分節胞子 arthrospore，厚膜胞子 chlamydospore，分生子 conidium などによる．*Aspergillus* 属，ムーコル症原因菌や皮膚糸状菌などがある（口絵）．一般的に「カビ」はこの形態をとる菌を指している．

4.3.3　二形性真菌

酵母の分芽している細胞と，それが長く伸びて菌糸様にみえる仮性菌糸を伸長する真菌である．環境条件などにより，娘細胞が分離せず付着したまま細胞が伸長するため，ウインナーソーセージ様に伸びる（図 4.4）．菌によっては真性菌糸も形成する．*Candida* 属，*Sporothrix schenckii*，および輸入真菌症起因菌の

表 4.2　真菌の形態による分類

形　態	主な真菌菌種（属）
酵母形	*Cryptococcus neoformans* *Candida glabrata*
菌糸形	深在性真菌症起因菌 　*Aspergillus* 属 　*Mucor* 属 　*Rhizopus* 属 　*Fusarium* 属 　*Scedosporium boydii* 皮膚糸状菌 　*Trichophyton rubrum* 　*Microsporum canis* 　*Epidermophyton floccosum*
二形性菌	病原性酵母 　*Candida albicans* 　*Malasssezia* 属 地域流行型二形性菌 　*Coccidioides immitis* 　*Paracoccidioides brasiliensis* 　*Histoplasma capsulatum* 　*Blastomyces dermatitidis* 　*Penicillium marneffei* 深部皮膚真菌症原因菌 　*Sporothrix schenckii* 　*Fonsecaea pedrosoi* 　*Exophiala dermatitidis*

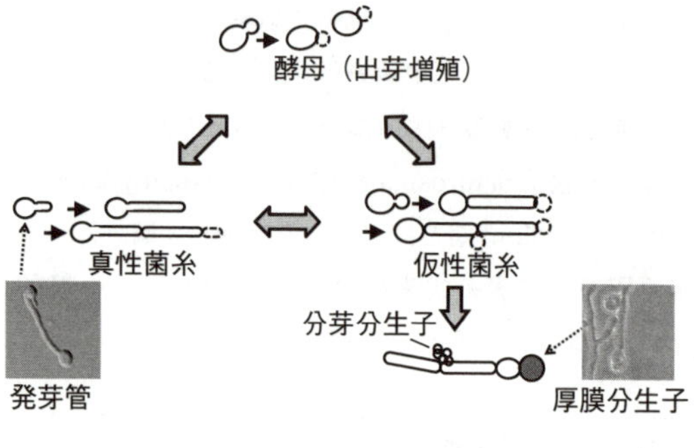

図 4.4　二形性真菌 *Candida* の形態変化
環境条件等により，酵母形態で出芽増殖を行う場合，酵母より発芽管が形成され，真性菌糸を形成する場合，酵母細胞から分芽している細胞が長く伸びて菌糸状にみえる仮性菌糸を形成する場合がある（一部の菌種では，厚膜分生子を形成する）.

Histoplasma capsulatum, *Blastomyces dermatitidis*, *Paracoccidioides brasiliensis*, *Coccidioides immitis*, *Penicillium marneffei* などがあげられる．*Candida* 属はヒトなどの体内で菌糸形をとり，菌糸形を取ることが病原性を発揮するのに重要とされるが，他の二形性真菌はヒト生体内などで酵母形を取ることが多い．

4.4 真菌の栄養と代謝

真菌は，有機物を栄養源として成長・増殖する従属栄養生物であるである．床に塗られたワックスを栄養源として発育できる菌種や，深海にも生存する菌種があるほど，場所/環境を選ばず，ほとんどの環境下でみられる生物である．

細菌と同様に発育には**誘導期** induction phase，**対**

数増殖期 logarithmic growth phase，**定常期** stationary phase，**死滅期** death phase がある．

4.4.1　発育温度

環境真菌や表在性真菌症（皮膚真菌症）の起因菌はヒトの体温より低い15℃から30℃程度で良く増殖するが，40℃以上ではほとんど発育を認めず，発熱シート等の貼付による温熱療法も有効である．深在性真菌症を起こす真菌は37℃以上の温度でも増殖し，菌種によっては45℃でも発育する．

低温でもゆっくりではあるが発育する低温菌もあるので，食品等の冷蔵庫での保存の過信は禁物である．

4.4.2　栄養源

ヒトや細菌と比較して多種の炭素源や窒素源を利用できる．炭素源は，ほとんどの糖を代謝できるが，他に代謝できる生物がほとんどないリグニンやセルロースをも代謝できる．窒素源としてもそれほど要求性は高くない．多くのプロテアーゼをもち，ヒトの角質層を形成するケラチンなども分解し，アミノ酸として利用する．脂質はヒトではその能力を欠くが，多くの微生物と同様に，一価不飽和脂肪酸から二重結合が2つ以上入った多価不飽和脂肪酸を合成できる．

特殊な栄養要求性をもった真菌は，皮膚の毛嚢などに常在し，癜風やふけの原因菌とされている *Malassezia* 属で，脂質を発育に要求する．人工培地ではオリーブ油などを添加する．

4.4.3　代　謝

グルコース異化経路は，細菌と同様にEmbden-Meyerhof経路とEntner-Doudoroff経路をもつが，加えてヒトと同様のペントースリン酸回路をもつ．エネルギー生産系は，好気的な呼吸とともに，醸造・発酵産業に利用されることからも知られるように，嫌気的発酵を行い，アルコールや乳酸などを産生する．

4.5　真菌の生殖と生活環

真菌には2つの生殖形がある．有性胞子による有性生殖を行う場合と無性胞子による無性生殖を行う場合である（図4.5）．無性生殖のみしか知られていない菌種も多い．

無性生殖では，酵母の出芽や分裂，または糸状菌の胞子（分生子，無性胞子）によって，基本的には同一クローンが増殖を続ける．このような場合，その菌を**無性世代（アナモルフ** anamorph）または不完全世代という．無性生殖形である分生子は，菌糸から分生子柄を伸ばしその先端が分化して形成される．胞子嚢（袋）や菌糸の中に形成される内生分生子と外側に形成される外生分生子がある．内生分生子には胞子嚢胞子が代表である．ムーコル目以外にみられる無性胞子はすべて外生胞子であり，分生子に該当する．フィアロ型分生子，出芽（分芽）型分生子，厚膜分生子，アレウリオ型分生子，アネロ型分生子，分節型分生子などがある．図4.6に主な無性胞子の形態と着生様式の模式図を示す．

有性生殖では，反対の接合型（性）を示す菌株と混合培養することによって，減数分裂による遺伝的組換えを経て，有性胞子を形成する．このような有性胞子

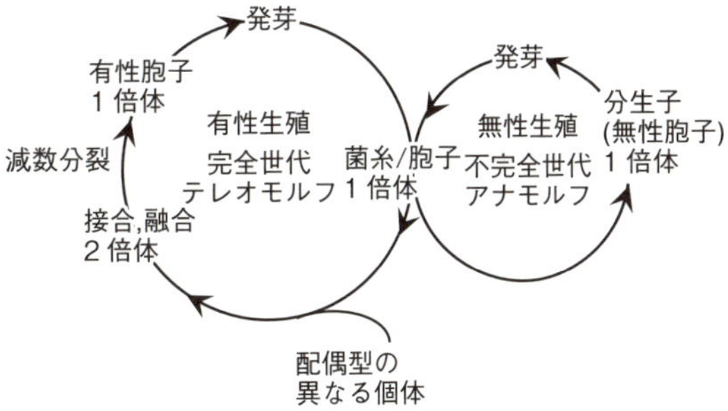

図4.5　真菌の生活環
真菌は菌種により，無性生殖をしたり，有性生殖をしたりする．また，生育環境によってどちらを行うか変わる場合もある．

（配偶子）を形成する菌を，**有性世代（テレオモルフ** teleomorph）または完全世代という．有性世代では個体間の交配 mating を行い，有性胞子をつくる．病原真菌の有性胞子は，子嚢胞子，接合胞子，担子胞子であり，この有性胞子の形状によって，かつては真菌の分類が行われていた．

4.6 真菌の分類と命名法

真菌の分類は，細菌と同様に，ドメイン，界，門，綱，目，科，種の階級があり，種名は，属名と種形容詞からなる二命名法による．病原真菌は，有性胞子の形によって子嚢菌門，担子菌門，接合菌門およびツボカビ門の4つに従来は分類されてきた（表4.3）．この4つの門の分類は便利で，多くの人がいまだに使用している．担子菌門にはキノコ類の多くが含まれる．以前，有性世代がみつからず不完全菌といわれていた菌は，塩基配列による分子系統的分類からいずれかの門に属することになった．さらに，近年の分類では，接合菌門がなくなり，ケカビ門になった．接合菌症は大部分がケカビ門のムーコル目（Mucorales）菌種による感染症であることから，ムーコル症といわれるようになった（表4.3）．臨床的には今でも接合菌症の名前を用いる場合もある．

真菌の命名は，国際藻類・菌類・植物命名規約（International Code of Nomenclature for algae, fungi, and plants, ICN）に依る．長らく有性世代（テレオモルフ）と無性世代（アナモルフ）のそれぞれに菌種名が付く二重命名法が認められていた．同じ菌に有性世代名と無性世代名が与えられている場合は，有性世代名を優先するとされている．例えば，無性世代名 *Cryptococcus neoformans* は，有性世代では *Filobasidiella neoformans* といい，*F. neoformans* が正規な学名となる．分子遺伝学的な分類法が発達した現在は，真菌も1つの菌種は1つの名称に学名が変更されつつある．しかし，臨床的に使用されている菌種名が必ずしも学名に反映されていないので，臨床検査や疾患名に混乱が生じることから，臨床では旧名を使用している場合も多い．

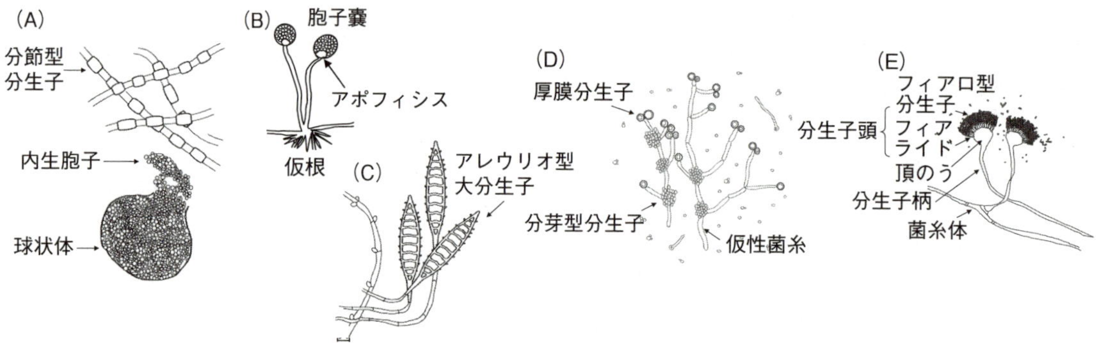

図4.6　各種無性胞子（分生子）のイメージ図

（A）*Coccidioides immitis* は，分節型分生子の形で吸入され，生体内では分節型分生子は球状に腫大し，球状体となる．（B）*Rizopus oryzae* の胞子嚢胞子，（C）*Microsporum canis* のアレウリオ型大分生子，（D）二形性真菌 *Canida albicans* の厚膜分生子と分芽型分生子，（E）糸状菌 *Aspergillus fumigatus* のフィアロ型分生子．
（花澤良博士（帝京大学）作図）

表 4.3　真菌の分類と病原真菌の例

新分類の門	旧分類の門 （有性胞子）	病原真菌の属	疾患名
子嚢菌門 Ascomycota	子嚢菌門 Ascomycota （子嚢胞子）	*Aspergillus* *Candida* *Trichophyton* *Microsporum* *Epidermophyton* *Histoplasma* *Coccidioides* *Sporothrix* *Fonsecaea* *Fusarium* *Pneumocystis*	アスペルギルス症 カンジダ症 皮膚糸状菌症 皮膚糸状菌症 皮膚糸状菌症 ヒストプラスマ症 コクシジオイデス症 スポロトリコーシス クロモミコーシス フサリウム症 ニューモシスチス症
担子菌門 Basidiomycota	担子菌門 Basidiomycota （担子胞子）	*Cryptococcus* *Trichosporon* *Malassezia*	クリプトコックス症 トリコスポロン症 マラセチア症
ケカビ門 Mucoromycota	接合菌門 Zygomycota （接合胞子）	*Mucor* *Rhyzopus* *Rhyzomucor* *Cuninghamella* *Absidia*	ムーコル症

ツボカビ門はヒトでの病原菌としては知られていないので表より省いた.

第 2 編
感染症学

第 1 章　感染を理解するための免疫・生体防御機構

第 2 章　感染症の発症機構

第 3 章　世界の感染症の現状と対策

第 4 章　感染症の臨床検査

第 5 章　病原細菌各論

第 6 章　病原ウイルス各論

第 7 章　病原真菌各論

第 8 章　寄生虫（原虫，蠕虫）と寄生虫症

第 9 章　疾患別にみた感染症の特徴

第1章 感染を理解するための免疫・生体防御機構

1.1 自然免疫と獲得免疫

生体はさまざまな病原微生物感染に対する防御機構を備えている．ペスト，天然痘，麻疹などの多くの感染症に，一度感染して自力回復すると，二度と同じ感染症にかからないという「二度なし現象」の存在が古くから知られてきた．このような「疫を免れる」機構が**免疫** immunity である．免疫は外界から侵入した微生物を含むすべての**非自己性物質**を異物として認識して，迅速に排除する生体防御機構である．免疫は，生まれながらにして生体に備わる**自然免疫** innate immunity と，生後に異物の侵入を経験することで備わる**獲得免疫** acquired immunity に分けられる．自然免疫は素早く異物の排除にはたらくが，自然免疫を乗り越えて異物が侵入した場合は獲得免疫が作動し，より効果的な防御がなされる．獲得免疫は脊椎動物にしかみられないが，自然免疫はミミズやハエにも存在する生命体に普遍的な防御機構である．しかし，免疫系は生体に有益な感染防御に作用するだけではなく，しばしば炎症性病変など感染病態の形成に関与している．

1.2 自然免疫

自然免疫は，物理的・生理的障壁などにより，病原体などの異物の侵入を非特異的に防ぐとともに，食細胞の働きなどにより侵入した病原体の増殖を阻止して，生体を防御する仕組みである（表1.1）.

1.2.1 上皮による物理的障壁

細菌やウイルスなど異物の侵入に対しては，まず**皮膚と粘膜の上皮細胞**が物理的障壁になっている．皮膚は重層扁平上皮と皮下組織からなり，上皮細胞同士は強力に細胞間が結合されているので，微生物の侵入を許さない．やけどや外傷で上皮が損傷すると，たちま

表1.1　自然免疫による微生物排除の段階と仕組み

1. 体表面での防御 • 皮膚や粘膜による物理的障壁 • 汗の低 pH • 粘液や分泌物中の抗菌性物質 • 排尿による尿道洗浄 • 常在細菌叢との競合	3. 炎症反応 • 感染局所での血管透過性亢進，腫脹，発赤 • 発熱 • 急性期タンパク質の産生 • 補体活性化
2. 体表からの微生物侵入に対する認識と応答 • 自然免疫受容体の異物認識によるマクロファージ活性化 • 活性化マクロファージからのサイトカインの分泌	4. 食細胞の集積 • 感染部位への食細胞（好中球など）の遊走 5. 食細胞による侵入微生物の処理 • 食細胞による貪食と殺菌

ち損傷部から病原体が侵入し感染を受ける．また，皮膚からは病原体の増殖を抑えたり殺したりする働きをもつ体液性成分が分泌される．汗は低 pH であるために，細菌の増殖を抑制する．皮脂腺から出る脂肪酸には殺菌作用がある．一方，呼吸器，消化管，泌尿・生殖器，感覚器などを広く覆っている粘膜上皮は**粘液**によって湿潤に保たれて生体内部を保護する物理的障壁となっている．粘液はその流れで付着した微生物などを洗い流し，その定着を防ぐ．

1.2.2　粘液・分泌液中の抗菌タンパク質

唾液，涙，鼻汁に含まれる**リゾチーム** lysozyme は，細菌の細胞壁ペプチドグリカン（→ p. 26）を分解して溶菌させる．消化管や呼吸器などの粘膜上皮細胞からはデフェンシンやカセリシジンなどの塩基性低分子ペプチドである**抗菌ペプチド**が分泌される．抗菌ペプチドはプラス荷電をもつため，一般にマイナスに荷電している細菌表層と結合し，その後に疎水性領域を用いて膜に侵入して殺菌作用を示す（図 1.1）．

1.2.3　生理的防御

生体は，気管支に異物が侵入してきたときに，せき，くしゃみによってそれを体外に排除しようとする．また，呼吸器は粘液を産生して異物を絡め取り，上皮細胞の線毛運動によって喀たんとして排出する．経口的に摂取された多くの細菌は胃酸によって殺菌される．胆汁には強い界面活性作用があり，抗菌作用を示す．排尿も異物を排泄する重要な防御機構である．

1.2.4　常在細菌叢

生体には常在細菌が存在し，細菌は互いの増殖を干渉しあいながらバランスを保ち，外来の病原微生物が定着することを防いでいる（→ p. 6）．特に大腸の常在細菌叢が知られている．広域抗菌スペクトルを有する抗菌薬の長期投与により，常在細菌叢のバランスが崩れると，その抗菌薬に耐性のある少数の細菌が優勢となり，その結果，病的症状が引き起こされる．これを**菌交代症** microbial substitution という（→ p. 321）．

1.2.5　食細胞

血液中に含まれる**好中球**や**単球**，さらには単球が全身の臓器・組織へと移動して定着した**マクロファージ**などの食細胞が異物の侵入を監視している．肝臓における内在性マクロファージはクッパー細胞，腎臓においては糸球体内メサンギウム細胞と呼ばれている．腹腔や肺胞内マクロファージは「遊走型」マクロファージの例である．脳ではミクログリア細胞，骨では破骨細胞がそれに該当する．

食細胞は炎症部位へ遊走して異物を**貪食**し，消化する異物処理の役割を担っている（図 1.2）．食細胞は荷

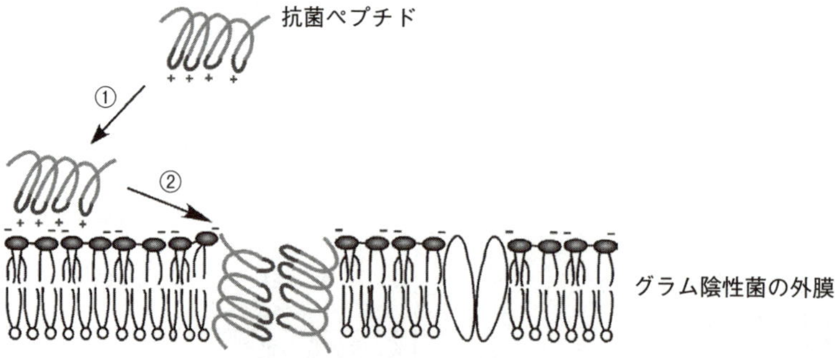

図 1.1　抗菌ペプチドの作用
抗菌ペプチドは疎水性領域とプラス電荷をもつ．グラム陰性菌表面はリポ多糖で覆われているので，一般にマイナスに荷電している．① 抗菌ペプチドはマイナス荷電を標的として菌の表面に結合した後，② 疎水性領域を利用してグラム陰性菌の外膜に侵入する．

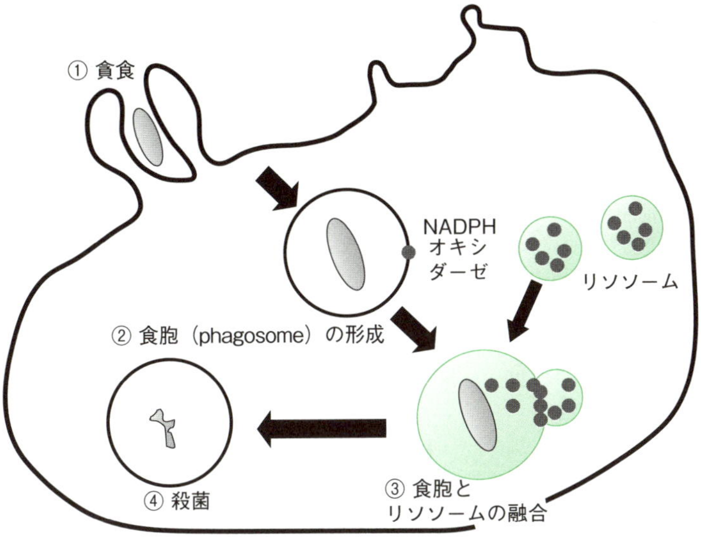

図 1.2　食細胞による貪食と細胞内殺菌の経過
マクロファージや好中菌などの食細胞表面上にはスカベンジャー受容体，補体受容体，Fc 受容体などがある．異物がこれらの受容体に認識されると① 貪食される．そして，② 食胞（phagosome）の形成，③ phagosome-lysosome 融合（PL fusion），④ 異物の消化・殺菌，と進行していく．

電の違いなどで異物をスカベンジャー受容体を介して認識し，貪食する．さらに，補体成分（後述）や抗体が結合した異物をそれぞれ補体受容体，Fc 受容体（後述）を介して認識し，貪食する．食細胞は細菌を包み込む**食胞** phagosome を形成するが，食胞の内部は pH 5.5 付近に下げられており，NADPH オキシダーゼにより産生される活性酸素が殺菌を担っている．次いで食胞は**リソソーム** lysosome と融合し，リソソームに含まれる消化酵素の働きにより殺菌が進行する．

1.2.6　ナチュラルキラー細胞（NK 細胞）

NK 細胞はリンパ球の一種であり，がん細胞やウイルス感染細胞を認識して傷害する．MHC クラスⅠ分子（後述）は NK 細胞の抑制リガンドであり，クラスⅠ分子の発現が低下した細胞を認識して傷害する．細胞傷害因子としてパーフォリン（標的細胞の細胞膜に穴をあける）やグランザイム（標的細胞に細胞死を誘導するプロテアーゼ）を有している．

1.2.7　Toll 様受容体

微生物の体内への侵入を感知することは感染防御にとって重要である．生体は微生物に特有な成分を認識する受容体を備えており，**Toll 様受容体** Toll-like receptor（TLR）がよく知られている（図 1.3）．これまで**マクロファージ**や**樹状細胞**などに発現する 10 種類程度の TLR がみつかっている．TLR はグラム陰性細菌のリポ多糖，グラム陽性細菌のリポタイコ酸，べん毛タンパク質（フラジェリン），ウイルス由来 RNA など病原微生物の特徴的分子パターンを認識して結合する．TLR の認識が起こると細胞内のシグナル伝達によって**炎症性サイトカイン**（後述）の産生が促進され，免疫応答が亢進する．

1.2.8　補　体

血清中の抗菌物質としては獲得免疫で重要な役割を果たす抗体（後述）があげられる．しかし，抗体は単に細菌と結合するだけで，その結果細菌が破壊されることはない．さらにこれに別の血清因子である**補体** complement が結合することで，溶菌などのさまざまな反応が惹起される．補体系タンパク質は多くの血清タンパク質から成り，Complement の頭文字「C」が付けられた C1，C2 のように各成分は命名されている．通常は，非活性型の前駆体タンパク質として血中や体液中に存在しているが，感染部位で限定分解されて活性型になる．活性化された補体成分が次の補体成分を限定分解して活性化することにより一連の反応を引き起こす（図 1.4）．

補体の活性化には，① **古典経路** classical pathway，② **代替経路** alternative pathway，③ **レクチン経路**

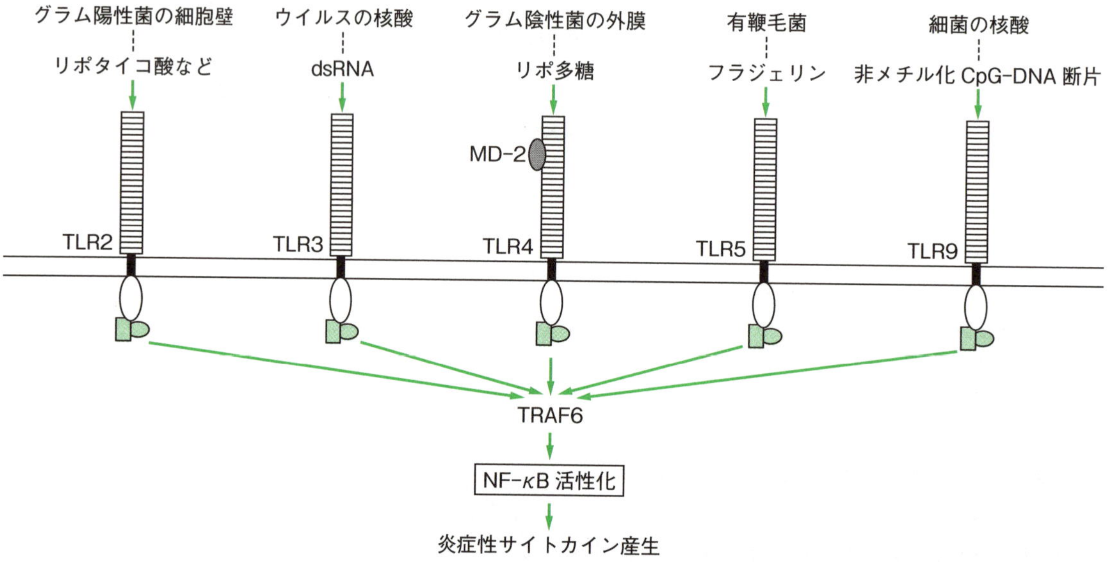

図 1.3　TLR を介した微生物由来リガンドの認識

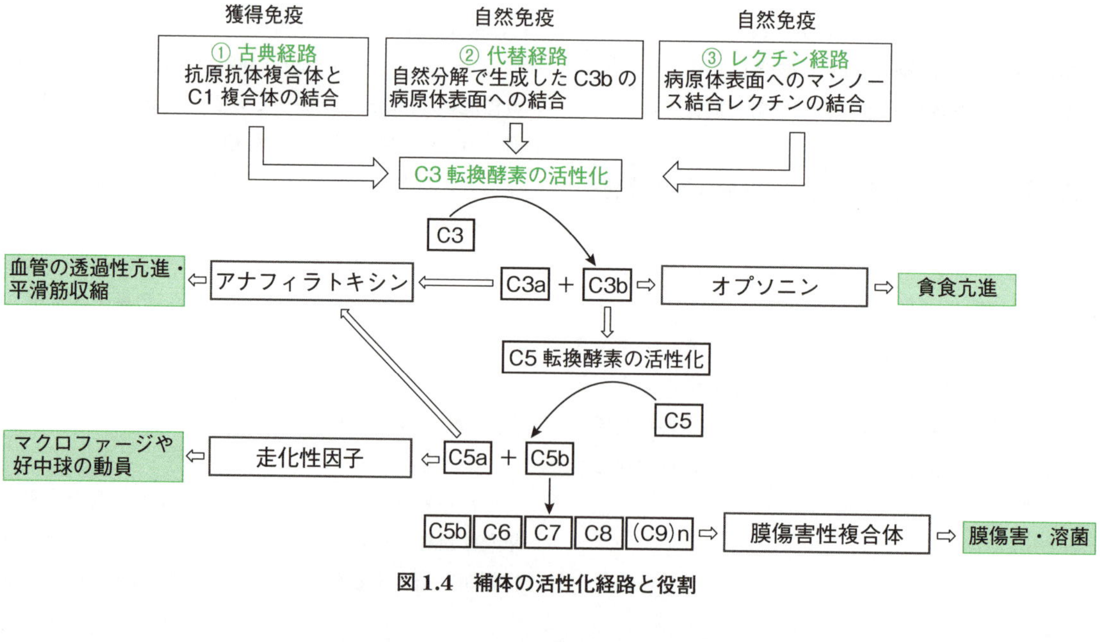

図 1.4　補体の活性化経路と役割

lectin pathway の3経路がある（図1.4）．それぞれの活性化の引き金となる抗原が異なる点と，C3をC3aとC3bに分解するC3転換酵素（C3コンベルターゼ）の複合体がつくられるまでの過程が異なるが，それ以後の経路は同じである．このうち①は抗体に依存するので獲得免疫，②と③は自然免疫によって開始される．

① **古典経路**：病原体などが抗原となって抗原抗体複合体が形成され，続いてこれに補体系タンパク質C1の一部であるC1qが結合することにより開始される経路．

② **代替経路**：C3の自然分解で生じたC3bが病原体表面と結合することで始まる経路．

③ **レクチン経路**：血清中のマンノース結合レクチンが細菌やウイルス表面上の糖鎖や糖タンパク質に結合することによって開始される経路．

C3転換酵素はC3を分解して，遊離するC3aと菌体表面に結合するC3bに分解する．C3bはC3転換酵素に結合してC5転換酵素複合体を形成し，C5をC5aとC5bに分解する．C5aは遊離するがC5bは菌体表面に結合し，続いて順にC6，C7，C8成分が結合し，最後にC9が結合してさらに重合化すると，ドーナツ状の**膜傷害性複合体** membrane attack complex（MAC）が細胞膜に孔を形成し，溶菌を誘導する．

C5aは**走化性因子**として働き，補体の活性化が起こっている所へマクロファージや好中球を引き寄せ，貪食を促進する．また，C3aとC5aは好塩基球や肥満細胞に作用してヒスタミンやロイコトリエンなど化学伝達物質を放出させ，その生理作用により血管の透過性を高めたり，平滑筋の収縮を起こす（**アナフィラトキシン作用**）．C3bは，細菌などの微生物やその他の異物に付着することにより，C3b受容体をもつマクロファージや好中球の貪食作用を高める（**オプソニン作用**）．

1.3 獲得免疫

体内に侵入した細菌をはじめとする微生物の多くは，食細胞の働きを中心とした自然免疫によって排除される．しかしながら，微生物の中には自然免疫をのりこえて，生体内で増殖するものがある．さらに，ウイルス感染に対しては自然免疫だけでは十分には対応できないと考えられている．このような微生物に対しては抗原特異的な獲得免疫が作動する．

1.3.1 獲得免疫の特徴

獲得免疫の特徴は，①**反応の特異性**，②**免疫学的記憶**，③**反応の多様性**である．これを麻疹（はしか）を例にとり解説する．ヒトが一度麻疹に感染して回復すると麻疹に対する獲得免疫が成立する．この個体は二度と麻疹にかからなくなるが，この感染防御は麻疹ウイルスに特異的であり，他のウイルスの排除には働かない（**反応特異性**）．また，ひとたび麻疹に獲得免疫ができると，その免疫力はほぼ生涯にわたって持続し，二度と麻疹にかかることはない（**免疫学的記憶**）．また，麻疹ウイルスの排除には主にリンパ球などの免疫担当細胞が直接関わる**細胞性免疫** cell mediated immunity が主体となっているが，他の病原体ではリンパ球から産生されるタンパク質である**抗体**を主体とする**体液性免疫** humoral mediated immunity が働くこともある．病原体の侵入に対して免疫系はさまざまな対処の仕方を準備している（**反応の多様性**）．

1.3.2 抗　原

抗原 antigen とは生体を刺激して免疫を担当するリンパ球の活性化（**感作**）や抗体産生などの**免疫応答** immune response を引き起こし，その結果生成する感作リンパ球や抗体と特異的に反応する物質である．抗原として免疫系が認識するものは，外来の病原体だけでなく，本来は自己細胞であったが変異したがん細胞やほとんど生体に無害のはずの花粉，卵白タンパク質などにも及ぶ．

1 抗原の性質

抗原には抗体産生や感作リンパ球の誘導を起こす性質である**免疫原性**と，その結果産生された抗体や感作リンパ球と特異的に反応する性質，すなわち**反応原性**がある．この両者を備える抗原を**完全抗原**という．これに対して免疫原性はなく，反応原性だけあるものを**不完全抗原**あるいは**ハプテン**という．ハプテンは小さな分子であるため，免疫系は異物と認識しない．ハプテンがアルブミンなどの高分子量の血清タンパク質などの**キャリア**と結合すると，見かけ上大きな分子となり，免疫原性をもつようになる．

通常1つの抗原には複数の抗体あるいは感作リンパ球と特異的に結合する構造領域がある．この領域を**抗原決定基**または**エピトープ**という．タンパク質の場合，抗原決定基は通常4〜8個のアミノ酸で構成される．したがって，1つの抗原粒子，あるいは1分子の抗原タンパク質上には複数の抗原決定基が存在し，それぞれ特異的抗体や感作リンパ球が反応する．これを**複合抗原**と呼ぶ．細菌などのように複雑な表面構造をもつ抗原は，複合抗原の典型例である．

1.3.3　免疫担当組織・臓器

免疫担当細胞のすべては，骨髄で産生される**多能性造血幹細胞** stem cell より分化成熟して生まれる．免疫を担当する主たる組織・臓器はリンパ組織である．リンパ組織は，リンパ球生成と成熟への関与により**一次リンパ組織**（**骨髄**と**胸腺**）と**二次リンパ組織**（**リンパ節**，**脾臓**，**粘膜リンパ組織**など）に分けられる．一次リンパ組織は幹細胞の増殖の場であり，かつ未熟リンパ球が抗原受容体を獲得し，成熟・分化する場として働く．そしてリンパ球は**骨髄** bone marrow で分化，成熟する **B 細胞**（**B リンパ球** B lymphocyte）と骨髄から移行して**胸腺** thymus で分化，成熟する **T 細胞**（**T リンパ球** T lymphocyte）に大分類され，それぞれが体液性免疫と細胞性免疫の主体となる．リンパ球は二次リンパ組織へ移動して，そこで抗原提示細胞（後述）から病原体などの抗原情報の提示を受ける．

1.3.4　免疫担当細胞

造血系骨髄幹細胞から，リンパ球の前駆細胞であるリンパ系前駆細胞とリンパ球以外の白血球の前駆細胞である骨髄系前駆細胞が生まれる．骨髄系前駆細胞からは，**単球** monocyte，**樹状細胞** dendritic cell，**顆粒球** granulocyte あるいは**多形核白血球** polymorphonuclear leukocyte（**好中球** neutrophil，**好塩基球** eosinophil，**好酸球** basophil），および**肥満細胞** mast cell が生まれる．単球は，血液中から各組織へ遊走すると**マクロファージ** macrophage（Mφ）へと成熟する．リンパ系前駆細胞からは **B 細胞**と **T 細胞**が生まれる（図 1.5）．

1　顆粒球

顆粒球は好中球，好酸球，好塩基球の総称である．細胞質に多数の顆粒を含み，プロテアーゼなどの殺菌作用のあるタンパク質や酵素を有している．

好中球：末梢白血球の約 50 〜 60％を占める．感染初期の病原体の貪食による排除に最も重要である．サイトカイン刺激により血中から感染組織へと移行し，病原体を非特異的に貪食した後，活性酸素やリソソーム内の抗菌因子により細胞内殺菌する．抗原が消化されるだけでなく，好中球自体も自己融解して，それが膿となる．

好酸球：細胞質に酸性色素で染まる顆粒をもつ．好酸球は寄生虫に対する感染防御やアレルギーに関与する．

好塩基球：細胞質に塩基性色素で染まる顆粒をもつ．抗塩基球表面の IgE 受容体（Fc ε R）を介してアレルギー性抗体である IgE（後述）に結合し，そこにアレルギーの原因となる抗原（**アレルゲン**）が結合すると，細胞質内から脱顆粒が起こり，顆粒内の**ヒスタミン**をはじめとする**化学伝達物質** chemical mediator が放出される．その結果，血管拡張，血管透過性の亢進，平滑筋の収縮などの即時型アレルギー症状を呈する．類似の細胞に，組織に存在する**肥満細胞**がある．

2　マクロファージと樹状細胞（抗原提示細胞）

マクロファージ：血液中の単球が組織に移行し分化成熟したのが，マクロファージである．貪食能をもつため，自然免疫の中心的役割を果たし，掃除細胞 scavenger ともいわれる．貪食した異物を食胞内で処理した後，その抗原情報をヘルパー T 細胞に伝達する**抗原提示細胞** antigen presenting cell（APC）でもある．

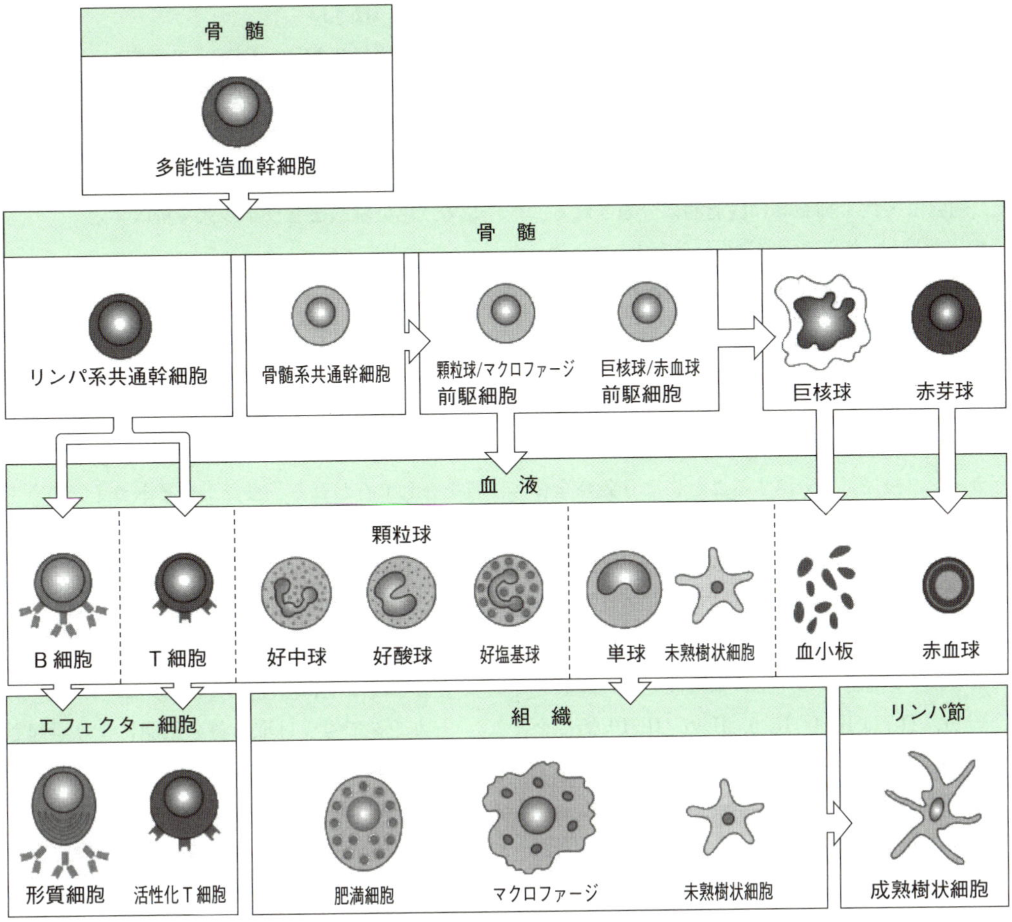

図 1.5　免疫担当細胞とその分化
（笹月健彦監訳（2003）免疫生物学 第 5 版，p. 8，図 1-8 および図 1-10，南江堂より）

樹状細胞：ヒトデのような特徴的な形態をした抗原提示細胞である．未成熟な状態で血中から末梢組織に遊走して，組織で**飲作用** pinocytosis により，病原体などの抗原を取り込むと成熟する．食細胞が粒子を取り込む食作用に対して，飲作用とはタンパク質などの可溶性分子を細胞質に取り込むことをさす．成熟するとリンパ節へと遊走して，抗原をヘルパー T 細胞に提示する．自然免疫と獲得免疫の橋渡し的役割を果たす細胞である．

3　リンパ球 lymphocyte

骨髄で分化成熟する B 細胞と骨髄から移行して胸腺で分化成熟する T 細胞とに分けられる．この他に，自然免疫を担当するナチュラルキラー細胞（NK 細胞）がある．

B 細胞：B 細胞は骨髄で分化・成熟する．B 細胞表面には膜結合型の**抗体**（後述）である **B 細胞受容体** B cell receptor（BCR）が存在する．1 つの B 細胞は 1 種類の抗原と特異的結合能を有する BCR を発現している．したがって，それぞれ異なる BCR を発現する多様な B 細胞群が存在している．抗原刺激を受けた B 細胞は，活性化して増殖を開始し，大部分が抗体を産生する**形質細胞** plasma cell になり**液性免疫**を担う．一部は記憶細胞となり，二次免疫応答（後述）に備える細胞となる．

T 細胞：骨髄から移行して胸腺で分化・成熟する．1 つの T 細胞は，BCR と同様，1 種の抗原に結合する **T 細胞受容体** T cell receptor（TCR）を細胞表面に発現する．したがって，それぞれ異なるTCRを発現するT細胞群が存在している．抗原提示細胞から抗原を提示されたT細胞は，活性化して，感染免疫，腫瘍免疫，移植免疫，遅延型過敏症，自己免疫病，細胞傷害性反応などに関わる．T細胞は，さらにヘルパーT細胞，細胞傷害性T細胞等に機能的に分類される．これらのT細胞は，さらに細胞表面に分布するマーカー分子であるcluster of differentiation（**CD抗原**）によっても分類される．

a）CD4陽性T細胞（$CD4^+$ T細胞）

その機能的役割から**ヘルパーT細胞** helper T cell（Th）とも呼ばれ，免疫担当細胞に対してさまざまなサイトカイン（後述）を分泌することにより免疫全体を統括する．ヘルパーT細胞は，さらに**1型ヘルパーT細胞**（**Th_1**）と**2型ヘルパーT細胞**（**Th_2**）に機能的に分けることができる（図1.6）．Th_1はインターロイキン2（IL-2），インターフェロンγ（IFN-γ）などのサイトカインを分泌し，主に細胞性免疫の調節を司る．一方，Th_2はIL-4，IL-5，IL-6，IL-10などを分泌し，主に体液性免疫の調節を司る．またIL-12やIFN-γは未熟なヘルパーT細胞（Th_0）をTh_1へ，IL-4はTh_2へ分化を促す作用もある．一般に，細菌やウイルス感染に対してはTh_1への分化が優位（細胞性免疫が優位）であり，寄生虫感染のときにはTh_2への分化が優位（体液性性免疫が優位）であると考えられている（図1.6）．

b）CD8陽性T細胞（$CD8^+$ T細胞）

その機能的役割から**細胞傷害性T細胞** cytotoxic T lymphocyte（**CTL**）あるいは**キラーT細胞**とも呼ばれる．細胞傷害性T細胞はウイルス感染細胞を傷害して，感染細胞ごとウイルスを排除する．

1.3.5　サイトカイン（表1.2）

免疫担当細胞は，互いに情報を交換し合って生体防御のために協調している．この情報交換は，主に**サイトカイン** cytokineと呼ばれる分子量数万のタンパク質を介して行われる．また，サイトカインのうち食細胞とリンパ球の遊走と活性化に関わるものを，特に**ケモカイン** chemokineと呼ぶ．サイトカインの特徴は以下の①～③である．

① 1つのサイトカインが多くの種類の細胞に作用し，さまざまな生物活性を示す（多面性）．同一のサイトカインでも受け取る側の細胞により惹起される作用が異なることもある．

② 1つのサイトカインが，リンパ系細胞，マクロファージ系細胞などの免疫担当細胞だけでなく，上皮細胞，線維芽細胞などさまざまな細胞から産生される．

③ サイトカインは，別のサイトカインと相互作用し

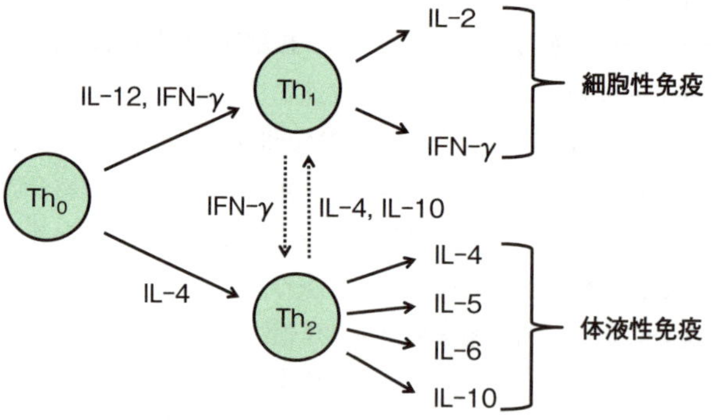

図1.6　Th_1とTh_2サイトカイン

ヘルパーT細胞はTh_1とTh_2に分かれる．Th_1はIL-2，IFN-γを分泌し，細胞性免疫を司る．Th_2はIL-4，IL-5，IL-6，IL-10を分泌し，体液性免疫を司る．IL-12やIFN-γはTh_1への分化を促し，IL-4はTh_2への分化を促す．そして，Th_1とTh_2は互いに相手側の機能を抑制し，Th_1が分泌するIFN-γはTh_2への分化を抑制し，Th_2が分泌するIL-4やIL-10はTh_1への分化を抑制する．

表 1.2　代表的なサイトカインの種類と機能

A. リンパ球の増殖や分化に関与するもの IL-2：T 細胞の増殖 IL-4：Th_2 への分化誘導，Th_1 への分化抑制，B 細胞の増殖・分化，抗体のクラススイッチ IL-5：B 細胞の増殖・分化 IL-12：Th_1 への分化誘導 IFN-γ：Th_1 への分化誘導，Th_2 への分化抑制，マクロファージ活性化	C. 造血系幹細胞の増殖や分化に関与するもの G-CSF：顆粒球の分化誘導 M-CSF：単球・マクロファージの分化誘導 GM-CSF：顆粒球・マクロファージの分化誘導 EPO：赤芽球前駆細胞の赤血球への分化・増殖
B. 炎症性サイトカイン IL-1：T 細胞の分裂増殖，血管内皮細胞活性化，急性期タンパク質誘導 IL-6：急性期タンパク質の誘導，B 細胞の分化促進 TNFα：マクロファージ活性化，血管内皮細胞活性化，急性期タンパク質誘導	D. 細胞の走化性因子 IL-8：好中球の遊走

IL：インターロイキン，IFN：インターフェロン，TNF：腫瘍壊死因子，G：顆粒球，M：マクロファージ，CSF：コロニー刺激因子，EPO：エリスロポエチン

て，他のサイトカインの産生を増強したり，反対に抑制することがある．

④ 異なるサイトカインが類似の働きをすることがある（重複性）．

代表的なサイトカインの種類と機能を表 1.2 に示した．

1.3.6　主要組織適合遺伝子複合体と抗原提示

主要組織適合遺伝子複合体 major histocompatibility complex（**MHC**）は，当初は骨髄移植や臓器移植の際に問題となる移植抗原として発見されたが，後に抗原情報提示に密接に関わる分子であることが明らかになった．**MHC クラス I 分子**と **MHC クラス II 分子**に分けられる．MHC クラス I 分子は，体のほとんどすべての有核細胞と血小板の細胞表面に存在する糖タンパク質で，自己を表す目印である．MHC クラス I 分子の立体的な構造は一人一人で異なっている．したがって，MHC クラス I 分子は他者から臓器を移植された場合，その臓器が非自己物質として免疫機構から排除される際の主要な標的となっている（拒絶反応）．一方，MHC クラス II 分子は，マクロファージや樹状細胞などの食細胞や B 細胞などの抗原提示細胞に発現している．一般に細胞外に存在する抗原に対しては食細胞が MHC クラス II 分子を介して抗原提示を行う．一方，内在性抗原，例えば細胞内で増殖するウイルスや細胞内寄生菌などに対しては，MHC クラス I 分子を介した抗原提示が行われる．

1　獲得免疫の成立過程

獲得免疫成立の過程は，① 抗原認識の段階，② 免疫応答の段階，③ 免疫反応の段階の 3 つの段階からなる（図 1.7）．

1）CD8 陽性 T 細胞の場合

ウイルスや細胞内寄生菌などの**内在性抗原**に対しては，ほとんどの細胞はその抗原断片を MHC クラス I 分子とともに細胞表面に表出する．これに対して，**CD8 陽性 T 細胞**は，TCR を介して抗原情報を受け取る．CD8 陽性 T 細胞は活性化して，ウイルス感染細胞，移植片，がん細胞などの異物に攻撃を仕掛ける．

活性化した CD8 陽性 T 細胞（細胞傷害性 T 細胞）は，標的細胞に遭遇すると**パーフォリン**や**グランザイム**などの細胞傷害性因子や，腫瘍壊死因子（TNF），インターフェロン（IFN）などの細胞傷害性サイトカインを産生することで，標的細胞を破壊する．

2）CD4 陽性 T 細胞の場合

生体内に侵入した細菌などの**外来性抗原**はマクロファージや樹状細胞などの**抗原提示細胞**によって貪食

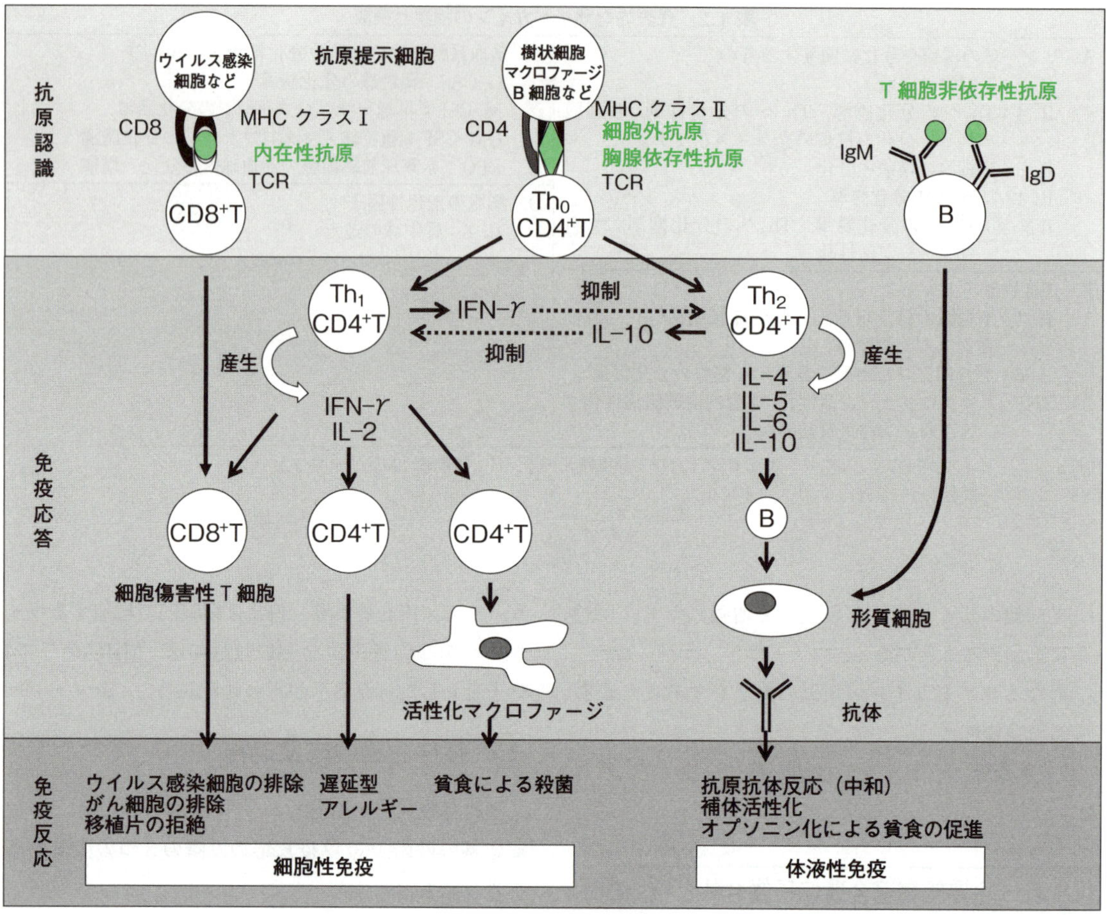

図 1.7　獲得免疫の成立

され，細胞内でリソソーム酵素により適当なサイズの抗原断片にまで分解される．抗原断片は MHC クラスII 分子とともに抗原提示細胞上に表出される．B 細胞は細胞表面の抗体分子である B 細胞受容体を介して，抗原を捕捉し，以後は類似の機構で MHC クラス II 分子を介して抗原提示する．**CD4 陽性 T 細胞**（Th_0）は TCR を介して，これら抗原提示細胞から抗原情報を取得する．活性化した CD4 陽性 T 細胞（**ヘルパー T 細胞**）は，分化，増殖し，サイトカインを産生して細胞性免疫を制御する **Th_1 細胞**，または液性免疫を制御する **Th_2 細胞**となる．

Th_1 からのサイトカインは，細胞傷害性 T 細胞やマクロファージを活性化し，細胞性免疫能を調節する．Th_2 からのサイトカインは，B 細胞に作用して，抗体産生細胞への分化，クラススイッチ（後述）を促し，体液性免疫を調節する．

3）B 細胞の場合

細菌の莢膜多糖体や LPS などの **T 細胞非依存性抗原** T cell-independent antigen の場合は，B 細胞は細胞表面の抗体分子である IgD，IgM を B 細胞抗原受容体として抗原情報を直接取得し，抗体を産生する形質細胞へと分化する．一方，タンパク質などの **T 細胞依存性抗原** T cell-dependent antigen の場合は，B 細胞を含む抗原提示細胞から抗原情報の提示を受けたヘルパー T 細胞は，Th_2 型へと分化し，IL-4，IL-5 などの B 細胞の分化，増殖を促すサイトカンを放出する．サイトカインの作用を受けた B 細胞が，形質細

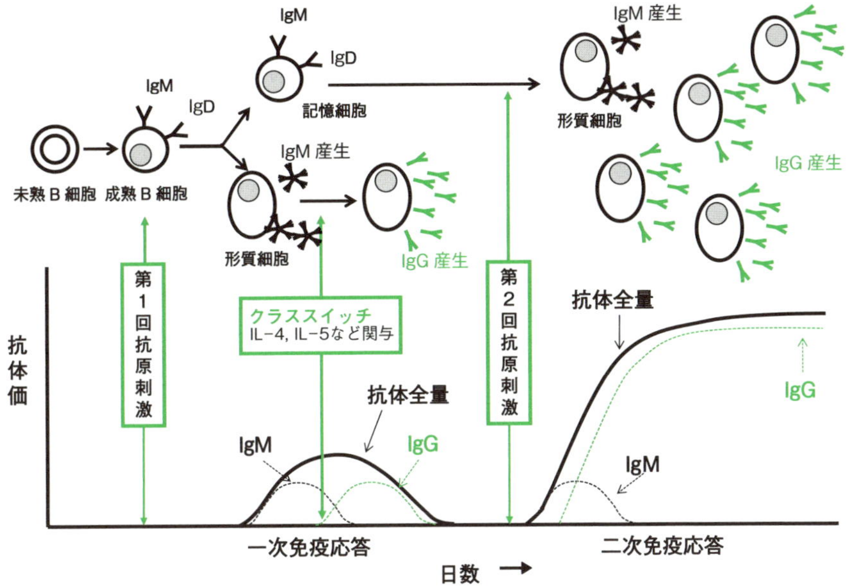

図 1.8　免疫応答による抗体産生とクラススイッチ

胞へと変化し，抗体産生を行う．

形質細胞は，まずIgM産生細胞となる．やがて，IgG，IgA，あるいはIgE産生細胞になっていく．産生する抗体のクラスが変わっていくことを**クラススイッチ** class switch という（図1.8）．

2　体液性免疫

1）抗　体

抗体 antibody は血清タンパク質の1つである**γ-グロブリン**分画に含まれることから，**免疫グロブリン** immunoglobulin（Ig）とも呼ばれる．抗体はその抗原結合部位の構造に多様性があり，さまざまな抗原と特異的に結合して，その排除にあたる主要な分子である．

免疫グロブリンの基本構造は2本の**重鎖** heavy chains（**H鎖**）と2本の**軽鎖** light chains（**L鎖**）からできている（図1.9）．H鎖は分子量約5万～7万，L鎖は約2.2万～2.4万で，H鎖とL鎖およびH鎖とH鎖の間はジスルフィド結合（S-S結合）で結ばれている．免疫グロブリン分子にタンパク質分解酵素の1つであるパパインを作用させると，抗原結合能のある**Fab**(antigen-binding fragment)2分子と**Fc**(crystalizable fragment）1分子に分解される．一方，ペプシンで分解するとF(ab′$_2$)が1分子とpFc′が2分子生じる．免疫グロブリン1分子には少なくとも2つのFabがあるので，2つの抗原結合部が存在することになる．Fab と Fc の結合部は関節のように折れ曲がり，**ヒンジ領域**といわれている．Fc部分には補体や細胞表面上のFcレセプターに結合する領域が存在する．

L鎖のN末端側のアミノ酸配列は抗体分子ごとに異なり，**可変部** variable region（**V領域**）と呼ばれる．それ以外のC末端に至るまではアミノ酸配列が保存されており，**不変部** constant region（**C領域**）と呼ばれる．L鎖の可変部をV_L，不変部をC_Lと表す．H鎖も同じくN末端側のV領域（V_H）とC末端側のC領域（C_H）から成る．可変部V_LとV_H内のアミノ酸配列をより詳しく比較すると，ほとんど配列に差がない領域と著しく異なっている領域のあることがわかる．著しく異なっている領域は**超可変部** hyper variable region と呼ばれ，抗原との結合部位を形成している．

2）免疫グロブリンの種類

ヒトの抗体は5つのクラスに分けられる（表1.3）．

① **IgM**：通常血液中では5分子の単量体がFc部分でJ鎖とS-S結合して，5量体様の巨大な分子を形成

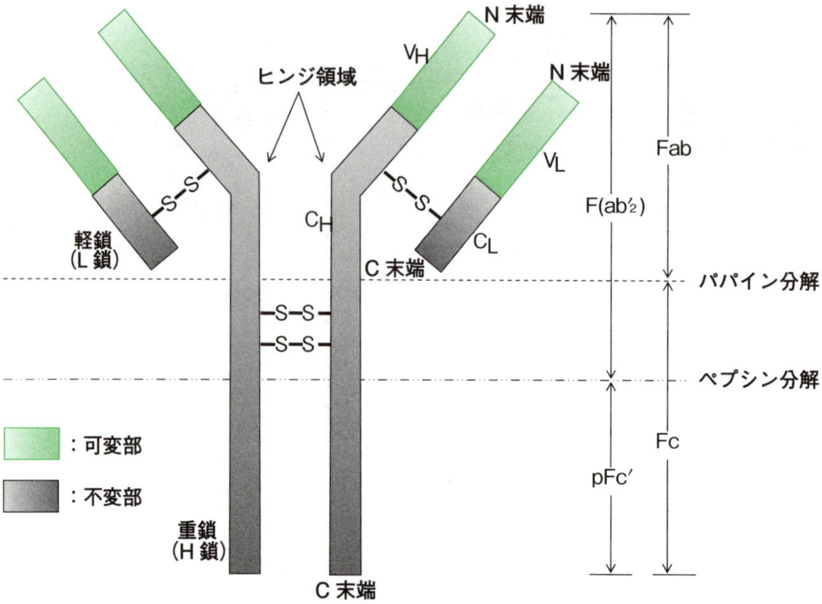

図 1.9　免疫グロブリンの基本構造

免疫グロブリンは 2 本の重鎖と 2 本の軽鎖が 4 つのジスルフィド結合（S-S 結合）で結ばれている基本構造をとる．パパイン，ペプシン消化後に生じる断片の相違に注意．

表 1.3　免疫グロブリンの種類と特徴

クラス	IgG	IgM	IgA	IgE	IgD
分子量（kDa）	150	900	170（血清中） 400（分泌型）	200	180
血中正常値 (mg/mL)	8～16	0.6～2.0	1～3	0.0003	0.03
胎盤通過	+	−	−	−	−
補体との結合能	+	+	−	−	−
主な役割，機能	主力となる抗体	初期感染防御 受動免疫 B 細胞抗原受容体	粘膜免疫	即時型過敏症	B 細胞抗原受容体？
構　造	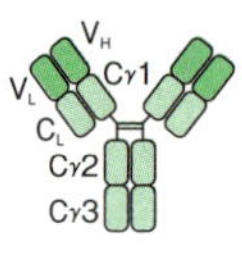	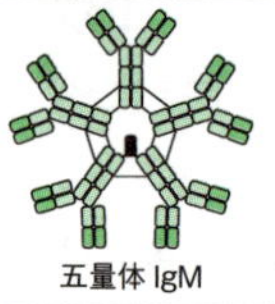	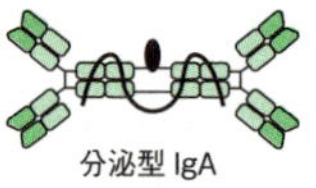	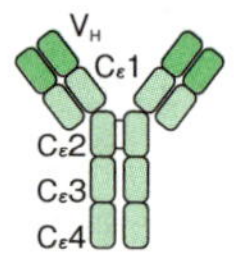	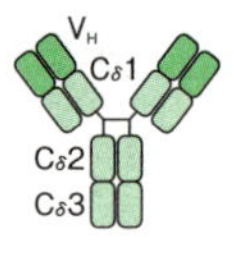

している．IgM は B 細胞の抗原刺激後最初に産生されるが，やがて IgG にクラススイッチが起こり，IgM 産生は低下していく．IgM には 10 か所の抗原結合部があるので，IgG に比較して赤血球凝集能，細菌凝集能などは高く，補体結合能も強い．

② **IgG**：最も血中濃度が高く，免疫グロブリンの主体をなす．初めて抗原が体内に入った場合は，IgM に遅れて産生される（一次免疫応答）が，同じ抗原が再度入ってきた場合には，ただちに大量に，長い期間産生される（二次免疫応答）（図 1.8）．また，胎盤を通過する唯一の抗体である．母体から胎盤を経由して胎児に移行し，免疫系がまだ十分

機能していない新生児期の生体防御を担う．

③ **IgA**：血清中のIgAと**分泌型IgA**の2種類がある．血清中の単量体のIgAが，J鎖によって2量体様となり，粘膜でつくられた**ポリIgレセプター**を**分泌片** secretary componentとして結合することで，分泌型IgAなる．分泌片を結合することで消化酵素などに耐性となる．分泌型IgAは，母乳，唾液，涙のほか，気道，消化管，泌尿・生殖器の粘液などの外分泌液中に含まれており，粘膜における防御機能を担っている．

④ **IgE**：血清中にはごく微量しか検出されない．**即時型アレルギー反応**（I型アレルギー）の原因となる抗体である．食べ物や薬剤による蕁麻疹，薬剤アレルギーなどの原因となり，著しい反応が起こるとショックを起こして死に至ることもある．IgEに対するFc受容体をもつ組織中の肥満細胞や末梢血中の好塩基球の表面にIgEが結合している．それにアレルゲンが結合すると，肥満細胞や好塩基球は**脱顆粒**を起こし，ヒスタミンやセロトニンなどを放出する．その結果，平滑筋の収縮，毛細血管の拡張や透過性の亢進など，アレルギー症状が起こる．本来は，この応答は寄生虫感染に対する感染防御機構である．

⑤ **IgD**：血清中にはごくわずかしか存在せず，分泌される抗体としての働きは不明である．B細胞は成熟すると，IgMとIgDの両方を受容体として細胞表面に発現する．IgM受容体との機能の違いはまだ明らかにされていない．

3）一次免疫応答と二次免疫応答

ある抗原が体内に初めて侵入すると，約1週間後に，その抗原に対する抗体がB細胞から産生され血中に出現し，それが増えてピークに達した後，次第に消失していく．このとき，まずIgMが産生された後，それに遅れてIgGが産生されるように切り替わる（**クラススイッチ**）．これを**一次免疫応答**という．さらに同じ抗原が再度侵入してくると，初回とは異なり，主としてIgGからなる抗体が速やかに，大量に，長期間にわたって産生される．これを**二次免疫応答**，または**既往症反応**ともいう（図1.8）．ワクチンを繰り返し注射して追加免疫を行うのも，この二次免疫応答を誘導し強い免疫を維持することを目的としている．これを**ブースター効果**という．

4）抗体の働き

抗体は対応する抗原と特異的に結合して，抗原抗体複合体を形成して抗原を捕捉する．この反応を**抗原抗体反応**という．微生物感染の場合には抗原抗体反応の結果，次の現象が起こる．

a）抗微生物作用

抗原抗体反応によって，抗体は抗原となる病原体のもつ病原性（毒性や感染性）を低下させる．しかし，病原体を細胞レベルで分解するためには，補体系や食細胞の助けが必要となる．病原因子として毒素を産生する細菌による感染症の場合では，毒素に対する抗体が毒素の作用を中和して無力化する（中和反応）．

b）補体系の活性化

補体の古典経路の活性化により，最終的にMACが形成され細胞膜傷害を引き起こす．抗原が細菌の場合は溶菌反応が起こる．

c）オプソニン効果

抗原と結合した抗体は，そのFc部分が食細胞のFc受容体と結合することで，食細胞による異物の貪食能を亢進させる．

3　細胞性免疫

Th_1型CD4陽性T細胞から分泌されるIFN-γによって活性化された細胞傷害性T細胞やマクロファージなどのエフェクター細胞により担われている免疫反応である．微生物感染に対しては，細胞性免疫は主に，細胞内寄生性細菌やウイルスに対する感染防御に関与している．

細胞傷害性T細胞は，細胞の中で増殖している細胞内寄生性細菌やウイルスなどに対して感染を受けた細胞ごと破壊することによって病原体の排除を行い，感染拡大を防いでいる．細胞傷害因子にはパーフォリン（膜に穴をあける）グランザイム（アポトーシスの誘導）およびFasリガンド（アポトーシスの誘導）などがある．

第 2 章
感染症の発症機構

2.1 感染症学で用いられる用語の定義

病原体がヒトや動物などの**宿主** host の組織や細胞に侵入し, 定着した場合, これを**感染** infection といい, その結果として引き起こされる病気を**感染症** infectious disease という. 特にヒトからヒトへ, あるいは動物からヒトへ伝染しやすい病気を, **伝染病** communicable disease という. ヒトの体表や物品などに本来存在すべきでない微生物などが付着することを**汚染** contamination といい, 感染と区別する.

病原体の侵入が即, 宿主を発病に至らしめるわけではない. 宿主は病原体を外界からの異物として認識し, それを排除するための生体防御機構を備えている. 生体防御機構が充分に機能している個体では, 容易には感染が起こらないか, 起こっても発病に至らない. 生体防御機構が未熟な乳幼児や, その機能が低下している高齢者, 癌患者, 免疫不全者などの**易感染宿主** compromised host では, ほとんど無害な微生物に容易に感染し, 発病してしまうことがある. これを**日和見感染** opportunistic infection という. 一方で, 病原微生物は病原性を発現するために必要な, さまざまな**病原因子** virulence factor をもっている. 微生物が感染症を引き起こす能力のことを**病原性** pathogenicity

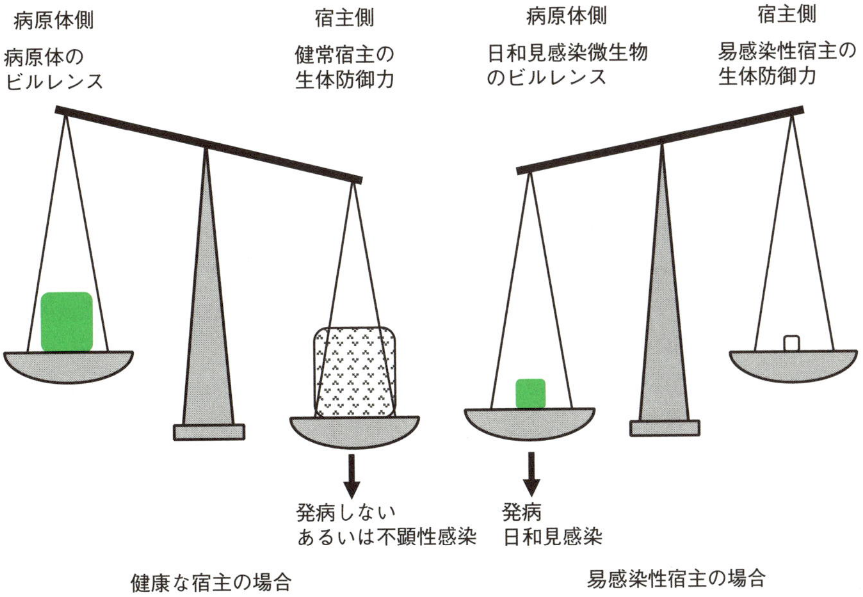

図 2.1 病原体の宿主の力関係

という．このように感染とは，病原体側のビルレンス virulence の強さと，感染を受ける側である宿主の生体防御機構との力関係宿主–寄生体関係によって起こる現象である（図 2.1）．

感染が成立してから発病までの期間を潜伏期間 incubation period といい，この期間，感染宿主は無症候である．感染が起こっても発病に至らない状態を不顕性感染 inapparent infection という．一般に病原性の強い病原体が感染した場合，潜伏期間や発病から治癒，もしくは死に至るまでの経過が短いことが多い．このような速い転帰をたどる感染を急性感染 acute infection という．これに対して，感染成立後に病原体が宿主内でゆっくり増殖し，徐々に病状を進展させる場合を慢性感染 chronic infection という．また，宿主の生体防御機構を回避しながら長期にわたり感染が成立し続ける場合，これを持続感染 persistent infection という．いったん治癒した後も病原体が宿主内から完全に排除されず感染が継続することがある．これを潜伏感染 latent infection という．潜伏感染している病原体が再び活性化し，発病に至ることを再帰感染（再燃）という．

ある特定の感染症が多発することを流行 epidemic という．その中でも世界的な大規模流行のことを汎発性流行 pandemic といい，比較的限局された範囲での流行を地域的流行 endemic という．ある特定の感染症が集団発生することをアウトブレイク outbreak ということがある．

罹患率 morbidity とは単位人口（通常 10 万人）当たりの特定の疾患の患者数のことである．例えば，日本の結核罹患率は 2013 年現在 16.1（16.1 人/10 万人）であり，先進国の中では高値である．ある特定の集団内における疾病などの分布状況や，それを規定する因子が何であるかを明らかにする学問を疫学 epidemiology といい，疫学に基づいて感染症の発生動向を調査，分析することを感染症サーベイランス surveillance という．感染症サーベイランスによって，ある感染症が特定の集団に多いことが明らかとなった場合，その集団のことを感染危険集団（リスクグループ risk group）という．

2.2 感染源

感染症の患者や健康な保菌者，保有動物や病原体で汚染された食品，水，空気，器物などが感染源となる．

患者：患者は病原性の強い病原体を排出していることがあり，強力な感染源となる．腸管感染症であれば糞便中に，呼吸器感染症であれば呼気中や喀痰中に，血液媒介性感染症であれば血液中に病原体が存在する．明らかな臨床症状を呈している患者の体液や排泄物との接触を防いだり，これらの滅菌，消毒措置を行うことで，感染を防御する．

保菌者 carrier：病原体の感染を受けているが病状を呈さないヒト，すなわち感染の潜伏期にある患者や不顕性感染している健康保菌者などは，健康であり病気とわからないので，気がつかないうちに感染を広げている可能性がある．

保有動物 reservoir：ヒトにも動物にも感染する能力をもつ病原微生物による感染症を，人獣共通感染症 zoonosis，あるいは動物由来感染症などと呼び，それらの病原体を保有し，媒介する可能性のある動物を保有動物という．動物にとってはほとんど病原性を示さないが，ヒトには致命的（あるいはその逆）な病原体もある．

媒介動物 vector：吸血性の昆虫（ハエ，蚊），節足動物（ノミ，ダニ，シラミ）などが，ヒトや動物の血液を吸血する際に病原体を獲得したり，別の個体に伝播したりする．具体例としては，ノミ媒介性のペスト，蚊媒介性のマラリア，日本脳炎，ダニ媒介性のライム病，ツツガムシ病，重症熱性血小板減少症候群（SFTS）などがある．

環境感染源：赤痢菌などの腸管感染症起因菌やクリプトスポリジウム原虫は，河川水や井戸水を介して感染する．また，*Clostridium* 属の破傷風菌，ガス壊疽菌，ボツリヌス菌や *Bacillus* 属の炭疽菌などの芽胞形成菌は，芽胞になることで土壌中での乾燥耐性を獲得する．病原細菌の芽胞をヒトが吸入したり，創傷部に接触することで感染が起こる．

2.3 感染経路

2.3.1 直接感染

病原体がヒトからヒト，あるいは動物からヒトへと直接伝播する場合で，接触感染と飛沫感染とがある．

1）接触感染

性感染症，皮膚病などの病巣部に直接触れることで，病原体の伝播が起こる．病原体を含む患者の血液，排泄物への接触や狂犬病のように感染動物の咬み傷からの感染も含まれる．

2）飛沫感染

患者のくしゃみ，咳，あるいは患者との会話中に発生する病原体を含む体液の微粒子は飛沫（5 μm 以上）となって噴霧され，それを吸入することにより感染が起こる．この場合，感染源である患者と感染を受ける者の間の距離は 1 m 程度以内である．インフルエンザ，ジフテリア，風疹などの感染経路がこれに該当する．

2.3.2 間接感染

患者や保菌者などの感染源に由来する病原体を含む水，食品，空気や器物，あるいは媒介動物を介してヒトに間接的に感染を引き起こす．

1）空気感染（飛沫核感染）

より乾燥に強い結核菌や麻疹ウイルス，水痘ウイルスなどは患者の呼気中に微細な体液に付着して排出され，水分が蒸発して乾燥してさらに微細な飛沫核（5 μm 以下）となる．飛沫核は飛沫より軽いので空気中に拡散し，より遠くまで運ばれ広汎な感染を起こす．

2）食物媒介性感染

病原体で汚染された食品を食することで起こる．食材自体が最初から汚染されている場合と，調理の過程でヒトや動物などから食中毒起因菌が混入する場合がある．前者の例としては海産性魚介類による腸炎ビブリオや鶏卵によるサルモネラ食中毒が，後者の例としては調理食品による黄色ブドウ球菌食中毒が挙げられる．

3）水系感染

井戸水，水道水，河川水，プールの水などが病原体に汚染されている時に感染が起こる．赤痢菌，腸管出血性大腸菌，A 型肝炎ウイルス，クリプトスポリジウム原虫のオーシストなどが原因となる．水系感染の特徴は，大規模な感染が起こる可能性が高い点である．

4）器物，衣類による感染

患者が使用した食器，衣類，寝具などに病原体が付着して感染が広がることがある．ノロウイルスや腸管出血性大腸菌など消化器系病原体，目に感染するトラコーマ・クラミジア，皮膚に感染する病原体などがあげられる．

2.4 感染成立に至る過程

病原体の宿主への侵入から発病に至る過程はいくつかの段階に分けられる．細菌感染では，① 宿主との接触，② 生体内への侵入，取込み，③ 生体内での拡散，④ 特定部位への定着と増殖，⑤ 組織傷害，⑥ 発病，のように分けられる．病原体が生体内に侵入する際の入り口を**侵入門戸**といい，経皮，経口，経気道，経粘膜などに分類することができる．

2.5 細菌の病原因子

2.5.1 付着 adherence

病原細菌が感染するには，第一に菌体が付着可能な宿主細胞表面に到達し，付着することが必要である．多くの細菌が付着部位とする気道，腸管，尿路などの粘膜表層には大量の粘液や常在菌が存在し，腸管蠕動運動や排尿といった排除機構もはたらいている．そのような障害がありながらも，菌の宿主細胞表面への付着を可能にしている装置の1つが線毛である．グラム陰性細菌の多くが**線毛**をもっている（→ p. 30）．線毛先端の**付着因子** adhesin は対応する宿主細胞表面レセプターを特異的に認識する．例えば，腸管毒素原性大腸菌（ETEC）は colonization factor antigen, CFA/I 線毛によって腸管粘膜上皮細胞表面のスフィンゴ糖脂質などを認識し，付着する（図 2.2）．また，腎盂腎炎を起こす大腸菌にはP線毛があり，これは宿主の尿路細胞表面にあるα-D-galactopyranosyl-(1-4)-β-D-galactopyranoside を認識する．グラム陽性菌は，一部の例外を除き線毛をもたない．しかし，例えば化膿レンサ球菌はフィブロネクチン結合タンパク質（F タンパク質）によって細胞間質のフィブロネクチンに結合する．

2.5.2 定着とバイオフィルム形成

細菌は細胞表面に付着すると増殖を始める．増殖した細菌は組織内や細胞内に侵入したり，あるいはその場所でそのまま増殖を続けて安定に定着し colonization, ときには**バイオフィルム** biofilm を形成する．バイオフィルムとは，細菌自身が分泌する粘液多糖によって膜を形成しながら，その中でゆっくりと増殖しコロニーを形成している状態をいう（→ p. 44）．バイオフィルムは歯，呼吸器，尿路，膣，小腸などの生体の表面やカテーテル，心臓の人工弁などの医療機器の表面にも形成される．正常細菌叢を構成する細菌のバイオフィルムは生体防御の重要な役割を担っている．一方，病原細菌のバイオフィルムは，宿主の抗体や食細胞の攻撃から守り，抗菌薬の透過を妨げるため，重要な病原因子である．

2.5.3 細胞内侵入性

細菌には宿主細胞表面に定着して細胞外で増殖するものと，細胞内に侵入して増殖する（細胞内寄生）ものがある．例えばコレラ菌は細胞表面に付着するが，細胞内に侵入はせず，分泌する外毒素によって宿主の

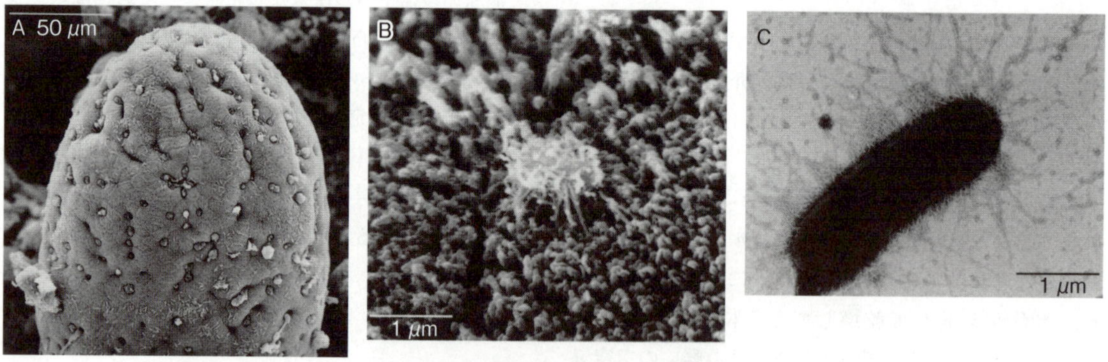

図 2.2　線毛を介した宿主への付着
A：腸管毒素原性大腸菌（ETEC）の微絨毛（吸収細胞の刷子縁）への付着の様子．
B：粘着 ETEC(図 A)の拡大．ETEC が CFA/I 線毛を伸ばして微絨毛に付着しているのがわかる．
C：ETEC がもつ CFA/I 線毛．

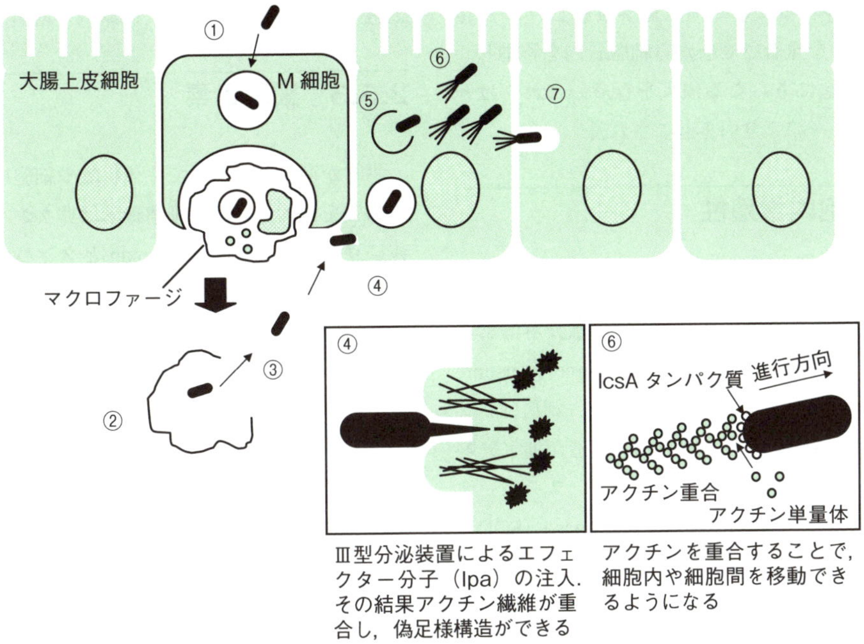

図 2.3　赤痢菌の細胞内侵入機構

機能傷害を起こす．一方，赤痢菌，サルモネラ，エルシニア，リステリア，淋菌などは侵入した細胞内で，もしくは上皮細胞下で増殖する．

赤痢菌は ① まず腸管の二次リンパ組織である**パイエル板** Peyer's patch 上皮細胞層に存在する **M 細胞** microfold cell に侵入する（図 2.3）．② その後 M 細胞下に存在するマクロファージに赤痢菌が自ら貪食作用を誘導するが，この過程には **III 型分泌装置** type III secretion system（T3SS）が関与している．T3SS は鞭毛がその起源と考えられている，グラム陰性の病原細菌の多くがもつ分泌装置である．T3SS は注射器のような構造をしており，菌が細胞内に直接病原因子を注入できるようになっている（→ p. 40）．T3SS などの特殊な分泌装置を介して宿主細胞に移行し，その生理機能を細菌感染に都合よく改変するタンパク質群を**エフェクター**という（図 2.4）．さらに ③ 赤痢菌はマクロファージの食胞を溶解し，細胞のアポトーシスを誘導し，これを破壊する．④ 大腸上皮細胞の側底面から，T3SS を介してエフェクターを注入し，宿主細胞の微小管を破壊し，アクチンを再構成することで細胞に偽

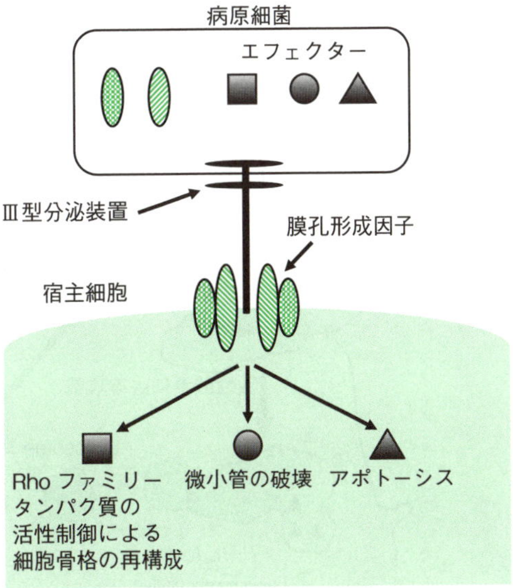

図 2.4　エフェクターの機能

足様の構造を誘導し，本来食細胞でない細胞内に取り込まれる．このとき菌体を包み込むように細胞膜が盛り上がった構造が形成されるが，これを**ラッフリング**という．赤痢菌は，⑤ 上皮細胞に侵入するとファゴ

ソーム膜を溶解することで細胞質へ離脱し，⑥ 菌体の極にアクチンを重合させながら細胞質内を移動し，⑦ 隣接した細胞にさらなる侵入を行う．これらは一群のエフェクターにより引き起こされる．

2.5.4　細胞内増殖性

細菌が，好中球やマクロファージなどの食細胞に貪食されると，菌を含む**ファゴソーム**に加水分解酵素などを含む**リソソーム**が融合し（phagosome-lysosome fusion, **PL fusion**），殺菌される．一方で，細菌はペプチドグリカンや外膜を含めた細胞表層構造が加水分解酵素などに対する抵抗因子となっており，**スーパーオキサイドジスムターゼ** superoxide dismutase（SOD）やカタラーゼを分泌して活性酸素を分解し食菌に抵抗する．また，リステリアやレジオネラなどの通性細胞内寄生菌は，食細胞に貪食されても，食胞を破壊して細胞質内に侵入したり，PL fusion を阻害することで，食細胞の殺菌機構を回避して，細胞内で増殖する（図 2.5）．

2.5.5　細菌毒素

生物が産生し，微量で生体組織や細胞に傷害を与える物質を毒素という．細菌毒素は非タンパク質性で菌体に存在する**内毒素** endotoxin とタンパク質性で分泌される**外毒素** exotoxin に大別される（表 2.1）．また，フグから検出されるテトロドトキシンも，もとは *Schwanella* 属や *Vibrio* 属などの海洋性細菌によって産生される非タンパク質性毒素である．

1　内毒素 endotoxin

内毒素とは，グラム陰性細菌の細胞壁外膜構成成分である**リポ多糖体** lipopolysaccharide（LPS）のことである．通常は菌体が壊れない限り大量には放出されない．内毒素の活性本体は LPS 構造中のリピド A 部分である（→ p. 27）．LPS が血中に存在すると血清タン

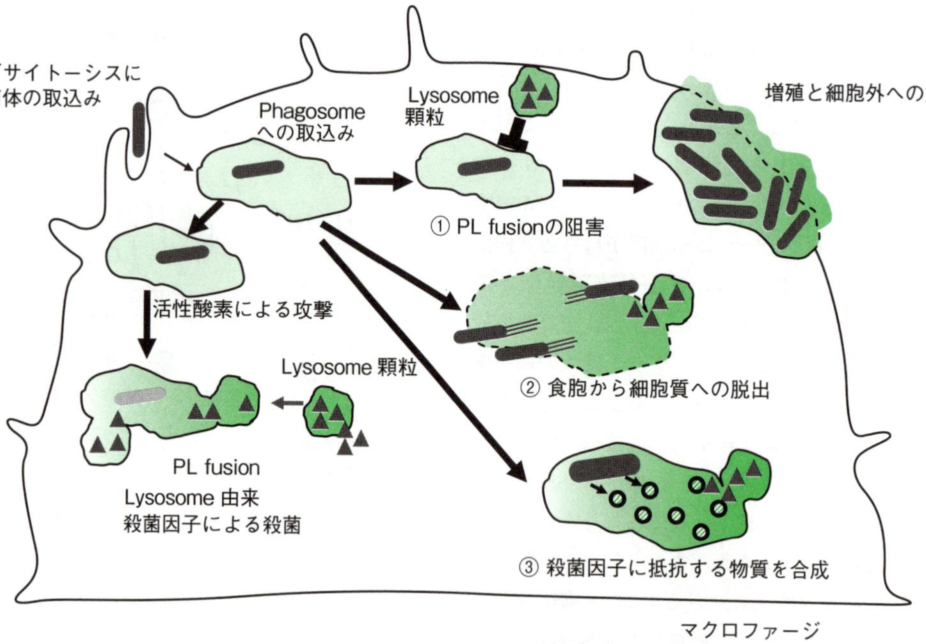

図 2.5　食細胞による殺菌機構と細胞内寄生菌の殺菌回避機構
通常の細菌は食細胞に貪食されるとさまざまな殺菌因子により，殺菌される．
しかし，レジオネラなどは ① PL fusion を阻害し，リステリアは ② 食胞から細胞質に逃れ，サルモネラは ③ 殺菌抵抗性の因子を産生することで食細胞の殺菌機構を巧みに回避し，細胞内での増殖性を示す．

パク質である LPS 結合タンパク質（LBP）と結合し，CD14 に受け渡される．この LPS-LBP-CD14 複合体が，マクロファージなどの細胞表面に存在する Toll-like receptor，TLR4 と MD-2 複合体に認識され，IL-1 や TNFα などの炎症性サイトカインが放出される（図 2.6）．少量の LPS は適度に免疫系を活性化し，細菌を排除するようにはたらく．しかし強い LPS 刺激は大量のサイトカイン放出を誘導し，その結果，高熱，悪寒，戦慄，白血球増多，血圧低下，心拍出量低下といったショック症状（エンドトキシンショック）を引き起こす．このような症状が進行し，播種性血管内凝固症候群（DIC）とそれに続く多臓器不全などが起これば致命的である．

表 2.1　外毒素と内毒素

	外毒素 エキソトキシン	内毒素 エンドトキシン（LPS）
存在部位	菌体内で産生され，菌体外に分泌される．	グラム陰性菌の細胞壁外膜構成成分
分　子	タンパク質	リポ多糖体（LPS）
熱感受性	一般に易熱性	耐熱性
毒　性	毒素によりさまざま． 神経毒，腸管毒など．	発熱，ショック，播種性血管内凝固症候群（DIC）など．
ホルマリン処理	無毒化	耐性
作用量	ng〜 μg で作用	μg〜 mg で作用

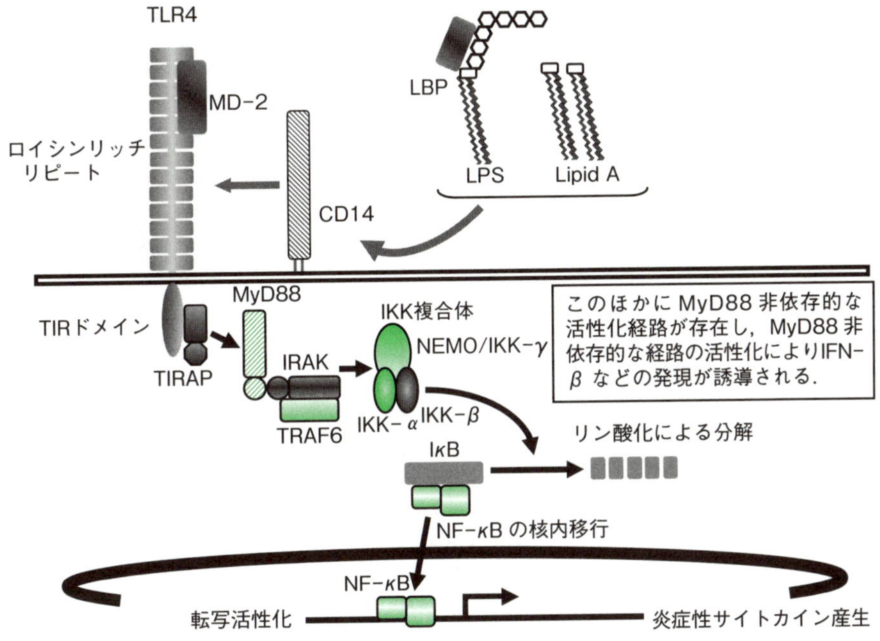

図 2.6　TLR4 による LPS 認識と MyD88 依存的経路による NF-κB 活性化

TLR4：Toll-like receptor 4
LBP：LPS binding protein
TIR：Toll / interleukin-1 receptor
TIRAP：TIR domain-containing adaptor protein
MyD88：myeloid differentiation factor 88
IRAK：interleukin-1R-associated kinase
TRAF：TNF receptor associated factor
IKK：IκB kinase
NEMO：NF-κB essential modulator
IκB：inhibitor κB
NF-κB：nuclear factor-kappa B
IFN：interferon

2　外毒素 exotoxin

外毒素とは，菌体外に分泌されるタンパク質性の毒素である．タンパク質であるので，熱に比較的安定な内毒素とは異なり，一部を除き，熱によって容易に変性・失活する．また，内毒素は別種の菌に由来するものであっても基本的化学構造と，生物活性は類似しているのに対して，外毒素はそれぞれ特有の毒性をもっており，その標的臓器によって**神経毒素**，**腸管毒素**，**心臓毒素**などに分けられる．活性から**麻痺毒素**，**溶血毒素**，**下痢毒素**，**嘔吐毒素**などとも分類される．また，作用機序の違いでは以下の4つに分類できる．すなわち，1）膜傷害性の毒素，2）AB毒素の多くにみられる，その酵素活性によって毒性を発揮する毒素，3）受容体リガンドとして働く毒素，4）スーパー抗原である（表2.2）．

1）膜障害性の毒素

赤血球に作用すると溶血活性を示すので溶血素とも呼ばれる．黄色ブドウ球菌の α 毒素や腸炎ビブリオの**耐熱性溶血毒素** thermostable direct hemolysin（TDH）は多量体を形成し，膜上に小孔を形成することで溶血活性を示す．

レンサ球菌群の**ストレプトリジンO**は，細胞膜上に直径30〜50 nm程度の大きな孔を形成し，細胞膜を破壊する．ストレプトリジンOは酸素に曝されると失活し，チオール（SH）化合物による還元で活性化される．SH基が活性に関与する毒素は，他に**リステリオリジンO**やウェルシュ菌のパーフォリンゴリジンO（ウエルシュ菌 θ 毒素）などが知られており，これらはいずれもコレステロールとの複合体が数十分子会合することで孔を形成する，**コレステロール依存性細胞溶解毒素** cholesterol-dependent cytolysin（CDC）

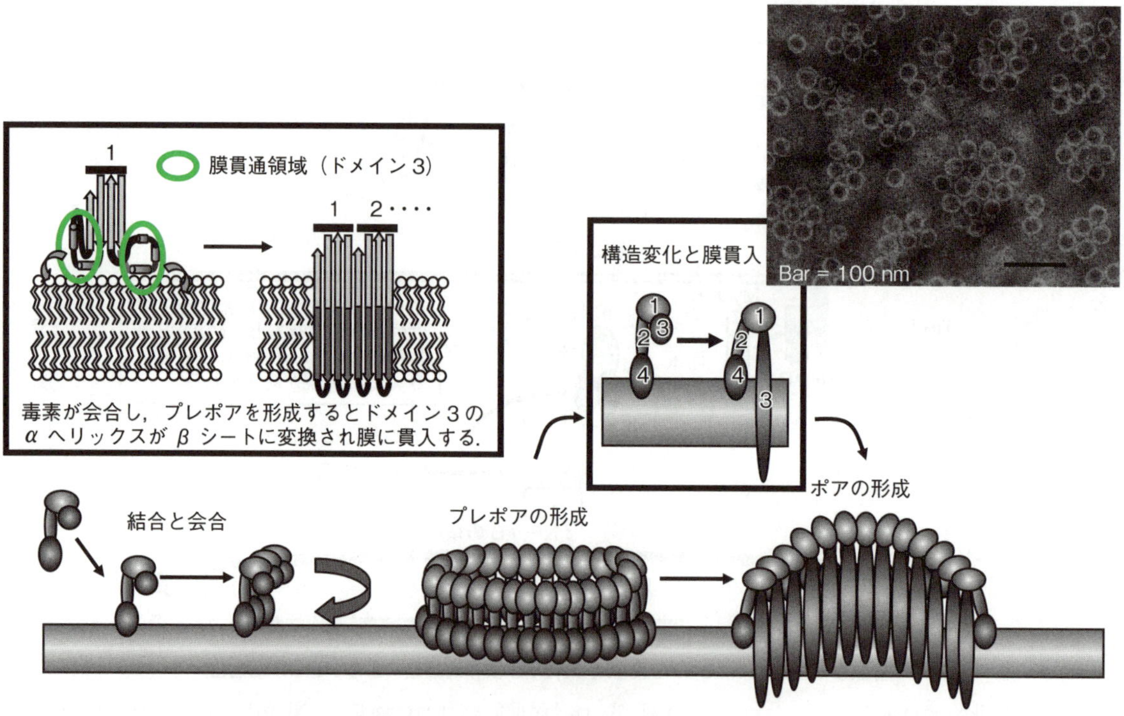

図2.7　コレステロール依存性細胞溶解毒素の反応機構

（Kachiko Sekiya *et al.*（2007）Ultrastructural analysis of the membrane insertion of domain 3 of streptolysin O. *Microbe and Infections*, Vol. 9, No. 11）

と総称される毒素である（図2.7）．

一方，主に細胞膜のリン脂質を分解する酵素活性により細胞を傷害する毒素，例えば，**ウェルシュ菌**（ガス壊疽）の**α毒素**は**ホスホリパーゼC**と**スフィンゴミエリナーゼ**としての酵素活性ももっており，細胞膜のリン脂質を分解することで溶血活性を示す．他にも，

表2.2　外毒素の作用と活性

1）膜障害性の毒素

毒素名	産生菌	毒素活性	作用標的部位	誘発される症状
黄色ブドウ球菌α毒素	黄色ブドウ球菌	小孔形成	生体膜	細胞障害（免疫系からの回避）
耐熱性溶血毒素（TDH）	腸炎ビブリオ	小孔形成	生体膜	水様性下痢，心臓毒性（心筋細胞に直接作用）
ストレプトリジンO	化膿性レンサ球菌	孔形成	生体膜（コレステロールに結合）	細胞障害（免疫系からの回避）
ウエルシュ菌α毒素	ウエルシュ菌	ホスホリパーゼ，スフィンゴミエリナーゼ（脂質代謝系亢進などの活性もあり）	リン脂質，スフィンゴミエリン	細胞障害，壊疽

2）AB毒素（酵素活性をもつ）

毒素名	産生菌	毒素活性	作用標的部位	誘発される症状
コレラ毒素	コレラ菌	ADP-リボシルトランスフェラーゼ	Gsタンパク質	水様性下痢
易熱性エンテロトキシン（LT）	腸管毒素原性大腸菌			
百日咳毒素	百日咳菌	ADP-リボシルトランスフェラーゼ	Giタンパク質	咳，インスリン分泌亢進
ジフテリア毒素	ジフテリア菌	ADP-リボシルトランスフェラーゼ	伸長因子EF-2	弛緩性麻痺
志賀毒素（ベロ毒素）	赤痢菌	*N*-グリコシダーゼ	28Sリボソーム	出血性下痢，溶血性尿毒症症候群
	腸管出血性大腸菌			
ボツリヌス神経毒素	ボツリヌス菌	エンドペプチダーゼ	シナプトブレビン，シンタキシン，SNAP-25	末梢神経麻痺
破傷風毒素	破傷風菌	エンドペプチダーゼ	シナプトブレビン	硬直性痙攣

3）受容体リガンドとして働く毒素

毒素名	産生菌	毒素活性	作用標的部位	誘発される症状
耐熱性エンテロトキシン（ST）	腸管毒素原性大腸菌	受容体アゴニスト	膜結合型グアニル酸シクラーゼ活性化	水様性下痢
黄色ブドウ球菌エンテロトキシン	黄色ブドウ球菌	受容体アゴニスト	嘔吐中枢刺激	嘔吐，下痢，毒素性ショック症候群

4）スーパー抗原

毒素名	産生菌	毒素活性	作用標的部位	誘発される症状
発熱性外毒素	化膿性レンサ球菌	T細胞，単球の活性化	MHCおよびT細胞レセプター	毒素性ショック症候群
毒素性ショック症候群毒素（TSST-1）	黄色ブドウ球菌			

セレウス菌，レジオネラ，黄色ブドウ球菌など多くの病原細菌がホスホリパーゼCやスフィンゴミエリナーゼを分泌する．

2）AB 毒素

AB毒素とはA（active：活性）サブユニットとB（binding：結合）サブユニットから構成される毒素の総称である．赤痢菌や腸管出血性大腸菌（EHEC）が産生する**志賀毒素** Shiga toxin（Stx，EHECが産生する場合ベロ毒素という場合もある），**コレラ毒素** cholera toxin（CT），**百日咳毒素** pertussis toxin（PT）などは，1つのAサブユニットと5つのBサブユニットで構成されるためAB5毒素と呼ばれる．**ジフテリア毒素** diphtheria toxin（DT）や**ボツリヌス神経毒素** botulinum neuro-toxin（BNT），**破傷風神経毒素** tetanus neurotoxin（TNT，テタノスパスミン tetanospasmin）はABそれぞれ一分子で構成される（図2.8）．

コレラ，百日咳，ジフテリアの各毒素はいずれもADPリボシルトランスフェラーゼ活性を示し，その活性部位はよく保存されている．**コレラ毒素**の場合，細胞表面のG_{M1}ガングリオシドにBサブユニットが結合し，エンドサイトーシスによって取り込まれゴルジ体に運ばれる．その後Aサブユニットのみが脱離し，小胞体に輸送され最終的にアデニル酸シクラーゼのGタンパク質$Gs\alpha$をADPリボシル化し，Gsの GTP分解酵素活性を失活させる．その結果，細胞内アデニル酸シクラーゼ活性が維持された状態になり，cAMP濃度が異常に上昇する．その後の下痢発症機構は複雑であり，完全には明らかとなっていないが，Cl^-チャネルである囊胞性線維症膜貫通調節タンパク質 cystic fibrosis transmembrane conductance regulator（CFTR）の活性化による，Cl^-イオンの異常分泌が関与する機構が提唱されている（→p. 175）．

百日咳毒素は，ADPリボシル化によって活性を示すAB5毒素である．しかしBサブユニットの構造はコレラ毒素と異なる．また，Aサブユニットの基質はGタンパク質$Gi\alpha$である．Giはアデニル酸シクラーゼ抑制性にはたらくので，GiがADPリボシル化により失活するとアデニル酸シクラーゼが活性化される．しかしこの活性化がどのように百日咳特有の咳発作を引き起こすかについてはよくわかっていない．

ジフテリア毒素は一本鎖のタンパク質として発現・分泌され，細胞表面のヘパリン結合性EGF様増殖因子前駆体（proHB-EGF）に結合ドメインであるフラグメントBの部分が結合し，エンドサイトーシスによって細胞内に取り込まれる．細胞表面のプロテアーゼによって活性部位であるフラグメントAが切り出され，細胞内のタンパク質合成に関わる伸長因子EF-2をADPリボシル化し，伸長活性を不活化してしまう．その結果，タンパク質合成が抑制され，細胞が死に至る．

志賀毒素もAB5毒素であり，Bサブユニットが，スフィンゴ糖脂質 globotriaosylceramide（Gb3）を認

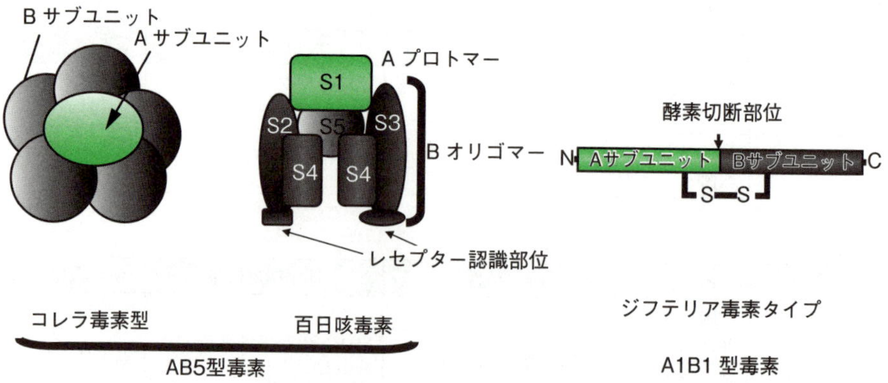

図2.8　AB毒素の構造

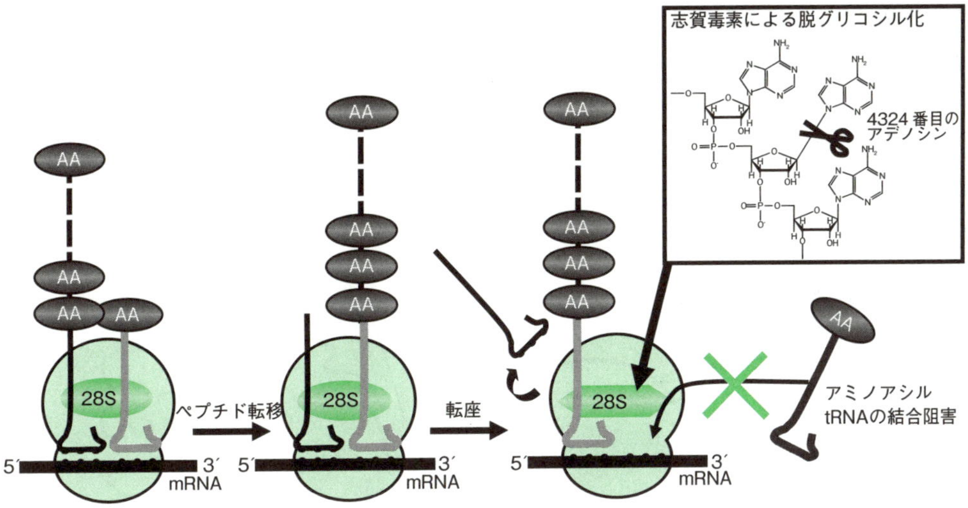

図 2.9　志賀毒素の作用機序

細胞質内に移行した志賀毒素の A サブユニットは 28S リボソームの 4324 アデノシンを脱グリコシル化し，アデニンを遊離させる.
その結果，28S リボソームの構造変化が起こり，アミノアシル tRNA の結合が阻害され，ペプチドの伸長が停止する.

識し, エンドサイトーシスによって細胞内に移行する. A サブユニットの *N*-グリコシダーゼ活性によって，28S リボソーム RNA の 4324 番目のアデノシンが脱グリコシル化される. その結果，リボソームの構造変化が起こるため，アミノアシル tRNA がリボソームへ結合できなくなり，タンパク質合成が阻害され，細胞が死に至る（図 2.9）. 志賀毒素は，酵素活性や毒素の構造，標的細胞は全く異なるが，ジフテリア毒素と同様の作用を示す.

ボツリヌス神経毒素，**破傷風神経毒素**はともに神経伝達物質の分泌を阻害するプロテアーゼである. これらの毒素はいずれもガングリオシドと膜タンパク質複合体を受容体として，神経節接合部から運動神経に取り込まれる. 神経伝達では，伝達物質を含むシナプス小胞がシナプス側の細胞膜に移動し，細胞膜と膜融合を起こすことで伝達物質がシナプス間隙に放出されるが，これらの神経毒素は膜融合に関わるタンパク質を特異的に分解することにより，シナプス伝達を抑制する. 破傷風毒素は運動神経から逆行性に脊髄まで運ばれて抑制神経に入り，**γ-アミノ酪酸（GABA）**などの抑制性神経伝達物質の放出を阻害するので硬直性麻痺が起こる（→ p. 160）. 一方，ボツリヌス毒素は運動神経の神経筋接合部で作用を発現し，興奮性伝達物質の**アセチルコリン**の放出を阻害して，弛緩性麻痺を起こす.

3）受容体リガンドとして働く毒素

細胞質の標的タンパク質に直接結合し，アンタゴニストとして働く毒素には，ETEC が産生する**耐熱性下痢毒素** heat-stable enterotoxin（ST）があげられる. ST は細胞膜上に存在するグアニル酸シクラーゼに結合し，活性させることで細胞内 cGMP が上昇し，下痢を起こす. ST で誘発される下痢にも CFTR の活性化が関与すると考えられている. 黄色ブドウ球菌の**耐熱性エンテロトキシン**は嘔吐中枢を直接刺激し，毒性を発現する.

4）スーパー抗原

スーパー抗原 super antigen は，抗原提示細胞内でのプロセシングを受けることなく MHC クラス II 分子の抗原結合部位ではない領域に結合することができる. TCR 分子の特定の V_β 領域を架橋してヘルパー T

細胞クローンの5〜25％程度を一挙に刺激する（図2.10）．その結果，活性化ヘルパーT細胞から，大量のサイトカインが放出されて全身炎症反応が惹起されてショックを引き起こす．黄色ブドウ球菌の**毒素性ショック症候群**を引き起こす毒素toxic shock syndrome toxin-1（TSST-1）やエンテロトキシン群，あるいは**溶血性レンサ球菌発熱性外毒素** streptococcal pyrogenic enterotoxin（Spe）などが知られている．

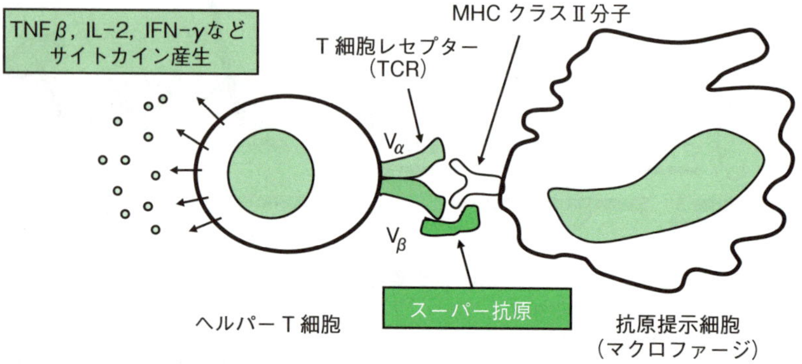

図2.10　スーパー抗原によるT細胞の活性化
スーパー抗原はプロセッシングを受けることなく抗原提示細胞のMHCクラスⅡ分子とT細胞受容体TCRをV_{β}の外側から架橋する形で一群のT細胞群を一斉に活性化すると，大量のサイトカインが産生され，その免疫薬理作用により，ショックや組織の急速な壊死など重篤な病態が引き起こされる．

第3章 世界の感染症の現状と対策

3.1 世界の感染症の現状と対策

世界保健機関 World Health Organization, **WHO** は，基本的人権の１つである人間の健康の達成を目的とする国際連合の専門機関である．WHO は，様々な疾病に基づく損失（疾病負荷）を評価し，それらに対する対策を立案し，実施している．疾病負荷の評価指標としてはいくつかあるが，近年は**障害調整生命年 disability-adjusted life year**（**DALY**）により数値化されることが多い．DALY は，早死により失われた年数と疾病により障害を余儀なくされた年数の合計である．各種疾患による全 DALY の約 20％を感染症が占めている（表 3.1）．単独疾病としては，マラリア，後天性免疫不全症候群（エイズ），結核の占める割合が高い．

感染症はなお人類の脅威であり続けている．

3.1.1 新興・再興感染症

ペニシリンなどの抗菌薬の開発により，多くの細菌感染症は治療できるようになった．1980 年には，

表 3.1 全世界における感染症により失われた障害調整生命年数

感染症	DALYs（10万人あたり）	
	1990 年	2010 年
下気道感染症	3,894	1,672
下痢症	3,462	1,299
マラリア	1,304	1,200
後天性免疫不全症候群	342	1,184
結核	1,155	717
髄膜炎	713	427
ウイルス性肝炎	197	192
腸チフス，パラチフス	175	178
その他の熱帯病	265	166
麻しん	992	151
梅毒	321	139
脳炎	192	104
百日咳	270	102
破傷風	411	68
上気道感染症	32	27
水痘	16	8
ジフテリア	10	3
その他の感染症	366	257
感染症に基づく DALY の合計	14,117	7,894
その他の疾病も含む DALY の合計	47,205	36,145

Disability-adjusted life year (DALYs) fro 291 diseases and injuries in 21 regions, 1990-2010: a systematic analysis for the Gloal Burden of Disease Study 2010. The Lancet, 380, 2197-2223, 2012

表 3.2　代表的新興感染症

病原体確定年*	病原体	病名など	病原体確定年*	病原体	病名など
1977	エボラウイルス	エボラ出血熱	1992	*Vibrio cholerae* O139	新型コレラ（ベンガルコレラ）
1977	*Legionella pneumophila*	レジオネラ症，在郷軍人病	1994	サビアウイルス	ブラジル出血熱
1980	ヒトT細胞白血病ウイルス	成人T細胞白血病	1996	BSEプリオンヒト感染型	新型クロイツフェルト・ヤコブ病（vCJD）
1982	*Borrelia burgdorferi*	ライムボレリア症	1997	鳥インフルエンザH5N1	ヒトの鳥インフルエンザ感染
1982	Enterohaemorrhagic *E. coli*（O157 : H7）	腸管出血性大腸炎，溶血性尿毒症症候群	2003	SARSコロナウイルス	重症急性呼吸器症候群（SARS）
1983	ヒト免疫不全ウイルス（HIV）	後天性免疫不全症候群（エイズ）	2009	ブタインフルエンザH1N1	新型インフルエンザ
1983	*Helicobacter pylori*	胃潰瘍，胃癌の危険因子	2011	SFTSウイルス	重症熱性血小板減少症候群（SFTS）
1986	BSEプリオン	ウシ海綿状脳症（BSE，いわゆる狂牛病）	2012	MERSコロナウイルス	中東呼吸器症候群
1989	C型肝炎ウイルス	C型肝炎			

* 病原体が確定した年，この感染症の初めての流行があったのはこれと同年か，それ以前である．

表 3.3　新興・再興感染症の出現・流行の原因

原　因	該当する感染症
世界規模の交通網の発達による人的，あるいは物的流通の拡大	エイズ，ウエストナイル脳炎，マラリア，重症急性呼吸器症候群（SARS），中東呼吸器症候群（MERS）
地球規模の環境変化（ジャングルの開拓や地球温暖化）	エイズ，マラリア，重症急性呼吸器症候群（SARS）
人口の増加と都市への集中化による衛生環境の悪化	コレラ
貧困や紛争による難民の増加	エイズ，コレラ
抗菌薬の過剰使用や新しい医療技術の開発	結核，医原性プリオン病，MRSA，C型肝炎，B型肝炎
食品生産方法の変化や人の生活様式の変化	ウシ海綿状脳症（BSE），腸管出血性大腸菌感染症，レジオネラ感染症

WHOは種痘予防接種による痘そう（天然痘）の根絶を達成した．しかし，エイズ，エボラ出血熱，重症急性呼吸器症候群 severe acute respiratory syndrome（SARS）やH5N1鳥インフルエンザなど新しい感染症が次々と出現している．公衆衛生上問題となる新しい感染症を**新興感染症** emerging infectious diseaseと呼ぶ（表3.2）．また，人類がかつてその制御に成功した既知の感染症の中にも，再び流行を広げ脅威となりつつあるものがある．これを**再興感染症** re-emerging infectious diseaseと呼ぶ．抗菌薬による治療により，制圧したと考えられてきた結核菌は多剤耐性能を獲得して再びその脅威を増している．薬剤散布により媒介動物である蚊を減少させ，その制御に成功したと思われたマラリアは，薬剤耐性の蚊の出現で再び感染域を拡大している．このような新興・再興感染症の出現原因を表3.3にあげた．

さらには，冷戦終結後の近年の世界情勢は，忘れかけていた病原体が生物兵器 biological weaponとしてよみがえることを危惧させるようになってきた．炭疽菌，天然痘ウイルス，ボツリヌス毒素，野兎病菌などである．感染症法では，バイオテロリズムを防ぐために，病原体の管理規定を制定している．

3.1.2　世界保健機関と米国疾病管理予防センター，国立感染症研究所の役割

国際的な感染症対策をつかさどる唯一の機関である世界保健機関（WHO）は，1980年に痘そう根絶を宣言した．WHOが1959年から種痘による予防接種を推進した結果，1977年のソマリアにおける発生を最後に，初めて1つの感染症を地球上から消滅させることに成功した．次の根絶計画の対象はポリオ，麻しん，風しんである．一方，WHOは2000年から予測不能な新興感染症の流行に対して，全世界から感染症に関する情報を集め，重要性を評価し，必要であれば即座に対策を講じる体制を樹立した．2003年のSARSへの対応は，この戦略的制圧プログラムが効果を発揮した事例である．**米国疾病予防管理センター** Centers for Disease Control and Prevention（CDC）は全米の感染症情報を把握することで，健康危機を迅速に察知・的確な対応を実施し，公衆衛生水準を保持する役割を担っている．日本で感染症対策を行っているのは，厚生労働省の**国立感染症研究所** National Institute of Infectious Disease（NIID）である．

3.2　日本における感染症の現状とその対策

今日，日本では上下水道をはじめとする生活衛生環境の改善，感染症治療薬の開発，予防ワクチン接種の実施，医療技術の進歩などにより感染症の脅威は低下した．その典型例は結核患者の激減である（図3.1）．しかしながら，感染症である肺炎は近年の超高齢社会の到来や薬剤耐性菌の出現により増加している．また先進諸国の中にあって日本の結核罹患率は飛び抜けて高く16.1人である（平成25年現在）．高齢者での罹患率が高い．結核再発患者の約20％は多剤耐性結核菌の感染を受けているといわれる．結核の新規患者数は年間2万5,000人前後である（表3.4）．わが国の新規の後天性免疫不全症候群（エイズならびに無症候キャリア）患者は男性同性愛者で増加がみられている．同様に，梅毒，性器クラミジア，性器ヘルペス，尖圭コンジローマ，淋菌感染症などの**性行為感染症** sexually transmitted diseases（STD，→p. 266）は依然高い感染率を示している．医療を背景とした感染症の発生も後を絶たない．例えば，**メチシリン耐性黄色ブドウ球菌（MRSA）**，**多剤耐性緑膿菌**や**ペニシリン耐性肺炎球菌（PRSP）**などの薬剤耐性菌の感染症（→p. 335）や，ウイルス汚染血液製剤による薬害エイズや薬害C型肝炎などである．成人の麻疹や学童，高齢者の間でのノロウイルスによる感染性胃腸炎，H1N1新型インフルエンザも社会問題となった．

3.2.1　感染症を制御するための法律

感染症の蔓延を防ぐためには，患者の早期発見と拡大阻止対策の実行が重要である．「**感染症の予防及び感染症の患者に対する医療に関する法律（感染症法）**」では感染症を感染力，重篤性などの危険性に基づいて**一類〜五類**に分類し，患者の人権に配慮しつつ予防の推進，蔓延防止，医療体制の確保等を図っている（表3.5，表3.6）．

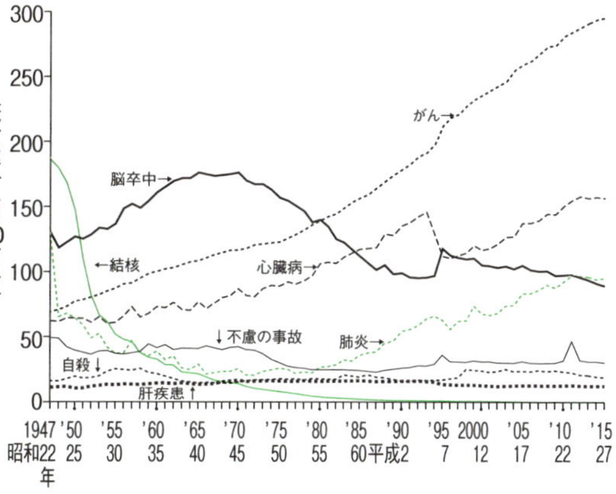

図3.1　主要死因別にみた死亡率（人口10万人対）の推移
（平成27年度　我が国の人口動態　厚生労働省より引用）

表 3.4　感染症法に規定される感染症報告数（2007年，2015年）

感染症名	2007	2015	感染症名	2007	2015
すべての一類感染症	0	0	五類感染症（全数把握疾患）		
二類感染症			アメーバ赤痢	801	1,109
急性灰白髄炎	0	0	ウイルス性肝炎	237	255
結核	21,946	24,523	カルバペネム耐性腸内細菌科細菌感染症	—	1,671
ジフテリア	0	0	急性脳炎	228	511
重症急性呼吸器症候群（SARS）	0	0	クリプトスポリジウム症	6	15
鳥インフルエンザ（H5N1, H7N9）	0	0	クロイツフェルト・ヤコブ病	157	2
三類感染症			劇症型溶血性レンサ球菌感染症	95	415
腸管出血性大腸菌感染症	4,617	3,573	後天性免疫不全症候群（エイズ）	1,493	1,431
コレラ	13	7	ジアルジア症	53	81
細菌性赤痢	452	156	侵襲性インフルエンザ菌感染症	—	252
腸チフス	47	37	侵襲性髄膜炎菌感染症	—	34
パラチフス	22	32	侵襲性肺炎球菌感染症	—	2,403
四類感染症			水痘（入院例に限る）	—	313
E型肝炎	56	212	先天性風疹症候群	0	0
ウエストナイル熱	0	0	梅毒	719	2,690
A型肝炎	157	243	播種性クリプトコックス症	—	120
エキノコックス症	25	25	破傷風	89	120
黄熱	0	0	バンコマイシン耐性黄色ブドウ球菌感染症	0	0
オウム病	29	5	バンコマイシン耐性腸球菌感染症	84	66
オムスク出血熱	0	0	風しん[*1]	294	163
回帰熱	0	4	麻しん[*1]	11,013	35
キャサヌル森林熱	0	0	薬性耐性アシネトバクター感染症	—	38
Q熱	7	6	髄膜炎菌性髄膜炎	17	0
狂犬病	0	0	五類感染症（定点把握疾患）		
コクシジオイデス症	0	3	インフルエンザ	1,212,042	1,169,041
サル痘	0	0	RSウイルス感染症	49,768	120,049
重症熱性血小板減少症候群	—	60	咽頭結膜熱	50,198	72,150
腎症候性出血熱	0	0	A群溶血性レンサ球菌咽頭炎	262,697	401,274
西部ウマ脳炎	0	0	感染性胃腸炎	989,647	987,912
ダニ媒介脳炎	0	0	水痘	245,880	77,614
炭疽	0	0	手足口病	93,699	381,720
チクングニア熱	—	17	伝染性紅斑	78,938	98,521
つつが虫病	382	422	突発性発疹	103,770	84,957
デング熱	89	293	百日咳	2932	2,675
東部ウマ脳炎	0	0	ヘルパンギーナ	126,105	98,212
鳥インフルエンザ	0	0	流行性耳下腺炎	67,803	81,046
ニパウイルス感染症	0	0	急性出血性結膜炎	824	494
日本紅斑熱	98	97	流行性角結膜炎	23,537	25,037
日本脳炎	10	2	細菌性髄膜炎	383	402
ハンタウイルス肺症候群	0	0	無菌性髄膜炎	797	1,085
Bウイルス病	0	0	マイコプラズマ肺炎	9,565	10,384
鼻疽	0	0	クラミジア肺炎	489	411
ブルセラ症	0	5	感染性胃腸炎（ロタウイルス）	—	4,368
ベネズエラウマ脳炎	0	0	性器クラミジア感染症[*2]	29,939	24,450
ヘンドラウイルス感染症	0	0	性器ヘルペスウイルス感染症[*2]	9,223	8,974
発疹チフス	0	0	尖圭コンジローマ[*2]	6,197	5,806
ボツリヌス症	3	1	淋菌感染症[*2]	11,157	8,698
マラリア	52	40	メチシリン耐性黄色ブドウ球菌感染症[*2]	24,926	17,057
野兎病	0	2	ペニシリン耐性肺炎球菌感染症[*2]	4,840	2,057
ライム病	11	6	薬剤耐性緑膿菌感染症[*2]	528	217
リッサウイルス感染症	0	0			
リフトバレー熱	0	0			
類鼻疽	0	1			
レジオネラ症	668	1,592			
レプトスピラ症	35	33			
ロッキー山紅斑熱	0	0			

*1　風しん，麻しんは2008年より全数報告に変更された．
*2　月単位の報告数

（厚生労働省国立感染症研究所・感染症情報センター資料）

一類には現時点では日本には存在しない極めて危険な感染症が指定され，ペストが細菌である以外はウイルス性感染症である．二類には危険性が高い感染症が指定され，このうち国内で多数の患者発生がみられるのは結核のみである．三類感染症はすべて経口感染し，腸管感染症を起こす．したがって，調理師など職業上感染を広げるリスクがある場合は，行政は患者に対して就業制限をかけることができる．四類感染症には主に**動物由来感染症**（**人獣共通感染症** zoonosis）が含まれる．感染源となる動物の駆除や輸入禁止，消毒などの行政対応が行える感染症が分類されている．

一類～四類感染症の患者を診断した医師は直ちに，五類感染症については基本的には1週間以内に届け出ることが義務づけられている．五類感染症は，すべての医師が届出の義務を負う**全数把握疾患**と特定の指定された医療機関（定点）に勤務する医師のみが届出の義務を負う**定点把握疾患**に分けられる．保健所を通じて都道府県あるいは政令指定都市ごとに集計され，国立感染症研究所・感染症情報センターに情報が集約され，1週間ごとに，あるいは1か月ごとに感染症発生動向が公表されている．その他に，表3.7に示した法律により感染症の制御がなされている．

3.3 感染症予防のためのワクチン

最も有効で経済的な感染症予防策は，起因微生物の感染防御抗原を含む**ワクチン** vaccine を生体に接種して人工的に免疫状態をつくり出す**予防接種** vaccination である．特定の感染症に対する個人の免疫度を高めて感染を予防し，その結果，社会全体の感染防御（**集団予防**）を実現する．ワクチンは健康な人に接種する医薬品であるため，疾病治療薬に比べても，副作用が少ないことが強く求められる．現在も副作用を軽減するためのワクチンの改良が続けられている．一方，未だ有効なワクチンが完成していない感染症も多数存在する．

3.3.1 ワクチンの種類と原理

1) 不活化（死菌）ワクチン

病原微生物の抗原性を維持したまま紫外線照射や加熱などの物理的処理，またはホルマリンなど化学的処理により感染力を失わせたワクチンである．感染リスクはなく安全性は高いが，免疫原性が低いため**アジュバント**（**免疫賦活剤**）の添加が必要である．外来性抗原と同じくMHCクラスII分子を介してT細胞に抗原提示され，主に体液性免疫を誘導する（→p. 99）．注射局所の発赤，腫脹，痛み，発熱，頭痛，全身倦怠などが起こることがあるが，通常は2～3日中に治まる．

2) 弱毒生ワクチン

弱病原性だが感染力のある微生物を接種することで，生体内で増殖し体液性・細胞性免疫を誘導する．MHCクラスI分子を介してT細胞に抗原提示される（→p. 99）．効果は比較的持続し，生涯免疫が得られる場合もある．まれに接種者がワクチン株に感染発病し，重篤な後遺症が残ることもある．

3) トキソイドワクチン

病原因子である外毒素をホルマリンなどによる化学処理を行い，免疫原性を残したまま無毒化したワクチンある．体液性免疫（**中和抗体**）を誘導する．中和抗体は抗原となった毒素と結合し毒作用を中和し発病を防ぐ．

表3.5　感染症法のポイント

①	事前対応型行政の構築（感染症発生動向調査，厚生労働大臣による感染症予防基本指針の策定，都道府県による施策実施に関する予防計画の策定）
②	感染症類型の設定（一類から五類まで）と感染症指定医療機関の指定
③	患者の人権に配慮した入院手続きの整備（説明と同意に基づいた入院，インフォームドコンセント）
④	動物由来感染症（主に四類感染症）対策の充実（動物輸入禁止，検疫措置などの行政対応）
⑤	新しい感染症（新感染症）や既知の感染症でも重要性を増した感染症（指定感染症）への対応

表 3.6 感染症の予防及び感染症の患者に対する医療に関する法律（感染症法）対象疾患の類別（1999 年 4 月 1 日施行，2011 年 1 月改正）

分類	対象感染症	感染症の性格	主な対応・措置	医療体制
一類感染症（きわめて危険な感染症）	（ウイルス）エボラ出血熱，クリミア・コンゴ出血熱，痘そう，南米出血熱，マールブルグ病，ラッサ熱 （細菌）ペスト	感染力，罹患した場合の重篤性から見て危険性が極めて高い感染症	原則入院 消毒等の対物処置 直ちに届出	第 1 種感染症指定医療機関
二類感染症（危険な感染症）	（ウイルス）急性灰白髄炎，重症急性呼吸器症候群（SARS），中東呼吸器症候群（MERS），鳥インフルエンザ（H5N1，H7N9） （細菌）結核，ジフテリア	感染力，罹患した場合の重篤性から見て危険性が高い感染症	状況に応じて入院 消毒等の対物措置 直ちに届出	第 2 種感染症指定医療機関および結核指定医療機関
三類感染症（感染性の強い感染症）	（細菌）腸管出血性大腸菌感染症，コレラ，細菌性赤痢，腸チフス，パラチフス	感染力，罹患した場合の重篤性から見て危険性は高くないが，特定の職業への就業によって感染症の集団発生を起こし得る感染症	特定職種への就業制限 消毒等の対物措置 直ちに届出	一般の医療機関
四類感染症（主に動物由来感染症）	（ウイルス）ウエストナイル熱（ウエストナイル脳炎を含む），黄熱，狂犬病，腎症候性出血熱，デング熱，日本脳炎，ハンタウイルス肺症候群，B ウイルス病，A 型肝炎，E 型肝炎，鳥インフルエンザ（H5N1，H7N9 を除く），サル痘，チクングニア熱，重症熱性血小板減少症候群（SFTS），ニパウイルス感染症，リッサウイルス感染症，オムスク出血熱，キャサヌル森林熱，西部馬脳炎，ダニ媒介性脳炎，東部馬脳炎，ベネズエラ馬脳炎，ヘンドラウイルス感染症，リフトバレー熱，ジカウイルス感染症 （細菌）オウム病，回帰熱，Q 熱，炭疽，ツツガムシ病，日本紅斑熱，鼻疽，ブルセラ症，発疹チフス，ボツリヌス症，ライム病，類鼻疽，レジオネラ症，レプトスピラ症，ロッキー山紅斑熱，野兎病 （真菌）コクシジオイデス症 （原虫）マラリア （蠕虫）エキノコックス症	人から人への感染はほとんどないが，動物，飲食物等の物件を介して感染するため，動物や物件の消毒，廃棄などの措置が必要となる感染症	輸入動物の輸入禁止 保菌動物の駆除 消毒等の対物措置 直ちに届出	一般の医療機関
五類感染症	**全数把握疾患** （ウイルス）急性ウイルス肝炎（A 型及び E 型を除く），急性脳炎（ウエストナイル脳炎及び日本脳炎を除く），後天性免疫不全症候群，水痘，先天性風しん症候群，麻しん，風しん （細菌）カルバペネム耐性腸内細菌科細菌感染症，劇症型溶血性レンサ球菌感染症，髄膜炎菌性髄膜炎，梅毒，破傷風，バンコマイシン耐性黄色ブドウ球菌感染症，バンコマイシン耐性腸球菌感染症，薬剤耐性アシネトバクター感染症 （真菌）播種性クリプトコックス症 （原虫）アメーバ赤痢，クリプトスポリジウム症，ジアルジア症 （プリオン）クロイツフェルト・ヤコブ病 **定点把握疾患** （ウイルス）RS ウイルス感染症，咽頭結膜炎，感染性胃腸炎，手足口病，伝染性紅斑，突発性発しん，ヘルパンギーナ，流行性耳下腺炎，インフルエンザ（鳥インフルエンザ，新型インフルエンザを除く），急性出血性結膜炎，流行性角結膜炎，性器ヘルペスウイルス感染症，尖圭コンジローマ （細菌）A 群溶血性レンサ球菌咽頭炎，百日咳，性器クラミジア感染症，淋菌感染症，クラミジア肺炎（オウム病を除く），細菌性髄膜炎，ペニシリン耐性肺炎球菌感染症，マイコプラズマ肺炎，無菌性髄膜炎，メチシリン耐性黄色ブドウ球菌感染症，薬剤耐性緑膿菌感染症，薬剤耐性アシネトバクター感染症	国が感染症発生動向調査を行い，必要な情報を一般国民や医療関係者に提供・公開することによって発生拡大を防止すべき感染症 全数把握疾患と定点把握疾患	感染症発生状況の情報収集，分析とその結果の公開，提供 7 日以内に届出	一般の医療機関
新型インフルエンザ等感染症	（ウイルス）新型インフルエンザ，再興型インフルエンザ	新たに人から人への感染力を持ち，あるいはかつて大流行し再流行により，重大な健康被害を及ぼすおそれのあるインフルエンザ	一類感染症に準じた対応	
指定感染症	政令で一年間に限定して指定された感染症	一〜三類に分類されていない感染症で，それに準じた対応の必要性が生じた感染症	一〜三類に準じた対応	
新感染症	新たに出現した感染症でヒトからヒトへの伝染力，毒力が高く，危険であると判断されるもの	伝染力，毒力が高い新規な感染症	一類に準じた対応	

表 3.7　感染症法以外の感染症を防止するための法律（目的と対象病原体）

食品衛生法	病原微生物を病因とする飲食に起因する健康被害（food-borne disease）の防止．サルモネラ属菌，ブドウ球菌，ボツリヌス菌，腸炎ビブリオ，腸管出血性大腸菌，その他の病原大腸菌，ウエルシュ菌，セレウス菌，エルシニア・エンテロコリチカ，カンピロバクター・ジェジュニ / コリ，NAG ビブリオ，コレラ菌，赤痢菌，チフス菌，パラチフス A 菌，その他の細菌，ノロウイルス（小型球形ウイルス，SRSV），その他のウイルス，アニサキス，クドア，サルコシスティスその他寄生虫が指定．
家畜伝染病予防法	家畜の伝染性疾病（寄生虫病を含む）の発生を予防し，蔓延を防止し，畜産の振興を図る．家畜衛生対策で得られた情報ととられた対策は公衆衛生対策にも重要．具体的にはウシ海綿状脳症(BSE)，あるいはニワトリの高病原性鳥インフルエンザ発生の際にも，本法により取られた対策が公衆衛生対策に大きな影響を及ぼした．
学校保健安全法	学校における感染症を含む保健管理と安全管理に関する必要事項を定めて，学校教育の円滑な実施とその成果を確保する．学校感染症としては感染症法一類，二類，三類感染症のほかにインフルエンザ，麻しんなど．これらの感染症が学校内で拡大するおそれのある場合は，生徒の出席を停止できる（学級閉鎖）．
検疫法	入国者の検疫，港湾地域の衛生対策，輸入食品監視対策により，海外から病原体の侵入を阻止する．検疫対象疾患は一類感染症，ほかにマラリア，デング熱，およびインフルエンザ（H5N1），検疫感染症に準ずるものとして，日本脳炎，腎症候性出血熱，ハンタウイルス肺症候群，ウエストナイル熱．検疫所（全国 107 か所）で検疫が行われている．
狂犬病予防法	狂犬病の発生を防止し，撲滅することにより公衆衛生の向上，および公共の福祉の増進を図る．1950 年に制定され，1957 年狂犬病を根絶．世界で狂犬病清浄国はわが国を含めて 10 数か国のみ．

4）成分（コンポーネント）ワクチン

感染防御に必要な菌体成分（感染防御抗原）を分離精製したワクチンである．不純物を減らすことで，副作用を低減できる．インフルエンザウイルスの赤血球凝集素 haemagglutinin（HA）を精製した HA ワクチンがこれにあたる．

5）遺伝子組換えワクチン

遺伝子組換え技術を用いて抗原成分を調製したワクチンである．B 型肝炎ウイルスの HBs 抗原を酵母菌で発現させて調製した，組換え沈降 B 型肝炎ワクチンが該当する．

3.3.2　ワクチン製剤の形態による分類

複数の病原体に対するワクチンを 1 つにまとめた**混合ワクチン**（ジフテリア Diphtheria・百日せき Pertussis・破傷風 Tetanus；**DPT 三種混合ワクチン**，麻しん Measles・風しん Rubella；**MR 二種混合ワクチン**など）がある．接種の回数を減らして手間が省けることや，単味のワクチンに比べ免疫原性が高まる利点がある．**多価ワクチン**とは 1 つの病原体に対する感染を予防するために調製された血清型が異なる 2 種以上の同じ病原体の抗原を含むワクチンを指す．その例としては，インフルエンザ HA ワクチン（A 香港 / H3N2，A 新型 /H1N1，B 型 / 山形系とビクトリア系の計 4 株）やポリオワクチン，肺炎球菌ワクチンがあげられる．

3.3.3　ワクチンの接種法

健康なヒトに接種するので，最も安全な接種法がとられる．① **皮内（経皮）接種法**：接種された抗原が皮内に滞り，皮膚の樹状細胞により抗原提示される．少量で比較的強い免疫が得られる．結核の予防接種では，BCG を針で皮膚に接種する経皮接種が行われる．② **皮下接種法**：神経や血管の損傷がなく安全な接種法であるが，接種部位の腫脹や疼痛など副反応が多い傾向がある．③ **筋肉内接種法**：接種部位の腫脹，疼痛なの副反応が少なく，より強い免疫が誘導される．一方で，接種の際に神経や血管を損傷させる危険がある．④ **経口接種法**：ウイルスの侵入門戸である咽頭や腸管壁近くのリンパ系組織を強く刺激し，分泌型 IgA 抗体を産生させ，これらを消化管に分泌することによって局所免疫を成立させる．ロタウイルス弱毒生ワクチンの接種に利用される．

3.3.4　予防接種

予防接種は，**予防接種法**に定められた**定期接種**と，希望者が受ける**任意接種**に分けられる（表3.8）．予防接種法は予防接種の対象となる疾病，および対象者(年

表3.8　予防接種法に規定される定期予防接種

分類（目的）	対象感染症（ワクチン名）	ワクチンの種類（投与法）	対象年齢等
A類疾病（集団予防・努力義務あり）	ジフテリア Diphtheria 百日せき Pertussis 破傷風 Tetanus ポリオ Inactivated-Poliovirus （DPT-IPV 四種混合）[2]	トキソイド 成分ワクチン トキソイド 不活化ワクチン （皮下）	1期初回　生後3～12か月未満 1期追加　1期初回3回終了後，12～18か月以上間隔をあける 2期　11歳以上13歳未満[1]
	麻疹　Measles[3]	弱毒生ワクチン （皮下）	生後12～24月未満，5～7歳
	風疹　Rubella[3]	弱毒生ワクチン （皮下）	生後12～24月未満，5～7歳
	日本脳炎	不活化ワクチン （皮下）	1期初回　生後6～90か月未満 1期追加　生後6～90か月未満（1期初回終了概ね1年を置く） 2期　9～13歳未満
	結核 （BCG）	弱毒生ワクチン （経皮）	生後8か月未満の幼児
	ヒブ（インフルエンザ菌b型）	不活化ワクチン （皮下）	接種開始時期が生後2～60か月未満
	小児用肺炎球菌感染症	不活化ワクチン（13価無毒性変異型ジフテリア毒素結合）（皮下）	接種開始時期が生後2～60か月未満
	ヒトパピローマウイルス感染症（子宮頸がん予防）	不活化ワクチン（2価，4価）（筋肉内）	小学6年生から高校1年生の年齢相当の女子
	水痘	弱毒生ワクチン （皮下）	生後12～36か月
	B型肝炎	不活化遺伝子組み換え （皮下）	12か月未満3回
B類疾病（個人予防・努力義務なし）	インフルエンザ	成分ワクチン （皮下）	①　65歳以上 ②　60歳以上64歳で心臓，腎臓，呼吸器等に身体障害者1級相当の障害ある者
	成人用肺炎球菌感染症	不活化ワクチン（23価多糖体） （皮下）	(1) 平成26年度から平成30年度までの間は，前年度の末日（3月31日）に各64歳，69歳，74歳，79歳，84歳，89歳，94歳，99歳の方 (2) 平成26年度に限り，平成26年3月31日に100歳以上 (3) 接種日時点で60歳以上65歳未満の者であって，心臓，じん臓，呼吸器，ヒト免疫不全ウイルスによる免疫機能に身体障害1級相当の障害のある方 注）平成31年度以降の対象者については，改めて国で検討することとなっています

1）2期はDTトキソイドを使用する．
2）初期にDPT-IPVでなく，DPTワクチンとポリオを別々に接種することもできる．
3）麻疹・風疹（MR）二種混合ワクチンとして実施されることもある．

齢），接種回数などを定めている．個人の発病およびその重症化を防止し，その結果として集団での蔓延を予防するために「国民が予防接種を受けるように努めること（**勧奨接種**）」ように定められている．対象疾病は接種の**努力義務**がある**A類疾病**（集団予防に重点）と努力義務のない**B類疾病**（個人予防に重点）に分けられる．法で定められた定期接種費用は基本的に公費で負担され，その実施者は市町村長であるが，最終責任は国（厚生労働大臣）にある．定期接種による健康被害に対しては**予防接種健康被害救済制度**のもと救済が行われる．この他に，予防接種法によらない**任意接種**（希望者のみ）対象疾患として，インフルエンザ（B類疾病の対象者を除く），流行性耳下腺炎（おたふくかぜ，ムンプス），A型肝炎，B型肝炎（A類疾病の対象者を除く），狂犬病，黄熱，痘瘡（種痘），ロタウイルス下痢症などがある．任意接種により健康被害が生じた場合には，**医薬品副作用被害救済制度**に基づき手続きが行われる．

3.4 滅菌と消毒

滅菌 sterilization と**消毒** disinfection は微生物汚染の拡大を防ぐ重要な技術である．感染症法では都道府県知事等が市町村に命じて，病原体に汚染された場所等の消毒を行うことができる．病院などでは院内感染症発生を防ぐために日常的に滅菌・消毒が行われている．この実務に当たる者には滅菌法や消毒法について，特徴を十分理解し，適正に使い分けることが要求される．用語の定義を表3.9に示した．多くの栄養型細菌は70℃，10分，または100℃，5分の加熱で死滅する．一方細菌芽胞やある種のウイルスは強い抵抗性を示す．栄養型細菌の中では結核菌は抵抗力が強く，緑膿菌とその類縁菌にも消毒薬が効きにくいものがある．多くの細菌毒素は易熱性であるが，黄色ブドウ球菌のエンテロトキシンや腸炎ビブリオ菌の耐熱性溶血毒素TDHなどは100℃，10分の加熱に耐える．異常プリオンタンパク質は通常の高圧蒸気滅菌条件では感染力を失わない．これら個々の微生物や病原因子の抵抗性を考慮して，滅菌や消毒を実施しなければならない．

3.4.1 滅菌の保証水準

最終滅菌を適用できる医薬品には，通例 10^{-6} 以下の**無菌性保証水準**が得られる条件で滅菌を行わなければならない．滅菌操作を100万（10^6）回行ったときに1回の滅菌不良が起こる確率になる．滅菌の保証は，対象物と滅菌指標体（生物指標体，バイオロジカルインディケーター）を一緒に滅菌し，滅菌指標体の滅菌を確認することで行われる（バリデーション）．滅菌指標体には，通常滅菌に対する抵抗性が高い微生物が使用される．生存する微生物の数を1/10に減少させるのに要する滅菌時間を**D値**（decimal reduction

表3.9　滅菌，消毒に係わる用語の定義

滅　菌	芽胞を含むすべての微生物を完全に殺滅，または除去すること．対象物中に感染力のある微生物を検出してはならない．
消　毒	有害な微生物，または目的とする微生物を死滅，あるいは不活化し，感染力のある病原体数を減少させること．消毒は滅菌のように厳密でなく，対象物中に非病原性微生物は生残してもかまわない．
不活化	ウイルスの感染力や毒素の毒力を失わせること．殺菌が，主に細菌，真菌に対する言葉であるのに対して，ウイルスに対しては不活化という．
除　菌	液体，気体中の微生物をフィルターなどで取り除くこと．
防　腐	微生物の増殖を阻害することで食品などの腐敗を防ぐこと．
殺　菌	一般的に微生物を死滅させることをいうが，その程度は問わない．
静　菌	微生物の増殖を阻止すること．

※　防腐は防腐剤を使用しなくとも，pHを下げたり，塩濃度を高めたり，含水量を下げる，真空パックや冷凍によっても達成できる．例えば，酢の物，塩辛，干物，レトルト食品，缶詰，冷凍食品などはこれらに該当する．

time）という．D値が小さいほど，容易に滅菌できることになる．滅菌指標体に使用される *Geobacillus stearothemophilus* の芽胞のD値は121℃，2気圧の高圧蒸気滅菌下では2.5分であり，熱に対する抵抗性がきわめて高い．

3.4.2　滅菌法（表3.10）

滅菌法には**最終滅菌法**と**ろ過滅菌法**がある．最終滅菌法とは，被滅菌物が最終容器または包装に収まった状態で滅菌する方法であり，**加熱滅菌法**，**照射滅菌法**，**ガス滅菌法**がある．一方，最終滅菌法を適用できない熱に弱い成分を含む液状製品の滅菌には，ろ過滅菌法を用いる．この場合液状の医薬品をろ過滅菌後，別に加熱法等の方法で滅菌した容器に無菌的に充填する2段階を踏む．

1　加熱滅菌法

菌体のタンパク質を加熱変性させ微生物を殺滅する．**乾熱**と**湿熱**があるがタンパク質をはじめとする生体高分子の立体構造を維持するのに必要な水素結合は水分存在下のほうが切れやすく，また水蒸気のほうが熱の浸透性も高いため，湿熱のほうが殺菌力は強い．

1）火炎滅菌法

バーナーの火炎中で数秒間加熱焼却して滅菌する．微生物を取り扱うのに使用する白金耳，白金線の滅菌に用いる．

2）乾熱滅菌法

電気またはガスを熱源とする乾熱滅菌器を用い乾燥熱空気中で微生物を滅菌する．医薬品の容器（ガラス

表3.10　物理的滅菌法・消毒法とその条件，対象物（第十七改正日本薬局方）

滅菌法または消毒法		条　件	主な対象物
加熱法	乾熱滅菌法*	160～170℃　120分間 170～180℃　60分間 180～190℃　30分間	ガラス製，磁製，金属製の物品，鉱油，油脂類，または粉体など熱に安定なもの
	高圧蒸気滅菌法*	115～118℃　30分間 121～124℃　15分間（2気圧） 126～129℃　10分間	ガラス製，磁製，金属製，ゴム製，耐熱プラスチック製，紙製，繊維製の物品，水，培地，試薬，液状の試料など熱に安定なもの
	流通蒸気消毒法	100℃　流通蒸気中30～60分間	培地，試薬，液状薬品などで100℃以上の高温度では変質の恐れのあるもの，ガラス製，磁製，金属製，繊維製の物品
	煮沸消毒法	100℃　15分以上	ガラス製，磁製，金属製など熱に耐えるもの
	間けつ消毒法	80～100℃の水中，または流通水蒸気中で1日1回30～60分間ずつ3～5日加熱を繰り返す	
照射法	放射線滅菌法*	^{60}Co，^{137}Csなどの放射性同位元素から放出されるγ線，あるいはX線	ガラス製，磁製，ゴム製，プラスチック製または繊維性の物品などで放射線照射に耐えるもの，熱に弱い物品
	高周波滅菌法*	2450±50 MHzの高周波を照射し，発生する熱によって微生物を殺滅	水，培地，または試薬など高周波の照射に耐える液状のもの
	紫外線照射消毒法	254 nm付近の紫外線を照射	平滑な物質表面，施設，設備または水，空気など紫外線照射に耐えるもの
ガス滅菌法*（プラズマ滅菌を含む）		酸化エチレンガス，過酸化水素ガスなど	プラスチック製，ゴム製，ガラス製，磁製，金属製，繊維製，施設，設備等で，使用するガスによって変質しないもの
ろ過滅菌法		孔径0.22 μm以下，または0.45 μm以下のメンブランフィルター	注射剤，水または可溶性で熱に不安定な物質を含む培地，試薬などの液状のもの

*　最終滅菌法

製のアンプルやバイアル）の滅菌では，250℃，30分の加熱を行うことで，滅菌だけでなく，グラム陰性菌由来のエンドトキシン（LPS）などの**発熱物質**も不活化できる（→ p. 28）．

3）高圧蒸気滅菌法

高圧蒸気滅菌器（**オートクレーブ** autoclave）を用いて高圧飽和水蒸気中で滅菌を行う．最も確実な滅菌法の1つで，耐熱成分を含む液体，耐熱性器具等の滅菌に使用される．乾熱法に比べ加熱温度が低いため，対象物への損傷が少ない．

2　照射滅菌法

1）放射線滅菌法

^{60}Co や ^{137}Cs など放射性同位元素を含む線源からの**ガンマ**（γ）**線**や，電子加速器から発生する電子線，制動放射線（X線）を対象物に照射して滅菌する．エネルギーが核酸やタンパク質に吸収され，また水を励起または電離させ細菌に致命的にはたらく．ガンマ線はきわめて透過性が高いため密封包装された物品や，熱に弱いプラスチック製ディスポーザブル注射器などの滅菌に使用される．大規模な設備を必要とするので，工業製品に適用される滅菌法である．

2）高周波滅菌法

通常2450 MHzの高周波照射により，生じた熱によって微生物を殺滅する．医薬品の製造工程ではアンプルに充填された耐熱成分を含む液体の医薬品の最終滅菌に使用される．最近は医療廃棄物の滅菌に10 MHzの高周波滅菌法が利用されることがある．

3　ガス滅菌法

1）酸化エチレンガス（エチレンオキシドガス）ethylene oxide（EOG）滅菌

核酸，タンパク質など生体高分子物質の NH_2 基，OH基，SH基，COOH基をアルキル化することで滅菌ができる．引火性，爆発性であるので80〜90％炭酸ガスを加えて混合ガスとし，殺菌対象物を入れた密閉耐圧釜にガスを注入し，2〜4時間滅菌する．ガスは著しい浸透性を示すため，ポリエチレン包装したままでも滅菌できる．滅菌終了後は，ガスを水に溶かすとエチレングリコールとなり無毒化する．対象物へのガスの残留とその変異原性等の問題から，プラスチック製器具の滅菌にはガンマ線滅菌が用いられるようになった．一方，大規模な設備を必要としないため，医療機関では内視鏡など非耐熱性器具の滅菌に使用されている．

2）プラズマ滅菌

高真空状態下で噴霧した過酸化水素に高周波やマイクロ波を照射し，過酸化水素プラズマを発生させる．プラズマより生成した反応性の高いラジカル（HO・，HOO・，H・など）存在下，45℃，1時間程度処理することで微生物を殺滅する．金属製品，プラスチックなどの高真空に耐える物品が対象となる．内視鏡等の滅菌のために，医療機関に急速に普及しつつある．

4　ろ過滅菌法

1）ろ過法

ニトロセルロースなどの材質でつくられたろ孔径0.2〜0.45 μm の**メンブランフィルター**を用いて，対象物をろ過し微生物を除去する．熱変性しやすい血清や液状の医薬品の除菌に用いられる．ほとんどのウイルスやマイコプラズマは除去されないため，厳密には滅菌法とは呼べない．一部の血液製剤はろ過滅菌後，ろ材を通過した可能性のあるウイルス（エイズの原因ウイルスやB型肝炎ウイルスなど）を不活化するために，60℃，10時間の加熱処理をしている．クリーンベンチやクリーンルームの給排気の除菌に使用する高性能微粒子フィルター high efficiency particulate air（**HEPA**）filter は0.3 μm の粒子を99.97％以上除去できる．

2）超ろ過法

逆浸透 reveres osmosis（RO）**膜**や**限外ろ過** ultra filtration（UF）**膜**を用いたろ過装置を用いて，水などを除菌する方法である．浸透圧に差のある液体の中間に半透膜を置くことで生ずる浸透圧に対して，濃厚溶液側に浸透圧以上の高圧をかけ，水のみを圧力の低いほうに移動させることで，低分子量物質までも除去する．逆浸透膜は海水の淡水化プラントに利用されている．ウイルスを含むすべての微生物，さらには分画分子量6000の膜を用いた場合にはエンドトキシンまでも除去できるので，注射用水や手術用手洗いの滅菌水製造法として利用されている．超ろ過装置の一形態として**十字流ろ過法**を利用するものがある．水をろ過装置の中を流し，水の流れに対して90℃の方向にあるろ面からろ過する構造になっていることから，十字流ろ過法と呼ばれる．

3.4.3　物理的消毒法

1）流通蒸気消毒法（常圧蒸気消毒法）

水蒸気を流通させ，加熱することで，微生物を殺滅する．芽胞は生残するので，滅菌とはいえない．

2）煮沸消毒法

沸騰水中で物品を煮沸することで微生物を殺滅する．15分以上煮沸することで，多くの栄養型細菌は死滅するが，芽胞は生残する．

3）間けつ消毒法

栄養型細菌を80〜100℃の水中，または流通蒸気中で死滅させた後，室温に保存し生残する芽胞を発芽させ熱抵抗性の低い栄養型とした後，再加熱し殺菌する．1日1回，0.5〜1時間ずつ3〜5日間加熱を繰り返す．すべての芽胞が発芽すれば滅菌できるが，それを確認することは困難であるので消毒の範疇である．現在はほとんど使用されない．

4）低温殺菌法

パスツールは乳酸菌の発酵によってワインに異臭や酸味が生じるのを防ぐために，65℃で30分ほど加温する**低温殺菌法**（**パスツリゼーション** pasteurization）を考案した．日本でも江戸時代頃から「火入れ」と呼ばれる日本酒の低温殺菌が行われていた．これらの方法では多くの栄養型細菌を殺菌できる．現在，一部の血液製剤はろ過滅菌後に60℃，10時間加温してウイルスの不活化を行っている．牛乳の殺菌には一般には120〜140℃，1〜3秒加熱する**超高温殺菌法**が適用されるが，風味を損なわないために低温殺菌法（62〜65℃，30分）も利用されている．

5）紫外線消毒法

254 nm付近の紫外線はDNAに吸収され，ピリミジンダイマーを形成させDNA複製を妨げ強い殺菌力を示す．殺菌効果は表面的であるためクリーンルームなどの施設，クリーンベンチ内など表面の消毒に用いられる．紫外線は純水をよく通過し，水中に殺菌力のあるオゾンや過酸化水素などを生成するため，水の消毒に使用できる．

3.4.4　化学的消毒法

1　消毒薬の作用

消毒液は一般に，① 微生物を構成するタンパク質や核酸に直接作用して不可逆的変性変化を起こす，② 微生物の細胞膜や細胞壁構造を破壊する，③ 微生物の代謝障害を起こし殺菌する，等の作用に基づき殺菌力を発揮する．服用した場合には，生体に対して高い毒性を示す．

理想的な消毒薬の条件とは次のようなものである．① 芽胞やウイルスなどを含むすべての病原微生物を殺滅できる，② 短時間で効果を発揮し持続性がある，③ 血液や汚物などの有機物の混入により効果が低下しない，④ 人体に対して毒性刺激性が低い，⑤ 化学的に安定である，⑥ 器具等を腐食または変質させない，⑦ 廃棄する場合に環境汚染を起こさない，などである．すべての条件を満足する理想的な消毒薬は存在しないので，それぞれの特徴を理解して，目的に応じて使い分けることが重要である．

2　消毒薬の効力評価法

消毒薬の殺菌力はフェノール（石炭酸）を基準とする石炭酸係数 phenol coefficient により示される．純フェノールと被検消毒薬を段階希釈し，被検菌としてチフス菌（*Salmonella* Typhi）を加える．作用時間5分間では菌が生存するが，10分間ではすべてが死滅する消毒薬の最大希釈倍数を求め，フェノールのそれで除したものが**石炭酸係数**である．段階希釈した消毒液に被検菌を作用させて，**最小発育阻止濃度** Minimal Inhibitory Concentration（MIC，→ p. 275）を求める方法や，特定の微生物を一定量付着させた被検材料（キャリア）を消毒液に浸漬して消毒効果を調べるキャリアテストなどもある．

3　消毒薬の選択基準

消毒薬の作用は，濃度，温度，作用時間，pH，混在する血液などの有機物の有無により大きく変化する場合がある．消毒薬は適正な使用条件下では多くの栄養型細菌に対して効果が期待できる．一方，細菌芽胞，結核菌などの抗酸菌，緑膿菌とその近縁菌類，原虫のオーシスト，ノロウイルスなど一部のエンベロープをもたないウイルスは殺菌あるいは不活化されにくい．プリオンは滅菌，消毒に抵抗性を示す（表3.11）．消毒薬は病原体に対する効果に基づき高水準，中水準，低水準に分類できる（表3.12）．高水準消毒液は殺菌力は強いが，毒性が強く生体には使用できない．一方，低水準消毒液は殺菌力は劣るが，生体に使用できる．

表3.11　消毒液に対する病原体の抵抗性

大	プリオン（ウシ海綿状脳症，クロイツフェルト・ヤコブ病の病原因子タンパク質）
	クリプトスポリジウム属（原虫）のオーシスト
↑	細菌芽胞（バシラス属，クロストリジウム属などの芽胞）
	抗酸菌（結核菌，らい菌，非定型抗酸菌など）
	原虫のシスト（ジアルジア属など）
抵抗性	エンベロープをもたない小型ウイルス（ノロウイルス，ポリオウイルスなど）
	栄養型の原虫（アカントアメーバなど）
	グラム陰性細菌（緑膿菌など）
	真菌（カンジダ，アスペルギルスなど）
↓	エンベロープをもたない大型ウイルス（エンテロウイルス，アデノウイルスなど）
	グラム陽性細菌（黄色ブドウ球菌，腸球菌など）
小	エンベロープをもつウイルス（HIV，インフルエンザウイルスなど）

上位ほど消毒薬に対する抵抗性が高い．

表3.12　主な消毒薬の用途と各種微生物に対する効果

環境	金属器具	非金属器具	手指皮膚	粘膜	排泄物	消毒力	消毒薬	一般細菌	緑膿菌	真菌[*1]	結核菌	芽胞	ウイルス エンベロープ 無	ウイルス エンベロープ 有	ウイルス B型肝炎
×	○	○	×	×	△	高水準	グルタルアルデヒド	○	○	○	○	○	○	○	○
×	○	○	×	×	△		*o*-フタルアルデヒド	○	○	○	○	△	○	○	○
×	○	○	×	×	△		過酢酸	○	○	○	○	○	○	○	○
○	×	○	×	×	○	中水準	次亜塩素酸ナトリウム	○	○	○	△	△	○	○	○
×	×	×	○	○	×		ポビドンヨード	○	○	○	○	△	○	○	△
○	○	○	○	×	×		消毒用エタノール	○	○	○	○	×	△	○	×
△	△	△	△	×	○		クレゾール石けん[*2]	○	○	△	○	×	×	△	×
○	○	○	○	○	△	低水準	両性界面活性剤	○	△	△	○	×	×	△	×
○	○	○	○	○	△		第四級アンモニウム塩	○	△	△	×	×	×	△	×
○	○	○	○	×	×		クロルヘキシジン	○	△	△	×	×	×	△	×

○：使用可能，△：注意して使用，×：使用不可

[*1]　糸状菌を含まない，[*2]　排水規制あり
○：有効，△：効果が得られにくいが，高濃度の場合や時間をかければ有効な場合がある，×：無効

病原体の種類や消毒対象物を考慮して，最適な消毒薬を選択する必要がある．

3.4.5　消毒薬の種類と性質（図3.2）

1　アルコール類

タンパク質変性，酵素不活化，脂質溶解，細胞質膜損傷により殺菌作用を発揮する．即効性で，揮発することで残留物を残さないので，注射部位や器具類の消毒に使用される．粘膜や損傷のある皮膚に対しては刺激が強いので，使用してはいけない．引火性なので，火気厳禁である．炭素数が多いほど殺菌力が強いが，一方，毒性も強くなる．

【有効な微生物】多くの微生物に有効であるが，芽胞やエンベロープのないウイルスには無効である．

1）エタノール ethanol

70〜80%で最も殺菌力が強く，100% エタノールでは殺菌力がむしろ低下する．

2）イソプロパノール isopropanol

50〜70% 水溶液として用いられる．エタノールより殺菌効果は強いが，刺激性や毒性もやや強い．

2　アルデヒド類

タンパク質，核酸のアミノ基，水酸基などと結合し，強力な変性作用を示す．水溶液，ガス共に使用できる．強い刺激臭があり，吸入毒性も高く，生体には使用できない．扱い時には換気をしてマスク，ゴーグル，手袋，ガウン等をする必要がある．

【有効な微生物】芽胞を含むすべての微生物に対して滅菌に近い消毒力を示す．

1）ホルムアルデヒド formaldehyde［HCHO］

局方ホルマリン formalin は，ホルムアルデヒドガスを水に吸収させ，35〜38% 水溶液としたものである．ホルムアルデヒドガスは病室などの燻蒸消毒，医療器

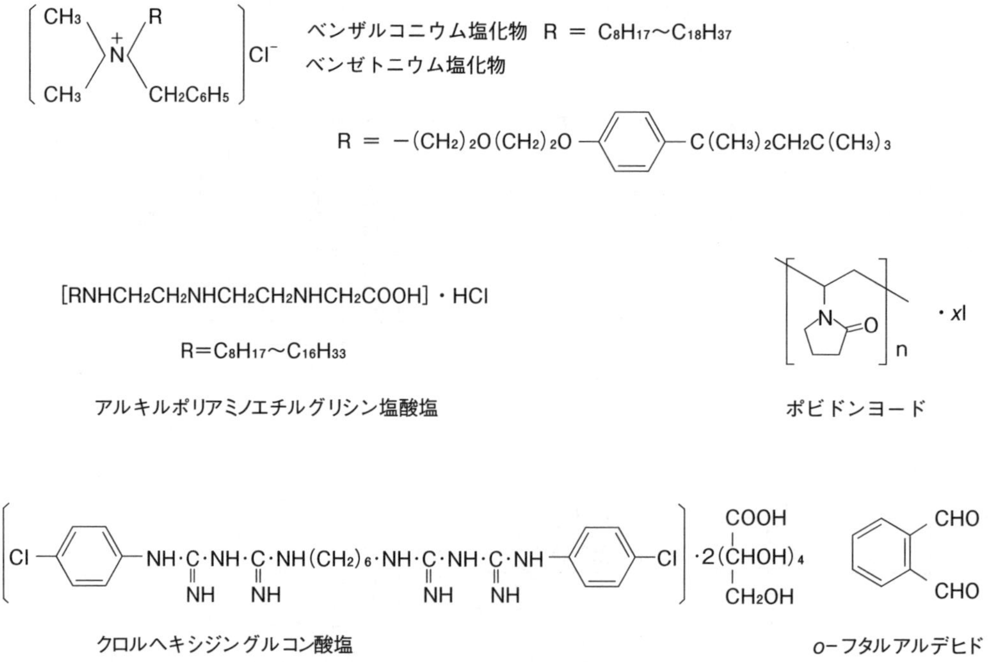

図3.2　消毒薬の化学構造

具の浸漬消毒に用いられる.

2) グルタールアルデヒド glutaraldehyde (グルタラール, ステリハイド®) [$OHC(CH_2)_3CHO$]

強毒性のために生体には使用できない. 内視鏡, 麻酔器具など加熱滅菌できない精密医療機器等, 手術器具等の消毒に用いられる.

【有効な微生物】非常に強い殺菌力があり, クリプトスポリジウムのオーシストを除き, ほぼすべての微生物に有効である.

3) *o*-フタルアルデヒド (フタラール, ディスオーパ®) [$C_6H_4(CHO)_2$]

内視鏡などの医療器具の消毒薬として使用される. 生体には使用してはならない.

【有効な微生物】すべての微生物に有効で, グルタールアルデヒドに代わる消毒薬と期待されている. 抗酸菌, ウイルスに対してグルタールアルデヒドよりも短時間で有効性を示すが, 芽胞に対する作用はやや劣る.

3　ハロゲン化物類

ヨウ素および塩素化物が用いられる. 菌体タンパク質や酵素のハロゲン化, および活性酸素を産生して殺菌作用を示す.

A. 塩素化合物

1) 塩素ガス chlorine

水道水の消毒に用いられ, 残留塩素量は0.1 ppm以上と定められている. 塩素ガスが水と反応し,

$$Cl_2 + H_2O \longrightarrow H^+ + Cl^- + HOCl$$

$$HOCl \longrightarrow H^+ + OCl^-$$

となり, HOClやOCl^-から発生する活性酸素分子種が殺菌力を示す. 塩素自体には殺菌力はない.

2) 次亜塩素酸ナトリウム sodium hypochlorite (ミルトン®) [NaOCl]

家庭用漂白剤としても市販される, 最も一般的な塩素系消毒薬である. 粘膜刺激性があるので, 生体には使用しない. 主に器具や環境の消毒に使用する. 塩素ガスとなり蒸発するため, 低残留性消毒薬としてほ乳瓶などの食器等の消毒に適する. 金属を腐食することから, 金属製品には用いないか, または消毒後によく水洗する. 漂白作用があるので, 着衣への付着には注意する必要がある.

【有効な微生物】一般細菌から多くのウイルスまで不活化するが, 結核菌, クリプトスポリジウムのオーシストには無効である.

3) 塩素化イソシアヌール酸 chlorinated isocyanuric acid

次亜塩素酸ナトリウムを改良し固形剤とすることで, 希釈液をつくる不便さや原液が人体に飛び散る危険性をなくした. プール, 下水などの消毒に使用する. 病院では床に付着した汚染血液の消毒に原末を振りかけて使用する.

【有効な微生物】次亜塩素酸ナトリウムに準ずる.

4) 強酸性電解水 acidic electrolyzed water

0.1％以下の食塩水を電気分解すると, 陽極側にpH 2.7以下, 残留塩素10～50 ppmの強酸性電解水が生成する. 活性本体は低いpHで存在する次亜塩素酸(HOCl)である. 一方, 前述の次亜塩素酸ナトリウム(NaOCl)はアルカリ性で, そのほとんどが次亜塩素酸イオン(OCl^-)として存在し, その消毒力は次亜塩素酸に比べると弱い. 有機物存在下では速やかに活性を失うが, 食塩水から容易に調製できることから医療機関に普及しつつある. 手指と内視鏡の洗浄消毒に限定して使用が認可されている.

【有効な微生物】広範なグラム陽性菌, 陰性菌, 緑膿菌, ウイルスを死滅または不活化する.

5) サラシ粉 chlorinated lime [$CaCl_2 \cdot Ca(OCl)_2 \cdot 2H_2O$]

水を加えると塩素を発生するので, 井戸水, プール, 下水などの消毒に使用する. 人体への刺激性は強い.

B. ヨウ素化合物

ヨウ素は水に難溶性なので, ヨウ化カリウムとの錯体 ($I_2 + KI \rightleftarrows KI_3$) とするか, 界面活性剤を用い

て可溶化されている．希釈すると有機物により不活化されやすい．日光により分解するので，遮光保存する．

1）ヨードホル iodophor

ヨウ素を非イオン性界面活性剤などの担体 phor に結合させ，可溶性複合体としたものである．代表的消毒薬として，ポリビニルピロリドンとヨウ素の錯化合物であるポビドンヨード povidone-iodine（イソジン®）がある．刺激性もほとんどないため粘膜や損傷した皮膚への適用も可能で，生体に使用できる代表的消毒薬である．一方，新生児では経皮吸収され，甲状腺機能異常を起こすことがある．また，ショックを起こす可能性があるので，腹腔，胸腔には使用しない．低濃度では血液，喀痰など有機物の共存下では効力が著しく低下する．

【有効な微生物】結核菌を含む広範囲の栄養型菌に有効である．バシラス属の芽胞は殺菌できないが，時間をかければクロストリジウム属芽胞にも効果がある．

2）ヨードチンキ iodine tincture

三ヨウ化カリウム（KI_3）の 70% エタノール溶液で，刺激性が強いので創傷のない皮膚の消毒に用いる．刺激性を低減するために 70% エタノールで 2 倍希釈した希ヨードチンキは創傷の消毒に用いる．咽頭などの粘膜用にはさらにグリセリン，ハッカ水，フェノールを加えた複方ヨード・グリセリン（ザイフェルト液，改良ルゴール液）を用いる．

3）ヨードホルム iodoform［CHI_3］

それ自身に殺菌力はないが，組織と接触してヨウ素を遊離し，殺菌作用を表す．皮膚創面の消毒に用いる．

4　フェノール類

古典的消毒液で，タンパク質変性，酵素不活化，細胞質膜損傷により殺菌力を発揮する．水質汚濁防止法や下水道法で，廃棄には「1 L あたり 5 mg（5 ppm）以下とする」との排出規制がある．

【有効な微生物】芽胞とウイルスに対しては効果が弱い．

1）フェノール（石炭酸）phenol［C_6H_5OH］

J. Lister（英国）が 19 世紀末に初めて手術時の消毒に用いた．殺菌力検定の標準ともなっている．有機物が共存しても殺菌力の低下が少ないことから，排泄物，汚物の消毒に用いられる．組織腐食性が強いので，現在は人体に用いることはない．

2）クレゾール cresol［$C_6H_4CH_3OH$］

水に難溶のため，等量のカリ石けんに溶かして使用する．1～2% 溶液を手指の消毒に，有機物が共存しても殺菌力の低下が少ないことから，3% 溶液を喀痰，糞便の消毒に用いる．

5　界面活性剤

タンパク質変性，酵素不活化，脂質溶解，細胞質膜損傷作用により殺菌力を示す．一方，普通石けん，ラウリル硫酸ナトリウムのような陰イオン界面活性剤には洗浄力はあるが，殺菌活性はない．

1）陽イオン界面活性剤 cationic detergent（逆性石けん，陽性イオン石けん）

第 4 級アンモニウム塩であるベンザルコニウム塩化物 benzalkonium chloride（オスバン®，ザルコニン®），およびベンゼトニウム塩化物 benzethonium chloride（ハイアミン®）は無色，無臭，低刺激性で，生体に使用できる代表的消毒薬である．主に手指の消毒などに使用する．陰イオン界面活性剤（普通石けん），有機物，リン酸塩などの共存下では効力が激減する．

【有効な微生物】多くの栄養型細菌，真菌などに有効である．しかし，緑膿菌などのグラム陰性菌に対する殺菌力は弱く，芽胞，結核菌，大部分のウイルスには無効で，消毒力は必ずしも強くない．

2）両性界面活性剤 ampholytic detergent（両性石けん）

分子内に，陽性イオンの殺菌力および陰性イオンの洗浄力を合わせもつ消毒液である．塩酸アルキルポリアミノエチルグリシン alkylpolyaminoethylglycine hydrochloride（ハイパール®）と，塩酸アルキルジアミノエチルグリシン alkyldiaminoethylglycine hydrochloride（テゴー51®）が使用される．基本的に器具，手術室などの環境消毒に用いる．低毒性であるが，脱脂作用があるため手指の消毒には適さない．

【有効な微生物】一般細菌，真菌に有効であるが，芽胞，ウイルスには効果はない．結核菌の消毒には長時間の処理が必要である．

6　ビグアニド系化合物 biguanide

1）クロルヘキシジングルコン酸塩 chlorhexidine gluconate（ヒビテン®）

クロルヘキシジンは水に難溶性のため，グルコン酸塩として用いられる．低毒性，低刺激性であるため臨床で広く用いられるが，粘膜への使用はアナフィラキシーショックを起こす可能性があり，禁止された．普通石けんと共用すると沈殿し殺菌力が低下する．

【有効な微生物】多くの栄養型細菌に有効である．緑膿菌と関連属細菌には抵抗性を示すものがみられる．抗酸菌，芽胞，真菌，ウイルスには無効である．

7　酸化剤

産生される活性酸素やラジカルが殺菌作用を示す．

1）過酸化水素 hydrogen peroxide［H_2O_2］

局方のオキシドール oxydol は，2.5～3.5％ 過酸化水素の水溶液である．スーパーオキシドアニオン（$\cdot O_2^-$）や Fe_2^+ 存在下に過酸化水素から生成するヒドロキシラジカル（HO・）が殺菌作用を示す．また，血液などに含まれるカタラーゼの作用により分解し，生じた酸素の泡が創傷面を洗浄する（$2H_2O_2 \longrightarrow 2H_2O + O_2$）．傷口，口内炎，口腔粘膜などの消毒に使用する．

【有効な微生物】分解しなければ，一般細菌やウイルスを5～20分で，芽胞を3時間で殺滅できる．

2）過酢酸（アセサイド®）［$CH_3C(=O)OOH$］

生体には使用できない．内視鏡など医療器具の消毒に使用されるが，材質の劣化を起こすので10分以上浸漬しない．また，使用後十分な洗浄を行う．吸入毒性が強いので，使用時には専用マスク，手袋，ゴーグル，ガウンを着用する．

【有効な微生物】強い酸化作用で芽胞までも消毒でき，グルタールアルデヒドに代わる消毒薬と期待されている．

8　複合消毒液

70％ 消毒用エタノールにクロルヘキシジンを配合した複合消毒液（ヒビスコール®など）やベンザルコニウム塩化物を配合した複合消毒液（ウエルパス®など）は，医療機関で手指の消毒に広く用いられている．複合消毒薬は，手にまぶしてこすり合わせて消毒を行う（擦式法，rubbing 法）．アルコールは蒸散するので，その後の手洗いが不要である．

3.5　院内感染症

院内感染 hospital acquired infection, nosocomial infection は市中感染 community acquired infection に対する言葉で，病院内で起こる感染症の総称である．入院患者が原疾患とは別の感染症に病院内で罹患したり，医療従事者が病院内で感染した場合など，病院内での感染事故のすべてを含む．

3.5.1　院内感染の発生要因

病院は，感染源（患者），感染経路，および易感染性宿主のすべての要因が密に集合している場所である．医療技術の進歩により，重症患者の救命が可能となり，易感染性宿主はさらに増加している．院内感染症は，病原性の弱い微生物が易感染性宿主に重篤な感染症を引き起こす，いわゆる日和見感染症 opportunistic infection として起こることが多い（表3.13）．これらの微生物は一般に化学療法薬や消毒薬に対する抵抗性が高い場合が多い．化学療法薬の長期投与を受けている長期入院患者では，菌交代症として院内感染が起こることも多い．医療従事者の針刺し事故等による，B型肝炎をはじめとする血液媒介性感染も重要である．

表 3.13　院内感染の原因となる微生物

微生物分類	経気道感染	接触感染	経口感染	血液媒介性
ウイルス	A型，B型インフルエンザウイルス，アデノウイルス，麻しんウイルス，ムンプスウイルス	ヘルペスウイルス，水痘帯状疱疹ウイルス	ロタウイルス，A型肝炎ウイルス，ノロウイルス	B型肝炎ウイルス C型肝炎ウイルス HIV，HTLV-1
細　菌	結核菌 レジオネラ菌	MRSA，緑膿菌，セラチア菌，VRE	PRSP，サルモネラ属細菌，赤痢菌，クロストリジウム・ディフィシル	
真　菌	アスペルギルス	トリコフィートン ミクロスポルム		
原　虫			赤痢アメーバ クリプトスポリジウム	
節足動物		疥癬虫，毛ジラミ		

PRSP，ペニシリン耐性肺炎レンサ球菌； MRSA，メチシリン耐性黄色ブドウ球菌； VRE，バンコマイシン耐性腸球菌；HIV，ヒト免疫不全（エイズ）ウイルス； HTLV-1，ヒトT細胞白血病ウイルス1型

3.5.2　標準的予防策

標準的予防策（スタンダードプレコーション standard precautions）は，1996年にCDCが提唱した感染症に対する予防対策である．「感染の有無にかかわらず，すべての患者の血液・体液や患者から分泌排泄される汗を除くすべての湿性物質（尿・痰・便・膿）は感染のおそれがある」とみなして対応する方法である．これらの物質に触れた後は手洗いを行う．触れるおそれのあるときは，あらかじめ手袋，エプロンなどを着用する．この標準的予防策に加えて，**感染経路別予防策**を行うことが推奨されている．

3.5.3　感染経路別予防策

伝染性や病原性の強い病原体の感染者に適用される方法で，標準的予防策に追加して取られる．病原体の主な伝播経路である**空気（飛沫核）感染**，**飛沫感染**，**接触感染**について，それぞれ予防策を実施する．

① **空気（飛沫核）感染**（結核，水痘，麻疹など）：患者を特殊な空調設備のある個室（陰圧室）に収容し，医療従事者は治療にあたる場合にはN95マスクを装着する．**N95マスク**は，0.3 μm以上の粒子を95%以上捕集でき結核菌など空気感染を防ぐことができる．

② **飛沫感染**（インフルエンザ，マイコプラズマなど）：患者どうしを1m以上離して収容し，医療従事者は患者の1m以内に近づくときは**サージカルマスク**を着用する．

③ **接触感染**（メチシリン耐性黄色ブドウ球菌，多剤耐性緑膿菌，腸管出血性大腸菌など）：特定患者に対して体温計，聴診器，血圧計などを専用化し，医療従事者は使い捨てエプロン・手袋を着用して患者の治療にあたる．個室収容は必要ない．

3.5.4　院内感染防止対策

院内感染対策は，病院の管理上きわめて重要な業務である．病院長直轄下に**院内感染防止対策委員会**（サーベイランス委員会）が設置され，その下部に実行組織である**感染制御専門家チーム** Infection Control Team（ICT）をおく（図3.3）．ICTは**感染制御専門医師** Infection Control Doctor（ICD）を中心に，**感染制御専門薬剤師** Board Certified Infection Control Pharmacy Specialist（BCICPS），**感染制御専門看護師**（ICN），各病棟で院内感染防止対策にあたる専門看護師（**リンクナース** Link Nurse；LN）の代表，各診療科の代表，臨床微生物学者，臨床検査部門，事務部門などからなる．ICTの活動としては，① 病院内にお

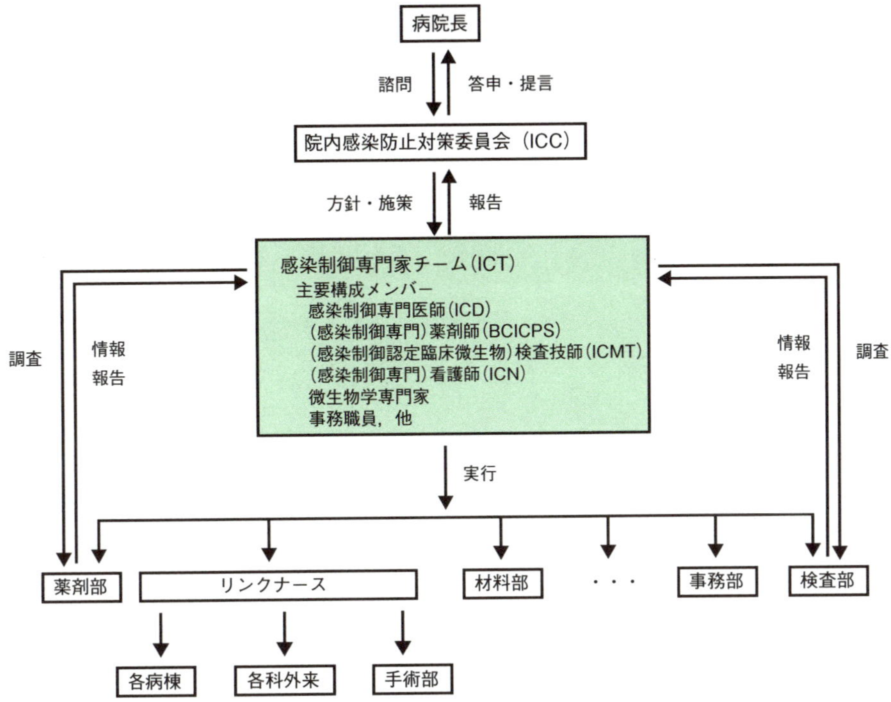

図3.3　院内感染対策の組織

ける感染症の実態把握，② 職員に対する感染防御教育の実施と予防，消毒の徹底，③ 感染源となる患者の隔離，④ 耐性菌の出現を防ぐための抗菌薬の適正使用推進，⑤ 職員の細菌学的検査と感染がある場合の配置転換の提案，などである．感染制御専門薬剤師は薬のスペシャリストとして，抗菌薬や消毒薬の知識を活用して，院内感染症の制御にあたる．適正な抗菌薬や消毒薬の使用法をアドバイスし，またその使用実態に注意を払い，過剰使用を制限して，耐性菌の出現を最小限にくい止めることが期待される．

3.5.5　感染性医療廃棄物の処理

医療に関連して発生する病原体が付着している可能性のある廃棄物を**感染性医療廃棄物**という．血液，血清，血液製剤などが付着したもの，患者から採取した臨床検査試料，使用済の注射器や点滴セット，手術に使用した鋏，メスなどである．これらは不用意に扱うと針刺し事故などの感染事故の元となるので，他の廃棄物とは区別して**バイオハザード**（生物災害）マーク（図3.4）のある容器に集め，滅菌，焼却，あるいは特別管理産業廃棄物処理許可業者に委託して処理を行う．病院には，医師，薬剤師，看護師などの資格を有する者を**特別管理産業廃棄物管理責任者**として置き，感染性廃棄物の適正処理を行うことが義務づけられている．

図3.4　バイオハザードマーク

第4章
感染症の臨床検査

様々な症状を訴えて医療施設に来院する患者の中から感染症か否かを判断するためには，主訴，さらに既往歴，家族歴，社会的背景，生活習慣などの聴取，バイタルサイン測定（体温，血圧，脈拍，等）などを実施し，感染症の可能性がある場合には，全身状態や炎症の程度を調べる一般検査がまず行われる．さらに感染症が強く疑われる場合には，一般検査に続いて，あるいは同時に，原因微生物を調べる病原体検査を行う．病原体検査では，糞便，尿，血液，髄液，喀痰などの患者臨床材料，食中毒ではその原因と思われる食品や水などから起因微生物を分離培養し，それがいかなる微生物であるかを鑑別同定する．起因微生物の同定とともに薬剤感受性試験を実施することにより，適切な化学療法薬の選択と治療方針決定に大きく貢献できる．迅速な診断が求められる場合や病原体の分離が困難である場合は，分子生物学的検査や免疫学的検査も試みられる（図4.1）．

通常これらの検査結果が出揃うまで数日以上かかるが，その間は起因菌および薬剤感受性に関する情報が少ない中で，病状や患者背景，感染部位等から科学的に起因菌を推定し，適切と思われる抗菌剤を投与し，治療を開始する．このような治療をエンペリック・セラピー empiric therapy と呼ぶ．しかし，このような治療方法を長く継続するのは好ましくないので，可能な限り迅速かつ正確な検査結果を得るよう努めなければならない．

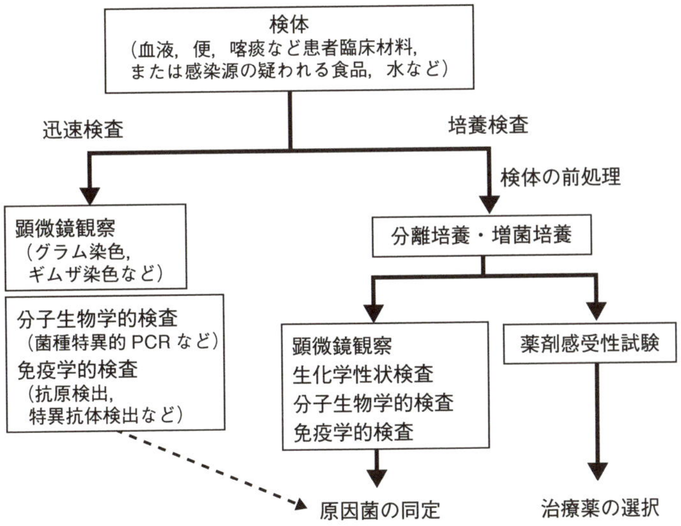

図4.1　感染症起因菌の同定と治療薬選択のための検査手順

4.1 感染症の一般検査

感染症の一般検査では，末梢血液を使い，好中球の増加や核の左方移動，リンパ球の増加，急性相反応物質マーカーとしての C 反応性タンパク（CRP），赤沈（ESR），プロカルシトニン（PCT），β-D-グルカン量の測定などを行う．

4.1.1　好中球の増加と左方移動

好中球の増加（4,000〜8,000 個 /μL 以上）や核の左方移動がみられる場合には，細菌感染が疑われる．好中球は細菌などの異物を取り込む白血球の 1 つであるので，細菌感染が起こると，その需要が増えるため骨髄から多量に供給され，その量が増加する．また好中球は骨髄から出てくる若い細胞の時は桿状核球の状態だが，十分に成熟すると分葉核球となる．好中球の成熟度を横軸にしたグラフを描くと，感染症がある場合，若い桿状核好中球が増えるので，グラフが左に移動することから，これを核の左方移動と呼ぶ．

4.1.2　リンパ球の増加

リンパ球の増加（1,500〜4,000 個 /μL 以上）は，ウイルス感染症で認められることが多い，細菌感染でも百日咳や結核などでも増加することがある．

4.1.3　急性相反応物質マーカー

急性相反応物質マーカーとしての **C 反応性タンパク質**（**CRP**）は，臨床で汎用されている．CRP は体内で，何らかの炎症反応が引き起こされている状態で上昇する．通常感染症が起こっている場合には CRP 値の上昇（0.3 mg/dL 以上）がみられるが，CRP はあくまでも炎症マーカーであってその上昇はすなわち細菌感染とは限らない．CRP は炎症初期には高値を示さない場合があり注意が必要である．

赤沈は赤血球が試験管内を沈んでいく速度を測定する検査で，炎症を伴う疾患の検査に使われる．1 時間に 20 mm 以上赤血球が沈んだ場合を陽性判定とする．しかし炎症があるのに正常値の範囲に留まるなど，この値のみをもって感染症あるいは炎症の診断を下すことは難しく，総合的な判断が必要である．

プロカルシトニン（**PCT**）は甲状腺において生成されるペプチドである．細菌，真菌などによる感染症では，TNF-α などの炎症性サイトカインにより誘導，産生されて血中に分泌される．CRP と比べ，早期に血中濃度が上昇し，細菌感染症に特異性が高いという特徴がある．

4.1.4　β-D-グルカン

真菌の細胞壁を構成する多糖体であり，起因真菌由来の **β-D-グルカン**が血中に出現することから深在性真菌症の診断に使われる（→ p. 82）．

4.2 病原細菌の検査法

4.2.1　検査材料とその採取

患者の病態などから起因微生物が存在する可能性の最も高い部位より検体を採取する．血液や髄液など平素無菌部位からの採取は，雑菌汚染（**コンタミネーション** contamination）に特に注意し無菌的に行う必要がある．またその他の部位でも常在細菌の混入を可能な限り避けて検体を採取する．

検体の採取後は直ちに検査を行うことが望ましい．やむを得ず一時保存する場合には，滅菌済みの容器等に入れて冷蔵で保存する（ただし血液，髄液，ナイセリア属菌種が疑われるときには 37℃ に置く）．また嫌気性菌は，脱酸素状態になっている専用の容器に入れる．他の施設に検査を委託する場合は，検体に適した輸送培地 transport medium などを用い，適切に保存し輸送する必要がある．なお，バイオセーフティの観点から検体の輸送は適正な方法で行う必要がある．

4.2.2　起因菌の分離培養

検体から病原体を単離するために分離培養を行う．平素無菌部位である血液や髄液には起因菌 1 種のみが存在していることが多い（混合感染の場合は複数菌種存在することもある）ので，選択性よりも発育支持力を重視し，栄養豊富な培地を使用し，起因菌を確実に増殖させる．一方，常在細菌が混入する可能性の高い検体（糞便，尿，皮膚創傷部位など）では，目的とする病原体を選択的に培養する**選択培地** selective medium が使用される．代表的な培地の例を表 4.1 に示した．

ヒトに病原性を示す細菌の多くは培養温度 35～37℃ で良好に発育させることができるが 30℃ 程度とやや低温にした方が発育良好なものもある．さらに病原体のガス要求性に応じて好気培養，微好気培養，嫌気培養，炭酸ガス培養の選択をする．

分離培養で単一の**集落**（**コロニー** colony）として増殖した菌株を釣菌し，これを増菌培養した後，以下の同定および薬剤感受性試験 (→ p. 275) に使用する．一部は後の再検査に備えて室温または冷蔵で保存する．長期保存する場合には適当な保存液に懸濁し，－80℃ 超低温槽あるいは液体窒素中などで凍結保存する．

4.2.3　菌種の鑑別同定

単離された微生物株の性質や特性を調べ，現在までに分類・命名されている菌種のいずれに該当するかを決定する事を**同定** identification という．菌種の同定は，培養したコロニーの性状観察，グラム染色などの染色性，菌体の形態観察，さらには生化学的性状や生理学的性状，血清学的性状試験などを行い総合的に判断する．これまでの遺伝子情報の蓄積に伴い，細菌の 16SrRNA 遺伝子の塩基配列など分子生物学的性状も菌種の同定に用いられる．近年，質量分析装置を用いた簡便な同定法も開発され，日本でも利用されるようになった．

表 4.1　代表的な培地

培地名	特徴，選択原理など	対象の微生物
非選択性の増殖用培地（栄養培地）		
HI（Heart Infusion）培地	ウシ心臓滲出液添加の培地	多くの細菌
血液寒天培地	血液を添加した培地	多くの細菌，真菌
チョコレート寒天培地	溶血液を含む培地	ナイセリア，ヘモフィルスなど
ドリガルスキー改良培地	腸内細菌の乳糖分解/非分解を鑑別できる	グラム陰性桿菌
GAM 培地	嫌気性菌用の高栄養培地	嫌気性菌
サブロー培地	真菌用の増殖培地	真菌
ミューラーヒントン培地	薬剤感受性試験	多くの細菌（薬剤感受性試験用）
選択培地または特定の菌群専用の培地		
マンニトール食塩培地	高濃度食塩（7.5%），マンニトールの利用能	ブドウ球菌
SS 寒天培地	胆汁酸（0.85%）によるグラム陰性菌の発育選択など	サルモネラ，赤痢菌
マッコンキー培地	胆汁酸（0.15%）によるグラム陰性菌の発育選択など	腸内細菌
ソルビトールマッコンキー培地	マッコンキー培地の選択性に加えソルビトール利用能	腸管出血性大腸菌
TCBS 培地	アルカリ性（pH 8.6～），高濃度ナトリウム塩など	ビブリオ
スキロー培地	抗微生物薬を含み *Campylobacter* 属菌種を選択的に発育	カンピロバクター，ヘリコバクター
PPLO 培地	ペニシリンを含み *Mycoplasma* 属菌種を選択的に発育	マイコプラズマ
小川培地	卵を使った培地，*Mycobacterium* 属菌種発育用	結核菌，マイコバクテリウム
BCYEα	活性炭含有の黒色培地，*Legionella* 属菌種発育用	レジオネラ菌
ボルデー・ジャング培地	ジャガイモ浸出液を含む *Bordetella* 属菌種発育用	百日咳菌，ボルデテラ
レフレル培地	ウマ血清を含む *Corynebacterium diphtheriae* 発育用	ジフテリア菌

1　光学顕微鏡による検査

顕微鏡による検査は最終的な同定に至るスクリーニングの第一段階である.分離培養した微生物を染色し,その染色性,形態的特徴を顕微鏡を使って観察する.染色法の中でも**グラム染色**は最もよく実施されるが,その他に**ギムザ染色**,**抗酸性染色**,**芽胞染色**,**鞭毛染色**,**異染小体染色**なども必要に応じて実施される(口絵).

染色標本の作製は一般に以下の手順で行う.① 塗抹:試料をスライドグラス上に薄く塗抹する,② 乾燥:自然乾燥させる,③ 固定:火炎の中をゆっくりと3〜4回通過させ,タンパク質を熱変性させて固定する(メタノールに浸けて固定する方法もある),④ 染色:所定の染色液で順次染色する,⑤ 洗浄:水道水などで穏やかに水洗する,⑥ 乾燥,⑦ 鏡検.

1) グラム染色

細胞壁の構成成分の違いにより,グラム陽性細菌とグラム陰性細菌を染め分けることができる(口絵).染色手順は,① クリスタルバイオレット液で染色する,② ルゴール液で媒染処置を行う,③ エタノールで脱色する,④ サフラニン液で対比染色する(図4.2),である.グラム陰性菌は,細胞壁のペプチドグリカン層が薄いため,クリスタルバイオレット−ヨウ素の複合体がエタノールで容易に脱色されるが,グラム陽性菌は脱色されないため紫色のまま残る.グラム陰性菌は脱色されたままでは観察しにくいのでサフラニンで赤く染める.様々な変法があるが染色原理は同じである.

グラム染色は,形態観察の最も基本的な方法であり,分離培養した病原体のほとんどについて実施される.また,患者の臨床検体(膿や喀痰などは直接,尿や髄液などは遠心濃縮して)から直ちに染色標本を作製し,グラム染色を行うことにより,臨床的に重要な菌種の推定ができるなど,感染症診断に欠かせない重要な迅速検査である.

2) ギムザ染色

アズールエオシンとメチレンブルーの混合液で染色する.細菌の大きさ,形態および配列などを簡便に観察できる.また細胞内封入体(トラコーマやサイトメガロウイルスによる)や原虫の観察にも使われる.炎症細胞が染め分けられるので起炎性も確認できる.

3) 抗酸性染色(チール・ネールゼン染色)

抗酸菌は菌体に脂質を保有するため,通常の染色方法では染色しにくいが,一度染色されると酸やアルコールによって脱色されにくい特徴がある.石炭酸フクシン液で染色し,水洗後3% 塩酸アルコールで脱色する.その後メチレンブルー液で対比染色する.結核菌などの抗酸菌は赤に,その他の細菌は青色に染色される(口絵).

2　生理・生化学性状検査

分離された菌株の同定のために最も一般的に実施されている.各種の糖やアミノ酸の分解や利用能,発酵

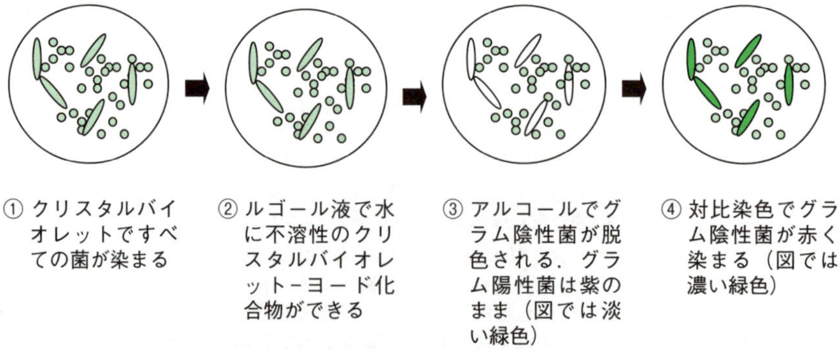

① クリスタルバイオレットですべての菌が染まる
② ルゴール液で水に不溶性のクリスタルバイオレット−ヨード化合物ができる
③ アルコールでグラム陰性菌が脱色される.グラム陽性菌は紫のまま(図では淡い緑色)
④ 対比染色でグラム陰性菌が赤く染まる(図では濃い緑色)

図4.2　グラム染色の染色過程:グラム陽性球菌とグラム陰性桿菌の場合

性，ガスの産生，各種の酵素の産生性，運動性の有無などを調べ，それらの成績から総合的に判断して，微生物の属や種を同定する．目的とする菌群に適した多数の性状試験項目（18〜32 項目程度）を 1 枚のプラスチックプレート上に集積した**同定キット**が開発されている（口絵）．近年は，反応プレートを機械にセットした後は，その培養から反応の経時測定，菌名の推定までを自動で行う同定システムが多施設で利用されている．

3　分子生物学的検査

現在の細菌分類学は遺伝子を使った分類学方法が主流となっており，同定を行う場合も，これに準じた方法が多数開発されている．細菌において，菌種は全染色体 DNA を使った交雑試験 **DNA-DNA hybridization** で 70% 以上の相同値を示す菌株の集まりであると定義されているので，この交雑試験を実施すれば正確に菌種同定ができる．また **16S rRNA 遺伝子の塩基配列**は，既に報告されているほぼすべての菌種について決定されているので，分離株の同遺伝子の塩基配列を決定し，比較することにより同定することが可能である（この方法は，「遺伝子解析による微生物の迅速同定法」として第 15 改正日本薬局方に収載されている）．

4　質量分析装置を用いた検査

菌体の構成タンパク質のパターンから，菌名を同定する新しい方法が近年導入された．この検査では，**MALDI-TOF-MS**（Matrix Assisted Laser Desorption/Ionization Time of Flight Mass Spectrometer: マトリックス支援レーザーイオン化・飛行時間型質量分析装置）を使用する．

MALDI-TOF-MS の原理等については，図 4.3 に記した．

本装置により，菌体の主要タンパク質（主にリボソームタンパク質）について計測し，その計測結果をパターン化し，既知のデータベースと照合して，同定菌名を導き出す方法である．操作が非常に簡便であること，結果を得るまでの時間が短い事（数十分程度），グラム陽性菌・陰性菌や真菌など，いずれの菌であっても同一の手法で検査できること，などから検査室等に導入され始めている．

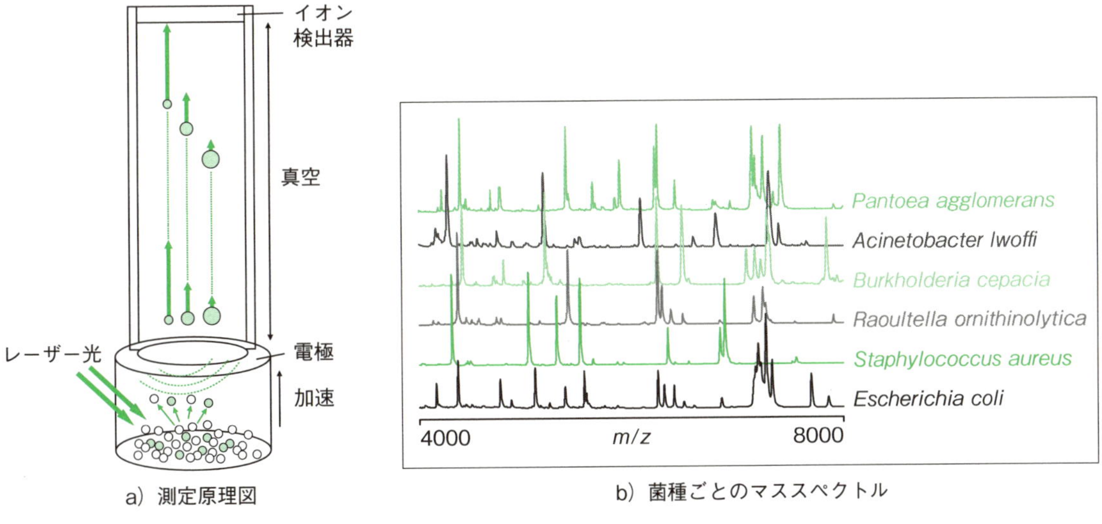

図 4.3　MALDI-TOF-MS による迅速同定法

a）菌体をマトリックス試薬と混合し，サンプルプレートに載せ，専用の機械でレーザーを当て，イオン化し，検出器に到達するまでの飛行時間を計測して，それぞれの分子の分子量を算出する．

b）各菌種の代表的な分子量情報（マススペクトル）を収載したデータベースと照合し，マッチングした菌種名を同定名とする．

5　免疫学的検査

あらかじめ作製された既知の微生物に対する免疫抗血清と患者分離株の反応性に基づき鑑別を行うことができる．スライド凝集試験はスライドグラス上で赤痢菌やサルモネラ属細菌などに特異的抗血清を反応させ，凝集反応を検出し同定する方法である（図 4.4）．

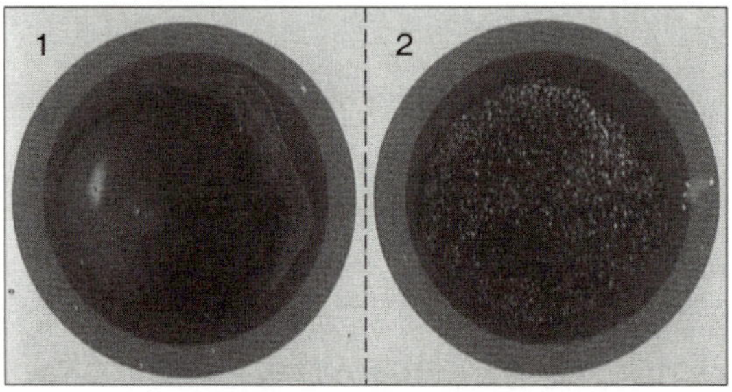

図 4.4　スライド凝集反応
抗血清と対応する抗原をもつ菌体を混和させたとき，抗原抗体反応が起こり，菌体の凝集塊（図の右円）が生じ，肉眼でも観察できる．
（Color Atlas of Medical Microbiology, Mosby-Wolfe）

コレラ菌や大腸菌などのグラム陰性菌では，LPS の抗原性に基づく O 抗原血清型や鞭毛の H 抗原血清型，莢膜の K 抗原血清型による分類や同定が行われる（→ p. 27）．莢膜膨化試験は肺炎球菌，インフルエンザ菌，髄膜炎菌など莢膜を保有する細菌で特異的抗体を作用させ，膨張反応の有無で莢膜の血清型を決定する．

4.2.4　病原体遺伝子，抗原，抗体の検出

1　病原体遺伝子の検出

検体に含まれる微量の病原体遺伝子は **PCR** などの遺伝子増幅法を使い数時間のうちに数百万倍に増幅し，高感度に検出することができる（→ p. 64）．検出目標の菌が絞り込まれている場合には，菌種特異的 PCR などが実施できる．どのような菌種が存在しているか不明の場合でも，すべての細菌の 16S rRNA 遺伝子を増幅できるユニバーサル PCR を実施すれば検出可能である．PCR 法は高感度であるがゆえに微量

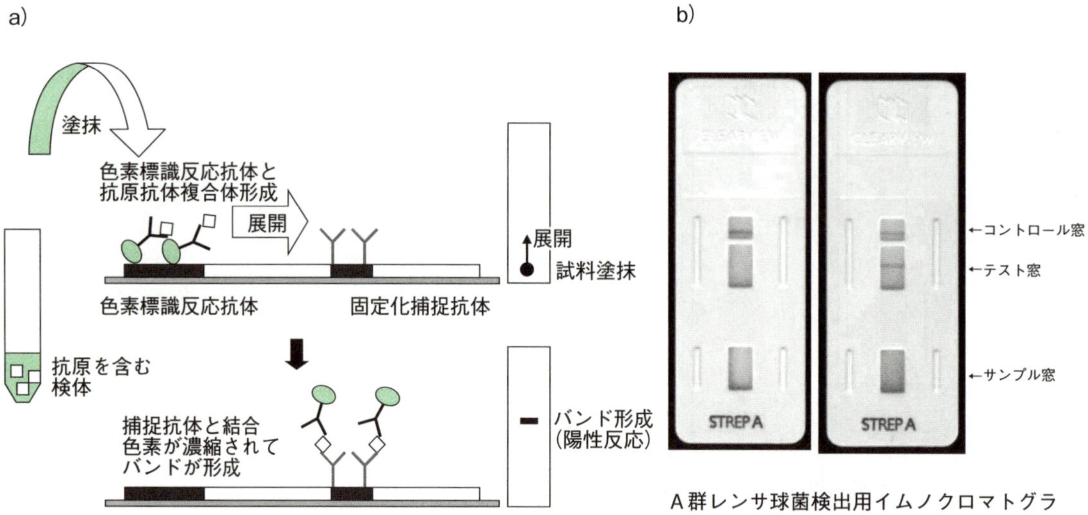

A 群レンサ球菌検出用イムノクロマトグラフィーの製品写真
サンプル窓から検体（抗原抽出液）を滴下する．陽性であればテスト窓の部分にラインが目視できる（右図）．コントロール窓にのみラインがみえる場合には陰性と判定する（左図）．

図 4.5　イムノクロマトグラフィーの原理図および実際の反応図

の DNA の混入による非特異的増幅などが起こる可能性があり, その操作は慎重に行なわなければならない.

リアルタイム PCR 法などの定量 PCR 法では，病原体の検出のみならず，検体中に存在する病原体の量も推定することができる．また FISH（Fluorescence in situ hybridization）などの手法により，組織や細胞中に存在する病原体の局在を顕微鏡下で確認することも可能である.

分子生物学的検査は，今のところ検査室などに十分には導入されていないが，簡便な DNA 抽出方法や温度制御装置が不要な遺伝子増幅法である LAMP 法や ICAN 法など（→ p. 65）が開発されており，将来的には多くの施設で導入されるだろう.

2　抗原検出

患者臨床材料中の病原体に由来する抗原を抗原抗体反応に基づき，15 分程度で迅速に検出する方法としてイムノクロマトグラフィー Immunochromatography 法がある（図 4.5）．本法は金コロイドや色素で標識した病原体抗原に対する抗体（反応抗体）を移動層として, その病原体に対する別の抗体(捕捉抗体)をろ紙やメンブランフィルターなどの支持体の一部に固定化したクロマト支持体を用いる．検査試料を支持体の展開原点に塗抹すると浸透拡散しクロマトグラフィーが起こる. まず色素標識した反応抗体と結合し，形成された抗原抗体複合体は支持体中をさらに浸透拡散, サンドイッチ法の原理で固定化捕捉抗体と結合し，その箇所に反応抗体に標識した色素が濃縮されバンドが形成される．A 群レンサ球菌，ピロリ菌，クラミジア，インフルエンザウイルスなどの迅速な抗原検出診断法として実用化されている.

3　抗体検出

感染により患者血清中に産生された病原体特異抗体を検出することにより，過去あるいは現在起こっている感染の有無を診断することができる．これを血清診断 serodiagnosis と呼ぶ．チフス症における患者血清中抗体の測定法として菌体を使った凝集反応がある（Widal 反応）．また梅毒の血清診断であるワッセルマン反応（→ p. 187）は，抗原抗体複合体形成により消費された補体量を測定する補体結合反応の原理に基づいている（図 4.6）．その他にも受身凝集反応，酵素免疫吸着法（ELISA）や標識抗体法，ウエスタンブロット法などが感染症の血清診断に利用されている(後述).

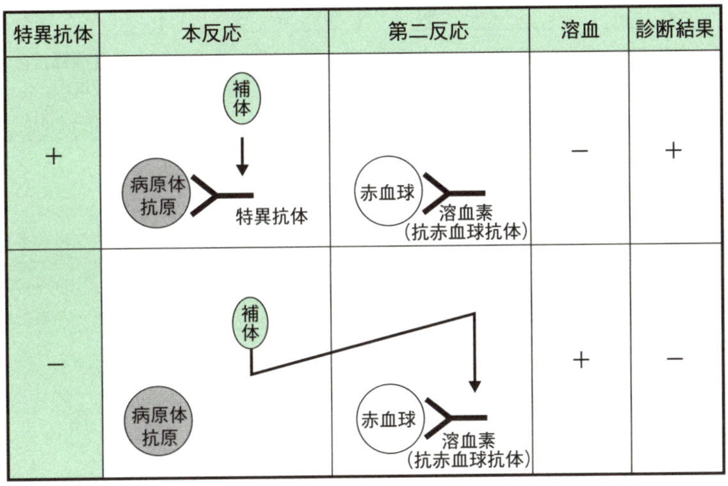

図 4.6　補体結合反応

血清中に特異抗体が存在すると抗原抗体補体の複合体が形成される．これに感作赤血球（赤血球と抗赤血球抗体が結合したもの）を加えた時，補体が消費されていると溶血は起こらない（診断結果・陽性）．しかし，抗体が存在しないと補体は感作赤血球に作用し，溶血が起こる（診断結果・陰性）.

4.3 ウイルス検査法（代表的な検査項目）

4.3.1 血清学的手法および核酸検査によるウイルス感染の検出

一般的にウイルス感染症の診断のためには，臨床材料としての血液，髄液，糞便，尿，水疱などからウイルスの分離，同定を基本とする．しかし，特殊な設備や機器が必要となるため，ウイルス感染が疑われたときには，臨床検査では，比較的操作が容易で安全性の高い血清学的方法および核酸検査が多く用いられている．抗体を検出する方法では，一般的にウイルス感染初期の血清（急性期血清）と病気が回復した後の血清（回復期血清）をペア血清として用いる．以下に代表的な検査項目について述べる．

1）HIV 関連検査：HIV-1，2 抗体：感染後 6 〜 8 週後に血中に生じる抗体を調べる．

① スクリーニング検査：酵素免疫吸着法（enzyme-linked immunosorbent assay, ELISA）によって行われる（図 4.7）．陽性は HIV の現在の感染の可能性を意味するが，この検査結果のみで「HIV 陽性」と診断することは出来ない．さらに確認検査をする必要がある．

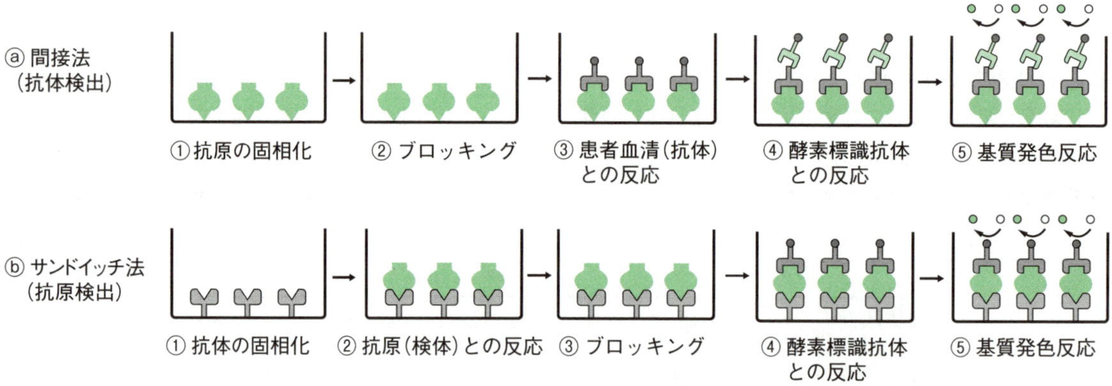

図 4.7　ELISA 法

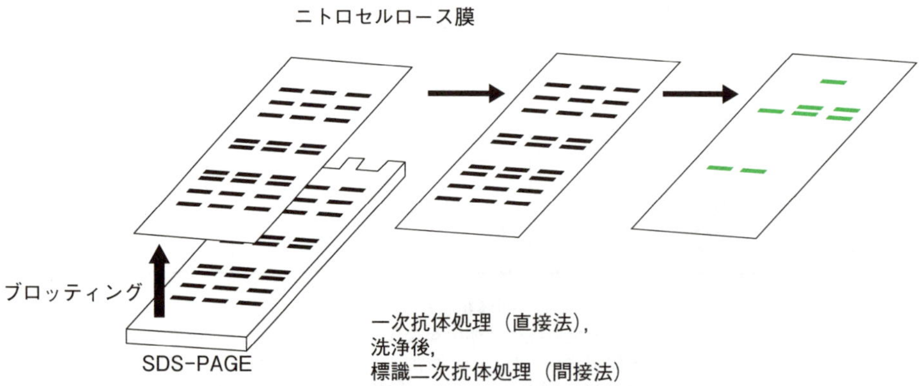

図 4.8　ウエスタンブロット法

② 確認検査：ウエスタンブロット法（western blot, WB）によって行われる（図 4.8）．陽性は HIV 抗体陽性（HIV 感染者）を意味する．保留は RNA 検査を実施するか，1 か月程度の期間をあけて再検査をする必要がある．

③ RNA 検査：核酸増幅検査法（逆転写 Reverse Transcription-PCR）で行われる．陽性は HIV 感染を意味し，陰性は非感染と考えられるが，ウイルス量が極めて少ない症例も存在するので，必ず HIV 抗体検査結果とあわせて総合的に判断する必要がある．

2）HBV 関連検査

① HBc 抗体：HBV の感染後最初に血中に生じる抗体で，陽性は現在あるいは過去の感染を意味する．もし HBc-IgM 抗体が陽性であれば，HBV 初感染か急性肝炎を意味する．

② HBs 抗体：陽性は HBs 抗体を保有しており，数値の高いほど HBV 感染防御能が高いことを意味する．また，この検査はワクチン接種効果の判定にも用いられる．

③ HBs 抗原：陽性は急性期か一過性の現在の HBV 感染を意味し，または HBV キャリアの状態でもある．

④ HBe 抗体：陽性は HBV の増殖が低下したことを示す．

⑤ HBe 抗原：陽性は血中で多量の HBV が増殖していることを示し，感染性が強いことを意味する．

⑥ HBV-DNA：血中の HBV の量を反映しており，上昇は HBV の増殖が活発であることを，下降は増殖の低下あるいは臨床的治癒を意味する．

3）HCV 関連検査

① HCV 抗体：HCV 感染後 1 〜 3 か月後に生じる抗体であり，陽性であれば現在あるいは過去の感染を意味する．

② HCV コア抗原：測定値の上昇は HCV が活発に増殖していることを，下降は増殖が低下していることを意味する．

③ HCV-RNA：コア抗原と同様に，値の上昇は HCV が活発に増殖していることを，下降は増殖が低下していることを意味する．なお，コア抗原検査より感度は高い．

4.3.2　ウイルス感染の迅速診断

ウイルス感染症の診断は従来，血清学的検査やウイルス分離，蛍光抗体法などで行われていたが，これらは結果を得るまでに時間がかかること，患者の負担が大きいこと，特別な設備や技術を必要としどこでも容易に実施できる方法ではなかった．近年，これらの問題を解決したいくつかのウイルスに対する迅速診断法が開発されたので，ここでは特にインフルエンザウイルスと RS ウイルスの迅速診断法について述べる．

1）インフルエンザウイルスの迅速診断

抗原抗体反応を利用した免疫クロマトグラフ法により，抗原を検出する方法である．判定部には，インフルエンザ A 型と B 型それぞれのウイルス核タンパクに対するマウスモノクローナル抗体がライン状に塗布されている．鼻腔吸引液や鼻腔スワブ，咽頭スワブ検体に含まれるインフルエンザウイルス抗原が，判定部の抗体と結合すると，試薬の発色成分によって，青色や赤紫色に見える．検出感度は，90％以上といわれており，また検査所要時間は，約 15 分間である．

2）RSV（respiratory syncytial virus）感染症の迅速診断

近年，より簡便で短時間で実施できる ELISA 法や免疫クロマトグラフ法が開発された．検査材料は鼻腔洗浄液，鼻汁吸引液，鼻腔分泌物で，これらの検体をキットに添付の試薬と反応させ，判定する．検査所要時間はいずれも約 20 分間である．

4.4 病原真菌の検査法

感染症の確定診断は原因菌の臨床分離でのみ可能である．したがって，真菌症においても血液や組織からの菌体の培養検査，顕微鏡検査が基本となる．しかし，このような確定診断には長時間を要することから，医師の臨床所見に加え，補助診断法として病原真菌の特異抗原や抗体，あるいは菌体成分や代謝物を検出する方法が用いられる．このような簡易的な診断は，血清学的，生化学的および分子生物学的な手法によって行われる．

4.4.1 真菌学的検査（確定診断）

1 直接鏡検法

真菌の形態は菌種により著しく異なることから，臨床材料を顕微鏡観察することで起因菌の特定あるいは推定する方法が実施されている．臨床材料（病巣）から検体を採取し，アルカリ溶液（10～30% KOH）で処理後，光学または電子顕微鏡により各真菌に特徴的な形態（口絵）を観察することによって，迅速かつ簡便に確定診断をすることが可能となる．

2 培養検査法

一般的に真菌類の発育は緩やかで遅く，同定が完了するまでに数日間の時間を要するのが欠点である．確定診断を目的とする原因菌の菌種同定では，臨床検体より菌体を分離培養し，市販されている分離同定用の平板寒天培地上で生育した真菌コロニーの形態(口絵)を肉眼または顕微鏡によって観察する．肉眼での観察においては，コロニー表面の形態や色調，コロニー周辺の培地の色調変化を注意深く観察するとともに，発育速度も計測・記録して判断要素とする．顕微鏡による観察では，スライドカルチャー法（スライドグラス上で培養）により分生子の外形，配列，大きさ，その

表 4.2　真菌感染症の補助診断法

分　類	対象菌種	標的検出物	検出法	特　徴
血清診断	真菌共通	1,3-β-D-グルカン（細胞壁の主要構成成分）	比色法，比濁法	深在性真菌症において感度・特異度が高く，感染初期から検出される．診断スクリーニングに適している．
	カンジダ	カンジテック抗原（易熱性糖タンパク抗原）	ラテックス凝集法	迅速・簡便性に優れるが，感度・特異度にやや劣る．
		マンナン抗原（特異抗原）	ラテックス凝集法，ELISA 法	特異度は両法ともに優れるが，感度は ELISA 法のほうが優れる．
		D-アラビニトール（カンジダの代謝産物）	比色法	特異度は優れるが，感度はやや低い．
	アスペルギルス	ガラクトマンナン（アスペルギルス属の細胞壁構成成分）	ラテックス凝集法，ELISA 法	ラテックス法は特異度・利便性・迅速性に優れるが感度が低い．ELISA 法は特異度はラテックス法と変わらないが感度が優れる．早期のアスペルギルス症，アスペルギローマの診断に有用．
	クリプトコックス	グルクロノキシロマンナン（莢膜多糖体成分）	ラテックス凝集法	感度・特異度に優れ，信頼性が高い．
遺伝子診断	カンジダ	18S rRNA のなかの特異領域	リアルタイム PCR 法	長所：感度・特異度が高い．菌種・属レベルの同定が可能．血液以外の検体も適応可能．リアルタイム PCR 法は，PCR 法の欠点であった定量性・再現性が改良された． 短所：コストが高い．特殊な検査機器が必要．
	アスペルギルス	18S rRNA のなかの特異領域	リアルタイム PCR 法	
	ニューモシスチス	18S rRNA のなかの特異領域	PCR 法	

他の特異的な器官の有無，形態などを観察する．近年，カンジダ属の主要 5 菌種について，分離・鑑別・同定を同時に行うことができる平板寒天培地「クロモアガーカンジダ」が開発（口絵）され，盛んに利用され臨床材料からの検出頻度も向上している．

4.4.2　補助診断

1　抗原検出診断法

真菌症の原因となっている各真菌の検出法は，抗原抗体反応を基本とする免疫化学的手法が主流である．感度と特異度の点で一長一短があるが，簡便性や迅速性に優れているため，臨床現場において広く用いられている（表 4.2）．真菌がもつ特異的な細胞成分または代謝物を，血清学的な手法により検出するものである．早期治療を必要とする重篤な患者において，診断に迅速性が求められる場合に有用である．広く真菌に共通する細胞壁構成成分である β-D-グルカンの検査法は，原因となる真菌を確定することはできない．しかし，深在性真菌症の一次スクリーニングを目的とする場合に有用なため，広く受け入れられている．深在感染する真菌症のうち，三大真菌症とされるカンジダ症（代表的起因菌：*Candida albicans*），アスペルギルス症（代表的起因菌：*Aspergillus fumigatus*）およびクリプトコックス症（代表的起因菌：*Cryptococcus neoformans*）の血清学的診断法は，各真菌の細胞壁に特徴的な多糖類であるマンナン，ガラクトマンナンおよびグルクロノキシロマンナン（図 4.9）を標的抗原として検出するものである．

2　遺伝子診断法

真菌の 18S リボソーム RNA をターゲットとする菌種特異的な PCR キットが販売されている（表 4.2）．本法は，早期治療を必要とする敗血症患者の迅速診断に特に有用である．また高感度であるので，従来の検査法で起因菌の検出が不能な場合でも検出が可能である．一方，検体からの核酸抽出が煩雑であること，常在菌も検出してしまうため反応特異性に限界があることなど，解決すべき問題点も多く，新しい特異的遺伝子増幅系が種々検討されている．また，昨今では特定の起因菌の耐性化が進み，的確な抗真菌剤による薬物療法が求められるようになった．したがって，起因菌の属だけでなく，菌種を正確に区別・同定できる迅速かつ簡便な診断法の開発が期待されている．

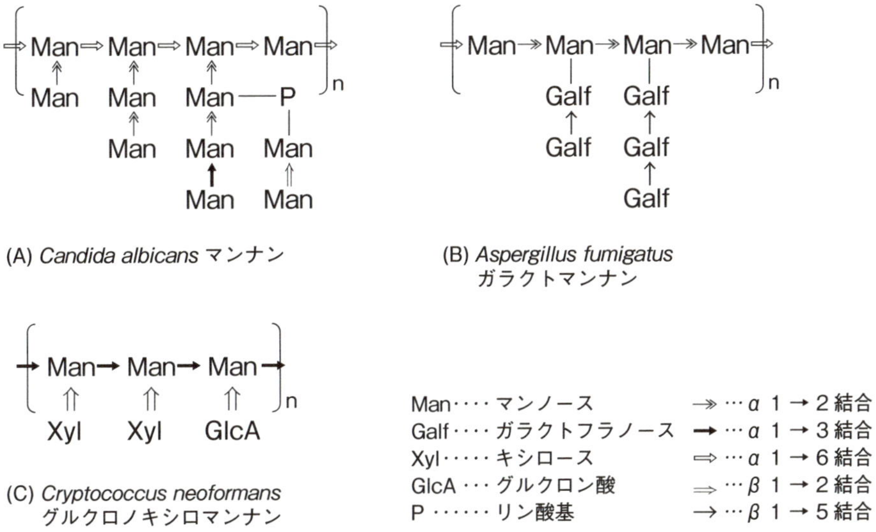

図 4.9　真菌症診断薬において標的となる細胞壁多糖の化学構造

クリーンベンチと安全キャビネットの違い

無菌空間でさまざまな作業（無菌操作）を行う場合には，**クリーンベンチ**や**安全キャビネット**を用いる．

クリーンベンチは操作空間を陽圧とすることで，外界からの空中落下細菌などの混入を防ぐ．エアーは内部から外部に吹き出されているので操作空間に存在する微生物が外界に漏出する危険性があり，病原微生物や遺伝子組換え生物を取り扱ってはならない．

病原微生物の取扱いには操作空間が陰圧となる安全キャビネットを使用する．安全キャビネットからの排気は high efficacy particle air（HEPA）フィルターを通じて行われるので，病原体がキャビネット外に漏れることを防ぐことができる．正面開口部より常に外気を吸入し，また**エアーカーテン**が形成されていることから外部からの微生物の侵入を防ぐと同時に操作者の安全を確保している．

病院の薬剤部では無菌製剤の調製にクリーンベンチまたは安全キャビネットを使用しているが，細胞毒性の強い抗癌剤輸液の調製（**ミキシング**）には，作業者の暴露（**ケミカルハザード**）を防ぐために，安全キャビネットが使用される．安全キャビネットには**バイオハザード（生物災害）マーク**が表示されているので，クリーンベンチと容易に区別ができる．

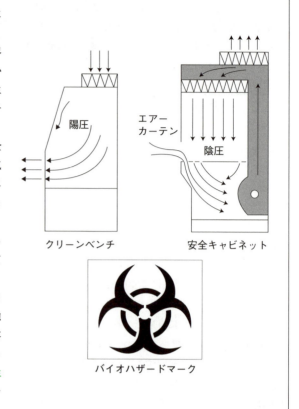

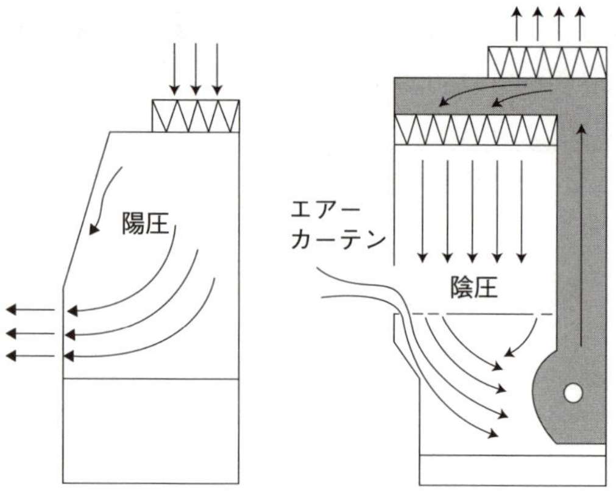

クリーンベンチ　　安全キャビネット

バイオハザードマーク

第5章
病原細菌各論

5.1 グラム陽性球菌の細菌学的特徴と代表的な疾患

グラム陽性で球菌の形態を示す代表的な病原細菌として*Staphylococcus*属（ブドウ球菌），*Streptococcus*属（レンサ球菌），*Enterococcus*属（腸球菌）がある．ヒトの皮膚や粘膜などに常在，あるいは身近な生活環境に生息しており，多様な毒素や酵素を産生することによって病気を起こす．薬剤耐性菌による院内感染や市中感染なども問題となっている．

5.1.1 ブドウ球菌 Genus *Staphylococcus*

人や家畜を含む哺乳動物をはじめ自然界に広く分布している．グラム陽性の球菌（直径約1 μm）であり，カタラーゼ陽性，芽胞非形成，非運動性である．ブドウの房状の独特のクラスターを形成しながら増殖する（図5.1）．通性嫌気性であるが，好気条件においても良好な増殖を示す場合が多い．**食塩耐性**を示し，高塩濃度（10%）中で増殖可能である．**コアグラーゼ**産生性によりコアグラーゼ陽性菌とコアグラーゼ陰性ブドウ球菌 coagulase negative staphylococci（CNS）に大別される．ブドウ球菌は現在50菌種以上に分けられているが，ヒトに顕著な病原性を示すのはコアグラーゼ陽性の**黄色ブドウ球菌** *Staphylococcus aureus* が主である．その他CNSの**表皮ブドウ球菌** *S. epidermidis*, 腐生ブドウ球菌 *S. saporphyticus*, *S. haemolyticus*, *S. caprae* などがヒトから分離されるが，特異な病変を起こすことは稀であり，日和見感染菌として位置づけられる．したがって臨床現場では黄色ブドウ球菌であるかCNSの菌種であるかをいち早く知ることは重要である．表5.1に黄色ブドウ球菌と他の代表的な菌種との鑑別性状を示した．

1 黄色ブドウ球菌 *Staphylococcus aureus*

健常人の約30%が皮膚や鼻腔粘膜に本菌を保有し

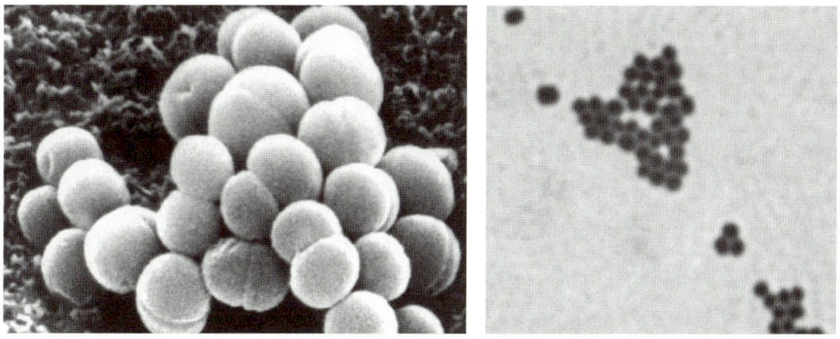

図5.1 黄色ブドウ球菌の走査型電子顕微鏡像とグラム染色像
（日本細菌学会教育用映像素材集より転載）

表 5.1　黄色ブドウ球菌と他の菌種との主要鑑別性状

	コアグラーゼ反応	マンニットの分解性	溶血性
S. aureus	+	+	+
S. epidermidis	−	−	−
S. saprophyticus	−	V	−
S. haemolyticus	−	V	+
S. caprae	−	+	V

+：陽性，−：陰性，V：菌株により異なる

表 5.2　黄色ブドウ球菌の病原因子とその作用

病原因子	作　用
外毒素および酵素	
溶血毒　hemolysin（α-，β-）	赤血球を破壊する．
白血球毒　leukocidin	白血球を破壊し，宿主免疫から逃れる．
エンテロトキシン*　enterotoxin	耐熱性の腸管毒であり，食中毒を起こす．
表皮剝離毒素*　exfoliative toxin	皮膚の剝脱や壊死を起こす．
毒素性ショック症候群毒素*　TSST-1[1)]	スーパー抗原．異常に大量のT細胞を活性化，全身症状を引き起こす．
ヒアルロニダーゼ　hyaluronidase	ヒアルロン酸を分解し，周囲組織に浸潤する．
スタフィロキナーゼ　staphylokinase（fibrinolysin）	フィブリン凝集塊を分解し，周囲組織に浸潤する．
コアグラーゼ　coagulase	フィブリンを凝集させ宿主免疫から回避する（血漿凝固作用）．
菌体表層物質	
プロテインA　protein A	免疫グロブリンの Fc 領域と結合し，抗食菌作用を示す．
フィブロネクチン結合タンパク　FBP[2)]	宿主組織への付着
タイコ酸　teichoic acid	宿主組織への付着

* スーパー抗原活性を有する　1) toxic shock syndrome toxin-1　2) fibronectin binding protein

ているが，無症候なまま保菌状態となっている場合が多く，本菌の伝播に関係している．入院患者や医療従事者，アトピー性皮膚炎等の皮膚疾患を有するヒトでは保有率がやや高い．

【病原性・病原因子】

黄色ブドウ球菌は病原因子として，宿主組織への定着因子である菌体表層物質のほかに非常に多くの毒素や酵素を産生する．その種類と作用については表 5.2 にまとめた．これらの病原因子により，さまざまな病態を引き起こす．

【疾患】

1）化膿性疾患

皮膚に伝染性膿痂疹（とびひ, impetigo）や，癤（せつ）（フルンケル furuncle，おでき），癤が集まって大きくなった癰（よう）（カルブンケル carbuncle），皮下組織に感染が拡大した蜂窩織炎 cellulitis などを起こす．健常人でもしばしば発症する（→ p. 264）．

皮膚以外にも，身体各所に感染し，結膜炎，副鼻腔炎，中耳炎，咽頭・扁桃炎，肺炎，心内膜炎，骨髄炎，関節炎，尿路感染症等を起こすことがある．さらに病変部から菌が血流中に入り，敗血症を起こし，重篤な症状を呈することがある．

2）食中毒

毒素型食中毒の代表例である．本菌を直接摂取しなくても，本菌が産生した**エンテロトキシン**に汚染された食品を摂取すると発症する．汚染食品摂取後数時間以内に下痢・腹痛とともに嘔吐も出現するが，発熱はない．嘔吐症状が激しいが予後は良好である．本菌のエンテロトキシンは**耐熱性**タンパク質のため 100℃に加熱しても失活しない．食品の不適切な保存や調理者の手指からの感染例が多い．また家畜牛の乳房炎は牛乳を介したい食中毒の原因となることがある．

3）ブドウ球菌性熱傷様皮膚症候群 staphylococcal scalded skin syndrome（SSSS）

黄色ブドウ球菌のうち，**表皮剥脱毒素** exfoliative toxin（ET）を産生する株の感染によって起こる．皮

膚の発赤，浮腫，表皮剥脱が起き，全身火傷様の状態となる.新生児の典型的症例はリッター病と呼ばれる.

4）毒素性ショック症候群 toxic shock syndrome（TSS）

TSSは1976年に初めて報告されたが，1980年代初頭アメリカで生理用品を用いた若い女性に流行し広く知られるようになった．症状は下痢,悪心,粘膜充血，血小板減少，筋肉痛，低血圧，播種性血管内凝固，腎不全，肝不全など多彩で，死亡することもある．黄色ブドウ球菌が産生する毒素 toxic shock syndrome toxin-1（TSST-1）が関与する．TSST-1は**スーパー抗原活性**（→ p. 115）を有し，活性化されたリンパ球から大量のサイトカインが放出されてショック症状を起こすとされる.易感染性宿主で発症することがあり，注意が必要である．新生児にTSST-1毒素産生菌が感染すると，新生児TSS様発疹症 Neonatal TSS-like exanthematous disease（NTED）を引き起こす.

5）メチシリン耐性黄色ブドウ球菌感染症（感染症法五類定点把握疾患），バンコマイシン耐性黄色ブドウ球菌感染症（感染症法五類全数把握疾患）

現在，黄色ブドウ球菌で臨床上最も問題となるのは**メチシリン耐性黄色ブドウ球菌** methicillin resistant *S. aureus*（**MRSA**）である（→ p. 335)．メチシリンは，細菌が産生するペニシリン分解酵素であるペニシリナーゼ penicillinase に安定な半合成ペニシリンとして1960年に開発された．しかしその翌年には，英国においてこのメチシリンに耐性を示す黄色ブドウ球菌，すなわちMRSAが出現している．日本では第三世代セフェム系薬が大量に用いられるようになった1980年代初頭よりMRSAによる院内感染が報告され始め，瞬時のうちに日本中に蔓延し院内感染の原因菌として社会問題になった．抗菌薬の大量使用により，MRSAはメチシリンなどのβ-ラクタム薬だけでなく，ほとんどすべての抗菌薬（バンコマイシンなど一部抗菌薬を除く）に耐性を示し，しかも高度耐性化してきている．2002年にはバンコマイシンにさえ高度耐性をもつ**バンコマイシン耐性黄色ブドウ球菌** vancomycin resistant *S. aureus*（**VRSA**）が米国で分離された.

MRSAでは，通常のPBP（penicillin binding protein，ペニシリン結合タンパク質；細胞壁合成に関与する酵素）の他に，***mecA*遺伝子**の産物である**PBP2′**と呼ばれるβ-ラクタム薬に低親和性の細胞壁合成酵素を産生している．このためβ-ラクタム薬に対し耐性となる．MRSAは，*mecA*遺伝子を含め様々な耐性遺伝子を同時にもつ**メチシリン耐性遺伝子領域**（staphylococcal cassette chromosome *mec*, SCC*mec*）を保有しており，さらに他の耐性遺伝子を獲得するなどして，高度に多剤耐性化が進んでいる.

MRSAは健常人にはほとんど病原性を示さないものの,易感染者には菌交代症や日和見感染症を起こし，院内感染の主要な病原菌となっている.

一方，1990年代から病院外でのMRSA感染が報告されるようになった．これらは院内感染型MRSA hospital-acquired MRSA（HA-MRSA）に対して**市中感染型MRSA** community acquired MRSA（CA-MRSA）と呼ばれている．CA-MRSAは特徴としてIV型SCC*mec*をもっている場合が多く，さらにPanton-Valentine leucocidin（PVL，**白血球破壊毒素**）を産生すると症状が悪化する．また家庭や学校，職場などで若年者，小児などに感染が広がっていくのも特徴的である.

【予防・治療】

黄色ブドウ球菌は，手指や医療器具などを介して接触感染する．特に医療従事者はMRSAの伝染予防に注意する必要がある．各種薬剤に感受性である株は**メチシリン感受性黄色ブドウ球菌** methicillin-susceptible *S. aureus*（**MSSA**）と呼ばれ，ペニシリン系，セフェム系，アミノグリコシド系薬などに感受性を示すが，耐性菌の出現頻度が多く抗菌薬の適応には注意を要する．MRSA治療薬としては，バンコマイシン（VCM），テイコプラニン（TEIC），アルベカシン（ABK），リネゾリド（LZD），ダプトマイシン（DAP）がある．いずれにしても，薬剤感受性試験を実施し適切な薬剤を選択することが必要である.

2　表皮ブドウ球菌 *Staphylococcus epidermidis*

皮膚の常在菌であり，病原性は低く，健常人にはほとんど病原性を示さない．CNSの代表的菌種である．プラスチック表面や組織表面に接着性があり，留置カテーテルや人工弁等，体内の人工的器具に付着し，バイオフィルムを形成することで，免疫不全患者に敗血症や心内膜炎を起こす．日和見感染を起こす院内感染起因菌である．

3　その他のCNS菌種

女性の尿路感染症の原因菌である，腐生ブドウ球菌 *Staphylococcus saprophyticus* をはじめ *S. haemolyticus*, *S. caprae*, *S. simulans*, *S. capitis*, *S. hominis* などがヒトから分離される，これらはすべて日和見感染菌として位置づけられる．多くの菌種で薬剤耐性に関連する *mecA* 遺伝子の保有が報告されており，治療のための薬剤選択には注意する必要がある．

5.1.2　レンサ球菌 Genus *Streptococcus*

ほとんどの菌種はヒトまたは動物に寄生している，いわゆる常在菌であるが，中には病原性の高い菌種も存在する．グラム陽性の球菌（直径0.6～1.0 μm）で芽胞非形成，非運動性である．カタラーゼ陰性であり，ブドウ球菌と区別される．細胞は一般に連鎖状あるいは双状（対状）の配列を示す（図5.2）．また種によっては莢膜を形成する．通性嫌気性で，一部の種はその増殖に二酸化炭素を要求する．グルコースを発酵し，その主要な終末代謝産物は乳酸であり，ガスは産生しない．現在までに100菌種以上が知られているが，溶血性により，α溶血（不完全溶血，緑色の不透明溶血環），β溶血（完全溶血，透明な溶血環），γ溶血（非溶血，溶血環を形成しない）に分けられる．さらにβ溶血を示す菌群を対象に，細胞壁多糖の抗原性

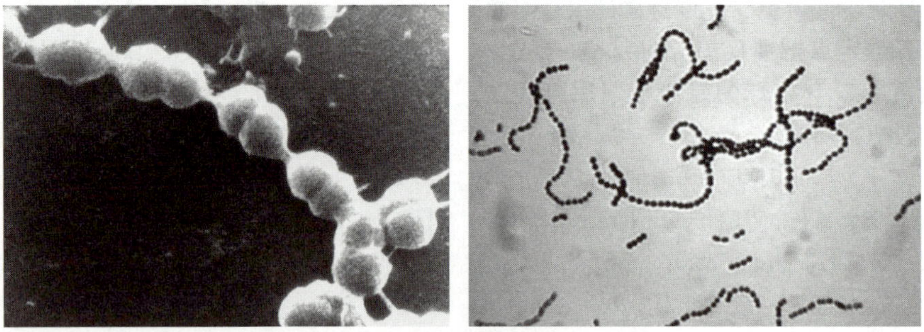

図5.2　化膿レンサ球菌の走査型電子顕微鏡像とグラム染色像
（日本細菌学会教育用映像素材集より転載）

表5.3　主なレンサ球菌菌種の特徴と主要な疾患

	溶血性	Lancefield 抗原型	バシトラシン感受性	オプトヒン感受性	主要な疾患
S. pyogenes	β	A	S	R	咽頭炎，STSS，皮膚疾患
S. agalactiae	β	B	R	R	新生児敗血症，産褥熱
S. pneumoniae	α	—	V	S	肺炎，中耳炎
S. sanguinis	α，γ	H，—	R	R	歯周病，心内膜炎
S. mitis	α，γ	—，K，O	R	R	歯周病
S. mutans	γ	—	R	R	う蝕（むし歯）
Enterococcus spp.	α，β，γ	D，Q	R	R	尿路感染症

S：感受性，R：耐性，-：陰性，V：菌株により異なる．

によるR. Lancefieldの血清型（A～H，K～V）分類がなされている．代表的なレンサ球菌菌種の鑑別性状と主な疾患について表5.3に示した．

1　化膿レンサ球菌 *Streptococcus pyogenes*（A群レンサ球菌，A群溶レン菌，GAS）

Lancefield血清型でA群を示すことからA群レンサ球菌Group A Streptococci（GAS），また*β*溶血することからA群溶血性レンサ球菌（溶レン菌）などと呼称される場合もある．健常人の咽頭などに生息している．

【病原性・病原因子】

宿主細胞への付着には，菌体表面にあるフィブロネクチン結合タンパク質（FBP）やラミニン結合タンパク質（LBP），Mタンパク質などが重要であるとされている．**Mタンパク質**は抗貪食作用ももっている．Mタンパク質および同じく細胞表層に存在するTタンパク質は多用な抗原性を有し，その分析は疫学解析にも用いられている．

本菌の産生する菌体外毒素および酵素としては以下のものがある．

① 溶血毒素：**streptolysin O**（SLO）とstreptolysin S（SLS）を産生する．SLOは酸素に不安定だが抗原性が強く，それに対する抗体anti-streptolysin Oの測定（ASO価）は診断に利用される．SLSは，抗原性はないが酸素に安定であり，好気条件下での*β*溶血に関与している．

② 発熱毒素：streptococcal pyrogenic exotoxin（SPE）は，**発赤毒素**streptococcal erythrogenic toxin，**猩紅熱毒素**またはディック毒素とも呼ばれる．特定の血清型の本毒素（SpeA, SpeCなど）はスーパー抗原活性を有し，非特異的にTリンパ球を活性化し，大量のサイトカインを遊離させ，発熱，発赤，猩紅熱など多彩な病態を引き起こす．

③ その他の酵素：フィブリンを分解するストレプトキナーゼstreptokinase，ヒアルロン酸を分解するヒアルロニダーゼなどが組織破壊に関与する．補体成分C5aを分解するC5aペプチダーゼなどは抗貪食作用に関与する．

【疾患】

1）咽頭炎（感染症法五類定点把握疾患）

5～15歳の小児に多く発症する．2～5日の潜伏期の後，突然38℃以上の発熱，咽頭痛，リンパ節の腫れ，嘔吐などがみられる．発症の誘因は不明だが，インフルエンザウイルス感染などによる気道の線毛・粘膜の損傷が誘引となって発症するとの報告もある．

2）猩紅熱

発熱毒素（SpeA, B, Cなど）産生菌の咽頭部感染による咽頭炎から始まる．毒素が産生され血行性に全身に広がって，皮膚の末梢血管を拡張させて皮膚全体に発赤が出る．イチゴ舌と呼ばれる特徴的な赤い突起が舌にみられる（図5.3）．小児に好発していたが，近年はまれである．

3）皮膚疾患

表皮感染症である膿痂疹impetigo，表皮および真皮の化膿性疾患である丹毒erysipelas，皮下組織まで菌が侵入した蜂窩織炎cellulitisなどの様々な皮膚疾患を引き起こす．

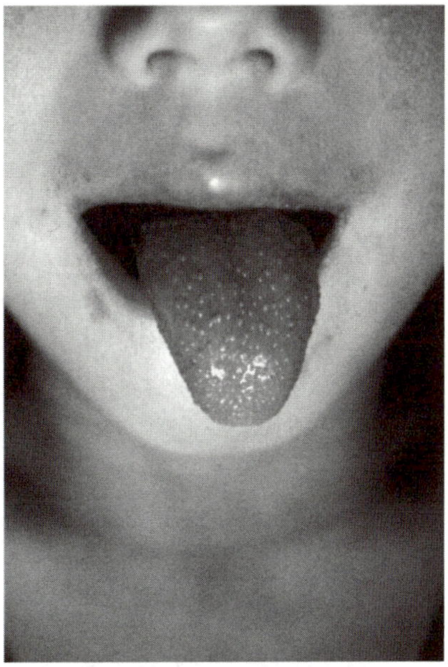

図5.3　猩紅熱患者のイチゴ舌
（日本細菌学会教育用映像素材集より転載）

4）劇症型A群レンサ球菌感染症 streptococcal toxic shock syndrome (STSS)（感染症法五類全数把握疾患）

免疫不全などの重篤な基礎疾患がないにもかかわらず，突然発症する例が多い．初期症状は四肢の疼痛，腫脹，発熱，血圧低下などであるが，病状の進行が非常に急激かつ劇的で，発病後数十時間以内には軟部組織壊死，急性腎不全，成人型呼吸窮迫症候群 adult respiratory distress syndrome（ARDS），播種性血管内凝固症候群 disseminate intravascular coagulation（DIC），多臓器不全 multiorgan failure（MOF）を引き起こし，ショック状態から死に至ることも多い．症状の進行が早く，また激烈なことから「ヒト食いバクテリア」とも呼ばれた．

この病態形成には毒素や組織侵入性などの菌体側の要因および宿主側の免疫状態などの要因が関係すると考えられているが，明確な原因は明らかではない．

5）リウマチ熱および急性糸球体腎炎

化膿レンサ球菌感染ののち1～4週間後に発症する続発症である．リウマチ熱は，心筋炎，関節炎を主徴とする．**自己免疫疾患（II型アレルギー）**で，菌体抗原が生体組織と共通の抗原性を持っているためと考えられる．急性糸球体腎炎は浮腫，乏尿，高血圧等の症状を呈し小児に多く発症する．抗原抗体複合体が糸球体に沈着するためと考えられる（自己免疫疾患III型アレルギー）．

【診断】

分離株の検査（溶血性，カタラーゼ反応，Lancefield 血清型別など）を行う．またイムノクロマトグラフィー法によりA群抗原を迅速に診断するキットも利用可能である．

【治療】

ペニシリン系抗菌薬が第一選択薬である．マクロライド系抗菌薬も有効である．

2　アガラクティア菌 *Streptococcus agalactiae*（B群レンサ球菌，GBS）

Lancefield 血清型でB群であることから**B群レンサ球菌** Group B Streptococci（GBS）とも呼ばれる．女性の腟に10～30％の保菌率で常在している．妊婦が保有していると新生児が産道で感染し，敗血症，肺炎，髄膜炎などを発症する．母子間感染を予防するためペニシリン投与を行う．化膿レンサ球菌と共にβ溶血性であるが，Lancefield 抗原型およびバシトラシン感受性（化膿レンサ球菌は感受性，本菌は非感受性）により区別される．

3　肺炎レンサ球菌 *Streptococcus pneumoniae*

健常人の25～50％の鼻咽腔に常在している．ランセット型の2個の菌が対をなす双球菌状（図5.4）を示し，**肺炎双球菌**または単に**肺炎球菌**と称されることもある．本菌はオプトヒン optochin 感受性であり，

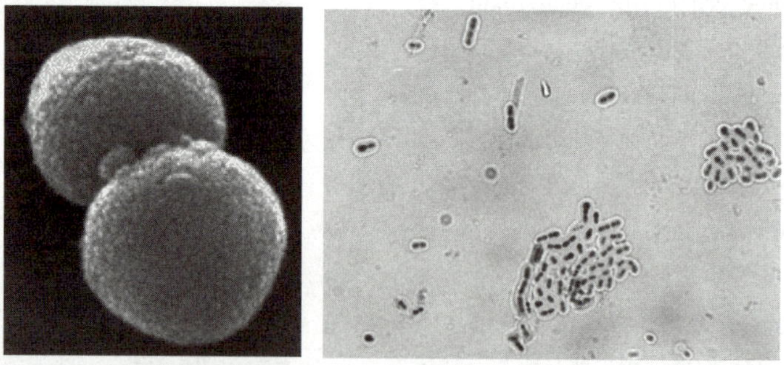

図5.4　肺炎レンサ球菌の電子顕微鏡像（左）と莢膜膨化試験により莢膜を形成した像（右）
（左：CDC の HP，Public Health Image Library（PHIL），http://phil.cdc.gov/phil/details.asp より転載；右：日本細菌学会教育用映像素材集より転載）

他のα溶血性レンサ球菌菌種と区別できる．主な病原因子は多糖体の莢膜であり，厚い莢膜を産生する菌は抗食菌作用をもち，一般に病原性が高い．莢膜には90近い抗原型がありNeufeld莢膜膨化試験で，その型を決めることができる．

CRP（C reactive protein, **C反応性タンパク質**）検査は，炎症の活動性を見る重要な臨床検査の1つであり，本菌の細胞壁C多糖体と反応するため，この名がある．しかしCRP検査は本菌に特異的な反応ではなく，炎症反応や組織破壊のための診断指標である．

【病原性】

市中肺炎の最も代表的な起因菌である．ウイルス等の感染症または外的刺激により粘膜が損傷されたり，免疫機構が抑制されたりした場合に本菌は二次的な感染を起こす．感冒やインフルエンザから本菌の二次感染により肺炎を起こすことも多い．小児，高齢者では中耳炎，副鼻腔炎，髄膜炎の起因菌となる．

【予防・治療】

予防接種法に基づき，A類疾病として小児の髄膜炎予防のため小児肺炎球菌ワクチン（13価）が，B類疾病として65歳以上の高齢者の肺炎予防目的として23価成人用肺炎球菌ワクチン接種が行われている．

治療にはペニシリン，マクロライド系抗菌薬が有効である．しかし近年はPBPの変異による**ペニシリン耐性肺炎球菌** penicillin resistant *Streptococcus pneumoniae*（**PRSP**）（感染症法五類定点把握疾患）が増加してきた．PRSPの治療には第3世代セフェム（セフォタキシム，セフトリアキソンなど），カルバペネム，ニューキノロンなどが有効である．

4　口腔レンサ球菌 oral streptococci

ヒトの口腔内には，*S. mutans, S. salivarius, S. sanguinis, S. mitis, S. oralis* 等の多数のγ溶血性を示すレンサ球菌が多種類常在している．*S. mutans* は**虫歯**（齲歯（うし））の原因菌である．その他の菌種も病原性は低いが，デンタルプラーク形成や**歯周病** periodontal disease などとも関連する．また抜歯などに伴い，**亜急性細菌性心内膜炎** subacute bacterial endocarditis を起こすことがある．

5.1.3　腸球菌 Genus *Enterococcus*

腸球菌は，現在までに50菌種以上が報告されている．ヒトを含む動物では，主に腸管内に常在し，その他の泌尿生殖器や口腔内，土壌や植物などの環境中にも広く生息している．日和見感染，特に院内感染が問題となるが，中でも重篤な基礎疾患をもつ長期療養中の高齢者では注意が必要である．*E. faecalis* が最も分離頻度が高く，*E. faecium* がこれに続く．尿路感染症，創傷感染（手術後，褥瘡性潰瘍，火傷），敗血症，亜急性心内膜炎などを起こす．

【疾患】

1）バンコマイシン耐性腸球菌感染症（感染症法五類全数把握疾患）

1986年に英国で初めて**バンコマイシン耐性腸球菌** vancomycin resistant enterococci（VRE）が出現し，欧米では院内感染例が増加して問題となっている．我が国では，散発例を中心に年間50例程度が報告されるのみであり，これまでのところ大規模な発生はない．VREの耐性メカニズムについては後述する（→p. 332）．VREには幾つかのタイプが報告されているが，VanA, VanBタイプはバンコマイシン，テイコプラニンに高度耐性となっている菌株が多く，耐性遺伝子が伝達性もあることから，非常に注意が必要である．

【治療】

VREのうち，アンピシリン（ABPC）に感受性であれば，ABPCを用いる．耐性の場合はリネゾリド（LZD），ストレプトグラミン系抗菌薬のキヌプリスチン/ダルホプリスチン（QPR/DPR）などを用いる．

5.2　グラム陽性桿菌の細菌学的特徴と代表的な疾患

通性嫌気性のグラム陽性桿菌の中で臨床上重要な細菌としては，バシラス属 *Bacillus*，リステリア属 *Listeria*，エリシペロトリックス属 *Erysipelothrix* がある．バシラス属は，芽胞形成性細菌の代表例である．

5.2.1　バシラス属 Genus *Bacillus*

グラム陽性，通性嫌気性の大型桿菌（1〜3×5〜10 μm）であり，人工培養ではしばしば長い連鎖を形成し，多くは周毛性鞭毛を有する．芽胞（図5.5）を形成し，熱や乾燥に抵抗性があることから，日本薬局方で定める滅菌効果判定のための指標菌ともなっている．本属には100菌種以上が提案されているが多くは，土壌圏，水圏などの自然環境に広く生息し，非病原性である．代表的な菌種としては，**炭疽菌** *B. anthracis*，**セレウス菌** *B. cereus*，および**枯草菌** *B. subtilis* がある．

1　炭疽菌 *Bacillus anthracis*

炭疽菌は，1876年にRobert Kochにより純培養され，病原微生物であることが世界で初めて証明された．人獣共通感染症の1つである**炭疽** anthrax の病原体であり，本来はウシ，ウマ，ブタ，ヤギ，ヒツジなどの草食動物に対して強い病原性を示す（致死率80%）．動物死体からは本菌芽胞が多量に放出され，周辺牧草などを長期間にわたって汚染する．ヒトへの感染は，動物を扱う畜産・食肉関係者などで稀に起こる．致死率が高く注意が必要である．

炭疽菌は，致死的な炭疽を引き起こすこと，芽胞を形成して乾燥や熱，紫外線などに抵抗性を示すこと，さらに製造，運搬，撒布が容易であることなどから，古くから生物兵器としての使用が懸念されていたが，実際に2001年には米国でバイオテロに使用された．

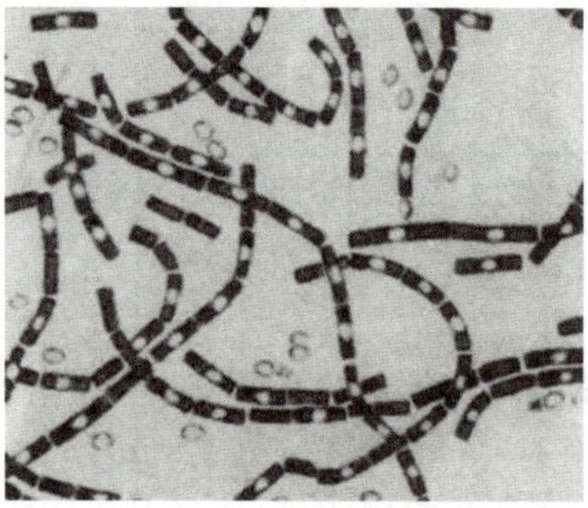

図 5.5　炭疽菌の芽胞
連鎖した菌体の内部の白い部分が芽胞
（日本細菌学会教育用映像素材集より転載）

【病原因子】

主要な病原因子は，莢膜および外毒素である．外毒素は3つの成分，すなわち**防御抗原**（**protective antigen, PA**），**浮腫因子**（**edema factor, EF**），**致死因子**（**lethal factor, LF**）からなる．いわゆるA－B毒素であり，EFおよびLFが毒性領域（Active領域）で，PAが結合領域（Binding領域）であるので，EF＋PAまたはLF＋PAの2成分が結合して，強力な毒素活性を示す．EFは宿主細胞のcAMP濃度の増加から浮腫を起こし，LFは，マクロファージ融解を介して，ショック死を誘発する．これら外毒素の3成分の遺伝子は，すべてプラスミドpX01上に存在する．一方，ポリグルタミン酸から成る**莢膜**の合成に関連する遺伝子はプラスミドpX02上に存在する．これらプラスミドが脱落した菌株は，弱毒株となる．

【疾患】

炭疽 anthrax（感染症法四類疾患）

ヒトの炭疽には，3つの型が知られている．皮膚創傷部などから炭疽菌の芽胞が侵入することによって発症する**皮膚炭疽 cutaneous anthrax**，芽胞を吸入することによって発症する**肺炭疽 pulmonary anthrax**，および感染動物の肉を摂取することにより発症する**腸炭疽 intestinal anthrax** である．感染症例の9割以上は皮膚炭疽であり，肺炭疽がそれに次ぎ，腸炭疽はまれである．皮膚炭疽では感染皮膚部での悪性膿疱形成がみられ，症状が進行すると敗血症 septicemia や髄膜炎 meningitis にまで至り，致死率が高くなる．肺炭疽ではすみやかに症状が進行し，重篤な肺炎，さらに敗血症や髄膜炎を併発して死に至る．ヒトの腸炭疽の発症率はきわめて低いが，発症すると急性腸炎から腹痛，吐血や下血に至り，致死率も高い．

【診断】

血液，病巣滲出液，喀痰，便などの臨床材料の塗抹標本の顕微鏡検査と培養を行う．

発育コロニーの周辺部は毛髪が絡み合ってカールしたようにみえる「**Medusa head（メデゥーサの頭）状**」と称される特徴的な形態を示す（図5.6）．炭疽菌およびその類縁菌種との鑑別性状を表5.4に示した．また，

PA毒素遺伝子および莢膜合成遺伝子に対するPCR法が確立されており，迅速診断に役立つ．

【予防・治療】

治療はペニシリンが第一選択薬となる．その他にエリスロマイシンやテトラサイクリン，シプロフロキサシンなどが用いられる．

2　セレウス菌 *Bacillus cereus*

土壌細菌の１つであり，自然界に広く分布している．形態的には炭疽菌と類似しているが，表5.4に示すような性状で鑑別可能である．

本菌は，**下痢型**（**感染型食中毒**）と**嘔吐型**（**毒素型食中毒**）の食中毒を起こす．下痢型は汚染食品を喫食後，本菌の増殖に伴い腸管内でタンパク質の**下痢原性毒素**（**エンテロトキシン** enterotoxin）が産生され，cAMPの上昇を介して下痢を引き起こす．原因食品は肉類，バニラソース，スープなどである．一方，嘔吐型は，本菌が食品中で産生した，ポリペプチド性の嘔吐毒素**セレウリド** cereulide を摂取することにより発症する．原因食品は，米飯やパスタなどであり，わが国での本菌による食中毒のほとんどは嘔吐型である．嘔吐毒素は耐熱性であり，121℃，90分間の加熱や酸ならびにアルカリ処理を行っても失活しない．

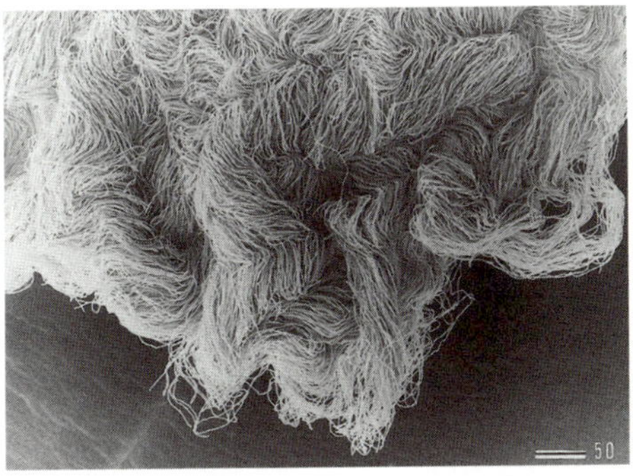

図5.6　炭疽菌コロニーの辺縁部
メデューサの髪の毛のようになっている．
（日本細菌学会教育用映像素材集より転載）

3　枯草菌 *Bacillus subtilis* およびその他菌種

B. subtilis は土壌を初め自然界に広く生息し，枯れ草の表面などから分離されることから，この和名がついた．病原性はなく，納豆の製造や洗濯洗剤に使われるプロテアーゼの生産など，有用微生物として利用されている．

Bacillus thuringiensis には，甲虫類，ハエ，チョウの幼虫などに選択的な毒性を示す菌株があり生物農薬として使用されている．またその遺伝子を組み込んだトウモロコシなどの「遺伝子組み換え作物」もつくられている．

5.2.2　リステリア属 Genus *Listeria*

グラム陽性，通性嫌気性の短桿菌（0.4～0.5×0.5～2 μm）であり，芽胞は形成しない．本属には17菌種2亜種が属しているが，ヒトに対して病原性を示すのは *L. monocytogenes* であり，**人獣共通感染症**を引き起こす．

1）リステリア・モノサイトゲネス *Listeria monocytogenes*

土壌や水，野菜，肉，ミルクなど環境や食品に広く分布している．至適発育温度は30～37℃であるが，4℃でも数日以内に増殖する**低温発育菌**であるので，食品

表5.4　炭疽菌および類縁菌種の鑑別性状

	溶血性（ヒツジ血液）	莢　膜	運動性	γファージ感受性	パールテスト*
B. anthracis	−	＋	−	＋	＋
B. cereus	＋	−	＋	−	−
B. mycoides	−（−w）	−	−	−	ND
B. thuringiensis	＋	−	＋	−	ND
B. subtilis	−	−	＋	−	ND

＋：陽性，−：陰性，−w：弱陽性，ND：データなし
*0.5 U/mL ペニシリン含有培地で培養し，菌体が球形となって真珠のネックレスのようにみえるかを試験する．

の冷蔵庫保存も本菌に対しては安全ではない．**通性細胞内寄生性細菌**である．

【病原因子】

リステリオシンO listeriosin O（LLO）は溶血毒であり，本菌の特徴でもある細胞内寄生性に関与している．すなわち，本菌はマクロファージなどの食細胞に貪食された際に，LLOがその食胞の膜を破り，菌体が細胞質中に脱出して増殖し続ける．またホスファチジルイノシトール-ホスフォリパーゼC phosphatidylinositol-phospholipase C（PI-PLC）など数種のタンパク質毒素も関与している．

【疾患】

汚染された食品を介して，免疫力の低下している人や乳幼児，高齢者などに対して日和見感染を起こし，敗血症や髄膜炎を発症する（**リステリア症** listeriosis）．妊婦に感染すると，周産期リステリア症と呼ばれる重篤な疾患となる．母体は軽症なことが多いが，胎児へ経胎盤感染を起こすと流産や死産となる．また新生児も敗血症や髄膜炎を発症する（**新生児リステリア症**）．わが国では発生事例は少ないが，欧米では，しばしば集団感染を起こし，致死率も高い（20〜40%）．

【予防・治療】

妊婦はナチュラルチーズや生キャベツ（コールスローサラダ）などを摂取しないことが賢明である．治療には，髄膜への移行がよいアンピシリンやST合剤などが用いられる．

5.2.3　エリシペロトリックス属 Genus *Erysipelothrix*

グラム陽性の短桿菌であり，芽胞をつくらず，鞭毛も持たない．本属には *E. rhusiopathiae*（ブタ丹毒菌）と *E. tonsillarum*, *E. inopinata* の4菌種が属している．医学的に重要なのはブタ丹毒菌であり，人獣共通感染症を引き起こす．

ブタに丹毒（皮膚疾患）や敗血症を引き起こし，感染ブタは家畜伝染病予防法により全部処分の対象となるので，家畜衛生上重要である．本菌は，ブタやその他の家畜，アヒルや七面鳥などの糞尿等を介してヒトに経皮的に感染し，類丹毒と呼ばれる敗血症や関節炎を引き起こす．ペニシリン，マクロライド，テトラサイクリン，ニューキノロンなどが有効である．

5.3　グラム陽性嫌気性菌の細菌学的特徴と代表的な疾患

嫌気性菌は，生育に酸素を必要としない細菌の総称である．活性酸素を消去するのに必要な酵素（スーパーオキシドジスムターゼやカタラーゼなど）の遺伝子を有さない細菌では，酸素が殺菌的に働くために酸素存在下で培養すると死滅する．このような細菌は，特に**偏性嫌気性菌**と呼んでいる．一方，生育に必ずしも酸素を必要としないが，酸素の存在下では好気呼吸を行って活発に増殖する細菌は**通性嫌気性菌**と総称され，偏性嫌気性菌と明確に区別される．一般的に嫌気性菌と表記すれば，偏性嫌気性菌を指すことが多い．

偏性嫌気性菌に属する細菌の間でも，酸素に対する感受性は微妙に異なる性質を示す．例えば，グラム陽性嫌気性菌はクロストリジウム属の細菌が代表格であるが，同じクロストリジウム属菌でもボツリヌス菌や破傷風菌は典型的な偏性嫌気性の性状を示すが，ウェルシュ菌の偏性嫌気性の性状は上記の2菌種ほど厳格ではないと言われている．

5.3.A　グラム陽性嫌気性桿菌

5.3.1　クロストリジウム属 Genus *Clostridium*

大型のグラム陽性菌であり，芽胞を形成する．主な生息場所は土壌や腸管内である．**破傷風菌** *Clostridium tetani*，**ボツリヌス菌** *Clostridium botulinum*，**ウエルシュ菌** *Clostridium perfringens*，および**ディフィシル菌** *Clostridium difficile* などがある（表5.5）．

1　破傷風菌 *Clostridium tetani*

土壌や泥中に広く分布しており，哺乳類の糞便に存

表5.5　クロストリジウム属菌による主な感染症

細菌名	和　名	感染症	症　状
C. tetani	破傷風菌	破傷風	運動神経活動の亢進，痙攣
C. botulinum	ボツリヌス菌	食中毒（毒素型）	神経伝達遮断，弛緩性麻痺
		乳幼児ボツリヌス症	運動麻痺
		創傷性ボツリヌス症	運動麻痺
C. perfringens	ウエルシュ菌	ガス壊疽	創傷部位の筋肉の壊死
		食中毒（感染毒素型）	下痢
C. difficile	ディフィシル菌	偽膜性大腸炎	下痢，腹痛，発熱

在する場合もある．芽胞は菌体の一端に形成され，その幅が菌体より大きくふくらみでるため芽胞形成期の菌体は太鼓のバチ状の形になる．増殖の至適温度は約37℃であり，25℃以下あるいは45℃以上ではほとんど増殖しない．**破傷風毒素**（**テタノスパスミン** tetanospasmin）と溶血毒（テタノリシン tetanolysin）を産生し，血液寒天培地上では，直径4～6 mmの平坦で灰色のコロニー周辺に狭いβ溶血環がみられることがある．北里柴三郎はガス置換による嫌気培養法を確立し，本菌が破傷風の起因菌であることを示すとともに，抗毒素血清を作製し，血清療法を確立した．

1）破傷風 tetanus（感染症法五類全数把握）

外傷を受けた部分に芽胞が入り，組織の壊死による血行悪化や他の細菌の混合感染などで外傷部が嫌気的（酸化還元電位の低下）になると，芽胞が発芽し増殖する．増殖した菌は局所にとどまるが，増殖に伴い菌体内に蓄積された破傷風毒素が，溶菌により菌体外に放出され全身に移行し，次のような症状が順次現れる．

1. 創傷部の違和感，肩こり，全身の緊張感など
2. 開口困難（牙関緊急），嚥下障害，歩行障害，痙笑など
3. 四肢筋硬，直全身性の痙攣発作，弓なり緊張（背筋の硬直による）
4. 呼吸筋の硬直麻痺による呼吸困難（この時期の死亡が多い）
5. 回復期には痙攣は減少

破傷風毒素は分子量約15万のタンパク質であり，血中から神経筋接合部を経て，軸索内を逆行輸送され中枢に運ばれる．そこで抑制伝達物質であるγ-アミノ酪酸（GABA）等の放出を阻害して抑制性シナプスを遮断することで，運動神経系活動を亢進させ，筋肉の痙攣・硬直を引き起こす（図5.7）（→ p. 115）．

わが国ではトキソイドを用いた予防接種の普及により，患者・死者は大きく減少し，2000年以降の患者数は例年100名前後である．一方，海外では，主に熱帯・亜熱帯の開発途上国で年間およそ100万人以上の患者が発生しており，その半数は新生児破傷風である．新生児は臍帯切断の際に感染し，およそ80%が死亡する．

【予防・治療】

抗毒素血清の利用が有効である．ただし，毒素が神経細胞に結合したのちでは，抗血清の効果がないため，できるだけ早い時期に投与しなければならない．また，種々の筋弛緩薬，抗痙攣薬とともに，ペニシリン系薬が使用される．さらに，必要に応じて人工呼吸器を用いる．

小児期に破傷風毒素トキソイドとともに，ジフテリアトキソイドおよび百日咳ワクチンの3種を混合した**DPTワクチン**による予防接種が行われている（→ p. 123）．

2　ボツリヌス菌 *Clostridium botulinum*

土壌や河川・湖などの底泥に広く分布している．楕円形の芽胞が細胞の一端に形成される．産生する**ボツリヌス毒素** botulinum toxin は，抗原性の違いによりAからG型に分類され，ヒトに対してはA，B，EおよびF型が中毒を引き起こす．またボツリヌス菌は牛乳カゼインの分解性および産生する毒素の抗原性から，タイプIからIVに分類されてきた．ただし，G型毒素を産生する菌はIV型と呼ばれていたが，*Clostridium argentinense* として別の種として分類されることになった．ボツリヌス菌およびボツリヌス毒素

（人工合成毒素も含む）は感染症法で**第二種病原体等**に分類される．

1）ボツリヌス症（感染症法四類）

ボツリヌス食中毒，**乳幼児ボツリヌス症**，および**創傷性ボツリヌス症**に分けることができる．大きな違いは，ボツリヌス食中毒はボツリヌス毒素を摂取することで引き起こされる疾患であるのに対し，乳幼児ボツリヌス症・創傷性ボツリヌス症は体内に侵入した菌体が毒素を産生することで起こる疾患である．

a. ボツリヌス食中毒（→ p. 259）

発酵食品や瓶・缶詰め，真空パックなど酸素に触れない保存食品中は嫌気性菌である本菌の増殖にはむしろ都合がよく，食品中に産生されたボツリヌス毒素を摂取することで毒素型食中毒を起こす．わが国では，過去50年の間で，約120件の食中毒事件が報告されており，主な原因食品として，魚を発酵させた東北地方の伝統的食品である“いずし”があげられる．これらはE型毒素によるものであったが，最近ではA型毒素による食中毒の割合が増え，原因食品を特定でき

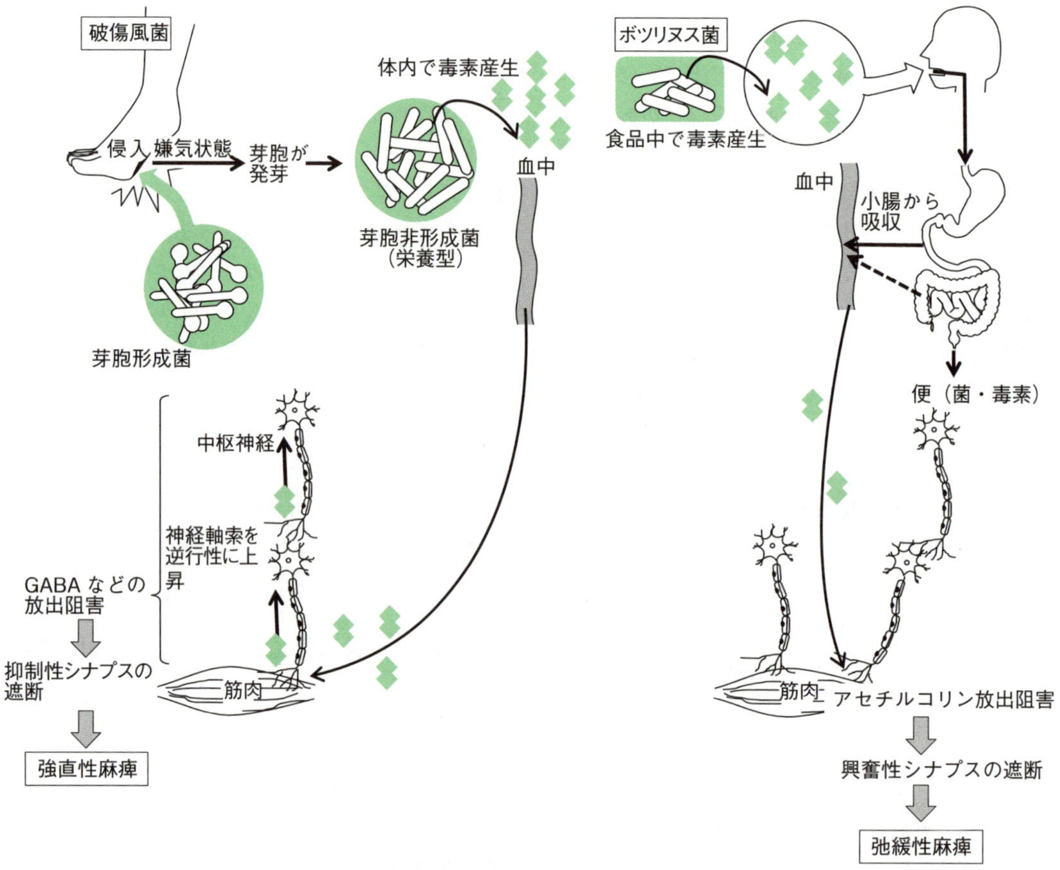

図5.7　破傷風およびボツリヌス食中毒

ボツリヌス食中毒は，毒素の経口摂取により起こる．これはボツリヌス毒素が胃酸に耐えて腸まで届くからである．一方，破傷風毒素は胃酸で分解されるため，食中毒は起こらない．
破傷風では，嫌気性になった受傷部で菌が増殖し，毒素を産生する．創傷性ボツリヌス症も同様である．また，経口で摂取されたボツリヌス菌は，一般に腸内に定着しづらいため，食中毒を引き起こさないが，乳児の場合，ボツリヌス菌が腸管内に定着・毒素産生し，乳児ボツリヌス症が引き起こされる．これは腸管内の常在菌叢の違いによると考えられる．

ない場合もある．ボツリヌス食中毒の潜伏期間は数時間から数日であり，下痢や嘔吐に続いて弱視，複視，眼瞼下垂，嚥下困難などが現れる．本毒素の毒性はきわめて高く，マウスでは数 pg（腹腔内注射），ヒトに対する致死量は数 μg（注射）といわれている．日本国内においては，本菌による食中毒の件数は少ないが，発生した場合の致死率が数十％と高い．

ボツリヌス毒素は亜鉛を結合したタンパク質分解酵素である．摂取された毒素は胃を通過し，小腸から吸収され，神経筋接合部位や副交感神経シナプスに到達する．これらの部位でアセチルコリンの放出に必要なタンパク質を分解することで，神経伝達を遮断し，運動神経の弛緩性麻痺を起こし呼吸困難により死に至らしめる（→ p. 115）．致死率は数十％に及び，他の食中毒に比べきわめて高い．

【予防・治療】

食中毒の治療にあたっては，できるだけ早い時期に抗毒素血清による処置を行う．AおよびB型による中毒では発症初期でないと効果的でないが，E型の場合は有効である．必要な場合には人工呼吸の装着や気管支切開を行う．予防として食品への芽胞の混入を防ぐことが第一である．

b．乳児ボツリヌス症

1976年にアメリカ合衆国ではじめて報告された感染症であり，生後数週間から1年未満の乳幼児にのみみられる．主にAまたはB型の芽胞が経口摂取され，腸管に達したのち発芽，増殖し毒素を産生する．主な原因食品としてハチミツがあげられる．頑固な便秘，吸乳力の低下，弱い泣き声・無表情が表れ，さらに全身の運動麻痺症状が起こり，まれに呼吸困難により死に至る場合がある．ボツリヌス食中毒とは異なり，下痢や嘔吐は認められない．また，致死率は数％以下と低い．

c．創傷性ボツリヌス症

まれにしかみられない感染症である．創傷部位に本菌が感染し，局所で増殖し毒素を産生することで，麻痺症状を引き起こす．

> **ボツリヌス毒素 — くすりになる猛毒 —**
>
> “ボトックス注”はボツリヌス毒素A型製剤であり，瞼が開けにくい（眼瞼痙攣），顔面神経痛（片側顔面痙攣），不随意運動による首の傾き・震え（痙性斜頸）といった持続的な筋収縮にかかわる運動障害の治療に用いられている．また，2歳以上の小児脳性麻痺患者における尖足の治療薬でもある．もう1つの“ボトックスビスタ注用”は，眉間の表情皺を取るために用いられている．ボツリヌス毒素はアセチルコリンを介した筋収縮を阻害する．その筋弛緩作用が治療に活かされているのである．しかし，ボトックスの成分は猛毒のボツリヌス毒素であり，日本国内では先にあげた治療を施すために，医師は規定の講習実技セミナーを受講しなければならない．

3　ウエルシュ菌 *Clostridium perfringens*

土壌など自然界に広く分布するとともに，ヒトや動物の腸管に常在する．糖分解能が高く，よくガスを産生することが特徴である．多くの株は20～50℃で増殖し，6℃でも増える株も存在する．破傷風菌やボツリヌス菌の増殖が20％の胆汁で阻害されるのに対し，本菌の増殖は阻害されない．牛乳培地では，本菌が産生する酸によりカゼインが凝固する．同時に激しいガス産生により，カゼインが吹き飛ばされた様子はあらし状発酵と呼ばれる．主な感染症として，ガス壊疽 gas gangrene および食中毒があげられる．

1）ガス壊疽 gas gangrene

土壌中に存在する芽胞が外傷に入り感染する．そして，血行の悪化などで外傷部が嫌気的になると，芽胞が発芽し増殖する．ガス壊疽とは，創傷部位における感染・増殖によるガス発生を伴う急激な筋肉の壊死であり，一般に創傷部位の土壌汚染がひどいほど，引き起こされる可能性が高くなる．また，多くの場合は，本菌を含む混合感染であり，ガス壊疽菌群にはヒストリティカム菌 *C. histolyticum*，ノビイ菌 *C. novyi*，セプティカム菌 *C. septicum* などが含まれる．

壊疽の原因となる主な毒素は α，β，ε，ι，であり，その産生能の有無により本属菌はA～E型に分類される．このうちA型菌はヒトに対してガス壊疽および食中毒を引き起こす．α毒素はすべての型のウエルシュ菌が産生する最も重要な毒素である．この毒素はホスホリパーゼ活性を有しており，レシチンを分解する（→ p. 113）．

【予防・治療】

ガス壊疽に対しては，まず創傷部を洗浄・消毒したのち，酸素を送りできるだけ好気的にする．また，ペニシリン系薬を大量に投与する．ただし，重症の場合には四肢の切断が必要となる．

2）食中毒（感染症法五類定点把握：感染性胃腸炎として）（→ p. 261）

主にエンテロトキシン enterotoxin（腸管毒；35 kDa のタンパク質）を産生するA型菌により引き起こされる感染型食中毒である．食事とともに摂取された菌体が腸管内に移行し，芽胞形成期に生成するエンテロトキシンが，腸管粘膜細胞に作用することで下痢を引き起こす．

わが国では例年，大規模な食中毒事件を引き起こしており，年間の患者数はおよそ数千人である．

4　ディフィシル菌 *Clostridium difficile*

ヒト腸管に常在している．芽胞は，楕円形であり一端近くに形成される．本菌は，多くの抗生物質に対する耐性を有しており，高齢者にペニシリン系，セフェム系，リンコマイシン系などの経口広域抗菌薬を連続投与した場合，菌交代症として偽膜性大腸炎を引き起こす（口絵）．血液寒天培地上では，2～5 mm の円あるいは根状のコロニーを形成し，48時間培養した場合，長波長の紫外線下で淡い緑色の蛍光を発する．

1）偽膜性大腸炎

本菌が菌交代現象により異常増殖し，偽膜形成を伴う大腸炎を引き起こす．粘液・血液を伴う激症下痢，腹痛，発熱などを引き起こし，重症の場合，痙攣を伴い死亡する場合もある．偽膜は，上皮細胞の死骸やフィブリン，好中球などからなり，腸管内壁に黄白色の隆起物として観察される（口絵）．

腸管上皮細胞への毒性を有し，偽膜性大腸炎に関わっていることが知られるトキシンA（分子量31万），および細胞毒であり，偽膜性大腸炎の症状の悪化に関与するトキシンB（分子量27万）を産生する．一般に内視鏡あるいは病理解剖で偽膜形成を確認し，また糞便中の毒素の有無を調べる．

【予防・治療】

菌交代症として発症するので，まず使用していた抗菌薬の投与を中止する．次に治療のため抗菌薬としてメトロニダゾール，またはバンコマイシンの経口投与が行われる．

5.3.B　無芽胞グラム陽性嫌気性桿菌

5.3.2　ビフィドバクテリウム属 Genus *Bifidobacterium*

桿菌であるが，しばしば多形性を示す．口腔内や腸内に常在する．グルコースを分解して，乳酸と酢酸を産生する．大腸細菌叢における優先種の1つであり，外来菌の定着防止に寄与している．*B. bifidum* をはじめ本属の細菌はビフィズス菌とも総称され，プロバイオティクスなどに利用されている．

5.3.3　プロピオニバクテリウム属 Genus *Propionibacterium*

皮膚細菌叢における優先種の1つである．桿菌であるが，しばしば多形性を示す．発酵による最終産物の大部分がプロピオン酸である．耐酸素性を有している．アクネ菌 *P. acnes* は皮脂を利用して増殖するため，皮脂分泌が盛んな思春期におけるニキビの原因菌と考えられている．また，皮膚や腸管だけでなく，膿や膿瘍からも分離される．

5.4　抗酸菌および放線菌の細菌学的特徴と代表的な疾患

現在の系統分類学では抗酸菌類および放線菌類と呼

ばれる菌群はすべて，放線菌目 Order *Actinomycetales* のなかに含まれている．その中で，抗酸性を示すマイコバクテリウム属 *Mycobacterium* やコリネバクテリウム属 *Corynebacterium*，ノカルジア属 *Nocardia* はコリネバクテリネアエ亜目 Suborder *Corynebacterineae* に，非抗酸性であり，菌糸形成を行うことから一般に放線菌類と呼ばれるアクチノマイセス属 *Actinomyces* やストレプトマイセス属 *Streptomyces* は放線菌亜目 Suborder *Actinomycineae* に分けられている．

これらの中には，結核やジフテリア症といった重篤な感染症を引き起こす菌種が含まれている．

5.4.1　マイコバクテリウム属 Genus *Mycobacterium*

グラム陽性，好気性，非運動性の桿菌で，芽胞，莢膜，鞭毛をもたない．細胞壁にはミコール酸 mycolic acids と呼ばれる長鎖脂肪酸があり抗酸性を示す．**抗酸性** acid-fastness とは，いったん染色されると，酸性アルコールであっても脱色されにくい性質をいう．抗酸性染色法の1つであるチール・ネールゼン Ziehl-Neelsen 染色では，菌体は赤く染まる（口絵）．なお，抗酸性を示す菌群の代表である本属の細菌は，特に**抗酸菌** acid-fast bacillus とも呼ばれる．抗酸菌は，病原性などから大きく**結核菌群**，**非結核性抗酸菌群**，**らい菌**に分けられる．さらに発育速度，色素産生能なども加味したラニヨン Runyon の分類がある（表5.6）．

1　結核菌 *Mycobacterium tuberculosis*

0.2～0.6×1.0～10.0 μm の細長い桿菌である．固形培地上の集落は，典型的なR型で，乾燥した白色～黄白色を呈する．ヒトを含む恒温動物体内でのみ増殖可能であり，環境中では発育はできない．しかし乾燥などに対し抵抗性が強く，乾燥した喀痰中では3か月以上生存し，塵埃感染のもととなる．消毒薬に対しても抵抗性であるが，紫外線に対しては感受性であるので，患者の使用した寝具などの日光消毒はある程度効果的である．

結核菌 *M. tuberuculosis*，ウシ型結核菌 *M. bovis*，ネズミ型結核菌 *M. microtii* および *M. africanum* は非常に近縁であるため，これらを総称して結核菌群 *M. tuberculosis* complex（TB complex）と呼ぶ．結核菌が結核の原因菌としてヒトに病原性を示す．

【疾患】

結核 tuberculosis（感染症法二類感染症）

全世界人口の1/3が結核感染をうけ，新規患者は年900万人，死亡者は150万人（2013年）といわれている．わが国ではかつて結核は国民病と呼ばれていたが，衛生環境や栄養状態の改善，化学療法の進歩などにより大きく改善し，過去の病気と認識されつつあった．しかし1997年から1999年までの間，罹患率が上昇したことを受け，厚生省（現厚生労働省）は「**結核非常事態**」を宣言し，対策の強化を打ち出した．世界的に見ても，多くの先進国が結核罹患率（10万人当たりの新規患者数）10以下であるのに対し日本は未だに

表5.6　抗酸菌の分類

発育特性	ラニヨンの分類		代表的な菌種
遅発育菌群[1]	結核菌群		*M. tuberculosis, M. bovis, M. microti, M. africanum*
	非結核性抗酸菌	I群：光発色菌群[2]	*M. kansassi, M. marinum, M. simae, M. intermedium*
		II群：暗発色菌群	*M. scrofulaceum, M. szulgai, M. interjectum M. flavescens*
		III群：非発色菌群	*M. avium, M. intracellulare, M. xenopi, M. ulcerans*
迅速発育菌群		IV群	*M. fortuitum, M. absessus, M. chelonea, M. smegmatis*
培養不能			*M. leprae*

[1] 遅発育菌群は，肉眼で見えるコロニー形成に1週間以上を要する．
[2] I群菌は光を当てると初めて発色する，II群菌は光の有無にかかわらず発色する，III群菌は色素産生能がない．

15.4（2014年）と圧倒的に高い．日本では年間20,000人もの患者が現在も発症している．60歳代以上の罹患者が71％を占めている．高齢者の発症は過去の感染の再燃が多いと考えられるが，これら結核の再発症者からは**多剤耐性結核菌**（MDR-TB: Multidrug resistant-TB, イソニアジドとリファンピシンに加え，キノロン系薬とアミノ配糖体系薬にも耐性を示す菌）が分離され，大きな問題となっている（→p. 338）.

【病原性】

結核菌は，患者の咳から飛沫感染あるいは，喀痰中の結核菌が塵埃とともに飛沫核感染する．宿主に侵入した結核菌は肺，さらに所属リンパ節で感染を広げる．結核菌は，外毒素などは産生しないが，マクロファージなどに貪食された後も，その細胞内で生存し増殖する典型的な**細胞内寄生性細菌**である．一部の感染者や免疫不全症患者では感染2年以内に発病（一次結核）し，特に抵抗力の弱い乳幼児などでは急性の粟粒結核を起こして死亡することもあるが，およそ9割の感染者は細胞性免疫応答により発病することなく経過する．初感染より数年から数十年後，老化や体調不良などの免疫機能低下を契機として，内因性再燃あるいは外来性再感染などにより発病に至る（二次結核）．肺の乾酪壊死と空洞形成がみられ，この病変部から結核菌がリンパ行性あるいは血行性に全身に散布されると，胸膜炎，脊椎カリエス，関節結核，頸部リンパ節結核，腸結核などの**肺外結核**を起こす．肺の空洞内では結核菌が増殖しており，咳や痰とともに盛んに排菌する開放性結核の状態となり，最大の感染源となる．

【診断】

臨床所見，胸部X線所見，病理検査（乾酪壊死を伴う肉芽腫），ツベルクリン反応などの補助所見から結核を疑い，病原体診断により確定する．なお，従来行われてきたツベルクリン反応は，**IGRA**（interferon-γ release assay）検査に代わりつつある．IGRA検査は結核菌群特異抗原で採血した患者血液中のリンパ球を刺激し，産生されるINF-γ量を測定し，感染・免疫能獲得の有無を検査する．クオンティフェロン®，Tスポット®などの検査キットがある．BCGワクチンを含む結核菌以外の抗酸菌の影響を受けないことから，ツベルクリン反応より特異性が高い．

病原体診断には①塗抹検査，②培養検査，③遺伝子検出がある．①塗抹検査は，喀痰中の結核菌を抗酸性染色あるいは蛍光染色により検出する．およその菌数をガフキー号数などで表す．塗抹検査は，簡便で迅速性があるが，感度はやや低い．また非結核性抗酸菌との鑑別が必要になる．②培養検査は，最も信頼性の高い方法であるが，長時間（最終的に8週間）を要することが欠点である．③遺伝子検出には，PCR法やDNAプローブ法，DNA-DNA hybridization法などがあり，迅速な検出・同定が可能である．

【予防と治療】

予防には**ウシ型結核菌*M. bovis* BCG株**（Bacille de Carmette-Guérin，カルメットとゲランの桿菌）を人工培地で長期継代して弱毒化したBCG生ワクチンが使用される．わが国では生後6か月までに経皮接種が行われる．

治療は，抗結核剤による3～4剤併用化学療法が6か月以上に渡り行われる（表5.7および→p. 316）．治療が長期に渡るため，患者の勝手な判断により服薬を中止してしまい，結果として（多剤）耐性菌を生み出す温床となっている．これを防ぐため**DOTS**（directly observed treatment, short-course，直視監視下短期化

表5.7　結核の多剤併用療法

治療法	薬　剤	投与期間
標準治療法A	INH＋RFP＋PZA＋EB（またはSM） INH＋RFP（＋EB）	2か月 4か月
標準治療法B	INH＋RFP＋EB（またはSM） INH＋RFP（＋EB）	2か月 7か月

INH：イソニアジド，RFP：リファンピシン，PZA：ピラジナミド，SM：ストレプトマイシン，EB：エタンブトール

学療法）戦略がWHOにより提唱され，我が国を含め世界中で取り組まれている．DOTSは，服薬を第三者（医療従事者や治療支援者など）の目の前で行い，確実に治療を行うことを目的としている．

2　非結核性（非定型）抗酸菌 Nontuberculous mycobacteria（NTM）

非結核性抗酸菌（非定型抗酸菌）とは，結核菌群以外の培養可能な抗酸菌の総称である．土壌，水などの自然界に広く分布し，環境からヒトへ飛沫感染する．ヒトからヒトへの直接感染はない．抗酸菌陽性患者のうち約20％が非結核性抗酸菌感染症であり，そのうち *M. avium-intracellulare* complex（MAC）（細菌学的に非常に類似した *M. avium* と *M. intracellulare* を一括したもの）が70％程度，*M. kansasii* が約20％を占める．多くのヒトが，土，埃，水などから非結核性抗酸菌の暴露を受けていると考えられるが，健常人の発症は稀である．肺基礎疾患保有者（陳旧性結核，気管支拡張症，肺嚢胞など）やエイズ患者などは発症しやすい．重度の免疫不全の場合，皮膚を含む全身播種性感染を起こす．

M. kansasii 感染症は，抗結核薬に感受性を示すことが多く治療可能である．一方MACは抗結核薬に対する感受性が低く，治療には難渋する．リファンピシン，エタンブトールにマクロライド系（クラリスロマイシンやアジスロマイシン）あるいはニューキノロン系（レボフロキサシンなど）抗菌薬などを併用し1年以上継続して治療を行う．

3　らい菌 *Mycobacterium leprae*

らい菌は未だに人工培地による培養に成功しておらず，ヌードマウスやアルマジロに接種感染させ増殖させる．感染宿主内ではマクロファージや神経細胞のシュワン細胞内で増殖する．

ハンセン病 Hansen's disease（leprosy）は，らい菌による慢性感染症である．皮膚，上皮の粘膜および眼など体表部に好発し，皮疹（斑，丘疹，結節）を起こす．また末梢神経のシュワン細胞に対する親和性が高いため，末梢神経の肥厚および神経支配領域における知覚または運動障害などの神経障害を起こす．らい菌の病原性は極めて弱く，感染しても発病することはまれである．増殖は遅く，潜伏期間は数週間から数十年（平均3～5年）に及ぶ．免疫能が不完全な乳幼児期にらい菌に暴露されることで稀に感染する．

病変部に菌が少数しか見られない**類結核型**，菌が多数みられる**らい腫型**，およびその中間の**境界型**に分けられる．類結核型は細胞性免疫が成立しており，予後がよい．細胞性免疫応答を調べるレプロミン lepromin 反応により，これら病型の分類が可能である．

治療は，リファンピシン，ジアミノジフェニルスルフォン（DDS），クロファジミンによる多剤併用療法を行う．

なお，1996年3月「らい予防法」が廃止され，患者の届け出，隔離や消毒，行動制限などは撤廃された．しかし，本法施行下で行われた患者に対する人権侵害の問題は，教訓として語り継がれなければならない．

5.4.2　コリネバクテリウム属 Genus *Corynebacterium*

グラム陽性桿菌であるが，一端が肥大した棍棒 coryne 状を示すことから，この属名が付けられた．好気性または通性嫌気性であり，自然界に広く分布している．ヒトの咽頭や皮膚にも生息している．100菌種以上が知られているが，ヒトに対する重要な病原菌としてジフテリア菌がある．

1　ジフテリア菌 *Corynebacterium diphtheriae*

ヒトが唯一の宿主であり，自然感染はヒトのみにみられる．光学顕微鏡では特徴的な配列（V, W, Y字型）を示す．また菌体内に1～数個のポリリン酸からなる異染小体 metachromatic body が存在し，特異的なナイセル染色法により検出できる．ウマ血清を高濃度（70～80％）に含むレフレル Löffler 培地で良好に発育し，またレフレル培地に亜テルル酸カリウムを加えた分離培地では，亜テルル酸を還元して特徴的な黒色・灰黒色のコロニーを形成するので鑑別に有用である．

【病原因子】

ジフテリア毒素（外毒素，易熱性）は一本鎖ポリペプチドであり，代表的なA-B毒素である．毒素活性は，宿主細胞内でペプチド伸長因子（elongation factor-2:EF-2）をADPリボシル化して不活化してタンパク質合成を阻害し，細胞死をもたらす．本毒素は毒素非産生株に毒素遺伝子（*tox* 遺伝子）をもつβファージが感染して溶原化変換が起こると産生される．

1）ジフテリア症 diphtheria（感染症法二類感染症）

飛沫により，主に上気道粘膜に感染する．咽頭痛，発熱，嚥下痛などを引き起こす．扁桃付近などの感染局所で菌は増殖しながら毒素を産生して，粘膜組織の壊死を起こさせる．その結果，フィブリン，白血球，菌体などが蓄積した灰白色の特有な**偽膜** pseudomembrane が形成される．偽膜のため窒息死することもある．偽膜が扁桃から鼻腔へ広がると**鼻咽頭ジフテリア**，喉頭や気管へ広がると**咽頭ジフテリア**を起こす．いずれの場合も菌は感染局所に留まるが毒素が血中に入り，全身に広がる．ジフテリア毒素は，神経細胞や心筋に親和性が高く，**ジフテリア後麻痺**（筋力低下や心筋障害など）を引き起こすことがあるので，回復期でも注意が必要である．

【治療・予防】

予防接種法に基づき，A類疾病としてジフテリア，破傷風，百日せき，不活性ポリオからなるDPT-IPV4種混合ワクチン接種が行われている．本症が疑われた場合は早急な治療が必要である．治療は，ジフテリア毒素に対する抗毒素血清療法を行う．ウマ血清が使われるので血清病に注意する．同時にペニシリン，エリスロマイシンなどによる化学療法も行う．

5.4.3　ノカルジア属 Genus *Nocardia*

土壌などの自然環境に広く分布しており，*N. asteroids*, *N. brasiliensis* などが日和見感染を起こす．症状により肺ノカルジア症，全身ノカルジア症，皮膚ノカルジアなどがある．好気性であり，菌糸 hypha または気中菌糸 aerial hypha を形成し，菌糸型真菌と類似の発育形態を示す．抗酸性を示し，遺伝学的には抗酸菌やコリネバクテリウム属などと近縁であるが，菌糸形成をすることから，実用的には放線菌類の仲間とされる場合が多い．

5.4.4　放線菌 Genus *Actinomyces*

細菌のうちで菌糸を形成する一群を放線菌類と呼び，真菌に類似の菌糸を形成する．アクチノマイセス属 *Actinomyces* は放線菌類の代表であり，放線菌と呼ばれる．

A. israelii, *A. naeslundii* などがヒトに病原性を示す．これらは口腔内に常在しており，内因性に感染する．う歯や歯根疾患，抜歯，口腔粘膜の外傷，歯垢や咽頭粘液の肺への吸飲，胃腸管の穿孔や虫垂炎などにより，本来の定着部位以外の組織，臓器に侵入した場合（異所性感染）に**放線菌症** actinomycosis を引き起こす．病変部膿には，特徴的な**ドルーゼ** druse と呼ばれる黄色顆粒状の菌塊（中心部に菌体が詰まり，周囲に多数の菌糸が放射状に配列している）がみられる．治療にはペニシリン系抗菌薬の大量および長期投与を行なう．無効な場合は外科的治療が行われる．

放線菌類の仲間であるストレプトマイセス属 *Streptomyces* は土壌などの自然環境に広く分布しており，抗生物質の産生菌として重要である（口絵）．

5.5　グラム陰性通性嫌気性菌の細菌学的特徴と代表的な疾患

グラム陰性通性嫌気性菌は，腸内細菌科 Family *Enterobacteriaceae*，ビブリオ科 Family *Vibrionaceae*，パスツレラ科 Family *Pasteurellaceae* に属する菌が代表格であり，ヒトに対する病原性という観点からも医学的に重要である．なお，腸内細菌科の細菌はほとんどが腸内に生息する菌種であるが，一部は大腸菌と類似の性状を有することで本科に所属している．腸内に常在しない菌種も含まれており，腸内に棲息している細菌という意味ではない．ヒトに対して病原性を示す主な菌として，大腸菌や赤痢菌，サルモネラ菌，エルシニア菌，クエブシエラ菌，エンテロバクター菌やセラチア菌があげられる．

5.5.A　腸内細菌科 Family *Enterobacteriaceae*

5.5.1　エシェリヒア属 Genus *Escherichia*

大腸菌 *Escherichia coli* が代表菌種である．大腸菌は，活発な運動性を示すグラム陰性桿菌であり，哺乳動物の腸管に常在（生菌数 10^7 ～ 10^9/mL）している．多くの株は培地に含まれる乳糖を分解して酸を産生するので，マッコンキー MacConkey 寒天培地などで培養すると培地に含まれる指示薬(ニュートラルレッド)によってコロニーが赤色になる．

一般的には弱毒性の腸内細菌であるが，一部の菌株は特異な病原性遺伝子を獲得し，ヒトに対して下痢症や尿路感染症あるいは新生児髄膜炎などの感染症を引き起こす**病原大腸菌** pathogenic *E. coli* になっている．病原大腸菌の中で，腸管で感染を引き起こすタイプの大腸菌（下痢原性大腸菌）には，**腸管病原性大腸菌**，**腸管出血性大腸菌**，**腸管毒素原性大腸菌**，**腸管凝集性大腸菌**，**腸管侵入性大腸菌**の主に5つの病原タイプが知られている（表5.8）．

1）腸管病原性大腸菌（enteropathogenic *E. coli*；EPEC）感染症

EPEC は，1940 年半ばに英国において発生した大規模な乳幼児の集団発症事例から発見された．発展途上国における乳幼児の持続的な下痢症の主要な病原菌として知られ，日本においても細菌性食中毒の原因菌となっている．感染源は，患者や保菌者の大便または家畜の排泄物などであり，菌がおびただしく増殖した汚染食品を食べて発症する．

【病原因子】

エンテロトキシン enterotoxin（腸管毒素）のような外毒素の分泌は認められないが，腸管上皮細胞を傷害し，水様性下痢を引き起こす．プラスミドにコードされている BFP（bundle-forming protein）と呼ばれるIV型線毛を産生して互いに密に接着する．また，タイプIII分泌装置を介して腸管上皮細胞内にエフェクター effector を注入し，アクチン再重合に伴った台座状の腸管細胞の変性（A/E 病変 attaching and effacing lesion）を引き起こす（図5.8a）．このような病変の形成に関与する遺伝子は，染色体上の LEE（locus of enterocyte effacing）と呼ばれる遺伝子領域に集約して存在する．

2）腸管出血性大腸菌(enterohaemorrhagic *E. coli*；EHEC）感染症（感染症法，三類感染症）

1982 年，米国におけるハンバーガーが原因とされる集団食中毒事例の報告が最初であり，我が国においても 1996 年に大阪府堺市などを中心に全国的に拡大した集団発生事例が起こっている．その後も単発的な発症時例が後を絶たない．記憶に新しいところでは，2011 年 4 月下旬にユッケを原因食材とする食中毒事例が発生し 1 名が死亡に至ったケースがある．これを契機に 2012 年 7 月以降は牛の肝臓の生食禁止措置が

表 5.8　主な腸管病原大腸菌の種類と特徴

種　類	主な病原因子	主たる症状
腸管病原性大腸菌（EPEC）	BFP 線毛, タイプIII分泌エフェクター	水様性下痢，発熱，腹痛，嘔吐
腸管出血性大腸菌（EHEC） (O157:H7 が代表株)	志賀毒素様毒素（Stx1, Stx2）， タイプIII分泌エフェクター	血便，腹痛，嘔吐，HUS（溶血性尿毒症症候群）
腸管毒素原性大腸菌（ETEC）	エンテロトキシン（LT, ST）， 線毛定着因子	水様性下痢(コレラに類似)，腹痛，発熱
腸管凝集性大腸菌（EAEC）	AAF 線毛, エンテロトキシン(EAST)， オートトランスポーター毒素（Pet）	水様性下痢，発熱，腹痛，嘔吐
腸管侵入性大腸菌（EIEC）	毒性プラスミドにコードされた侵入誘発因子，タイプIII分泌エフェクター	粘血便(赤痢様)，発熱，腹痛，嘔吐

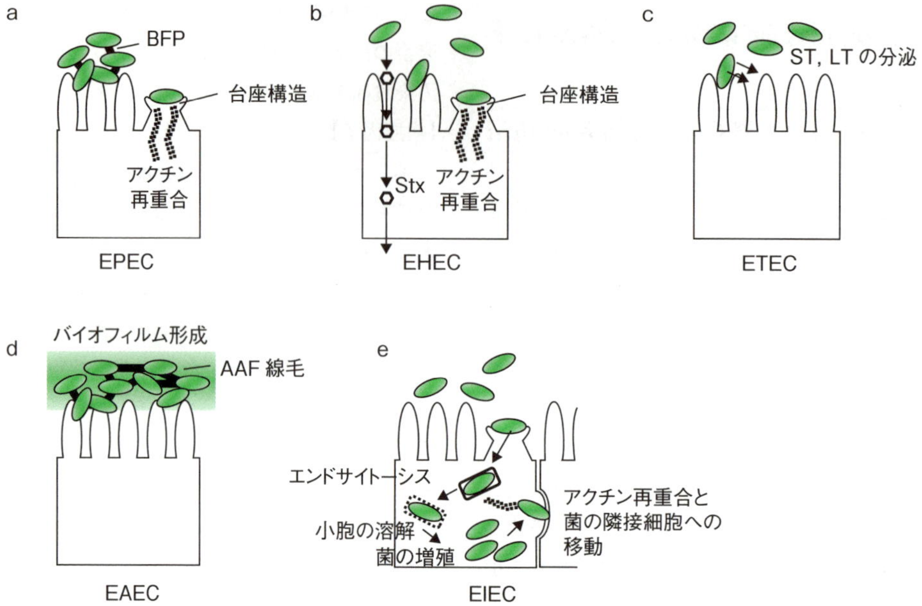

図 5.8　腸管病原大腸菌の種類と病原モデル

BFP；bundle-forming protein，Stx；志賀毒素様毒素，ST；耐熱性エンテロトキシン，LT；易熱性エンテロトキシン，AAF；凝集接着線毛

出るに至っている．

赤痢菌による細菌性赤痢に類似した粘血便を主徴とする下痢を引き起こし（口絵），特に乳幼児や高齢者における重症例では，**溶血性尿毒症症候群**（haemolytic uremic syndrome; **HUS**）を引き起こす．家畜，特にウシが保菌動物と考えられており，感染成立に必要な菌数が 50 ～ 100 個程度と少ないことから，ヒトからヒトへの二次感染も起こる．典型株は血清型別で **O157:H7** 株であるが，ほかに **O26**, **O111**, **O145** なども報告されている．

【病原因子】

HUS の原因となる外毒素は，赤痢菌の志賀毒素に酷似した**志賀毒素様毒素**（Shiga-like toxin, **Stx1 と Stx2**）がある．アフリカミドリザルの腎臓由来の Vero 細胞に変性を来すことから**ベロ毒素 Vero toxin** とも呼ばれている．EHEC のほとんどの株は EPEC と同様に染色体上に LEE 領域を保有し，A/E 病変を見受けることが多いが，その発生頻度は EPEC ほど高くない（図 5.8b）．

3）腸管毒素原性大腸菌（enterotoxigenic *E. coli*；ETEC）感染症

1967 年にイギリスで起こった幼若ブタの集団下痢発症事例が，最初の報告である．菌体外にエンテロトキシン（腸管毒素）を積極的に産生し，コレラに類似の水様性下痢を起こす（図 5.8c）．発展途上国における乳幼児下痢症の主たる起因菌となっているのみならず，先進諸国においても発展途上諸国への訪問後に発症する**旅行者下痢症**の主な起因菌である．

【病原因子】

ETEC の病原因子であるエンテロトキシンは，2 種類のものが知られている．1 つは熱に安定で 100℃，20 分間の加熱によっても失活しない**耐熱性エンテロトキシン**（**heat-stable enterotoxin**; **ST**）であり，もう 1 つは 60℃，10 分間の加熱でも失活する**易熱性エンテロトキシン**（**heat-labile enterotoxin**; **LT**）である．LT は，コレラ毒素（cholera toxin; CT）に類似する毒素としても知られている．

4）腸管凝集性大腸菌（enteroaggregative *E. coli*；EAEC）感染症

持続的な下痢を主徴とし，発展途上国のみならず先進国においても感染者が認められる．

【病原因子】

EAECは，AAF（aggregative adherence fimbriae）と呼ばれる線毛を介してレンガが積み重なったように菌が凝集し，いわゆる**バイオフィルム** biofilmを形成して定着する（図5.8d）．ETECのSTに類似した腸管凝集性大腸菌耐熱性エンテロトキシン（enteroaggregative E. coli heat-stable enterotoxin; EAST）やPet（プラスミド性エンテロトキシン）と呼ばれるオートトランスポーター毒素 autotransporter toxinなどが下痢症の要因であることが指摘されている．

5）腸管侵入性大腸菌（enteroinvasive *E. coli*；EIEC）感染症

EIECは，1971年にボランティア実験において，赤痢菌に非常に類似した病態を形成する病原菌であることが確認された．腸管内への菌の侵入による炎症性大腸炎や時に赤痢様の粘血便を呈するが，赤痢より症状は軽度である．多くの事例では，他の腸管病原大腸菌による下痢症と区別のつかない水様性の下痢を呈する．

【病原因子】

EIECは菌体内に大きな病原性プラスミド（213-kbのvirulence plasmid）を保有しており，これにコードされるタイプIII分泌系を利用してエフェクターを注入し，菌の腸管上皮細胞内への侵入，細胞内での増殖，アクチンフィラメント形成による近隣細胞へのさらなる侵入などの感染拡大を引き起こす（図5.8e）．

【予防と治療】

上述した腸管に病原性を示す各種大腸菌感染症に対するワクチンは，現在のところ実用化されていない．通常の細菌性食中毒に対する注意を促すことによって，予防が可能である．急性胃腸炎などの消化器症状に対しては，基本的に経口輸液を用いた脱水症状の緩和を優先させる．化学療法が必要な場合には，グラム陰性菌に対する各種β-ラクタム剤やキノロン系薬が主として適用される．腸管出血性大腸菌感染症などの細菌性赤痢に対してはホスホマイシンなどが適用される．

6）その他の病原大腸菌感染症

病原大腸菌の中で，尿路に感染を引き起こすタイプのものは**尿路病原性大腸菌**（uropathogenic *E. coli*; UPEC）と呼ばれる．特に基礎疾患をもたずに発症する単純尿路感染症の70%以上がUPECを原因とする感染事例である．尿路への強固な定着を可能にするP線毛やタイプ1線毛と呼ばれる線毛を表層に発現し，α-溶血毒素と呼ばれる細胞溶解毒素の産生もみられる．これらの接着因子や溶血毒素は，染色体上の病原島（pathogenicity island）と呼ばれる遺伝子領域にコードされている．UPECは単純尿路感染症を起こすだけでなく，上行性に感染を拡大して膀胱炎や急性腎盂腎炎に進展することがある．また，尿路感染源からさらに全身に広がって敗血症を引き起こすこともある．

【予防・治療】

尿路病原性大腸菌に対しては，泌尿器官の構造上，女性において発症例が多いが，その部位に対する衛生的な管理を十分に行うことで予防が可能である．起因菌が判明するまでは抗菌力に優れたβ-ラクタム系やキノロン系抗菌薬で対処し，特にUPECが起因菌であると判明した後は未変化体が尿中排泄されるキノロン系抗菌薬が用いられる．

5.5.2　赤痢菌属 Genus *Shigella*

赤痢菌は，細菌性赤痢の病原体である．属名のシゲラは，1897年に志賀潔が赤痢菌を発見したことに因んでいる．赤痢菌属には，志賀赤痢菌 *Shigella dysenteriae*（A群赤痢菌），フレキシネリー赤痢菌 *Shigella flexneri*（B群赤痢菌），ボイデイ赤痢菌 *Shigella boydii*（C群赤痢菌），およびソンネイ赤痢菌 *Shigella sonnei*（D群赤痢菌）の4種が属している．これらの赤痢菌は，糖分解性において差がみられる（表5.9）．

赤痢菌は，大腸菌やサルモネラ属菌と遺伝学的に近縁のグラム陰性桿菌であるが，大腸菌やサルモネラ属菌と異なり，無鞭毛性の細菌である．また，乳糖非分解性である点で大腸菌と区別される（ただし，ソンネイ赤痢菌 *Shigella sonnnei* では遅れて分解する）．

1）赤痢（感染症法，三類感染症）

主に患者や保菌者の糞便などの排泄物で汚染された飲食物を介して経口感染する．わずか10～100個で感染が成立することから，伝染性を示す．特に志賀赤痢菌は，HUSなどの重篤な症状を併発する危険性が高い病原菌種である．その他の赤痢菌では，その感染症状は比較的軽度である．

かつての日本においては罹患者も多く，特に小児に対して**疫痢**（HUSに近い症状）として恐れられていたが，現在はその数は激減している．しかし，発展途上諸国においては，今もなお年間1億人以上の人々が罹患しており，中でも乳幼児や高齢者においては劇症化し死亡率も極めて高い．日本ではむしろ輸入感染症として，年間1,000件前後の症例が報告されている．それらの症例では，ソンネイ赤痢菌によるものが最も多く，次いでフレキシネリー赤痢菌によるものが多い．

【病原因子】

赤痢菌の病原因子やその輸送系は，病原性プラスミド（virulence plasmid; 200-220 kb）上にコードされている．菌は腸管上皮細胞に定着後，**タイプIII分泌系**を介してエフェクターを注入し，引き続き細胞内へ侵入する（EIECによる感染様式と同様であるが，赤痢菌による腸管障害の方が重度である）．したがって，腸管組織からの出血やそれに伴う粘血便が特徴的に現れる．志賀赤痢菌は，腸管上皮細胞への侵入性に加えて顕著な**志賀毒素** Shiga toxin 産生が認められる．

【予防・治療】

ワクチンは，現在のところ実用化されていない．感染患者の完全治療と衛生状態の改善が感染の拡大防止と予防につながる．化学療法が必要なケースにおいては，キノロン系薬やホスホマイシンなどが第一選択薬

表5.9　赤痢菌の糖分解性状の比較

	Shigella dysenteriae	*Shigella flexneri*	*Shigella boydii*	*Shigella sonnnei*
グルコース	＋[1]	＋[2]	＋[1]	＋[1]
アラビノース	－[3]	±	＋	＋
ラクトース	－	－	－	(＋)
マンニトール	－	＋	＋	＋
シュクロース	－	－	－	(＋)

＋；分解性，(＋)；遅れて分解性を示す，±；変動がみられる，－；非分解性

[1] ガス産生はみられない．

[2] 血清型6のみガス産生がみられる．

[3] 血清型3, 5, 6, 7, 8は＋である．

表5.10　*Salmonella enterica* subsp. *enterica* の主な血清型の生化学的性状

血清型名	Typhi	Paratyphi A	Paratyphi B	Paratyphi C	Typhimurium	Enteritidis	Choleraesuis
和　名	チフス菌	パラチフスA菌	パラチフスB菌	パラチフスC菌	ネズミチフス菌	ゲルトネル菌	ブタコレラ菌
運動性	＋	＋	＋	＋	＋	＋	＋
クエン酸塩の利用	－	－	＋	＋	＋	＋	(＋)
D-酒石酸の利用	－	－	－	＋	＋	＋	＋
グルコース利用に伴うガス産生	－	＋	＋	＋	＋	＋	＋
アラビノースの利用	－	＋	＋	＋	＋	＋	－
ラクトースの利用	－	－	－	－	－	－	－
トレハロースの利用	＋	＋	＋	＋	＋	＋	－
硫化水素産生	＋	－	＋	＋	＋	＋	－

＋；常に陽性，(＋)；遅れて常に陽性，－；陰性

として処方される他，エリスロマイシンやジョサマイシンアドのマクロライド系薬も適用される．

5.5.3　サルモネラ属 Genus *Salmonella*

サルモネラ属菌は，ヒトや動物に対して病原性を示す様々な菌種が属している．宿主は広範で，さまざまな動物に感染して症状を引き起こすため，**人獣共通感染症**の病原体である．腸チフス typhoid fever の原因菌であるチフス菌は，ヒトだけに感染して症状を起こす（宿主特異性）．

サルモネラ属菌は，周毛性鞭毛を有するグラム陰性桿菌である．多くの種はグルコースを利用してガス産生を認める（チフス菌はガス非産生）が，乳糖を分解しない（表5.10）．また多くの種は硫化水素産生を示すが，チフス菌では産生量は少なく，パラチフス菌やブタコレラ菌では全く産生しないなど種間で差が認められる．

【分類】

血清型別によって分類されてきたため，2000種以上にも細分されていた．現行の分類法では *S. enterica* と *S. bongori* の2菌種のみが認められている．さらに，*S. enterica* は生物学的性状の違いから6亜種に分類されている．その結果，血清型は種を表すものではなくなり，亜種名の後ろにイタリックではなくローマン字体として付記される．例えば，チフス菌の場合，*S. enterica* subspecies *enterica* serovar Typhi となる．しかし菌名が長くなるので，*S.* Typhi と略して表記することも許されている．また，同じ亜種の中でも *S.* Paratyphi のように生化学的性状の違いなどにより，さらに *S.* Paratyphi A, B, C と細分されているものも含まれる（表5.10）．サルモネラ属による感染症は，**腸チフス**，**サルモネラ症**，腸チフス以外の敗血症の3つに大別される．

1）腸チフス typhoid fever，パラチフス paratyphoid fever（感染症法，三類感染症）

パラチフスも含め，腸チフス症状を示す疾患を総称的に**チフス性疾患** enteric fever と呼んでいる．腸チフスは，チフス菌の経口感染によって引き起こされる．感染後の菌は小腸粘膜下組織から腸間膜リンパ節にまで達し，やがて腸管から血液中へ移行する．**菌血症**や持続的な発熱，脾腫，**バラ疹**などが現れ，末期的には全身性の炎症，壊死などが起こり，死亡率も高くなる．経口感染した菌が腸管から血中に入り増殖する点が，他の経口感染する細菌と異なる．

一方，パラチフスA菌もチフス菌と同様な腸チフス症状を起こすが，チフス菌に比べて軽度であるので，**パラチフス paratyphoid** と呼んで区別している．また，パラチフスB菌やC菌はパラチフスの起因菌ではなく，サルモネラ症を起こす食中毒菌として取り扱われている．

【予防・治療】

腸チフスは，慢性保菌者がヒトからヒトへの直接的な二次感染を誘発するので，適切な感染の拡大防御が必要となる．安静，禁食などの一般的な対症療法を実施するが，必要に応じて抗菌治療を実施する．抗菌治療には第一選択薬としてニューキノロン系抗菌薬を経口的に投与する．これらの抗菌薬が使えない場合にはクロラムフェニコールやアンピシリンを使用する．またニューキノロン耐性菌には，第三世代セフェム系薬やアジスロマイシンが適用される．

2）サルモネラ症 salmonellosis

ゲルトネル菌（**腸炎菌**とも呼ばれる），**ネズミチフス菌**，およびパラチフスB菌は，**サルモネラ症**と呼ばれる感染型食中毒に該当する急性胃腸炎を起こす．家畜・家禽をはじめ多くの動物が保菌しているので，肉や乳製品，特にゲルトネル菌では鶏卵が感染源になる．また，ネズミチフス菌はネズミが保菌動物となり，糞尿を介して感染を広げるので，調理場などの保菌動物の駆除にも配慮する．

【予防・治療】

サルモネラ症に対しては，対象食品や調理者に対する衛生管理の徹底と調理法に配慮することで予防が可能となる．薬物治療に関しては，基本的には抗菌薬の投与は行わない．ただし，発熱とともに敗血症状がみられた場合には，腸チフスに準じた抗菌薬投与が行われる．

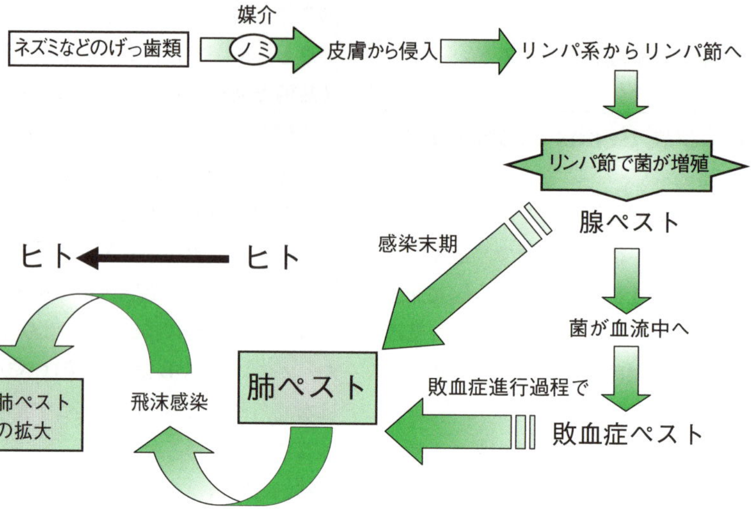

図 5.9　ペスト菌の感染経路と感染の進行様式

3）敗血症 septicemia

チフス菌やパラチフス菌以外のサルモネラ属菌のうち，ブタコレラ菌は敗血症を引き起こす代表的な原因菌種である．胃腸炎症状を認めることなく，突然の発熱を伴って敗血症に至る．

5.5.4　エルシニア属 Genus *Yersinia*

エルシニア属には 19 菌種が属しているが，ヒトに病原性を示す重要なものは，ペストの病原体であるペスト菌 *Y. pestis*, 食中毒原因菌である腸炎エルシニア菌 *Y. enterocolitica*, および仮性結核菌 *Y. psudotuberculosis* の 3 菌種である．

卵円形をしたグラム陰性桿菌である．至適培養温度は 26 ～ 28 ℃で, 36 ～ 37 ℃ではむしろ増殖が遅れる．ペスト菌は非運動性であるが，それ以外の菌種では，37 ℃では運動性を示さないものの 30 ℃では鞭毛を形成し，運動性を示す．エルシニア属菌の病原種は共通して抗食菌因子や定着性外膜タンパク因子など感染性を強める種々の因子をコードする pYV プラスミド（約 70 kb）を保有している．

1）ペスト（感染症法，一類感染症）

中世ヨーロッパではペストが大流行し，二千万人が死亡して**黒死病** black death として恐れられた．黒死病という名称は，全身リンパ節の出血性腫脹，肝脾腫脹および皮下出血などの症状が現れることに由来する．ペスト菌の自然宿主は，げっ歯類であり，これに寄生しているノミが媒介してヒトへ菌が伝播する．ペスト菌を保有するノミに咬まれることにより感染し，リンパ系からリンパ節に侵入・増殖して発症する**腺ペスト** bubonic plague と，感染者からの飛沫感染で感染し，菌が肺胞マクロファージに侵入・増殖して出血性肺炎を起こす**肺ペスト** pneumotic plague，腺ペスト bubonic plague においてリンパ節で増殖した菌が血流に入って発症する**敗血症ペスト** septicemic plague がある（図 5.9）．腺ペストはペストの 80 ～ 90%を占め，適切な治療をしなければ致死率は 40 ～ 70%にのぼる．肺ペストでは，致死率がほぼ 100%と極めて危険度が高い．したがって，感染症法一類に指定されている細菌感染症はペストだけである．日本では，1930 年代の横浜での発生を最後に発生はみられていない．世界的には，インド周辺地域，南アフリカ地方やマダガスカルなどで持続的な感染が起こっている．

【予防・治療】

保菌動物であるネズミ，それに寄生するノミの駆除を行う．予防には，不活化全菌体ワクチンが用いられるが，感染の危険性が高い場合に限って使用することが推奨されている．肺ペストに至っては厳重な呼吸隔離が要求される．化学療法としては，テトラサイクリン系薬やアミノグリコシド系薬が使用される．

2）その他のエルシニア感染症

腸炎エルシニア菌は，イヌやブタの腸管に常在し，糞便とともに排出された菌や豚肉などの加工段階で付着した菌が経口的に感染する食中毒起因菌である．微熱の伴った胃腸炎を呈することが多く，下痢の集団発生の形をとることが多い．自然治癒するので，抗菌薬の使用は一般的でない．対症療法を行い，病気が長期化した場合にのみテトラサイクリン系薬やアミノグリコシド系薬を投与する．

5.5.5　クレブシエラ属 Genus *Klebsiella*

医学的に重要な菌種は，肺炎桿菌 *K. pneumoniae* と *K. oxytoca* である．前者は，生化学的性状の差異によりさらに3種の生物型（biovar）に分けられている．クレブシエラ属菌は，大腸菌よりもやや大型のグラム陰性桿菌である．無鞭毛性であるが，厚い莢膜を有する．

【病原性】

肺炎桿菌は，多くの薬剤に耐性を示すことから，日和見感染ならびに院内感染起因菌として問題視されている．ヒトにおいては上気道などに常在する菌である．感染症が成立するとその病態も広範で，呼吸器感染のみならず，尿路感染や敗血症などもしばしば起こす．一方，*K. oxytoca* は病因論的にはまだ不明な点も多い．多くの *K. oxytoca* 感染症は，抗菌薬投与に伴う菌交代現象の結果として発症しており，出血性下痢などの消化器症状を起こす．

【予防・治療】

院内感染による感染拡大が問題となるので，個室管理が難しい場合にはカーテン隔離など接触予防策をたてる．近年では，**基質特異性拡張型 β-ラクタマーゼ（ESBL）**の遺伝子獲得などに伴う高度耐性化がみられるので，抗菌治療に適した抗菌薬の選択が必要となる．

第一選択薬としては，カルバペネム系薬の適用が考慮される．

5.5.6　エンテロバクター属 Genus *Enterobacter*

エンテロバクター属菌は，周毛性鞭毛を有するグラム陰性桿菌で，土壌や下水などの環境中およびヒトの腸管内に常在している．十数種あるエンテロバクター属の細菌のうち，臨床的に *E. cloacae*, *E. aerogenes*, *E. agglomerans*, および *E. sakazakii* の分離件数が多い．

【病原性】

いずれの菌種も感染は日和見的であり，健常人に感染症を引き起こすことはまれである．基礎疾患保有者や感染防御能の低い新生児や高齢者などにおいて，敗血症や髄膜炎を引き起こす可能性がある．

【予防・治療】

乳児用調製粉乳への *E. sakazakii* 汚染が原因で乳児に敗血症や壊死性腸炎の発症事例があったことから，日本でもその防止のために粉ミルクを70℃以上で処理することが母子手帳に記載されている．第一選択薬としては第三世代セファロスポリン系薬などが適用される．

5.5.7　セラチア属 Genus *Serratia*

セラチア属菌には現在19菌種が属しているが，ヒトに対する感染菌として重要なのは *S. marcescens*（霊菌）である．クエン酸利用能を有し，VP反応陽性でゼラチンを強く分解して液状化する性質やレシチナーゼおよびDNaseの産生能を有するグラム陰性桿菌である．赤色の色素（プロディギオシン prodigiosin）を産生することが特徴の1つとされてきたが，実際にこの色素の産生株は全体の10% 以下にしかすぎない．

【病原性】

土壌や水系環境，空気中に広く分布しており，呼吸器，尿路，創傷部に感染を引き起こす日和見感染菌である．近年問題となっているのは，この菌による医療器具の汚染と菌の多剤耐性化が進んできている点である．特に点滴液への混入による院内感染事例は，日本においてもたびたび発生している．輸液バッグの作り置きなどが原因とされ，薬剤管理の徹底が感染予防に不可欠である．

【予防・治療】

第一選択薬として第三世代セファロスポリン系薬などが適用される．

5.5.8　その他の腸内細菌科に属する菌

上述した以外の腸内細菌科に属する菌として，シトロバクター *Citrobacter*，ハフニア *Hafnia*，エドワージエラ *Edwardsiella*，プロテウス *Proteus*，プロビデンシア *Providencia*，およびモルガネラ *Morganella* がある．いずれも，病原性そのものは低く，日和見感染を起こす．腸内に生息する**モルガネラ**は，食品中のヒスチジンを脱炭酸することによりヒスタミンを生成する．このため，ヒスチジンを多く含む食品の摂取によって**アレルギー性食中毒**の誘発の要因となる．

5.4.B　ビブリオ科 Family *Vibrionaceae*

ビブリオ科は，ビブリオ属菌に代表される細菌科である．科名は，「振動する」という意味の *Vibrio* に由来しており，この科に属する菌が極単毛性の鞭毛を有して(図 5.10)，活発な運動性を示すことに因んでいる．本科にはビブリオ属の他，主に淡水や汽水域を生息域とするエロモナス属 *Aeromonas* およびプレシオモナス属 *Plesiomonas* が含まれており，いずれも食中毒の起因菌である．

5.5.9　ビブリオ属 Genus *Vibrio*

ビブリオ属菌は，やや湾曲したグラム陰性桿菌である．腸炎ビブリオをはじめ発育に NaCl を必要とする（好塩性の）海洋細菌種が含まれる．また生育環境として好アルカリ性であることから，アルカリペプトン水が増菌培地として用いられる．基準種はコレラ菌（*Vibrio cholerae*）である．

1　コレラ菌 *Vibrio cholerae*

コレラ菌は菌体表層の O 抗原の違いにより，現在 160 以上の血清型に分類されている．**O1 コレラ菌**は，いわゆるコレラの原因菌であり，表層抗原の性状により**稲葉型**，**小川型**および**彦島型**に 3 つの血清型細分されている．また O1 コレラ菌は，血液寒天培地上での溶血性状をはじめとする生物学的性状に基づき，**アジア型（古典型）**と**エルトール型**に分けられる（表 5.11）．O1 以外の血清型のコレラ菌は，*V. cholerae* non-O1（**NAG ビブリオ** non-O1 agglutinable *V. cholerae*）と

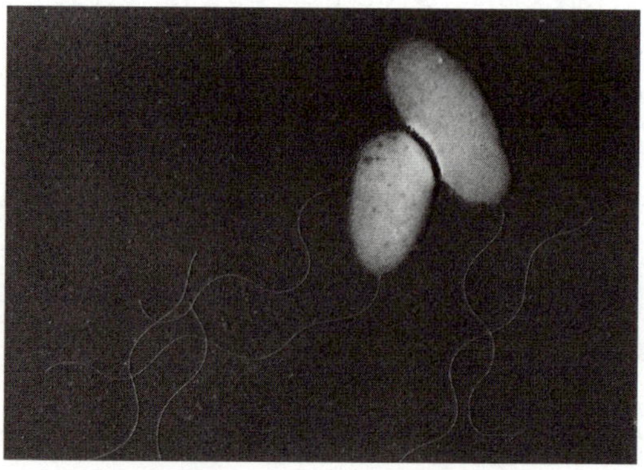

図 5.10　腸炎ビブリオの電子顕微鏡写真
パラジウムによるシャドウイング法；20,000 倍
（日本細菌学会，細菌学教育用映像素材集 第二版より）
（提供：国立感染症研究所細菌部・島田俊雄，神戸大学大学院自然科学研究科生命科学・大澤　朗）

表 5.11　O1 コレラ菌の生物型と性状

	溶血毒素の産生性	ニワトリ赤血球の凝集性	ポリミキシンB感受性	VP 反応（クエン酸利用能）	クラシカルファージ IV 感受性	エルトールファージ V 感受性
アジア型	−	−[2]	＋	−[3]	＋	−
エルトール型	＋[1]	＋[2]	−	＋	−	＋

1) 非溶血性の株もある．　2) 例外株も存在する．　3) 弱い陽性を示す株がある．

総称され，食中毒の起因菌として考えられていた．しかし，1990年代に入って**コレラ菌O139（ベンガル型コレラ菌）**が激しい下痢症を誘発し，一時期大流行したことから，NAGビブリオからは外され，O1コレラ菌と同等の扱いになっている．

1）コレラ（感染症法，三類感染症）

自然界では，汽水域などにおいてプランクトンに付着して共生しているものが多く，飲食物を介して経口感染する．コレラ患者の排泄物によって汚染された水などを介して，さらに感染が拡大する．非常に激しい**米のとぎ汁状の水様性下痢**を引き起こす．重症患者は，脱水症状を起こして昏睡状態となり死に至る．一般的に，古典型O1コレラ菌が重症例を引き起こしやすい．日本における発症事例は，平成7年にバリ島への旅行者に続発して患者数が300人を超えたが，近年は患者数が2ケタで推移している．

【病原因子】

コレラ菌は様々な病原因子を産生するが，水様性下痢の主因はコレラ毒素cholera toxin（CT）の作用によるところが大きい．その作用の概略（図5.11）は，①CTの腸管上皮細胞への結合，②毒素のエンドサイトーシスによる取り込み，③毒素本体であるA1サブユニットによるGTP結合タンパク質（Gsタンパク質）のADPリボシル化が起こる．④その結果，腸管細胞内のcAMP濃度が上昇し，⑤，⑥腸管における電解質輸送が著しく変化して水様性の下痢が生じる．

【予防・治療】

上下水道の整備や衛生環境の改善が第一にあげられる．予防ワクチンの効果は十分とはいえないが，死菌経口ワクチンや経皮ワクチンなどがある．

脱水による死亡が多いので，WHOでは静脈内輸液を勧奨している．抗菌剤を投与する場合には，嘔吐などが止まった後に開始する．第一選択薬はテトラサイクリン系薬やニューキノロン系抗菌薬などが用いられる．

2　腸炎ビブリオ *Vibrio parahaemolyticus*

昭和25年10月大阪で発生したシラス食中毒事件を契機に，藤野恒三郎博士らによって日本で最初に発見された．腸炎ビブリオは海洋性細菌であり，生育に数%程度の食塩を必要とする**低度好塩菌** halophilic bacteria である．液体培地中では極単毛性の鞭毛を，寒天培地などの固形培地に移すと周毛性の鞭毛を発現する．白糖

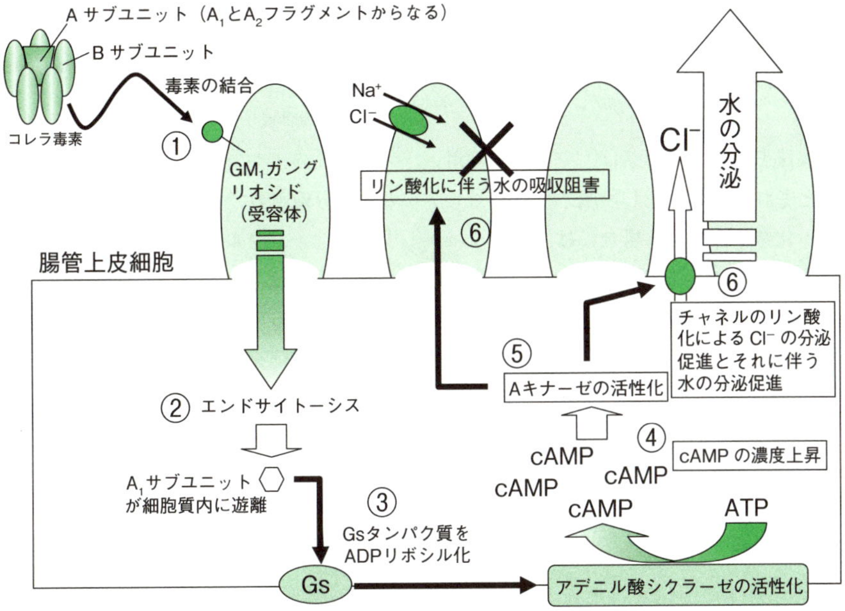

図5.11　コレラ毒素（CT）の作用機序

非分解性である点で，他のビブリオ属菌と区別される．

1）腸炎ビブリオ食中毒

菌に汚染された魚介類を経口摂取することで起こる．日本では生の海産物を食する習慣があるので，かつては腸炎ビブリオによる**感染型食中毒**の発生件数が比較的多かったが，食品衛生的な管理体制が向上したこともあり，近年では減少傾向にある．腸炎ビブリオ食中毒の発症には約 10^6 個以上の菌数の摂取が必要であるため，菌が増殖しやすい夏〜初秋にかけて食中毒が発生しやすい．ほとんどの症例において，発熱や腹痛を伴った水様性下痢または粘血下痢を主徴とする急性胃腸炎を呈する．

【病原因子】

食中毒を起こすほとんどの菌は，ヒトまたはウサギ赤血球を含む血液寒天培地上に溶血環を形成する．これを**神奈川現象**（Kanagawa phenomenon; **KP**）という．溶血の原因は，**耐熱性溶血毒素**（Thermo-stable direct hemolysin; **TDH**）であり，下痢の要因とされる．しかし，神奈川現象をほとんど示さない菌が原因となって発生する食中毒も近年確認されている．後者は，TDH とは異なる耐熱性溶血毒素関連溶血毒素（Thermo-stable direct hemolysin related hemolysin; TRH）を産生していることが判明した．現時点において，腸炎ビブリオ病原株は TDH と TRH の両方または一方を産生する株とみなされている．

【予防・治療】

基本的に対症療法を行う．止瀉薬は，一般的には用いない方がよいとされている．激しい脱水症状に対しては輸液を行う．化学療法を行う場合には，コレラにおける抗菌治療と同様にテトラサイクリン系薬やニューキノロン系薬などを用いる．

3　ビブリオ・バルニフィカス *Vibrio vulnificus*

低度好塩性の海洋細菌である．海産物の摂取や創傷部からの菌の侵入が感染の原因となるが，健常人に感染が成立することはまれであり，肝硬変などの基礎疾患保有者や生体防御系が低下した易感染者 compromised host に対する症例がほとんどである．これらの症例では，敗血症や皮下組織壊死などの全身症状を呈し，致死率も高い．このようなことから“人喰いバクテリア”とも呼ばれている．

4　その他のビブリオ属菌

食中毒原因菌として，ビブリオ・ミミカス *V. mimicus* やビブリオ・フルビアリス *V. fluvialis* が知られている．汚染された魚介類を介して経口感染し，水様性下痢を起こす．

5.5.10　ビブリオ属菌以外の主な病原性ビブリオ科細菌

エロモナス・ハイドロフィラ *A. hydrophila*，エロモナス・ソブリア *A. sobria*，およびプレシオモナス・シゲロイデス *P. shigelloides* などは，汚染された飲食物などを介して経口感染し，水様性の下痢症を起こす．日和見的に腸管外感染を引き起こし，敗血症や深部組織壊死など重症に至るケースも知られている．

5.5.C　パスツレラ科 Family *Pasteurellaceae*

臨床的に重要なものは，ヘモフィルス属菌 Genus *Haemophilus*，中でも**インフルエンザ菌** *Haemophilus influenzae* である．

1　インフルエンザ菌 *Haemophilus influenzae*

ヒトや動物の上気道において正常細菌叢を形成している菌種の1つである．発見当初，インフルエンザ患者から分離されたために，その種名が与えられたが，実際にはインフルエンザの病原体でないことは明らかである．ヘモフィルスの名称は，菌の増殖に血液成分を必要とすることに由来する．普通寒天培地では生育せず，分離培養にはチョコレート寒天培地が用いられる．多形性を示し，球状から桿状の様々な形態をとる．5〜10％程度の二酸化炭素存在下で，生育は促進される．

1）細菌性髄膜炎（感染症法，五類定点把握疾患）

気道部を中心とした呼吸器感染症状を引き起こす．特に小児は自然獲得免疫が十分に成立していないために，菌がさらに体内に侵攻して**細菌性髄膜炎**を引き起こす．年間千人ほどの乳幼児が発病し，約 5 %が死亡，15 ～ 20%にてんかんや聴覚障害などの後遺症が残る．

【病原因子】

全身感染を起こした菌のほとんどが莢膜を有していることから，生体内での貪食作用に抵抗し，より強い病原性を示すと考えられる．また IgA プロテアーゼ IgA protease を菌体外に分泌して，局所粘膜免疫を回避する．

【予防・治療】

予防接種法に基づき，A 類疾病として乳幼児の細菌性髄膜炎の予防のため，Hib ワクチン（インフルエンザ b 型ワクチン）の接種が行われている．治療には β-ラクタマーゼを産生するので，第三世代セフェム系薬やニューキノロン系抗菌薬が用いられる．

5.6 グラム陰性好気性桿菌の細菌学的特徴と代表的な疾患

5.6.1 シュードモナス属 Genus *Pseudomonas*

0.5～0.8 μm × 1.5～3.0 μm の芽胞非形成のグラム陰性好気性桿菌である．土壌，水系（海水，淡水），植物や動物体表面，腸管内など自然界に広く存在する．1 本から数本の極鞭毛をもち，運動性がある．オキシダーゼ陽性，カタラーゼ陽性．グルコースを嫌気的に分解できない**ブドウ糖非発酵グラム陰性桿菌群** non-fermenting gram-negative rods（NFGNR）の代表である．シュードモナス属には多くの菌が属するが，臨床上問題となるのは主に緑膿菌 *Pseudomonas aeruginosa* である（図 5.12）．その他に *P. putida*，*P. fluorescens* も院内感染症の病原菌となる．

1　緑膿菌 *Pseudomonas aeruginosa*

栄養要求性が低く，生育温度域も広いので自然環境に適応しやすい．水に可溶性の**緑色色素ピオシアニン** pyocyanin と蛍光色素ピオベルジン pyoverdine を産生するため，培養に伴い培地やコロニーが緑色になる（口絵）．消毒薬や抗菌薬に高い自然耐性を示す．選択培地にはオールドキノロン系抗菌薬のナリジクス酸と陽イオン性界面活性剤の一種であるセトリミドを含む NAC（nalidic-acid, cetrimide）培地を用いる．

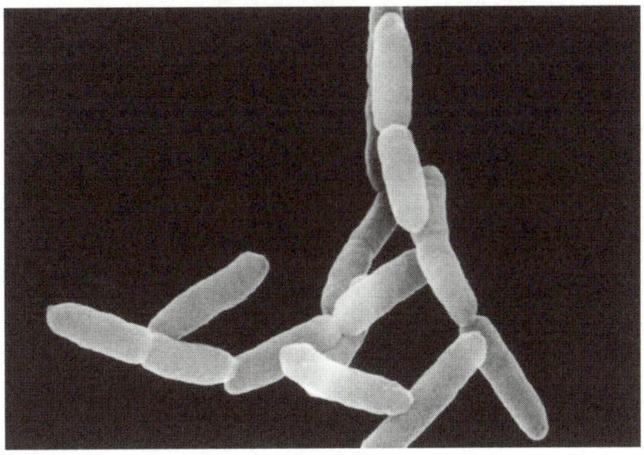

図 5.12　緑膿菌の走査電顕像
（日本細菌学会教育用映像素材集より転載）
提供：京都薬科大学微生物学教室　西野武志
（松本慶蔵編：病原菌の今日的意味 改訂 3 版，医薬ジャーナル社）

【病原性・病原因子】

宿主細胞への付着には線毛，鞭毛が必要である．エラスターゼやアルカリ性プロテアーゼは宿主細胞への侵入に関与するほか，ヒトの動脈や皮膚などの組織にみられるエラスチンや血液凝固因子であるフィブリンを分解し，結合組織を傷害する．エキソトキシン A，エキソエンザイム S は宿主細胞におけるタンパク質合成系に作用し，宿主細胞を傷害する．またアルギン酸 alginic acid を産生する菌はムコイド型緑膿菌と呼ばれ，**バイオフィルム** biofilm を形成しやすい．このような緑膿菌の病原因子の産生やバイオフィルム形成にはクォーラムセンシング機構が関与する（→ p. 42）．

緑膿菌において，多種の抗菌薬に対する自然耐性を付与するものとして多剤排出システムがある．緑膿菌の主要な多剤排出ポンプである MexAB-OprM は病原因子を排出していることが示唆されており，抗菌薬耐性のみならず病原性にも関わっていると考えられている（→ p. 333）．

【疾患】

弱毒菌であり，健常人にはほとんど病原性を示さないが，免疫力の低下した易感染者に日和見感染症を起こす．多くの抗菌薬に自然耐性であるため菌交代症を起こす．病態は多彩で，皮膚の化膿，尿路感染症，呼吸器感染症，敗血症等を起こす．慢性気道感染症やカテーテル感染症においては，感染部位に緑膿菌がバイオフィルムを形成し，難治性感染症となる場合が多い．白人特有の**嚢胞性線維症** cystic fibrosis（CF）の患者に感染しやすく，致命率が高い進行性の肺炎を起こす．**びまん性汎細気管支炎** diffuse panbronchiolitis（DPB）は反復する呼吸器感染の結果起こる呼吸細気管支炎で，慢性気道感染症であり，最終的には難治性緑膿菌感染症へと進展する．わが国をはじめ東アジアに遍在し，人種特異性が高い．

薬剤耐性緑膿菌感染症（感染症法五類定点把握）は多剤耐性緑膿菌 multiple drug-resistant *Pseudomonas aeruginosa*（MDRP）による感染症である．MDRPは緑膿菌に有効なカルバペネム系（イミペネム/シラスタチン），アミノグリコシド系（アミカシン），ニューキノロン系（シプロフロキサシン）の3系統の薬剤に耐性を獲得した緑膿菌である．

【治療】

広域ペニシリン（ピペラシリン），第三世代および第四世代セフェム，カルバペネム系，アミノグリコシド系（アミカシン，ゲンタマイシン），ニューキノロン系抗菌薬が用いられる．MDRPでは，有効な治療法がないため，感受性試験の結果を基に2剤併用療法が行われていたが，最近，コリスチン（注射薬）が承認された．日本においては使用実績がないこと，副作用の強い薬であることから，既存の薬剤では治療できない場合に限り用いられる．DPBをはじめとする慢性気道感染症にはエリスロマイシンなどの14員環マクロライドの少量長期投与療法が有効である．

5.6.2　バークホルデリア属 Genus *Burkholderia*

1　類鼻疽菌 *Burkholderia pseudomallei*

東南アジアを中心とする熱帯，亜熱帯地域の土壌や水中に生息する腐生菌である．ブタ，ウマ，ヤギ，ウシに感染する．ヒトへの感染は菌が直接吸入されたり，皮膚の創傷部位から侵入したりすることにより起こる．不顕性感染が多いが，結核の症状に似た**類鼻疽** melioidosis（感染症法四類）を起こす．類鼻疽の臨床像は多様であり，特徴的な症状がない．人獣共通感染症である．テトラサイクリン，クロラムフェニコール，セフタジジムが治療に用いられる．

2　鼻疽菌 *Burkholderia mallei*

鼻疽 glanders（感染症法四類）は人獣共通感染症であるが，ヒトからヒトへの感染もある．鼻粘膜，肺，皮膚に1～4 mmの大きさの結節病変を形成する．肺炎や，ときに敗血症を呈することもある．アジア，アフリカ，中近東に認められるが，先進国ではみられない．スルファメトキサゾール・トリメトプリム（ST合剤）が有効である．

3　セパシア菌群 *Burkholderia cepacia* complex

以前はセパシア菌 *B. cepacia* と呼ばれていたが，現在は9菌種からなる *B. cepacia* complex というグループに分類される．臨床上問題となるのは *B. cenocepacia* であり，土壌，水中など環境中に広く分布する．クロルヘキシジン等，低レベルの消毒薬に耐性であり，病院内で消毒薬中や医療器具から分離されることもある．弱毒菌であるが，日和見感染原因菌となり，院内感染を起こす．緑膿菌と同様に嚢胞性線維症（CF）の患者に慢性肺疾患を起こすこともある．

5.6.3　モラクセラ属 Genus *Moraxella*

好気性のグラム陰性球桿菌であり，オキシダーゼ，カタラーゼともに陽性である．通常の栄養培地でも増殖するが，血液またはチョコレート寒天培地のほうが増殖がよい．

本属には，桿菌である亜属 subgenus *Moraxella* と球菌である亜属 subgenus *Branhamella* が含まれる．亜属の違いを明らかにするため括弧内に亜属名を表記することが多い．

本属で臨床的に重要なのは *Moraxella*（subgen. *Branhamella*）*catarrhalis* である．0.5～1.0 μmの大きさの球菌である．口腔内や鼻腔内の常在菌であるが，宿主の状態により，慢性下気道感染症や小児・乳幼児の中耳炎，副鼻腔炎の起因菌となる．

M. (*B.*) *catarrhalis* の多くの菌株がペニシリナーゼ産生菌であるため，β-ラクタマーゼ阻害薬とペニシリン系抗菌薬の合剤や，テトラサイクリン系，マクロライド系，ニューキノロン系抗菌薬が第一選択薬として推奨されている．

5.6.4　アシネトバクター属 Genus *Acinetobacter*

自然界の土壌や水系，野菜などに広く分布している．好気性のグラム陰性の短桿菌である．休止期には球菌形態を呈し *Neisseria* 属菌種と誤同定されることがある．平素は無害な菌であるが，免疫不全者や血管カテーテル挿入患者などでは，肺炎，敗血症，髄膜炎，腹膜炎などを起こすことがあり，院内感染起因菌として重要性が増している．50 菌種以上が知られているが，臨床的には *A. baumannii*，*A. calcoaceticus*，*A. lwoffii* の 3 菌種が重要である．アミノグリコシド，ニューキノロン，カルバペネムに同時に耐性を示すアシネトバクター属菌による感染症は感染症法で五類全数報告の対象となっている．多剤耐性アシネトバクター感染症に対してはコリスチン注射薬が使用できる．

5.6.5　レジオネラ属 Genus *Legionella*

1　レジオネラ・ニューモフィラ *Legionella pneumophila*

0.5〜0.7 μm×1.0〜3.0 μm のグラム陰性桿菌であり，多形性で寒天平板上では伸長して長さが 20μm のフィラメント状になることがある．栄養要求性が厳しく，培養には B-CYEa (buffered charcoal-yeast extract, potassium a-ketoglutanate agar) 培地が用いられる．マクロファージなどの貪食細胞内でも増殖可能な**通性細胞内寄生菌**である（図 5.13）．極単毛または側毛性鞭毛をもち運動性がある．本菌は水系や土壌に広く分布し，自然環境中ではアメーバと共生して生息している．循環温泉水，給水系，加湿器のような人工環境の中できわめて良好に増殖する．

1) レジオネラ症 legionellosis（感染症法四類）

冷却塔水，温泉，加湿器等で増殖した *L. pneumophila* が感染源となる．本菌で汚染されたエアロゾルを吸引したり，温泉水の誤飲により感染する．臨床症状から重症化しやすい**レジオネラ肺炎**と，発熱を主とする一過的な**ポンティアック熱** Pontiac fever の 2 つの病型に分けられる．レジオネラ肺炎は**在郷軍人病**ともいわれ，日本でも温泉や入浴施設で集団発生している．ヒトからヒトへの感染の報告はない．筋肉痛，悪心から発熱，空咳など肺炎症状のほか，特徴的な症状には胃腸症状や意識障害がある．未治療の場合，重症化し呼吸不全，播種性血管内凝固症候群（DIC）を起こし，致死率は高い．罹患者は肺疾患を有するものや，喫煙者，基礎疾患をもつもの，病院内では免疫不全患者が多い．日和見感染症の側面が強いが，一方で健常人，特に高齢者にも罹患する．

【治療・予防】

レジオネラはマクロファージ等貪食細胞内で増殖するため，細胞内および呼吸器系への移行性に優れたマクロライド系，ニューキノロン系抗菌薬，特にレスピラトリーキノロンが第一選択薬となる．リファンピシンやテトラサイクリン系も用いられる．ポンティアック熱は通常 5 日以内に回復し，抗菌薬の投与は必要ない場合が多い．

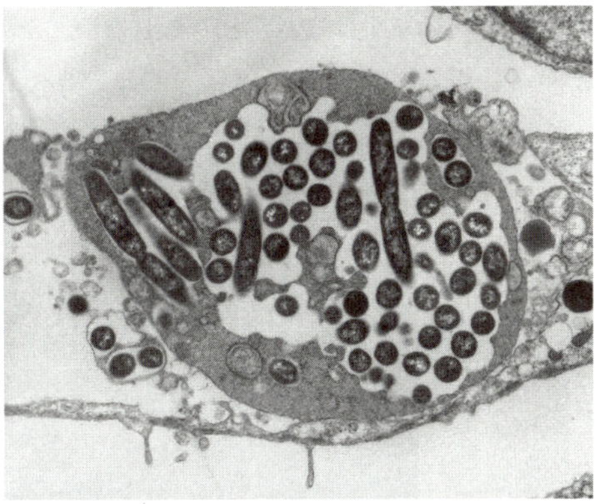

図 5.13　培養したヒト肺線維芽細胞中で増殖するレジオネラ
（CDC の HP，Public Health Image Library (PHIL)，(http://phil.cdc.gov/phil/details.asp より転載））

5.6.6 コクシエラ属 Genus *Coxiella*

1 Q熱コクシエラ *Coxiella burnetti*

Q熱 Q fever（感染症法四類）はウシ，ヒツジ等の家畜やペットから感染する人獣共通感染症である．1935年オーストラリアの食肉処理場の関係者に流行した原因不明の熱症 Query fever から名付けられた．動物からヒトへの感染はベクターとしてダニが介在することもあるが，エアロゾルの吸引や汚染食品の摂取により直接伝播することが多い．9〜20日の潜伏期間のあと急な発熱，悪寒，頭痛が起こるが，多くは無治療で2〜3週間以内に自然治癒する．偏性細胞内寄生細菌の1つである．テトラサイクリン系抗菌薬が第一選択薬となる．

5.6.7 ブルセラ属 Genus *Brucella*

1 マルタ熱菌 *Brucella melitensis*

人獣共通感染症のブルセラ症 brucellosis（感染症法四類）の起因菌である．動物では胎盤に定着し流産を起こす．ヒトには動物から飛沫または汚染された食品を摂取することにより経口感染する．倦怠感，悪寒，発熱から始まり，夕刻から発汗と不規則に繰り返す40℃近くの熱が特徴の波状熱（マルタ熱）を起こす．日本ではヒトへの感染はほとんどみられない．テトラサイクリン系抗菌薬が第一選択薬である．

5.6.8 バルトネラ属 Genus *Bartonella*

1 バルトネラ・クインタナ *Bartonella quintana*

塹壕熱 trench fever を起こす．第一次，第二次世界大戦中，兵士の間で流行がみられたのでこの名前で呼ばれる．自然宿主はヒトであり，シラミがベクターとなる．急な悪寒，頭痛，腹部の丘疹で始まり，4〜5日続く発熱が3〜5回繰り返すという回帰熱がみられる．症状は穏やかで慢性にはなりにくい．

2 バルトネラ・ヘンセレ *Bartonella henselae*

ネコひっかき病 cat scratch disease（CSD）の起因菌である．ネコのひっかき傷や咬傷部位に1週間以内に丘疹・膿瘍といった皮膚病変がみられる．所属リンパ節肥大や発熱が主徴の熱性のリンパ節炎である．ペットブームによりわが国でも報告件数が増えている．健常人では無治療で自然治癒するが，免疫不全患者で心内膜炎等の日和見感染を起こし，重篤な症状に至ることがある．

5.6.9 フランシセラ属 Genus *Francisella*

1 野兎病菌 *Francisella tularensis*

野兎病 tularemia（感染症法四類）は主に野ウサギ

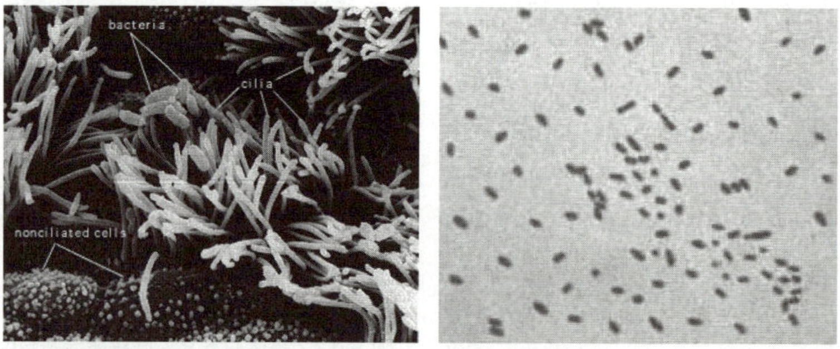

図5.14　気管の上皮細胞の繊毛 cilia に定着した百日咳菌の電子顕微鏡像（左）とグラム染色像（右）
（左：Todar's Online Textbook of Bacteriology より転載（http://www.textbookofbacteriology.net/）；右：CDC の HP，Public Health Image Library（PHIL）より転載（http://phil.cdc.gov/phil/details.asp））

の疾患で，北緯30度以北の地域にみられる．感染動物との直接的な接触のほかに，吸入や生肉の摂取，さらにベクター（ダニ，ノミ）を介してヒトに感染する．発熱，頭痛，倦怠感で始まり，感染部位にリンパ節肥大と痛みを伴う．経口感染の場合，チフス様の潰瘍性病変を起こす．ストレプトマイシンが第一選択薬で，ニューキノロン系抗菌薬も用いられる．

日本では，かつては東北，関東地方に患者が多発したが，今日ではまれな疾患となっている．

5.6.10　ボルデテラ属 Genus *Bordetella*

1　百日咳菌 *Bordetella pertussis*

0.5〜1 μm の小型のグラム陰性球桿菌である（図5.14）．偏性好気性で非運動性，芽胞非形成，カタラーゼ陽性，ブドウ糖非発酵菌である．ヒトに対する病原性で問題となるのは，百日咳菌 *B. pertussis* とパラ百日咳菌 *B. parapertussis* である．百日咳菌は生育条件が厳しく，ニコチンアミドやシステインを要求する．通常は，菌の発見者の名前を付けたボルデー・ジャングBordet-Gengou培地（ジャガイモの浸出液，グリセリン含む血液寒天培地）を用いる．パラ百日咳菌は百日咳と同様の症状を起こすが軽症である．

百日咳 pertussis（感染症法五類定点把握）

百日咳は咳嗽発作が約100日続くといわれるヒトの呼吸器感染症である．この菌はヒトにのみに感染し，乳幼児で著しい症状がみられる．本菌の感染力は強く，感染初期のヒトの咳から飛沫感染する．宿主の気道等の粘膜上皮細胞に付着する．付着因子としては繊維状赤血球凝集素 filamentous hemagglutinin（FHA），線毛や外膜タンパク質であるパータクチン pertactin があげられる．付着した菌はその部位に定着，増殖し，百日咳毒素 pertussis toxin（PT）を産生する．PTはADPリボシルトランスフェラーゼ活性を有し，本菌の重要な病原因子である（→ p. 114）．白血球増多作用，ヒスタミン増強作用などを示す．

百日咳の病態は3段階に分かれる．

1．カタル期：7〜10日の潜伏期の後，鼻かぜの症状（鼻水，発熱，倦怠感）が1〜2週間続く．この期は菌数が多く感染力が強い．
2．痙咳期：咳嗽発作が1日50回にも及び，2〜4週間続く．咳嗽発作の後，百日咳特有の吹笛様吸気（レプリーゼ）やチアノーゼが認められる．嘔吐により体力の消耗が起こる．吸気が困難なため，乳児では呼吸困難に陥ることがある．発作は夜間に多い．
3．回復期：咳嗽発作の回数が減って症状が軽減する．2〜4週間で回復する．重症化するのは二次感染を起こし肺炎や脳症を併発した場合で，死に至ることもある．

【予防と治療】

不活化した百日咳毒素（トキソイド）と付着因子である繊維状赤血球凝集素（FHA）を主成分とする百日咳菌ワクチンが有効である（→ p. 124）．通常はDPT-IPVの四種混合ワクチンとして接種される．マクロライド系抗菌薬が，百日咳毒素を産生する前のカタル期には有効である．痙咳期以降は除菌および二次感染を防ぐ意味で抗菌薬を用いる．予防接種法A類疾病である．百日咳は学校保健法で第二種感染症に分類される．五日間の抗菌薬療法で菌が消失することから，出席停止期間は特有の咳が消失するまで，または五日間の適正な抗菌薬療法が終了するまでとされている．

5.6.11　カンピロバクター属 Genus *Campylobacter*

カンピロバクター属菌は，グラム陰性の短らせん菌（スピリルム）である．極単毛または双極鞭毛を有する微好気性の細菌であり，5〜10%の二酸化炭素存在下でよく増殖する．ヒトに病原性を示す主な菌種として，カンピロバクター・ジェジュニ *Campylobacter jejuni* やカンピロバクター・コリ *Campylobacter coli* がある．いずれも家畜・家禽類の腸管などに常在する食中毒起因菌であり，特に *C. jejuni* は，近年の細菌性食中毒の起因菌として最も報告件数が多い病原体である（図5.15）．

1）カンピロバクター食中毒

原因菌の多くは *C. jejuni* であり，一部が *C. coli* によって引き起こされる．原因食材は，加熱が不十分な鶏肉や牛レバー刺しなどである．比較的少量の菌量（100個程度）で感染が成立する．他の細菌性食中毒に比べて潜伏期は長く，多くのケースで数日（長いものでは7～10日）を経て発症する．成人にも感染するが，小児腸炎の発生頻度が高い．

【予防・治療】

一般的な細菌性食中毒の予防と同様に，食材の適切な管理，十分な加熱調理，二次汚染の防止などを施すことによって予防される．また，養鶏場や食肉処理場における衛生管理の徹底も感染予防に重要となる．薬物治療が必要となった場合には，第一選択薬としてマクロライド系薬のうち，クラリスロマイシンやロキタマイシンが適用される．

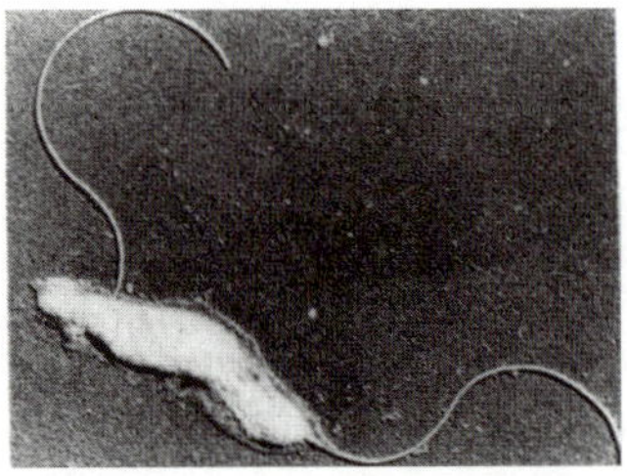

図5.15　*C. jejuni* の電子顕微鏡像（ネガティブ染色）
（シンプル微生物学，南江堂より）

【続発症】

ギラン・バレー Guillain barré 症候群（**GBS**）やその亜型の病態と考えられている**ミラー・フィッシャー Miller Fisher 症候群**（**MFS**）が知られており，特に易感染宿主において誘発されやすい．いずれの症候群も抗ガングリオシド抗体価の上昇に伴う自己免疫反応が一因と考えられている．GBSでは全身性運動障害が生じるのに対し，MFSでは末梢神経障害が生じる．

なお，これらの病態形成にはカンピロバクター感染だけでなく，サイトメガロウイルスやEBウイルス，あるいはマイコプラズマなど他の微生物による先行感染も原因としてあげられている．

5.6.12　ヘリコバクター属 Genus *Helicobacter*

1　ヘリコバクター・ピロリ *Helicobacter pylori*

ピロリ菌は，S字状に湾曲したグラム陰性の短らせん菌（スピリルム）である．極単毛性または双極単毛性の鞘を有する鞭毛構造を持っており（図5.16），活発に運動する．カンピロバクター属菌と同様に微好気

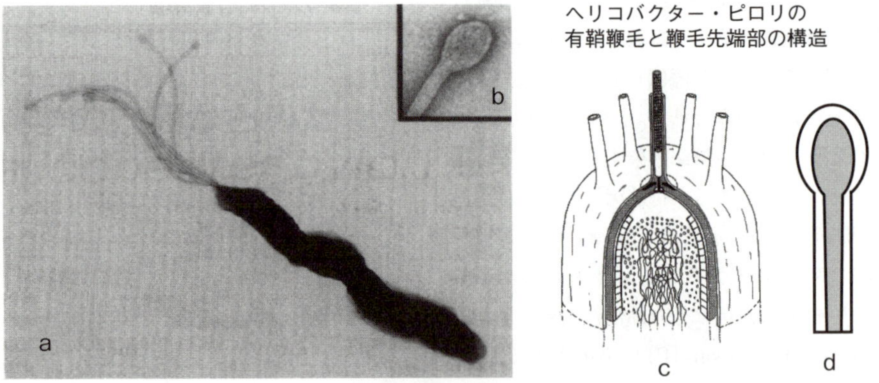

図5.16　ヘリコバクター・ピロリの電子顕微鏡像（ネガティブ染色）
a：全体像（らせん状菌体と先端が膨化した鞭毛が観察される）
b：鞭毛先端拡大像（terminal bulb；膨化した鞘のなかに真の鞭毛が薄く観察される）
c：鞭毛の構造（鞭毛の鞘は外膜成分から構成され，鞭毛は鞘に包まれている）
d：terminal bulb（鞭毛先端の膨化した部分）の構造
（浅香正博編著（1995）*Helicobacter pylori* と胃粘膜病変 —最新の研究成果—，p. 34-44，先端医学社より一部改変）

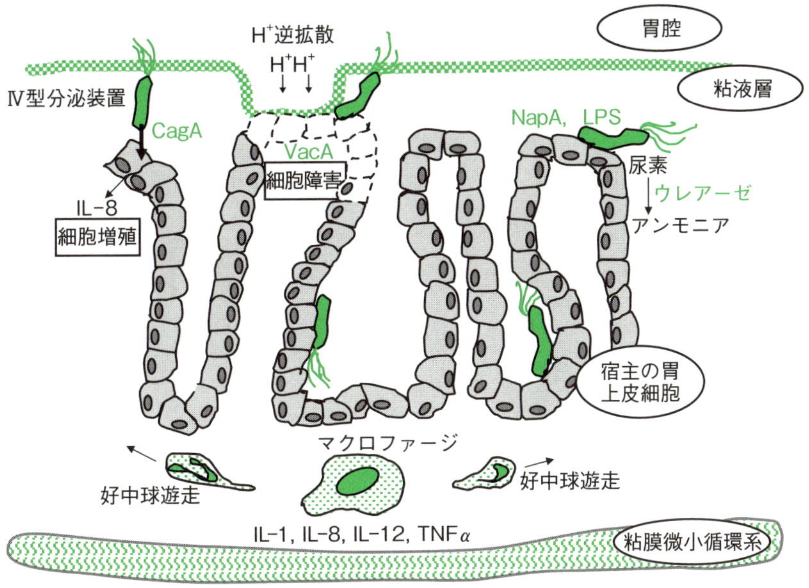

図 5.17　ヘリコバクター・ピロリ感染によって産生される病原因子と胃粘膜障害機序

性の細菌であり，10 ～ 15%の二酸化炭素存在下でよく増殖する．ピロリ菌は**ウレアーゼ urease** を産生することによって尿素を加水分解し，アンモニアを生成させることで胃酸を中和する．その結果，ピロリ菌自身の胃内での生育環境が良好となり，胃粘膜への定着が可能となる．

胃粘膜への定着後，ピロリ菌は **VacA** のような外毒素を産生するとともに，Ⅳ型分泌装置を介して **CagA** などのエフェクターを胃粘膜細胞内へ注入し，これらの病原因子の作用によって各種炎症性サイトカインの遊離が促され，病態が形成される（図 5.17）．

1）ヘリコバクター・ピロリ感染症

ピロリ菌の胃粘膜への定着に伴う炎症性サイトカインの遊離により，**細菌性胃炎**や**細菌性胃潰瘍**・**十二指腸潰瘍**，**胃 MALT**（**mucosa-associated lymphoid tissue**）**リンパ腫**などの病態が形成される．病態形成の差異は，菌株によって産生される病原因子に差が見られることに基づくと考えられている．感染が慢性化すると，胃がんへの進展率も高くなる．ヘリコバクター・ピロリの感染が確認されれば，除菌治療を施す．母親から乳児への糞口感染や経口感染が主な感染経路と考えられている．

【診断】

臨床診断は，① 病原体検出，② 特異抗体検出，③ ウレアーゼ活性の検出に大別される．代表的な侵襲的検査法は，胃の生検材料をヘマトキシリン・エオジン染色，あるいはギムザ染色しヘリコバクターを顕微鏡下で検出する**組織鏡検法**である．菌量が少ない場合は，判定が困難になる．代表的な非侵襲的検査法は，**尿素呼気試験法**である．安定同位元素 ^{13}C で標識された尿素を内服すると，ヘリコバクターの産生するウレアーゼにより胃内で尿素がアンモニアと二酸化炭素に分解される．呼気中に排出される標識二酸化炭素（$^{13}CO_2$）量を赤外分光で測定する（図 5.18）．

【除菌治療】

アモキシシリン，クラリスロマイシン，プロトンポンプ阻害剤（ランソプラゾールなど）からなる三剤併用による一次除菌治療法が行われる．クラリスロマイシン耐性菌が増えていることから，一次除菌における除菌成功率は 70%程度の状況となっている．そこで，除菌に失敗した場合にはクラリスロマイシンをメトロ

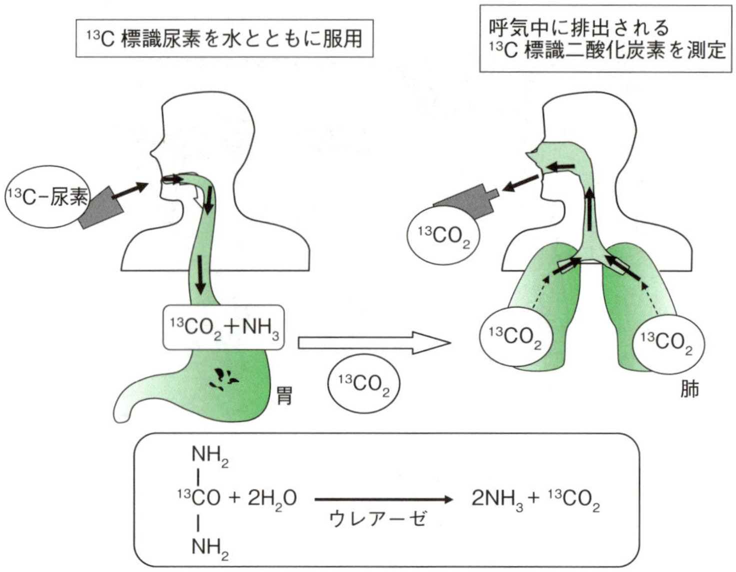

図 5.18　尿素呼気試験の測定原理

ニダゾールに薬剤変更し，さらに 1 週間の二次除菌治療を施す．90% 以上の平均除菌成功率となる．

ヘリコバクターの発見

ヘリコバクター・ピロリは 1982 年オーストラリアの組織病理学者 Warren と内科医 Marshall によって，慢性胃炎患者の胃粘膜から発見された．発見当時は大部分の消化性潰瘍は H_2 受容体拮抗薬あるいはプロトンポンプ阻害薬で，治療できる疾患と考えられていたので，胃疾患とヘリコバクター感染との因果関係を信じる者は少なかった．そこで，Marshall らは胃炎患者から分離培養したヘリコバクター・ピロリを自ら摂取し，急性胃炎症状の発現と本菌の胃内定着を明らかにした．さらにサリチル酸ビスマス投与で除菌に成功し，胃炎症状も消失することを証明した．すなわち，「コッホの 4 原則」が証明された病原細菌である．これらの功績が認められ，Warren と Marshall は 2005 年ノーベル生理学医学賞を受賞した．

5.6.13　スピリルム属 Genus *Spirillum*

1　鼠咬症スピリルム *Spirillum minus*

グラム陰性桿菌（0.2〜0.5 μm×3〜5 μm）で，2，3 回転するらせん状を呈し，両端にそれぞれ 1〜数本の鞭毛をもつ．人工培地では増殖しないので，菌の証明は動物接種による．

1）鼠咬症 rat-bite fever

ヒトは保菌したげっ歯類に咬まれて感染するが，ヒトからヒトへの感染はない．げっ歯類を摂食するネコなどにも感染する．げっ歯類の保菌率は 3 %程度である．1〜3 週間の潜伏期をおいて，咬傷部の炎症が起こり，急激な悪寒，発熱，頭痛，咬傷部の皮膚発疹，疼痛，リンパ節腫，潰瘍形成を呈する．関節痛は伴わない．発熱は回帰熱型で，血中にスピリルムが出現し，約 1 週間間隔で 1〜3 か月続く．致命率は 2 〜10%である．

【予防・治療】

ネズミの駆除が大事である．げっ歯類に咬まれた場合には速やかに傷口を消毒する．ペニシリンが第一選択薬で，ストレプトマイシン，テトラサイクリン，ドキシサイクリンも有効である．

5.7 グラム陰性球菌の細菌学的特徴と代表的な疾患

ヒトから分離されるグラム陰性菌の多くは桿菌であるが，一部に球菌または球桿菌，短桿菌の形態を示すものがある．ナイセリア属 *Neisseria*, エイケネラ属 *Eikenella*, キンゲラ属 *Kingella* などがあるが，臨床上最も重要なのはナイセリア属である．

5.7.1 ナイセリア属 Genus *Neisseria*

直径 0.6〜1.0 μm の大きさのグラム陰性双球菌であり，オキシダーゼ陽性，カタラーゼ陽性，微好気性，非運動性，芽胞非形成である．患者材料の塗抹標本ではソラ豆が向かいあった形の典型的な双球菌が好中球内に認められる（図 5.19）．現在 25 菌種 3 亜種が知られているが，その多くは口腔内常在菌であり疾患を起こすことは少ない．ヒトに病原性をもつものは淋菌 *N. gonorrhoeae* と髄膜炎菌 *N. meningitidis* である．環境における抵抗性はきわめて弱く，日光，乾燥，温度変化，消毒薬等で簡単に死滅するため，培養検査する場合には，検体を採取後直ちに培養することが重要である．やむを得ず一時保管する場合は 37℃ に保持する必要があり，冷蔵保存は禁忌である．

1 淋菌 *Neisseria gonorrhoeae*

性感染症 sexually transmitted desease（STD）の 1 つである淋病 gonococcal disease の原因菌である．ヒトにしか感染せず，性行為で感染伝播する．汚染の少ない検体はチョコレート寒天培地などに，汚染の激しい検体では選択性の高いサイヤーマーチン Thayer Martin 培地に接種し，5 〜10% CO_2 存在下で培養する．

【病原因子】

最も重要なのは，宿主の上皮細胞への付着を担う線毛である．また外膜タンパク質の Opa タンパク質（protein II，P II）も細胞への結合を促進し，同時に細胞内への侵入にも関与している．Por タンパク質（protein I，P I）は抗食菌，血清抵抗，さらに好中球内でのファゴリソソームの形成阻害作用を示す．外膜中のリポオリゴサッカライド lipooligosaccharide（LOS）（他のグラム陰性菌の LPS に相当するが O 側鎖が短い）は内毒素活性をもつ．IgA を分解する IgA プロテアーゼも病原因子となる．

【疾患】

淋菌感染症 gonococcal disease（感染症法五類定点把握疾患）

淋菌感染症は，淋菌が尿道の上皮細胞に感染し，多量の尿道分泌物と排尿障害，排尿痛を伴う尿道炎が主たる症状である．男性では淋菌性尿道炎を，女性では

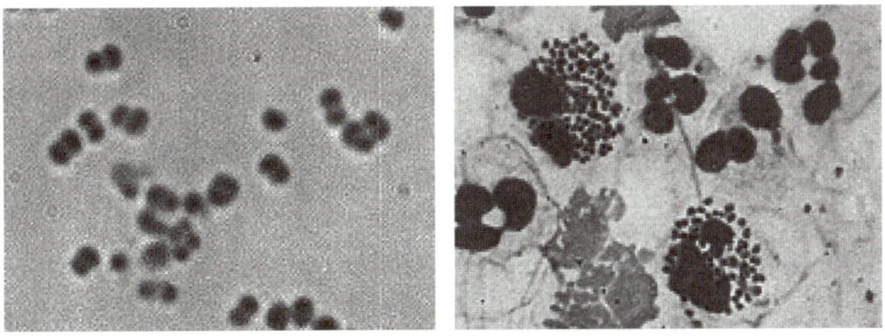

図 5.19　淋菌のグラム染色像（左）と膿汁中の好中球内の淋菌のグラム染色像（右）
（いずれも Todar's Online Textbook of Bacteriology, http://www.textbookofbacteriology.net/ より転載）

尿道炎，膣炎，子宮頚管炎を起こす．男性では排尿痛・排膿などの自覚症状が顕著であるが，女性の場合は膿性帯下を伴う場合もあるが無症状であることが多く，自覚症状のないまま他人にうつすことがある．無治療の場合，男性では副睾丸炎，前立腺炎に，女性では子宮内膜炎，卵管炎，卵巣炎等の骨盤内炎症性疾患 pelvic inflammatory disease（PID）に進展し，いずれも不妊症の原因となる．感染妊婦から新生児に産道感染し淋菌性眼結膜炎（膿漏眼）を起こす．性行為の多様化により淋菌性咽頭炎や直腸炎なども増加している．

【診断】

尿道または性器分泌物のグラム染色で好中球内に特徴的な一対になったソラ豆状のグラム陰性双球菌が検出されれば，男性の場合95％は淋菌感染症と診断できる．女性の場合は性器の常在細菌と混同されることがあり，感度の高いPCR法や生化学的な他の方法を用いた診断が必要となる．

【治療・予防】

以前はペニシリンが常用されたが，**ペニシリナーゼ産生淋菌** penicillinase producing *N. gonorrohoease*（**PPNG**）が増加し，さらにニューキノロン，第三世代セフェムにも耐性を示す菌株が増え，使用できる薬剤は限られる．セフトリアキソン，セフォジジムなどが有効とされているが，耐性菌の出現に注意を払うべきである．新生児の淋菌性眼結膜炎（膿漏眼）にはセフェム系薬の点眼が行われている．性行為パートナー同士がお互いに感染させてしまう「ピンポン感染」を防ぐため，自覚症状はなくともパートナーの検査と治療が必須となる．

2　髄膜炎菌 *Neisseria meningitides*

宿主はヒトのみで自然界には存在しない．5～30％程度の健常人の鼻咽頭に常在している．形態，性状とも淋菌によく似ている．髄膜炎菌はグルコースとマルトースの両方を分解でき，マルトースを分解しない淋菌と区別できる．

【病原因子】

宿主上皮細胞への接着因子である線毛，抗食菌作用をもつ莢膜多糖体，内毒素活性をもつLOS，菌体外に分泌されるIgAプロテアーゼがある．

【疾患】

髄膜炎菌性髄膜炎（流行性脳脊髄膜炎）（感染症法五類全数把握疾患）

飛沫感染または接触感染により，上気道粘膜細胞より侵入し血中に入り菌血症を起こす．さらに親和性の高い髄膜にまで侵入し化膿性髄膜炎を起こす．頭痛，発熱，項部硬直などの軽症で済み自然治癒する場合から，重症化し発症後数時間のうちに多臓器不全となりショック死することもある．

菌血症の際には，点状出血斑や紫斑状出血斑が高頻度（70％以上）にみられる．播種性血管内凝固症候群（DIC）や副腎出血のため，急性副腎機能不全によるショック症状を呈し，死に至る劇症型の病態となることもある（Waterhouse-Friderichsen 症候群）．化膿性髄膜炎になると，脳内の強い炎症が起こり，強い頭痛を自覚する．菌血症，化膿性髄膜炎のいずれの場合も死亡率は高い．

【予防・治療】

ペニシリンGは抗髄膜炎菌活性が強く，髄液への移行性も良いことから第一選択薬である．ペニシリンアレルギー患者には，クロラムフェニコールまたは第三世代セフェム系抗菌薬のセフォタキシムかセフトリアキソンが用いられる．βラクタマーゼ産生菌やPBPsの変異によるβ-ラクタム系薬耐性菌の報告がある．

5.8　グラム陰性嫌気性菌の細菌学的特徴と代表的な疾患

5.8.1　バクテロイデス属 Genus *Bacteroides*

口腔，気道，腸管などの粘膜組織に常在するグラム陰性偏性嫌気性桿菌である．ヒトの糞便中には1gあたり10^{11}個以上ものバクテロイデス属菌が含まれているといわれており，糞便中に含まれる細菌の大半を占めている．平素無害な菌であるが，日和見的に感染を引き起こし，**腹膜炎**や**婦人科感染症**などの腸管外感染症を誘発する．院内感染症の原因菌にもなりうる．

バクテロイデス・フラジリス *B. fragillis* の毒性株は，大腸がん発症との因果関係も指摘されている．

【予防・治療】

院内感染の予防として，医療従事者および医療器具の徹底した衛生管理が重要である．薬物治療を実施する場合には，第一選択薬としてリンコマイシン系薬が適用される．

5.8.2　ポルフィロモナス属 Genus *Porphyromonas*

ポルフィロモナス属菌は，糖非分解性，黒色色素を産生するグラム陰性偏性嫌気性桿菌である．ヒトの粘膜組織に常在する細菌であるが，特にポルフィロモナス・ジンジバリス *P. gingivalis* は歯周病菌として，しばしば口腔粘膜より単離される．

5.9　スピロヘータの細菌学的特徴と代表的な疾患

スピロヘータ *Spirochaetes* は長さ 5～250 μm，直径 0.1～0.3 μm の細長いらせん状の特異な形態をとるグラム陰性菌の総称である（図 5.20）．鞭毛は一般的な細菌の鞭毛とは異なり，菌体外に露出することなくペリプラズム間隙に位置し，これを駆動させることで特異な回転運動を行う．

5.9.1　トレポネーマ属 Genus *Treponema*

1　梅毒トレポネーマ *Treponema pallidum* subsp. *pallidum*

菌体の両端がやや尖ったらせん菌である．人工培養できないため，ウサギの睾丸内に接種し継代する．

1）梅毒 syphilis（感染症法五類全数把握）

性交により直接感染する STD の一種である．2010 年以降患者が増加し，2016 年には 4,500 人を越えた．

第 1 期：性行為により粘膜または皮膚から侵入する．約 3 週間の潜伏期後に感染局所に硬い潰瘍（硬性下疳 hard chancre）を形成し，リンパ節の腫脹が現れる．

第 2 期：血流を介して拡散し，皮膚にバラ疹，丘疹，膿疱，白斑など，粘膜には扁平コンジローマを生じ，関節，眼，骨などに病変を起こす．消退と再発を 1～3 年間にわたり繰り返す．

第 3 期：3 年を経過すると皮膚の潰瘍と諸臓器のゴム腫がみられるようになる．

第 4 期：中枢神経が侵される．

先天梅毒：母体に感染があると胎児に経胎盤感染し，早産，死産となる．先天梅毒児として出生した場合は，梅毒疹，鼻炎，骨軟骨炎，ハッチンソン 3 徴候（実質性角膜炎，ハッチンソン歯，内耳性難聴），ゴム腫などを呈するが，現在はまれである．

【診断】

菌体成分を抗原とする *Treponema pallidum* hemagglutination test（TPHA 試験，感作赤血球凝集反応の一種）と fluorescent treponemal antibody absorption test（FTA-ABS 試験，蛍光抗体法の一種）がある．感染による組織破壊で遊離したカルジオリピンに対する抗体を補体結合反応に基づき検出するワッセルマン反応（緒方法）などがある．

【治療】

ペニシリン G，アモキシシリン，アンピシリンなどペニシリンが第一選択薬である．ペニシリンアレルギーがある場合は，ミノサイクリンを使用する．ペニシリンなどの投与を開始 2～24 時間後に，菌体破壊により菌体成分が漏出することで，発熱，悪寒，頭痛など病状の増悪が起こることがある（Jarisch-Herxheimer 反応）．

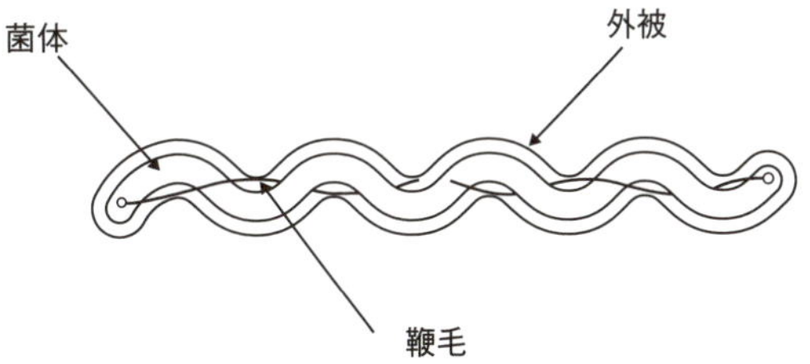

図 5.20　スピロヘータの構造

トレポネーマの培養

梅毒トレポネーマの培養は今日でもできていない．野口英世は1911年ウサギの睾丸や腎臓片などを含む培地中で，嫌気的に培養に成功したと報告した．しかし，今日までに誰も再試験に成功していない．今日でも梅毒トレポネーマの増殖は，ウサギの睾丸に接種して行われる．同じくきわめて重要な病原体であるにもかかわらず，培養困難な細菌としてハンセン病病原体であるらい菌がある．

5.9.2　ボレリア属 Genus *Borrelia*

微好気性のスピロヘータで，マダニなどの媒介動物を介して感染する．

1　ライム病ボレリア *Borrelia burgdorferi*, *B. garinii*, *B. afzelii*, *B. spielmanii*（図5.21）

1）ライム病 Lyme disease（感染症法四類）

1970年代後半に米国コネチカット州ライム Lyme で見いだされた．野生げっ歯類，小型鳥類を保有体としマダニ(図5.22)を介して感染する．わが国ではシュルツェマダニにより伝播される *B. garinii* と *B. afzelii* が起因種で，北海道を中心に毎年10例程度が報告されている．マダニ刺咬数日後から数週後に刺咬部を中心に拡大する**遊走性紅斑** erythema migrans（EM），インフルエンザ様または髄膜炎様症状（項部疼痛，発熱，筋肉痛，関節痛等）が出現し，さらに神経および循環器系の疾患へと進行する．日本の患者は比較的軽症である．

【治療】

ミノサイクリンなどのテトラサイクリン系薬，またはアモキシシリンなどを3～4週間経口投与する．

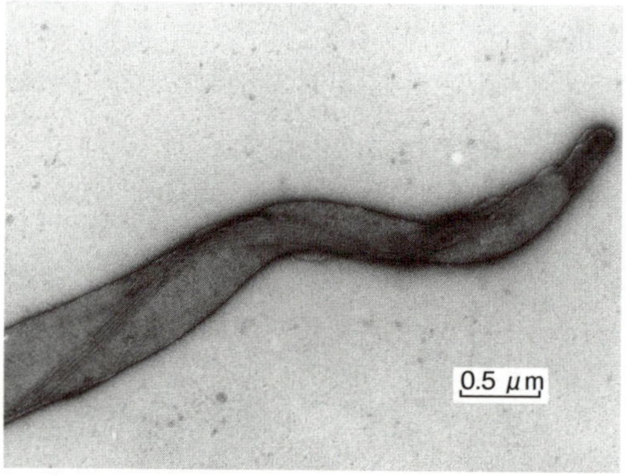

図5.21　ライム病ボレリア *Borrelia burgdorferi* の透過型電子顕微鏡写真
菌体にまとわりつくように複数の鞭毛がみえる．

2　回帰熱ボレリア *Borrelia recurrentis*, *B. hermsii*, *B. duttonii* など

1）回帰熱 relapsing fever（感染症法四類）

コロモジラミ（図5.23）媒介性の *B. recurrentis* による**シラミ媒介性回帰熱**と軟ダニ媒介性の *B. hermsii*, *B. duttonii* などによる**ダニ媒介性回帰熱**が知られる．アフリカ，北アメリカ，南アメリカ，中東などにみられる．この他に硬ダニ媒介性の *B. miyamotoi* の存在が知られる．40℃近い発熱期（3～7日）と無熱期（数日～数週間）が繰り返される（回帰熱）．

【治療】

テトラサイクリン系薬が用いられる．

5.9.3　レプトスピラ属 Genus *Leptospira*

好気性のスピロヘータである．細長い微細ならせん状を呈し，両端は“?”のようにフック状に湾曲している（図5.24）．菌体を回転させ，活発に運動する．

1）レプトスピラ症 leptospirosis（感染症法四類）

ネズミはレプトスピラを腎臓に保有し，尿中に生菌を排出し感染源となる．ヒトや動物は汚染された水，土壌を介して経皮，または経口感染する．3～14日の潜伏期の後，悪寒，発熱，腰痛，結膜の充血，腓腹筋痛が起こる．黄疸と血尿，重症例では意識障害がみられる．重症なレプトスピラ症を特に**ワイル病** Weil's disease と呼ぶ．中南米諸国，東南アジア諸国など高温多雨の地域に蔓延している．日本では古来より**秋疫**（あきやみ），用水病，七日熱等の名前で呼ばれていた．

【治療】

日本ではストレプトマイシン筋注が推奨されてい

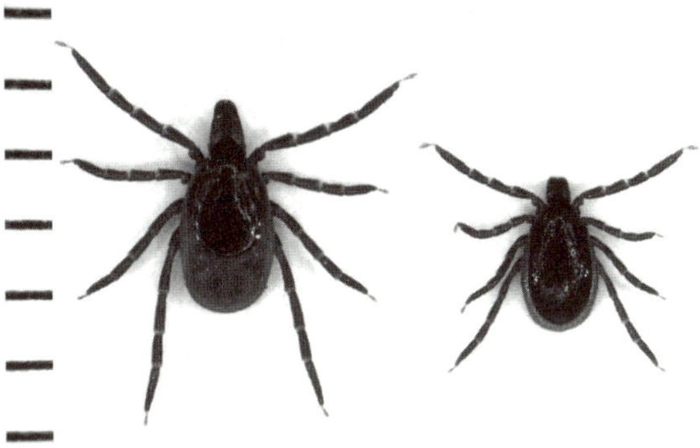

図 5.22　ライム病ボレリア媒介マダニ *Ixodes persulcatus*（シュルツェマダニ）の成虫
（左）メス，（右）オス．スケールは 1 mm.
（提供：愛知医科大学　角坂照貴）

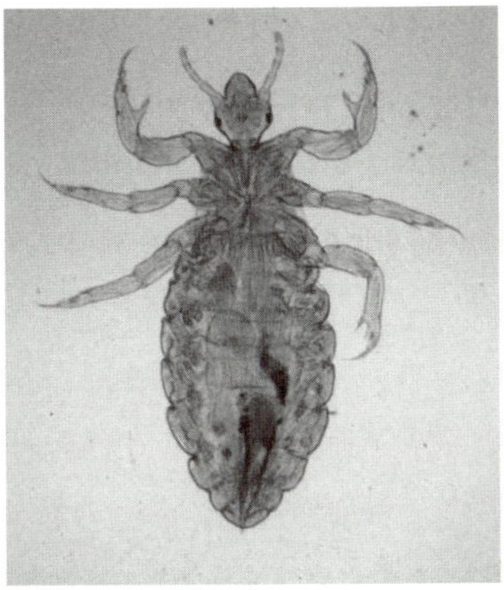

図 5.23　コロモジラミ *Pediculus humanus*
回帰熱ボレリア，発疹チフスリケッチア，塹壕熱（バルトネラ感染症）などの媒介動物となる．
（提供：国立感染症研究所　小林睦生）

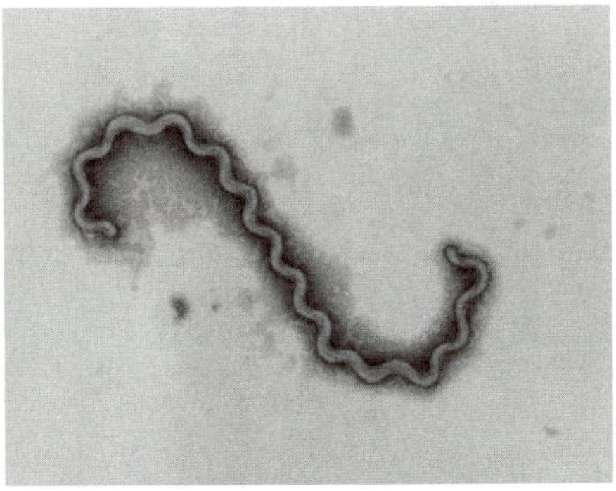

図 5.24　レプトスピラ *Leptospira interrogans* の透過型電子顕微鏡像
微細ならせん状を呈し，両端はフック状に曲がる．*L. interrogans* の種名は“？”インテロゲーションマークに由来する．

る．欧米ではペニシリン，ドキシサイクリンが使用される．Jarisch-Herxheimer 反応がみられることがある．

レプトスピラの発見

レプトスピラは 1914 年，稲田龍吉，井戸泰（現在の九州大学）によって黄疸出血性スピロヘータ症の病原体として世界ではじめて発見された．この業績は高く評価されノーベル生理学医学賞の候補にもなった．1918 年に野口英世はエクアドルで黄熱病病原体として，レプトスピラを発見した．レプトスピラの命名は野口による．しかし，実際の黄熱病の病原体は黄熱ウイルスであり，その間違いが元で野口はアフリカで黄熱病の研究中に感染死することになった．

5.10 マイコプラズマ，リケッチア，クラミジアの細菌学的特徴と代表的疾患

マイコプラズマ，クラミジア，リケッチアはいずれも細菌に属するが，増殖，形態，代謝，細胞構造などの点で一般細菌と異なる部分がある．リケッチアとクラミジアはともにエネルギー産生系が不完全であるため，人工の無細胞培地では増殖できず，宿主細胞に寄生してのみ増殖できる（**偏性細胞内寄生菌**）．リケッチアはその脆弱な細胞構造のため，細胞外環境で生存することは不可能であり，マダニなど**媒介動物**（**ベクター** vector）を介して感染を起こす．

5.10.1 マイコプラズマ属 Genus *Mycoplasma*

1 肺炎マイコプラズマ *Mycoplasma pneumoniae*

遺伝学的にはグラム陽性菌の仲間であるが，細胞壁を欠くため細胞は柔軟で，球状，球桿菌状，短糸状，長糸状，らせん状など多形性を示す（図 5.25）．小型の細菌（0.3 μm 程度）なので，孔径 0.45 μm のろ過フィルターを通過してしまう．増殖にコレステロールを要求し，ペニシリンG，酢酸タリウムを含む pleuropneumonia-like organism（PPLO）選択培地上に，

特徴的な目玉焼き状コロニー（図5.26）を形成する．

1）マイコプラズマ肺炎 mycoplasma pneumonia（感染症法五類定点把握）

肺炎の起因菌としては肺炎球菌 *S. pneumoniae* の次に頻度が高い．鼻咽頭分泌物の飛沫吸入により感染が広がる．潜伏期間は長く2〜3週間で，全身倦怠，発熱，乾性咳嗽などの肺炎症状を呈し，X線撮影でも肺の炎症所見がみられるが，胸部の聴打診所見に乏しいことから**異型肺炎**（原発性非定型肺炎）と呼ばれる．

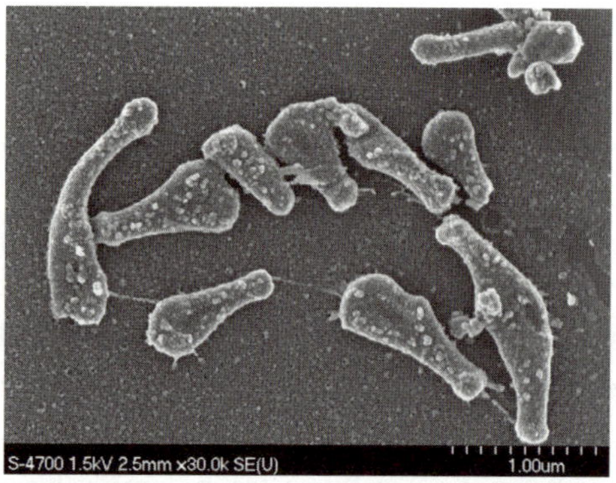

図5.25 *Mycoplasma mobilie* の走査型電子顕微鏡写真
細胞の尖った方向を前に滑走することが知られている．病原性の肺炎マイコプラズマ *Mycoplasma pneumoniae* の形態は *M. mobilie* に似るが，尖った部分が長く，また後部も細長い形状をしている．
（提供：大阪市立大学大学院理学研究科　宮田真人，NPO総合画像研究支援　大隅正子）

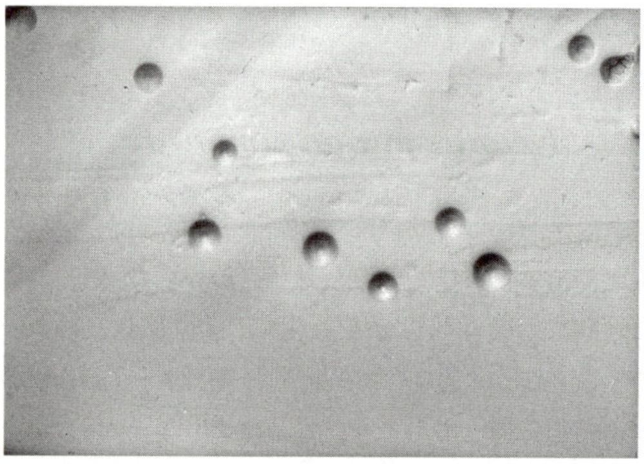

図5.26 *M. pneumoniae* の目玉焼き状コロニー
（日本細菌学会教育用映像素材集より転載）

【治療】

小児では細胞内移行性が良いクラリスロマイシン，アジスロマイシンなどのマクロライド系が第一選択薬である．マクロライド耐性菌の場合は，永久歯が生えそろう8歳以上ではミノマイシン，8歳以下ではトスフロキサシンが推奨される．βラクタム系の抗菌薬は無効である．

5.10.2　リケッチア属 Genus *Rickettsia*，オリエンチア属 Genus *Orientia*

エネルギー産出系が不完全なため，人工の無細胞培地には増殖できず，宿主細胞に寄生してのみ増殖する．細胞構造が脆弱なため細胞外環境での生存は不可能であり，マダニなどの媒介動物を介して感染を起こす．

1　オリエンチア・ツツガムシ *Orientia tsutsugamushi*

偏性細胞内寄生性のグラム陰性短桿菌で多型性を示す（図5.27）．

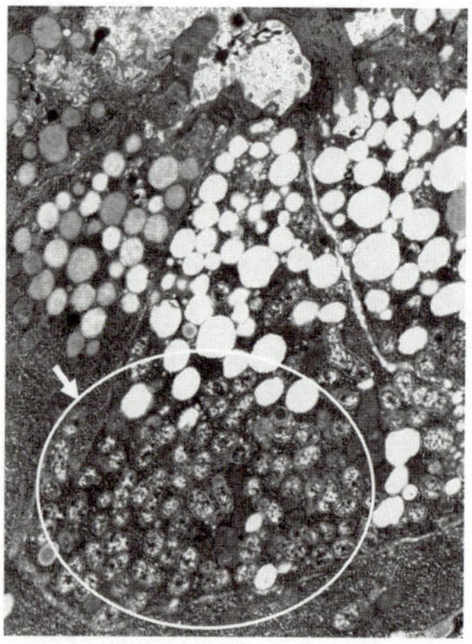

図5.27 *Orientia tsutsugamushi* の透過型電子顕微鏡像
多数のツツガムシ病リケッチア（矢印の円内）がツツガムシ唾液腺内に観察される．
（提供：愛知医科大学　角坂照貴）

1）ツツガムシ病 Tsutsugamushi disease（Scrub typhus；感染症法四類）

0.3 mm ほどのダニの一種であるツツガムシ（図5.28）の吸血により感染が起こる．7～10 日の潜伏期の後，全身倦怠，頭痛，関節痛とともに急激な発熱を伴って発症し，数日後には発疹を呈する．重症例では肺炎，脳炎，播種性血管内凝固症候群（DIC；血管内凝固系の活性化により微小血栓が形成され，血管内皮の損傷，多臓器の不全を起こす）を呈し，適切な治療が施されない場合は死亡することもある．ツツガムシの刺し口周辺に形成される痂皮は，診断の決め手となる（口絵）．本州，四国，九州で患者が発生する．

【治療】

細胞内移行性が良いテトラサイクリンが第一選択薬である．β ラクタム系は無効である．

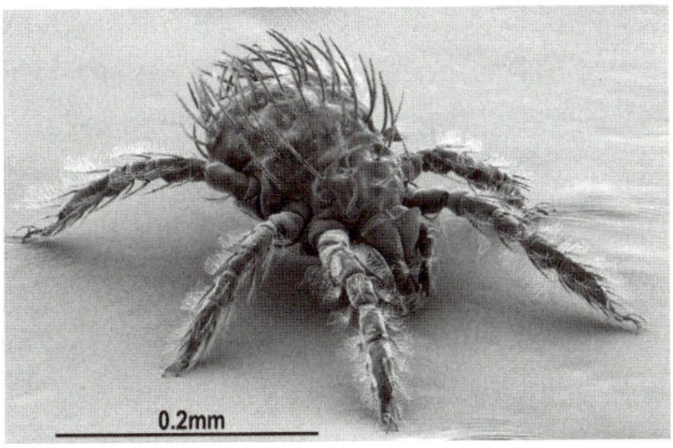

図 5.28　ツツガムシ病リケッチアの媒介動物：アカツツガムシ *Leptotrombidium akamushi*
（提供：愛知医科大学　角坂照貴）

2　日本紅斑熱リケッチア *Rickettsia japonica*

グラム陰性の桿状，または短桿状細菌で宿主細胞質内，核内に寄生増殖する（図 5.29）．

1）日本紅斑熱 Japanese spotted fever（感染症法四類）

病原体を保有するフタトゲチマダニ，キチマダニ，ヤマトマダニなどに刺されることで感染する．2～8 日の潜伏期の後，高熱，発疹，頭痛，悪寒・戦慄を伴って発症し，重症例では多臓器不全，DIC を呈し死亡することもある．紅斑，高熱と皮膚のマダニ刺咬部に形成される真っ黒な痂皮 eschar が 3 主徴である．1984 年に日本で初めて患者が見いだされた．関東以西から鹿児島にいたる比較的温暖な太平洋岸地域でマダニの活動期の 7～9 月に患者が発生する．

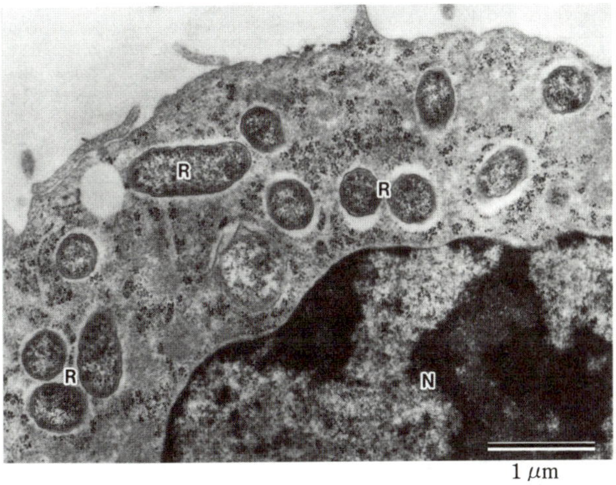

図 5.29　日本紅斑熱リケッチア *Rickettsia japonica*
培養細胞内で増殖する日本紅斑熱リケッチア（R），培養細胞の核（N）．
（提供：福井大学医学部　矢野泰弘）

【治療】

テトラサイクリン系が第一選択薬である．重症例にはニューキノロン系が有効である．βラタム系の抗菌薬は無効である．

3 発疹チフスリケッチア *Rickettsia prowazekii*

1）発疹チフス epidemic typhus（感染症法四類）

わが国では1953年以後患者発生をみない．リケッチアを保有するコロモジラミ（図5.25）は吸血後，脱糞しリケッチアを排泄する．ヒトが瘙痒感を感じて皮膚を掻きむしったときに，皮膚の微細な傷から糞中のリケッチアが侵入する．10～14日の潜伏期の後，突然発熱し，頭痛，発疹を呈する．

5.10.3 クラミジア属 Genus *Chlamydia*，クラミドフィラ属 Genus *Chlamydophila*

エネルギー産出系が不完全なため，人工の無細胞培地には増殖できず，宿主細胞に寄生してのみ増殖する．感染性の**基本小体** elementary body（EB）が宿主細胞へと侵入し，**網様体** reticulate body（RB）に変わると二分裂を繰り返し増殖する．増殖後再び基本小体になると細胞膜を破って細胞外へと出て，別の細胞に感染を繰り返す．外界では乾燥に耐え空気感染する（図5.30）．網様体は薄い細胞壁をもつが，基本小体は細胞壁をもたないため，βラクタム系薬は無効である（表3.1）．

1 クラミジア・トラコマチス *Chlamydia trachomatis*

1）性器クラミジア感染症（感染症法五類定点把握）

性行為を通じて感染し，非淋菌性尿道炎を起こす．男性では副睾丸炎，女性では子宮頸管炎，子宮内膜炎，不妊や異常分娩の原因となる．男性では排尿痛などの自覚症状が出やすいが，女性では自覚症状が乏しい．日本ではSTDの中で最も患者が多く，10代～20代が多くを占める．国内の妊婦の5％が性器クラミジアを保有するといわれる．新生児が出産時に母体から産道感染を受けると，新生児封入体性結膜炎や新生児肺炎を起こす．

2）トラコーマ（感染症法五類定点把握）

タオルの共用などを介して患者の眼からほかのヒトに感染を広げる．3～12日の潜伏期後，急性ろ胞性結膜炎を起こし慢性化すると失明することもある．トラ

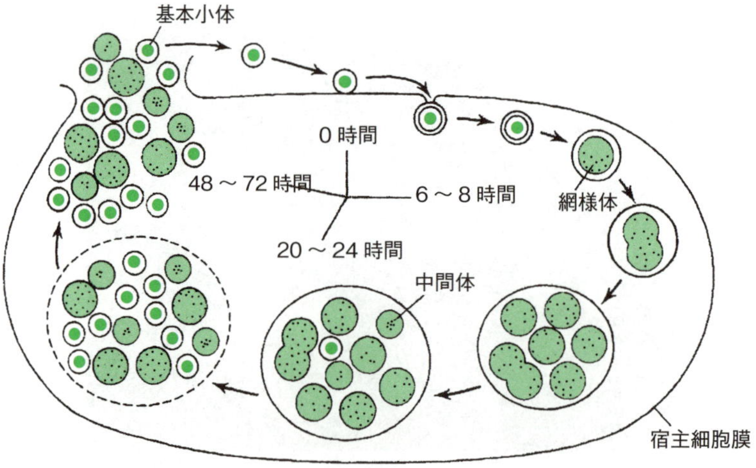

図5.30 クラミジアの生活環
（加藤延夫編：医系微生物学 第2版，p. 256，図49.4，朝倉書店）

コーマを起こすクラミジア（血清型A，B，C）と性器クラミジア（D～K）を起こすものでは血清型が異なる．他に血清型L1～3のクラミジアは鼠径リンパ肉芽腫症を起こすことが知られている．

【治療】

網様体を標的として，細胞内移行性が良いアジスロマイシン，ドキシサイクリンが推奨される．妊婦に対しては，胎児への影響を考慮してマクロライド系薬が推奨される．βラクタム系薬は，基本小体が細胞壁を欠くため無効である．

2　オウム病クラミジア *Chlamydophila psittaci*

1）オウム病 psittacosis（感染症法四類）

鳥を感染源とする人畜共通感染症である．オウム，インコ類などほとんどの鳥類に感染し，糞便中や分泌液中に排出される．本菌は比較的乾燥に強く，乾燥した鳥の排泄物の粉塵を吸入することで飛沫感染する．1～2週間の潜伏期の後，発熱，頭痛，全身倦怠，筋肉痛，関節痛などを呈する．上気道炎，気管支炎程度の軽症例から肺炎までさまざまで，重症例ではショックを起こし，致死的経過をとることもある．ヒトからヒトへの感染はない．

【治療】

テトラサイクリン系薬が第一選択薬である．妊婦，乳幼児に対しては，テトラサイクリンの歯牙，骨への沈着と骨発達阻害を回避するため，マクロライド系を使用する．

3　肺炎クラミジア *Chlamydophila pneumoniae*

1）クラミジア肺炎（感染症法五類定点把握）

ヒトからヒトへと飛沫感染する．オウム病クラミジアに比べ，潜伏期は3～4週間と長く，感染力もそれほど強くはない．呼吸器感染症の数％から10％程度がクラミジア肺炎であり，家族内，学校内などで集団感染を起こす．

【治療】

テトラサイクリン系薬，マクロライド系薬，ニューキノロン系薬が推奨される．

第6章 病原ウイルス各論

6.1 ウイルスの分類

ウイルスの分類と命名は，国際微生物学会連合（IUMS）のウイルス部門，国際ウイルス分類委員会 International Committee on Taxonomy of Viruses（ICTV）において行われている．ウイルスの分類は，目，科，亜科，属，種に分けられ，欧文では ICTV で認められた公式名称は大文字で始まるイタリック体で記載されるが，多くの場合イタリック体で記載しない一般名（俗名）が用いられている．

ウイルスの分類には，ウイルスの構造，性状に基づく分け方と，ウイルスの宿主，病原性に基づく分け方がある．ウイルスの構造，性状の分類では，主にゲノムの種類，性状でまず分類されている．すなわち，DNA か RNA かで分類され，さらに，一本鎖か二本鎖か，直鎖状か環状か，プラス鎖かマイナス鎖，逆転写酵素の有無，感染様式などで分類される．また，カプシドの対称性，エンベロープの有無等のビリオンの形態に基づくこともある（表 6.1）．ウイルスの宿主，病原性に基づく分類では，宿主域，血清学的性状，伝播方法，組織親和性，持続感染や潜伏感染などの感染様式，病理学的観点などに基づいて分けられる（表 6.2）．

6.2 DNA ウイルス

病原微生物として重要な DNA ウイルスは，表 6.1 に示す 8 科のウイルスがある．

6.2.1 ポックスウイルス科 *Poxviridae*

【形態・性状】

ウイルスの中で最大（200 nm × 350 nm × 150 nm）で，構造は複雑でヌクレオカプシドは対称構造を示さない．細胞質内で増殖する唯一の DNA ウイルスであり，特有の封入体を形成する．ウイルス DNA の複製には，ウイルス粒子に含まれる DNA 依存性 DNA 合成酵素が利用される．乾燥状態で非常に安定なウイルスであり，数年にわたり感染性を示すことがある．

1）痘瘡ウイルス variola virus（smallpox virus）

ヒトにのみ感染性を示し，かつて猛威をふるっていた痘瘡（天然痘，感染症法一類）の病原体である．痘瘡は古代のインド，中国に発生したことが記載されているが，その後エジプトや中近東に広がり，紀元前 10 世紀頃のミイラには痘瘡に感染した痕がみられる．

【病原性】

患者の膿疱や痂皮などから上気道を経て侵入・感染後，局所のリンパ節で増殖しウイルス血症を起こし，全身の皮膚・粘膜に発疹をつくる．発疹は顔面から全身に広がり水疱・膿疱となる．回復後も瘢痕（あばた）が残る（図 6.1）．ワクチン未接種の場合の致死率は，30％前後であった．感染皮膚の表皮細胞内に封入体（グアルニエリ小体 Guarnieri body）が認められる．

【予防】

1796 年にジェンナー E. Jenner が，牛痘ウイルスを用いて種痘を考案して以来，痘瘡患者は徐々に減少していった．1966 年以降 WHO が実施してきた種痘（ヒ

表 6.1　ヒトに感染する動物ウイルスの性質

核酸	(ウイルス目) ウイルス科	ゲノム性状	逆転写 酵素	カプシド	エンベ ロープ	ビリオン	代表的ウイルス	代表的疾患名
DNA	ポックスウイルス *Poxviridae*	二本鎖，線状	−	複雑	+	球状	痘瘡ウイルス	痘瘡
	ヘルペスウイルス *Herpesviridae*	二本鎖，線状	−	正 20 面体	+	球状	単純ヘルペスウイルス 水痘・帯状疱疹ウイルス サイトメガロウイルス EB ウイルス ヒトヘルペスウイルス 6 ヒトヘルペスウイルス 8	口唇，性器ヘルペス 水痘・帯状疱疹 肺炎，網膜炎，先天 性巨細胞封入体症 伝染性単核症 突発性発疹 カポジ肉腫
	アデノウイルス *Adenoviridae*	二本鎖，線状	−	正 20 面体	−	球状	アデノウイルス	咽頭結膜熱
	パピローマウイルス *Papillomaviridae*	二本鎖，環状	−	正 20 面体	−	球状	パピローマウイルス	疣贅，子宮頸癌， 尖圭コンジローム
	ポリオーマウイルス *Polyomaviridae*	二本鎖，環状	−	正 20 面体	−	球状	JC ウイルス	進行性多巣性 白質脳症
	ヘパドナウイルス *Hepadnaviridae*	二本鎖，環状 (一部一本鎖)	+	正 20 面体	+	球状	B 型肝炎ウイルス	B 型肝炎
	パルボウイルス *Parvoviridae*	一本鎖，線状(−)	−	正 20 面体	−	球状	B19 ウイルス	伝染性紅斑
	サルコウイルス *Circoviridae*	一本鎖，環状(−)	−	正 20 面体	−	球状	TT ウイルス	肝炎
RNA	レオウイルス *Reoviridae*	二本鎖，線状 分節	−	正 20 面体	−	球状	ロタウイルス	嘔吐下痢症
	(モノネガウイルス目 *Mononegavirales*)							
	パラミクソウイルス *Paramyxoviridae*	一本鎖，線状(−)	−	らせん状	+	球状 繊維状	麻疹ウイルス ムンプスウイルス	麻疹 流行性耳下腺炎
	ラブドウイルス *Rhabdoviridae*	一本鎖, 線状 (−)	−	らせん状	+	弾丸状	狂犬病ウイルス	狂犬病
	フィロウイルス *Filoviridae*	一本鎖，線状(−)	−	らせん状	+	繊維状	エボラウイルス マールブルグウイルス	エボラ出血熱 マールブルグ病
	ボルナウイルス *Bornaviridae*	一本鎖，線状(−)	−	不明	+	球状	ボルナウイルス	ボルナ病
	オルソミクソウイルス *Orthomyxoviridae*	一本鎖，線状(−) 分節	−	らせん状	+	球状 繊維状	インフルエンザウイルス	流行性感冒
	ブニヤウイルス *Bunyaviridae*	一本鎖，線状(−) 分節	−	らせん状	+	球状	クリミア・コンゴ出血熱 ウイルス SFTS ウイルス	クリミア・コンゴ出 血熱 重症熱性血小板減少 症候群
	アレナウイルス *Arenaviridae*	一本鎖，線状(−) 分節	−	らせん状	+	球状	ラッサウイルス	ラッサ熱
	ピコルナウイルス *Picornaviridae*	一本鎖，線状(+)	−	正 20 面体	−	球状	ポリオウイルス A 型肝炎ウイルス	急性灰白髄炎 A 型肝炎
	カリシウイルス *Caliciviridae*	一本鎖，線状(+)	−	正 20 面体	−	球状	ノロウイルス	ウイルス性下痢症
	アストロウイルス *Astroviridae*	一本鎖，線状(+)	−	正 20 面体	−	球状 (星形)	ヒトアストロウイルス	ウイルス性下痢症
	(ニドウイルス目 *Nidovirales*)							
	コロナウイルス *Coronaviridae*	一本鎖，線状(+)	−	らせん状	+	球状	SARS コロナウイルス MERS コロナウイルス	SARS MERS
	アルテリウイルス *Arteriviridae*	一本鎖，線状(+)	−	らせん状	+	球状		
	フラビウイルス *Flaviviridae*	一本鎖，線状(+)	−	不明	+	球状	日本脳炎ウイルス 黄熱病ウイルス C 型肝炎ウイルス デングウイルス	日本脳炎 黄熱病 C 型肝炎 デング熱
	トガウイルス *Togaviridae*	一本鎖，線状(+)	−	正 20 面体	+	球状	風疹ウイルス	風疹， 先天性風疹症候群
	レトロウイルス *Retroviridae*	一本鎖，線状(+) (2 量体)	+	正 20 面体	+	球状	ヒト免疫不全ウイルス	後天性免疫不全症 候群

分類については，国際ウイルス分類委員会第 7 次報告に一部 2002 年の変更を加えた．

表 6.2　症状別の起因ウイルス

症　状	起因ウイルス	
	RNA ウイルス	DNA ウイルス
かぜ症候群		
上気道炎	ライノウイルス コロナウイルス パラインフルエンザウイルス RS ウイルス コクサッキーウイルス エコーウイルス エンテロウイルス	アデノウイルス
肺炎	インフルエンザウイルス パラインフルエンザウイルス RS ウイルス SARS MERS 麻疹ウイルス	アデノウイルス 水痘-帯状疱疹ウイルス サイトメガロウイルス
急性咽頭炎	コクサッキー A ウイルス パラインフルエンザウイルス ライノウイルス コロナウイルス	単純ヘルペスウイルス 1，2 アデノウイルス EB ウイルス
発疹		
点状出血，紫斑	エンテロウイルス デングウイルス クリミア・コンゴ出血熱ウイルス 風疹ウイルス ハンタウイルス HBV を除く肝炎ウイルス	EB ウイルス HBV
斑，丘疹	エンテロウイルス 麻疹ウイルス 風疹ウイルス	パルボウイルス EB ウイルス アデノウイルス ヒトヘルペスウイルス 6
水疱，膿疱		天然痘ウイルス 単純ヘルペスウイルス 水痘-帯状疱疹ウイルス
中枢神経系疾患		
無菌性脊髄炎	エンテロウイルス 日本脳炎ウイルス ウエストナイルウイルス ムンプスウイルス	単純ヘルペスウイルス 水痘-帯状疱疹ウイルス
脳炎	エコーウイルス（髄膜脳炎） コクサッキーウイルス（髄膜脳炎） 日本脳炎ウイルス（髄膜脳炎） ウエストナイルウイルス インフルエンザウイルス 麻疹ウイルス（SSPE） ムンプスウイルス（髄膜脳炎） 狂犬病ウイルス HTLV-1 HIV	単純ヘルペスウイルス 水痘-帯状疱疹ウイルス（髄膜脳炎） サイトメガロウイルス（子宮内感染） アデノウイルス
下痢症		
急性胃腸炎	ロタウイルス ノロウイルス アストロウイルス A 型肝炎ウイルス（急性肝炎） E 型肝炎ウイルス（急性肝炎）	
肝炎（黄疸）	風疹ウイルス 黄熱ウイルス A 型肝炎ウイルス C 型肝炎ウイルス D 型肝炎ウイルス E 型肝炎ウイルス	単純ヘルペスウイルス EB ウイルス B 型肝炎ウイルス サイトメガロウイルス ヒトヘルペスウイルス 6

表 6.2　つづき

症　状	起因ウイルス	
	RNA ウイルス	DNA ウイルス
眼感染症 結膜炎等	コクサッキーウイルス A24 エンテロウイルス 70 麻疹ウイルス 風疹ウイルス（先天性白内障）	単純ヘルペスウイルス 水痘-帯状疱疹ウイルス アデノウイルス サイトメガロウイルス
性行為感染症	HIV C 型肝炎ウイルス	単純ヘルペスウイルス 1, 2 型 ヒトパピローマウイルス B 型肝炎ウイルス
周産期感染症 先天性感染	風疹ウイルス HIV	サイトメガロウイルス
産道感染	HIV	単純ヘルペスウイルス サイトメガロウイルス B 型肝炎ウイルス
母乳感染	HIV HTLV-1	B 型肝炎ウイルス

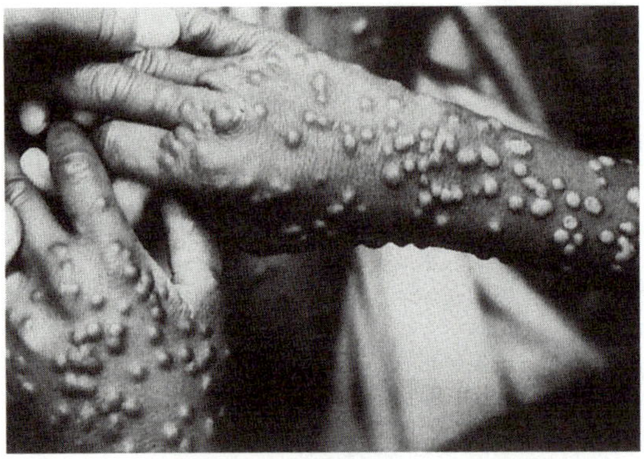

図 6.1　天然痘患者の手にみられた発疹（膿疱期）
全身に出ている．
（青山，南谷，倉田編，ウイルス感染症の臨床と病理，p. 94，図 II-9-1，医学書院）

トの痘瘡と牛痘ウイルスのハイブリッドと考えられる）接種による地球規模の痘瘡根絶計画が功を奏し，1977 年のソマリアの男性患者が世界最後の痘瘡患者となった．1980 年に WHO はついに**痘瘡根絶宣言**を発表した．その大きな原因として，① このウイルスがヒトを唯一の宿主としていたこと，② ウイルスの抗原性の変異が少ないこと，③ 宿主がウイルスを排出する期間が比較的短いこと，④ ワクチンが安定で冷蔵保存の必要がないこと，などがあげられる．1996 年に，WHO は米国とロシアに保管されている研究用の地球最後の痘瘡ウイルスの廃棄を決めていたが，現在まで延期されたままである．生物兵器として用いられることが懸念される．

わが国では，種痘の定期接種は 1976 年以降中止されており，種痘に有効な免疫持続期間は 3～5 年とされていることから，現在は全国民がほぼ無免疫の状態であると考えられる．

痘瘡根絶後の現在，痘瘡ウイルスを用いるバイオテロリズムに備えて，新たなワクチンの製造が開始されている．

2）ワクチニアウイルス vaccinia virus

痘瘡に対する予防接種に用いられてきた生ワクチンのウイルスである．ジェンナーが，種痘の予防接種に用いたといわれる牛痘ウイルスを，ヒトからヒトまたはウシからウシへと永年継代されていく間に痘瘡ウイルスと牛痘ウイルスの組換え体ができあがったと推定されている（口絵）．

3）伝染性軟属腫ウイルス molluscum contagiosum virus

小児に感染し，体幹・性器・四肢などの皮膚に直径 2～3 mm の孤立した柔らかい伝染性いぼ結節（水いぼ）を多数つくる．直接接触により伝播する．

4）サル痘ウイルス monkeypox virus

アフリカの熱帯雨林においてサルやネズミの間で維持され，接触感染によりヒトからヒトへ感染する（感染症法四類）．重症例では臨床的に天然痘と区別できない．死亡率は10%程度である．アメリカで，アフリカ産げっ歯類が保有していたサル痘ウイルスが，プレーリードッグに伝播し，それと接触したヒトにサル痘が発生し多州に渡り流行が起こったことがある．

6.2.2　ヘルペスウイルス科 *Herpesviridae*

150〜200 nm の球形で，エンベロープをもつ．核酸は二本鎖直鎖 DNA（ゲノムサイズ：125〜240 kbp）で，カプシド内に存在し，コアに糸巻き状に巻き付いている．ヒトを宿主とするヘルペスウイルスとしては，現在8種類が知られている（表6.3）．多くは水平伝播と共に垂直伝播（母子感染，→ p. 264）も起こし，宿主に感染後，生涯にわたって潜伏感染し，時に日和見感染を起こす．また癌を起こすものもある．

1）単純ヘルペスウイルス1型および2型 herpes simplex virus type 1（HSV-1），human herpes virus 1（HHV-1） herpes simplex virus type 2（HSV-2），human herpes virus 2（HHV-2）

HSV-1は主に上半身の口唇，眼などに病巣を形成するのに対し，HSV-2は主に下半身の陰部などに感染を起こすといわれているが，初感染ではそのような特異性はみられない．

【病原性】

① 初感染：多くの場合，乳児期にHSV-1の初感染を受け，ごく一部はヘルペス性歯肉口内炎を起こすが，大半は不顕性感染の経過をとる．しかし，最近は日本人の大学生の約50%がまだ抗体をもっておらず，思春期以降に初感染する例が増えている．思春期以後は，オーラルセックスおよび性交に伴い，相手の唾液由来のHSV-1および性器由来のHSV-2の感染により**性器ヘルペス**を生じるケースが多い（感染症法五類）．いわゆる**性行為感染症（STD）**の1つである（→ p. 266）．日本人女性の性器ヘルペスの半数以上がHSV-1の初感染が原因であるといわれている．性器ヘルペスは，女性の場合3〜7日の潜伏期の後，局所にかゆみや痛みが現れ，やがて大・小陰唇，腟粘膜に多数の水疱びらんが出現し，激痛を伴い排尿障害や歩行困難をきたすこともある．咽頭炎，角膜炎，ヘルペス脳炎の病状に進展することもある．医療従事者では，指先や爪の周囲にヘルペス性ひょうそ（図6.2 B）をきたすことがある．

表6.3　ヒトのヘルペスウイルス科とその疾患

亜　科	ウイルス種	初感染	再　発	易感染性宿主での疾患
α-ヘルペスウイルス	単純ヘルペスウイルス1型（HSV-1，HHV-1）	口内炎	口唇ヘルペス 角膜ヘルペス	全身性感染，成人の脳炎
	単純ヘルペスウイルス2型（HSV-2，HHV-2）	性器ヘルペス	性器ヘルペス	全身性感染
	水痘・帯状疱疹ウイルス（VZV, HHV-3）	水痘	帯状疱疹	汎発性帯状疱疹肺炎
β-ヘルペスウイルス	ヒトサイトメガロウイルス（HCMV，HHV-5）	不顕性感染 新生児肺炎 単核症		巨細胞封入体症 肺炎，網膜症
	ヒトヘルペスウイルス-6（HHV-6）	突発性発疹	AIDSとの重複感染	リンパ球に感染
	ヒトヘルペスウイルス-7（HHV-7）	突発性発疹		リンパ球に感染
γ-ヘルペスウイルス	Epstein-Barr ウイルス（EBV，HHV-4）	不顕性感染 伝染性単核症		バーキットリンパ腫 上咽頭癌
	ヒトヘルペスウイルス-8（HHV-8）	不明		カポジ肉腫

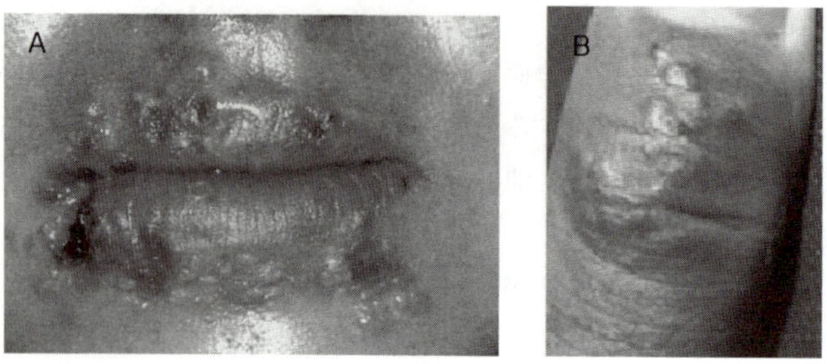

図 6.2　HSV 感染症
A：初感染での口唇ヘルペス　B：ヘルペス性ひょうそ

② 潜伏感染と日和見感染症（回帰ヘルペス）：多くの場合，初感染部位で一次増殖した後，ウイルスは皮膚や粘膜から知覚神経を上行し神経節に到達し，神経細胞内に潜伏感染する．潜伏・再活性化する部位は HSV-1 が上半身の頭部，顔面に分布する三叉神経節，HSV-2 が下半身の腰髄から仙髄部位の仙骨神経節である．潜伏感染したウイルスは感冒，外傷，ストレス，疲労，月経，紫外線照射などの種々の刺激により再活性化され，遠心性軸索流によって末梢組織に運ばれ（神経節から神経を逆に伝っていく），それぞれの支配領域である口唇部（HSV-1，口唇ヘルペス　図 6.2 A），陰部（HSV-2）の皮膚や粘膜に感染病巣（水疱）を形成する（回帰発症 recurrent infection）．症状は一般に初感染時より軽いが，易感染性宿主では肺炎をはじめ全身感染を起こすことがある．回帰発症による性器ヘルペスは，HSV-2 によってのみ生じる．

③ 新生児ヘルペス：性器ヘルペスに妊婦が初感染した場合および回帰発症による性器ヘルペスの場合は，分娩時新生児に産道感染する．新生児ヘルペスは，全身型，中枢神経型，表在型（皮膚型）に 3 病型に分類される．全身感染型では生後 1 週目ころから症状があらわれ，多臓器不全によって死亡することが多い．新生児ヘルペスの予後は悪いため，妊婦の性器に病変がある場合や初感染である場合は，帝王切開による．

また HSV-1 未感染で抗体をもたない妊婦から生まれた新生児は，移行抗体をもたないため母親以外から HSV-1 の初感染を受けて致死的な経過をとるケースが増加しつつある．

【治療・予防】

アシクロビルが治療に使用される（→ p. 346）．有効なワクチンはない．

2）水痘・帯状疱疹ウイルス varicella-zoster virus（VZV），human herpes virus 3（HHV-3）

小児に初感染した場合は水痘（みずぼうそう）

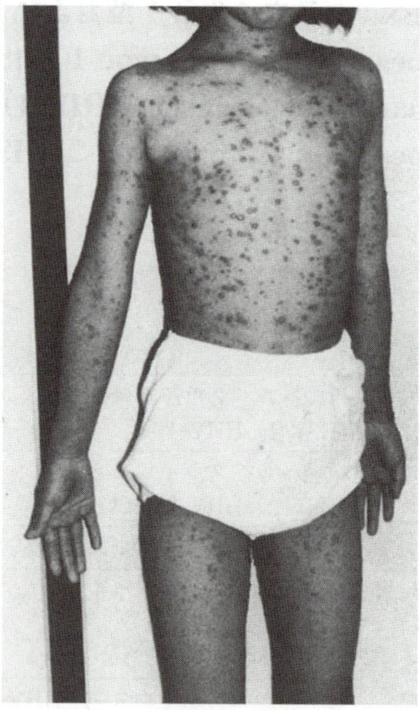

図 6.3 A　水痘
5 病日，小児，8 歳．
体幹部に紅丘疹，水疱，痂皮の混在をみる．四肢には発疹少なく，末端にはほとんどない．
（青山，南谷，倉田編，ウイルス感染症の臨床と病理，p. 47，図 II-2-1，医学書院）

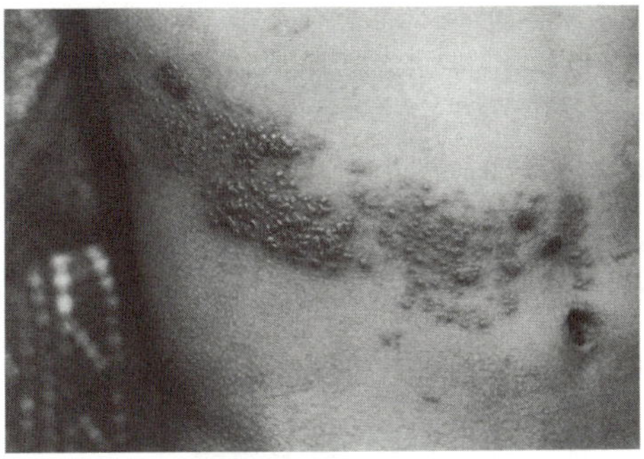

図 6.3 B　帯状疱疹

6病日，男性，16歳．
右側腹部に異常疼痛感あり，翌日右胸下部に紅斑が出現し帯状となる．5病日より水疱形成．
（青山，南谷，倉田編，ウイルス感染症の臨床と病理，p. 47，図 II-2-1，医学書院）

varicella（図 6.3 A）を発症する．その後神経節に潜伏感染していた VZV が再活性化（回帰発症）した場合，成人に**帯状疱疹** herpes zoster（図 6.3 B）を生じる．

【病原性】

水痘は主に小児が罹患し，両側性に全身に発疹（水痘）を生じるが一般に軽症に経過する（図 6.3 A）．初感染者の約 70%が発症する．帯状疱疹は 50 歳以上の高齢者に好発し，脳神経や脊髄知覚神経の末梢に沿った皮膚に，一側性に群生する水疱性発疹を生じ（図 6.3 B），その部位に強い神経痛（激痛）を伴う．治癒したあとも**帯状疱疹後神経痛**が残ることがある．

【予防・治療】

水痘生ワクチンの接種が有効である（定期予防接種 A 類疾病）．50 歳以上の成人の帯状疱疹の予防のため，ワクチン接種が任意でできるようになった．治療薬として**アシクロビル**が用いられる（→ p. 346）．

3）EB ウイルス
Epstein-Barr virus（EBV），
human herpes virus 4（HHV-4）

アフリカの小児に多発する悪性のバーキットリンパ腫由来の培養細胞中に発見され，2人の発見者名にちなんで Epstein-Barr ウイルス（EBV）と命名された．一般には B 細胞（B リンパ球）に感染して形質転換を引き起こす．その細胞はリンパ芽球様細胞となって無限に増殖する（不死化）．

【病原性】

EBV は健常者の唾液中にも存在し，唾液を介して感染する．日本人は幼児期に 80〜90%が感染するが通常は不顕性感染であり，成人はほぼ 100% 抗体陽性である．ウイルスはリンパ網内系に持続感染し，ときどき咽頭よりウイルスの放出が行われる．未感染者が思春期以後にキスなどによって初感染して，**伝染性単核症** infectious mononucleosis を発症するケースが多くなってきている．伝染性単核症の症状は，発熱，咽頭炎から，全身のリンパ節腫脹，肝・脾の腫大までさまざまである．EBV の感染を受けた B 細胞に対して T 細胞が免疫応答した結果，異型リンパ球が増加するが，1〜4 週で回復する．まれに，EBV が慢性的に増殖を続け，多臓器不全や悪性リンパ腫などを発病することがある（慢性活動性 EB ウイルス感染症）．この場合は，予後は悪く高い致死率を示す．免疫不全者では日和見リンパ腫を起こす場合がある．

EBV 関連腫瘍の1つ**バーキットリンパ腫** Burkitt lymphoma は，アフリカの小児の顎に好発する悪性リンパ腫であり，マラリアの感染刺激や周囲の植物が産生するホルボールエステル（発癌促進物質）等の補助因子が加わって発症すると考えられている．他の**上咽頭癌** nasopharyngeal carcinoma は中国東南部出身の成人男子に多い後鼻腔のリンパ上皮腫であり，遺伝的背景や食生活の特徴（塩蔵食品中のニトロソアミン）が発癌に関与するとされている．わが国では約 10%の胃癌の細胞に EBV の DNA, RNA, 抗原が証明されている．

【治療】

伝染性単核症は対症療法のみで自然に治癒する．悪性腫瘍に対する特異的な治療法はない．ペニシリン系薬により発疹が出やすくなる（口絵）．

4）サイトメガロウイルス
human cytomegalovirus（HCMV），
human herpes virus 5（HHV-5）

感染細胞が核内封入体をもつ巨細胞となるので，サイトメガロウイルス（巨細胞ウイルスの意味）と命名された．感染細胞の特徴から“フクロウの目細胞” owl's eye cell（図 6.4）とも呼ばれている．HCMV の感染によって，宿主細胞の DNA，RNA，タンパク質

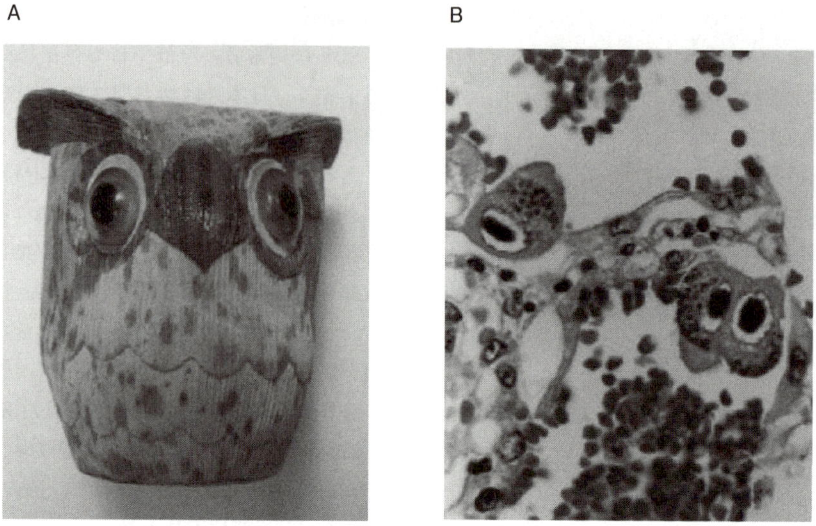

図 6.4　サイトメガロウイルス感染細胞とフクロウ
A：フクロウの置物.
B：病理組織細胞の感染細胞（感染細胞は巨細胞となり核内封入体“フクロウの目”がみられる）.

合成は促進されることが知られている.

【病原性】

母親から胎児への経胎盤感染症と易感染性宿主における日和見感染症が問題となる．初感染の多くは2歳位までの乳児期に起こり，日本人成人の70～90％が抗体陽性であるが，最近は若年者層の抗体保有率が低下しつつある.

潜伏感染と日和見感染：初感染は唾液・尿・精液・子宮頸管分泌液等を介して起こるが，通常は不顕性に経過し，ウイルスはマクロファージ・顆粒球前駆細胞などの血液細胞に潜伏感染を起こす．臓器移植患者やAIDS患者などの易感染性宿主においては，潜伏ウイルスが再活性化し，間質性肺炎，網膜炎，肝炎，大腸炎などの日和見感染症を起こす．AIDS患者では，しばしばHCMV網膜炎により失明することがある.

母子感染：抗体陰性の妊婦がHCMVの初感染を受けると，胎盤を介して胎児に感染し**先天性巨細胞封入体症**を起こして肝脾腫，出血斑，低体重，小頭症などを起こす．さらに，中枢神経系をおかして知能発育障害などの後遺症を残すことがある．無症状にみえる場合でも後に聴力障害（15～20％）を起こすことが知られている．**TORCH症候群**の原因病原体の1つである（→ p. 265）.

【診断・予防・治療】

新生児がウイルス尿陽性で，臍帯血中にIgM抗体が証明されればHCMVの胎内感染（先天感染）を疑う．また，易感染性宿主では，血中にHCMV抗原陽性白血球またはウイルスDNAが検出されれば日和見感染症を疑う．治療には，わが国では**ガンシクロビル，ホスカルネット**が認可されている（→ p. 348）．現在，有効なワクチンはない.

5）ヒトヘルペスウイルス 6，7 human herpes virus 6（HHV-6），human herpes virus 7（HHV-7）

HHV-6は，1986年にAIDS患者由来の末梢血リンパ球培養より分離された．HHV-6AおよびHHV-6Bの2群に分けられる．いずれも唾液中に排出され，主としてCD4陽性のTリンパ球に感染し増殖する．HHV-7は，1990年に培養中の活性化Tリンパ球より分離された．HHV-6に類似し，βヘルペスウイルス亜科に分類される.

HHV-6（HHV-6B）とHHV-7ともに母親からの移行抗体が消失する生後半年から1歳半位までに，ほとんどの子供が感染して，**突発性発疹** exanthema subitum を起こす．患児は約 3 日間の発熱のあと，解熱とともに全身に発疹が出現する．HHV-6 の初感染時期は HHV-7 より早いので，HHV-7 による突発性発疹の再度の罹患がみられることがある．

6）ヒトヘルペスウイルス 8 human herpes virus 8（HHV-8）

AIDS の合併病として知られる血液内皮細胞から発生する多発性血管肉腫である**カポジ肉腫** Kaposi's sarcoma との関連が強く示唆されている．わが国の AIDS 患者も，約 20％がカポジ肉腫を合併する．その他，B リンパ腫や皮膚癌にも HHV-8 が検出されている．ウイルスが精液中に検出されることから，性的伝播が感染経路の 1 つとみなされているが，わが国の健常者は，ほとんどこのウイルスに感染していない．

6.2.3　アデノウイルス科 *Adenoviridae*

1953 年 W. P. Rowe 等により外科摘出された小児のアデノイド adenoid（増殖性扁桃肥大症）から発見された．現在では少なくとも 49 血清型のヒトアデノウイルスが知られている．直径 70～90 nm の正 20 面体で，エンベロープをもたない直鎖二本鎖 DNA ウイルスである（口絵）．抵抗性が強く，不活化されにくいため，医療従事者の汚染された手指を介して感染が起こりやすい．

【病原性】

ヒトの疾病に関係するものは，13～15 の血清型である．咽頭・結腸・小腸・膀胱の上皮に感染し，通常は粘膜の局所感染にとどまる．不顕性感染が多いが，特定の血清型のウイルスがそれぞれ下記 ①～④ の感染症を起こす．

① 咽頭結膜炎：夏期にプールの水を介して，幼児や学童に集団感染する．**プール熱**とも呼ばれる．主に 3 型，7 型によって起こる．

② 流行性角結膜炎：8 型や 19 型によるものが多く，粉塵による角膜や結膜の擦過傷が誘因となる．眼科医や看護師の手指や器具による医原性感染も多い．

③ 急性熱性咽頭炎：1～7 型によって，冬期に小児のかぜ症候群を起こす．頸部リンパ節腫脹と咽頭の発赤がみられる．

④ 肺炎：最近，再興感染症として小児の重症肺炎の発生が多くみられる．7 型による院内感染，家族内感染が原因である．

【治療】

現在，有効な特異的治療薬はない．

6.2.4　パピローマウイルス科 *Papilomaviridae*

ヒトパピローマウイルス human papilomavirus（HPV）は環状二本鎖 DNA をゲノムとして有しており，パピローマ（乳頭腫）の原因として知られている．遺伝系統学的に 70 種以上に分類されている．伝播は接触が主で，特に性行為感染症（STD）として問題となる．

【病原性】

皮膚・粘膜の上皮に感染し，種々の乳頭腫すなわち "いぼ（疣）" をつくる．手指の尋常性疣贅（2 型，4 型），顔面の扁平疣贅（3 型，10 型），性器の**尖圭コンジローマ**（6 型，11 型など，感染症五類）などがあり，それぞれ特定の型の HPV が関連している．なお，これらの "いぼ" は良性の腫瘍である．

一方，HPV 16 型と 18 型は**子宮頸部上皮内腫瘍**（子宮頸部癌の前癌病変）の約 90％の原因である．

【予防】

定期予防接種 A 類疾病「**子宮頸部がん**」の予防ワクチンとして，16，18 型の 2 価ワクチン，ならびに尖圭コンジローマの起因血清型も含む 6，11，16，18 型からなる 4 価ワクチンが使用できるようになった．しかしながら，ワクチン接種者に「慢性疼痛」などの有害事象がみられたことから，ワクチン接種との因果関係等の実態調査のため 2013 年 6 月より「接種の積極的な奨励」を一次中断している．

6.2.5　ポリオーマウイルス科 *Polyomaviridae*

ポリオーマという名称は，ギリシャ語の *poly*（＝ many；多）と *oma*（＝ tumor；がん）を合成してつくられた名称である．この中にはヒト由来のウイルスである JC ウイルス（JCV）のようにヒトのがんとの関連性がないとされているウイルスも含まれている．

ヒトの疾患ではJCVが，遅発性ウイルス感染症の1つである進行性多巣性白質脳症 progressive multifocal leucoencephalopathy（PML）を起こす．PMLは，AIDSなどの免疫不全宿主にみられる神経の髄鞘がおかされる脱髄性疾患である．

6.2.6　パルボウイルス科 *Parvoviridae*

ヒトに病原性を示すパルボウイルス parvovirus としては，B19が**伝染性紅斑** erythema infectiosum の病原体として知られる．約10年ごとに学童・小児に冬から春にかけて流行する疾患で，感冒様症状から顔面の両頬に紅斑が出ることから，リンゴ病とも呼ばれる．発熱はあるが，1週間ほどで自然治癒する良性の疾患である．

6.2.7　ヘパドナウイルス科 *Hepadnaviridae*

ヘパドナウイルス hepadnavirus は，肝臓（＝hepa）を標的臓器とするDNA型（＝dna）ウイルス（＝virus）を意味する．ヒトに病原性を示すものにB型肝炎ウイルス hepatitis B virus（HBV）があるが，肝炎ウイルスと感染症の項で述べる（→ p. 218）．

6.3　RNAウイルス

薬学領域で重要なRNAウイルスは，抗ウイルス薬が臨床利用されているインフルエンザウイルス，ヒト免疫不全ウイルス（HIV），肝炎ウイルスや予防ワクチンが実用化されているポリオウイルス，麻疹ウイルス，風疹ウイルスなどである．

6.3.1　ピコルナウイルス科 *Picornaviridae*

ピコ pico は小さい，ルナはRNAを意味し，小型RNAウイルスの意味である．ヒトに感染する主なピコルナウイルス科は4属からなる（表6.4）．ヘパトウイルス属のA型肝炎ウイルスについては，肝炎ウイルスの項で述べる（→ p. 218）．

【形態・性状】

カプシドは直径22～30 nmの正二十面体構造をとり，一本鎖プラス（＋）鎖RNAをゲノムとして内包している．エンベロープは保有しない．

【増殖過程】

細胞表面に存在する受容体に吸着し，細胞内に侵入し，mRNAとして機能するゲノムRNA（＋）鎖を細胞内に放出する．ゲノムから一本の長い前駆体タンパク

表6.4　ヒトに感染する主なピコルナウイルス

属	種（血清型）
エンテロウイルス enterovirus	ポリオウイルス1，2，3 poliovirus コクサッキーウイルスA1-22, 24，B1-6 coxsackievirus エコーウイルス1-34（8, 10, 22, 23, 28は欠番） echovirus エンテロウイルス68-71 enterovirus
ライノウイルス rhinovirus	ヒトライノウイルスA，B（1-100） human rhinovirus
ヘパトウイルス hepatovirus	A型肝炎ウイルス hepatitis A virus
パレコウイルス parechovirus	ヒトパレコウイルス1，2（エコーウイルス22, 23に相当） human parechovirus

質（ポリプロテイン）が合成された後，ウイルス自身がもっているタンパク質分解酵素で切断されて機能をもつウイルスタンパク質ができる．

1）ポリオウイルス poliovirus

小児麻痺と呼ばれる急性灰白髄炎（ポリオ，感染症法二類）の原因ウイルスである．経口感染後，咽頭，消化管の粘膜上皮細胞で増殖し，さらに扁桃，パイエル板のリンパ節を介して血中に入り全身に広がる．中枢神経系に達したウイルスは，脊髄前角の運動神経細胞を破壊することにより，手足に麻痺を引き起こす．ウイルスは糞便中に排泄され，ヒトからヒトへ感染し一部は風邪様症状を呈するが，多くは無症状である．麻痺が起こるのは感染者の1％以下である．

【予防】

現在，予防接種法A類疾患である急性灰白髄炎の予防には，不活化ポリオワクチンが用いられている．従来用いられていた経口弱毒生ワクチン（セービンワクチン）では，毒力復帰株による感染の可能性があるからである．不活化ポリオワクチンは，単独でも用いられるが，主に，4種混合ワクチン（DPT-IPV：ジフテリア，百日せき，破傷風，不活化ポリオ）として用いられている．WHOによるポリオ根絶計画推進により，野生株によるポリオの患者はみられなくなっている．

2）コクサッキーウイルス coxsackivirus，エコーウイルス echovirus，エンテロウイルス enterovirus

これらのエンテロウイルス属のウイルス（表6.4）は，経口感染，飛沫感染，または接触感染し，咽頭や消化管で増殖する．多くの血清型が存在し，夏から初秋にかけて多様な感染症を起こすが，多くは不顕性感染で終わる．手足口病（感染症法五類）は，手のひら，足の裏，口の中の発疹と水疱を特徴とし，乳幼児，小児に流行する疾患である．1週間程度で自然に治るが，まれに髄膜炎等の中枢神経症状を生ずる．ヘルパンギーナ（感染症法五類）は，乳幼児の間で流行しやすい夏かぜの一種であり，発熱と口腔内の水疱性発疹を特徴とする急性ウイルス性咽頭炎である．

【予防・治療】

有効なワクチンはない．特有の治療法はなく，対症療法が中心である．

3）ライノウイルス rhinovirus

秋から春にかけて起こるかぜ症候群の病因ウイルスである．鼻炎などの上気道感染が主体で，接触感染，飛沫感染しウイルスに対する中和抗体をもたない場合，感染者の約2/3が発症する．局所感染が主であるため，局所の分泌型IgAが感染阻止に有効である．同一の血清型ウイルス感染に対する免疫が成立するが，100種以上の血清型が知られており，そのために何度も風邪を引くことになる．

【予防・治療】

現在効果的な予防法や治療法はない．

6.3.2　コロナウイルス科 *Coronaviridae*

コロナウイルス属 *Coronavirus* だけが含まれ，「かぜ症候群」の原因ウイルスであるヒトコロナウイルスや重症急性呼吸器症候群の原因ウイルスであるSARSコロナウイルス，中東呼吸器症候群の原因ウイルスであるMERSコロナウイルスも含まれる．

【形態・性状】

直径80～160 nmの球状，または多形性を示す．エンベロープをもち，その表面はスパイクで覆われている．らせん状もしくは管状のヌクレオカプシドには，線状一本鎖プラス(＋)鎖RNAがゲノムとして存在している．

1）ヒトコロナウイルス human coronavirus

飛沫や直接，間接接触により上気道感染し，かぜ症候群を起こす主要なウイルスの1つである．冬期に多く2～4年周期で流行し，かぜ症候群の5～30％を占める．発熱することは少ないが，鼻汁が多く，1週間程度持続する．若年者より成人に多く認められているが，幼児では下気道感染症の原因ウイルスの1つとして知られている．病後の免疫は弱く，再感染が頻繁に認められる．

【予防・治療】

有効なワクチンや治療薬はない．

2）SARS コロナウイルス severe acute respiratory syndrome（SARS）virus

飛沫や接触により感染し，重症急性呼吸器症候群 SARS（感染症法二類）を起こす．2〜7日の潜伏期後，38℃以上の発熱を伴って発症し，死亡率が10％を超える．不顕性感染はまれである．2002〜2003年にかけて中国，香港を発生地として全世界的なアウトブレイクを起こした．SARSの終息を宣言するまでに感染者数8,098名，死者774名が発生した．

【予防・治療】

有効なワクチンや治療薬が現在研究されているが，実用化には至っていない．

3）MERS コロナウイルス middle east respiratory syndrome（MERS）virus

飛沫や接触により感染して，中東呼吸器症候群 MERS（感染症法二類）を起こす．保有動物はヤマコウモリまたはラクダが疑われている．主として中東地域で患者が報告されている．2015年5月以降韓国で患者が発生したが，中東からの感染者を介して，韓国内の病院で院内感染が起こったものである．発熱，せき，息切れをともなって肺炎を主症状とする．致死率が40％前後で高いといわれていたが，韓国の事例では10％程度であった．

【予防・治療】

有効なワクチンや特異的な治療法はない．

6.3.3　オルソミクソウイルス科 *Orthomyxoviridae*

1）インフルエンザウイルス influenza virus

ヒトへの病原性が明らかなものは，A型，B型，C型インフルエンザウイルスである．この分類は，ウイルス粒子に存在する核タンパク質 nucleoprotein（NP）と M1 タンパク質 matrix protein 1（M1）（図6.5）の抗原性に基づいている．

【感染宿主・亜型】

自然界でのA型インフルエンザウイルスの分布は広く，トリ，ブタ，ウマ，クジラ，アザラシなどからも分離されている．A型は，ウイルス膜上の**赤血球凝**

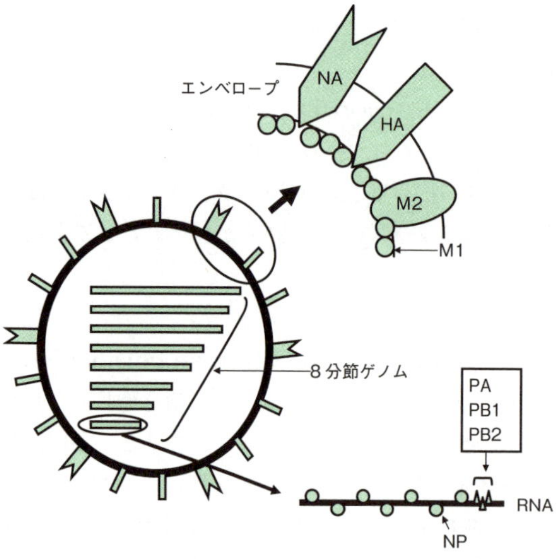

図6.5　A型インフルエンザウイルスの模式図
HA：赤血球凝集素
NA：ノイラミニダーゼ
M1，M2：膜タンパク質1，2
PA，PB1，PB2：RNAポリメラーゼ
NP：核タンパク質

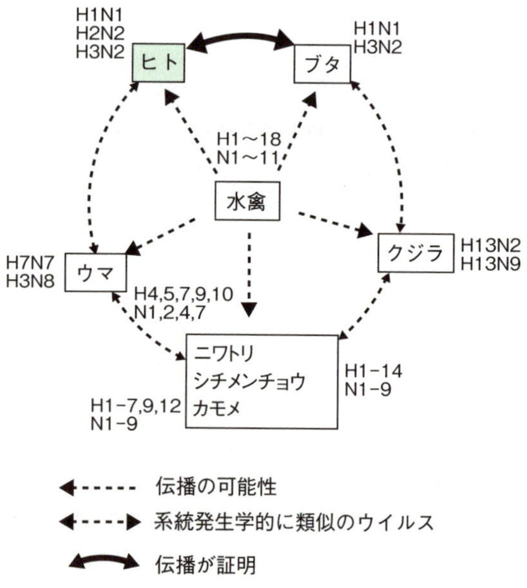

図6.6　インフルエンザウイルスの亜型と各種動物の感染性

集素 hemagglutinin（HA，H1～H18 の 18 種類）とノイラミニダーゼ neuraminidase（NA，N1～N11 の 11 種類）の 2 種類のスパイク（図 6.5）の組合せにより 100 種以上の亜型ウイルスがみつかっている．カモなどの水禽では，多くの亜型ウイルスがみつかっていることから，水禽から種々の動物へ伝播したと考えられている（図 6.6）．B 型，C 型インフルエンザウイルスには亜型はなく，自然宿主は主にヒトに限られる．

【形態・性状】

ウイルス粒子は，直径 80～120 nm の球状や糸状の多形性の形態を示す．エンベロープを有し，その表面には A，B 型では HA と NA の 2 種類のスパイクがある（口絵）．C 型では赤血球凝集素-エステラーゼ hemagglutinin-esterase（HE）がある．らせん状のヌクレオカプシド内には，8 分節（C 型は 7 分節）の線状一本鎖マイナス(－)鎖 RNA が存在している（図 6.5）．これらの 8 分節 RNA には，3 種の各 RNA ポリメラーゼ（PB1，PB2，PA）と，HA，NA，NP，M，NS（非構造タンパク質）の計 8 種のタンパク質がそれぞれコードされている．

【抗原変異】

A 型，B 型，C 型インフルエンザウイルスでは，頻繁に抗原変異（連続抗原変異）が起こる．また，A 型ではさらに遺伝子交雑による大規模な変異（不連続抗原変異）が起こる．

不連続抗原変異（大変異）：HA や NA の抗原性が突然新しい亜型に変化することにより，抗原性の異なるウイルスがヒトの世界に突然出現し，世界的大流行（パンデミック）が引き起こされる（表 6.5）．ゲノムは 8 分節に分かれているため，異なる亜型の A 型ウイルスが同時に 1 つの細胞に感染すると，両者の RNA 分節が混ざり合った（遺伝子交雑）雑種ウイルス（遺伝子再集合体 reassortant）が出現し，不連続抗原変異が起こる．これまでに大流行を起こした亜型は，ヒトとトリ（カモ）のインフルエンザウイルスの遺伝子交雑によって出現した（図 6.7）．近年注目されている高病原性鳥インフルエンザウイルス（H5N1）は，本来ヒトには感染しないウイルスであったが，変

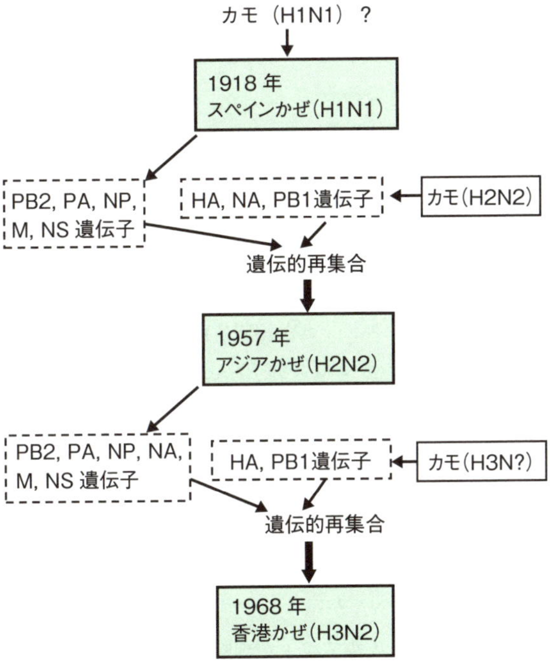

図 6.7　遺伝子再集合による大流行株の出現

表 6.5　A 型インフルエンザウイルスの流行株と流行年度

通　称	流行株亜型性	流行開始年	世界的推定死亡者数
旧アジア型	(H2N2 推定)	1890 ?	
旧香港型	(H3N2 推定)	1900 ?	
スペイン型	H1N1	1918	4000 万～5000 万人
プエルトリコ型	H1N1	1930	
イタリア型	H1N1	1946	
アジア型	H2N2	1957	200 万～400 万人
香港型	H3N2	1968	～100 万人
ソ連型	H1N1	1977	
新型(ブタ)インフルエンザ	H1N1	2009	

異を起こすことによりヒトにも感染するようになった．このウイルスがヒトからヒトへ容易に感染するようになれば，**新型インフルエンザウイルス**が出現することになり，重大な新興感染症の1つになる．2009年に，流行した新型インフルエンザウイルスがその例である．

連続抗原変異（小変異）：インフルエンザ大流行の間にも，小規模な流行は毎年繰り返されている．このような小規模の流行は，インフルエンザウイルスが複製されるときに起こるHAとNA遺伝子の**点突然変異**のためである．このような変異が連続抗原変異であり，1個のヌクレオチドが入れ替わると，それに対応するアミノ酸置換が起こり，抗原性の変化が生じる．特にHAで顕著である．

【増殖過程】

ウイルス膜上のHAが細胞膜上のシアル酸糖鎖に結合し，細胞内に取り込まれる．ウイルス粒子膜上のHAがトリプシン様のタンパク質分解酵素で開裂され，酸性環境下でウイルス粒子膜がエンドソーム膜と融合し，ウイルスゲノムが細胞質内へ放出される（脱殻）．ゲノムはウイルスのRNA依存性RNAポリメラーゼにより，mRNAあるいは子孫ウイルスゲノム（vRNA）の鋳型となるウイルスゲノムの完全コピーであるプラス(＋)鎖RNA（相補的RNA complementary RNA，cRNA）が合成される．子孫ウイルス粒子は，宿主細胞膜をエンベロープとして，細胞膜を被りながら放出される．NAが周りのシアル酸基を切断することにより子孫ウイルス粒子が細胞膜から完全遊離する（図5.8）．

【感染経路・病原性】

主に冬期に飛沫感染し流行性感冒（インフルエンザ，感染症法五類）を引き起こす．A型は広汎な地域に，B型は散発的または局地的に流行を起こす．A型に比べてB型による感染は軽症といわれるが，例外も多い．1〜2日の潜伏期後，発熱（38〜40℃）をもって発症し，頭痛，悪寒，筋肉痛，全身倦怠感などの全身症状を伴う．全身症状が強いのは，かぜ症候群を起こすライノウイルス，アデノウイルス，エンテロウイルスなどと異なる点である．細菌感染などの合併症を伴わないときは，主に細胞性免疫により気道からウイルスが排除され，5日程度で回復に向かう．C型による感染は，2〜3日続く発熱と2週間以上の長期に及ぶ鼻汁過多が主症状であり，1年中発生しており，再感染も起きやすい．

高病原性鳥インフルエンザウイルス：鳥インフルエンザウイルスの中でも，H5N1株は致死性が高く，ヒトに対しても強い病原性を示す（感染症法二類）．4〜8週齢の鶏に対して，10日以内に75％以上の致死率を示した場合に「高病原性」と定義する．最近では，ベトナム，タイ，インドネシアで鳥インフルエンザウイルスのヒトへの致死的な感染が報告されている．近年，新型インフルエンザに対処するため，感染症法に「新型インフルエンザ等感染症」という症病分類もおかれている．

ライ症候群：インフルエンザを発症した5歳以上の小児で，意識障害，痙攣（急性脳浮腫）や肝不全を認めるライ症候群が起こることがある．解熱薬のアスピリンの服用との関連が指摘され，現在は小児のインフルエンザの解熱には，アセトアミノフェンが推奨される．

インフルエンザ脳症（急性壊死性脳症 acute necrotizing encephalopathy）：幼児がインフルエンザ症状を示して，1〜2日以内に，痙攣を伴う意識障害を呈して1〜3日で死亡する（致命率20〜40％）．免疫担当細胞から過剰なサイトカインが産生され，それによる組織傷害が起こっていると考えられている（サイトカインストーム）．

【診断法】

ウイルス分離細胞や鼻腔洗浄液や咽頭ぬぐい液中のウイルス抗原を，イムノクロマトグラフィー，蛍光抗体法，酵素抗体法により検出できる．特に，イムノクロマトグラフィーは，外来での迅速診断（10分程度）に用いられている．確定診断には，RT-PCR法や遺伝子の塩基配列の解析が行われる．血清診断としては，ペア血清を用いた赤血球凝集抑制試験が行われている（→ p. 145）．

【予防・治療】

予防：成分ワクチン（HAワクチン）が使用されている（予防接種法のB類疾病，→ p. 124）．65歳以上の者は毎年1回，あるいは，65歳未満の者であっても60歳以上で一定の心臓，腎臓若しくは呼吸器の機能またはヒト免疫不全ウイルスによる免疫機能の障害を有する者は，ワクチン接種が勧められる．また，生後6か月以降は任意接種として毎年1回あるいは2回（1〜4週間隔）の予防接種を受けることが望ましい．

流行株の予測とワクチン：インフルエンザワクチンは，毎年新たなウイルス株を用いて製造される．次年度流行株の予測は，全国の地方衛生研究所から送られた流行状況，および分離ウイルスの抗原性や遺伝子解析の結果などの諸情報を総合的に検討して国立感染症研究所（感染研）が決定する．

治療：ノイラミニダーゼ阻害薬，特に1回の吸収で治療が完了するラニナミビルが主流となっている（→ p. 349）．

6.3.4　パラミクソウイルス科 *Paramyxoviridae*

ヒトに病原性を示すのは，主にパラインフルエンザウイルス1〜4型，ムンプスウイルス，麻疹ウイルス，RSウイルスである．

【形態・性状】

直径150〜200 nmの球状でヌクレオカプシドはらせん状で，線状一本鎖マイナス(−)鎖RNAを有する．エンベロープを保持し，その表面には赤血球凝集能とノイラミニダーゼ活性の両方をもつHNタンパク質と，細胞融合活性をもつFタンパク質が存在する．

1）パラインフルエンザウイルス parainfluenza virus

飛沫感染によりヒトに**急性呼吸器感染症**を起こす．年間を通じて患者が発生するが，特に冬期に多発する．成人では軽度の上気道感染症で終わる．小児の初感染でも数日の発熱を伴うが，上気道炎で終わる例が多い．しかし，気管支炎や肺炎を併発し，クループ（咳と特に息を吸う際の呼吸困難）症状が出現することもある．感染後に成立する免疫は弱く，同じ型による再感染が反復して起こる．

【予防・治療】

有効なワクチン，治療薬はない．

2）ムンプスウイルス mumps virus

ヒト**流行性耳下腺炎**（感染症法五類），俗に“**おたふくかぜ**”の原因ウイルスであり，飛沫，唾液を介して感染するが，1/3は不顕性感染に終わる．18日前後の潜伏期間後，発熱を伴う両側性の耳下腺の腫脹で発症する．ウイルスが鼻腔や上気道粘膜で増殖し，所属リンパ節に感染が広がりウイルス血症となる．中枢神経系もこのウイルスの侵入を受け，無菌性髄膜炎を起こすこともある．

【予防・治療】

任意接種で弱毒生ワクチンが使用されている．かつてMMR（麻疹・ムンプス・風疹）ワクチンに含まれる弱毒ウイルスによる副作用として無菌性髄膜炎が問題となった．抗ウイルス薬はない．

3）麻疹ウイルス measles virus

「**はしか**」（感染症法五類）の原因ウイルスであり，経気道感染し，リンパ組織で増殖後全身に広がる．血液中のTリンパ球が一過性に減少することにより，細胞性免疫機能が低下する．感染性，伝播力は高く，初感染で例外なく100％発症する．10〜14日の潜伏期間を経て発熱，咳，結膜炎などの前駆症状が始まる．頬粘膜の臼歯があたる部分に粘膜充血（紅暈）を伴い出現する粘膜疹（**コプリック斑** Koplik spots）は麻疹特有の所見である．約1週間すると発疹が出現し4〜5日続く．中耳炎や肺炎が合併症として認められることがあるが，最も恐いのは麻疹後脳炎（感染者1,000〜2,000人に1人）であり，死亡率が15％に達する．麻疹を経験した小児で6〜7年の潜伏期を経て30〜100万人に1人の割合で，**亜急性硬化性全脳炎** subacute sclerosing panencephalitis（SSPE）を発症し，大脳機能が進行性に侵され，数か月から数年で死亡することもある．

【予防・治療】

乾燥麻疹・風疹混合弱毒生ワクチン（MRワクチン：予防接種法のA類疾病，→ p. 124）が使用されている．治療薬はない．

4）RSウイルス respiratory syncytial（RS）virus

かぜ症候群の原因ウイルスである．乳幼児期の冬期の呼吸器系ウイルス感染症の中で最も多い（RS ウイルス感染症，感染症法五類）．発熱を伴う鼻炎や咽頭炎で終始することが多く，全身に広がることはない．回復後に成立する免疫は不完全で，再感染を繰り返すが，感染ごとに免疫が強くなり，成人では鼻かぜ程度で終わる．

【予防・治療】

ワクチン，治療薬はない．

6.3.5 トガウイルス科 *Togaviridae*

トガウイルス科でヒトに病原性のある重要なウイルスは，**風疹ウイルス** rubella virus である．正 20 面体のカプシド構造をとり，線状一本鎖プラス(＋)鎖 RNA をゲノムとし，エンベロープの表面には赤血球凝集素をもつ．

1）風疹ウイルス rubella virus

ヒトからヒトへ飛沫感染し，妊婦から胎児へ経胎盤性に垂直感染もする．**風疹**（感染症法五類）は麻疹に類似した発疹を呈し，不顕性感染が多く症状も麻疹より軽症であることから「**三日はしか**」とも呼ばれる．ウイルスは上気道，さらに局所リンパ節で増殖し，ウイルス血症を起こして各臓器に広がる．約 10 日の潜伏期中にはすでにウイルスが排泄されているので，発症前の感染者からも感染する．妊娠 3 か月以内の妊婦が感染すると，胎盤でウイルスが増殖し，胎児の血中に入り胎児組織で増殖する．この結果，胎児の難聴，眼症状，先天性心疾患等を主徴とする**先天性風疹症候群**（感染症法五類）を起こす．TORCH 症候群を引き起こす病原体の 1 つである（→ p. 265）．

【予防・治療】

特異的な治療法はない．弱毒生ワクチンとして麻疹，風疹二種混合ワクチン（MR ワクチン：予防接種法の A 類疾病，→ p. 124）が使われている．特に妊娠を予定している女性は，早めのワクチン接種を考慮する必要がある．

2）チクングニアウイルス chikungunya virus

ネッタイシマカやヒトスジシマカによって媒介される発疹性熱性疾患である**チクングニア熱**（感染症法四類）を起こす．サハラ砂漠以南のアフリカ，インド，東南アジアなどで発生している．発熱と関節痛がみられ，数週間から数か月にわたって続く場合がある．全身倦怠，頭痛，筋肉痛，リンパ節腫脹，出血傾向，結膜炎，悪心や嘔吐をきたすこともある．治療には輸液や鎮痛解熱剤投与など対症療法を行う．予防ワクチンはないので，蚊に刺されないようにする．

6.3.6 レオウイルス科 *Reoviridae*

1）ロタウイルス rotavirus

分節した二本鎖 RNA をゲノムとし，エンベロープを保持しない．経口感染し，**感染性胃腸炎**（感染症法五類）を起こす．世界中で重症な小児下痢症の第 1 の原因となっている．抗原性により 6 群に区別されるが，ヒトからは A，B，C 群がみつかっている．A 群は，**乳幼児下痢症**（急性胃腸炎）の病原体として重要である．ロタウイルスの感染性は強く，日本などの温帯地域では冬季に集中して発生するが，熱帯地域では年間通して（特に乾季）発生，流行がみられる．糞口感染により伝播し，2～3 日の潜伏期の後に，突然の嘔吐から始まり，水様性の下痢，発熱を起こす．発症後約 1 週間の回復過程では，分泌型 IgA 抗体産生による腸管粘膜免疫が主にロタウイルス感染に対する防御免疫に働く．

【予防・治療】

弱毒生経口ワクチンが任意接種される．有効な治療薬はなく，水分と電解質を補給し，脱水に対処することが肝要である．

6.3.7 カリシウイルス科 *Caliciviridae*

ヒトに病原性を示すのは，ノロウイルス属 *Norovirus* のノーウォークウイルス *Norwalk virus* とサポウイルス属 *Sapovirus* のサッポロウイルス *Sapporo virus* である．一般的には属名のノロウイルスが使用されているが，種名としてはノーウォークウイルスである．ノロウイルスは，急性ウイルス性胃腸炎（ウイルス性食中毒）の原因ウイルスとして知られている．

粒子は直径 27～30 nm の正 20 面体対称構造をと

る．線状一本鎖プラス(+)鎖RNAをゲノムとしているため，ウイルス複製時にmRNAとして機能する．エンベロープを有しない．この科のウイルスは培養細胞を用いて増殖させることが未だできない．

1）ノロウイルス norovirus

糞口感染し，**感染性胃腸炎**（感染症法五類）を起こす．ヒト以外では感染・増殖しないため，感染源であるヒトの糞便や吐物中のウイルスが，下水，河川を経由して海中の二枚貝（カキなど）で濃縮されて，それをヒトが摂取することで再感染する（図6.8）．患者の糞便や吐物中のウイルスが，手指や器具を介して，あるいは食品や水を介してヒトからヒトへの二次感染が起こることもある．学校や老人施設での集団発生の要因となっている．感染後24〜48時間の潜伏期を経て，突然の嘔吐，下痢，腹痛，発熱が起こる．脱水による重症化や38℃を超える発熱はまれで，通常1〜3日で回復する．予後は良好であるが，症状が回復してからも3〜7日間は糞便中にウイルス排泄が続く．感染者の約50％は不顕性感染である．免疫は短期間しか持続しないため，再感染が起こりやすい．

【予防・治療】

有効な治療薬やワクチンはない．消毒には1000 ppmの次亜塩素酸ナトリウムや85℃以上で1分の加熱が推奨される．エンベロープをもたないノロウイルスは，消毒用アルコールに抵抗性である．二枚貝や調理器具の十分な加熱，手や食材の十分な水洗が重要である．

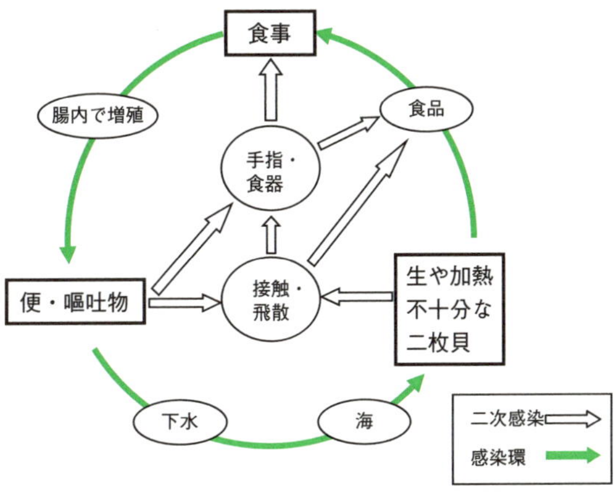

図6.8　ノロウイルスによる感染経路

6.3.8　アストロウイルス科 *Astroviridae*

1）アストロウイルス human astrovirus

ヒトに病原性のある種は，**感染性胃腸炎**（感染症法五類）を起こすヒトアストロウイルス human astrovirusだけである．エンベロープをもたない直径28〜30 nmの正20面体対称構造をとり，線状一本鎖プラス(+)鎖RNAをゲノムとしている．粒子の電子顕微鏡による観察から，特徴的な5あるいは6方向の星状を示すので，ギリシャ語のastron（星）にちなんでこの名が付けられた．

【感染経路・病原性】

ヒトからヒトへ糞口感染し，胃腸炎を起こす．比較的冬期に感染が多く，生後4〜6か月以降4歳頃までの乳幼児の罹患が多い．汚染された食品から集団感染することもある．感染後2〜3日で嘔吐，下痢，腹痛が起こり，症状が数日継続するが，脱水になる重症例は少ない．

【予防・治療】

有効な治療薬やワクチンはない．

6.3.9　フラビウイルス科 *Flaviviridae*

ヒトに病原性を示すウイルスは，蚊により媒介される**黄熱ウイルス**，**デングウイルス**，**日本脳炎ウイルス**，**ウエストナイルウイルス**と，ヒトからヒトへ感染する**C型肝炎ウイルス**である．C型肝炎ウイルスについては，肝炎ウイルスの項で述べる（→ p. 220）．

【形態・性状】

直径約30 nmのカプシド構造（対称性は不明）をとり，線状一本鎖プラス(+)鎖RNAをゲノムとしている．ヌクレオカプシドは，ウイルス糖タンパク質（スパイク）と膜タンパク質を表面にもつエンベロープに包まれている．

【感染経路・病原性】

蚊やダニにより媒介されヒト生体内に侵入し，血管周囲の細胞，皮膚のランゲルハンス細胞，リンパ節の単球，マクロファージ内で増殖して一次血症を，さらに，臓器に到達して増殖し二次血症を起こす（図6.9）．最終的にウイルスは標的臓器に達し，特徴的な症状を起こす．フラビウイルス属は，出血熱を主症状とするウイルスと，脳炎を主症状とするウイルスを含んでいる．

1）黄熱ウイルス yellow fever virus

ヒト，サルを自然宿主とし，ネッタイシマカを介して感染し黄熱病（感染症法四類，検疫対象疾患）を起こす．現在ではアフリカと南米においてのみ患者の発生がある．感染後3〜6日間の潜伏期の後，突然の悪寒，発熱で発症する．嘔吐，頭痛，倦怠感などの症状は数日間継続する．一時回復するが，再度発熱，嘔吐などとともに黄疸，腎不全，粘膜や消化管出血が起こる．このウイルスによる感染病態は主に肝細胞の破壊と考えられている．感染者の10〜20％は死に至る．

【予防・治療】

有効な治療薬はない．予防対策としては，蚊の駆除や蚊帳などで蚊に刺されないようにすることや生ワクチンによる予防接種である．

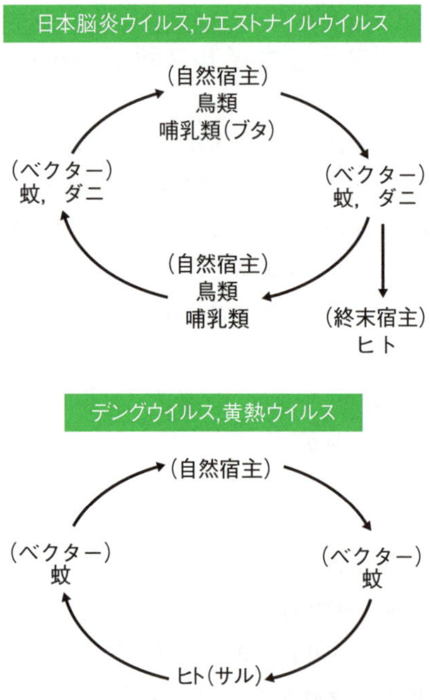

図6.9　フラビウイルスの感染環

> **野口英世と黄熱病**
>
> 千円札の肖像になっている野口英世（1876〜1928年）は，梅毒の研究でも有名な日本が誇る世界的な細菌学者である．米国ロックフェラー研究所に所属して，1918年エクアドルで細菌の一種レプトスピラを黄熱病病原体として発見した．しかし，実際には黄熱病病原体は黄熱ウイルスである．この誤りがもとで彼はアフリカ・アクラで黄熱病の研究中に感染し殉職した．遺体はニューヨーク郊外にあるウッドローン墓地に埋葬されている．

2）デングウイルス dengue virus

全世界で5,000万人／1年以上が感染している．デングウイルスは1〜4型に分類され，ヒトを自然宿主として，蚊（ネッタイシマカなど）によって媒介される．ヒトが1つの型のデングウイルスに感染すると同じ型のデングウイルスには感染しないが，他の型には感染する．どの型のウイルスに感染した場合でも，致死率の低い**デング熱**（感染症法四類，検疫対象疾患）（致死率：＜0.1％）あるいは致死率の高い**デング出血熱**（感染症法四類）（致死率：5〜10％）のどちらかの病態を示す．大多数の感染者でみられるデング熱は，感染後4〜7日の潜伏期を経て突然の発熱で発症する一過性の熱性疾患である．また，デング熱を発症した患者の一部では，発症後2〜7日後に血漿漏出と出血傾向が顕著になり致死的病態となるデング出血熱の特徴がみられる．デング出血熱は，再感染者で比較的多い．2014年70年ぶりに東京都内の公園での感染があった．

【予防・治療】

ワクチンも治療薬もない．熱帯，亜熱帯地域では，蚊に刺されないようにすることが肝要である．

3）日本脳炎ウイルス Japanese encephalitis virus

日本脳炎（感染症法四類）は，極東から東南アジア，南アジアにかけて広く分布している．日本では**コガタアカイエカ**によって媒介されるため，この蚊が発生する夏から秋にかけて感染が起こる．ブタはこのウイルスの増幅動物であり, ヒトは終末宿主である (図 6.9). 感染後 1〜2 週間の潜伏期を経て全身倦怠感, 嘔吐, 腹痛とともに発症し, 数日後, 高熱, 頭痛, 意識障害が起こる. 感染者の 300〜1,000 人に 1 人の割合で脳炎が起こるとされるが, 多くは不顕性感染である. しかし発症すれば, 脳炎発症者の 4 人に 1 人は死亡し, 半数は精神神経学的後遺症を残す.

【予防・治療】

不活化ワクチン (予防接種法の A 疾病, → p. 124) が使用されているが, 治療薬はない.

4) ウエストナイルウイルス West Nile virus

感染環は通常トリと蚊の間で形成され, ヒトは終末宿主である (図 6.9). 約 80%は不顕性感染であり, 症状を示す場合は急性熱性疾患 (ウエストナイル熱, 感染症法四類) である. 2〜14 日の潜伏期間後, 発熱発症するが, 症状は 3〜6 日で消失する. しかし, 約 150 人に 1 人が脳炎, 髄膜脳炎, 髄膜炎を発症する. ウエストナイル脳炎は高齢者に多く, 重症患者の約 10%が死亡する. このウイルスはアフリカ大陸で多くみられるが, 1999 年に突如ニューヨークに出現し, 4 年ほどでアメリカ全土に感染域を拡大した. 北米から帰国した日本人の発症例も知られる. 現在, 日本への侵入が危惧されている.

【予防・治療】

ワクチンも治療薬もない.

5) ジカウイルス Zika virus

ネッタイシマカやヒトスジシマカにより媒介され, 軽度の発熱, 発疹, 結膜炎, 筋肉痛, 関節痛, 倦怠感, 頭痛などの症状を呈する**ジカウイルス感染症** (感染症法四類) を起こす. 1947 年にウガンダの Zika 森林のアカゲザルから初めて分離された. 2015 年にブラジル, コロンビアなど南アメリカ大陸で感染が拡大している. 妊婦がジカウイルスに感染すると出生児の小頭症を起こす可能性が指摘されていることから, WHO は 2016 年 2 月ジカ熱に関し「国際的に懸念される公衆衛生上の緊急事態」を宣言し, 流行地への妊婦の渡航中止を勧告した. 本邦では, 海外の流行地で感染し, 帰国後発症した 3 例がある. 治療薬, 予防ワクチンはない.

6.3.10　ラブドウイルス科 *Rhabdoviridae*

ヒトに病原性を示すのは, リッサウイルス属 *Lyssavirus* の**狂犬病ウイルス**である. 幅約 75 nm, 長さ 180 nm の砲弾型をしており, エンベロープを保持している. 線状一本鎖マイナス (−) 鎖 RNA のゲノムが, らせん状のカプシドに含まれている. RNA ポリメラーゼをもち, 感染後細胞内で増殖して, 出芽によりウイルス粒子が形成される.

1) 狂犬病ウイルス rabies virus

致死性の人獣共通感染症である狂犬病 (感染症法四類) を起こす. キツネ, オオカミ, コウモリ, アライグマなどが狂犬病ウイルスの宿主であり, ヒトが病獣に咬まれることにより感染する. 世界的には, 狂犬病のない国はまれであるが, 特にインド, 中国, フィリピンなどのアジア諸国で流行している. 日本では狂犬病が撲滅されており, 最近では 2006 年にフィリピンからの狂犬病輸入症例が 2 例発生しただけである. ウイルスは感染部位の筋肉や結合組織で増殖し, 末梢神経から中枢神経系に達し, 脳炎を引き起こす. 脳組織の病理組織学的検討から, 細胞質内封入体であるネグリ Negri 小体が観察される. 潜伏期間は 1〜2 か月と長く, 発症後筋肉が痙攣性になり嚥下にも苦痛を伴うため, **恐水症** hydrophobia の状態になる. その後, 昏睡状態になり死亡する.

【予防・治療】

1885 年にルイ・パスツールは, 狂犬病ウイルスを接種したウサギの脊髄を摘出し, 石炭酸でウイルスを不活化した狂犬病ワクチンを開発した. 任意接種で不活化ワクチンが使用されている. 動物 (ペット等) に対してもワクチン接種が発症予防に重要である. いったん発症すれば, 治療法がないため必ず死亡する. しかし, 狂犬病は感染成立後に直ちにワクチンを接種しても発病を阻止できる唯一の感染症である. すなわち, 咬傷を受けた時, 高力価の免疫グロブリンを投与し, ワクチンを繰り返し接種する (**暴露後ワクチン**).

6.3.11 アレナウイルス科 *Arenaviridae*

アレナウイルス属 *Arenavirus* だけからなり，ヒトに重篤な出血熱（**ラッサ熱**や**南米出血熱**である**ボリビア出血熱**，**アルゼンチン出血熱**，**ベネズエラ出血熱**，感染症法一類）を引き起こすウイルスが含まれている．この科のウイルスはげっ歯類に持続感染している．これら出血熱ウイルスの取扱いは，最高のバイオセーフティーレベル biosafety level（BSL）が維持できる BSL 4 実験研究施設だけで行える．

【形態・性状】

直径 50〜300 nm の球状から多形性を示す．エンベロープをもち，その内側には閉環構造をとる RNA ゲノムを含むヌクレオカプシドが存在している．また，ウイルス粒子には感染細胞由来のリボソームが取り込まれている．ヌクレオカプシドには，2つに分節した一本鎖マイナス(－)鎖 RNA のゲノムが含まれている．それぞれの分節 RNA では部分的に両方向に読まれる特徴がある．

1) ラッサウイルス Lassa virus

ラッサ熱（感染症法一類）を起こす．ナイジェリアなどの西アフリカ一帯でみられる．自然宿主である野ネズミの一種マストミス（チチネズミ）の唾液や排泄物で汚染された食物や容器を介して，さらに，汚染された塵埃を吸収することによりヒトに感染する．感染者の 20％が発病し，その 15〜20％が死亡する．5〜21 日間の潜伏期の後，発熱，倦怠感，頭痛，筋肉痛とともに吐き気，嘔吐，下痢などの消化器症状が起こる．重症例では，心不全，腎不全，全身の出血傾向を示しつつショックに陥り死亡する．

ラッサウイルスとは異なるアレナウイルス科のウイルス感染により，**南米出血熱**（感染症法一類）が起こる．流行地は，ウイルスの宿主となる動物の生息分布と一致している．ラッサ熱と同様にウイルス保有ネズミの排泄物，唾液，血液などとの接触により感染し，ヒトからヒトへの感染の危険性もある．致死率は 15〜30％である．

【予防・治療】

対症療法が基本的であるが，抗ウイルス薬であるリバビリンは，治療ならびに発症予防に用いられている．ワクチンはない．

6.3.12 フィロウイルス科 *Filoviridae*

エボラウイルスとマールブルグウイルスに分類される．この科のウイルスの宿主はオオコウモリである．ヒトも含めた霊長類が最終宿主とされている．病原性は高く，BSL 4 実験研究施設でのみ扱うことが許されている．

【形態・性状】

ウイルス粒子は特徴的な糸状形態をしているが，U 字型，環状の多形性を示す．粒子の直径は 80 nm とほぼ一定であるが，長さ 14,000 nm に達するものがある．エンベロープをもち，らせん状のヌクレオカプシドには，線状一本鎖マイナス(－)鎖 RNA がゲノムとして存在している．

1) エボラウイルス Ebola virus

エボラ出血熱(感染症法一類)を起こす．スーダン，コンゴ民主共和国（旧ザイール），ガボンなどアフリカ中央部の熱帯雨林で発生している．2014 年 3 月，ギニアで発症を発端に西アフリカを中心に流行し，27,000 人以上の感染が報告された．自然宿主はコウモリと考えられている．ヒトへの感染は，感染動物や患者の血液，臓器への直接接触により起こるが，感染霊長類に接触して感染する場合もある．2〜21 日の潜伏期間後，発熱，全身倦怠，頭痛，筋肉痛，咽頭痛などの症状に始まり，腹痛，下痢，嘔吐をきたし，やがて全身の出血傾向が現れる．消化管，皮膚をはじめ種々の臓器が出血することにより多臓器不全となり死亡する．致死率は 80％に達する．

【予防・治療】

ワクチンや治療薬がなく，治療は対症療法が基本となる．医療従事者は，感染防御マスク，グローブ，ゴーグル等の厳重な接触感染予防策，飛沫感染予防策を講じる必要がある．

エボラウイルスがアメリカに出現

1990 年代中頃，Richard M. Preston 著「The Hot Zone」がベストセラーとなった．エボラレストン株に感染したアカゲザルが，実験動物としてワシントン DC 近郊の研究施設に輸入され，そこで次々と炸裂死していく．米国陸軍の生物兵器戦を専門とする特殊部隊が，秘密裏にこれらの感染動物を処分したというノンフィクションである．幸いレストン型はヒトに対する病原性がないことが，後に明らかになった．これをヒントにしたダスティン・ホフマン主演の映画『アウトブレイク』が制作された．また，ゲームソフト「バイオハザード」を題材とした，ミラ・ジョヴォヴィッチ主演の映画「バイオハザード」の中に現れるアンブレラ社が作出した「T－ウイルス」は，狂犬病ウイルスを模していると思われる．

2）マールブルグウイルス Marburg virus

マールブルグ出血熱（感染症法一類）を起こす．ヒトへの感染は，感染動物や患者の血液，臓器への直接接触により起こるが，性行為を介しての感染も確認されている．3～10 日の潜伏期間後，発熱，全身倦怠，頭痛，筋肉痛，咽頭痛などの症状に始まり，汎血管内凝固症候群，肝障害，膵炎，腎不全など多臓器不全症状が引き起こされる．ヒトの致死率は 10～30％である．

【予防・治療】

ワクチンや治療薬がなく，治療は対症療法が基本となる．また，医療従事者は，感染防御マスク，グローブ，ゴーグル等の接触感染予防策，飛沫感染予防策を講じる必要がある．

6.3.13　ブニヤウイルス科 *Bunyaviridae*

野生動物を宿主とする人獣共通感染症の原因ウイルスが含まれている．ハンタウイルス属 *Hantavirus* 以外は節足動物を媒介してヒトに感染する．ハンタウイルス属のウイルスは，種ごとに固有のげっ歯類を自然宿主としている．ヒトに対して脳炎や出血熱などの重症の疾患を引き起こすものが多い．

【形態・性状】

直径 80～120 nm の球状をしており，2 種類のスパイクをもつエンベロープで包まれている．らせん状のヌクレオカプシドには，一本鎖マイナス(－)鎖 RNA が 3 つの分節に別れて存在し，それぞれが環状構造をとっている．

1）ハンタウイルス Hanta virus

感染ネズミの糞尿の飛沫や接触により感染し，**腎症候性出血熱** hemorrhagic fever with renal syndrome（HFRS）や**ハンタウイルス肺症候群** hantavirus pulmonary syndrome（HPS）（感染症法四類）を起こす．2～3 週間の潜伏期間後，発熱，頭痛，筋肉痛を伴い発症する急性の熱性疾患で，患者の 1/3 に出血傾向が現れ，5～10％は死に至る．中国，韓国，極東ロシアで主に流行するが，日本では実験動物のラットを介した感染が報告された．

【予防】

海外ではワクチンが使用されているが，わが国には導入されていない．

2）クリミア・コンゴ出血熱ウイルス Crimean-Congo haemorrhagic fever virus

自然宿主はウシ，ヒツジ，ヤギなどの家畜と野生動物であり，マダニを介してヒトに感染し，**クリミア・コンゴ出血熱**（感染症法一類）を起こす．東欧，中央アジアやアフリカでヒトや動物への感染が起こっている．感染者の発病率は 20％で，重症者の致命率は 15～40％である．

【予防・治療】

有効なワクチンはないが，治療薬としてリバビリンが有効である．

3）重症熱性血小板減少症候群ウイルス severe fever with thrombocytopenia syndrome（SFTS）virus

重症熱性血小板減少症候群（感染症法四類）は，2013 年に国内の患者が初めて確認されたマダニ媒介性の新興ウイルス感染症である．潜伏期間は 6 ～ 14 日で，発症すると発熱，消化器症状（嘔吐，腹痛，下痢など）を主訴として，時に頭痛，筋肉痛，神経症状，リンパ節腫脹，出血症状などを伴う．致死率は10～30%である．

【予防・治療】

マダニに咬まれないようにすることが重要である．有効な抗ウイルス薬や特異的治療法がなく，対症療法が主体となる．

6.3.14　レトロウイルス科 *Retroviridae*

粒子内に逆転写酵素をもつ．ヒトの病気に関係するのは，レンチウイルス属 *Lentivirus* のヒト免疫不全ウイルス，デルタレトロウイルス属 *Deltaretrovirus* のヒトTリンパ球向性ウイルス1である．

【形態・性状】

直径100 nmの球状をしており，ゲノムとしての2分子の線状一本鎖プラス（+）鎖RNAを含む正20面体のヌクレオカプシドがエンベロープに包まれている．コアには，数種の構造タンパク質，**逆転写酵素**，プライマーとなるtRNAが含まれている．

【増殖過程】

HIVのエンベロープに存在するスパイク（gp 120）が細胞レセプター（**CD4**と**ケモカインレセプター**）に結合してウイルスは吸着する．gp41の働きで，ウイルス膜と細胞膜が融合する（図6.10）．CD4に加えて，T細胞に感染するHIVはケモカインレセプター**CXCR4**を，マクロファージ，活性化T細胞に感染するHIVは**CCR5**を補助受容体として細胞に結合して侵入する．ウイルス膜と細胞膜が融合すると，ウイルスのコアが細胞質に放出され，逆転写酵素により**プロウイルス**DNA合成が始まる．プロウイルスDNAは**インテグラーゼ**の作用で宿主DNAに組み込まれる．潜伏期であってもプロウイルスの活性化（子孫ウイルス粒子形成）は断続的に起こっていると考えられている．長期間の潜伏感染の後，何らかのきっかけで，プロウイルスの転写活性化が起こり，感染性ウイルスが産生される．

1）ヒト免疫不全ウイルス human immunodeficiency virus（HIV）

【感染経路・病原性】

後天性免疫不全症候群 acquired immunodeficiency syndrome（AIDS）（感染症法五類全数把握）が起こる．1983年にリュック・モンタニエとフランソワーズ・バレシヌーシは，AIDSの病原体であるHIVを発見して，2008年のノーベル生理学医学賞を受賞した．

このウイルスは，輸血，血液や体液への接触，性交

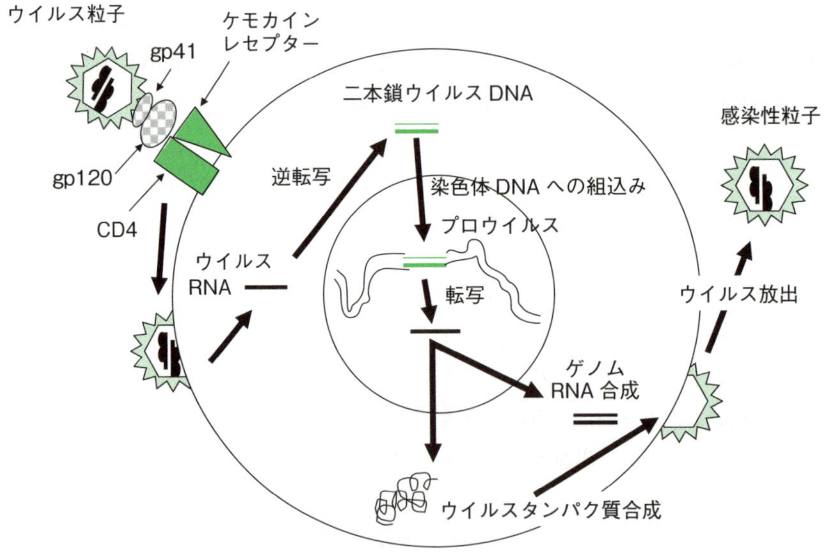

図6.10　レトロウイルスの増殖

により感染する．感染後 2～4 週間以内に発熱，リンパ節腫大，咽頭炎，発疹，下痢等の急性症状が認められることがあるが，大多数の感染者は無症状で経過する．潜伏期は異常に長く 10 年近いが，この間ほとんど症状がなく経過する．ウイルス増殖と宿主の免疫機構が拮抗し，無症候性キャリアの状態にある（図 6.11）．ウイルス増殖が盛んになると，CD4 陽性 T 細胞の数が減少し，血中ウイルス量が増えてくる．CD4 陽性 T 細胞数が 200 個 / μL 以下になると AIDS 状態になり，日和見感染が起こりやすくなる．AIDS は，主に開発途上国を中心に世界的に広がり続けており，HIV 感染者は 4000 万人以上である．日本人では，HIV 感染者累積は 1.5 万人，AIDS 患者累積は 7,000 人に達し，特に同性愛者を中心に感染者や患者が増加傾向にある．

【分離・診断法】

血清などから，ヒトの株化 T 細胞を用いて，ウイルス分離ができる．通常は，ELISA 法，受身凝集試験法で予備試験を行い，患者リンパ球から，ウエスタンブロット法あるいは蛍光抗体法によるウイルス抗原検出による確認試験を行う．RT-PCR 法による血漿中ウイルス RNA の定量も行われる（→ p. 145）．

【予防・治療】

ヌクレオチド系逆転写酵素阻害剤，**非ヌクレオチド系逆転写酵素阻害剤**，**HIV プロテアーゼ阻害剤**，**インテグラーゼ阻害剤**，**共受容体拮抗剤**の 5 種があり（→ p. 353），これらの 3～4 種を併用する多剤併用療法（Highly active antiretroviral therapy, HAART，または，combination antiretroviral therapy，cART）が一般的に用いられている．現在，有効なワクチンの開発が試みられている．

2）ヒトTリンパ球向性ウイルス human T-lymphotropic virus 1（HTLV-1）

成人 T 細胞白血病 adult T-cell leukemia（ATL）の起因ウイルスである．このウイルスは，CD4 を受容体として CD4 陽性 T リンパ球（ヘルパー T 細胞）に感染する．感染細胞中でウイルスゲノムは逆転写され，二本鎖 DNA として宿主染色体 DNA に組み込まれプロウイルスとなる．授乳，輸血，性交により感染細胞がヒトからヒトへと移入されて感染，伝播する．感染から発症への潜伏期は 30～40 年あるいはそれ以上で，キャリアの大部分は無症候性キャリアとして一生を全うする．ATL を発症するのは，乳幼児期に感染したキャリアの 5～10％である．成人してから感染したキャリアでの ATL 発症は，強度免疫不全者以外に例はない．日本人のキャリアは約 100 万人と推定され，特に九州，沖縄に多い．わが国では，母乳を介した母子感染が約 20％ほどみられることから，九州，沖縄地方ではキャリア母親の授乳を禁止している地域もある．

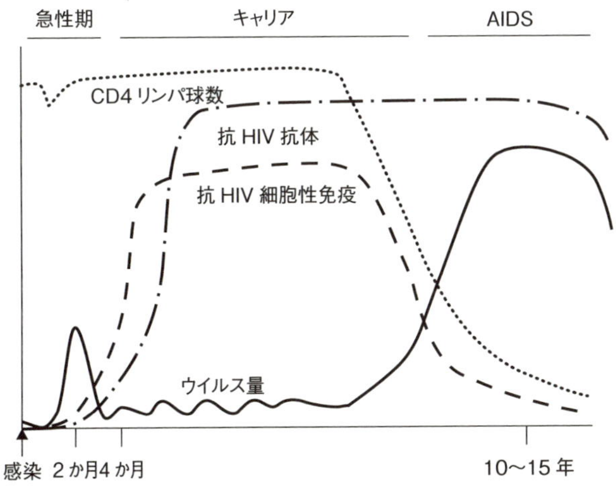

図 6.11　HIV 感染症の経過

【予防・治療】

有効なワクチンはない．ATLを発症した場合は，抗癌剤の併用による化学療法や骨髄移植が試みられているが，有効な治療法は確立されていない．

6.3.15　肝炎ウイルス hepatitis virus

肝細胞を主たる標的として感染する一連のウイルスを，**肝炎ウイルス** hepatitis virusと総称する．この総称は臨床的観点からつけられたものであり，全身感染の部分症状として肝炎を起こすサイトメガロウイルス，EBウイルス，黄熱ウイルスは含まれない．現在，A，B，C，DおよびE型肝炎ウイルスの5種類が確定している（表6.6）．

1) A型肝炎ウイルス hepatitis A virus (HAV)

A型肝炎（感染症法四類）ウイルスは経口感染し，腸管を経て門脈血行性に肝臓に達し，肝実質細胞で増殖する．肝細胞破壊は，ウイルス増殖によるものではなく，感染肝細胞表面のウイルス抗原に対する液性，細胞性免疫応答によるものである（図6.12）．平均4週間の潜伏期後，全身倦怠，食欲不振で始まり，発熱，嘔吐が出現し，さらに黄疸が認められる．ウイルス排泄は，発症1週間前に糞便中にみられる．通常は，1～2か月以内に治癒し，慢性化することはない．小児では不顕性感染が多いが，成人では発症率が高い．これは，成人の免疫応答が幼児に比べて強いからである．高齢者では重症化することがある．

【疫学】

HAVは糞口感染するため，その発生状況は衛生環境を反映する．衛生環境が整備された先進諸国を除いた地域では，A型肝炎ウイルス感染率が高い．特に，インド，ネパール，インドネシア，フィリピンでは，10歳までに100%の小児が感染する．これらの国では，幼児期に不顕性感染し，終生免疫を獲得する．先進諸国では，成人に至るまで感染機会がないため，成人の患者がでることが多い．

【予防・治療】

衛生環境の整備を充実させることにより感染予防ができる．不活化ワクチンが有効である．治療は対症療法である．

2) B型肝炎ウイルス hepatitis B virus (HBV)

HBV感染者の血液の中には，形状の異なる3種類のウイルス粒子が検出される（図6.13）．球状の**Dane（デーン）粒子**が感染性を示す．表層のエンベロープと内部のコア（ヌクレオカプシド）からなり，コア内に環状の不完全二本鎖DNA（完全な二本鎖ではなく

表6.6　主な肝炎ウイルスの性状と特徴

型	科	大きさ(nm)	ゲノム	エンベロープ	感染経路	慢性化	肝癌への移行	劇症化（劇症肝炎中の%）	予防，治療，特徴
A	ピコルナウイルス	27～32	(+)一本鎖RNA	無	経口 （糞便）	なし	なし	0.1～0.2% (10%)	消毒薬感受性 受動免疫，ワクチンによる予防
B	ヘパドナウイルス	42	部分的二本鎖DNA （環状）	有	血液，輸血， 性行為 母子感染あり	10～15%	10～20%	1～2% (40%)	受動免疫，ワクチンによる予防 インターフェロンによる治療
C	フラビウイルス	55～65	(+)一本鎖RNA	有	血液，輸血， 性行為 母子感染あり	50～80%	肝炎から80%	1%以下 (2%)	インターフェロンを用いずに治療可能
D	未分類	36	(−)一本鎖環状RNA対をつくり二本鎖形成	有	血液等 HBVと同時感染，キャリアへ重感染	HBVと共存下で慢性化	HBVと共存下で肝硬変から80～90%	まれ	受動免疫，ワクチン（HBs抗原）による予防 欧米に多い
E	未分類	27～34	(+)一本鎖RNA	無	経口 （糞便）	なし	なし	1～2% 妊婦で重篤化	衛生状態の改善 開発途上国で多い

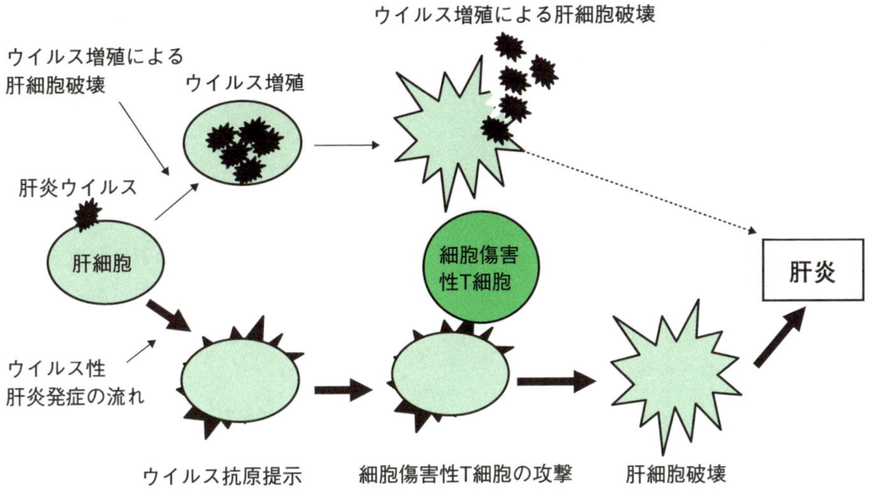

図 6.12　肝炎ウイルス感染による肝炎発症

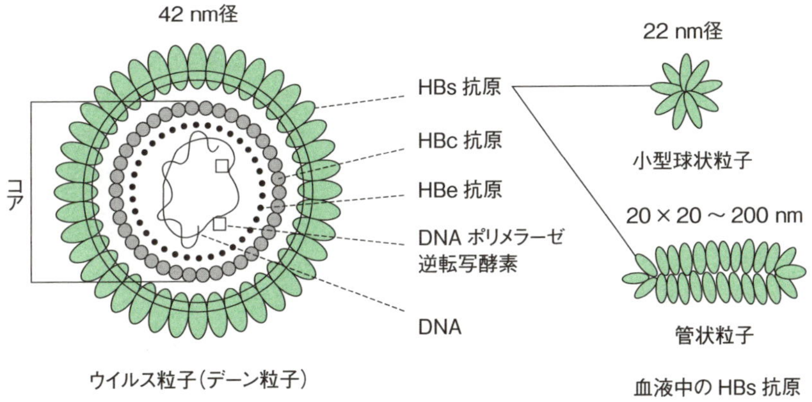

図 6.13　B 型肝炎ウイルス粒子（デーン粒子）と抗原

部分的に一本鎖になっており，細胞に侵入後に完全な二本鎖になる），DNAポリメラーゼを含んでいる．エンベロープ表面 surface の **HBs 抗原**が 6 か月以上持続的に血中に検出された場合は，HBV キャリアである．**HBc 抗原**はコア core の表面に存在し，コアの断片で可溶性の **HBe 抗原**は血中に遊離している．HBV キャリアの頻度は，欧米諸国では約 0.1%，アジア・アフリカ諸国では 3～10%と高率である．わが国では 2～3%とされ，200～300 万人のキャリアが存在する．

【感染経路・病原性】

B 型肝炎患者および HBV キャリアが感染源となり，次の ① ～ ③ の経路で感染が拡大していく．① 血液を介する医療行為，② 性行為，③ HBe 抗原陽性の母親からの新生児への垂直感染（産道感染）．かつて，集団予防接種での注射器の使い回しで，B 型肝炎ウイルス感染が起こった．2011 年 12 月に B 型肝炎救済法が成立した．最近のわが国では，医療行為による感染はほとんど認められない．HBV キャリアのほとんどは**母子感染**が原因と考えられている．HBV の感染状態には，一過性感染と持続感染がある．HBV 自体には肝細胞障害性はなく，HBV 感染細胞が異物として認識され，キラー T 細胞によって感染肝細胞が破壊される．成人に感染すると，一過性感染の急性肝炎の経過をとる．免疫不全状態の成人あるいは乳児が感染した場合には，持続感染の経過をとりHBVキャリアとなる．不顕性感染もある．急性肝炎は1〜6か月の潜伏期を経て発熱，倦怠感，黄疸等の症状で発症するが，通常，一過性の感染で2〜4か月以内に治癒する．しかし1％程度は致死性の高い**劇症肝炎**を起こす．無症候性キャリアはやがて発症し**慢性肝炎**となり，一部の症例では（約10％）長い年月の後に肝硬変に移行し，高頻度に**原発性肝癌**となる．

【診断】

血液中の種々のHBVマーカーを検査して，病態の経過やウイルス学的診断を行うことができる(図6.14)．

① HBs抗原および抗HBs抗体：HBs抗原陽性は，HBV感染が現在起こっていることを示し，抗HBs抗体陽性は，過去の感染歴あるいはワクチン接種歴のあることを示す．

② HBc抗原および抗HBc抗体：HBc抗原は血中に存在しない．抗HBc抗体陽性(通常，HBs抗原陽性)は，現在のHBV感染を示す．抗HBc抗体は最も早く出現する抗体であり，特に抗HBc-IgM抗体が陽性であればB型急性肝炎と診断される．

③ HBe抗原と抗HBe抗体：HBe抗原陽性は，血中に多量のHBVが存在することを示す（感染性が強いことを示す）．抗HBe抗体はHBe抗原消失後に陽性となり，血中のHBVが少ないことを示す．

④ HBV-DNAおよびDNAポリメラーゼ：血中のHBVの量を反映しており，抗ウイルス療法の効果判定の基準となる．

【予防・治療】

医療従事者などのハイリスクグループには，遺伝子組換えHBs抗原を用いた**HBワクチン**接種を行い，能動免疫を獲得させる必要がある．また，HBe抗原陽性の母親から生まれた新生児には，高力価抗HBsヒト免疫グロブリン（HBIG）の投与およびHBワクチンの接種が行われ，高い予防効果を上げている．治療にはインターフェロン投与を行う場合があるが，C型肝炎の場合に比べると有効率は低い．逆転写酵素阻害剤である**エンテカビル**や**テノホビル**が第一選択薬である（→p. 359）．

3) C型肝炎ウイルス hepatitis C virus (HCV)

血液を介して感染し，C型肝炎（感染症法五類）を起こす．わが国の感染者の多くは，C型肝炎ウイルスが発見される前の輸血や血液製剤，あるいは注射針の使い回しなどで感染したものと考えられている．現在では，これらの原因で新たに感染することはほとんどない．ピアスや入れ墨，覚せい剤などの回し打ち，あるいは不衛生な状態での鍼治療などにより感染することがある．また，B型肝炎ウイルスに比べて，性交渉

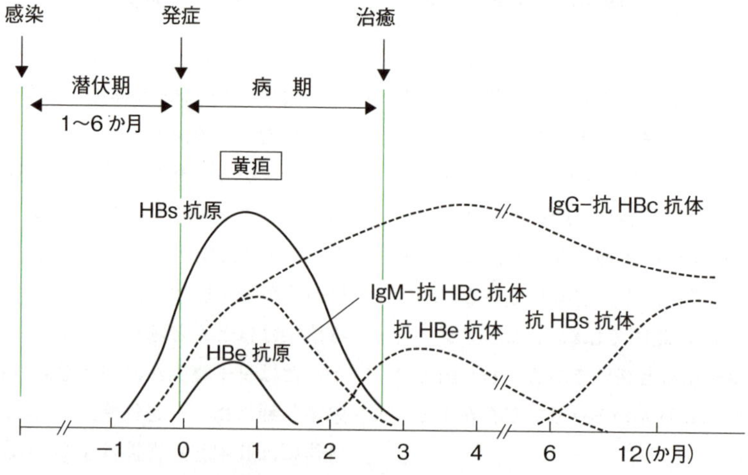

図6.14　急性B型肝炎の経過

による感染や母子感染は少ない．

1〜3か月の潜伏期を経て肝炎を発症するが，約75%以上は無症候性感染に終わる．肝細胞破壊は，感染肝細胞のウイルス抗原を認識したリンパ球を介した傷害機構やアポトーシスによると考えられている（図6.12）．A型，B型肝炎より軽症で黄疸を呈することは少ないが，免疫能が正常な成人でも慢性化率は50〜80%に達する．10〜20年後，肝硬変，やがて肝癌に進展する．日本におけるHCVキャリアは150〜200万人と推定されており，**ウイルス性肝癌**の約80%がHCV感染によると考えられる．

【予防・治療】

ワクチンの実用化には成功していない．インターフェロン併用療法としては，**ペグインターフェロン**と**リバビリン**の併用，さらに，C型肝炎ウイルスのプロテアーゼ阻害薬などを併用して用いられている．HCVには少なくとも11種類の遺伝子型の違いがあり，わが国では1b型が70%を占め，2a型と2b型がそれぞれ15%と10%を占める．1b型はインターフェロンが効きにくいが，2a型には有効である．近年のC型肝炎治療薬の開発が目覚ましく，C型肝炎ウイルスのプロテアーゼやポリメラーゼ阻害薬などの経口薬によるインターフェロンフリー治療法も行われている．インターフェロンが効きにくい1b型のウイルス感染に対しても，**レジパスビル**と**ソホスブビル**の配合剤12週間服用で完全に治療できる可能性が出てきた（→ p. 360）．

> **薬害C型肝炎**
>
> C型肝炎ウイルスに汚染された血漿をもとにつくられた血液凝固因子製剤を出産や手術の際の止血に使い，妊婦や患者がC型肝炎ウイルスに感染したとされる薬害．慢性感染すると，慢性肝炎を経て肝硬変や肝癌に進むことが多い．製造元の1つ，旧ミドリ十字の推計によると，血液製剤を投与された人は1980年以降で約28万人に達し，1万人以上がC型ウイルスに感染したとされる．国と血液製剤の製造会社に損害賠償を求め患者と感染者らが提訴し，2008年1月11日に被害者全員を一律に救済する「C型肝炎被害者救済給付金支給法」が成立した．

4) D型肝炎ウイルス hepatitis D virus (HDV)

HDVは単独では増殖できない欠陥ウイルスなので，増殖にはヘルパーウイルスであるHBVの共存が必要である．このウイルスのエンベロープには，HBV由来のHBs抗原を含んでいる．このため，HDVとHBVの同時感染，あるいはHBVキャリアへのHDVの重感染の場合においてのみ感染が成立する．いずれの場合でも肝炎は重症化し，さらには劇症化しやすくなる．D型肝炎は，わが国では少なく，HBVキャリアの約1%で起こる．

【予防・治療】

HDVにはHBs抗原が存在するため，B型肝炎ワクチンや抗HBsヒト免疫グロブリンが有効である．治療にはインターフェロンがある程度有効であるが，根治は困難である．

5) E型肝炎ウイルス hepatitis E virus (HEV)

E型肝炎（感染症法四類）は開発途上国に多く，経口感染する．近年は日本においても，シカやブタレバーなどの生肉摂取や輸血による感染例が報告されている．5〜6週間の潜伏期を経て，発熱，全身倦怠感，黄疸等の症状を呈する．約1か月で治癒し慢性化することはない．A型肝炎より，劇症肝炎への移行率が高く，特に妊婦では死亡率が10〜20%に達する．

【予防・治療】

有効なワクチンはない．流行地域では生水，生の食物の摂取を避けるようにする．治療は一般的に対症療法である．

6.4 プリオン

6.4.1 プリオン病

プリオン病は脳の海綿状（スポンジ状）神経変性を特徴とする伝播性脳疾患で，**伝染性海綿状脳症** transmissible spongiform encephalopathy とも呼ばれる．ヒトのプリオン病は1920年にCreutzfeldtが，

1921年にJacobが報告し，現在は**クロイツフェルト・ヤコブ病** Creutzfeldt-Jacob disease（**CJD**，感染症法五類）と呼ばれる．1982年にPrusinerにより，病原体（病原因子）は，1つのタンパク質からなる感染粒子 proteinaceous infectious particle（**プリオン** prion）であることが明らかにされた．正常な個体の神経細胞に多く発現する正常プリオンタンパク質（prion protein cellular, PrP^{c}）が異常プリオンタンパク質（prion protein scrapie, PrP^{sc}）へと構造を変化させて，それがアミロイド繊維状に蓄積することが発病原因と考えられている．潜伏期間が平均12年程度と長く，発病すると100%死亡する．

6.4.2　異常プリオンタンパク質の性質とその増殖機構

プリオンは253個のアミノ酸と2つのアスパラギン結合型糖鎖からなる分子量3.3万～3.5万の糖タンパク質で，脂質の一種であるホスファチジルイノシトールを介して膜に結合している．PrP^{c}はほとんどすべての臓器に存在するが，特に神経細胞で多量に発現している．PrP^{c}はαヘリックス構造に富むが，PrP^{sc}ではβシート構造がPrP^{c}の10倍の約40%に増加し，タンパク質分解酵素や熱に対してきわめて強い抵抗性を示す（表6.7）．PrP^{sc}は，通常の高圧蒸気滅菌（121℃，15分，2気圧）では不活化せず，133℃，3気圧，20分の過酷な条件下で初めて不活化する（→ p. 126）．

プリオンダイマー仮説によれば，摂食や医療行為などを通じて外部よりPrP^{sc}が体内に侵入すると，脳などの神経組織に分布するPrP^{c}に作用して，PrP^{sc}が鋳型となってPrP^{c}をPrP^{sc}へと構造を変化させる．新たに生じたPrP^{sc}はさらに他のPrP^{c}に作用して，連鎖的にPrP^{sc}を増加させていくと推定されている（図6.15）．PrP^{sc}が脳内に長期間かけて蓄積し，アミロイド繊維を形成するとともに，脳の海綿状化を起こす．家族性プリオン病では，プリオンの遺伝子異常がもとで，産生されたプリオンタンパク質が異常構造を取りやすいことが原因である．しかし，PrP^{sc}増幅機序は，未だ科学的には証明されていない．

6.4.3　動物のプリオン病

スクレーピー scrapie：18世紀頃から知られているヒツジの致死性慢性運動失調症である．発症したヒツジはかゆみのため，体を壁などにこすりつけることから，scrapie（“こする”の意）と呼ばれた．発症したヒツジの脳では神経細胞が死滅し，脳が海綿状になる．

ウシ海綿状脳症 bovine spongiform encephalopathy

表6.7　正常プリオン（PrP^{c}）と異常プリオン（PrP^{sc}）の性質の比較

	PrP^{c}	PrP^{sc}
立体構造モデル 　みどり色：αヘリックス 　灰色：βシート	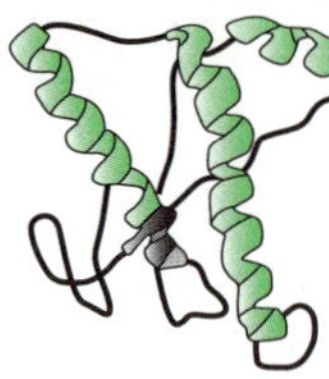	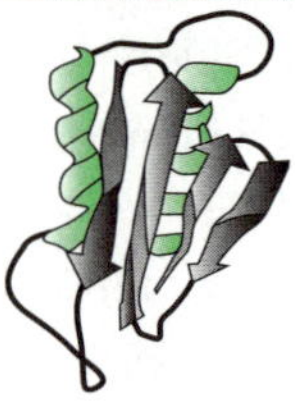
二次構造		
αヘリックス	42%	30%
βシート	3%	43%
タンパク質分解酵素抵抗性	なし	あり
熱処理抵抗性	なし	あり
半減期〔hr〕	3～6	＞24
アミロイド形成	なし	あり
感染性	なし	あり

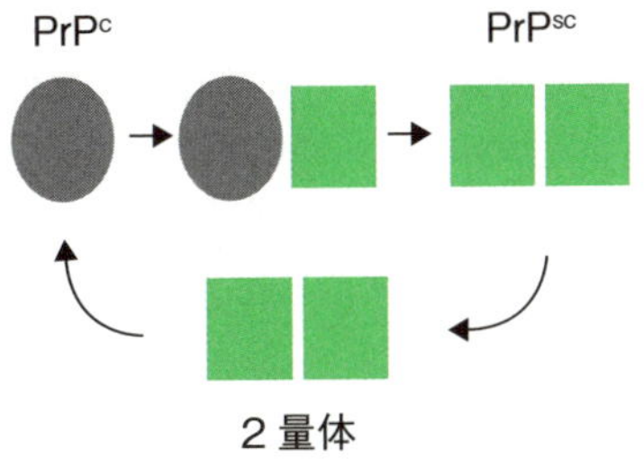

図 6.15　異常プリオンの増殖機構（プリオンダイマー仮説）
脳内の正常型●が侵入した異常型■とくっつくと，次々と異常型■に変化して増える．

(BSE)：発病したウシにはさまざまな異常行動がみられることから，狂牛病の俗称で呼ばれることもある．1980年代後半に英国で18万頭ものBSE罹患牛が発生し，欧州各国へと広がり，畜産業に大打撃を与えた．スクレーピーのヒツジ，あるいはBSEを発症したウシから調製した異常プリオンを含む肉骨粉を配合した飼料をウシに与えたことが原因である．BSEのヒトへの伝染は，当初，種の違いから否定的であった．しかし1996年，英国政府はBSEのヒトへの伝染によるヒト**変異型 CJD**（vCJD）の発生（プリオンが「**種の壁**」を越えた）を発表した．

6.4.4　ヒトのプリオン病

CJDの患者は，全世界で約100万人に1人の割合で発生がみられる．発症原因から，**孤発性**，**家族性**（**遺伝性**），**感染性**（**医原性を含む**）**プリオン病**に分けられる．発病から1〜2年で全身衰弱し死亡する．現時点では治療法はない．

1）孤発性（散発性）プリオン病

CJDの9割近くを占める．ほとんどが50歳以降の患者で，認知症と突発的筋痙攣が現れる．プリオンには，遺伝性の変異はみられず，伝播発病の機序は全く不明である．

2）家族性（遺伝性）プリオン病

CJDの1割が遺伝病の側面を強くもつ家族性プリオン病である．患者は先天的に異常構造を取りやすいアミノ酸配列のプリオンタンパク質をもっている．**ゲルストマン・シュトロイスラー・シャインカー病**，**致死性家族性不眠症**などの家系が存在する．発症年齢は40〜50歳代が多く，若年発症（20〜30歳代）もみられる．

3）感染性プリオン病

a）クールー病

パプアニューギニアの原住民（Fore族）の間で，弔いの儀式として死者の脳を近親者が食べる習慣を原因として広がった．小脳性運動失調と振戦を主徴とすることから，クールー kuru（震えるの意味）と呼ばれた．

b）変異型 CJD variant CJD

BSE異常プリオンがヒトに感染したものと考えられている．通常のCJDに比べ，患者の年齢が平均30歳弱と若いこと，多量の異常プリオンが脳内にびまん性，塊状，花びら状に沈着していること，口蓋扁桃やリンパ節にも沈着がみられることなどの点で異なっている．2008年までに英国滞在歴のある日本人1名を含めて，英国を中心に全世界で208名の患者が報告されている．白血球を介したプリオン病の伝染を回避するため，わが国を含めて多くの国が，BSEが流行した1980〜1996年の間に1か月以上，英国に滞在したヒトからの献血を受けつけていない．

c）医原性プリオン病

感染性プリオン病でも，医療行為を介したものを指す．孤発性プリオン病などの患者由来の脳下垂体製剤（成長ホルモン）投与や角膜移植手術，**乾燥脳硬膜**製品の移植手術などが原因となる．わが国では，不活化処理が不十分な乾燥脳硬膜の移植を受けた患者がCJDを発症し，大きな問題となった（**薬害ヤコブ病**）．2006年3月までに日本では124例が報告されている．

6.4.5 BSE対策

2001年にはわが国でもBSE感染牛の発生が確認された．わが国では食用として処理されるすべてのウシに対して**特定危険部位**（舌，頬肉を除く頭部，扁桃，脊髄，脊柱，回腸遠位部）の除去，48か月齢を超える牛についてはBSE検査が行われている．陽性牛は焼却処理される．BSE発生国に対しては，安全性が確認されるまで牛肉・飼料の輸入禁止措置を取っている．ウシは食用だけではなく，薬品・化粧品など多くの製品の原材料となっており，BSE対策は重要である．

第 7 章 病原真菌各論

真菌が原因となる疾患は，次の 3 つに大別される．

① **真菌症**（**真菌感染症** mycosis）：病原性をもつ真菌（酵母や糸状菌）が感染して引き起こされる感染症

② **カビ毒中毒症** mycotoxicosis：食品を汚染した真菌が産生するカビ毒（**マイコトキシン** mycotoxin）によって引き起こされる食中毒

③ **真菌アレルギー症** fungal allergy：真菌（必ずしも病原性真菌とは限らない）の菌体や胞子成分が抗原となって引き起こされるアレルギー反応を主体とする疾患

本書では，主に ① の真菌症についてのみ述べる．

真菌症では，何らかの病原因子をもつ真菌がヒト体内へ侵入・定着することで様々な症状をもたらす．健常者に対する原発性感染もあれば，免疫力が低下している易感染者に対する日和見感染も多く知られる．真菌症は，病巣部位（患部）の違いにより，次の 3 つに分類することができる．

① **表在性（浅在性）真菌症**：患部は浅く，皮膚の表皮や粘膜などに限定するもの

② **深部表在性真菌症**：患部が表皮に止まらず，真皮や皮下組織にまで及ぶもの

③ **深在性真菌症**：患部が肺，肝臓，心臓，脳などの内部臓器にまで及ぶもの

表在性および深部表在性真菌症はいずれも皮膚疾患として扱われるが，一部は深在性真菌症に移行することがある．

深在性真菌症は，骨髄などの臓器移植を受けた後や，ステロイドまたは免疫抑制薬が投与されている患者に対する日和見感染症として高頻度に発症する．また，小児，高齢者，糖尿病患者，免疫不全症患者，抗がん剤治療患者も極度に免疫力が低下しているため，発症するリスクが大きくなっている．このような易感染者に誤った診断や不適切な抗生剤投与が施された場合は，根治が極めて困難な状態に陥る．わが国の深在性真菌症で代表的なものは，**カンジダ症**，**アスペルギルス症**および**クリプトコックス症**であり，これらを**三大真菌症**と呼んでいる．

7.1 深在性真菌症（日和見感染型深在性真菌症）を起こす真菌

1 カンジダ属

カンジダ症の原因となる代表菌種は，**カンジダ・アルビカンス** *Candida albicans* である．しかし，カンジダ・トロピカーリス *C. tropicalis*, カンジダ・パラプシローシス *C. parapsilosis*, カンジダ・グラブラータ *C. glabrata*, カンジダ・クルーセイ *C. krusei* なども起因菌となる（口絵）．

【形態・性状】

至適生育環境では二分裂により増殖する球状**酵母**のような形態（**酵母様真菌**）をとるが，一般的に生育環境が悪化すると**発芽管** germ tube を形成するようになり，**仮性菌糸**または**偽菌糸** pseudohyha へと伸長する（*C. glabrata* を除くほとんどの菌種）．このように生育環境によって，形態を**酵母形** yeast-form と**菌糸形** mycelial-form に変化させるものを**二形成酵母** two-forming yeast といい，感染初期における粘膜や皮膚上では酵母形であることが多いのに対して，組織内へ侵入した場合には菌糸形で発育することが多くなる．また，カンジダ・アルビカンスは，**厚膜胞子**

chlamydospore という特異な形態を示し，本菌の同定や鑑別の指標の1つとされている（口絵）．細胞壁成分は主に炭水化物で構成され，深層部に β-D-グルカンやキチン，最外層はマンナンにより覆われている．

【感染源・感染経路】

ヒトの上気道，消化管，膣などの粘膜や腋下，陰股部に常在的に生息することから**内因感染**することがある．特に，腸管内に常在するものは，開腹手術や抗がん剤療法などで消化管粘膜が傷ついた場合，傷口から血行またはリンパ行性に遠隔臓器にまで移行・侵襲して深在性真菌症の原因になる．一方，易感染状態である患者に対する留置カテーテルなどの医療行為が引き金となって，**外因感染**が引き起こされることも知られる．

【病原因子】

カンジダ菌が宿主体内で放出する細胞壁成分のマンナンは，血液凝固因子のフィブリノーゲンなどと結合することで組織との接着を促進する．また，組織への侵襲因子として，アスパラギン酸プロテアーゼやホスホリパーゼが分泌されている．生体内で菌糸形になることで病原性が高まることが知られているが，その機序は未だ不明である．明確なタンパク質性の外毒素は見出されていない．

【表在性カンジダ症の臨床像】

口腔カンジダ症：何らかの基礎疾患（AIDS などの免疫不全症，糖尿病など）や，抵抗力の弱い乳幼児や高齢者，抗菌薬治療を受けているといった患者で発症がみられることが多い（**日和見感染**）．好発部位は，口角部近くの口唇や頬粘膜部である．急性型では，粘膜に乳白色苔状の斑点が現れて徐々に融合しながら拡大する．その部位は多数の菌糸からなる偽膜様で，初期では剥離しやすいが進行とともに剥離が困難となる．慢性的に肥厚化すると偽膜は固くなり，明らかな白斑が認められるようになる．また，**食道カンジダ症**へ移行する場合があり，嚥下困難，胸骨部疼痛などの症状を起こすが，無症状の場合もある．

性器カンジダ症：過労やストレスなどでホルモンバランスが崩れることにより抵抗性が低下すると，常在菌であるカンジダ菌が異常増殖する．また，抗菌薬の長期服用による常在菌が死滅して**菌交代症**として発症することがある．女性では極めて多くみられる．

爪カンジダ症：爪の根部が侵されて白く変色する．足より手の指に多い．白癬菌による爪白癬では，足指の爪の先端部から侵入する場合が多い．

【深在性カンジダ症の臨床像】

消化管カンジダ症：腸管に常在するカンジダ菌による日和見的な**内因感染**や**菌交代症**として発症することがほとんどである．特に，急性白血病患者や悪性腫瘍患者に併発する例が多い．胃腸に多数の潰瘍を生じ，全身性の播種性カンジダ症へ進展する場合もある．

カンジダ血症：内因性または外因性のカンジダ菌が血流に入り，**敗血症**を起こして全身へ生菌が伝播されている状態をいう．臨床所見は発熱のほか，皮疹がみられることがある．免疫抑制状態の患者への血管内カテーテルの使用や広域抗菌スペクトルの抗菌薬投与の増加により，播種性（侵襲性）カンジダ症とともに世界的に増加傾向である．

播種性（侵襲性）カンジダ症：敗血症に引き続き，様々な臓器で炎症が起こる（腹膜炎，心内膜炎，骨髄炎，髄膜炎，膵炎，肝炎，肺炎など）．このような状態に至ると極めて高い致死率となることが知られる．したがって，より早く適切な診断がなされるとともに治療薬（抗真菌薬）の早期投与が必要となる．

【治療】

治療はもっぱら抗真菌薬に頼られるが，近年，*C. albicans*，*C. glabrata* および *C. krusei* などにおいて，トリアゾール系やピリミジン系の抗真菌剤に対する耐性菌が高頻度に臨床分離されるようになった．

表在性真菌症：フルコナゾール，イトラコナゾールやポリコナゾールなど（トリアゾール系抗真菌剤）の経口投与やミコナゾール（イミダゾール系抗真菌剤）のゲル塗布などで治療する．食道カンジダ症の場合は，内視鏡下生検でのカンジダ菌体の証明による確定診断後，フルコナゾール，イトラコナゾール，ポリコナゾールおよびミカファンギン（キャンディン系抗真菌剤）などで治療する．

深在性真菌症：血液培養にてカンジダが検出された場合は，例外なく抗真菌剤治療が行われる．血液培養での確定診断後，治療薬として，フルコナゾール，ミカファンギン，アムホテリシンB（ポリエン系抗真菌

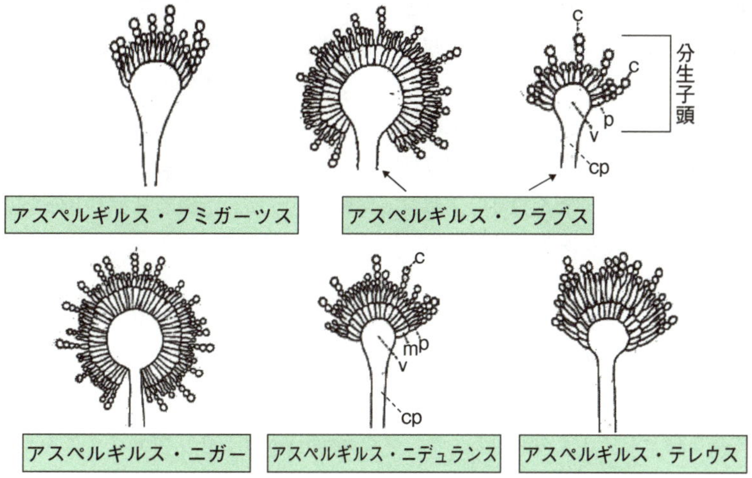

図 7.1　病原性を示すアスペルギルス属の分生子頭の模式
分生子頭の名称；c：分生子，p：フィアライド，m：メツラ，v：頂嚢，cp：分生子柄
（山口英世，宮治誠，西村和子共著（1987）病原真菌学，p. 226，南山堂より改変）

剤），フルシトシン（ピリミジン系抗真菌剤）などを 2 剤以上併用，2 週間以上投与する．また，菌種が未同定であってもカンジダ症が生死にかかわる患者の場合は，カンジダ属に効果的なキャンディン系抗真菌剤を点滴により投与する．

2　アスペルギルス属

アスペルギルス症の原因となるアスペルギルス属（糸状菌）の代表的な菌種は，アスペルギルス・フミガーツス *Aspergillus fumigatus* である．また，アスペルギルス・フラーバス *A. flavus* やアスペルギルス・ニガー *A. niger* なども起因菌として知られる（口絵）．アスペルギルス属の多くは非病原性であり，アスペルギルス・オリゼー *A. oryzae*（コウジカビ）などは，発酵食品の製造に利用される有用菌である．

【形態・性状】

寒天培地上において至適温度で培養すると線毛上となり，各菌種で特徴的な色のコロニーを形成する（口絵）．また，アスペルギルス属の菌種により形態が異なる**分生子頭**（図 7.1）は，コロニーとともに菌種の鑑別・同定の指標となる．分生子頭の先には多くの**分生子**（**無性胞子** conidia）が形成される．細胞壁成分は，β-D-グルカンやガラクトマンナンにより構成されている．

【感染源・感染経路】

アスペルギルス属の分生子は環境中に広く存在することから，ほとんどのヒトが毎日のように空気とともに吸入しており，易感染状態にあるヒトや家畜ではアスペルギルス症を発症することがある．分生子（直径：2 ～ 3 μm）は極めて小さいことから，気道の終末である肺胞までたどり着いて感染が成立する．

【病原因子】

アスペルギルスの宿主細胞への接着タンパク質として，分生子表層に存在するロッドレット，宿主体内において放出されるタンパク性因子として，プロテアーゼ，分生子カタラーゼおよび菌糸カタラーゼなどが知られる．低分子化合物のマイコトキシンや高分子タンパク質性の溶血毒が病原性に関わるとの報告もあるが，明確な証明には至っていない．

【アスペルギルス症の臨床像】

病型により，次の 3 つに大別されている．

肺アスペルギローマ pulmonary aspergillosis：過去の肺結核などによってできた空洞性病変にアスペルギルス菌が腐生寄生している状態を示す．空洞性病変内での菌糸と宿主側の組織反応物質の集塊の結果，**真菌球** fungus ball が観察される．胸部 X 線検査で偶然に発見される場合が多い．無症状で経過することがほとんどであるが，時に致死的な喀血を起こすことで知られる．

侵襲性肺アスペルギルス症（**IPA**：invasive pulmonary aspergillosis）：悪性腫瘍患者の抗がん剤投与に伴う好中球減少時，臓器移植患者の免疫抑制剤投与時，膠原病患者の副腎皮質ステロイド薬の長期大量投与時，HIV 患者などに発症する急性呼吸器感染症である．菌糸や分生子が血管内に侵襲し，病変は肺だけでは収まらず他の諸臓器へ急激に広がることがあり，死亡率も極めて高くなる．特に，*A. flavus* は，肺以外の侵襲性アスペルギルス症の病原体としてよくみられる．

アレルギー性気管支肺アスペルギルス症（**ABPA**：allergic bronchopulmonary aspergillosis）：アスペルギルスの分生子に対するアレルギーをもっている場合に，菌を吸い込むことで気管支や肺の過敏症反応が起こる．アレルギー症状は咳や痰，喘鳴などの喘息発作と同様であるが，もともと何らかの喘息をもっている場合は強く症状が出ることがあり，重症例では血痰や喀血，発熱，息苦しさなどを伴う．

【治療】

肺アスペルギローマ：患者の病態が安定かつ病巣が限局的ならば，根治術を期待できることから外科治療が最適とされている．術後の補助療法として抗真菌薬（アムホテリシン B，ミカファンギンなど）投与が行われることもある．

IPA：抗真菌剤の投与が中心となる．ボリコナゾール（新規トリアゾール系抗真菌剤）やアムホテリシン B が，第一選択薬としてあげられている．イトラコナゾール注射薬やミカファンビンなどの有効性も期待できる．フルコナゾールなどの一部アゾール系抗真菌薬は，耐性菌の蔓延により治療効果が期待できなくなっている．

ABPA：通常の喘息治療に加えてステロイド薬の内服を行うが，治療効果が不十分な場合は，抗真菌薬の併用を行うことがある．

3　クリプトコックス属

クリプトコックス症の原因真菌である *Cryptococcus* 属はクリプトコックス・ネオフォルマンス *C. neoformans* とクリプトコックス．ガッティ *C. gattii* に大別され，その大半の症例は *C. neoformans* に起因する．

【形態・性状】

C. neoformans は，通常の培養条件下で比較的速やかに発育する．円形または卵円形の単細胞（直径 4～8 μm）として発育する酵母であり，出芽によって増殖し，決して菌糸をつくらない，細胞壁の外側に厚い**莢膜**を保有しているため，寒天培地上での発育コロニーが表面平滑でムコイド状で，墨汁法で容易に鑑別できる（図 7.2）．*Cryptococcus* 属菌種は，担子菌系酵母の共通の特徴として，ウレアーゼ活性および DNA 分解酵素活性をもつ．

【感染源・感染経路】

C. neoformans は全世界に分布し，ヒト感染症の主たる感染源は，様々な鳥類，特にハトおよびニワトリの糞で汚染された土壌である．一方，*C. gattii* はオーストラリアを中心とした熱帯から亜熱帯地域に生息し

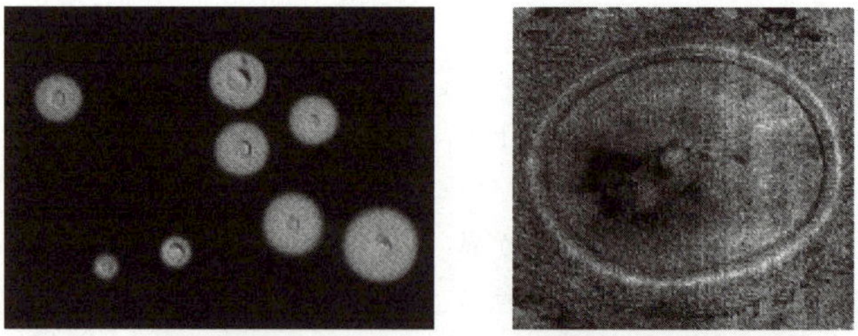

墨汁染色　　透過型電子顕微鏡像

図 7.2　クリプトコックス・ネオフォルマンス
（檀原宏文，田口文章 編集（2005）基礎病原微生物学，p. 518，廣川書店）

ている．近年，北米で集団発生が起こり，健常人でも感染が認められ，死亡例も報告されている．わが国でも発生地域への渡航歴のない日本人の発症例が報告されている．経気道的に酵母細胞または担子胞子を吸入し，肺に初発病巣をつくり，血行性に中枢神経，皮膚および他の臓器に播種する．

【病原因子】

Cryptococcus 属は，細胞壁の外側が厚い莢膜で覆われており，食細胞からの貪食を回避している．莢膜の主要構成成分であるグルクロノキシロマンナン glucuronoxylomannan の抗原性の違いから A，B，C，D，AD の 5 つの血清型がある．血清型 A，D，AD は *C. neoformans* に，血清型 B，C は *C. gattii* に相当する．わが国のクリプトコックス症のほとんどの症例は *C. neoformans*（血清型 A）が原因真菌である．厚い莢膜で覆われているため，患者血清中から β-D- グルカンはほとんど検出されない．現在では，遺伝子による分類も頻用されている．*C. neoformans* は，メラニン色素を産生することによって貪食細胞内での活性酸素の攻撃から防御している．

【病原性】

日和見感染が多いが，健常者にもみられることがあり，2014 年 9 月に播種性クリプトコックス症が，感染症法 5 類全数把握疾患に指定された．AIDS 発症の指標疾患でもある．

肺クリプトコックス症：健常者または細胞性免疫能の低下がみられない患者の場合には，半数以上が不顕性感染であり，健康診断の胸部 X 線検査で偶然に発見される例が多い．免疫正常者の肺クリプトコックス症は自然寛解することが多いが，ときに肉芽を形成して慢性化する．

クリプトコックス髄膜炎：糖尿病や AIDS，ステロイドや免疫抑制剤の投与など基礎疾患をもつ細胞性免疫が減弱した患者では，肺の病変から血行性に播種性感染を起こしやすく，特に親和性の高い中枢神経系に至り，脳髄膜炎を引き起こす．髄膜炎は，全クリプトコックス症の約 80％を占め，重篤な転帰をとることもある．特に AIDS 患者で CD4 陽性 T リンパ球が ＜200/μL は脳髄膜炎発症のハイリスク患者となる．まれな病型であるクリプトコッコーマ cryptococcoma は，大脳半球や小脳に限局性の固形腫瘤を生じるのが特徴であるが，脳腫瘍の症状と似ているところから，鑑別診断が必要となる．

皮膚クリプトコックス症：皮下に限局して病変を生じることを特徴とする原発性クリプトコックス症は，外傷などにより *C. neoformans* が直接，皮膚組織内に接種された結果起こるもので，多くの症例は自然寛解するかまたは抗真菌剤療法で治癒する．続発性クリプトコッカス症は，播種性クリプトコックス症患者の 10 ～ 15％にみられ，予後不良である．AIDS 患者では，髄膜炎に次いで皮膚に発症する例が多く，伝染性軟属腫やカポジ肉腫と鑑別する必要がある．

【治療】

C. neoformans と *C. gattii* による真菌症に治療法の違いはないが，*C. gattii* による感染症では抗真菌薬に対する反応が鈍い場合もあり，予後が悪いことが指摘されている．第一選択薬はフルコナゾールあるいはアンホテリシン B とフルシトシンの併用である．免疫異常がある場合や重症例では，アンホテリシン B とフルシトシンの併用，ボリコナゾールが用いられる．

4　リゾプス・オリゼ *Rhizopus oryzae*

接合菌には 600 以上の菌種が含まれ，いずれも自然界に広く生息している．その中の少数の菌種のみがヒトや動物に感染する．接合菌症（ムーコル症）の起因菌は，ムーコル目ムーコル科の 4 属，リゾプス属 *Rhizopus*，リゾムーコル属 *Rhizomucor*，ムーコル属 *Mucor* およびアブシディア属 *Absidia* にほぼ限られている．なかでも最多原因菌として知られるのが，リゾプス・オリゼ *Rhizopus oryzae* である（口絵）．

【形態・性状】

速やかに発育し，寒天培地上では白色から灰白色の接合菌特有の綿菓子状の巨大コロニーをつくる．接合菌の細胞壁はキチンの代わりにキトサンを保有し，β-1-3-グルカンがほとんど存在しない．

【病原性】

接合菌症は一般に白血病や糖尿病などの易感染患者に好発する日和見感染型深在性真菌症である．病態は急性に進行し，予後不良な真菌症で，発症例の大多数は致死的転機をたどる．発症には宿主要因が関係し，重篤な免疫不全の存在下で発症する．また，ボリコナゾール投与中の患者にブレークスルー真菌症として発症しやすい．

接合菌は血管（特に動脈系）侵襲性が高く，血栓形成や大出血を引き起こし，病変部や周辺組織を壊死させる．主要病型は鼻脳（型）接合菌症と肺接合菌症であり，その他に腸管接合菌症，皮膚接合菌症，播種性接合菌症などもまれにみられる．

【治療】

鼻脳ムーコル症の治療には，病巣部分の切除あるいは清浄化を行う．実用化された血清診断がないため，確定診断には病理組織学的検査・真菌学的検査が必要となる．アゾール系抗真菌薬やキャンディン系抗真菌薬は無効であり，アムホテリシンB，リポソーマルアムホテリシンBが第一選択となる．

5　トリコスポロン・アサヒ

Trichosporon 属は担子菌関連の性状をもつ不完全菌酵母で，近年，白血病患者などに本菌による真菌血症や播種性トリコスポロン症が増加している．主要起因菌種は，トリコスポロン・アサヒ *Trichosporon asahii* である．夏型過敏症肺炎患者からの分離菌も同様とされている．

【形態・性状】

T. asahii は，通常の培養条件下で比較的速やかに菌糸状または酵母状に発育する．菌糸はやがて分節化して円柱形から卵円形の分節型分生子となる（→ p.85，図4.5，p.86，表4.2）．*T. asahii* はハイリスク患者などでしばしば重篤な感染を引き起こすにも関わらず，実験動物に対する病原性は極めて低い．

【病原性】

Trichosporon 属菌の多くは自然界，特に土壌中に生息するが，ヒトに定着することがあり，主として粘膜表面，喀痰，糞便，毛髪などから分離される．

表在性皮膚トリコスポロン症：毛軸にそって白色の軟らかい小結節を生じることを特徴とする毛髪の感染症であり，白色砂毛症とも呼ばれる．

播種性トリコスポロン症：症例の約90%は，好中球減少患者，とりわけ血液悪性腫瘍を基礎疾患にもつ患者に好発する．白血病患者では，致死的二次感染の主要原因菌の1つである．発生頻度は増加傾向にあり，新興真菌感染症として注目されている．

夏型過敏症肺炎：日本特有のアレルギー性呼吸器疾患で，*Trichosporon* 属菌の繁殖に適した湿気の多い住宅環境の影響が多いと考えられている．そのため，高温多湿な西日本や関東地方が好発地域であり，発症時期は7月をピークとする夏期に集中する．原因として，*T. asahii* の特異抗原に対するIII型アレルギーおよびIV型アレルギーが関与していると考えられている．

【治療】

T. asahii に起因する侵襲性感染症の治療は，著しく困難である．ボリコナゾールなどの一部のアゾール系薬抗真菌薬が推奨されている．しかし，急性播種性病型の感染では，どの薬剤に対しても反応性が悪く，難治性で予後不良である．

6　フサリウム・ソラニ，フサリウム・オキシスポルム

【形態・性状】

大多数の *Fusarium* 属菌は，土壌または植物に生息する不完全糸状菌である．ヒトや動物に病原性を示し，真菌性角膜炎，爪真菌症その他の表在性または深部皮膚真菌症を引き起こす主な菌種は，フサリウム・ソラニ *Fusarium solani* およびフサリウム・オキシスポルム *Fusarium oxysporum* である．患者の血液を培養し，分離菌を鏡顕で観察すると，*Fusarium* 属の特徴であるアレウリオ型大分生子と小分生子，すなわち鎌形ないしカヌー形の多室性大分生子および単細胞性の小分生子が観察される（→ p.85，図4.5）．

【病原性】

深在性フサリウム症：*Fusarium* 属菌の侵入門戸は，副鼻腔，上気道，皮膚損傷部，中心静脈カテーテルなどであるが，血管侵襲性が強く，真菌血症を呈する．さらに本菌は，肺，肝臓，脾臓，腎臓，心臓など様々な臓器へ播種し病変をつくる．近年，増加傾向にあり，特に重度熱傷，白血病，同種造血幹細胞移植などの患者では大きな問題となっている．*Fusarium* 属菌による播種性感染では皮膚病変が生じやすく，しばしば皮下膿瘍を形成する．

【治療】

Fusarium 属菌は糸状菌であるが，アムホテリシン B やイトラコナゾールに対する感受性が比較的低い．一方，ボリコナゾール感受性は高く，国内では唯一フサリウム症に対する適用が承認されている．

7　ニューモシスチス・イロベチー

ヒトのニューモシスチス肺炎は，ニューモシスチス・イロベチー *Pneumocystis jirovecii* による感染症である．これまで本病原体はニューモシスチス・カリニ *P. carinii* と呼ばれるカリニ原虫であるとされ，カリニ肺炎と呼称されていた．しかし，起因微生物は，真菌であることが明らかにされた．

【形態・性状】

P. jirovecii の人工培地での培養はまだ成功していない．嚢子と栄養型 trophozoite の二形態をとることが知られ，図 7.3 に示すような生活環が推定されている．薄い膜で覆われた大型および小型の栄養型，栄養型から生じる前嚢子 precyst，さらに成熟して 2 ～ 8 個の嚢子内小体を内蔵し厚い膜で包まれた嚢子が観察される．嚢子内小体が 8 個になると嚢子の細胞膜を破って放出され，やがて栄養型となる．

【感染源・感染経路】

P. jirovecii の侵入門戸は上気道で，肺に定着するとニューモシスチス肺炎を引き起こす．栄養型または嚢子を患者の咳より直接飛沫感染するか，嚢子を塵と一緒に吸入して空気感染すると考えられている．本菌は，I 型肺胞上皮細胞との親和性が高く，肺胞内で増殖する．全身への血行性播種により，リンパ腺，骨髄，脾臓，肝臓，副腎，消化管，尿路系，心臓，眼などに病変（肺外病変）をつくる例もある．

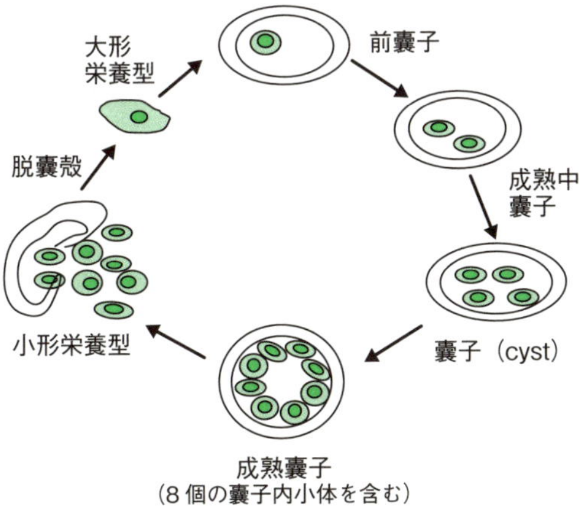

図 7.3　ニューモシスチス・イロベチーの生活環

【病原性】

多くは肺炎として発症し，臨床症状としては，乾性咳嗽，発熱，喀痰，呼吸困難を示し，胸部 X 線像でびまん性の網状粒状陰影が認められる．発症患者の肺病変部には，酵母状の本菌が多数集簇して観察される．白血病その他の悪性腫瘍，AIDS，膠原病などの基礎疾患，または免疫抑制療法などの処置により，細胞性免疫能が低下した患者に日和見感染を起こす．とりわけ，AIDS 患者に発症率が高く，治療が遅れると致死的転帰をとることもある．CD4 リンパ球数が 200/μL 以下になると発症の危険性が生じる．血清の β-1-3-グルカンが高値を示すことが多いので鑑別診断の参考になる．

【発症機序】

栄養型の菌体表層に存在する糖タンパク質抗原のマンノース残基と I 型肺胞上皮細胞および肺胞マクロファージ上のマンノースレセプターとの架橋により接着が起こり，生体組織のフィブロネクチンがこの接着を強化し，肺組織に高い親和性を示す．

【治療】

第一選択薬は，スルファメトキサゾール sulfamethoxazole とトリメトプリム trimethoprim の配合剤（ST 合剤）である．発熱，発疹などの過敏症反応による副作用のため治療終了までの継続が困難な場合は，第二選択薬として，ペンタミジン pentamidine isetionate やアトバコンを使用する．特にユビキノン類似体のアトバコンは，副作用が少なく長期使用も比較的容易であるため，ST 合剤が副作用で使用困難な時に適応される．

7.2　深部皮膚真菌症を起こす真菌

土壌中や植物表面に生息する腐性真菌が，皮膚の偶発的な穿刺・創傷を介して生体組織へ侵入することで感染する．病巣は，菌の進入部位の真皮・皮下組織，周辺の筋膜や骨に限局するが，起因菌によっては全身感染に進展する場合もある．主要な疾患は，**スポロトリコーシス** sporotrichosis，**黒色真菌感染症**，および足菌腫 mycetoma（マズラ菌症 maduromycosis）であり，共通して慢性肉芽腫性組織病変を特徴とする．熱帯・亜熱帯地域に多発する疾患でスポロトリコーシスを除けば国内での発生率は低い．

1　スポロトリックス・シェンキー

スポロトリコーシスは，世界的にみて発症例の多い深部皮膚真菌症であり，国内でも深部皮膚真菌症の大半を占め，年間発症例は数百例と推定される．

【形態・性状】

スポロトリックス・シェンキー *Sporothrix schenckii* はスポロトリコーシスの唯一の起因菌であり，土壌中や木材，植物表面に腐性的に生息する真菌である．分類上は不完全菌で，温度依存性の二形性真菌である．本菌を血液寒天培地に CO_2 通気条件下，35～37℃で培養すると，宿主組織内と同様に酵母形発育を示す．

【病原性】

スポロトリコーシスの好発部位は，成人では顔面と上肢，小児では顔面にほぼ限られる．感染2～8週間後，局所に膿胞，膿瘍または小さな潰瘍を伴った肉芽腫性病変を生じる（固定型（限局性）スポロトリコーシス）．他にリンパ管を介して転移し，深部皮膚組織内に新たな病巣をつくる（リンパ管型）病型がある．

【治療】

飽和ヨードカリ溶液の内服（ヨードカリ療法）が第一選択薬である．イトラコナゾールやテルビナフィンの内服も有効である．いずれの薬剤も内服できない症例に対しては局所温熱療法が適応される．

2　フォンセケア・ペドロソイ

深部皮膚真菌症として発症する黒色真菌感染症は，臨床症状や病態，特に生体組織内から検出される真菌要素のタイプに基づき，① クロモミコーシス（黒色酵母症）と ② フェオヒフォミコーシス（黒色菌糸症）に分類され，前者の方が発生頻度が高い．クロモミコーシスは，熱帯・亜熱帯地方に多く，わが国ではまれな疾患である．クロモミコーシスの原因菌種は多数知られているが，わが国で最も高頻度に分離されるのは，フォンセケア・ペドロソイ *Fonsecaea pedrosoi* であり全起因菌の70%以上を占める．

【形態・性状】

細胞壁にメラニン色素を含有しているため，通常の寒天培地上でオリーブ色～灰色～黒色など暗色のコロニーをつくることから黒色真菌と総称される．クロモミコーシスは皮膚または皮下組織内に慢性の肉芽腫性病巣をつくり，しばしば腫瘍化する．病巣組織内に硬化体または硬壁細胞と呼ばれる特殊な構造体が観察される．種々の形態の分生子を形成する．

【病原性】

クロモミコーシス発症者の大半は基礎疾患をもたない健常者で，国内症例では男性では上肢，女性では顔面が最も多い．国内では比較的隆起の少ない局面性病変を呈し，皮膚や領域リンパ節に転移病巣をつくることは比較的少ない．まれに深部臓器特に脳に転移し重篤な状態に陥る．病変が皮膚に限局する症例では，生命に関する予後は良好である．

【治療】

皮膚や皮下組織の初期病変については，病巣の完全切除が最も確実な治療法である．播種が起こった場合や深部組織に及んだ場合などは，イトラコナゾールやテルビナフィンの内服療法がなされる．

3　マジュレーラ・ミセトマーチス

マジュレーラ・ミセトマーチス *Madurella mycetomatis* は土壌中に生息し，外傷などから侵入，皮膚と皮下に慢性進行性の化膿性肉芽腫である菌腫を形成する．熱帯および亜熱帯気候の特定の地域に多い疾患である．わが国では数例報告されている程度である．

7.3　表在性真菌症を起こす真菌

表在性真菌症は，感染が皮膚の表層（表皮，角質層），爪，，毛髪または皮膚に隣接する扁平上皮粘膜（口腔，膣）に限局し，多種多様な疾患，病型，臨床型を示す．主な疾患は，皮膚糸状菌症（白癬），皮膚・粘膜カンジダ症，皮膚マラセチア症（大半が癜風）である（表7.1）．皮膚糸状菌症（白癬）は表在性真菌症の中でも罹患率が最も高い疾患である．

1 トリコフィトン・ルブルム，トリコフィトン・メンタグロフィテス，ミクロスポルム・カニス，エピデルモフィトン・フロコーサム

① *Trichophyton*（白癬菌），② *Microsporum*（小胞子菌），③ *Epidermophyton*（表皮菌）のいずれかに属する菌種に起因する疾患を皮膚糸状菌症と総称する．①による症例が最も多いところから白癬とも総称される．白癬は広く世界中でみられ特に温暖多湿気候の地域に多発する．

【形態・性状】

表在性皮膚真菌症の80％以上は白癬で占められ，わが国でも人口の10％以上が罹患していると推測される．白癬は罹患部位に基づいて6つの病型に分けられる．①頭部白癬（しらくも），②体部白癬（ぜにたむし），③股部白癬（いんきんたむし），④手白癬（みずむし），⑤足白癬（みずむし），⑥爪白癬．⑤の症例が最も多く，原因菌は，トリコフィトン・ルブルム *T. rubrum*，トリコフィトン・メンタグロフィテス *T. mentagrophytes*，エピデルモフィトン・フロコーサム *E. floccosum* の順に頻度が高い．白癬菌はヒトの表皮角質（ケラチン）に高い親和性をもち，ケラチン分解活性をもつプロテアーゼを産生し，表皮各層のケラチンを栄養源として利用する．形態学的特徴は，大・小サイズの異なるアレウリオ型分生子をつくることである（→p. 85，図4.5）．

【病原性】

皮膚糸状菌は，土壌中もしくは鱗屑とともに家屋内や靴などに常在し，ヒトの皮膚に付着すると数日内に角層に侵入し感染する．白癬の病巣は皮膚の角化組織内に限局するため，病態は比較的軽度にとどまる．角層の厚い皮膚（足蹠など）や緻密な角質構造をもつ爪などには抗真菌薬（特に外用薬）が到達しにくいこともあり再発を繰り返す．一部の皮膚糸状菌は，ヒトに常在することやヒトからヒト，動物からヒトへ容易に伝播することなどの理由で再感染を起こしやすい．

【治療】

足白癬については適用をもつ各種外用抗真菌薬（イミダゾール系，ベンジルアミン系，アリルアミン系，モルホリン系，チオカルバメート系など）による局所療法が第一選択薬となる．局所療法が奏効しない爪白癬，頭部白癬などにはイトラコナゾール（爪白癬ではパルス療法），テルビナフィンの内服療法を行う．

表7.1 主な表在性真菌症と起因菌

疾患名	主な病型・臨床型	起因菌
皮膚糸状菌症（白癬）	足白癬 体部白癬 頭部白癬（ケルスス禿瘡） 爪白癬	トリコフィトン・ルブルム *Trichophyton rubrum* トリコフィトン・メンタグロフィテス *T. mentagrophytes* ミクロスポルム・カニス *Microsporum canis* エピデルモフィトン・フロコーサム *Epidermophyton floccosum* その他の皮膚糸状菌
皮膚・粘膜カンジダ症	カンジダ性間擦疹 カンジダ性指間びらん 慢性粘膜皮膚カンジダ症 カンジダ性爪囲炎 口腔カンジダ症（口腔咽頭カンジダ症） 腟カンジダ症（外陰部カンジダ症）	カンジダ・アルビカンス *Candida albicans* カンジダ・グラブラータ *C. glabrata* *Candida* 属菌種
皮膚マラセチア症	癜風 マラセチア毛包炎 脂漏性皮膚（ふけ症）	マラセチア・フルフール *Malassezia furfur*

2　カンジダ・アルビカンス

Candida albicans など特定の病原性 *Candida* 属菌は，深部組織・臓器の感染（→ p. 226）に加え，皮膚，爪および周囲組織，口腔咽頭粘膜，膣粘膜などに限局性の表在性真菌症を引き起こす．表在性カンジダ症は，常在 *Candida* 属菌による内因性感染として発症する症例が大半である．皮膚カンジダ症は，白癬に次いで発生率が高く，口腔や膣・外陰部の真菌症の大半を占める．*Candida* 属菌の感染は健常者に起こる場合と易感染患者に発症する場合がある．前者は一般に病態は軽く，全身性または深部組織臓器への転移や播種もみられないため，治療は比較的容易である．一方，易感染患者に口腔カンジダ症や慢性粘膜皮膚カンジダ症などが発症した場合は，再発を繰り返し難治性となる．AIDS 患者をはじめとする免疫不全患者では口腔粘膜カンジダ症が高頻度にみられる．

3　マラセチア・フルフール

【形態・性状】

Malassezia 属は，ヒトを含む恒温動物の皮膚に常在する不完全菌酵母である．マラセチア・フルフール *M. furfur*（癜風菌）は，成人の頭部，顔面，頸部，上半身の体幹部，上腕部などに豊富に存在するヒト常在菌であり，発育に脂質を必要とするユニークな栄養要求性をもつ．培地上で発育した菌の大部分は円形から楕円形の酵母形細胞であるが，患部組織内では酵母形と短い菌糸形細胞とが混在している（二形性真菌）．

【病原性】

大半が皮膚表面（表皮角層）に起こり，中でも癜風が最も頻度が高い病型であり，皮膚真菌症としては，白癬，皮膚カンジダ症に続いて 3 番目に患者数が多い．癜風は春から夏にかけて発症し，冬季に軽快するが再発を繰り返す例が多い．好発年齢は 20 歳台であり，高齢者はまれである．主要症状は，頸部，前胸部，背部，腋下など，脂腺の豊富な部位に生じる細かい鱗屑を付着した爪甲大の褐色斑（黒色癜風）または脱色斑（白色癜風）である．一般に炎症症状は軽微であり，自覚症状もないが，発症時や急性悪化時に軽度の浮腫，発赤，掻痒を伴うことがある．近年毛包炎や脂漏性湿疹の原因となることも判明している．

7.4　地域流行型真菌症（輸入真菌症）を起こす真菌

世界の特定地域の環境中（特に土壌）に病原性の強い特殊な真菌が生息しており，風土病として深在性真菌症を引き起こす．この真菌症は地域流行型真菌症として知られ，表 7.2 に示す 5 疾患があげられる．日本ではいずれの疾患の原因菌も生息していないと考えられるが，近年，汚染地域で感染して国内で発症したり，汚染地域から輸入された原材料や移植用臓器により感染する例もあり，輸入感染症として注目されている．

表 7.2　主な地域流行型真菌症（輸入感染症）と起因菌

疾患名	主な病型・臨床型	起因菌	分布地域
コクシジオイデス症	肺に一次病変をつくり，主として皮膚，骨に播種することがある．	コクシジオイデス・イミチス *Coccidioides immitis*	米国南西部，中南部
ヒストプラズマ症	肺に一次病変をつくり，さまざまな深部臓器に播種することがある．	ヒストプラズマ・カプスラーツム *Histoplasma capsulatum*	米国中部・西部，東南アジア，アフリカ
パラコクシジオイデス症	肺や皮膚粘膜に病変をつくり，しばしば他の深部臓器に播種する．	パラコクシジオイデス・ブラジリエンシス *Paracoccidioides brasiliensis*	南米諸国（ブラジル，ベネズエラ，コロンビアなど）
マルネッフェイ型ペニシリウム症	全身諸臓器，皮膚，粘膜に播種性病変をつくる．	ペニシリウム・マルネッフェイ *Penicillum marneffei*	中国南部（雲南省など）東南アジア
ブラストミセス症	肺病変をつくり，皮膚やその他の部位，組織に播種する．	ブラストミセス・デルマチチジス *Blastomyces dermatitidis*	米国南東部，中部

輸入真菌症5疾患の原因菌は，いずれも子嚢菌関連の不完全菌に属し，いずれも温度依存性の二形性真菌である．コクシジオイデス・イミチス *C. immitis* 以外の原因菌は25℃で通常培地で培養（*in vitro*）すると菌糸を伸ばし，アレウリオ型分生子，厚膜分生子，分節型分生子など，菌種により様々な分生子をつくる．同じ菌を生体組織内（*in vivo*）と同様に37℃で培養した場合は，酵母形発育を行う．

1　コクシジオイデス・イミチス

C. immitis は，二形性真菌であるが，*in vitro* では菌糸形発育しか行わず，生体組織内においては球状体と呼ばれる特殊な構造体をつくる．塵埃などに含まれている本菌の分節型分生子を吸入することで呼吸器感染症として発症するが，感染者の過半数が不顕性感染のまま自然治癒に向かう．一部（約5%）の患者では，慢性化して肺に肉芽腫病巣をつくる．まれに，乳児，高齢者，免疫不全患者，糖尿病患者などの易感染性宿主においては全身に播種し，致命的となる．コクシジオイデス症は感染率および死亡率の高い最も危険な感染症とされ，真菌症の中で唯一,「感染症法四類感染症」に指定されている．アムホテリシンBやミコナゾールによる治療を行うが，全身感染などでは治療が困難である．

2　ヒストプラズマ・カプスラーツム

H. capsulatum は細胞内寄生菌であり，マクロファージに貪食された後も細部内で増殖を続け，宿主側の感染抵抗性に応じて様々な病型の感染を引き起こす．本菌の分生子または菌糸断片が吸入された後，肺胞マクロファージに貪食され酵母形に変換するとマクロファージ内で増殖可能になる．感染が肺に限局した急性原発性肺ヒストプラズマ症は，感染者の大多数(95%）は無症状であり，播種性ヒストプラズマ症はAIDS患者で特に発生の高い真菌症の1つである．

3　パラコクシジオイデス・ブラジリエンシス

パラコクシジオイデス症は，肺に初期病変つくることを特徴とする慢性肉芽腫性疾患である．*P. brasiliensis* の分生子を吸入することにより肺に一時感染する．

4　ブラストミセス・デルマチチジス

B. dermatitidis の分生子を吸入することで宿主の肺に一時感染する．分生子は組織内で酵母形になりマクロファージに貪食される（肺ブラストミセス症）．免疫不全患者などでは，本菌を貪食したマクロファージを介して他の臓器への血行性播種が起こることがある．

第8章 寄生虫（原虫，蠕虫）と寄生虫症

「寄生」とは，ある生物（寄生体）が別の生物（宿主）の体表あるいは体内で，宿主に害を及ぼしながら，生命現象を営むことをいう．寄生虫には，単細胞真核生物である**原虫**（原生動物）と多細胞真核生物である**蠕虫**がある（図8.1）．衛生環境の整っている今日の日本では，寄生虫症の発生は多くはない．しかし，世界的には，開発途上国を中心として，未だ重要な感染症として位置づけられる．寄生虫の種類は非常に多いが，本章では，わが国で比較的良く発生している寄生虫および世界的にみて特に重要な寄生虫について解説する．

8.1 原虫 protozoa

8.1.1 形態と分類

原虫は，従属栄養の運動性のある動物性の単細胞真核生物である．一般に細菌に比べて大型で，5～50 μm程度のものが多いが，原虫の種類や発育時期によっては1～2 μm程度のものもある．ヒトに寄生する原虫は，**偽足**により運動する**根足虫類**（**アメーバ類**），1から数本の鞭毛により運動を行う**鞭毛虫類**，有性生殖と無性生殖を行う**胞子虫類**，多数の繊毛を有する**繊毛虫類**の4グループに分類される（図8.1，図8.2）．

8.1.2 細胞構造

原虫の細胞構造は，真核生物としての特徴を備えている．即ち，核は核膜に包まれ，80Sリボソームを保有する．細胞は細胞質膜で取り囲まれ，その外側に，多糖類よりなる外被を有す．原虫の細胞質は，一般に原虫中心部を占める内肉と，外側部を占める外肉よりなる．しかし，明確に区別できない種もある．内肉には，核，ミトコンドリア，小胞体，ゴルジ体，食胞，リソソームなどの細胞内小器官がある．ただし，赤痢アメーバ，ランブル鞭毛虫，腟トリコモナスなど一部の原虫はミトコンドリアや他の細胞内小器官を欠くものもある．外肉は種類によっては分化し，偽足，鞭毛，繊毛，波動膜，口器，細胞肛門などを形成する．

原虫
- 根足虫類：赤痢アメーバ，アカントアメーバなど
- 鞭毛虫類：ランブル鞭毛虫，トリコモナス，トリパノソーマなど
- 胞子虫類：マラリア原虫，トキソプラズマ，クリプトスポリジウムなど
- 繊毛虫類：大腸バランチジウムなど

蠕虫
- 線虫：回虫，蟯虫，鉤虫，糞線虫，アニサキス，フィラリアなど
- 条虫：日本海裂頭条虫，無鉤条虫，有鉤条虫，エキノコックスなど
- 吸虫：住血吸虫，肝吸虫，肺吸虫など

図8.1 代表的な原虫と蠕虫の分類

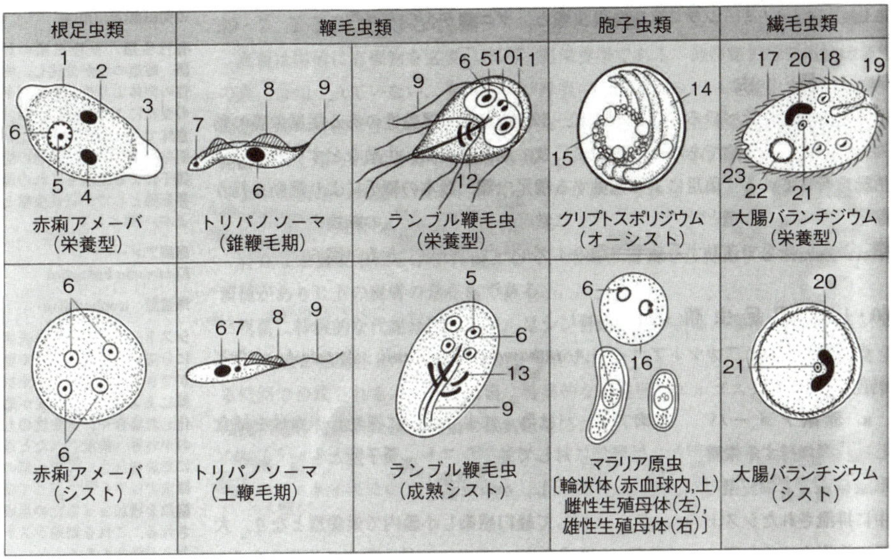

図 8.2　代表的な原虫の形態

1. 外肉，2. 内肉，3. 偽足，4. 捕食赤血球，5. カリオソーム，6. 核，7. キネトプラスト，8. 波動膜，9. 鞭毛，10. キネトソーム，11. 吸着円盤，12. 中央小体，13. 曲刺（吸着円盤の破片），14. スポロゾイト，15. 残体，16. 赤血球，17. 繊毛，18. 食胞，19. 口器，20. 大核，21. 小核，22. 収縮胞，23. 肛門

（スタンダード薬学シリーズ，東京化学同人より一部改変）

8.1.3　増　殖

根足虫類，鞭毛虫類，繊毛虫類は，無性生殖により分裂増殖する．胞子虫類では，無性生殖と有性生殖を交互に行う．分裂様式は原虫の種類により異なり，赤痢アメーバ，ランブル鞭毛虫などは，母虫体が 2 個の娘虫体に二分裂増殖する．トキソプラズマでは，母虫体より出芽により娘虫体を生じる．一方，マラリア原虫は，一度に多数の娘虫体に分裂する．

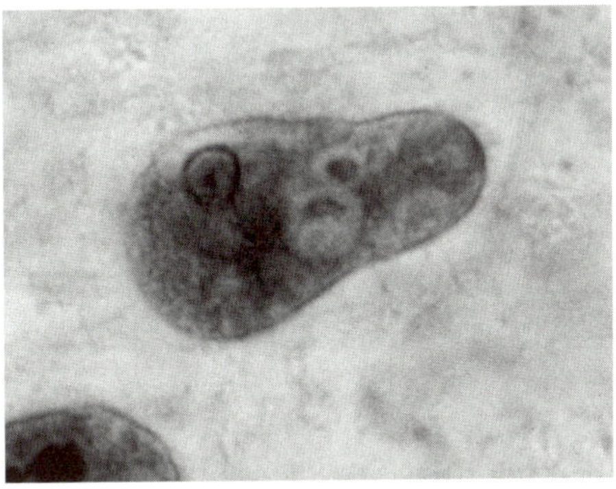

図 8.3　赤痢アメーバ 栄養型

（角坂照貴博士（愛知医科大学）のご好意による）

8.1.4　原虫各論

1　根足虫類

1）赤痢アメーバ *Entamoeba histolytica*（図 8.2）

【形態，生活環】

赤痢アメーバは，栄養型（図 8.3）と囊子型（シスト，口絵）の 2 つの発育時期を有す．感染力のあるのは囊子型である．囊子型が経口摂取されると，小腸で脱囊し，4 核の後囊子が現れる．後囊子は分裂して 8 個の脱囊後栄養型となり，大腸に下り，大腸に寄生する．栄養型は，大腸で，組織を破壊しながら赤血球を捕食し，二分裂増殖する．また，栄養型の一部は，門脈に入り，肝臓に転移する．さらに血流に乗り，肺，脳などにも転移することもあり，これらの臓器でも二分裂増殖する．宿主に免疫が成立し寄生環境が悪化した場

合などに，栄養型は，大腸で嚢子形成を行い，4核の成熟嚢子となる．一般に，栄養型は粘血便や膿瘍中に認められる．嚢子型は普通便中に認められることが多い．症状がないのに嚢子を排出する無症候シストキャリアは感染源として重要である．

【病原性】

ヒトは成熟嚢子を経口摂取して感染する．栄養型は，外界ですぐ死滅し，経口摂取しても感染は成立しない．嚢子型は，外環境に強く，数週間感染性を保ち，ヒトからヒトへ直接的，あるは食物や水を介して間接的に感染し，赤痢アメーバ症／アメーバ赤痢を起こす（感染症法五類）．即ち，栄養型となった原虫は大腸に潰瘍をつくり，痙攣性腹痛，下痢，重症の場合は粘血便（イチゴゼリー状）を呈す（腸管アメーバ症）．肝臓や肺，脳などに転移すれば，肝膿瘍，肺膿瘍，脳膿瘍を形成する（腸管外アメーバ症）．

2）カステラーニアメーバと多食アメーバ *Acanthamoeba castellanii*, *Acanthamoeba polyphaga*

自由生活を営んでいるアメーバ類の中に，角膜の微細な傷から侵入してアメーバ性角膜炎を起こすものがある．栄養型と嚢子型の発育時期を有す．嚢子型は外界での抵抗性が非常に高く，屋内の塵埃などにも認められる．アメーバ性角膜炎発症者の多くがコンタクトレンズ装着者で，特にソフトコンタクトレンズ装着者において発生率が高い．アメーバ性角膜炎は片眼性に起こることが多く，結膜充血，眼痛，視力障害に始まり，角膜混濁，輪状潰瘍へと進展する．診断がつかず，難治性となることが多い．

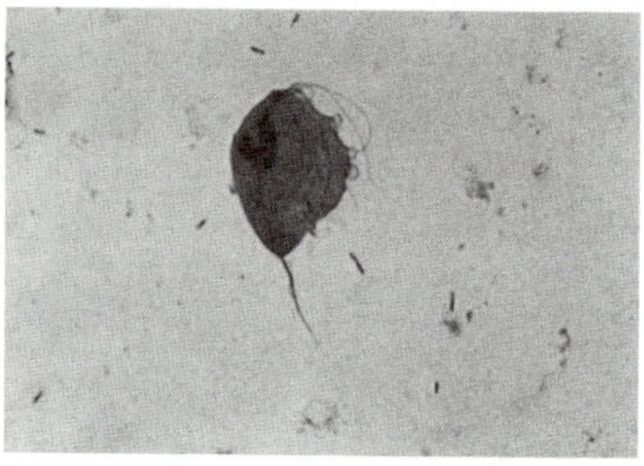

図8.4　膣トリコモナス
（角坂照貴博士（愛知医科大学）のご好意による）

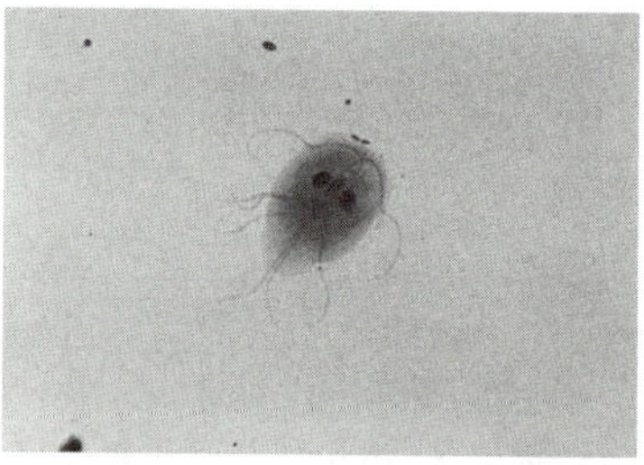

図8.5　ランブル鞭毛虫
（角坂照貴博士（愛知医科大学）のご好意による）

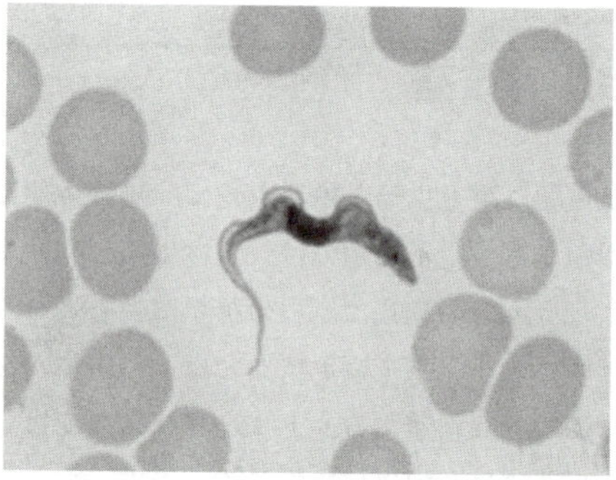

図8.6　ガンビアトリパノソーマ
（角坂照貴博士（愛知医科大学）のご好意による）

2　鞭毛虫類

1）膣トリコモナス *Trichomonas vaginalis*

膣トリコモナスは栄養型のみで，嚢子型の時期はない．栄養型は洋梨状で，4本の前鞭毛（遊離鞭毛）と1本の後鞭毛（虫体と波動膜を形成）を有す（図8.4）．性行為により直接感染し，女性の膣，男性の前立腺，尿道などに寄生する．女性に，外陰部掻痒感，帯下，膣炎などを主症状とする性感染症である膣トリコモナス症を起こす．男性では不顕性感染であることが多い．

2）ランブル鞭毛虫 *Giardia lamblia*（図8.2）

栄養型（図8.5）と嚢子型の2つの発育時期を有す．糞便中に排出された嚢子型を飲料水などともに経口摂取して感染する．嚢子型は，小腸で栄養型となり小腸粘膜上皮に寄生し二分裂増殖し，下痢を主症状とするジアルジア症（ランブル鞭毛虫症，感染症法五類）を起こす．多数寄生で，腹痛や鼓腸，悪臭を伴う水様性または脂肪性下痢が起こる．低栄養の小児や免疫不全者では重篤となる．

3）トリパノソーマ属原虫 *Trypanosoma* spp.（図 8.2）

アフリカには，吸血性のツェツェバエにより媒介されるガンビアトリパノソーマ *Trypanosoma brucei gambiense*（図 8.6，口絵）とローデシアトリパノソーマ *Trypanosoma brucei rhodesiense* が分布しており，アフリカトリパノソーマ症（ガンビア型とローデシア型）を起こす．アフリカ睡眠病とも呼ばれる．患者は発熱，リンパ節腫脹，肝脾腫大などを来たし，原虫が中枢神経系に侵入すると，頭痛，意識混濁，嗜眠などを呈して死亡する．ローデシアトリパノソーマ症の方が予後は悪い．一方，中南米には，吸血昆虫であるサシガメにより媒介されるクルーズトリパノソーマ *Trypanosoma cruzi* が分布し，心筋炎，巨大食道症や結腸症などを主症状とするクルーズトリパノソーマ症（シャーガス病）を起こす．

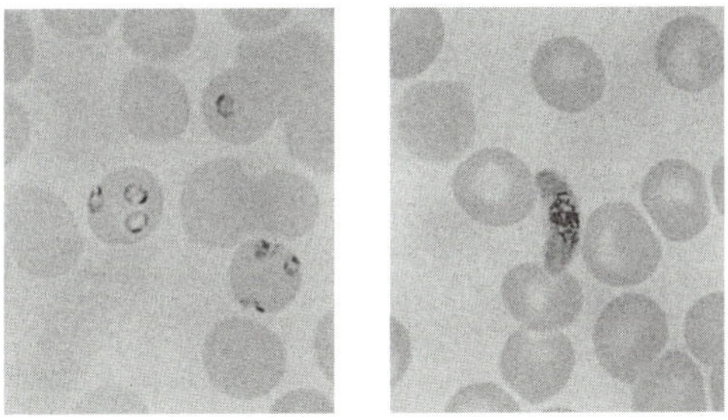

図 8.7　熱帯熱マラリア原虫の輪状体（左）と生殖母体（右）
（角坂照貴博士（愛知医科大学）のご好意による）

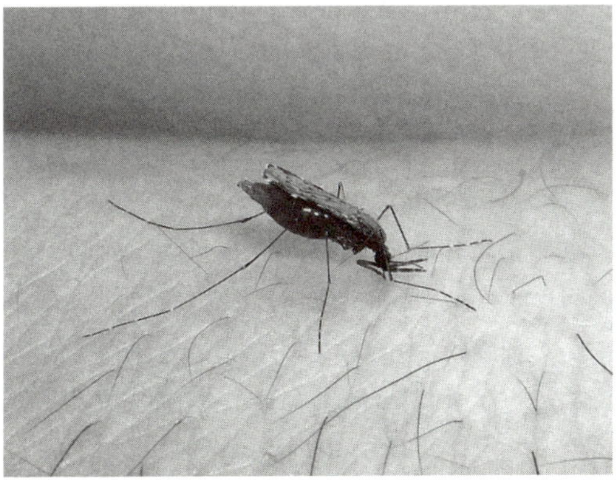

図 8.8　マラリアを媒介するハマダラ蚊
（角坂照貴先生（愛知医科大学）のご好意による）

4）リーシュマニア属原虫 *Leishmania* spp.

サシチョウバエにより媒介されるリーシュマニア属原虫は，種によって，内臓リーシュマニア症または粘膜・皮膚リーシュマニア症を起こす．

3　胞子虫類

1）マラリア原虫 *Plasmodium* spp.（図 8.2）

【分布】

熱帯熱マラリア原虫 *Plasmodium falciparum*（図 8.7），三日熱マラリア原虫 *Plasmodium vivax*，卵形マラリア原虫 *Plasmodium ovale*，および四日熱マラリア原虫 *Plasmodium malariae* の四種が，ハマダラカ（*Anopheles* 属の蚊）（図 8.8）を媒介者としてヒトに感染し，マラリア（感染症法四類）を起こす．熱帯・亜熱帯地域を中心に流行しており，2014 年 12 月の公表データでは，年間約 2 億人の患者が発生し，約 60 万人の死亡者が推定されている．2000 年に比べ死亡者数はほぼ半減しているが，今でも，マラリアは世界の三大感染症の 1 つであり，人類にとって公衆衛生学上最も重要な原虫感染症である．日本では，土着マラリアの発生は 1959 年を最後になく，海外旅行後に発症する輸入マラリア患者が，毎年 100 人足らず報告されている状況である．しかし，韓国では，一旦制圧された三日熱マラリアが，1990 年代に，北朝鮮国境付近で発生し，現在では，首都ソウルでも患者が発生しており，わが国でも警戒が必要である．なお，2000 年以降，主に東南アジアから，サルのマラリア原虫 *Plasmodium knowlesi* のヒト感染例が報告されるようになり，第 5 のヒトマラリアと言われるまでになっている．

【形態，生活環】

図 8.9 にマラリア原虫の生活環を示す．① 蚊の唾液中のマラリア原虫スポロゾイトが蚊の吸血時にヒトに経皮感染する．② スポロゾイトは肝細胞に侵入し，肝細胞内で，無性生殖で増殖し，分裂体に発育する．分裂体は一度に数千のメロゾイトとなり肝細胞を破壊する（赤血球外発育）．三日熱および卵形マラリア原

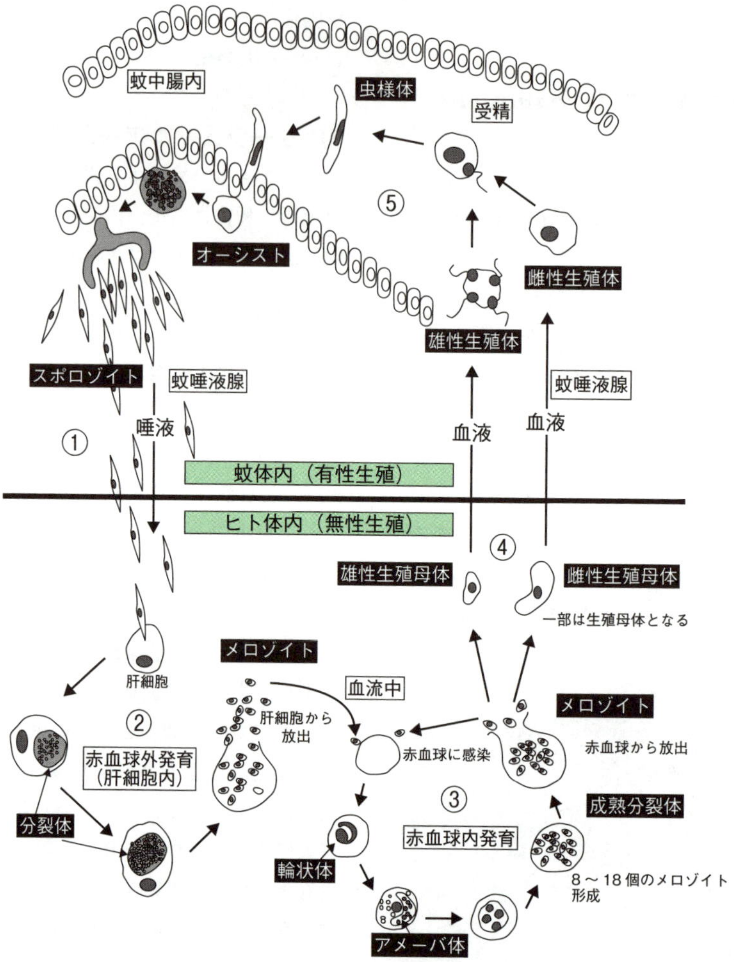

図 8.9　マラリア原虫の生活環

虫ではすべてすぐに分裂体にはならず，一部，休眠体として肝細胞にとどまり，治療後の再発の原因となる．③ 次いでメロゾイトは赤血球に侵入し，輪状体（図 8.7），アメーバ体，分裂体へと発育し，十数個のメロゾイトとなり，赤血球を破壊して血液中に出現する（赤血球内発育）．このとき 39 〜 41℃にも達する発熱発作が起こるが，すぐに，新たな赤血球に再侵入する．④メロゾイトの一部は赤血球に侵入後，雄性生殖母体，雌性生殖母体になる．⑤ 雌雄生殖母体が蚊の吸血によって蚊体内に移行すると，中腸で雌雄生殖体となり，受精して融合体となり，さらに運動性のある虫様体となって，蚊の中腸壁を貫き，オーシストを形成する．オーシストの中に多数のスポロゾイトが形成され，スポロゾイトは蚊の唾液腺に移行し，① 蚊の吸血時にヒトに経皮感染するのである．

【病原性】

一定の潜伏期間の後，悪寒，なかには戦慄が起こり，続いて急激に体温が上昇し，39 〜 41℃の発熱が 2 〜 4 時間程度続き，大量の発汗とともに解熱する．この熱発作の間隔は，マラリアの種類によって異なり，四日熱マラリアでは 72 時間，三日熱，卵型マラリア，熱帯熱マラリアでは 48 時間ごとに起こる．しかし，熱型は不規則になることも多く，熱帯熱マラリアではその傾向が強い．続いて，貧血，脾腫が現れる．特に熱帯熱マラリアは治療が遅れると，意識障害（脳マラリア），腎不全，重症貧血，急性呼吸促迫症候群（ARDS），出血傾向，多臓器不全などが起こり，致死的となる（重症マラリア）．熱帯熱マラリア以外でも重症化する例がある．

2）クリプトスポリジウム *Cryptosporidium hominis* および *Cryptosporidium parvum*（図 8.2，口絵）とサイクロスポーラ *Cyclospora cayetanensis* と戦争イソスポーラ *Isosporu belli*

クリプトスポリジウムは腸粘膜上皮の微絨毛に寄生し，無性生殖を繰返し，増殖するとともに，有性生殖で，オーシストを生じる．成熟オーシストは４本のバナナ状のスポロゾイトを有する．ヒトや動物の糞便中に排出されたオーシストは，既に感染性があり，水や食物を介して経口感染し，腹痛を伴う水様性下痢を特徴とするクリプトスポリジウム症（感染症法五類）を起こす．オーシストは塩素消毒に抵抗性を示すため，日本でも，適正に消毒されている上水道を介した大規模な集団感染があった．水を煮沸することで，不活化できる．クリプトスポリジウムとほぼ同様の生活史を有するサイクロスポーラ，戦争イソスポーラも水溶性または粘性下痢を引き起こす．クリプトスポリジウム，戦争イソスポーラは，AIDS の指標疾患の１つである．

3）トキソプラズマ *Toxoplasma gondii*

トキソプラズマはネコ科の動物の小腸粘膜上皮細胞で，無性生殖で増殖するとともに，有性生殖を行い，オーシストとなって糞便中に排出される．また，小腸以外の組織でも，盛んに無性増殖する（急増虫体）．さらに，筋肉や脳内に嚢子（シスト）を形成し，その中でゆっくり無性増殖する（緩増虫体）．ネコ科の動物以外の動物では，無性生殖のみを行い，筋肉や脳内に嚢子を形成する．ヒトは，オーシストまたは嚢子の経口摂取で感染する．健康な成人は，不顕性感染で終わることが多い．しかし，脳や筋肉などに嚢子を形成して潜伏／持続感染し，HIV 感染などで免疫不全に陥った場合，脳炎を起こし，致死的になることがある．一方，トキソプラズマ症は妊婦が初感染した場合，胎児に経胎盤感染し，網脈絡膜炎，水頭症，脳内石灰化，精神運動障害の四大徴候とする先天性トキソプラズマ症を起こす．TORCH 症候群の１つとして，臨床上非常に重要である（→ p. 265）．

4）サルコシスティス属原虫 *Sarcocystis* spp.

サルコシスティス属の原虫は，一般に草食動物と肉食動物の２種類の宿主を有す．草食動物の筋肉内のサルコシスティスの肉嚢胞が肉食動物に経口摂取されると，肉食動物の消化管内で，クリプトスポリジウムとほぼ同様の発育をし，有性生殖を行い，糞便中にオーシストが排出される．このオーシストが草食動物に経口摂取されると，スポロゾイトが現れ，血管内皮細胞に侵入，増殖した後，筋肉内で肉胞嚢を形成する．最近，馬刺肉を摂食して，嘔吐や下痢を呈する症例が散見されるようになり，調査した結果，ウマの筋肉内のサルコシスティス・フェアリー *Sarcocystis fayeri* の肉胞嚢の経口摂取によることが明らかになった．

サルコシスティス・フェアリーはイヌの消化管で有性生殖を行い，オーシストが排出されるが，ヒトの消化管では有性生殖は行わず，ヒトからオーシストは排出されない．

4　繊毛虫類

1）大腸バランチジウム *Balantidium coli*

栄養型は楕円形で表面は繊毛で被われ，活発に運動する（図 8.2）．嚢子型が経口感染すると，大腸で栄養型が二分裂増殖し，下痢や血便を起こす．日本ではヒトへの寄生例はまれである．

5　その他

1）クドア *Kudoa septempunctata*

クドア属の原虫は，魚とミミズなどの環形動物を交互に宿主とし，魚体内では，胞子を形成する．魚から放出された胞子は，環形動物に食べられると，胞子から胞子原形質が出て，環形動物の腸管細胞内に侵入し，有性生殖を行い，放線胞子虫となる．放線胞子虫の原形質が魚体内に侵入すると，粘液胞子虫となり胞子を形成するのである．これまでクドア属の原虫が魚に寄生し，肉眼で見えるシストを形成したり，魚肉をジェリーミートにする（ドロドロにする）ことが問題視されてきたが，ヒトへの病害は特に知られていなかった．ところが，2000年前後より，わが国で原因不明の食中毒の発生が認識され，検討の結果，ヒラメに寄生しているクドア・セプテンプンクタータが原因であることがわかった．

ヒトがヒラメ体内の胞子を大量に摂取すると，数時間以内に激しい嘔吐と下痢が出現する．ヒトの腸管内に，胞子原形質が侵入し，下痢などの症状が引き起こされると考えられている．24時間以内に回復する．予後は良好である．

2012年末の食品衛生法施行規則の一部改正で，原虫では「クドア」と上述の「サルコシスティス」が，また，後述の線虫の「アニサキス」が食中毒の病因物質として新たに追加された．さらに,「その他の寄生虫」も追加されており，その他の寄生虫の中には，原虫では，赤痢アメーバ，ランブル鞭毛虫，クリプトスポリジウム，サイクロスポーラ，戦争イソスポーラなどが含まれると考えられる．

8.2 蠕虫(ぜんちゅう) helminth

医学上重要な主な多細胞真核生物の寄生蠕虫は，**線虫**，**吸虫**，**条虫**にほぼ限られている（図8.1）．寄生蠕虫は宿主から栄養を獲得するため，消化器官は退化あるいは欠失している．一方，寄生生活に都合が良いように，宿主組織に固着するための吸盤や鉤などを発達させている．また，種保存のための，生殖器は一般によく発達している．線虫類と住血吸虫類は，雌雄異体である．住血吸虫類以外の吸虫類と条虫類は，雌雄同体であるが，通常は2個体が交尾して受精する．大部分は卵生であるが，卵胎生のものもある．また，幼虫が無性生殖で増殖する幼生生殖を行うものもある．蠕虫には，生活史を完結するために，2つ以上の宿主を有するものが多い．成虫を宿すことができる，または，有性生殖が行われる宿主を終宿主という．幼虫を宿すが，成虫を宿すことができない，または，無性生殖が行われる宿主を中間宿主という．また，中間宿主と終宿主の間に介在し，生活史の完結には必ずしも必要ないが，幼虫を体内に保有して，終宿主への感染源となり，感染機会を増やす役割をする宿主がおり，待機宿主と呼ばれる．

8.2.1 線虫 nematode

線状の細長い虫で，雌雄異体である．多くは自由生活を営み土壌中に生息しているが，一部寄生するものがある．

1 回虫 *Ascaris lumbricoides*

成虫は長さ15～35 cmに達する．世界での感染者は十数億人ともいわれる．衛生状態の劣悪な地域でみられ，野菜などに付着した内部に既に幼虫が形成されている幼虫形成卵の経口摂取で感染する．小腸で孵化した幼虫は，小腸壁を貫き，血流に乗って，門脈から肝臓，心臓経由で肺に到達する．その後，肺胞に出て，気管支から気管へとさかのぼり，咽頭で嚥下されて，小腸に達し，成虫となる．多数寄生では，腹痛や腸閉塞を起こす．また，少数寄生でも，胃に迷入して，激しい胃痙攣症状を起こし，口から成虫を吐き出すことがある．この様に体内を動き回ることから回虫と呼ぶ．胆管や膵管に迷入すれば，胆管炎，膵炎を起こす．なお，幼虫が肺に移行するときに一過性の肺炎様症状を起こすことがある（レフレル症候群）．

2 蟯虫(ぎょうちゅう) *Enterobius vermicularis*

現在，わが国で最も感染率の高い蟯虫症であり，集団感染に注意が必要である．幼虫形成卵を経口摂取して感染する．小腸内で孵化した幼虫は，2～6週間で成熟し，盲腸周辺に寄生する．雌はヒトの就寝時に直腸を下降して肛門周囲に約1万個の卵を産む．産卵された虫卵は数時間で幼虫形成卵となり，感染性を持つようになる．特に小児では，肛門周囲掻痒感，不眠などを来す．多数寄生で腹痛，下痢が起こり，潰瘍，肉芽腫などを形成し，虫垂炎を起こすこともある．

3 鉤虫（ズビニ鉤虫，アメリカ鉤虫） *Ancylostoma duodenale, Ancylostoma americanus*

長さ1cmほどで，小腸に寄生する．現在国内での感染はほとんどみられないが，世界では10億人を超える感染者がおり，特に熱帯から亜熱帯の湿潤な気候の地域に多く認められる．外界で孵化した幼虫が経口または経皮感染する．幼虫の経口感染時には咽頭部の瘙痒感や咳，嘔吐などが起こる．幼虫の経皮感染時には発赤や丘疹がみられる．感染幼虫は1～2か月で成熟し，小腸粘膜に鉤で咬着し，吸血するため，鉄欠乏性貧血が起こる．

4 糞線虫 *Strongyloides stercoralis*

熱帯，亜熱帯に広く分布し，わが国では，沖縄・奄美を含む南西諸島が浸淫地である．土壌中にいるフィラリア型幼虫（感染型幼虫）が経皮感染し，血流，リンパ流に乗って，心臓，肺へ達し，気管をさかのぼって，咽頭で嚥下されて，小腸で成虫となり，粘膜内に寄生する．寄生世代の成虫はすべて雌で，単為生殖で産卵する．幼虫は粘膜内で孵化し，ラブジチス型幼虫となって，糞便とともに体外に出る．外界で，2回脱皮してフィラリア型幼虫となり，直接感染する場合（直接発育）と，4回脱皮して雌雄の成虫となり，交尾して産卵し，孵化したフィラリア型幼虫が感染する場合（間接発育）がある．反復する下痢が主症状である．なお，ラブジチス型幼虫が体内でフィラリア型幼虫となって，自家感染を起こすこともある．免疫不全者では次々と自家感染を起こし，全身に播種して，肺炎，髄膜炎，敗血症を起こすことがある．特にHTLV-1（ヒトTリンパ球向性ウイルス）との重複感染例での重症化が指摘されている．

5 アニサキス *Anisakis simplex, Anisakis physeteris, Pseudoterranova decipiens* と旋尾線虫幼虫 Type X（ten） Spirurin nematode larva

アニサキスは，一般に，アニサキス属およびシュードテラノバ属の線虫のことをさし，本来クジラやイルカ等海棲哺乳動物の胃に寄生している線虫である（図8.10，口絵）．虫卵は海水中で孵化し，第一中間宿主のオキアミの体内で第三期幼虫に成長し，サバ，アジ，イカ等の魚介類に摂取され，その体内で第三期幼虫のまま待機する（待機宿主，図8.11）．第三期幼虫を保有するオキアミや魚介類をクジラやイルカが食べると，その胃内で成虫になる．ヒトが魚介類の生食により幼虫を摂取すると，これが胃壁や小腸壁に穿入して激しい腹痛を起こす（胃・腸アニサキス症）．**胃アニサキス症**では，内視鏡で胃粘膜の虫体を取り除く治療が行われる．国内では，2005年以降，年間7000例程度発生していると推定されている．アニサキス症のよ

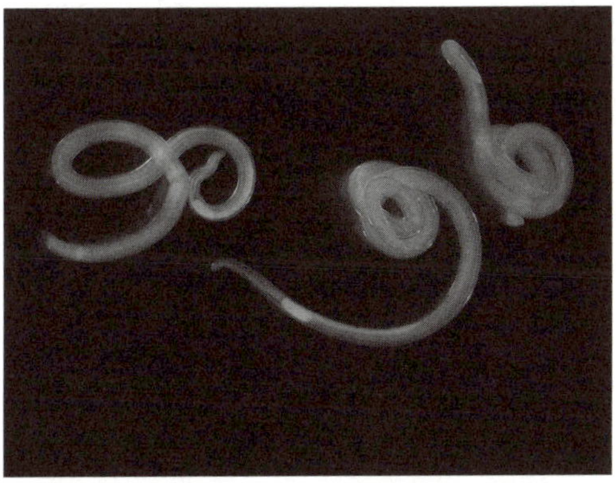

図8.10　アニサキス幼虫
（内川隆一先生（千葉科学大学）のご好意による）

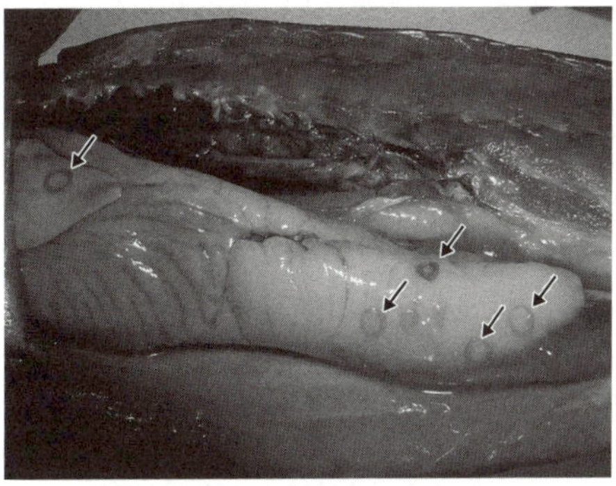

図8.11　サバの内臓表面に被嚢し寄生するアニサキス幼虫
（内川隆一先生（千葉科学大学）のご好意による）

うに，ヒトが終宿主でない寄生虫が偶然ヒトに感染し，幼虫が成虫になれないまま体内をさまよい，大きな病害を引き起こすことがあり，幼虫移行症と呼ぶ．

旋尾線虫幼虫 Spirurin nematode larva のうち Type X に分類される幼虫もアニサキス症に似た幼虫移行症を起こす．旋尾線虫幼虫は，ホタルイカの生食などにより感染することが多く，皮膚爬行症や腸閉塞を起こす．成虫はツチクジラの腎臓に寄生していることが最近示されたが，生活史の詳細は不明である．なお，2012 年末の食品衛生法施行規則の一部改正で，蠕虫では，アニサキスが食中毒の病因物質に追加された．旋尾線虫幼虫 Type X は「その他の寄生虫」に含まれる．

6　バンクロフト糸状虫，マレー糸状虫 *Wuchereria bancrofti, Brugia malayi*

糸状虫すなわちフィラリアは，白い糸状の虫で，わが国では犬の心臓に寄生する犬糸状虫を単にフィラリアと呼ぶことがあり，よく知られている．ヒトを終宿主とし，リンパ系に寄生する糸状虫には，バンクロフト糸状虫，マレー糸状虫がある．雌成虫はリンパ管に寄生し，ミクロフィラリア（幼虫）を卵胎生で多数産出する．ミクロフィラリアは昼間肺毛細血管におり，夜間末梢血に現れる．蚊の吸血時に，蚊体内に取り込まれて，発育と脱皮を 2 度繰り返して，感染幼虫となる．感染幼虫は蚊が再度ヒトを吸血する際に経皮感染し，数ヶ月後にリンパ管で成虫となる．リンパ管炎やリンパ節炎が起こり，熱発作を繰返し，慢性期にはリンパ管が閉塞して，陰嚢水腫，象皮病が起こる．西郷隆盛はバンクロフト糸状虫症に罹患していたと言われている．

7　回旋糸状虫（オンコセルカ）*Onchocerca volvulus*

オンコセルカは中間宿主であるブユの吸血時に幼虫が経皮感染し，皮下で成虫となり，皮下結節を形成する．雌虫は皮下でミクロフィラリアを産出する．ミクロフィラリアが眼球（球結膜から角膜，網膜，視神経）に侵入する．オンコセルカ症が，河川盲目症とも呼ばれるゆえんである．ミクロフィラリアはブユ体内で，感染幼虫となる．

8.2.2　条虫 cestode

条虫は一般にサナダムシと呼ばれている蠕虫で，終宿主の腸に寄生する．頭節，頚部に続き，生殖器の未発育な未熟体節，生殖器の発育した成熟体節に続き，受胎体節（老化体節）が多数連なる扁平な虫で，各体節に雌雄生殖器をもつ．種によっては，数 m ～ 10 m もの長さに達する．頭節の先端には吸溝または吸盤や鉤があり，宿主の腸壁に固着する．頚部で新しい体節が作られ，体節部が途中でちぎれても，再生して伸長する．体表面から栄養を吸収し，消化管をもたない．

1　日本海裂頭条虫 *Diphylobothrium nihonkaiense*

ヒトは終宿主で，サクラマスやカラフトマス，サケ（第二中間宿主）などを生食し，筋肉内に寄生しているプレロセルコイドと呼ばれる幼虫を経口摂取して感染する．プレロセルコイドは小腸で成虫となり，体長は 10 m にも及ぶこともある．下痢，軟便，腹痛，上腹部の不快感等が主な症状である．時として，長く連なった体節（ストロビラ）が排泄される．なお，糞便中に虫卵が排出され，水中で孵化したコラシジウムと呼ばれる幼虫が，第一中間宿主のケンミジンコに摂取され，プロセルコイドと呼ばれる幼虫になる．これが第二中間宿主に食べられると，筋肉内でプレロセルコイドとなる．

2　無鉤条虫 *Taeniarhynchus saginatus*, 有鉤条虫 *Taenia solium*

ヒトは終宿主で，無鉤条虫，有鉤条虫の中間宿主はそれぞれウシ，ブタである．ヒトは中間宿主の肉を，生または不完全加熱調理の状態で食べて，筋肉内に寄生している嚢虫と呼ばれる幼虫を経口摂取して感染する．嚢虫が小腸で成虫となると，受胎体節が 1 節ずつ切れて，肛門より這い出るようになる．中間宿主が，受胎体節内の虫卵を経口摂取すると，孵化した幼虫が腸壁を貫き，筋肉内などに嚢虫が形成される．有鉤条虫では，ヒトが虫卵を摂取した場合に，孵化した幼虫

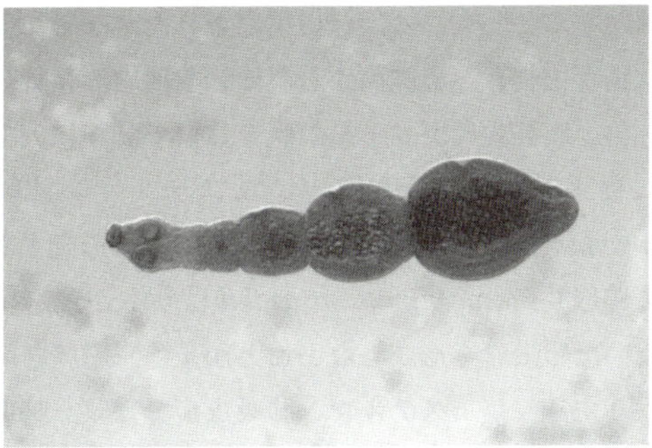

図 8.12　多包条虫の成虫
（北海道立衛生研究所のご好意による）

が，腸壁を貫き，ヒトの筋肉，脳，内臓，皮下組織で，囊虫となることがあり，有鉤囊虫症と呼ばれる．腸内で体節が壊れても，同様のことが起こる．

3　単包条虫 *Echinococcus granulosus*, 多包条虫 *Echinococcus multilocularis*

単包条虫と多包条虫は，エキノコックスと言われる．特に後者は我国で重要で，北海道のキタキツネに高率に寄生しており，ヒトにエキノコックス症（感染症法四類，包虫症ともいう）を起こす．イヌ科の動物が終宿主で，成虫は数 mm と小さく，小腸に寄生し，虫卵が糞便とともに排出される(図 8.12, 口絵)．ヒトは，虫卵を飲料水，食物などとともに経口摂取して感染する．ヒトの小腸内で孵化した幼虫は肝臓，肺，脳などに移行し，包虫と呼ばれる囊腫を形成し，幼生生殖で，5〜15 年かけて増殖する．肝機能障害，肝不全，肺機能障害，痙攣発作などを起こし，致死的である．囊腫が破れて内容物が漏出して，アナフィラキシーショックを起こすこともある．

8.2.3　吸虫 trematode

ヒトを終宿主とする吸虫には，住血吸虫類と肝吸虫，肺吸虫などがある．住血吸虫類は線虫様で雌雄異体である．住血吸虫類以外は，木の葉状，ラグビーボール状で，雌雄同体である．いずれも 2 つの吸盤を有す．

1　住血吸虫類 *Schistosoma* spp.

ヒトに寄生する種として，日本住血吸虫，マンソン住血吸虫，ビルハルツ住血吸虫が知られている．南アメリカ，アフリカ，アジアの亜熱帯地方で 2 億人以上が住血吸虫に感染しているとされる．虫卵から孵化したミラシジウムは，淡水産巻貝の中でスポロシスト，娘スポロシストを経て，セルカリアへと発育する間に，幼生生殖で増殖する．セルカリアは水中に遊出し，ヒトに経皮感染し，血流に乗って心臓から肺循環を経由して大循環に入って，門脈または膀胱静脈に至り，成虫となる．細血管で産卵し，消化管や膀胱の血管を塞栓して，虫卵は粘膜から脱落する．

1）日本住血吸虫 *Schistosoma japonicum*

日本住血吸虫はわが国で発見された．わが国では，中間宿主であるミヤイリ貝のコントロール等によって根絶に成功したが，中国，フィリピンなどの東南アジアではまだ多くの感染者が発生している．セルカリアが皮膚から侵入するとき，かゆみを伴う発疹が生じることがある（セルカリア性皮膚炎）．消化管血管の塞栓で，粘血便が生じる．肝臓でも虫卵が細血管を塞栓し，塞栓部周囲には炎症が起こり，肉芽腫を形成し，肝硬変となる．腹水の貯留も特徴的な症状である．直接の死因は食道静脈瘤の破裂によるものが多い．

2）マンソン住血吸虫 *Schistosoma mansoni*

マンソン住血吸虫はアフリカや南米に分布する．日本住血吸虫と同様，門脈系の血管に寄生するが，日本住血吸虫に比べて症状は概して軽い．

3）ビルハルツ住血吸虫 *Schistosoma haematobium*

ビルハルツ住血吸虫はアフリカから西アジアにみられ，特に膀胱静脈に寄生し，血尿を来す．膀胱癌との関連性が指摘されている．

2　肝吸虫 *Clonorchis sinensis*

ヒトは終宿主で，第二中間宿主のモツゴ，コイ，フナ，ワカサギなどの淡水魚の筋肉内に寄生するメタセルカリア（被嚢幼虫）を経口摂取して感染する．腸管で脱嚢した幼虫は，胆管を逆行して肝内胆管で成虫となり，産卵する．少数寄生では，無症状のことも多いが，多数寄生で胆管炎を起こし，肝硬変へと進行する場合もある．ヒトの糞便中に排出された虫卵は，第一中間宿主のマメタニシに取り込まれ，ミラシジウムと呼ばれる幼虫が孵化し，スポロシスト，レジア，セルカリアと呼ばれる幼虫へと発育しながら，幼生生殖で増殖する．セルカリアは第二中間宿主に侵入し，第二中間宿主の体内でメタセルカリアとなる．

3　肺吸虫 *Paragonimus* spp.

ヒトは終宿主で，第二中間宿主であるモクズガニやサワガニに寄生するメタセルカリア（被嚢幼虫）の経口摂取で感染する．待機宿主のイノシシなどの肉が感染源となることもある．経口摂取されたメタセルカリアは腸管を貫き，腹腔内から腹壁の筋肉内へ移行した後，再び腹腔内に戻り，横隔膜を貫いて胸腔に入り，肺に侵入して成虫となる．ウェステルマン肺吸虫 *Paragonimus westermani* は肺実質に虫嚢を形成する．宮崎肺吸虫 *Paragonimus miyazakii* はヒトが最適宿主でないため虫嚢を形成しないことが多く，胸腔と肺を出入りする．ウェステルマン肺吸虫症では咳，喀血，胸痛などが主な症状であり，宮崎肺吸虫症では突然の胸痛や気胸，呼吸困難などが起こる．喀痰中または糞便中に排泄された虫卵から，ミラシジウムが孵化し，第一中間宿主カワニナやホラアナミジンニナなどの体内で，スポロシスト，レジア，娘レジア，セルカリアとなり，第二中間宿主の体内に移行し，メタセルカリアとなる．

第9章 疾患別にみた感染症の特徴

感染症では，病原微生物の性質と生体側の反応の関係を理解し，治療を組み立てる必要がある．生体側の臓器・組織により種々の反応があり，そのうえで治療法が選択される．また，感染症をできるだけ迅速に診断することも，治療効果を高めるために重要なことである．そこで本章では，疾患別の感染症の特徴を病態，診断，治療に分けて述べる．

9.1 呼吸器感染症

呼吸器は解剖学的な位置関係から上気道と下気道に分類される．上気道には鼻腔，副鼻腔，口腔，咽頭，喉頭が含まれる．下気道には気管，気管支，肺が含まれる（図 9.1，図 9.2）．

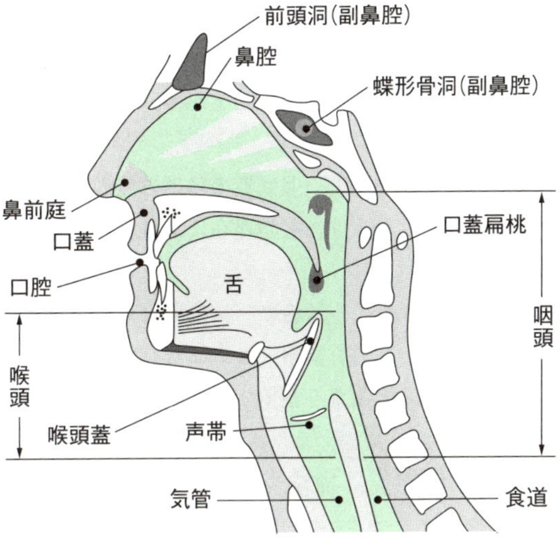

図 9.1　上気道

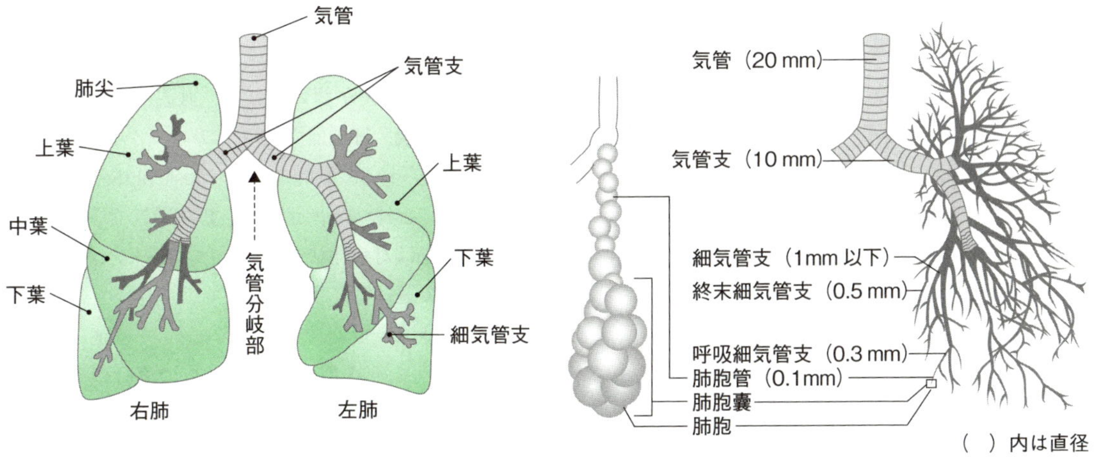

(a)　気管・気管支・肺　　(b)　気管支・肺胞の拡大図

図 9.2　下気道

9.1.1　かぜ症候群 Common cold

かぜ症候群は，主にウイルス性による上気道粘膜の非特異的カタル性炎症である．原因ウイルスとして，ライノウイルス，コロナウイルスが多い（表9.1）．また，罹患率は高く，大人で年に数回程度罹患することが多い．

【病態】

かぜ症候群は，潜伏期間2～5日程度で発症し，徐々に発熱，鼻炎症状（くしゃみ，鼻汁，鼻閉），咽頭痛，嚥下痛が出現する．一般にライノウイルスよりアデノウイルスのほうが症状の強いことが多い．

【診断】

診断は症状に加えて，上気道の粘膜の発赤，腫脹，分泌亢進などカタル性炎症の存在により行う．

【治療】

かぜ症候群はウイルス性で，抗菌薬は無効であるので，対症療法で経過を観察する．二次感染で細菌が関与する場合に，抗菌薬を使用する．

9.1.2　咽頭炎，扁桃炎 Pharyngo-tonsillitis

上気道の咽頭と扁桃を主とした急性炎症である．その原因微生物として，大人では約90％が，小児では約60％がウイルスである．原因ウイルスとしてアデノウイルス，ライノウイルス，EBウイルス，コクサッキーウイルスなどがある．ウイルス以外では**A群溶血性連鎖球菌（溶連菌）**が認められる．ウイルス性の場合，多くは良好な経過をとり，数日で回復する．

① 溶連菌による急性咽頭・扁桃炎

【病態】

発熱，咽頭痛，嚥下痛，全身倦怠感が数日で改善せず，発熱・咽頭痛が増悪した場合には，溶連菌による可能性を疑う．また，溶連菌感染1～3週間後にアレルギー反応の結果として，リウマチ熱や急性糸球体腎炎を起こすことがある．

【診断】

発熱，咽頭痛，嚥下痛などの自覚症状に加えて，咽頭・扁桃の白苔・滲出物，圧痛のある前頸部リンパ節腫脹を認める場合には，溶連菌による可能性が高い．咽頭ぬぐい液から迅速抗原検出試験あるいは培養検査を行う．

【治療】

溶連菌に対しては，ペニシリン系抗菌薬を使用する．ペニシリンアレルギー患者には，マクロライド系抗菌薬を使用する．

② 咽頭結膜熱

アデノウイルスによる感染症で，プールの水を介して感染することが多く，「プール熱」とも呼ばれる．発熱，結膜炎，咽頭腫大が認められる．対症療法で回復するのを待つ．

③ 伝染性単核球症

EBウイルスによる感染症で，唾液を介して感染する．発熱，咽頭炎，扁桃炎と伴にリンパ節腫脹（特に頸部），肝・脾腫が認められる．血液検査では異型リンパ球の出現，肝機能障害（トランスアミナーゼの上昇）が認められる．血清のviral-capsid antigen（VCA)-IgM抗体，early antigen（EA）抗体陽性で診断を確定する．治療は対症療法を行う．ペニシリンは発疹を誘発するので避ける．

④ ヘルパンギーナ

コクサッキーA群による，夏季に流行のみられる急性熱性疾患である．発熱と咽頭の口蓋垂の周囲に水泡や潰瘍の形成が認められる．数日で自然治癒する．

表9.1　かぜ症候群の原因微生物

ライノウイルス
コロナウイルス
RSウイルス
パラインフルエンザウイルス
インフルエンザウイルス
アデノウイルス（1～7, 14, 21型）
コクサッキーウイルス（A21, 24, B2～5型）
エコーウイルス（11, 20型）
単純ヘルペスウイルス
EBウイルス
マイコプラズマ・ニューモニエ
クラミジア・ニューモフィラ

9.1.3　急性喉頭蓋炎 Acute epiglottitis

急性上気道炎 Acute upper respiratory tract infection のなかで注意すべき疾患は，急性喉頭蓋炎である．急速に気道狭窄，呼吸困難をきたすため，迅速な診断・対応の必要な‘内科的緊急症’の1つである．急性喉頭蓋炎はウイルスによる急性上気道炎後の二次感染の1つと考えられ，小児ではインフルエンザ菌b型(Hib)が重要な起炎菌である．

【病態・診断】

急性喉頭蓋炎では，初期症状は発熱，咽頭痛，嚥下痛であるが，突然に声の変化（嗄声），呼吸困難が出現し，胸部で吸気性のラ音が聴取される．咽頭はほぼ正常であるが，喉頭蓋の腫脹，肥厚が認められる．喉頭の少しの刺激でも気道閉塞を誘発することがあるので，注意が必要である．

【治療】

急性喉頭蓋炎では，気道閉塞に備えて気道確保の準備を行う．そのうえで，起炎菌としてHibを想定しセフェム系注射薬を抗菌薬として選択する．

9.1.4　副鼻腔炎 Sinusitis

ウイルスによる上気道炎の後，二次感染として細菌性の急性副鼻腔炎に移行する場合が多い．肺炎球菌，インフルエンザ菌，モラクセラ・カタラーリスが三大原因菌である．

【病態】

上顎洞，篩骨洞，前頭洞（副鼻腔）にみられることが多い．臨床症状として，発熱，鼻閉，膿性鼻汁のほかに，後鼻漏，上顎歯痛，頬部・前頭部の疼痛，顔面圧迫感などが認められる．

【診断】

副鼻腔単純X線検査は，診断上に限界があり，鼻腔の所見を優先して診断すべきであるとされている．

【治療】

軽症では，抗菌薬を使用せず5日間の経過観察が推奨されている．改善のない場合，症状の強い場合には，第一選択としてペニシリン系抗菌薬を使用する．

9.1.5　インフルエンザ Influenza

インフルエンザウイルスは抗原性によりA，B，Cの3種類に型分類されるが，流行するのはA型とB型である．

【病態】

感染経路は接触感染と飛沫感染である．潜伏期間は24～48時間程度と短い．症状出現の前日から症状発現後5日程度まで，他者への感染性がある．臨床症状として，初期は発熱，全身倦怠感，関節痛，筋肉痛などの全身症状が強く，遅れて鼻汁，咳，咽頭痛などの呼吸器症状が出現する．また，高齢者，心・肺の基礎疾患を有する患者では，細菌性肺炎を合併することが多く，死亡の大きな原因となる．

【診断】

診断には，鼻汁や咽頭ぬぐい液を用いた，インフルエンザ迅速診断キットを使用する．ただし，発症初期（発熱後12時間以内）はウイルス量が少なく，偽陰性となることが多い．

【治療】

抗インフルエンザウイルス薬を参照（→p. 349）．

9.1.6　気管支炎 Bronchitis

ライノウイルス，アデノウイルスなどのウイルス性気管支炎と，ウイルスによる上気道炎の後，二次感染として肺炎球菌，インフルエンザ菌などによる細菌性気管支炎がある．

【病態】

臨床症状として，咳，痰，発熱などがみられる．

【診断】

咳，痰，発熱などがみられるにもかかわらず，画像検査で肺に病変がない（肺炎まで進展していない）場合に，急性気管支炎と診断する．

【治療】

咳は生体防御として，有益な作用をすることも多いので，痰を伴う咳（productive cough）はむやみに止めるべきではない．去痰薬，鎮咳薬を適時使用する．痰が膿性になった場合には，細菌感染の合併の可能性も考えて，第一選択としてペニシリン系抗菌薬を使用する．

9.1.7　肺炎 Pneumonia

肺炎は，① 市中肺炎 Community-acquired pneumonia，② 院内肺炎 Hospital-acquired pneumonia，③ 医療・介護関連肺炎 Nursing and healthcare-associated pneumonia（NHCAP）に分けて考える．

【病態】

① 市中肺炎は，市中で日常生活を送っている人に発症する肺炎である．死亡率は5％以下である．起炎病原微生物として，肺炎球菌が最も多く（約4分の1），ついでインフルエンザ菌，肺炎マイコプラズマとなる．数は少ないが肺炎桿菌などのグラム陰性桿菌，嫌気性菌，レジオネラも原因となる．

② 院内肺炎は，「入院後48時間以降，新たに出現した肺炎」である．死亡率は20％以上で高率である．基礎疾患や合併症をもち，免疫能や全身状態の不良な患者が多く，重症化しやすい．起炎菌は市中肺炎の原因微生物だけでなく，日和見感染起因菌，嫌気性菌，MRSA，多剤耐性菌，真菌，ウイルスなど多彩である．

③ NHCAPは市中肺炎と院内肺炎の両方の特徴をもっている．主に高齢者が中心になり，さまざまな環境，病態や基礎疾患が背景にある．多くは高齢者肺炎で，誤嚥性肺炎が多いと考えられる．

【診断】

① 市中肺炎の臨床症状として発熱，全身倦怠感などの全身症状と咳，痰，胸痛，呼吸困難など呼吸器症状が認められる．高齢者では発熱が著明ではなく，精神症状が主となることもある．重症化すると，チアノーゼ，血圧低下，意識状態の悪化が認められる．画像診断では胸部X線検査，CTスキャンで肺野に浸潤影（**air bronchogram** など）が認められる（図9.3）．病原体検査では，血液培養と喀痰のグラム染色，培養，核酸増幅法（PCR法）などを行う．

② 院内肺炎の臨床症状は，基本的には市中肺炎と同じであるが，基礎疾患があるため症状が非定型的ではっきりしない場合が多い．患者の活動性の低下などから院内肺炎を疑った場合には，画像検査などを積極的に実施する．また院内の薬剤耐性菌に感染することも多く，原因微生物の特定をしっかりと行う必要がある．

③ NHCAPでは高齢者が多いこともあり，喀痰の採取も困難な場合が多い．また，臨床症状は市中肺炎に比較して非定型的であることが多い．

【治療】

① 市中肺炎の治療では，患者を重症度で分類し，迅速法で起炎菌を推定し，外来治療か入院治療か，ま

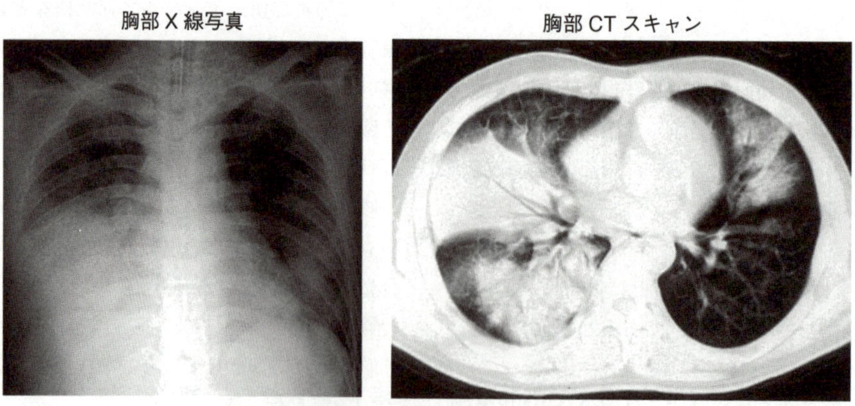

図9.3　31歳男性に発症した重症肺炎球菌性肺炎
右下肺野を中心に両肺野に多発性陰影がみられる．
（中田紘一郎先生（現中田クリニック）提供）

た抗菌薬の種類を決定する．軽症から中等症では，ペニシリン系，セフェム系，レスピラトリーキノロン系を主に使用し，中等症から重症で起炎菌が不明の場合には，広域抗菌スペクトルの抗菌薬で治療を開始するが，原因菌が判明あるいは推定できたならば，より狭域の抗菌薬に変更することが必要である．

② 院内肺炎の場合も，成人院内肺炎診療ガイドラインで重症度分類による治療法を勧めている．原因菌が不明で重症群では，広域抗菌薬を選択する．また，基礎疾患や合併症をもつ患者が多く，その治療も必須である．院内の耐性菌対策など予防も重要である．

③ NHCAPの患者の治療は，抗菌薬の初期治療としてエンピリック治療を優先する．インフルエンザ後の二次性細菌性肺炎も多いので，予防としてインフルエンザワクチン，肺炎球菌ワクチンの接種が有効である．また，誤嚥性肺炎の予防には，口腔ケアにより口腔内細菌量を減少させることも重要である．

9.1.8　胸膜炎，膿胸 Pleuritis, Pyothorax

肺を覆う肺胸膜と胸腔壁を覆う壁側胸膜の炎症である．胸膜炎では，両側の胸膜の間（胸腔）に胸水が貯留する．胸水が膿となるものを膿胸と呼ぶ．心不全，低タンパク血症や胸膜に波及した悪性腫瘍では，胸膜炎がなくても胸水が貯留することがあるので，胸水の性状などから鑑別が必要である．

【病態】

いずれの病原微生物でも，胸膜炎・膿胸を起こしうるが，臨床上，嫌気性菌，黄色ブドウ球菌が多い．また，肺炎や肺膿瘍を伴うことが多い．一方，胸水中から，病原微生物を検出できることは少ない．膿胸になると膿から病原体を検出できることが多くなる．

【診断】

胸膜炎，膿胸に特徴的な臨床症状は，胸痛と胸水貯留による呼吸困難である．胸腔穿刺を行い，胸水・膿の性状，病原体検査・培養，細胞診を行うことにより診断を確定する．

【治療】

起炎菌に応じた抗菌薬を使用する．また，膿胸では圧迫された肺の再膨張を目的として，胸腔ドレナージを実施する．

9.1.9　肺結核 Lung tuberculosis

結核菌に感染してすぐに結核症を発症することは少ない．感染後の発症率は日本で約10％である．また，**多剤耐性結核菌による結核症（MDR-TB）**が問題となっている．

【病態】

日本では高齢者の発症が多い．栄養状態の悪化，糖尿病や免疫抑制薬などの使用による免疫能の低下が原因と考えられている．現在は初感染の後，長期間（数年から数十年）を経て，再燃し発症する二次結核症が多い．また胸膜，腎臓，腸管，脊椎，髄膜などの肺外結核もある．

【診断】

臨床症状は，2週間以上持続する咳・痰，血痰，発熱，体重減少などであるが，初期には無症状のこともある．喀痰，胃液などの検体から結核菌を証明することで確定診断となるが，菌の培養には1～2か月を要するため，検体の塗抹検査（抗酸性染色），PCR法を併用する．画像診断（胸部X線撮影，CTスキャン）では，空洞形成，結節など多彩な所見を示す．クォンティフェロン検査，T-SPOTなどの**IGRAs（interferon-gamma release assays）**検査法では，過去の感染か，現在の感染かの鑑別は困難であるので，他の所見とともに総合的に診断する．

【治療】

抗結核薬を参照（→ p. 312）．

9.1.10　非結核性抗酸菌症 Non-tuberculous mycobacteriosis

土壌や水回りに生息する**非結核性抗酸菌**，特に***Mycobacterium avium* complex（MAC**: *M. avium* と *M. intracellulare* の総称）が起因菌として多い．結核菌とは異なりヒトからヒトへの感染はない．

【病態】

長期に咳，痰，血痰などの呼吸器症状が認められることもあるが，無症状のことも多い．患者数は増加していると思われるが，正確な統計はない．

【診断】

結核とは異なり，検体から非結核性抗酸菌が１回検出されても必ずしも感染とは断定できない．胸部異常陰影を指摘され診断されることもある．症状の進行は比較的緩徐であることが多いため，胸部の画像所見と細菌学的所見から総合的に診断する．

【治療】

抗結核薬を組あわせて使用するが，抗結核薬の効果は十分でなく完治が困難であることが多い．

9.1.11　百日咳　Whooping cough

百日咳菌の飛沫感染により引き起こされる．近年は成人の患者が増加し，小児だけの疾患とはいえなくなった．

【病態】

２週間以上持続する咳に加えて，発作性の咳，吸気性笛声 whoop を認めることが多いが，持続する咳だけの患者もいる．

【診断】

持続する咳に加えて，鼻腔の培養，抗百日咳毒素 IgG 抗体の測定により診断する．

【治療】

抗菌薬として，マクロライド系を使用する．

9.1.12　レジオネラ感染症 Legionellosis

レジオネラ肺炎は 1976 年のフィラデルフィアで退役軍人集会 Legion の参加者に，集団発生した肺炎として発見された．レジオネラで汚染された水・エアロゾルの吸入により感染する．温泉，シャワー，冷却塔，噴水などが原因となる．

【病態】

肺内に侵入したレジオネラは，細胞内で増殖し肺炎を起こす．発熱，咳，頭痛のほかに，幻覚・興奮などの意識障害，腹痛・下痢を高率に伴うことが特徴である．市中肺炎の１～４％を占めていると考えられる．

【診断】

臨床症状に加え，レジオネラ尿中抗原検査結果に基づき診断する．

【治療】

細胞内寄生菌であるので，細胞内に移行の良いニューキノロン系，マクロライド系抗菌薬を使用する．

9.2　肝・胆道感染症（図 9.4）

9.2.1　胆道感染症 Biliary tract infection

起炎菌として大腸菌，肺炎桿菌などのグラム陰性桿菌と嫌気性菌が多い．炎症の主な部位により，胆嚢炎と胆管炎に分類される．典型的な症状（発熱，右上腹部痛など）を示さずに，突然の意識障害，循環障害（ショック）で発症することもあるので注意が必要である．

【病態】

急性胆嚢炎で 90％以上に胆嚢胆石の存在が認められる．急性胆管炎の成因は，胆管胆石など胆道閉塞による胆道内圧の上昇と胆汁中の細菌増殖によるものである．

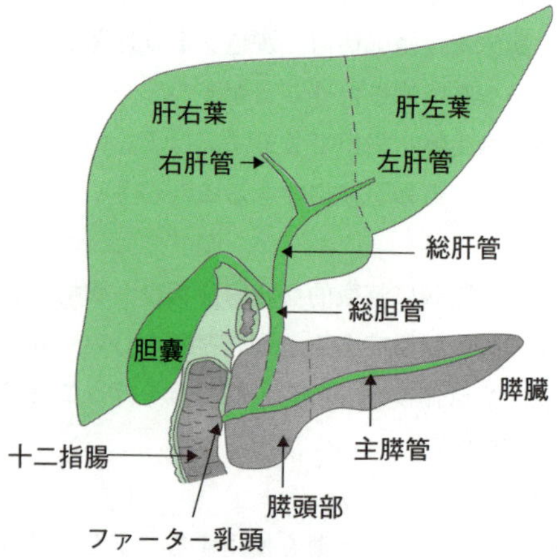

図 9.4　肝・胆道系臓器

【診断】

急性胆嚢炎の症状は発熱，右上腹部痛（右季肋部痛），嘔気である．血液の炎症所見（CRP，白血球数など），腹部エコー・CT スキャンなどの画像検査所見から診断する．急性胆管炎の症状は発熱，右季肋部痛，黄疸であるが，診察上黄疸を認めないこともある．血液の肝機能所見（アルカリホスファターゼ（Al-P）上昇など），画像検査所見（胆管胆石，胆管拡張・狭窄など）から診断する．さらに急性胆管炎では，ドレナージによる胆汁のグラム染色・細菌培養と血液培養を行う必要がある．

【治療】

胆嚢あるいは胆道のドレナージと抗菌薬治療が原則である．特に重症の場合（急性閉塞性化膿性胆管炎など）には，呼吸・循環の管理とともに胆道ドレナージは必須である．急性胆嚢炎では胆嚢摘出術を考慮する．抗菌薬として，軽症～中等症ではセフェム系を，重症では，カルバペネム系を中心に嫌気性菌にも有効な抗菌薬を使用する．

9.2.2　肝膿瘍 Liver abscess

起因病原微生物として，細菌とアメーバがある．細菌としては大腸菌が多いが，肺炎桿菌，黄色ブドウ球菌，嫌気性菌も認められる．アメーバでは赤痢アメーバが原因である．アメーバ性肝膿瘍では，熱帯地方への渡航中の感染，男性の同性愛者の感染などがある．

【病態】

肝臓の血管や胆管を通して，病原微生物が肝臓に感染し，膿瘍を形成した状態である．感染経路は ① 経胆道：胆管胆石，胆道・膵頭部悪性腫瘍などにより，胆道内圧が亢進し，細胆管の破綻・感染胆汁の逆流による．② 経門脈：消化管の炎症から，病原微生物が門脈を介して肝臓に達する．③ 経肝動脈：敗血症など，がある．① の経胆道感染が一番多い．

【診断】

肝膿瘍の症状は発熱，右季肋部鈍痛，嘔気であるが，症状だけで診断は困難なことが多い．血液の炎症所見，肝機能所見（Al-P 上昇など），腹部エコー・造影 CT スキャンなどの画像検査所見から診断する．アメーバ性肝膿瘍では，血清のアメーバ抗体価が診断に有用である．

【治療】

細菌性では，膿瘍のドレナージ（経皮経肝ドレナージ）と抗菌薬の使用である．抗菌薬として，セフェム系，カルバペネム系を中心に嫌気性菌にも有効な抗菌薬を使用する．抗菌薬による治療期間は 4 ～ 8 週間になることがある．アメーバ性では，ドレナージは必要がないことが多い．抗原虫薬であるメトロニダゾールを使用する．

9.2.3　ウイルス性肝炎 Viral hepatitis

肝炎ウイルスには，A，B，C，D，E 型の 5 種類があるが，日本では D 型はほとんどみられない．A 型と E 型ウイルスは経口的に感染し，B 型と C 型は血液・体液中のウイルスが経血液的に感染する．

【病態】

A 型肝炎は貝類など海産物の摂取により感染することが多いが，患者の糞便からも二次感染を起こすことがある．E 型肝炎は，ブタ，イノシシのレバーの生食，汚染された水から感染することがあるが，感染経路の不明な症例も多い．B 型肝炎ウイルスのキャリアは，全世界で 3 億人以上おり，アジア・アフリカに非常に多い．日本では輸血による感染，分娩時母児垂直感染は，激減した．C 型肝炎ウイルスもキャリアが多く，日本では B 型キャリア同様，100 万人以上と推定されている．日本では，血液スクリーニング体制の強化により B 型同様，C 型肝炎の輸血による感染は激減した．

【診断】

A 型急性肝炎では，2 ～ 6 週間の潜伏期を経て，発熱，全身倦怠感などの感冒様症状と嘔気・食欲不振などの消化器症状が出現する．血清トランスアミナーゼ（ALT, AST），ビリルビンの上昇が認められる．診断は，血清 IgM-HAV 抗体の上昇で行う．A 型は慢性化することはない．E 型肝炎の臨床症状は，A 型とほぼ同様である．

B 型急性肝炎では，2 ～ 24 週間の潜伏期の後，発熱，全身倦怠感，嘔気・食欲不振などが出現する．診断は，血清 IgM-HBc 抗体の上昇で行う．その時に HBs 抗原も陽性となることが多い．急性肝炎から劇症肝炎への移行は約2％に認められる．B型慢性肝炎には，母児感染が多い．

C型急性肝炎の，潜伏期は2～24週間であるが，症状に乏しく劇症化することはまれである．診断は，血清HCV抗体で行う．血清HCV抗体陽性の場合には，感染が持続しているかを確認するためにHCV-RNA量を測定する．また，C型急性肝炎の約70％が慢性肝炎に移行する．自然経過では，慢性肝炎から20～25％が肝硬変へ進行し，その中から年率7～8％で肝細胞癌が発症する．

【治療】

ウイルス性肝炎の治療薬を参照（→ p. 359）．

9.3 尿路感染症（図9.5）

9.3.1 膀胱炎，無症候性細菌尿 Cystitis, Asymptomatic bacteriuria

膀胱炎は，尿流の異常をきたすような尿路基礎疾患（**膀胱尿管逆流（VUR）**，神経因性膀胱，尿路結石，前立腺肥大など）や易感染性となる全身性疾患（糖尿病など）をもつ複雑性と，そのような疾患をもたない単純性に分類される．起因病原体として，単純性では約80％に大腸菌が，そのほか肺炎桿菌，ブドウ球菌，腸球菌などが認められる．複雑性では，大腸菌よりも肺炎桿菌や腸球菌，B群溶血性連鎖球菌などの検出が増加する．

【病態】

肛門周囲の大腸菌が外尿道口から膀胱内に侵入し，感染を起こす．尿道は男性より女性が短いために，女性に上行性感染が多い．膀胱炎では，頻尿，排尿時痛，排尿後痛，残尿感，下腹部痛などの膀胱刺激症状があるが，発熱は認められない．

【診断】

膀胱刺激症状と膿尿（尿中白血球の増加）の存在で診断するが，耐性菌の増加があるので，初診時には尿培養を行う．無症状（膀胱刺激症状がない）であるが，尿に細菌が認められるときに，**無症候性細菌尿**と診断する．尿路カテーテルを留置すると，無症候性細菌尿がほぼ全例で認められる．

【治療】

単純性では，起炎菌の約80％が大腸菌であるので，

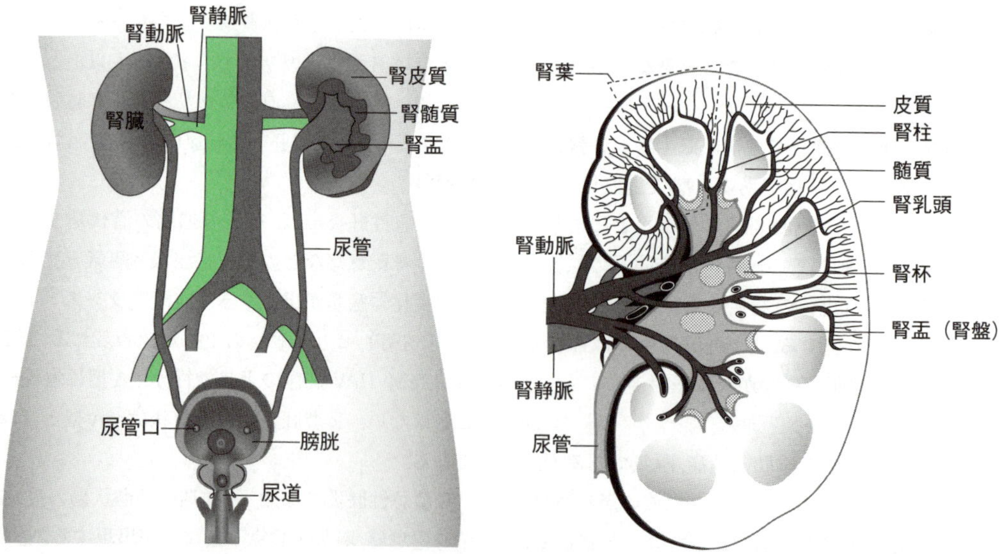

図9.5　尿路系臓器と腎臓の構造

経口のセフェム系，ニューキノロン系の抗菌薬を使用する．複雑性では，セフェム系，ニューキノロン系の抗菌薬も使用するが，起炎菌に応じた抗菌薬を選択する．無症候性細菌尿は，原則治療しない．

9.3.2　腎盂腎炎，腎膿瘍，腎周囲膿瘍 Pyelonephritis, Renal abscess, Perirenal abscess

腎盂腎炎は膀胱炎と同様に，尿路基礎疾患や易感染性となる全身性疾患をもつ複雑性と，そのような疾患をもたない単純性に分類される．病原体として，単純性では大腸菌が，多く認められる．複雑性では，大腸菌，腸球菌，緑膿菌やそのほか多種の細菌が検出される．腎盂腎炎が進展すると，腎実質内に膿瘍が生じることがある（腎膿瘍）．また，腎周囲膿瘍は腎盂腎炎が進展し，腎表面の被膜下の脂肪層に膿瘍が生じた状態である．

【病態】

急性腎盂腎炎は，主に細菌の膀胱からの上行性感染である．発熱，患側の腰痛，**腰肋三角（costovertebral angle, CV angle）**の叩打痛および嘔吐，嘔気などの消化器症状が出現する．適切に治療されない場合や複雑性で VUR，糖尿病などがある場合には，腎膿瘍，腎周囲膿瘍に進展することがある．

【診断】

臨床所見に加えて，検尿で膿尿・血尿が認めることで診断できる．また，菌血症の合併率も高いので，血液培養も実施する．腎膿瘍，腎周囲膿瘍は，腹部（腎）のエコー・CT スキャンなどの画像検査所見で診断する．

【治療】

急性腎盂腎炎では，抗菌薬による治療を行う．治療期間は 10 ～ 14 日が標準である．起炎菌は膀胱炎と同様に，単純性と複雑性では異なっているため，薬剤に対する感受性を考慮して治療薬を選択する．セフェム系，ニューキノロン系の注射薬を使用することが多いが，キノロン系の耐性菌が増加しており注意が必要である．腎膿瘍，腎周囲膿瘍の治療には，抗菌薬に加えて膿瘍のドレナージも考慮する．

9.3.3　尿道炎 Urethritis

男性の尿道炎は，主に性感染症の 1 つである．二大起炎病原体は淋菌とクラミジアである．

【病態】

原因微生物に感染あるいは保菌しているパートナーとの性交により感染する．症状は排尿痛と尿道分泌物である．淋菌の場合は，性交から 2 ～ 7 日程度，クラミジアでは，1 ～ 3 週間程度で症状が出現する．

【診断】

臨床診断に加えて，尿道分泌物中にグラム陰性球菌を検出すれば淋菌である可能性が高い．淋菌は，冷所保存した検体では培養できないので，採取後すぐに培養を開始する．クラミジアは培養が困難であるので，PCR 法などで検出する．また，淋菌とクラミジアの混合感染もあるので，同時に検査を施行すべきである．

【治療】

淋菌には多剤耐性菌が多く，有効な薬剤は少ない．また，耐性菌には地域差が大きい．クラミジアには，マクロライド系，テトラサイクリン系，ニューキノロン系の抗菌薬が有効である．再感染予防のため性パートナーの診断，治療が必須である．治療中はコンドームを使用しない性交は禁止する．

9.4　循環器系感染症

9.4.1　感染性心内膜炎 Infective endocarditis

感染性心内膜炎は，**心内膜に疣贅（ゆうぜい）**を形成し，菌血症，塞栓症，心臓弁の破壊と心不全を生じる．放置すれば予後不良であるが，診断は必ずしも容易でない．最近は，医療関連感染としての発症もある．分離される病原微生物は口腔内の α 溶血性連鎖球菌，ブドウ球菌，腸球菌，真菌などである．

【病態】

症状として発熱，心症状として心不全・心雑音，塞栓症状として皮膚・粘膜所見（Osler 結節，Janeway 病変，爪下出血，結膜の点状出血など）や頭蓋内合併症（脳塞栓，脳出血など）がある．単なる菌血症（血液中に微生物が存在すること）だけで，感染性心内膜炎がおこることはない．心弁膜症，先天性心疾患があり，心内膜の表面が損傷している場合，そこに血栓が付着して心内膜炎が生じる．その血栓に，菌血症の病原微生物が付着・増殖して疣贅が形成される．そこから全身の塞栓症や心弁膜の破壊が生じる．罹患弁は，僧房弁・大動脈弁が多く，右心系は少ない．

歯科治療，歯磨きなどが菌血症の原因とされてきたが，現在は医療関連で血管カテーテルの留置などによるものもある．

【診断】

臨床症状は多彩である．感染診断上の重要な所見は，血液培養，心エコー所見，心雑音である．

【治療】

抗菌薬による治療が必須であるが，感染性心内膜炎の基礎疾患である心臓の手術治療が適応となる場合も多い．治療は殺菌的抗菌薬を点滴静注で 4 ～ 6 週間使用する．α 溶血性連鎖球菌，腸球菌にはペニシリン系，アミノグリコシド系，ブドウ球菌にはセフェム系抗菌薬を選択する．

9.4.2　心筋炎 Myocarditis

急性心筋炎は，感冒様症状に続いて心症状が現れ，1 ～ 2 週間で改善することが多いが，ときに重症化する致命的な**劇症型心筋炎**もある．日本では，ウイルス感染によるものが多く，コクサッキー B 群ウイルスがよく知られている．

【病態】

急速に心筋に炎症細胞の浸潤，心筋細胞障害をきたす病態である．前駆症状として，上気道炎症状（感冒様）があり，引き続いて胸痛，呼吸困難，不整脈などの心症状が出現する．ときに急速に心不全状態，ショック状態をきたすことがある．心電図検査では，ST-T 波の異常や心室内伝導障害・房室ブロックなど，心エコーでは，心筋の壁運動低下や壁肥厚を認めることがある．

【診断】

臨床症状に加えて，血液検査では心筋逸脱酵素である CK，LDH，トロポニン T の上昇などで診断する．

【治療】

無症状でも，基本的に入院治療で安静・経過観察を行う．心不全症状には薬物治療（利尿薬，血管拡張薬，強心薬など），心原性ショックには補助循環装置を導入する．

9.4.3　血管内カテーテル関連感染症 Catheter-related bloodstream infection

中心静脈カテーテル central venous catheter（CVC）の使用は，現在の医療では種々の場面で不可欠の治療手段である．しかし，**CVC の血管内留置**に伴う血流感染症は重要な院内感染症の 1 つとなっている．分離される病原微生物はブドウ球菌，カンジダが多い．

【病態】

CVC の静脈内留置に伴うことが大部分である．静脈では大腿静脈に留置した場合が最も多い．感染ルートでは，カテーテル外（穿刺部の皮膚から）とカテーテル内（ルート接続部，三方活栓など）からのものがある．臨床症状として，発熱，悪寒，戦慄などの感染症状とカテーテルの刺入部の発赤，圧痛，膿の存在などの局所症状がある．合併症として，感染性心内膜炎，眼内炎，骨髄炎などがある．

【診断】

CVC 静脈内留置している患者に，発熱がある場合には，血管内カテーテル関連感染症を念頭にして対処することが重要である．刺入部局所の膿と血液培養を施行する．カテーテルを抜去した場合には，先端部を培養する．

【治療】

カテーテルの挿入時，その後のラインの管理における標準予防策が最も重要である．発症した場合には，カテーテルを抜去し抗菌薬，抗真菌薬で治療を行うことが原則である．しかし，CVC の再挿入時に合併症が発生する危険性もあるので，軽 - 中等症の場合には，

CVC を抜去せずに抗菌薬治療を行うこともある．

9.5 中枢神経系感染症

9.5.1 髄膜炎 Meningitis

中枢神経（脳・脊髄）の髄膜は，外側より硬膜，くも膜，軟膜の 3 層より構成されている（図 9.6，図 9.7）．髄膜炎はくも膜と軟膜の間（**くも膜下腔**，脳脊髄液がある）が炎症の主要な部位であり，感染経路は血行性と耳鼻科・歯科疾患からの波及である．それは，病原微生物により ① 細菌性，② 結核性，③ 真菌性，④ ウイルス性に分類される．また，髄膜炎は，早急な診断と適切な治療が必要な ‘内科的救急疾患’ の 1 つである．

① 細菌性髄膜炎の起炎微生物は，年齢と患者背景により異なる．成人では肺炎球菌が最多であり，50 歳以上ではリステリア菌も認められることがある．2 歳以下の小児ではインフルエンザ菌が多い．新生児，高齢者には，グラム陰性桿菌（大腸菌，肺炎桿菌など）が認められることがある．

② 結核性髄膜炎では，結核菌は血行性あるいは大脳皮質の結核病巣（乾酪病巣）がくも膜下に破裂して髄膜炎を発症する．全年齢層でみられ，適切に治療しても死亡率は 15 ～ 40％で，神経学的な後遺症が残ることもある．肺に結核病変を認めないことも多い．

③ 真菌性髄膜炎の起炎微生物は，クリプトコッカスが 90％を占める．その他にカンジダ，アスペルギルスによるものもある．

④ ウイルス性髄膜炎の起炎微生物は，エコーウイルスとコクサッキーウイルスによるものが多い．ムンプスウイルス，ヘルペスウイルス，風疹ウイルスによるものもある．

【病態】

髄膜炎全般の臨床症状として，発熱，頭痛，項部硬直（**髄膜刺激症状**），意識状態の変化，嘔吐などがみられる．

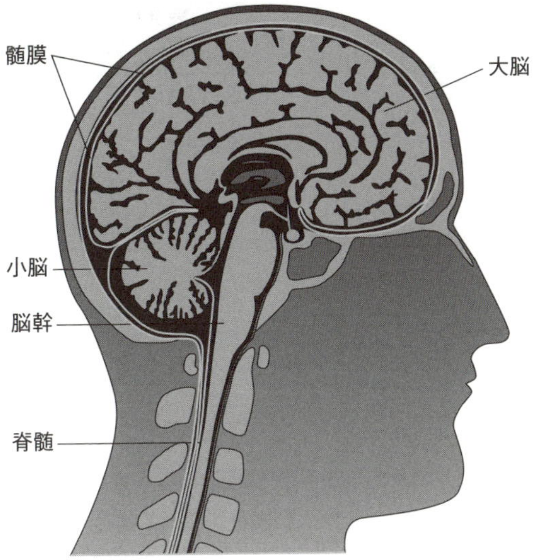

図 9.6　中枢神経系臓器

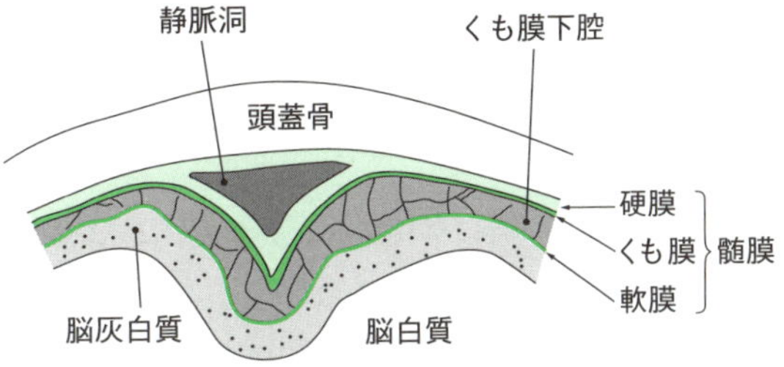

図 9.7　中枢神経の髄膜

【診断】

髄液検査で，グラム染色，培養，細胞数，細胞の分画，糖，タンパクなどを測定する．**髄液中の糖**が血糖値の 50％以下（糖尿病でない場合は 40 mg/dL 以下）の場合には，細菌，結核菌，真菌による髄膜炎を疑う．ウイルス性は通常，糖の低下はない．髄液の白血球分画では細菌性は好中球優位，結核性・真菌性・ウイルス性はリンパ球優位のことが多い（表 9.2）．

① 細菌性髄膜炎では，発病後に急激な経過をとる．細菌性を強く疑う場合には，まず血液培養を施行後に初回の抗菌薬の投与を行い，次に腰椎穿刺による髄液検査，CT スキャンなどによる画像検査を行う．ただし，意識レベルの低下があり，CT スキャンな

表 9.2　髄液所見からみた髄膜炎病原体の鑑別

疾　患	外　観	細胞数（/mm^3）	タンパク(mg/dL))	糖（mg/dL）
正　常	水様透明	5	15〜45	50〜80
ウイルス性	水様透明	100〜300 リンパ球優位	50〜100	50〜80
細菌性	混濁	500 以上 好中球優位	500〜1000	0〜20
結核性	水様 （キサントクロミー）	30〜500 リンパ球優位	50〜500	40 以下
真菌性	水様 （キサントクロミー）	30〜500 リンパ球優位	50〜500	40 以下

どにより頭蓋内圧上昇と判断される場合には，脳ヘルニアを予防するために腰椎穿刺は行わない．

② 結核性髄膜炎では発熱，頭痛，悪心・嘔吐，精神症状，けいれん，意識障害が亜急性（2〜3 週間）に持続する．その後に髄膜刺激症状が出現する．脳神経の障害を伴うことが多く，特に眼球運動障害（複視の訴え）が重要である．肺に結核病変が認められないことも多く，髄液で結核菌の PCR 陽性率は約 60%である．

③ 真菌性髄膜炎，特にクリプトコッカスでは，発熱，頭痛が亜急性 - 慢性（2〜4 週間以上）に出現する．髄液の墨汁染色による菌体の検出，あるいは髄液中クリプトコッカス抗原の検出により診断する．

④ ウイルス性髄膜炎は通常，発熱と頭痛，悪心・嘔吐で急性に発症し，髄膜刺激症状が出現する．ウイルス以外の病原微生物を除外することが重要である．

【治療】

① 細菌性髄膜炎では，抗菌薬の使用が主な治療法となる．肺炎球菌が起炎菌の場合には，ペニシリン耐性菌の可能性も考えて，セフェム系抗菌薬とバンコマイシンの注射薬を併用する．リステリア菌の場合には，アンピシリンとゲンタマイシン注射薬を併用する．インフルエンザ菌の場合には，セフェム系注射薬を使用する．グラム陰性桿菌の場合には，セフェム系とゲンタマイシンの注射薬を併用する．

② 結核性髄膜炎では，適切に治療しても死亡率は高く，神経学的な後遺症を残すこともある．そのため，少しでも結核性を疑えば，抗結核薬による治療を開始するのに伴って，ステロイドの投与も行う．

③ 真菌性髄膜炎（クリプトコッカス性）では，アムホテリシン B とフルシトシン（5-FC）を 4 週間以上使用する．

④ ウイルス性髄膜炎では，補液などの対症療法が中心となり，多くの症例は良好な経過をとる．

9.5.2　脳炎 Encephalitis

脳炎は中枢神経系感染症では，髄膜炎と伴に重要なもののひとつである．髄膜炎との臨床的な相違の 1 つとして，意識障害，異常行動，けいれんなどが早期に出現することがあげられる．脳炎の病原体は多くがウイルスである．単純ヘルペスウイルス，水痘帯状疱疹ウイルス，EB ウイルスが多い．また，麻疹，風疹ウイルスも原因となる．まれに，日本脳炎ウイルス，狂犬病ウイルスなどがある．単純ヘルペスウイルス，EB ウイルスはヒトからヒトへ接触感染し，水痘帯状疱疹ウイルス，麻疹ウイルスは飛沫核感染することが知られている．日本脳炎ウイルスは蚊によって媒介される．

【病態】

臨床症状として，発熱，頭痛，項部硬直がみられるが，早期よりけいれん，意識障害，異常行動・言動，性格変化なども認められる．

【診断】

腰椎穿刺による髄液検査で，培養，細胞数，細胞の分画，糖，タンパクなどを測定する．病原微生物の特定には，髄液での PCR 法によるウイルス DNA の検出や血清抗体価を測定する．画像診断では脳 MRI か

CTスキャンを行う.

【治療】

単純ヘルペスウイルス, 水痘帯状疱疹ウイルスによる脳炎には, 抗ウイルス薬であるアシクロビルを使用する. その他のウイルス性脳炎には特異的な治療法はなく, 対症療法を行う.

9.5.3　脳膿瘍 Brain abscess

脳膿瘍は中枢神経系感染症の1つであり, 早期の診断と適切な治療が重要である. 耳鼻科感染症, 歯科感染症, 外傷, 脳外科手術後などに関連して, 感染が波及して起きることが多い. 耳鼻科感染症, 歯科感染症では連鎖球菌・嫌気性菌が, 外傷, 脳外科手術後では黄色ブドウ球菌が多い.

【病態】

発熱と頭痛, けいれん, 意識障害などの中枢神経症状がある.

【診断】

脳外科的に膿を採取し, グラム染色, 培養（一般菌, 嫌気性菌, 抗酸菌, 真菌）を施行する. 血液培養も同時に行う. 画像診断では, 脳の造影MRIが必要である.

【治療】

抗菌薬治療と膿瘍ドレナージの外科的治療を組み合わせて行う. 抗菌薬として, セフェム系注射薬に加えてメトロニダゾールを使用することが多いが, 状況に応じて対応する.

9.6　腸管感染症（図9.8）

感染性食中毒の原因としては, 細菌によるものが多数を占めていたが, 現在はノロウイルスによる事例が増え, 患者数の半数以上を占めるまでに至った（表9.3). 年間の総患者数は1.8万～2.6万人ほどの間を上下し, 明らかな減少傾向はみられない. 実際の発生患者数は, この届け出数の10倍以上に達すると推定される. 細菌性食中毒は気温の高い夏季に多発し, ウイルス性食中毒は冬季に多い.

9.6.1　細菌性食中毒

細菌性食中毒は, 毒素型食中毒と感染型食中毒に分けることができる.

1　毒素型食中毒

起因菌が食品中で産生した毒素をヒトが摂取することにより発症する. 食品中に生きた菌がいなくても毒素が残っていれば食中毒は起こる. 食品中にすでに溜まっている毒素が作用するので潜伏期間は短く, 発熱も少ないのが特徴である.

1）黄色ブドウ球菌 *Staphylococcus aureus*

（→ p. 149）

本菌の産生するエンテロトキシンは耐熱性毒素なので, いったん毒素が食品中に産生されると, 加熱しても食中毒が起こることがある. エンテロトキシンは激しい嘔吐を引き起こす. 食品取扱者の手指から食品を汚染し, 調理後保存した食品（握り飯, 弁当など）で起こりやすい.

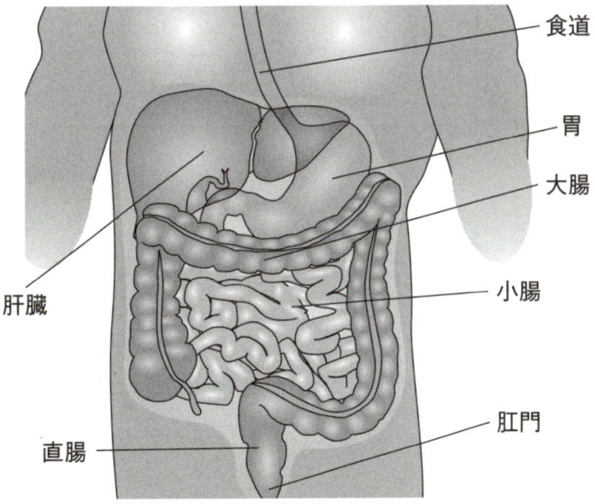

図9.8　腸管系臓器

表 9.3　感染性食中毒の原因と患者数

原因			2016年度*		2015年度*		潜伏期間	主症状	主な食中毒原因食品
発症様式		菌種等	事件数	患者数	事件数	患者数			
細菌	毒素型	ブドウ球菌	36	698	33	619	1〜6時間	激しい嘔吐，腹痛，下痢	握り飯，寿司，弁当など加工食品
		ボツリヌス菌	−	−	−	−	12〜24時間	嘔吐，下痢視力障害，呼吸障害	いずし，缶詰，ソーセージなど加工食品
	感染型	サルモネラ属菌	31	704	24	1,918	6〜48時間	悪心，下痢，発熱，嘔吐	鶏卵，鶏肉，それら加工食品
		腸炎ビブリオ	12	240	3	224	8〜24時間	腹痛，下痢，嘔吐，悪心，発熱	生鮮魚介類（近海物），水産加工品
		腸管出血性大腸菌（VT産生）	14	252	17	156	4〜9日間	血便，腹痛，ときにHUSや脳症	牛肉，他の食肉，それら加工品
		その他の病原大腸菌	6	569	6	362	10〜12時間	発熱，下痢，嘔吐，腹痛	食品一般
		ウエルシュ菌	31	1,411	21	551	8〜12時間	下痢（一過性），腹痛	肉類，カレー，煮物など加工食品
		セレウス菌	9	125	6	95	（毒素型）1〜6時間 （感染型）8〜16時間	嘔吐，腹痛 下痢，腹痛	焼飯，ピラフなど米の加工食品 肉，野菜，スープなど加工食品
		エルシニア・エンテロコリチカ	1	72	−	−	1〜3日間	下痢，発熱，腹痛，終末回腸炎	豚肉などの肉類，ミルク，飲料水
		カンピロバクター・ジェジュニ / コリ	339	3,272	318	2,089	2〜7日間	下痢，腹痛，発熱，頭痛	鶏肉，豚肉，内臓肉，飲料水
		ナグビブリオ	−	−	−	−	1〜5日間	水様性下痢，腹痛，嘔気	魚介類およびその加工品
		コレラ菌	−	−	−	−	数時間〜5日	水様性下痢，脱水症状	魚介類，生水
		赤痢菌	−	−	−	−	12時間〜1週間	発熱，下痢（水様から膿粘血便）	輸入食品（カキ，イカなど）
		チフス菌 / パラチフスA菌	−	−	−	−	6〜48時間	下痢，発熱，嘔吐，菌血症，脳炎	貝類，豆腐，サラダ
		その他の細菌	1	140	3	15			
ウイルス	感染型	ノロウイルス	354	11,397	481	14,876	1〜2日間	嘔吐，嘔気，水様性下痢，腹痛	生カキなどの貝類，複合調理食品
		その他のウイルス	2	29	4	251			
寄生虫	感染型	クドア	22	259	17	169	4〜8日間	下痢，嘔吐	魚（ひらめ）
		サルコシスティス	−	−	−	−	3〜19時間	下痢，腹痛，嘔吐，倦怠感	豚肉，牛肉，羊肉
		アニキサス	124	126	127	133	3〜8時間	激しい腹痛，悪心，嘔吐，下腹部痛	魚（アジ，サバ，イワシ，サンマ，イカなど）
		その他の寄生虫	1	21	−	−			
		総合計	983	19,315	1,060	21,458			

*厚生労働省「食中毒発生状況」より

2）ボツリヌス菌 *Clostridium botulinum*

（→ p. 159）

本菌は芽胞形成性の偏性嫌気性菌であるので，不十分な殺菌後の真空パックや缶詰内部など嫌気環境では，芽胞が発芽して増殖し，毒素を産生する．ボツリヌス毒素は強力な神経毒であり，無治療の場合，致死率は30％に達する．ボツリヌス毒素は易熱性であり，100℃1分，75〜85℃10分の加熱で不活性化される．

2　感染型食中毒

食品中で起因菌が増殖し経口摂取されたのち，腸管に定着増殖し感染する，またはさらに毒素などを産生することにより下痢，発熱，嘔吐などの症状を引き起こす．腸管内で増殖する時間が必要なため，潜伏期間は通常12〜24時間，長いものでは数日〜1週間に及ぶ．発熱を伴うことが多い．

1）カンピロバクター *Campylobacter jejuni / C. coli* （→ p. 181）

C. jejuni はウシやニワトリ，*C. coli* はブタの腸管内に常在しており，汚染された肉を摂取することにより発症する．肉類に次いで井戸水など飲料水からの感染が多い．これは周辺河川からの家畜のし尿の流入や保菌野鳥からの汚染などが考えられる．本菌は感染量が100個程度と少なく，新鮮な食品であっても感染の可能性があり，加熱調理が重要である．

2）サルモネラ属菌 *Salmonella* spp.

（→ p. 171）

S. enterica serovar Enteritidis（腸炎菌）は，ニワトリの腸管内に常在しており，ニワトリの糞便が卵の表面に付着したり，さらには鶏卵内部にも本菌が含まれることがある．鶏肉についても加工途中でのニワトリの糞便などによる汚染が原因となる．食中毒の中では致死率が高く，毎年1〜3名死亡者が出ている．*S. enterica* serovar Typhimurium（ネズミチフス菌）は保有体であるネズミの出入りのある厨房などで調理された食品を感染源として食中毒を起こす．ハエやゴキブリなどが媒介者となる．

3）ウエルシュ菌 *Clostridium perfringens*

（→ p. 161）

シチューや煮魚，野菜の煮付けなどの煮物が原因食品となる．本菌は土壌や水などの環境に生息し，ヒトや動物の腸管にも生息している．これらの菌が食品に混入し，加熱調理した後，ゆっくりと放冷する過程で鍋底など嫌気的な部位で芽胞から出芽，増殖し食品を汚染する．学校給食などを通じて大規模発生を起こすことがある．

4）病原性大腸菌 *Escherichia coli* （→ p. 167）

病原性大腸菌の5つの病原タイプのうち，食中毒の原因菌として最も多く分離されるのは腸管毒素原性大腸菌ETECで，海外渡航者の下痢（旅行者下痢症）の原因となっている．本菌による二次感染や集団食中毒の報告も多い．また腸管出血性大腸菌EHECも集団食中毒の原因になりやすい．1996年堺市の学校給食による集団食中毒を契機に安全管理が進んだので大規模食中毒は減ったが，依然として散発的に発生している．十分な加熱調理が最も有効な予防法である．

5）腸炎ビブリオ *Vibrio parahaemolyticus*

（→ p. 176）

本菌に汚染された魚介類を生食することにより引き起こされる．本菌は，海洋沿岸部や河口付近の汽水域に生息しており，水温の上昇とともに菌数が増える．そのため，夏場に採れる近海産の魚介類や年中水温の高い東南アジアから輸入された冷凍魚介類が原因となる．魚介類から本菌を完全に除くことは不可能なので，清潔な洗浄水の使用や冷蔵保存の徹底などを行い，汚染拡大や菌の増殖を防ぐ．近年は魚介類の加工などには殺菌海水や人工海水が使用されるようになり，発生件数は減少傾向にある．

6）その他

セレウス菌 *Bacillus cereus*（→ p. 157）は，毒素型と感染型の食中毒を引き起こす．毒素型は原因食品（米飯やパスタなどが多い）中に蓄積された耐熱型の**嘔吐毒素セレウリド**を摂取することにより発症する．感染型は，汚染食品（肉や野菜のスープ類など）を喫食後，本菌の増殖に伴い腸管内でエンテロトキシンが産生されることによる下痢が主訴となる．日本では毒素型食中毒が多い．

腸炎エルシニア菌 *Yersinia enterocolitica*（→ p. 173）やリステリア菌 *Listeria monocytogenes*（→ p. 157）なども食中毒を引き起こすが，これらの細菌は4℃でも発育可能であり冷蔵保存を過信してはならない．

大腸菌 O157 食中毒

1982年，米国でハンバーガーを原因とする大腸菌O157による集団食中毒が発生し，注目されるようになった．わが国では1990年の浦和市の幼稚園で集団発生がみられたのが最初で，その後も散発的に本菌感染症が発生している．1996年に堺市の小学校を中心に大腸菌O157の爆発的な集団感染が起こり，17,000人を超える感染者が発生した．本菌はウシの腸管・糞便に存在しており，これに汚染された食肉，井戸水，野菜などが感染源となっている．大腸菌O157感染症は 10^2～10^3 CFU と少ない菌量の摂取で感染が成立する．腸管内での増殖に伴いベロ毒素が産生され，病原性を発揮する．ベロ毒素は腸管上皮の出血性壊死を引き起こすとともに，腸管から血中に吸収され，腎臓や中枢神経系に対しても毒性を発揮する．本菌感染症の重要な合併症の1つである溶血性尿毒症症候群（HUS）は，ベロ毒素の腎血管内皮細胞障害に関連した病態で，急性腎不全，溶血性貧血，播種性血管内凝固症候群（DIC）を特徴とする．

9.6.2　ウイルス性食中毒

ウイルスが原因となる食中毒が原因微生物として取り上げられるようになったのは1997年からである．原因となるウイルスで最も頻度が高いのがノロウイルスである（→ p. 210）．このウイルスは二枚貝（生牡蠣）等を感染原因食品とし，冬季に多発する．ヒトどうしの接触，汚染水，感染者の糞便や嘔吐物などから二次感染することもあり，感染源の特定ができないことも多い．一般に軽症であり対症療法により数日で軽快するが，高齢者では致命的となることがある．

その他に，小児のロタウイルス，エコーウイルス，アストロウイルス，アデノウイルスなどによる胃腸炎が知られている．

9.6.3　寄生虫性食中毒

2013年度より厚生労働省の食中毒発生状況統計の原因物質として「寄生虫」による食中毒数が掲載されるようになった．それによるとアニサキスは発生件数が多く，患者数でみるとクドアが多い．アニサキスは，汚染されたサバなどの魚介類の生食により発症する（→ p. 243）．酸に抵抗性があり，シメサバなど食酢での処理は予防効果がない．ごく少量の虫体の感染であっても発症する危険がある．クドアのうち，新たに発見されたヒラメに寄生するクドア・セプテンプクタータは，ヒトに食中毒症状を起こすことが判った．クドアはヒトに一過性の食中毒を引き起こすものの，腸管や体内での増殖（寄生）は認められていない（→ p. 241）．

クリプトスポリジウム症は，クリプトスポリジウム原虫のオーシストで汚染された水などの摂取により引きおこされる（→ p. 240）．過去に日本において水道水が汚染され大規模感染が起こったが，現在は対策が取られているため水道水による汚染は起こっていない．諸外国では殺菌不十分な牛乳などに起因した集団発生がある．アメーバ赤痢は，赤痢アメーバ原虫のシストに汚染されている飲食物の経口摂取により引きおこされる（→ p. 237）．下腹部腹痛，粘血便を主症状とする赤痢アメーバ性大腸炎を発症するが，その内の約5％程度で腸管外へ血行性に転移し，肝・肺・脳などに膿瘍を形成する「腸管外赤痢アメーバ症」へと移行することがある．赤痢アメーバは，世界中に広く分布しているので，外国，特に熱帯地方の発展途上国での生水飲用は避けるべきである．そのほかにも，サルコシスティス，トキソプラズマ，ランブル鞭毛虫などによる寄生虫性食中毒がある．

寄生虫性食中毒も他の原因微生物と同様，十分な加熱がその予防に有効であるが，さらに十分な凍結処理（保存）でも，幼虫などの感染性を失わせることができるものが多い．

9.6.4　抗菌薬関連腸炎

抗菌薬による腸内細菌叢の撹乱が特定の病原体の異常増殖を引き起こし，これが原因で腸炎が発症する（菌交代症，→ p. 321）．抗菌薬投与後の数日から数週のうちに発症することが多い．**偽膜性腸炎** pseudomembranous colitis は ディフィシル菌 *Clostridium difficile*（→ p. 162）の腸管内における異常増殖により発症し，水様性下痢あるいは粘液便を特徴とする．一方，MRSA 腸炎は広域抗菌スペクトルの抗菌薬（特に第三世代セフェム系抗菌薬）の投与後に発症することが多く，激しい水様性下痢を特徴とする．また抗菌薬投与後に発症する急性出血性腸炎 acute hemorrhagic colitis は，*Klebsiella oxytoca* に起因することが報告されている．

9.6.5　微生物によるアレルギー性食中毒

モルガン菌 *Morganella morganii* などの強力な**ヒスチジン脱炭酸酵素**を有する細菌が，サバなどヒスチジン含有量の多い魚介類中で増殖すると，食品中にヒスタミンが産生蓄積される．これを摂取することにより**ヒスタミン中毒症状**が起こる．原因食品の摂取後，平均 30 分～1 時間で発症し，顔面紅潮，蕁麻疹，頭痛，発熱，時に嘔吐や下痢などを伴う．抗ヒスタミン薬が有効である．

9.7　敗血症 Sepsis

敗血症の定義は 2016 年のヨーロッパと米国の集中治療医学会により大幅に改定された．感染に対する宿主生体反応の調節不全による，生命を脅かす臓器障害の状態が敗血症である．また敗血症のなかで，循環不全と細胞機能・代謝の異常により死亡率の高くなった状態を**敗血症性ショック**と定義している．あらゆる病原微生物が敗血症の原因となる可能性がある．また，呼吸器系，循環器系，腎・尿路系，肝・胆道系，皮膚，血管内カテーテル関連などの感染症も敗血症の原因になりうる．

【病態・診断】

感染症の存在，あるいは感染症を疑い，臓器障害を簡便にスコア化した SOFA（Sequential Organ Failure Assessment）により臓器障害を判定し，敗血症を診断する．SOFA の項目には，中枢神経系（意識状態），呼吸器系（動脈血の酸素分圧），循環器系（血圧），凝固能（血小板数），肝機能（血清ビリルビン値），腎機能（血清クレアチニン値，尿量）がある．実際には，感染症の存在を疑ったならば，バイタルサインの変化（呼吸数 22 回 / 分以上，収縮期血圧 100 mmHg 以下，意識レベルの変化 Glasgow Coma Scale で 15 未満）があるかチェックし，敗血症を疑って診断・治療を進めることが重要である．

【治療】

感染症に対する治療のみならず，呼吸・循環を含めた全身管理が救命のために必要である．

9.8　皮膚・軟部組織感染症

9.8.1　ブドウ球菌皮膚感染症（伝染性膿痂疹，癤，癰，毛嚢炎，熱傷様皮膚症候群）

黄色ブドウ球菌が表皮内部に感染を起こすことを膿皮症と総称する．侵襲する皮膚の部位により病型が分けられる（図 9.9）．侵襲が浅い場合**膿痂疹** pyodermas と呼ぶ．成人ではまれだが，小児では水疱ができ，その後破れて皮膚の様々の部位に転移するものを**伝染性膿痂疹** impetigo, impetigo contagiosa（**とびひ**）という．原因は黄色ブドウ球菌の産生する表皮剥脱性毒素である．新生児や乳幼児では皮膚剥脱毒素が全身に散布され，全身に水疱や発赤が広がり，表皮が白濁し触れると容易に剥離する．痛み，発熱を伴うことが多い（**熱傷様皮膚症候群，Ritter 新生児剥脱性皮膚炎**）．通常 1 週間程度で表皮が再生し回復する．

毛根を含む毛嚢部で感染が起こった場合，**毛嚢炎**

folliculitis（毛包炎）と呼ぶ．進行し，深層部の真皮に感染が及ぶと硬結性腫脹を生じ，痛みを伴う膿瘍となる．これを癤（せつ，furuncel フルンケル）と呼ぶ（図 9.10）．さらに癤が複数の毛嚢で起こり集合したものが癰（よう，carbuncel カルブンケル）である．男子の頸部でよくみられる．

9.8.2　化膿レンサ球菌性皮膚感染症（痂皮性膿痂疹，丹毒，蜂窩織炎）

化膿レンサ球菌の表皮感染により厚い痂皮を形成し発熱など全身性炎症状を伴うものを痂皮性膿痂疹 non-bullous impetigo と呼ぶ．表皮から真皮に感染を広げると丹毒（たんどく）erysipelas と呼ぶ．数日の潜伏期の後，発熱，悪寒，戦慄などの全身症状を伴う浮腫，境界が明確な皮疹が顔面，さらに大腿部では片側性に現れる．続発症として急性糸球体腎炎が起こることもある．皮下組織まで菌が侵入すると蜂窩織炎（ほうかしきえん）cellulitis を起こす（図 9.9）．

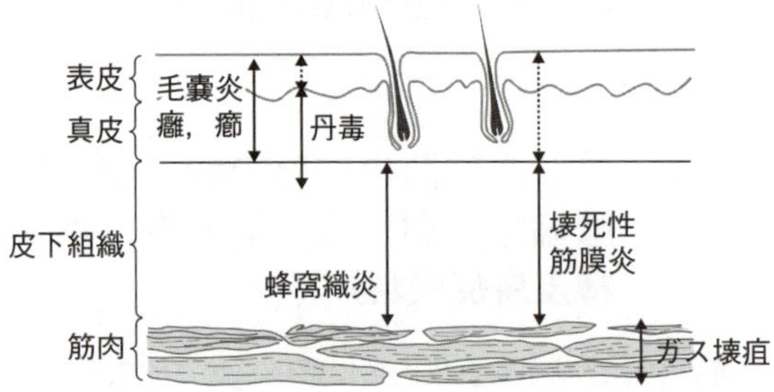

図 9.9　急性膿皮症の感染部位による分類

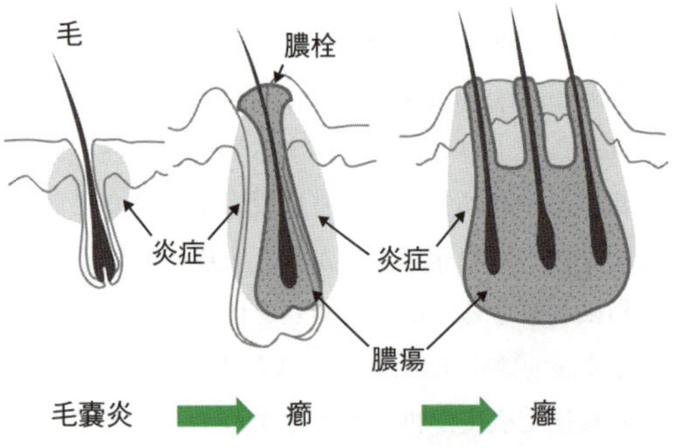

図 9.10　毛包性感染症の分類とその進展

【治療】

入浴時に石けんを使用して皮膚を傷つけないように洗い，皮膚を清潔に保つことが第一である．メチシリン感受性黄色ブドウ球菌（MSSA），化膿レンサ球菌の場合は経口セフェム薬を，MRSA の場合は，セフジニルやセフジトレンピボキシルといった第一世代セフェム系抗菌薬の内服と，フシジン酸ナトリウムやテトラサイクリン系薬の軟膏を併用する．かゆみが強い場合は抗ヒスタミン薬を内服する．

劇症型 A 群溶血レンサ球菌感染症（→ p. 154）

A 群溶血レンサ球菌は古くから咽頭炎，猩紅熱，丹毒などの感染症の原因菌であったが，欧米において 1980 年代中頃から急激に進行する軟部組織感染症，ショック，多臓器不全などを特徴とする劇症型感染症が報告され問題となっている．わが国においても，1992 年以降すでに 100 例を超える報告がみられているが，その感染経路や発症病態，適切な治療法などに関しては未だ不明な点も多い．本症はすべての年齢層にみられるが，特に中高齢者に多く，いったん発症した場合には高い死亡率を示す．本菌による上気道炎に続発して発症する場合には発熱，咽頭痛などの先行症状のあと，四肢軟部組織の壊死性筋膜炎，筋炎，蜂窩織炎などが高頻度で出現する．その後，軟部組織壊死の拡大とともに急速に全身状態が悪化し，ショック，多臓器不全をきたす．本症に対する抗菌薬療法としては，ペニシリン G の大量投与に加え，クリンダマイシンの併用投与が行われる．

9.9　母子感染する疾患

母子感染とは，母体から胎児や新生児に病原体が垂直感染することをいう．母子感染の感染経路としては，経胎盤感染，産道感染，母乳を介した感染がある．経胎盤感染には，母体のどこかに感染した病原体が血行性に胎盤に移行し胎児に感染する場合と，胎盤に感染し増殖した病原体が胎児に感染する場合がある．羊水過多や胎児発育遅延などの異常に加えて，新生児の先天性サイトメガロウイルス感染では肝臓や腎臓の腫大，先天性風疹症候群では心臓奇形，白内障や網膜炎，難聴などの感覚器障害，先天性トキソプラズマ症では水頭症や小頭症，脳脊髄膜炎などの中枢神経異常などが起こる．他に，骨や皮膚の異常などの奇形や臓器障害を引き起こす．産道感染とは，出産の際，胎児が産道を通過するときに母体の血液中や子宮頸管，膣，外陰部などに存在する病原体に接触し感染が起こることである．母乳感染は，感染母体から乳児がほ乳を通じて母乳中に含まれる病原体に感染する経路である．

9.9.1　TORCH 症候群（表 9.4）

胎児，新生児に先天異常（奇形）を引き起こす病原体を **TORCH agent** と呼ぶことがある．*Toxoplasma*（トキソプラズマ），または *Treponema*（梅毒トレポネーマ），Other agents（リステリア，コクサッキーウイルス，B 型肝炎ウイルス，パルボウイルス B19 型，ヒト免疫不全ウイルスなど），Rubella virus（風疹ウイルス），Cytomegalo virus（サイトメガロウイルス），Herpes simplex virus（単純ヘルペスウイルス）の各頭文字に由来する．

9.9.2　母子感染の予防と治療

感染源となる妊婦の感染予防と治療，出産時および出産後の新生児に対する管理が必要である．経胎盤感染するウイルスの胎児への感染予防はきわめて困難であるので，母体の感染予防が最重要である．風疹ウイルスやヒトサイトメガロウイルスなどのように，成人では軽症な感染症が胎児の先天感染では重篤な奇形や障害をもたらす．特に妊娠初期の感染予防が重要である．先天性風疹症候群は妊娠第 8 週までに風疹に罹患すると 90％の確率で発生する．風疹は一度罹患すると終生免疫が得られるので，幼児に対する予防接種を行うことで，成人後の妊婦の風疹感染を予防し，さらには新生児の先天性風疹症候群を予防することができる．妊娠中にはこれら感染症の検査を行い，早期発見と治療，感染経路の遮断対策が取られる．もし母体の

表 9.4　TORCH 病原体を含む母子感染を起こす病原体

感染経路	病原体名	病名，症状，病態
主に経胎盤感染	**(T)** トキソプラズマ（寄生虫）	先天性トキソプラズマ症（水頭症，網脈絡膜，脳内石灰化像，精神・運動障害）
	(T) 梅毒トレポネーマ（細菌）	早産，死産，先天梅毒
	(R) 風疹ウイルス	先天性風疹症候群（白内障，心奇形，難聴，小脳症，知的障害）
	(H) 水痘・帯状ヘルペスウイルス	先天性水痘症候群（発育遅延，神経・眼球・骨格異常）
	パルボウイルス B19	伝染性紅斑（りんご病，軽い発疹を伴う熱性疾患），流早産，死産
主に産道感染	カンジダ・アルビカンス（真菌）	絨毛羊膜炎，先天性カンジダ症（髄膜炎，敗血症）
	淋菌（細菌）	先天性淋病
	クラミジア・トラコマチス（細菌）	絨毛羊膜炎，前期破水，早産，新生児結膜炎，新生児肺炎
	B 群溶血性レンサ球菌（細菌）	髄膜炎，敗血症
	(H) 単純ヘルペスウイルス（HSV）	流産，新生児ヘルペス（発熱，ほ乳力低下）
	ヒトパピローマウイルス（HPV）	咽頭パピローマトーシス
母乳を介した感染	ヒト T リンパ球向性ウイルス（HTLV-1，ATL）	成人 T 細胞白血病
上記すべてを感染経路とするもの	**(C)** サイトメガロウイルス（CMV）	聴力障害，間質性肺炎，肝・脾腫大，発熱性疾患
	B 型肝炎ウイルス（HBV）	慢性肝炎，肝硬変，肝癌　成人では急性肝炎となるが，新生児，胎児感染の場合，持続感染し慢性化する．
	ヒト免疫不全ウイルス（HIV）	後天性免疫不全症（エイズ）　成人より進行が速い．

表 9.5　代表的性行為感染症（STD）とその病原体

病原体		性行為感染症
細菌	梅毒トレポネーマ	梅毒
	淋菌	淋病
	軟性下疳菌	軟性下疳
マイコプラズマ	ウレアプラズマ・ウレアリチクム	非淋菌性尿道炎
クラミジア	クラミジア・トラコマチス	非淋菌性尿道炎，子宮頸管炎，子宮内膜炎，鼠径リンパ肉芽腫症
ウイルス	単純ヘルペスウイルス2型（HSV-2）	性器ヘルペス，腟炎
	ヒト免疫不全ウイルス（HIV）	エイズ
	ヒトパピローマウイルス（HPV）	尖圭コンジローマ，子宮頸癌
真菌	カンジダ・アルビカンス	外陰部・腟カンジダ症
原虫	腟トリコモナス	腟トリコモナス症

感染が確認された場合には，治療薬剤の影響を考慮し，母体治療の有益性が胎児への危険性を上回る場合にのみ行う．エイズは産道感染するので，新生児の感染を防ぐためには出産時に帝王切開が行われる．妊婦がB型肝炎のキャリアであることが明らかな場合は，新生児に直ちに抗HBs免疫グロブリンの投与を行う．さらにB型肝炎予防ワクチンの接種を行うことで，新生児の感染を予防できるようになった．母乳を介して感染することが知られる成人T細胞白血病ウイルスでは，新生児を人工栄養で哺育することで，母乳を介した感染を防ぐ．

9.10 性行為感染症

性行為感染症 sexually transmitted disease（STD）は性行為を通じて直接伝染するが，その病変形成は性器だけでなく，口腔粘膜，皮膚など全身に及ぶこともある．また，女性は不妊原因やさらには妊婦の感染では，胎児，新生児への垂直感染も問題となる．したがって，STDの多くは，前述の母子感染する疾患と重複する．複数のSTD病原体に同時に感染することもまれではない．STDに罹患した場合は，患者のみが治癒しても，パートナーからうつしたり，うつされたりを繰り返す（ピンポン感染）可能性があるので，パートナーと共に治療を行うことが重要である．感染症法ではSTDのうち，性器クラミジア感染症，淋菌感染症，性器ヘルペスウイルス感染症，尖圭コンジローマ，梅毒，後天性免疫不全症候群が五類感染症として報告が義務付けられている（表9.5）．

9.10.1 性器クラミジア感染症（→p. 192）

わが国では年間2万～3万人の患者が発生し最も多いSTDである．若年層，特に10代～20代の女性に多い．女性では 感染を受けても自覚症状に乏しいため，無自覚のうちに男性 パートナーや出産児へ感染させることもある．自覚症状のない正常妊婦の3～5％にクラミジア保有者がみられる．男性では尿道炎が最も多い．女性では子宮頸管炎，骨盤内付属器炎，不妊などを起こす．さらには，妊婦の感染では新生児に垂直感染しクラミジア肺炎や結膜炎を起こす．

9.10.2 淋菌感染症（淋病）（→p. 185）

1999年以降増加傾向にあり年間1万人前後の患者が出ている．感染者は20代が最も多く，女性より男性が圧倒的に多い．これは，女性では自覚症状が少なく未受診であることが原因である．男性では尿道に淋菌が感染すると 2 ～ 9 日で膿，排尿痛などが現れる．一方，女性では自覚症状が乏しいが，上行性に炎症が波及して骨盤炎症性疾患に移行することもある．また，オーラスセックスによる咽頭感染もみられる．

9.10.3　性器ヘルペスウイルス感染症 （→ p. 199）

年間 1 万人前後の患者発生が報告されている．単純ヘルペスウイルス（HSV）には主に口腔粘膜等の上半身に感染する 1 型（HSV-1）と主に生殖器粘膜等の下半身に感染する 2 型（HSV-2）の 2 つに分類できるが，この棲み分けは厳密なものではない．性器ヘルペスの病変からも，オーラスセックス等によって感染した HSV-1 が検出される．HSV は神経節に潜伏感染するため，無症状でも口腔粘膜，性器粘膜や分泌液中にウイルスが存在するため，無症候のパートナーからも感染することがある．感染から 2 ～ 21 日後に外陰部の不快感，掻痒感等さらに発熱，倦怠感，リンパ節腫脹，疼痛等が現れ，外陰部に水疱が出現する．女性では排尿困難や歩行困難となることもある．

9.10.4　尖圭コンジローマ （→ p. 203）

年間 5000 人程度の患者が報告されている．ヒトパピローマウイルス（HPV）6，11 型などが性行為を通じて性器粘膜に感染し，外陰部に乳頭状，鶏冠状の良性の腫瘤（イボ）を形成する．自然治癒することが多いが，HPV の型によっては悪性化することもある．HPV の 16，18，52，54 型は子宮頸がんの原因となる．

9.10.5　梅毒 （→ p. 187）

1987 年 以降減少傾向にあるがそれでも年間 1000 名程度の患者が報告されている．嫌気性のスピロヘータであるトレポネーマが病原体である．性行為を通じて感染し，粘膜局所から血行性に全身に伝播し，数年から 数十年の長い潜伏期の後に内臓の肉芽腫様病変（ゴム腫），大動脈拡張による心血管梅毒，進行性麻痺，神経梅毒を呈する．梅毒に感染した母体から胎盤を経由して胎児は感染し，先天梅毒となる．

9.10.6　後天性免疫不全症候群 （→ p. 216）

最も深刻な STD は後天性免疫不全症候群である．日本では毎年 1500 人程度の新規患者が発生しその多くは男性同性愛者である．起因病原体ヒト免疫不全ウイルス（HIV）は，精液や性分泌液中に存在し，性器粘膜より侵入し CD4 陽性 T 細胞に感染する．5 ～ 10 年の潜伏期を経て発病する．全身倦怠感，体重の減少，慢性下痢，発熱，喉炎症，咳など風邪によく似た症状を呈する．さらに CD4 陽性 T 細胞が 200 個 /mm^3 以下になると免疫不全となり，ニューモシスチス肺炎などの日和見感染症やカポジ肉腫，悪性リンパ腫，皮膚がんなどの悪性腫瘍を生ずる．HIV が脳の神経細胞にまで感染を広げると精神障害や認知症を起こす（HIV 脳症）．CD4 陽性 T 細胞が 350 個 /mm^3 以下となる前に，抗 HIV 薬による治療を開始する．若年者の STD の予防には，STD に関する教育や情報の提供を行うことが重要である．一部の開発途上国では政府がコンドームの無料配布を行って，ある程度エイズの制御に成功している．

第 3 編
化学療法学

第 1 章　化学療法の歴史と学ぶべきこと

第 2 章　抗　菌　薬

第 3 章　抗菌薬各論

第 4 章　薬剤耐性と抗菌薬の適正使用

第 5 章　抗ウイルス薬

第 6 章　抗 真 菌 薬

第 7 章　抗寄生虫薬(抗原虫薬・抗蠕虫薬)

第 8 章　感染症治療に用いられる生物学的製剤

第1章 化学療法の歴史と学ぶべきこと

化学療法 chemotherapy とは，化学物質を用いて，細菌，ウイルス，真菌，原虫などの病原微生物の増殖を阻害したり，殺滅したりする直接的な原因療法のことである．この目的に使用される化学物質を化学療法薬 chemotherapeutics という．化学療法薬はその対象となる病原微生物から，抗菌薬，抗ウイルス薬，抗真菌薬や抗原虫薬に分けられる．歴史的な背景などから，抗腫瘍薬も化学療法薬と呼ばれている．

1950年以降に，病原細菌による伝染病が激減し日本人の平均寿命は急激に上昇した（図1.1）．この伝染病激減の理由は，① 下水道などの生活環境の整備，② 予防接種の徹底，③ 医学知識の進歩と普及に加えて，④ 抗菌薬などの化学療法薬の臨床応用によるところが大きい．抗菌薬は人類に大きく貢献したが，一方で薬学を学ぶものにとって重要な問題を提起している．抗菌薬開発の歴史（図1.2）を知ることから，問題点とは何か，また第3編で何を学ぶべきかを汲みとってほしい．

1.1 化学療法の歴史

病原体の存在さえ明らかでなかった古い時代から，病気を治す原始的な治療薬や微生物の増殖による腐敗を防ぐ方法が経験的に知られていた．エジプトの遺跡から発掘されるミイラには，防腐作用のあるミルラが塗布され，これがミイラの語源ともなっている．しかし，長い年月を経て，腐敗や伝染病も含めた感染症が寄生微生物によって起こることがパスツール L. Pasteur やコッホ R. Koch によって示され，寄生微生物の除去による感染症治療の概念が確立された．

1.1.1 化学療法の創始

感染症の原因療法の研究には，コッホの弟子たちによって打ち立てられた2つの潮流がある．北里柴三郎やベーリング E. Behring は破傷風菌やジフテリア菌の毒素を中和する抗血清による血清療法を確立した．1901年にベーリングのこの業績に対して第1回ノー

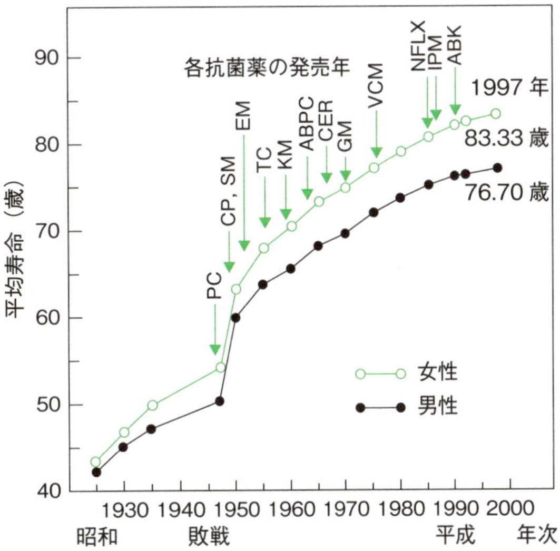

図1.1 抗菌薬の開発と日本人の平均寿命の推移
PC：ペニシリン，CP：クロラムフェニコール
SM：ストレプトマイシン，EM：エリスロマイシン
TC：テトラサイクリン，KM：カナマイシン
ABPC：アンピシリン，CER：セファロリジン
GM：ゲンタマイシン，VCM：バンコマイシン
NFLX：ノルフロキサシン，IPM：イミペネム
ABK：アルベカシン
（国民衛生の動向，厚生統計協会，1998）

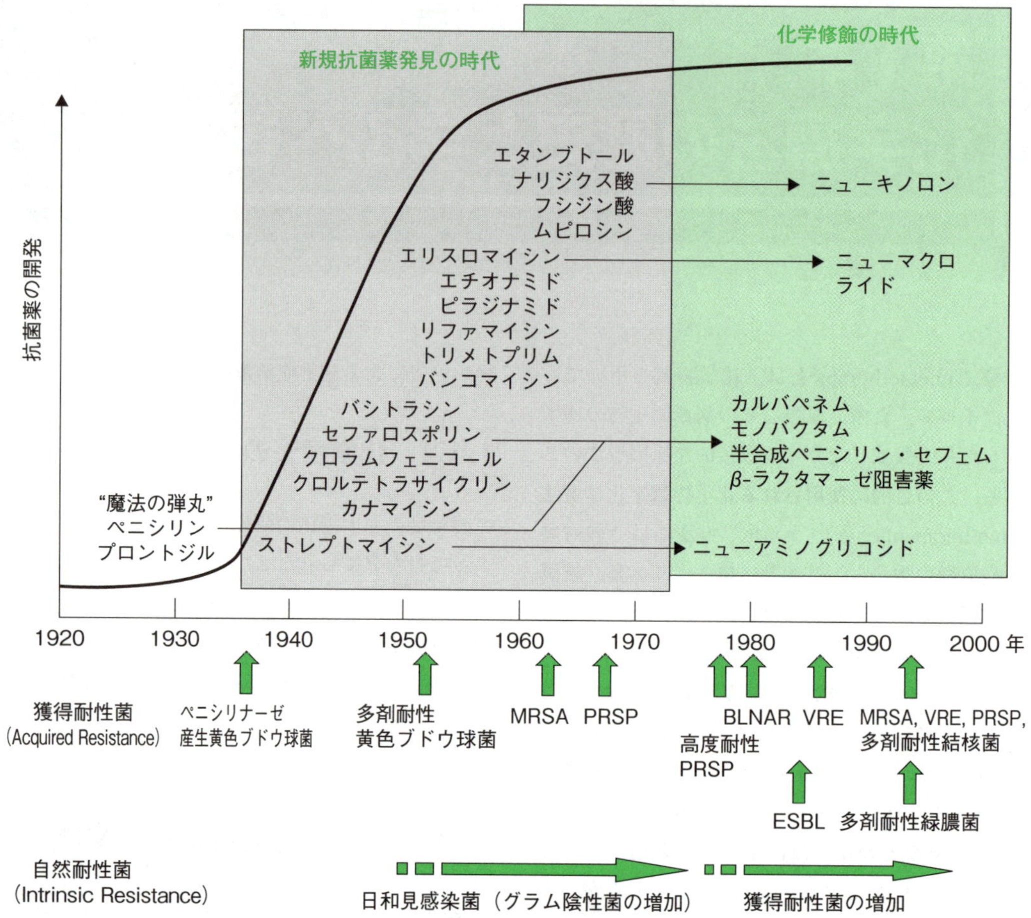

図 1.2　抗菌薬開発の歴史と耐性菌出現
MRSA：メチシリン耐性黄色ブドウ球菌，PRSP：ペニシリン耐性肺炎球菌
BLNAR：β-ラクタマーゼ陰性アンピシリン耐性インフルエンザ菌
VRE：バンコマイシン耐性腸球菌，ESBL：基質拡張型 β-ラクタマーゼ産生腸内細菌科細菌

ベル生理学医学賞が授与された．一方，エールリッヒ P. Ehrlich は，寄生微生物に対する毒性が高く，ヒトや動物などの宿主には毒性が低い化合物があると考え（**選択毒性**），化学療法薬の探索を開始した．多数の有機ヒ素化合物を系統的に合成し，1909 年に秦佐八郎とともに，梅毒トレポネーマに有効なサルバルサンを発明した．サルバルサンの宿主への毒性は無視できるものではなかったが，この発明によって，エールリッヒは化学物質を用いて感染症を治療する**化学療法**を確立し，その治療薬の選択毒性という重要な概念を打ち立てた．

1.1.2　近代抗菌化学療法の幕開け

1935 年ドーマク G. Domagk は赤色アゾ染料であるプロントジル・ルブラム prontosil rubrum が化膿性レンサ球菌に有効であり，ヒトに対しても安全性が高い，つまり選択毒性が高いことを発見した．1937 年 J. Tréfouel により，プロントジル自体には抗菌活性はなく，その生体内代謝産物である無色の化合物**スルホンアミド** sulfonamide が活性本体であることが明らかにされた．1939 年には，ドーマクにノーベル生理学医学賞が授与された．その後，多数のスルホンアミド（**サ**

ルファ薬またはサルファ剤）が合成され，グラム陽性菌のみならず，淋菌，赤痢菌やクラミジアにも有効な合成抗菌薬開発の全盛期が続いた．

プロントジルの発見に先立つ1929年に，フレミング A. Fleming はアオカビ *Penicillium notatum* の代謝分泌産物がブドウ球菌の増殖を阻害することを偶然発見し，その産物をペニシリン penicillin と名づけた（ペニシリンの発見）．その後，1940年にフローリー H. W. Florey とチェイン E. B. Chain は，ペニシリンの実用化（ペニシリンの再発見）に成功し，多くの細菌感染症から人類を救った．この功績により1945年フレミング，フローリー，チェインにノーベル生理学医学賞が授与され，ペニシリンは「魔法の弾丸」と呼ばれるようになった．選択毒性の高いサルファ薬やペニシリンの発見によって真の化学療法の幕が開けられた．

1.1.3　新規抗菌薬発見の時代（抗菌薬黄金期）

ペニシリンの再発見は，さらに有効な抗菌薬の探索に多くの研究者を駆り立てた．1942年ワックスマン S. A. Waksman は，土壌微生物が他の微生物の増殖を阻害する抗生現象 antibiosis に着目し，「微生物が産生して，微生物の増殖を抑制する化学物質」を抗生物質 antibiotics と呼ぶことを提案した．そして，1944年には放線菌から抗結核作用の高いストレプトマイシンを発見し，その業績に対して1952年ノーベル生理学医学賞が授与された．その後，セフェム系薬の原型となったセファロスポリンC，クロラムフェニコール，マクロライド系薬の原型であるエリスロマイシン，リファマイシン，バンコマイシン，テトラサイクリンなどの新規抗生物質が続々と発見された．このように1930～1960年頃までは，自然界に存在する微生物の代謝産物からの新規抗菌薬（抗生物質）の探索と化学修飾（半合成抗生物質）による改良が行われた．一方，サルファ薬の時代から途切れていた合成抗菌薬の創製は，1962年レーシャー Lesher らがナリジクス酸 nalidixic acid を発見したことによって再開された．

1970年代頃までに，現在，臨床で使用される主な抗菌薬が創製されている．多数の抗菌薬が臨床で使用できる先進諸国では，強毒細菌による感染症（伝染病）は影を潜め，もはや問題ではなくなった（— close the book on infectious diseases —，米国公衆衛生総監 W. Stewart，1969）というメッセージさえ出されるようになった．しかし，抗菌薬は常に耐性菌の出現という影の宿命を背負っている（→ p. 325）．黄色ブドウ球菌感染症の変遷を例にみると，ペニシリンGの臨床応用の数年後にはペニシリナーゼ産生黄色ブドウ球菌の出現があり，それを克服した新規ペニシリン系薬やセフェム系薬の使用は新たな多剤耐性黄色ブドウ球菌を出現させ，さらに多くの抗菌薬が開発され，臨床で積極的に使用されたことがMRSAの出現を招いている．医療技術の進歩や高齢化社会の到来は免疫力の低下した易感染性宿主の増加を招き，弱毒性で健常人には感染しない日和見感染菌による新たな感染症の問題を提起し，本来は病原性の弱いはずの日和見感染菌に対する抗菌薬の開発も積極的に行われることになった．しかし，さらなる多種多彩な耐性菌の出現と増加によって抗菌薬黄金期は終焉を迎えた（THE END OF ANTIBIOTICS　— Science through it had vanquished infectious diseases. But now the bugs are fighting back —, Newsweek, 1994）．

1.1.4　創薬時代の20世紀から21世紀に向けて

1970年以降でもモノバクタム，カルバペネムやリネゾリドなどの新規抗菌薬の発見は続いているが，かつてのように活発ではない．現在は「ニュー」という形容詞に象徴されるように，既存の抗菌薬を化学修飾することによって，その有効性を高めることが主流である．サルファ薬やペニシリンの発見に始まった抗菌薬の開発競争と積極的な臨床使用に明け暮れた20世紀の細菌感染症との戦いは変貌をとげ，「抗菌薬耐性菌感染症」という新たな感染症との戦い（沖縄サミット（2000）での討議項目の1つ）を今世紀に残した．この問題の解決には，従来のような細菌の増殖を抑制したり，殺菌したりする抗菌薬ではなく，病原性を低下させるような発想の異なる「抗感染症薬」の開発が必要なのかもしれない．

ウイルス感染症の制御については，世界保健機関（WHO）による世界的な予防ワクチン接種により1980年には天然痘の根絶に成功した．人類の手によりこの地球上から1つの感染症を消滅させることに成功した（→ p. 198）．いま，さらにポリオの撲滅にも近づきつつある．その一方で，抗ウイルス薬については，ウイルスが宿主細胞のタンパク質合成やDNA合成機構を利用して増殖することから，選択毒性を示す薬剤の開発は困難を極めていた．抗ウイルス薬開発の歴史の中で十分な選択毒性が担保できていたのは，アシクロビルに代表される抗ヘルペス薬などごく一部であった（→ p. 345）．アシクロビルを開発したエリオン G.B. Elion とヒッチングス G. Hitchings には1988年にノーベル医学・生理学賞が授与されている．20世紀末から21世紀に入り，抗HIV薬，抗インフルエンザ薬，B型肝炎治療薬の分野で発展がみられ，最近では，C型肝炎ウイルスに関して複数の抗ウイルス薬を投与することで根本治療の可能性も開けている（→ p. 360）．しかし，副作用や耐性ウイルスの出現の可能性，いまだ根本的な治療でなく単にウイルスの増殖を抑制するだけの薬も多いなどの問題点を依然抱えている．

原虫や蠕虫などの寄生虫の治療に関しては，2015年に，W. C. Campbell，大村智，屠呦呦（Youyou Tu）の3名に，回虫あるいはマラリア原虫感染症治療に関する功績でノーベル生理学医学賞が授与された．大村博士は静岡県内ゴルフ場そばの土壌から得た放線菌 *Streptomyces avermitilis*（口絵）が産生するエバーメクチンを発見し，製薬会社と共同でまず動物薬イベルメクチンを開発した（→ p. 381）．その後，ヒトの寄生虫病にも効果があることを見いだし，アフリカや南米に多い熱帯病のオンコセルカ症（回旋糸状虫）の薬としてWHOを通じて無償提供した．これまでに数億人が失明の危機から救われている．2020年までには，この薬のおかげで地球上からオンコセルカ症を撲滅できるのではないかといわれている．

一方，耐性菌の問題も年々深刻化しており，抗菌薬の切り札とされたカルバペネム系抗菌薬耐性の問題も顕在化している．2014年には，日本の感染症関連6学会は合同で政府に対して，「耐性菌の現状と抗菌薬開発の必要性を知っていただくために」という緊急提言を行った．米国においてもオバマ大統領より，薬剤耐性菌対策強化を求める大統領令が示された．その後，ヒト・動物・環境（生態系）の垣根を越えて地球全体の健康を考える「ワンヘルス・アプローチ one health approach」という概念が提唱され，WHOから出されたAMR（抗菌薬耐性 antimicrobial resistance）アクションプランという国際行動計画にも発展した．現在では，先進各国が独自の耐性微生物対策プランを立て，実行に移している段階である．わが国においても2020年までの目標値として抗微生物薬の使用を33％削減，一般国民に向けた耐性菌問題の啓蒙活動推進，など複数のアクションプランが2016年4月に公式に発表されている．さらに同年5月に日本で開催されたG7伊勢志摩サミットにおいても重要な議題として扱い，議長国として国際的に大事な役割を果たした．

耐性菌の出現と蔓延の問題から私たちが学び，考えるべきことがある．まず，その原因が何であったのか，その原因から耐性菌を出現させず，抗菌薬の効果を最大限に引き出す方策は何かを理解することである．そのためには，抗菌薬の特性（抗菌作用，抗菌スペクトル，耐性メカニズムなど）のみならず，薬物動態学的特性を理解したうえで，適正な選択使用をすることである．これは「薬を操る（操薬）」ことであり，薬学を学んだものが主体となるべきことである．

ウイルス感染症に関しても，新型インフルエンザウイルス，エボラウイルス，MERS（中東呼吸器症候群）ウイルスなど世界規模での感染症の流行が起きている．失敗を怖れず感染症対策の分野に挑戦する若い力が多く育つことを期待している．

第 2 章 抗　菌　薬

2.1 抗菌薬（抗生物質・合成抗菌薬）の定義

ストレプトマイシンを発見したワクスマン Waksman は,「微生物が産生し, 微生物の増殖を阻害する化合物」を抗生物質と定義した. 一方, 抗生物質とは異なり, 完全に化学合成された合成抗菌薬も存在する. しかし, 現在, 抗生物質と呼ばれるものでさえ化学修飾を施したものがほとんどである. そこで, 抗生物質や合成抗菌薬という用語で厳密に分けるよりも, 一括して抗菌薬と呼ぶほうが現実的である. ワクスマンの定義は, その後,「微生物が産生し, 抗がんなどの生物活性を示す化合物」まで拡大され, 微生物由来のものは, 抗がん抗生物質と呼ばれることがある.

2.2 選択毒性

エールリッヒ Ehrlich は, 抗菌薬に求められる性質として細菌に対して選択的に高い毒性を示し, ヒトへの毒性は低いという「選択毒性 selective toxicity」の概念を導入した. 細菌とヒトなどの哺乳動物の細胞構造には, 多くの違いがある（→ p. 17）. これらの相違点に作用する化合物が選択毒性の高い抗菌薬である. 抗菌薬の選択毒性は, 細菌の増殖を抑制, または殺菌するのに必要なその抗菌薬の最小量（最小有効量）と宿主（ヒトなどの動物）に対して毒性を示さない最大投与量（最大耐量）から, 化学療法係数 chemotherapeutic index ＝最小有効量 / 最大耐量で表すことができ, この値が小さいほど「薬の有効性や安全性が高い」ことになる. 現在, 臨床応用されている抗菌薬のほとんどの化学療法係数は 0.001 以下である.

2.3 抗菌薬に対する感受性

2.3.1 最小発育阻止濃度（MIC）と最小殺菌濃度（MBC）

微生物の抗菌薬に対する感受性を示す定量的指標値として, 最小発育阻止濃度 minimum inhibitory concentration（MIC）と最小殺菌濃度 minimum bactericidal concentration（MBC）がある. MIC は, その抗菌薬をある微生物に作用させたときに増殖を抑制できる抗菌薬の最小濃度を示しており, 後述の液体培地希釈法により測定できる. この際には抗菌薬の作用形式としては静菌作用と殺菌作用の両者を測定している. 一方, MBC は, 対象微生物を殺菌するのに必要な抗菌薬の最小濃度を示している.

2.3.2 抗菌薬感受性試験測定法

同じ細菌種であっても菌株によって抗菌薬感受性は異なっている. したがって, 起炎菌の抗菌薬に対する感受性を測定することは, 抗菌薬の選択の第一要件である. 抗菌薬感受性は, 起炎菌に対する抗菌薬の MIC によって表現されることが一般的である. MIC 測定の方法として, 液体培地を用いて作成した連続 2

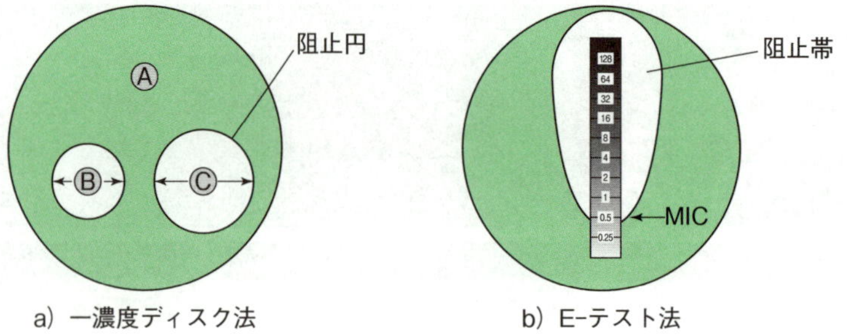

図 2.1　ディスク法と E-テスト法

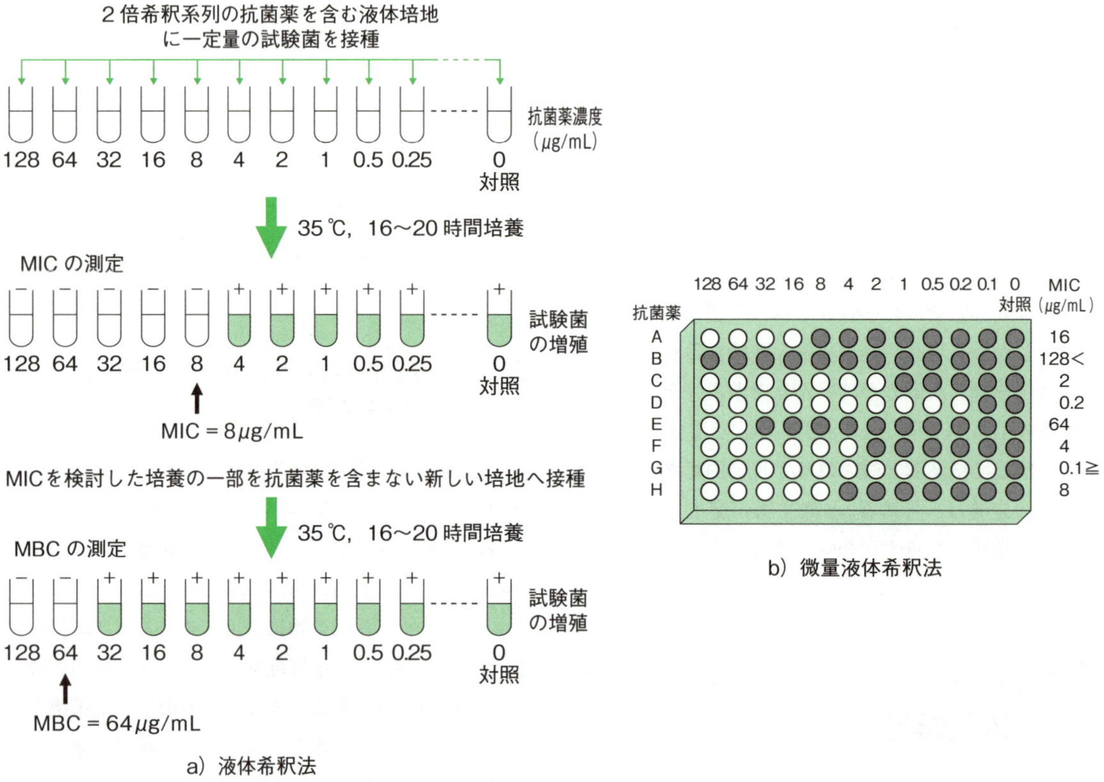

図 2.2　液体希釈法による MIC, MBC の測定と微量液体希釈法

倍希釈系列を用いて行う**液体希釈法** broth dilution method や寒天培地を用いて行う**寒天平板希釈法** agar dilution method がある．簡易に MIC を測定する方法として **E-テスト法** E-test method がある．また，MIC を求めることはできないが，抗菌薬の感受性を半定量的に調べる方法として，**ディスク法**（口絵）が臨床検査室で行われてきたが，最近では微量液体希釈法を自動で行うシステムが普及している．

① ディスク法（図 2.1）：一定量の抗菌薬を含む円形のろ紙（ディスク）が抗菌薬感受性測定用に市販されている．一晩培養した試験菌の希釈液を抗菌薬感受性試験用寒天培地に塗抹し，その上にディスクを置く．一晩培養後に形成された阻止円の直径から感受性を調べる．

② E-テスト法（図 2.1）：抗菌薬の濃度勾配を形成させた短冊状の試験ろ紙が市販されている．ディスク

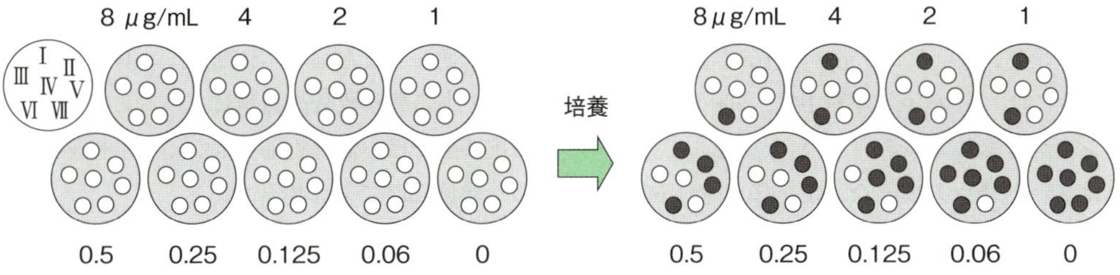

図 2.3　寒天平板希釈法

接種後の試験菌Ⅰ～Ⅶの増殖の有無から判定したそれぞれの MIC は , 8, 1, 0.125, 0.25, 1, ＞ 8, ≦ 0.06 μg/mL である.

法と同様に塗抹菌上に試験ろ紙を置き，一晩培養後の阻止ゾーン（阻止帯）と試験ろ紙が交わった位置の薬剤濃度を読み取り MIC を求める.

③ 液体希釈法（微量液体希釈法）（図 2.2，口絵）：2 倍希釈系列の異なる濃度の抗菌薬を含んだ液体培地を小試験管に作製し，一定量の菌液を接種する.

35 ℃で 16～20 時間培養後，試験菌の増殖（培地の濁り）が肉眼的に認められない最小薬剤濃度を **MIC** とする．小試験管の代わりに，プラスティック製の 96 ウェルプレートのウェル内で作製した連続希釈系列を用いて MIC を測定する**微量液体希釈法** micro-dilution method が，現在ではよく使われている．自動測定システムも同じ原理で MIC を測定する．MBC の測定では，MIC 測定で菌の増殖がみられなかった培養液の一部を取り，抗菌薬を含まない新鮮培地に接種して培養する．抗菌薬が静菌的に作用していた場合には，再増殖する．この測定で菌の増殖がみられない最小薬剤濃度を **MBC** とする（図 2.2 a）.

④ 寒天平板希釈法（図 2.3）：2 倍希釈系列の異なる濃度の抗菌薬を含む寒天平板培地を作成し，平板上に試験菌液をスポットする．35 ℃で 16～20 時間培養後，目視で試験菌の増殖を判定し，増殖がみられなかった最小薬剤濃度を MIC とする.

通常 MIC，MBC は，その薬剤濃度の単位である μg/mL で表示する.

2.3.3　MIC_{50}，MIC_{90}

同一菌種でも菌株により抗菌薬に対する感受性は異なるので，なるべく多数の異なる菌株について抗菌薬感受性試験を行い，被検菌株の MIC 値を低い方から並べたとき，50％目の株の MIC 値を MIC_{50}，90％目の株の MIC 値を MIC_{90} と表示することがある．MIC_{50} 値においては試験した株の半分がその抗菌薬により発育が阻害されたことになる．MIC_{90} 値が低い場合は多くの株が感受性であり，また MIC_{50} 値が高い場合は多くの株が耐性化しているなどの動向を知ることができる.

2.3.4　抗菌スペクトル

ある抗菌薬が，抗菌作用を示す微生物の種類や範囲のことを**抗菌スペクトル** antimicrobial spectrum という．これは，各種抗菌薬の対象微生物に対する MIC の測定結果に基づいて作成される（付表，→ p. 386）．抗菌薬を選択する際の参考になる一方で，同一菌種であっても分離株ごとに抗菌薬に対する感受性は異なることから，あくまでも抗菌薬の一般的な特性を示していることに注意すべきである.

2.3.5　抗菌薬の力価

力価 titer とは，一定量の生物活性物質の活性の強さを適当な単位（重量など）で表したもので，主たる薬効成分量を示すものである．例えば，添付文書に「ホスホマイシンナトリウム 500 mg（力価）」と記載されていた場合には，「1バイアル瓶中に，500 mg のホスホマイシンが含まれている．」ことを意味している．実際には2ナトリウム塩となっているので，660 mg ほどのホスホマイシンナトリウムが含まれていることになる．テトラサイクリン系薬の場合は，塩酸塩の重量のままで力価が表示されるなど例外もあり，注意が必要である．また，ペニシリン，コリスチンなど活性本体である化学成分の純物質を得ることが困難な一部の抗菌薬では力価を重量ではなく，生物学的方法で定めた**単位** unit で表す場合もある．

第3章
抗菌薬各論

図3.1に各種抗菌薬の一次作用点 primary site of action（作用標的）をまとめた．抗菌薬はその作用様式により，殺菌作用 bactericidal action，静菌作用 bacteriostatic action，溶菌作用 bacteriolytic action に分けることができる（図3.2）．殺菌作用では微生物は殺滅されるが，静菌作用では増殖が抑制される．静菌作用の場合には，抗菌薬濃度が低下すれば細菌は再増殖しうる．溶菌作用は，殺菌作用の一形態である．溶菌により，菌体成分や菌体内の毒素が漏出し生体に不利な反応（例：Jarisch-Herxheimer 反応）が惹起されることがある．

3.1 細胞壁ペプチドグリカン合成の阻害薬

細菌は，ペプチドグリカン peptidoglycan（ムレイン murein ともいう）を主成分とする細胞壁を細胞質膜の外側にもっている．細胞壁は，細菌細胞内外の浸透圧が異なる環境下でも細胞質膜を物理的に保護している．不完全なペプチドグリカン合成あるいはその破壊は，細菌内部と等張な環境の場合を除いて細菌細胞を殺菌的に溶菌に導く．したがって，ペプチドグリカン合成の各段階は，抗菌薬の標的となりうる．ペプチドグリカン合成を阻害する抗菌薬として，β-ラクタ

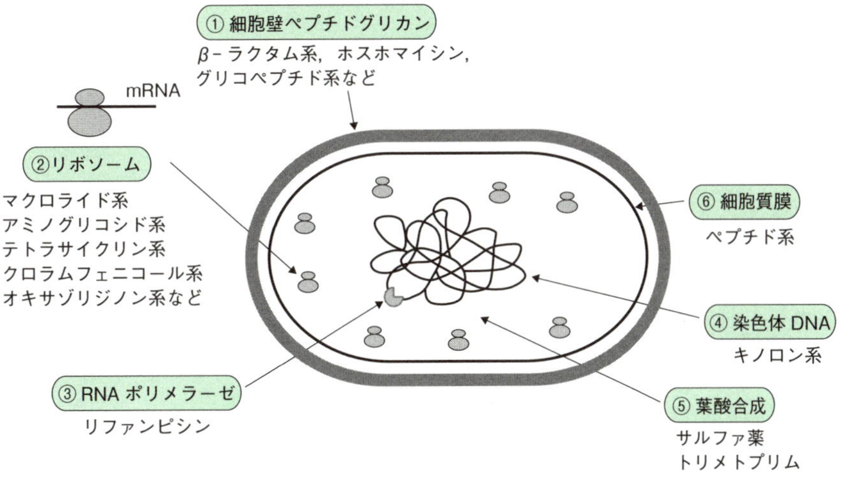

図3.1　細菌細胞の構造と抗菌薬の一次作用点

グラム陽性菌と陰性菌では細胞壁ペプチドグリカンの厚さと外膜の存在の有無が異なる．抗菌薬のほとんどはグラム陽性菌・陰性菌の別なく，同じ一次作用点に作用する．ただ，外膜の存在はグラム陰性菌の抗菌薬感受性に大きな影響を与えている．

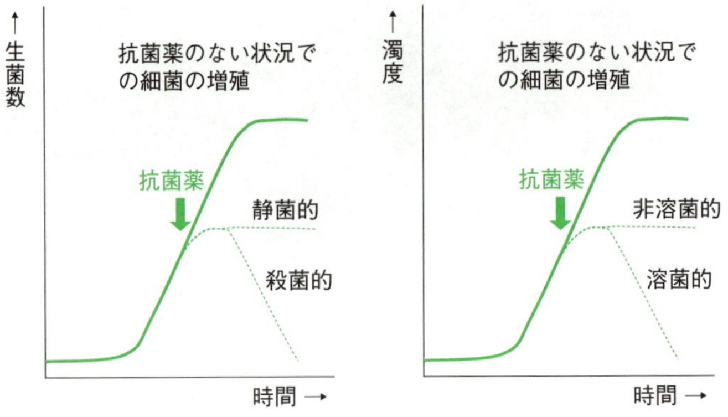

図 3.2　細菌の増殖と抗菌薬の細菌への作用様式

ム系薬，**グリコペプチド系薬**，**ホスホマイシン**，**サイクロセリン**，**バシトラシン**などがあるが，それぞれ詳細な作用点は異なっている．ヒトを含めた動物細胞には細胞壁がないので，ペプチドグリカン合成阻害薬の選択毒性は一般に高い．

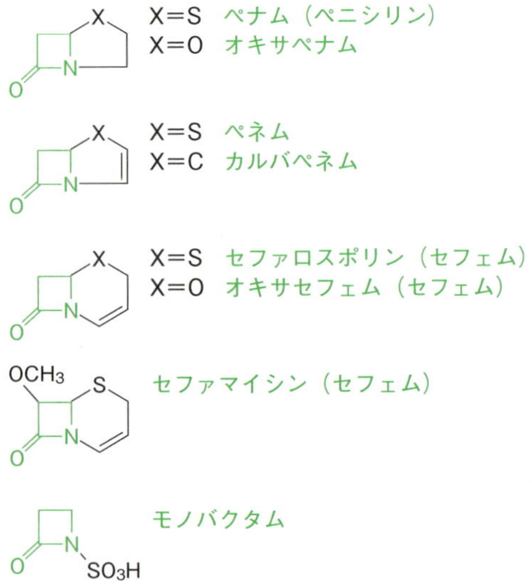

図 3.3　主な β-ラクタム系薬の基本構造

3.1.1　ペニシリン系薬，セフェム系薬を代表とする β-ラクタム系薬

【構造】

β-ラクタム系薬は構造中に **β-ラクタム環**をもつ抗菌薬の総称である．β-ラクタム系薬は安全性と有効性が高く，日本も含めた各国で最も使用量の多い抗菌薬である．

β-ラクタム環に五員環が縮合した**ペニシリン系** penicillin（**ペナム系** penam），**ペネム系** penem，**カルバペネム系** carbapenem と，六員環が縮合した**セフェム系** cephem（**セファロスポリン系** cephalosporin，**オキサセフェム系** oxacephem，**セファマイシン系** cephamycin），および，β-ラクタム単環の**モノバクタム系** monobactam に大別される（図 3.3）．環内の硫黄原子が酸素や炭素に置換したものがある点に注意されたい．

β-ラクタム環部分が抗菌作用に必須であるが，その他に複数箇所の構造変換(修飾)できる部位がある．そのため側鎖の修飾によって，抗菌スペクトラムの拡大，β-ラクタマーゼに対する安定化，体内動態の改善，プロドラッグ化などを達成するために様々な β-ラクタム系薬が開発されてきた．

【作用機序】

1929 年に，英国のフレミング Fleming が発見し，1940 年にフローリー Florey とチェイン Chain の功績で実用化されたペニシリンが最初に作用機序が明らかにされたペプチドグリカン合成阻害薬である．構造中に β-ラクタム環をもつ化合物は，基本的に同様の作用機構で高い殺菌作用をもつ．歴史的には，まず菌体内でペニシリンが結合するタンパク質が同定され，**ペニシリン結合タンパク質** penicillin binding protein（**PBP**）と名付けられた．その後の研究で，菌体内に

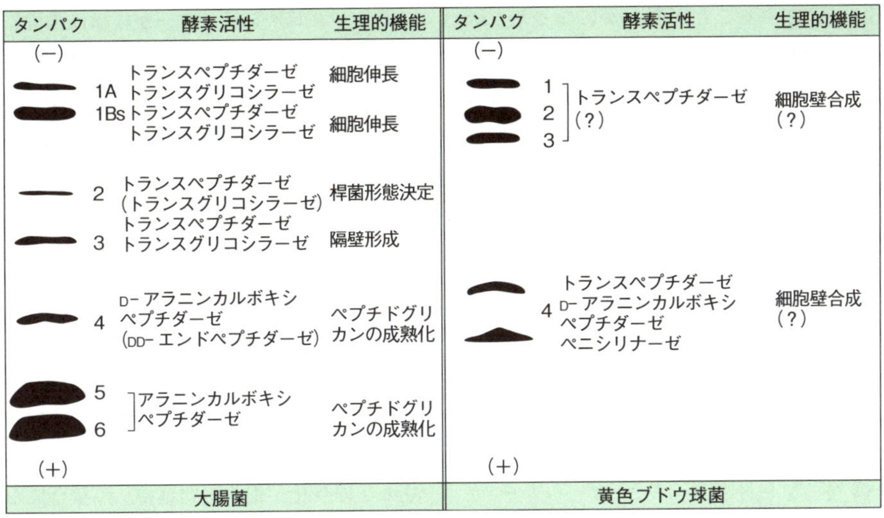

図 3.4　大腸菌およびブドウ球菌のペニシリン結合タンパク質（PBP）の電気泳動像とその機能
（井上松久・岡本了一（1991）セフェム系抗生物質（松本慶蔵編），p. 37-38，医薬ジャーナル社）

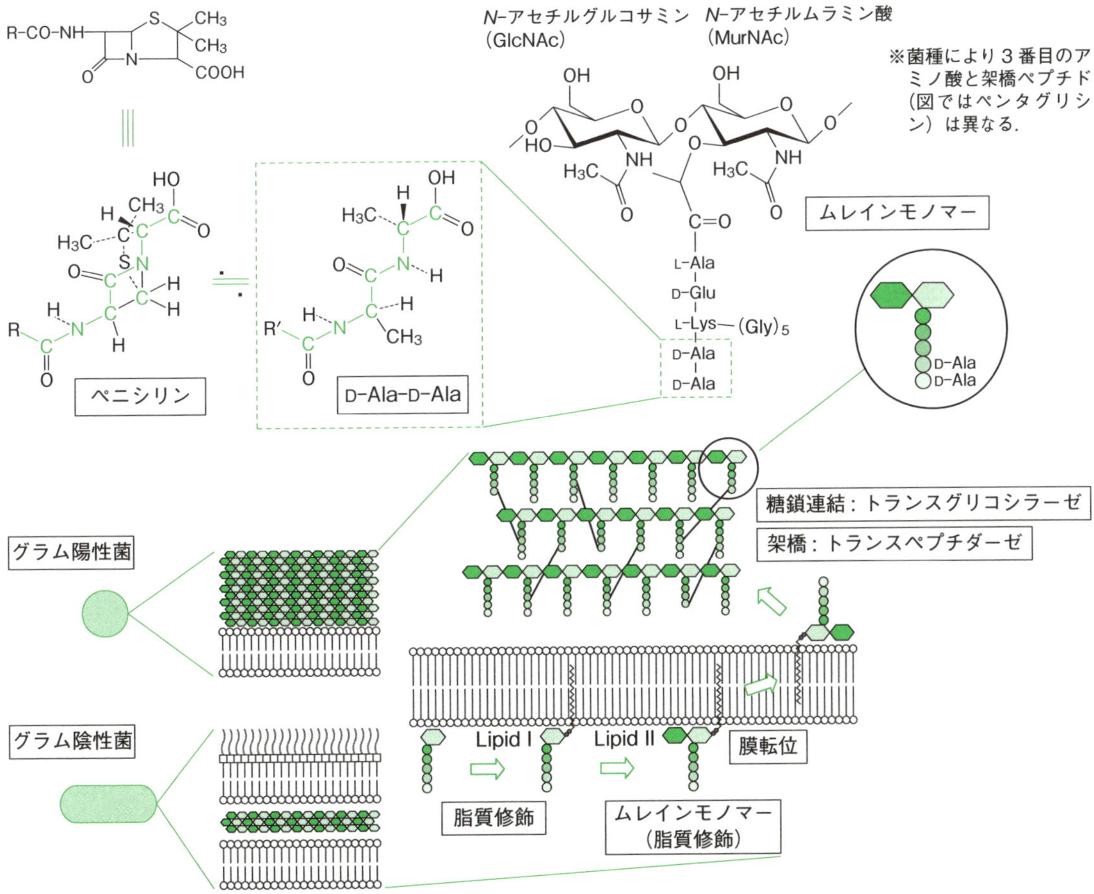

図 3.5　ペプチドグリカン構成単位ムレインモノマーのペンタペプチド末端とペニシリンとの構造類似

は複数のPBPが存在することが明らかになった（図3.4）．一連のPBPは細胞膜に結合しているタンパク質であり，細胞質膜外（グラム陰性菌ではペリプラスム空間）で細胞壁（ペプチドグリカン，ムレイン）の構成単位である**ムレインモノマー**の重合や架橋に関与する酵素群であることが明らかになった．ペプチドグリカンをレンガ壁に例えれば，ムレインモノマーは，レンガ壁（細胞壁）を構成するレンガブロックひとつひとつと捉えれば良い（図3.5）．PBPの多くは，ムレインモノマーの糖鎖を連結重合する酵素（**トランスグリコシラーゼ** transglycosylase TG）とムレインモノマー中の短いペプチド鎖を利用してペプチド同士を連結する架橋酵素（**トランスペプチダーゼ** transpeptidase TP）の2つの活性を併せもつ．両活性により，ムレインモノマーが縦横に強固に結合した細胞壁が形成される．ペニシリンを代表とするβ-ラクタム系薬は，トランスペプチダーゼが架橋反応で認識する基質のペプチド末端にある**D-Ala-D-Ala** ジペプチドと立体構造が類似しているため，アナログとして酵素の活性中心に共有結合する．酵素は失活し，ペプチドグリカン合成は阻害され，菌は溶菌する（図3.5，図3.6）．したがってβ-ラクタム系薬は，活発に新しく細胞壁合成を行って増殖している細菌に有効であるが，一度合成された細胞壁を壊すわけではないため，増殖を停止している細菌には有効でない．

PBPの種類とそれぞれの詳細な機能（ペプチドグリカン伸長化，細胞形態維持，隔壁合成など）はグラム陽性菌と陰性菌では大きく異なり，さらに菌種ごと

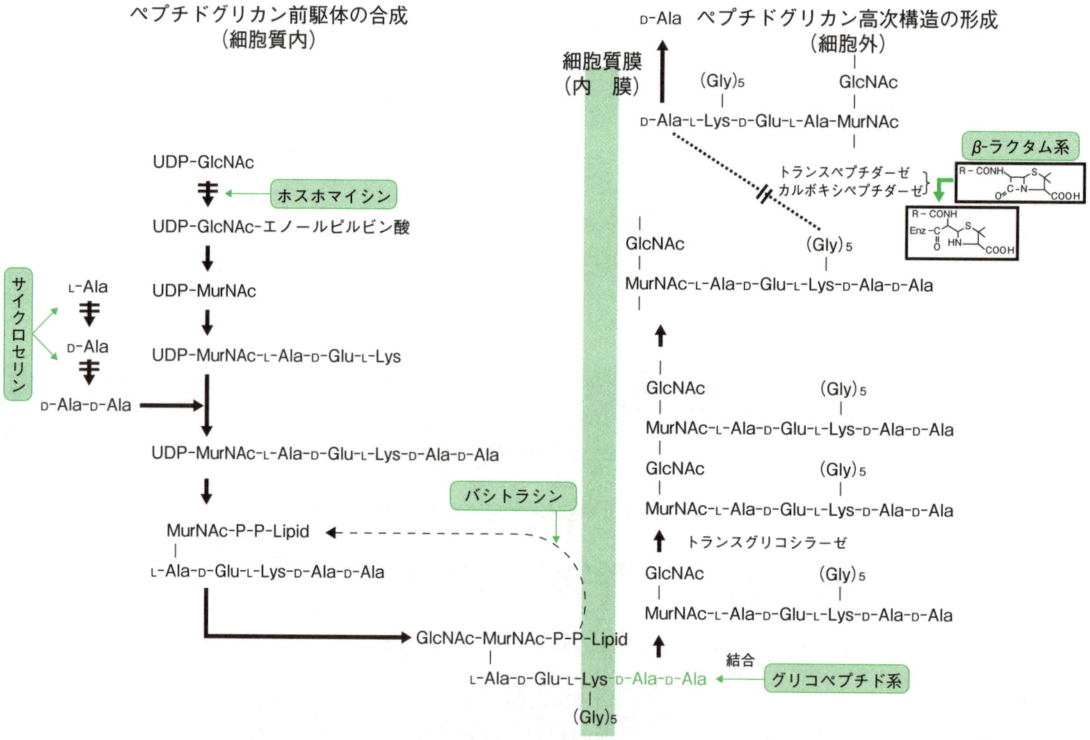

図3.6　黄色ブドウ球菌細胞壁ペプチドグリカンの合成経路と抗菌薬（ホスホマイシン，サイクロセリン，グリコペプチド系，β-ラクタム系）の一次作用点

ホスホマイシン，サイクロセリン，β-ラクタム系は各段階に働く酵素に結合し，その機能を阻害する．グリコペプチド系はペプチドグリカン前駆体（ムレインモノマー）のペンタペプチド末端のD-Ala-D-Ala部分に結合する．また，β-ラクタム系の一次作用点であるペニシリン結合タンパク質（PBP）はトランスグリコシラーゼ活性とトランスペプチダーゼ活性またはカルボキシペプチダーゼ活性をもつ二機能酵素である．

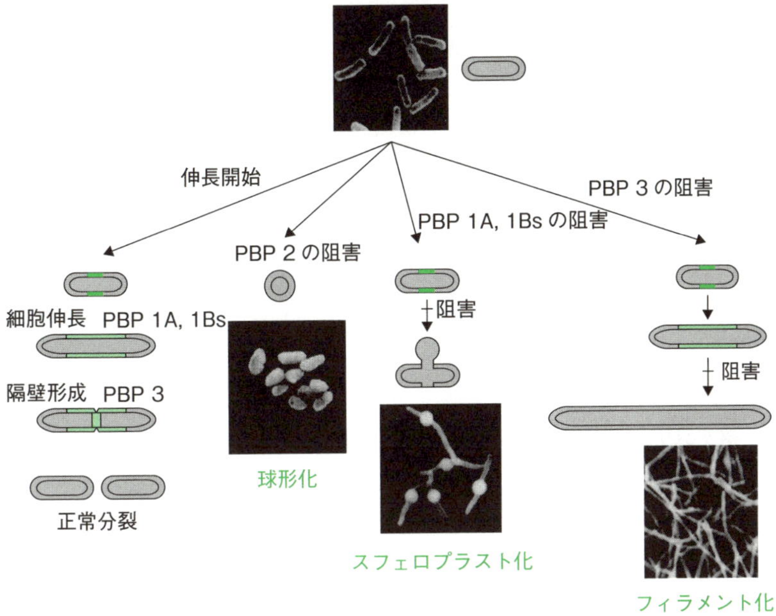

図 3.7　PBP の阻害による大腸菌の形態変化

にも違いがある．ブドウ球菌では5種類以上の PBP が，また大腸菌では7種類以上の PBP が同定され，それぞれが細胞壁の機能や抗菌薬に対する親和性が明らかにされている（図 3.4）．ペニシリン系薬やセフェム系薬などの β-ラクタム系薬はこれらの PBP に結合して，ペプチドグリカンの高次構造形成（架橋）を阻害する．その結果，さまざまな形態変化が起こり，最終的に溶菌に至る（図 3.7）．

1　ペニシリン系薬 penicillins（ペナム系薬 penams）

【構造】

ペニシリン系薬とは**6-アミノペニシリン酸** 6-aminopenicillanic acid（**6-APA**）構造を基本骨格とする化合物の総称である（図 3.8）．フローリーとチェインによって実用化された天然のペニシリンである**ベンジルペニシリン**（**ペニシリン G**；PCG）6位の側鎖の変換によって，① 胃酸への安定性（経口投与の可能化），② グラム陰性菌への抗菌スペクトルの拡大，③ β-ラクタマーゼに対する安定性が図られてきた．

【抗菌スペクトル，薬物動態，適応症など】

1）主としてグラム陽性菌に抗菌活性を示すペニシリン系薬（狭域スペクトルペニシリン系薬）

ベンジルペニシリン benzyl penicillin は β-ラクタマーゼを産生しないグラム陽性菌，グラム陰性球菌やスピロヘータには強い抗菌活性を示す．梅毒トレポネーマ感染症には第一選択薬である．

2）ペニシリナーゼ産生ブドウ球菌用ペニシリン系薬

ベンジルペニシリンの臨床使用の数年後にはペニシリナーゼ（クラス A β-ラクタマーゼ）産生ブドウ球菌が出現した（→ p. 328）．そこで6位側鎖へのイソキサゾリル基の導入によって，ペニシリナーゼ産生ブドウ球菌に強い抗菌力を示す**メチシリン** methicillin や**クロキサシリン** cloxacillin などが開発された．**オキサシリン** oxacillin はメチシリンと類似の抗菌力を示すため，メチシリン耐性ブドウ球菌（MRSA）の検出に繁用される．

3）グラム陰性菌にも抗菌力を示すペニシリン系薬（中域スペクトルペニシリン系薬）

経口吸収に必須の6位側鎖にアミノベンジル基を導入した**アンピシリン** ampicillin（アミノベンジルペニ

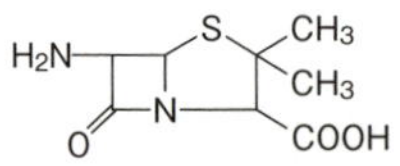

6-アミノペニシラン酸
6-aminopenicillanic acid（6-APA）

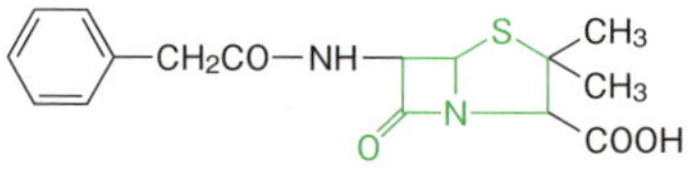

ペニシリンG
penicillin G
（ベンジルペニシリン
benzylpenicillin）
（PCG）

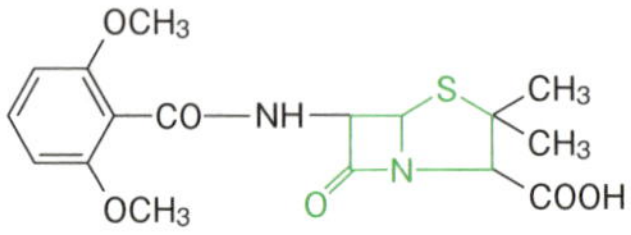

メチシリン
methicillin（DMPPC）

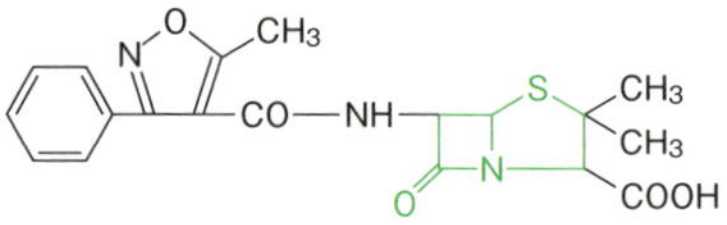

オキサシリン
oxacillin（MPIPC）

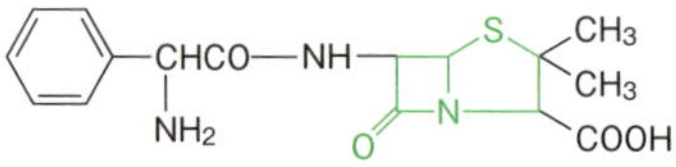

アンピシリン
ampicillin（ABPC）

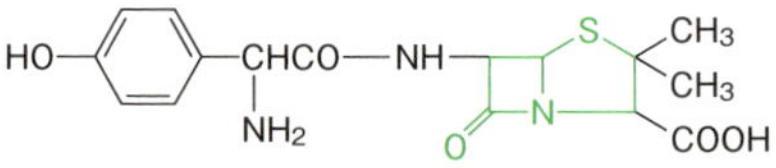

アモキシシリン
amoxicillin（AMPC）

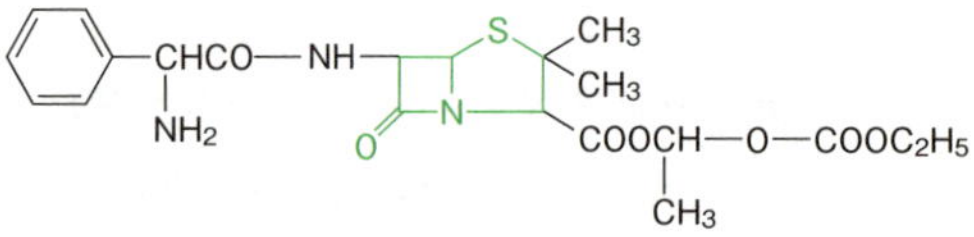

バカンピシリン
bacampicillin（BAPC）

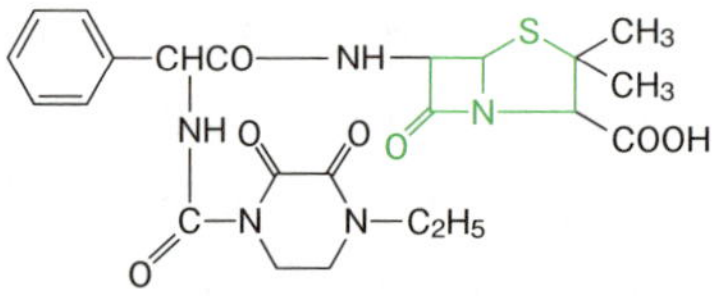

ピペラシリン
piperacillin（PIPC）

図3.8　6-APAと主なペニシリン系薬の構造

シリン）や，さらにはベンジル基にヒドロキシ基を導入した**アモキシシリン** amoxicillin がある．アンピシリンの2位カルボキシル基をエステル化して消化管からの吸収を高めた**バカンピシリン**は，生体内で代謝されてアンピシリンとなるプロドラッグである．β-ラクタマーゼを産生しないグラム陽性菌，陰性球菌のみならず，ペニシリンGが無効の大腸菌，赤痢菌，腸チフス菌，インフルエンザ菌などのグラム陰性菌にも抗菌力を示す．クラスCβ-ラクタマーゼを産生するインドール陽性プロテウス，エンテロバクター，シトロバクター，緑膿菌やセラチアなどには無効である．アンピシリンやアモキシシリンは大腸菌に対する殺菌作用が速効的で，抗菌力が強く，吸収も良好であり，筋注，経口用として広く使用されている．

4）グラム陰性菌にのみ抗菌力を示すペニシリン系薬

6位側鎖にアミジノ基を導入したメシリナムのプロドラッグとして，2位カルボキシル基を修飾して吸収を高めた**ピブメシリナム**がある．メシリナムは，グラム陽性菌に対する抗菌力は低いが，陰性菌，特に大腸菌，肺炎桿菌，エンテロバクターやシトロバクターに強い抗菌力を有している．

5）緑膿菌にも抗菌力を示すペニシリン系薬（抗緑膿菌性ペニシリン；広域スペクトルペニシリン系薬）

アンピシリンの6位アミノ基にピペラジル基を導入

して抗緑膿菌作用が増強され，さらには肺炎桿菌，セラチアやバクテロイデスなどに対しても抗菌力を示すようになったピペラシリン piperacillin がある．ペニシリン系の中では抗菌スペクトルが最も広いが，β-ラクタマーゼには分解され，また経口投与はできない．

【副作用】

ペニシリン系薬の副作用としては，薬剤アレルギー，特にアナフィラキシーショックに注意する必要がある．

2　セフェム系薬 cephems

1）セフェム系薬の構造と改良

放線菌から単離されたセファロスポリン C cephalosporin C が原型である（図 3.9）．セフェム系は，基本骨格に 7-アミノセファロスポラン酸 7-aminocephalosporanic acid（7-ACA）をもつセファロスポリン系 cephalosporins，7α 位にメトキシ基（$-OCH_3$）をもつセファマイシン系 cephamycin と 1 位の硫黄原子が酸素原子に置き換えられたオキサセフェム系 oxacephem の総称である．

7-ACA の構造には側鎖の修飾が可能な 4 つの部位（2 位，3 位，7α 位，7β 位）があり，これが多数のセフェム系薬が開発できた理由である（図 3.10）．

① 2 位：カルボニル基をエステル化して，プロドラッグ化することによって経口剤化が図られた．

② 3 位：主に体内動態の改善のために修飾されたが，セフタジジムの場合にはグラム陰性菌に対する抗菌力が増強された．

③ 7α 位：メトキシ基（$-OCH_3$）が導入されたセファマイシン系が開発され，β-ラクタマーゼに対する安定性が向上した．

④ 7β 位：β-ラクタマーゼに対する安定性が向上し，主にグラム陰性菌に対する抗菌スペクトルが拡大された．また，7β 位側鎖と 2 位のカルボニル基との間での分子塩双極イオン体構造（ベタイン構造）を有すると親水性が増し，グラム陰性菌の外膜透過性が高まり，抗菌力が増強した．また，ジオキソピペラジン環を 7 位に導入することにより，緑膿菌に対する抗菌力が増大した．

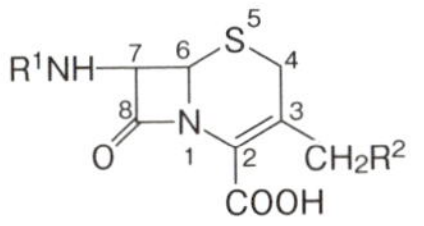

7-アミノセファロスポラン酸（7-ACA）

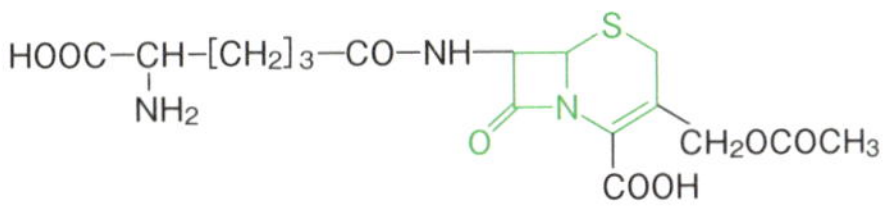

セファロスポリン C
cephalosporin C

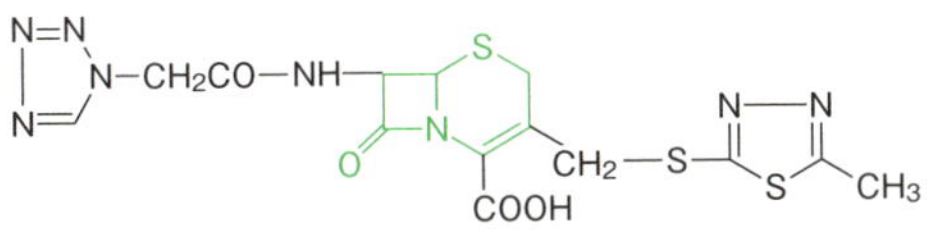

セファゾリン
cefazolin（CEZ）

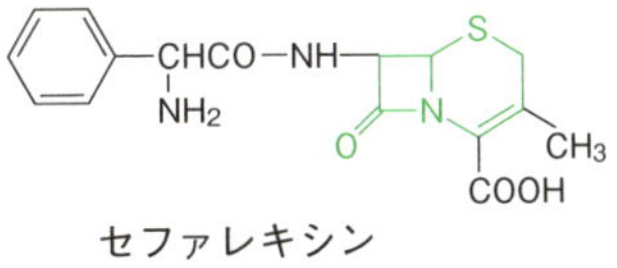

セファレキシン
cefalexin（Cephalexin）
（CEX）

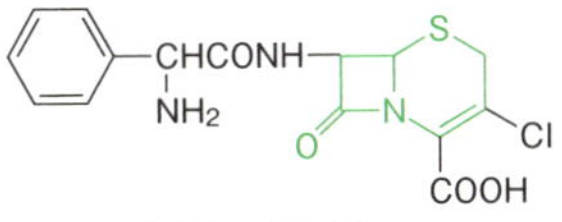

セファクロル
cefaclor（CCL）

図 3.9　7-アミノセファロスポラン酸（7-ACA），セファロスポリン C および第一世代セフェム系薬の構造

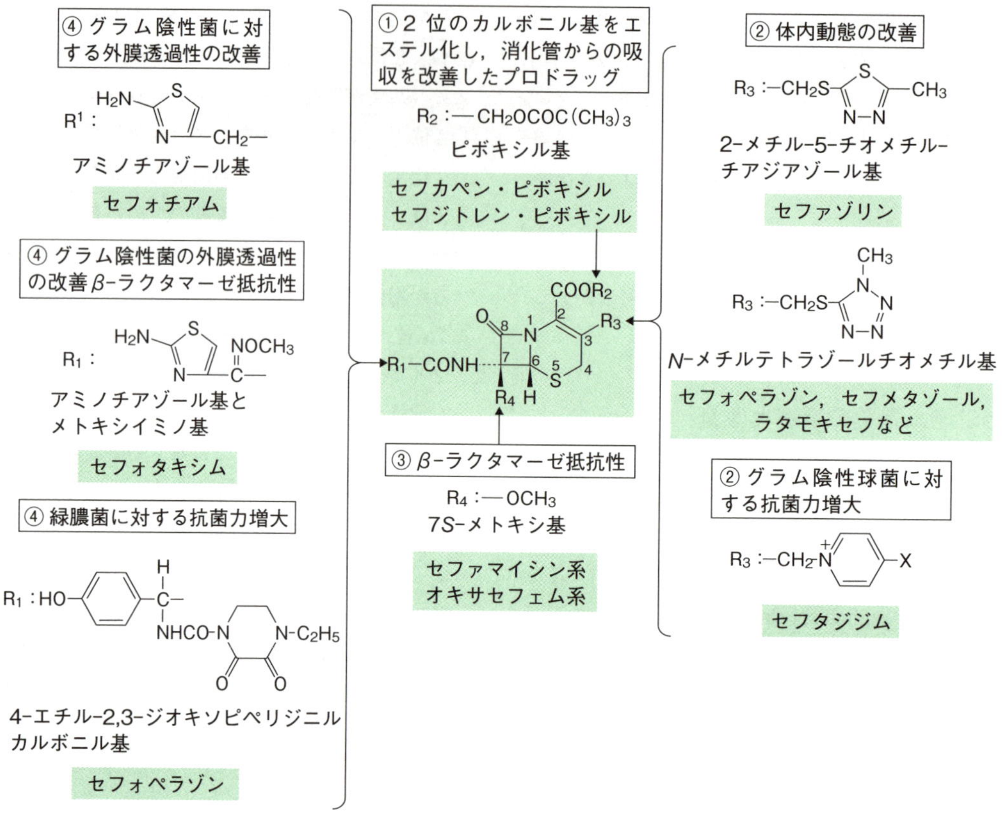

図 3.10　セフェム系薬の構造変換と特徴

（スタンダード薬学シリーズ 6　薬と疾病 III．薬物治療（2）および薬物治療の役立つ情報，東京化学同人から引用）

2）セフェム系薬の分類と特徴

開発年代や抗菌スペクトルなどから，第一世代から第四世代に分類される（表 3.1）．

① **第一世代セフェム系薬 1st generation cephems**（図 3.9）：腸球菌を除くグラム陽性菌や大腸菌など一部の陰性菌にも有効であるが，**クラス C β-ラクタマーゼ**（**セファロスポリナーゼ**）を産生する肺炎桿菌やプロテウス菌などの腸内細菌，緑膿菌やバクテロイデスなどの陰性菌には無効である．注射剤として**セファゾリン** cefazolin，**セファロチン** cefalothin，**セファロリジン** cefaloridine など，経口剤として**セファレキシン** cefalexin，**セファクロル** cefaclor などがある．

② **第二世代セフェム系薬 2nd generation cephems**（図 3.11）：第一世代セフェムの抗菌スペクトルに加えて，インドール産生プロテウス，インフルエンザ菌に対して有効である．クラス C β-ラクタマーゼに安定であるので，β-ラクタマーゼ産生セラチア，エンテロバクター，シトロバクターやバクテロイデスなどにも抗菌力を有し，グラム陰性菌に対する抗菌力が増強されているが，緑膿菌には無効である．一方で，陽性菌に対する抗菌力は第一世代セフェムよりも劣っている．セファマイシン系はバクテロイデスなどの嫌気性菌にも有効である．

第二世代のほとんどは腸管での吸収が悪いために注射用であるが，エステル化によって腸管吸収を可能にしたプロドラッグも開発されている．注射剤として**セフォチアム** cefotiam，**セフメタゾール** cefmetazole，経口剤としてセフォチアムのプロドラッグである**セフォチアム・ヘキセチル** cefotiam hexetil，セフロキシムのプロドラッグである**セフロキシム・アキセチル** cefuroxime axetil などがある．

表 3.1　セフェム系薬

	注射用			経口用
世　代	抗菌スペクトルや抗菌力の特徴	セファロスポリン系	セファマイシン系	プロドラッグ（エステル体）を含む
第一世代	グラム陽性菌 一部の強毒性グラム陰性菌 β-ラクタマーゼ感受性	セファロチン セファロリジン セファゾリン		セファレキシン セファクロル
第二世代	第一世代＋ β-ラクタマーゼに安定 グラム陰性菌への抗菌スペクトルの拡大（インフルエンザ菌，インドール陽性プロテウスなど）	セフロキシム セフォチアム	セフォキシチン セフメタゾール フロモキセフ*	セフィキシム セフチブテン セフジニル セフロキシム・アキセチル セフォチアム・ヘキセチル
第三世代	第二世代＋ グラム陰性菌への抗菌スペクトルの拡大(緑膿菌，セラチア) 黄色ブドウ球菌に対する抗菌力低下	セフォタキシム セフチゾキシム セフメノキシム セフトリアキソン セフォジジム セフォペラゾン セフピラミド セフミゾール セフタジジム	ラタモキセフ* セフブペラゾン セフミノクス	セフテラム・ピボキシル セフェタメト・ピボキシル セフカペン・ピボキシル セフジトレン・ピボキシル セフチゾキシム・ピボキシル
第四世代	第三世代＋ 黄色ブドウ球菌に対する抗菌力回復	セフピロム セフェピム セフォゾプラン		

*オキサセフェム系

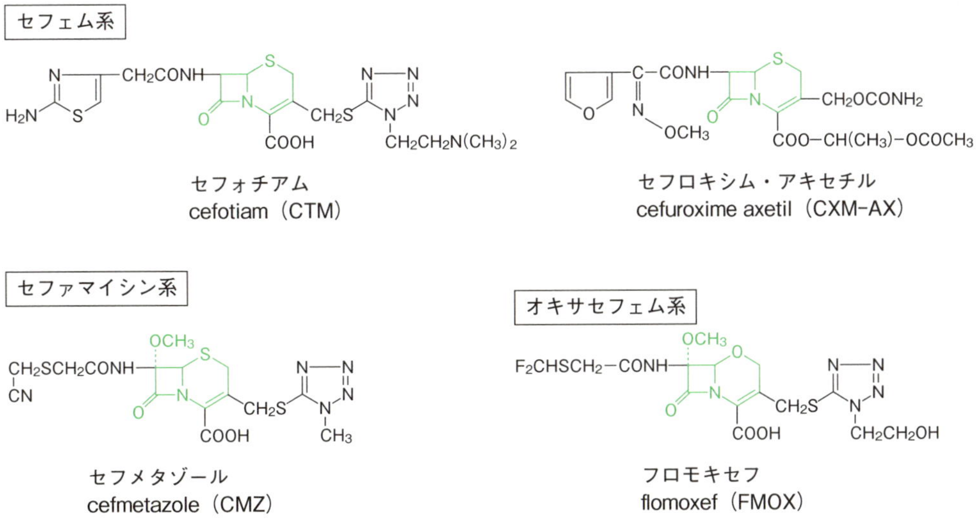

図 3.11　第二世代セフェム系薬の構造

セフェム系

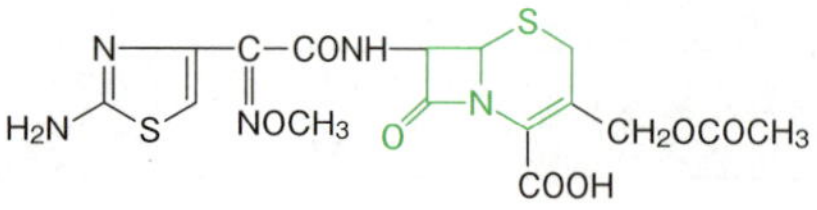

セフォタキシム
cefotaxime（CTX）

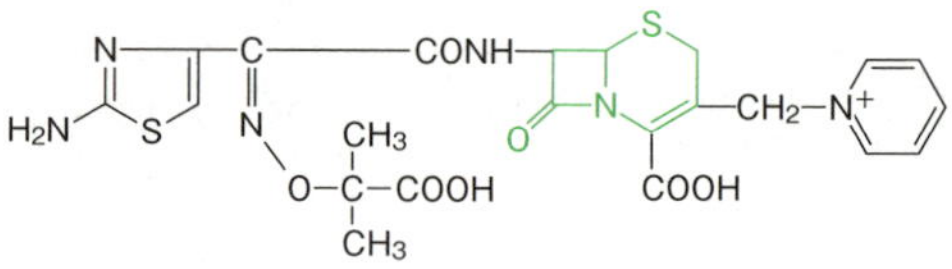

セフタジジム
ceftazidime（CAZ）

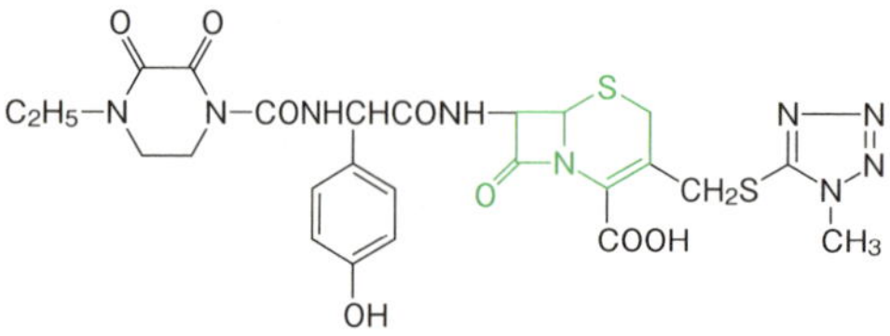

セフォペラゾン
cefoperazone（CPZ）

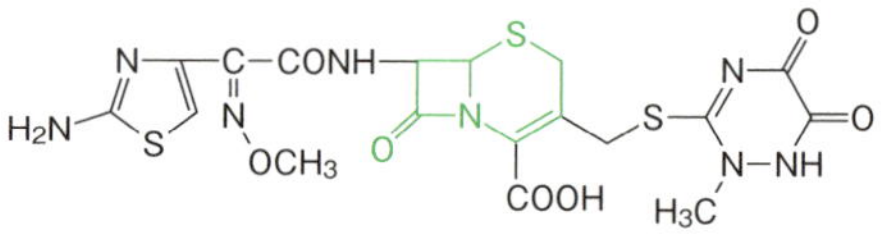

セフトリアキソン
ceftriaxone（CTRX）

オキサセフェム系

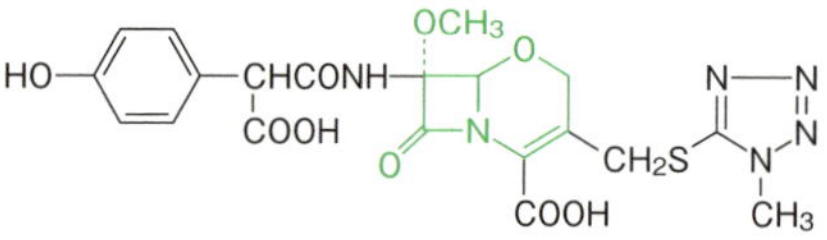

ラタモキセフ
latamoxef（moxalactam）
（LMOX）

図 3.12　第三世代セフェム系薬の構造

オキサセフェム系のフロモキセフ flomoxef も第二世代に分類される．

③ **第三世代セフェム系薬 3rd generation cephems**（図 3.12）：第二世代が有効な大腸菌，肺炎桿菌，インドール陰性・陽性プロテウス，エンテロバクター，シトロバクターやバクテロイデスなどに対してさらに強い抗菌力を発揮し，緑膿菌やセラチアにも活性を示すものがある．体内動態も改善されている．一方，ブドウ球菌などのグラム陽性菌に対する抗菌力が低下していたので，MRSA の流行は第三世代セフェム系の多用によるものと推測されている．

注射剤として**セフォタキシム** cefotaxime，**セフォペラゾン** cefoperazone，**セフタジジム** ceftazidime，**セフトリアキソン** ceftriaxone，**セフミノクス** cefminox がある．セフトリアキソンの血中半減期は 7〜8 時間と長く，1 日 1 回投与も可能となっている．抗緑膿菌作用はセフタジジムが最も高くセフォペラゾンも使われる．経口剤として**セフジニル** cefdinir やプロドラッグである**セフポドキシム・プロキセチル** cefpodoxime proxetil，**セフカペン・ピボキシル** cefcapene pivoxil などがある．

④ **第四世代セフェム系薬**（図 3.13）4th generation cephems：グラム陰性菌には第三世代セフェム系と同じ程度の抗菌力を示すが，ブドウ球菌などのグラム陽性菌に対する活性が第二世代セフェム系と同等かそれ以上に増強された．注射剤として**セフピロム** cefpirome，**セフェピム** cefepime，および**セフォゾプラン** cefozopran がある．

⑤ その他　海外の一部では，ceftobiprole のような MRSA にも適応のある「第五世代セフェム系薬」が開発さ

セフェム系

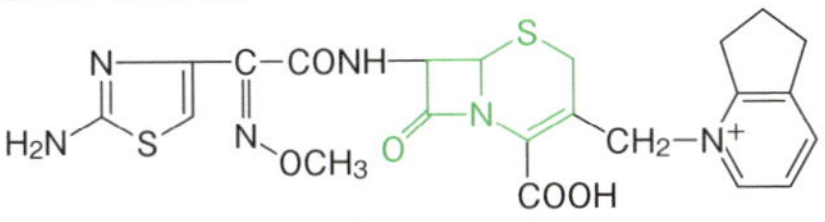

セフピロム
cefpirome（CPR）

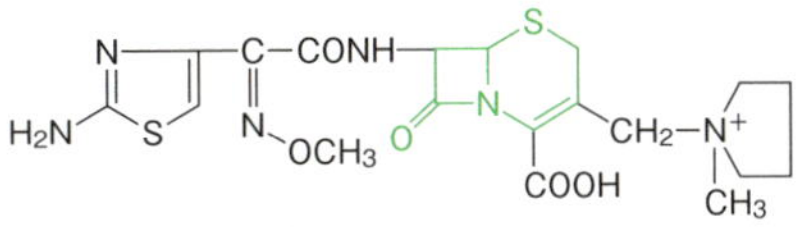

セフェピム
cefepime（CFPM）

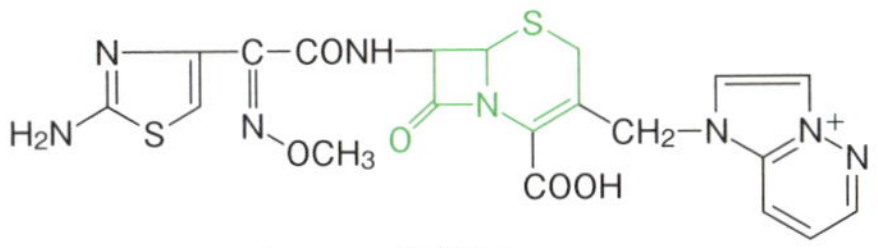

セフォゾプラン
cefozopran（CZOP）

図 3.13　第四世代セフェム系薬の構造

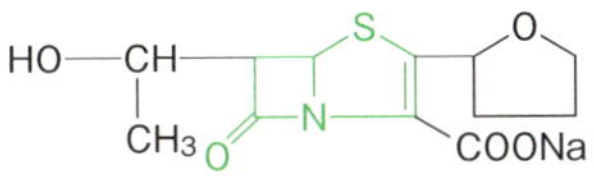

ファロペネム
faropenem（FRPM）

図 3.14　ペネム系薬の構造

れているが，日本では，まだ上市に至っていない．

【副作用他】

安全性の高い薬剤である．低頻度ではあるが，薬物アレルギーやアナフィラキシーショックに注意する．*N*-メチルチオテトラゾール基を3位にもつセフォペラゾン，セフメタゾール，ラタモキセフなどは，**ジスルフィラム様作用**（**アンタビュース作用**ともいう）により飲酒後に顔面紅潮，発汗，頭痛，血圧低下，悪心，嘔吐などの症状を示すことがある．アルコール代謝に係わるアルデヒドデヒドロゲナーゼを阻害し，血中のアセトアルデヒドが高まることが原因である．また，同じ側鎖により，低トロンビン血症による出血傾向を呈することがあるので，ビタミンKの併用を行う．

3.1.2　その他の*β*-ラクタム系薬（ペネム系，カルバペネム系，モノバクタム系薬，および*β*ラクタマーゼ阻害剤

1　ペネム系薬 penems

【構造】

ペネム系である**ファロペネム** faropenem は*β*-ラクタマーゼに対する安定化を目指して設計・合成された（図3.14）．2位に二重結合を有するところがペニシリン系とは異なり，さらに4位に硫黄原子を有するところがカルバペネム系とも異なっている．

【特徴（抗菌スペクトル，薬物動態，適応症など）】

ペニシリン耐性肺炎球菌を含むグラム陽性菌や大腸菌，エンテロバクター属などのグラム陰性菌に対して強い抗菌力を示す．インフルエンザ菌に対する抗菌力は弱く，緑膿菌やセラチアなどには無効である．経口剤として使用される．

2　カルバペネム系薬 carbapenems

【構造】

放線菌からペニシリン母核中の硫黄原子が炭素原子に置き換わったカルバペネム骨格をもつ全く新しいチエナマイシンが単離された．広い抗菌スペクトルと強い殺菌力を示したが，不安定であることが欠点であった．化学修飾が試みられ，**イミペネム** imipenem が開発された．現在，**パニペネム** panipenem，**ビアペネム** biapenem，**メロペネム** meropenem，**ドリペネム** doripenem や経口薬の**テビペネムピボキシル**が，カル

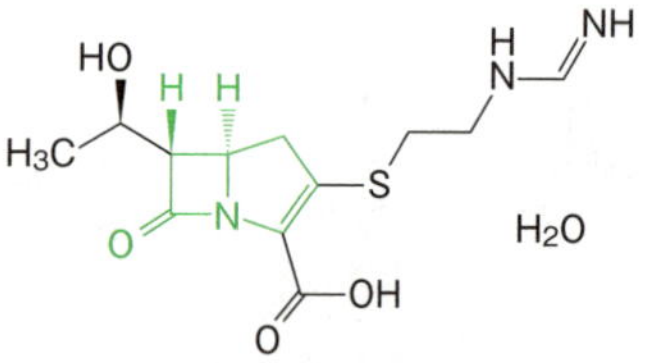

イミペネム
imipenem（IPM）

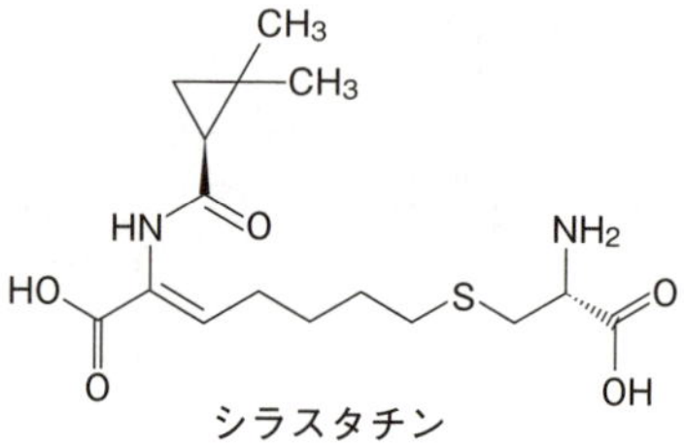

（DHP-1 阻害剤）　シラスタチン
cilastatin（CS）

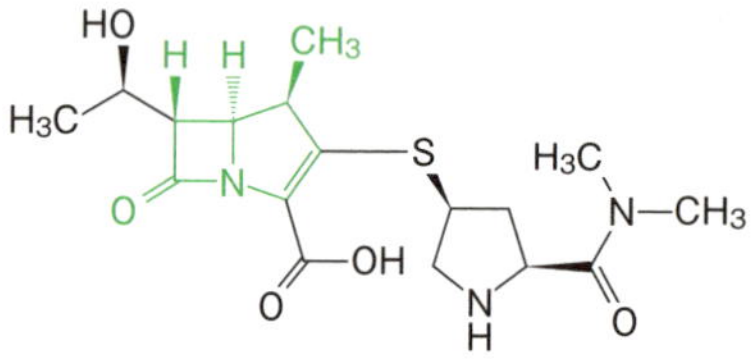

メロペネム
meropenem（MEPM）

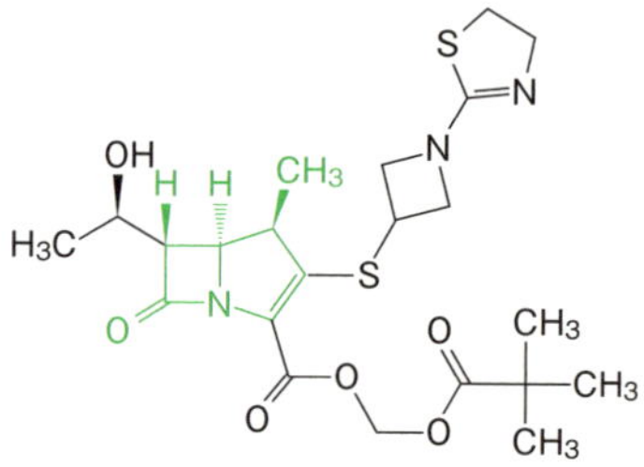

テビペネムピボキシル
tebipenem pivoxil（TBPM-PI）

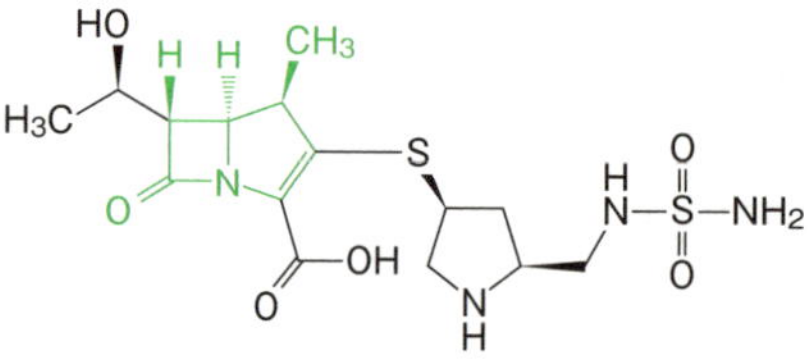

ドリペネム
doripenem（DRPM）

4位メチル基を有するカルバペネムは DHP－1 で分解されない.

図 3.15　カルバペネム系薬と DHP-1 阻害剤の構造

バペネム系薬として使用されている（図 3.15）.

【抗菌スペクトル，薬物動態，適応症など】

中等度以上の感染症，基礎疾患が重症の場合や重症化が予測される場合に使用される．初期治療に用いる薬剤ではない．院内感染症など緑膿菌・アシネトバクターに対する標的治療に重要な抗菌薬なので，耐性菌の出現を防ぐために，安易に用いてはならない．多くの病院でカルバペネムの使用量は管理されている．クラス A，C，D の β-ラクタマーゼに安定であり，グラム陽性菌やクラス B β-ラクタマーゼ非産生グラム陰性菌に対して広い抗菌スペクトルと強い殺菌力を有する．特に緑膿菌に対する抗菌力は，セフェム系よりもはるかに強い．しかし，MRSA やクラス B β-ラクタマーゼを産生する緑膿菌，セラチア，マルトフィリア菌やセパシア菌には抗菌力が弱い．

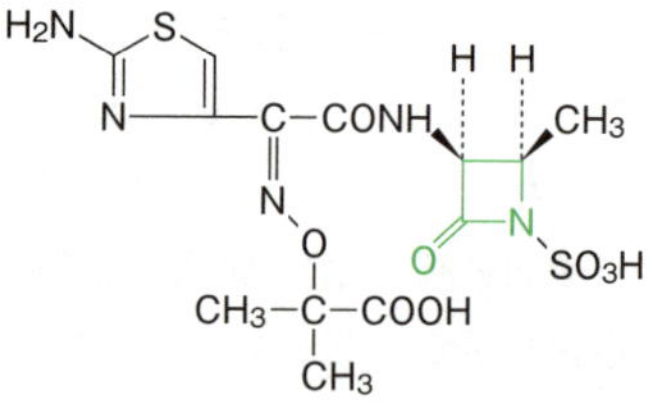

アズトレオナム
aztreonam（AZT）

図 3.16　モノバクタム系薬の構造

欠点としてヒト腎尿細管の基底膜に存在するデヒドロペプチダーゼ 1 dehydropeptidase 1（DHP-1）により分解され，尿中濃度が低下することと，その分解産物による腎毒性がある．DHP-1 による分解を防止するために，イミペネムの場合にはシラスタチン cilastatin と，またパニペネムの場合には腎臓への薬剤の移行を抑制する作用のあるベタミプロン betamipron

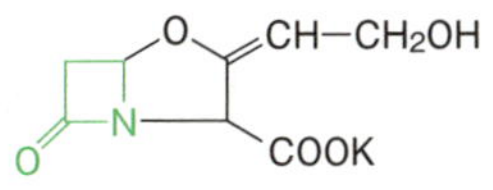

クラブラン酸・カリウム
potassium clavulanate（CVA）

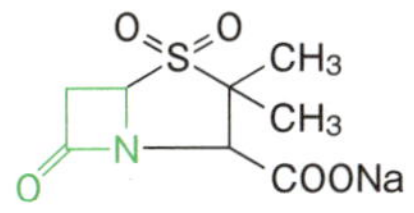

スルバクタム・ナトリウム
sodium sulbactam（SBT）

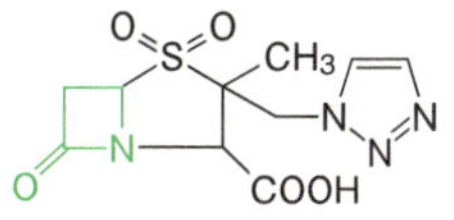

タゾバクタム
tazobactam（TAZ）

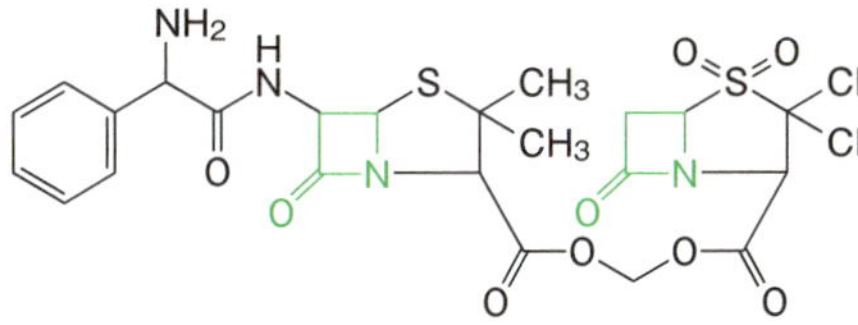

スルタミシリン
sultamicillin（SBTPC）

図3.17　β-ラクタマーゼ阻害剤の構造

との1：1合剤として使用される（図3.15）．4位にメチル基をもつメロペネム，ビアペネム，ドリペネムはDHP-1による分解に抵抗性であり，配合薬を必要としない．2009年に，カルバペネムで初めての経口薬のテビペネムピボキシルが上市された．カルボキシル基がピボキシル化されたプロドラッグである．適応症は，小児の肺炎，中耳炎，副鼻腔炎となっている．

【副作用】

腎機能抑制，中枢神経痙攣誘発作用が知られている．バルプロ酸ナトリウムとの併用は禁忌である．

3　モノバクタム系薬 monobactams

【構造】

構造中に単環ラクタム（モノバクタム）構造をもつβ-ラクタム系薬で，アズトレオナム aztreonam（図3.16）が代表的な薬剤である．

【特徴（抗菌スペクトル，薬物動態，適応症など）】

グラム陽性菌や嫌気性菌に対する作用は弱いが，β-ラクタマーゼに抵抗性が高いことから緑膿菌などのグラム陰性菌に優れた抗菌力を示す．

【副作用など】

アズトレオナムは，ペニシリン系やセフェム系にアレルギーのある患者にも使用できるが，セフタジジムと同じ側鎖をもつためセフタジジムにアレルギーのある患者には適用できない．

3.1.3　β-ラクタマーゼ阻害剤

【構造】

クラブラン酸 clavulanic acid，スルバクタム sulbactam，タゾバクタム tazobactam の構造を，図3.17に示した．β-ラクタム構造をもつが，抗菌力はほとんどない．

【作用機序】

クラスAまたはCβ-ラクタマーゼに強く結合して酵素活性を阻害する．酵素の活性中心に結合して酵素の触媒活性によりβ-ラクタム環が加水分解されると，反応性の高い活性型になり，酵素に不可逆的に結合する．酵素が触媒作用により自ら阻害物質を生成するという意味で「酵素自殺基質」と呼ばれることもある．

【特徴（抗菌スペクトル，薬物動態，適応症など）】

β-ラクタマーゼ産生菌に対してβ-ラクタム系薬を有効にするために，β-ラクタム系薬と合剤にして使用されている．しかし，クラスBおよびDβ-ラクタマーゼに対する阻害剤はない．

① オキサペナム系：クラスAβ-ラクタマーゼ（ペニシリナーゼ）阻害活性が強いクラブラン酸が，ペニシリン系のアモキシシリンとの合剤として使用されている（→p. 284）．

② ペナムスルホン酸系：クラスAβ-ラクタマーゼ

(ペニシリナーゼ）阻害活性は弱いが，クラスC β-ラクタマーゼ（セファロスポリナーゼ）に高い阻害活性を示す．スルバクタムはアンピシリンとの合剤，あるいはセフォペラゾン（第三世代セフェム系）との合剤として，タゾバクタムはピペラシリン（抗緑膿菌性ペニシリン系）との合剤としてそれぞれ使用されている．スルタミシリン sultamicillin は，アンピシリンとスルバクタムをエステル結合させた相互プロドラックである（図3.17）．

【その他】

耐性菌対策として，β-ラクタマーゼ産生による耐性菌であることを確認後に使用することが望ましい．

3.1.4　グリコペプチド系薬 glycopeptides

放線菌が産生する芳香族アミノ酸を含む7個のアミノ酸からなるペプチド構造にアミノ糖が付加された大環状構造をとる（図3.18）．バンコマイシン vancomycin とテイコプラニン teicoplanin がある．

【作用機序】

バンコマイシンなどのグリコペプチド系薬はムレインモノマーの D-Ala-D-Ala 部分に直接結合することによって，細胞壁合成基質の利用を阻害する（図3.6）．

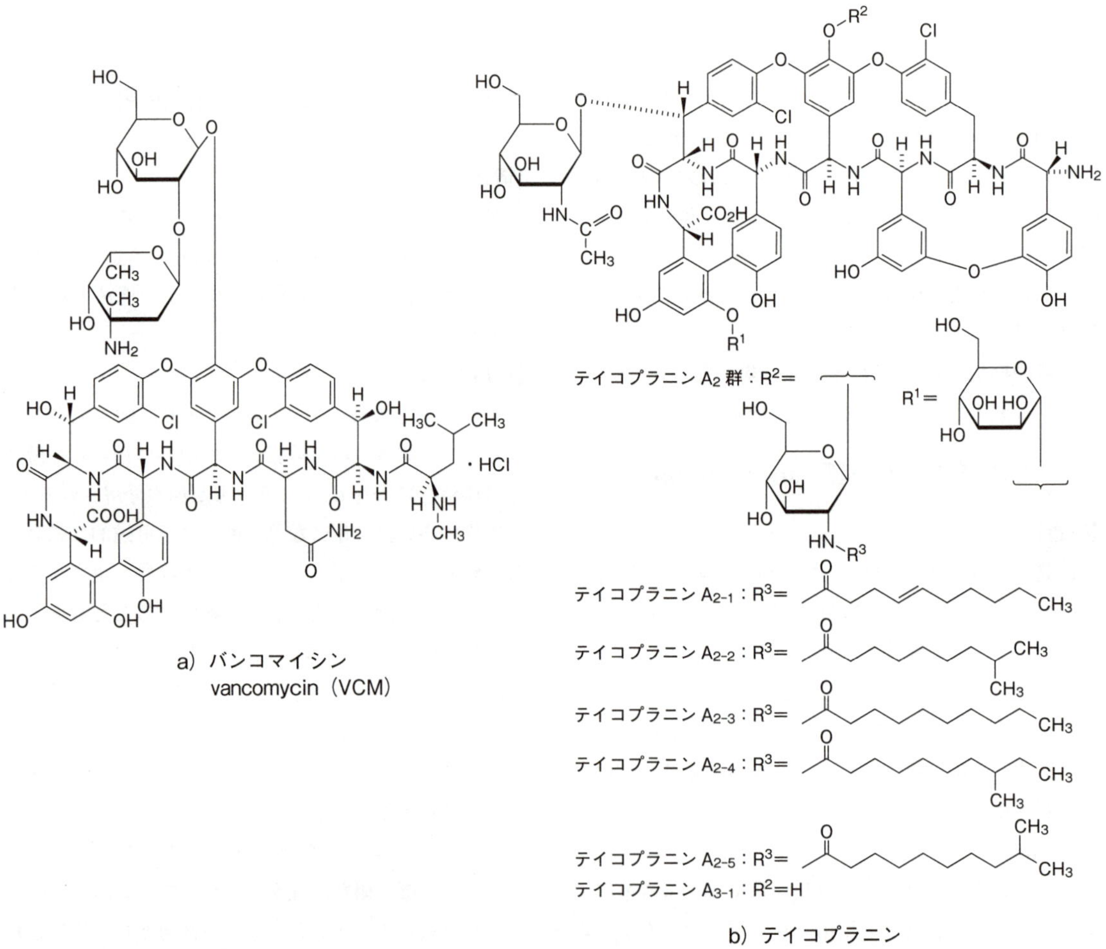

a）バンコマイシン
vancomycin（VCM）

b）テイコプラニン
teicoplanin（TEIC）

図3.18　グリコペプチド系薬の構造

【特徴（抗菌スペクトル，薬物動態，適応症など）】

MRSA に有効である．好気性や嫌気性のグラム陽性菌に殺菌的に作用するが，陰性菌に対しては外膜を透過できないために抗菌力を示さない．MRSA 肺炎や敗血症などの全身的感染症には点滴静注が行われる．一方，消化管から吸収されないため，MRSA 腸炎やディフィシル菌による**偽膜性大腸炎**のように病原体が腸管内に存在する場合は，経口投与される．経口投与では吸収されないため，後述の副作用の発現はみられない．

【副作用など】

腎毒性のため有効治療濃度域が狭い．**治療薬物モニタリング** therapeutic drug monitoring（**TDM**）を実施し，腎機能も考慮しながら投与設計を行う（→ p. 343）．第 8 脳神経症障害によるめまい，耳鳴り，聴力低下の報告もある．急速に静注した際に，ヒスタミン遊離による**レッドネック症候群**や血圧低下を起こすことがある．これを回避するためバンコマイシンでは 60 分以上，テイコプラニンでは 30 分以上かけて点滴を行う（→ p. 321）．

3.1.5 ホスホマイシン fosfomycin

【作用機序】

放線菌が産生する**ホスホマイシン** fosfomycin（図 3.19）は，ペプチドグリカン前駆体合成の UDP-N-アセチルグルコサミン（UDP-GlcNAc）へのエノールピルビン酸の付加反応を阻害する（図 3.6）．

【特徴（抗菌スペクトル，薬物動態，適応症など）】

グラム陽性菌から緑膿菌を含む陰性菌に比較的広い抗菌スペクトルを有している．他の系統の抗菌薬との併用で MRSA や緑膿菌などによる感染症に用いられる．作用点が異なるために，β-ラクタム系薬とも**交差耐性**を示さず，また相乗作用も期待できる．我が国では O-157 感染症において 2 日以内にホスホマイシンを使用することで溶血性尿毒症症候群（HUS）の発生が低く抑えられたとの報告もあるが，確立された治療法ではなく，海外では毒素の放出を抑えるために，ホスホマイシンも含めて抗菌薬の使用を推奨しない国がある．

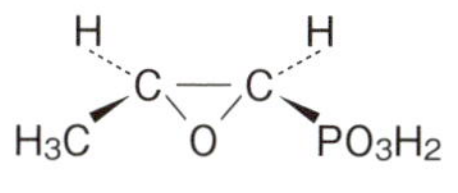

ホスホマイシン fosfomycin（FOM）

図 3.19 ホスホマイシン系薬の構造

【副作用など】

抗原性が低いため，アレルギーの可能性は低い．

3.1.6 バシトラシン bacitracin

【作用機序】

ペプチドグリカンの構成単位であるムレインモノマーは細胞質内で合成された後，キャリア脂質修飾を受けてから細胞質膜を越えて細胞外に輸送される．輸送後，ムレインモノマーからキャリア脂質は除去され，さらなる輸送に再利用されるが，**バシトラシン**はこの再利用を阻害する．

【特徴（抗菌スペクトル，薬物動態，適応症など）】

化膿性皮膚疾患用の軟膏剤が市販されている．フラジオマイシンとの合剤でブドウ球菌やレンサ球菌に対して効果を示す．

3.1.7 サイクロセリン cycloserine

【作用機序】

サイクロセリンは D-Ala の構造アナログであり，細胞質でのムレインモノマー合成の初期段階を阻害する．標的酵素は，アラニンラセマーゼ（アラニン異性化酵素）であり，L-Ala から D-Ala への異性化段階とそれに続く D-Ala-D-Ala のジペプチド形成の両反応を阻害する（図 3.6）．

【特徴（抗菌スペクトル，薬物動態，適応症など）】

肺結核およびその他の結核症に第二選択薬として使用する（→ p. 316）．

3.2 タンパク質合成阻害薬

リボソームで行われるタンパク質合成は生命維持に

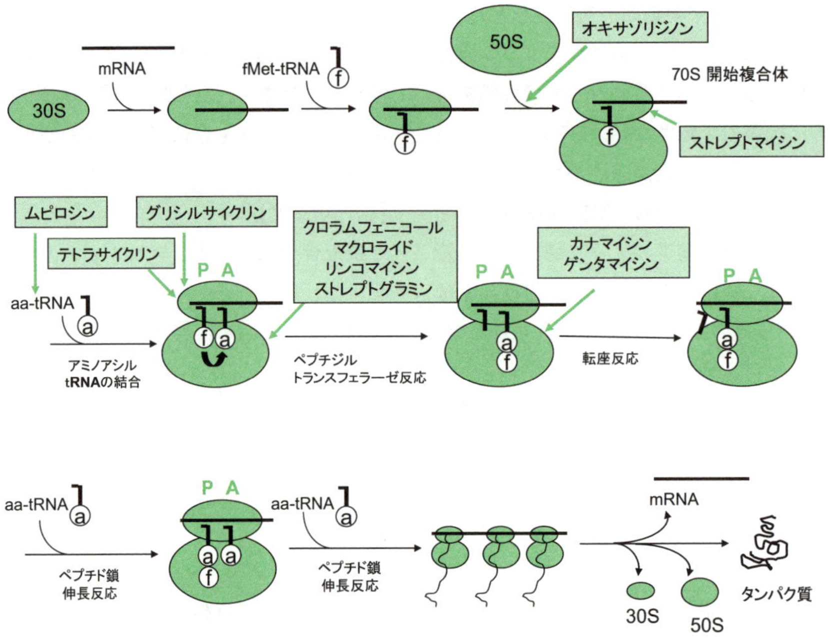

図 3.20　主なタンパク質合成阻害を機序とする抗菌薬の作用点

aa-tRNA：アミノアシル-tRNA, f-Met および ⓕ：ホルミルメチオニン, ⓐ：アミノ酸, P：ペプチジルサイト,
A：アミノアシルサイト
（田中晴雄，土屋友房編：化学療法学，南江堂より改変）

必須である（図 3.20）. 細菌は, 70S 型（30S サブユニットと 50S サブユニット）の，ヒトや動物などの真核生物は 80S 型(40S サブユニットと 60S サブユニット)のリボソームをもち，巨視的には類似するが，部分的詳細構造が異なる．アミノグリコシド系薬，マクロライド系薬, テトラサイクリン系薬, クロラムフェニコール，リンコマイシン系薬，オキサゾリジノン系薬，ムピロシンなどのタンパク質合成阻害薬は 70S 型リボソームに結合するが，80S 型には結合しないため，選択毒性の高い抗菌薬となる．アミノグリコシド系薬を例外として，一般にタンパク質合成阻害薬は，静菌作用を示す．

3.2.1　アミノグリコシド（アミノ配糖体）系薬 aminoglycosides

1944 年に Waksman らがグラム陰性菌や抗酸菌に有効な抗生物質として *Streptomyces griseus* から**ストレプトマイシン**を単離した．アミノグリコシド系抗菌薬の最初のものである．

【構造】

アミノグリコシド系抗菌薬は，六員環（シクロヘキサン）にアミノ基あるいは水酸基が 3 個以上ついた構造のアミノシクリトールに，2 個以上のアミノ糖または中性糖がグリコシド結合した水溶性，塩基性の抗菌薬である（図 3.21）. streptidine をアミノシクリトールとしてもつ**ストレプトマイシン**類，2-あるいは 3-deoxystreptamine をアミノシクリトールとしてもつ**カナマイシン**類，**ゲンタマイシン**類，および**フラジオマイシン**（**ネオマイシン**）類に分類される．また，**スペクチノマイシン**は，アミノ糖を分子内に含まずアミノシクリトールのみからなる化合物であるが，便宜上アミノグリコシド系抗菌薬としている．

【作用機序】

細菌のリボソーム 30S サブユニットに不可逆的に結合する．ストレプトマイシンは 30S サブユニット内 16S rRNA に結合し，70S リボソームの解離を引き

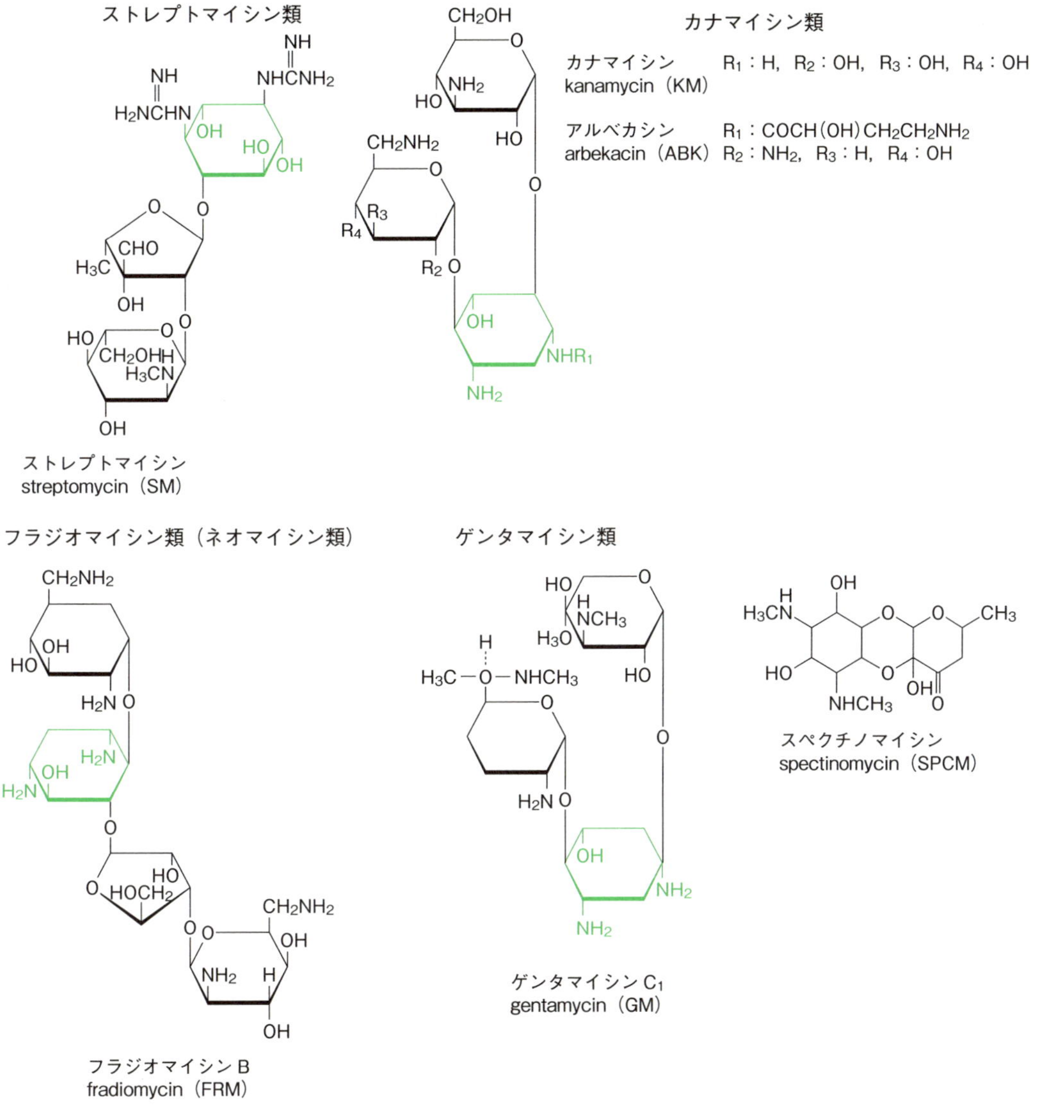

図 3.21　アミノグリコシド系抗菌薬の構造

起こし，タンパク質合成開始段階を阻害する．カナマイシンとゲンタマイシンは 30S と 50S サブユニット境界部で両方に結合することで，ペプチジル -tRNA が A 部位に固定されて P 部位へ転座ができなくなり，その結果ペプチド伸長反応を阻害する（図 3.20）．

タンパク質合成阻害薬は一般に静菌的作用と考えられているが，アミノグリコシド系薬は例外的に殺菌的に作用する．翻訳誤りの結果として，異常タンパク質が生成されることが原因ともいわれるが，他の作用点の関与も示唆されている．β-ラクタム系薬と比較して溶菌作用がほとんどないことから，**エンドトキシンショック**の発生が少ないことが期待できる．

【抗菌スペクトル】

グラム陽性菌，陰性菌，結核菌まで広い抗菌スペクトルをもつが（付表→ p. 386），好気性菌に限られ，嫌気性菌には無効である．菌体内取り込みには，電子伝達系に依存した膜内外のプロトン濃度勾配形成が必要であり，嫌気条件の菌では，電子伝達系のはたらきが低いため，嫌気性菌に無効と考えられる．β-ラクタム薬と高い相乗効果がある．これはβ-ラクタム系薬による細胞壁の脆弱化が，アミノグリコシド系薬の細胞内取り込みを促進することによると考えられる．

【薬物動態・副作用】

アミノグリコシド系薬は，未変化体で腎排泄され尿中濃度が高くなるため，腎障害を起こすことがある．腎機能が低下した患者や高齢者において排泄が不十分な場合に，血中濃度が高くなることがあるので注意を要する．有効治療濃度域が狭いので，TDM が推奨される．全身系の感染症には，通常注射剤として使用されるが，消化管からほとんど吸収されないので，腸管感染症や手術前の腸内殺菌を目的として経口で使用されることがある．耳のコルチ器や前庭器の有毛細胞の障害・消失，あるいは，**第8脳神経系障害**により，不可逆性の難聴，めまい，平衡感覚異常などが現れる．また，ループ系利尿薬との併用により腎毒性や聴器障害が増強されることがある．本薬の膜安定化作用により**神経筋遮断作用**（**クラーレ様作用**）が認められており，筋弛緩薬または麻酔薬との同時投与や，重症筋無力症患者への投与には注意を要する．アレルギー反応（発疹，発熱，関節炎，皮膚炎など）が生じることもある．

【特徴（適応症など）】

ストレプトマイシン類：**ストレプトマイシン** streptomycin は，水に溶けやすい強塩基性物質で硫酸塩として使用される．代表的な抗結核薬で，イソニアジドやリファンピシンなどと併用される．結核以外には，野兎病，ペスト，ワイル病さらにペニシリン G あるいはアンピシリンとの併用で心内膜炎に用いられる．

フラジオマイシン類：**フラジオマイシン** fradiomycin（ネオマイシン）は，緑膿菌や結核菌以外のグラム陽性，グラム陰性細菌に有効である．腎毒性，耳毒性が高いため，外用薬として外傷・熱傷，手術創や，びらん・潰瘍の二次感染予防に対して使用される．**パロモマイシン** paromomycin は，経口で赤痢アメーバによる腸管アメーバ症に使用する．

カナマイシン類：フラジオマイシンと異なり，リボースを欠きデオキシストレプタミンを有する．グラム陽性菌および緑膿菌を含むグラム陰性菌に対して有効である．**カナマイシン** kanamycin は，抗結核薬として梅澤浜夫により本邦で見いだされ，現在では結核感染症の第二選択薬として使用される．**トブラマイシン** tobramycin は緑膿菌に対して優れた抗菌力を示す．トブラマイシンやカナマイシン耐性菌酵素による修飾部位を改変あるいは除去した誘導体として，**ジベカシン** dibekacin，**アミカシン** amikacin，**アルベカシン** arbekacin が開発された．アミカシンは，ゲンタマイシンと交差耐性が生じにくい．非結核性抗酸菌にも有効である．グラム陽性菌から緑膿菌を含む陰性菌に対してまで幅広い抗菌力をもつ．アルベカシンは MRSA による肺炎，敗血症に対する治療薬として使用される．

ゲンタマイシン類：ゲンタマイシン類は，カナマイシンよりも腎毒性が強く，緑膿菌に高い抗菌活性を示すことが特徴である．**ゲンタマイシン** gentamicin は緑膿菌，プロテウス菌などのグラム陰性桿菌の重症感染症に対してペニシリン系薬との併用で使用される．また，ゲンタマイシンはカナマイシン耐性菌に用いられる．**イセパマイシン** isepamicin はゲンタマイシンやアミカシン耐性菌にも抗菌力を示すことがあり，聴器毒性や腎毒性も比較的弱い．

【その他】

リボスタマイシン ribostamycin は緑膿菌や結核菌に対する抗菌力は弱いが，他のグラム陽性菌や陰性菌には有効である．腎毒性や耳毒性は他のアミノグリコシド系薬よりも弱い．**スペクチノマイシン** spectinomycin は，殺菌的ではなく静菌作用を示す．ペニシリン系薬やニューキノロン系薬に耐性を示す淋菌性尿道炎の治療に使用される．

3.2.2　マクロライド系薬 macrolides

【構造】

マクロライド系薬は，14，15，または16員環の環状ラクトンにアミノ糖およびデオキシ糖がグリコシド結合した構造をもつ（図3.22）．初期のマクロライド系薬は胃酸に不安定かつ肝臓代謝を受けやすかったが，クラリスロマイシンなどのニューマクロライド系薬ではこれらの欠点が改良され，高い血中濃度と長い

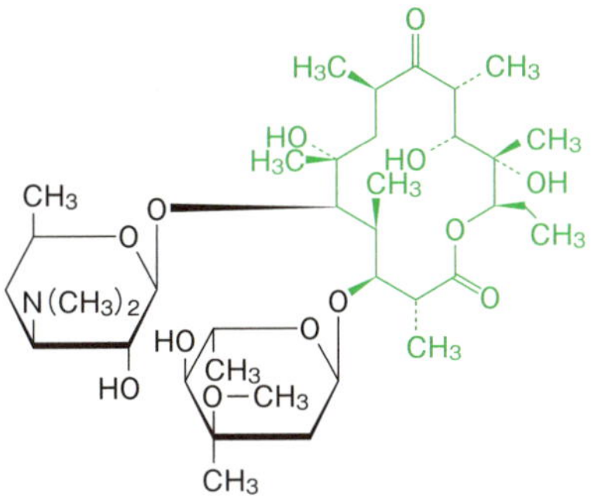

エリスロマイシン
erythromycin（EM）
（14 員環マクロライド）

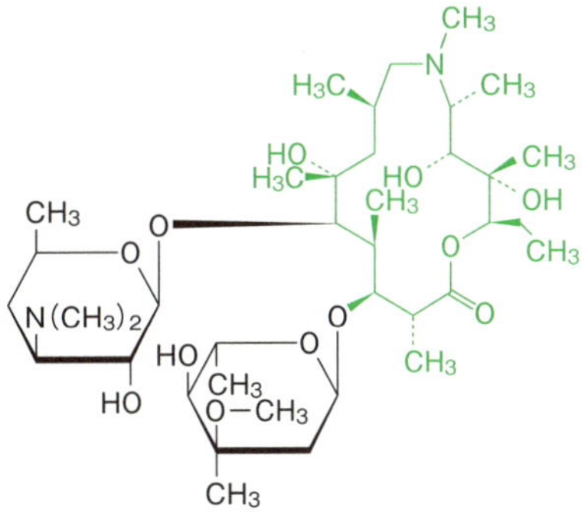

アジスロマイシン
azithromycin（AZM）
（15 員環マクロライド）

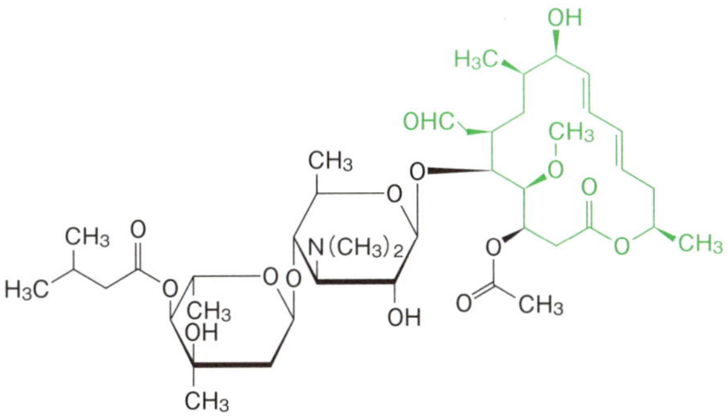

ジョサマイシン
josamycin（JM）
（16 員環マクロライド）

図 3.22　マクロライド系抗菌薬の構造

半減期を示している．

【作用機序】

リボソーム 50S サブユニット内 23S rRNA に結合することでペプチド転移反応が阻害され，また，アミノ酸を転位させた脱アシル tRNA が解離不能となり，ペプチジル–tRNA の遊離を生じる．この結果，ペプチド鎖の伸長が阻害される（図 3.20）．結合部位は，リンコマイシン系薬と同一部位であり，交差耐性を示す．

【抗菌スペクトル】

ブドウ球菌属，レンサ球菌属などのグラム陽性菌から，淋菌，髄膜炎菌，モラクセラ・カタラリス，レジオネラ，カンピロバクターなどのグラム陰性菌，リケッチア，マイコプラズマ，梅毒トレポネーマやレプトスピラまで幅広く有効である．嫌気性菌にも効力を示す．能動的排出システムの存在により，腸内細菌科や緑膿菌などのグラム陰性菌に対しては無効である．低濃度では静菌的に働き，高濃度では殺菌的にはたらく二面性をもっている（付表→ p. 386）．

【薬物動態的特徴】

脂溶性が高いため経口吸収は良く，肝や肺などの組織や，喀痰，気管支分泌物への移行性も高い．良好な細胞内移行性も示すためリケッチア，クラミジアなどの偏性細胞内寄生性細菌感染症に使用される．また，肺移行性も良好なため，通性細胞内寄生性細菌であるレジオネラによる呼吸器感染症や肺炎の治療にも用いられる．肝臓で代謝され，主に胆汁中に排泄されるので，腸管内濃度が高まることから，カンピロバクター腸炎などにも適用される．

【適応症】

グラム陽性菌に起因する感染症に有効である．低毒性で小児にも用いやすく，市中呼吸器感染症に広く用いられる．マイコプラズマ肺炎には第一選択薬である．緑膿菌に対してほとんど抗菌活性を示さないにもかかわらず，緑膿菌を起因菌とする，びまん性汎細気管支炎や慢性副鼻腔炎の治療に**少量長期投与**が行われる．緑膿菌への直接的作用（バイオフィルム形成阻害と除去，エラスターゼ，プロテアーゼやホスホリパーゼ C などの毒素産生阻止作用など）なのか，または宿主機能の改善（気道粘液の分泌促進，気道繊毛運動の亢進，好中球機能の亢進など）に起因するのかは明確ではない．

【副作用・相互作用】

安全性の高い抗菌薬であるが，消化器症状及び発疹が報告されている．CYP3A4 を阻害するために，同じ酵素で代謝を受けるテオフィリンとの併用による痙攣や，ピモジドとの併用による QT 延長などを引き起こす．また，P-糖タンパク質阻害作用をもつことから，P-糖タンパク質輸送系で排泄されるアピキサバンなどの抗凝固薬の血中濃度上昇がみとめられる．経口投与では苦味が強く，乳幼児に服用させることが難しいことがある．薬剤にコーティングする，苦味を抑える添加物を加えるなどして，製剤学的改良が続けられている．

【特徴（適応症など）】

14 員環マクロライド系薬：**エリスロマイシン** erythromycin は，初めて実用化されたマクロライド系薬であり，ジフテリア，軟性下疳，マイコプラズマ肺炎，百日咳に対する第一選択薬である．レジオネラにはリファンピシンと併用される．他のマクロライド系薬と比較して胃酸に対して不安定である．

14 員環ニューマクロライド系薬：**クラリスロマイシン** clarithromycin は，エリスロマイシンの半合成誘導体であり，酸不安定性が改善されている．経口投与時の血中濃度も比較的高く，持続的であるため，臨床効果が優れる．エリスロマイシンに比べて，嫌気性菌，ヘリコバクター・ピロリ，レジオネラなどのグラム陰性菌，マイコプラズマ，クラミジア，*Mycobacterium avium* complex などへの抗菌力が増強している．胃炎や胃潰瘍の原因であるヘリコバクター・ピロリの除菌に，アモキシシリンやプロトンポンプ阻害薬（ランソプラゾール，オメプラゾール，エソメプラゾールあるいはボノプラザン）との 3 剤併用が行われる．クラリスロマイシン耐性による除菌失敗症例では，メトロニダゾールを使用する（→ p. 310）．**ロキシスロマイシン** roxithromycin は，他のマクロライド系薬と同様の抗菌スペクトルを示すが，特にグラム陰性菌であるモラクセラ・カタラリス呼吸器感染症に有効である．

15 員環マクロライド系薬：**アジスロマイシン** azithromycin は，エリスロマイシン基本骨格に窒素原子が導入された 15 員環構造を有する．エリスロマイシン，クラリスロマイシンに比較して，大腸菌，赤痢菌，サルモネラ，エルシニアまで抗菌スペクトルが広がり，インフルエンザ菌，モラクセラ・カタラリスに対する抗菌力も増強された．血中半減期が約 60 時間と長く，1 日 1 回 3 日間投与で有効血中濃度を 7 日間維持できる．また，単回投与で 7 日間持続可能な経口懸濁徐放性製剤（成人用ドライシロップ）も開発されている．組織移行性・細胞内移行性が良好なため，細胞内寄生性細菌に有効である．エリスロマイシンやクラリスロマイシンと比較して，肝薬物代謝酵素の影響をほとんど受けず，併用禁忌とされる薬物はない．

16 員環マクロライド系薬：**ジョサマイシン** josamycin，**ミデカマイシン** midecamycin，**キタサマイシン** kitasamycin（**ロイコマイシン** leucomycin）などがある．14 員環マクロライドと同様な抗菌スペクトルを示すが，バクテロイデスやマイコプラズマに対する抗菌力が強い．耐性誘導能が低く，マクロライド耐性黄色ブドウ球菌の一部（誘導型）に有効で，また，マクロライド耐性グラム陽性の菌の一部（排出型）にも抗菌活性を示す．緑膿菌性びまん性汎細気管支炎には効果はない．

16 員環ニューマクロライド系薬：**ロキタマイシン** rokitamycin は，経口吸収性が改善され，組織移行性に優れる．酸安定性が高く，マクロライド系抗菌薬の中では最も高い血中濃度が期待できる．特に嫌気性菌に有効である．

リンコマイシン系薬 lincomycins：含硫糖を構造にもつ**リンコマイシン** lincomycin，**クリンダマイシン**

clindamycin（図3.23）がある．一次作用点がマクロライド系薬と同じため，交差耐性を生じる．クリンダマイシンはリンコマイシンよりも抗菌力が強く，臨床にはより多用される．ブドウ球菌属，肺炎球菌を除くレンサ球菌属などのグラム陽性球菌，嫌気性菌及びマイコプラズマに優れた抗菌力を示し，嫌気性菌感染症の代表的な治療薬である．経口吸収もよく，肺，肝，好中球やマクロファージなどへの組織・細胞内移行性が良好である．また骨や関節への浸透性が優れていることから，骨髄炎の治療に用いられる．トキソプラズマ肺炎，ニューモシスチス肺炎の治療にも単独あるいは併用薬として用いられる．

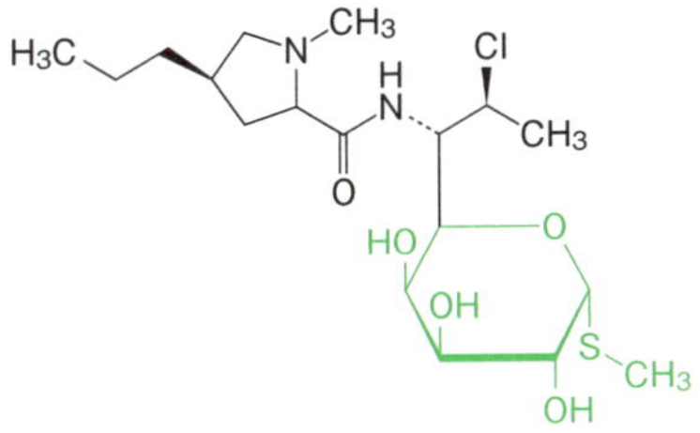

クリンダマイシン
clindamycin（CLDM）

図3.23　リンコマイシン系抗菌薬の構造

3.2.3　テトラサイクリン系薬 tetracyclines

【構造】

テトラサイクリン系抗菌薬は，4つの六員環が連結したヒドロナフタセン環を基本骨格とした，広域スペクトラムをもつ抗菌薬である．1948年に *Streptomyces aureofaciens* の代謝産物としてクロルテトラサイクリンが発見され，さらにオキシテトラサイクリン，テトラサイクリンが発見された．その後，長時間作用型のドキシサイクリンやミノサイクリンが開発された．テトラサイクリン tetracycline，ドキシサイクリン doxycycline，ミノサイクリン minocycline が主に臨床で使用されている（図3.24）．

【作用機序】

テトラサイクリン系薬は，細菌リボソームの30Sサブユニットに結合する．アミノアシル tRNA と mRNA-リボソーム複合体中のアミノアシル-tRNA 結合部位との結合が妨げられタンパク質合成が阻害される．

【抗菌スペクトル】

グラム陽性菌，陰性菌，さらに，マイコプラズマ，梅毒トレポネーマ（スピロヘータ），リケッチア，クラミジア，さらにマラリア原虫まで，非常に広い抗菌スペクトルを示す．

【薬物動態】

テトラサイクリン系薬は，経口投与で小腸から吸収

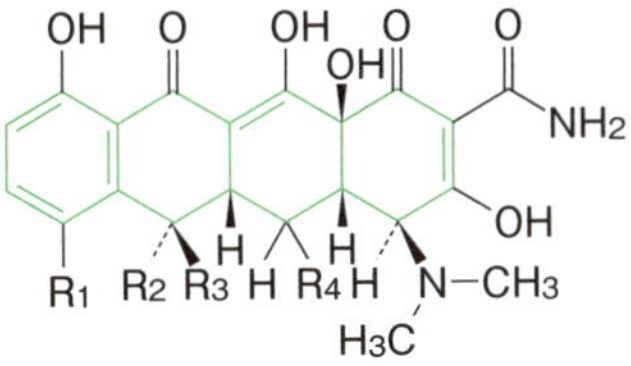

	R_1	R_2	R_3	R_4
オキシテトラサイクリン oxytetracycline（OTC）	H	OH	CH_3	OH
テトラサイクリン tetracycline（TC）	H	OH	CH_3	H
デメチルクロルテトラサイクリン demethylchlortetracycline（DMCTC）	Cl	OH	H	H
ドキシサイクリン doxycycline（DOXY）	H	H	CH_3	OH
ミノサイクリン minocycline（MINO）	$N(CH_3)_2$	H	H	H

図3.24　テトラサイクリン系抗菌薬の構造

される．肝臓で代謝され，胆汁から糞便中にほとんどが排泄されるが，一部尿中にも移行する．脂溶性が高いために，組織移行性がよく，髄液，喀痰，腹水，胆汁中の濃度が高い．主要排泄経路は各誘導体によって異なる．

【適応症】

テトラサイクリン系薬は静菌的に働き，殺菌は宿主の免疫系による．細胞内寄生性細菌であるマイコプラズマ，リケッチア，クラミジア感染症には第一選択薬である．レジオネラ感染症にはマクロライドやニューキノロンの代用として第二次選択薬として使用される．ブルセラ症，スピロヘータ感染症（梅毒・ライム病）にも第一選択薬として使用される．炭疽菌感染症や，原虫の赤痢アメーバ，マラリアの予防や治療にも用いられる．その広範なスペクトルを生かして，旅行者下痢症の予防投与に用いることもある．

【副作用・相互作用】

カルシウム，マグネシウム，アルミニウムなどの2価イオンの金属を含む食品や薬剤，または鉄剤と経口で併用すると消化管内で難溶性のキレートを形成するためにテトラサイクリンの吸収が低下し，効果が減弱されるおそれがある．また，カルシウムキレート形成により，胎児や，歯牙形成期にある8歳未満の小児に対して，骨発育不全や，テトラサイクリン歯とも呼ばれる歯牙の着色・エナメル質形成不全を起こす場合がある．動物実験（ラット）で胎児毒性が認められているので，妊婦または妊娠している可能性のある女性には治療上の有益性を配慮し使用する．母乳中への移行も報告されている．悪心，嘔吐，下痢や光線過敏症などの副作用も知られている．テトラサイクリン系薬による腸内細菌の減少が，ビタミンK合成を阻害し，ワルファリンなど抗凝固薬の作用を増強する．

3.2.4　グリシルサイクリン系薬 glycylcyclines

【構造】

チゲサイクリン tigecycline は，ミノサイクリンの9位にグリシルアミド基が結合した構造をもつグリシルサイクリン系の抗菌薬である（図3.25）．

【作用機序】

リボソーム30Sサブユニットの16S rRNAのA部位に結合して，タンパク質合成を阻害する．テトラサイクリンやミノサイクリンと異なる部位に結合するため交差耐性が起こらない．

【抗菌スペクトル】

グラム陽性菌，緑膿菌を除くグラム陰性菌，レジオネラ，マイコプラズマ，クラミジア，嫌気性菌に抗菌活性を示す．また，MRSAやVREなどの多剤耐性グラム陽性菌のほか，メタロβ-ラクタマーゼ産生腸内細菌，多剤耐性のアシネトバクター，基質特異性拡張型β-ラクタマーゼ（ESBL）産生のグラム陰性菌にも抗菌活性を示す．

【適応症】

大腸菌，シトロバクター属，クレブシエラ属，エンテロバクター属，アシネトバクター属の耐性菌で，既存のβ-ラクタム系薬，フルオロキノロン系薬あるいはアミノグリコシド系薬の中の2系統以上に耐性を示して有効な治療法のない菌に対して使用する．適応症は，深在性皮膚感染症，慢性膿皮症，外傷・熱傷及び手術創などの二次感染，びらん・潰瘍の二次感染，腹膜炎，腹腔内膿瘍，胆嚢炎である．

【薬物動態】

静脈内投与後，各組織へ広範囲に分布し，胆嚢，大腸へすぐれた組織移行性を示す．主な排泄経路は，未変化体チゲサイクリンの胆汁排泄であり，CYP450系による代謝を受けない．

【副作用，相互作用】

テトラサイクリン系抗菌薬と構造が類似しているため，悪心，嘔吐，下痢，光線過敏症がみられる．歯牙

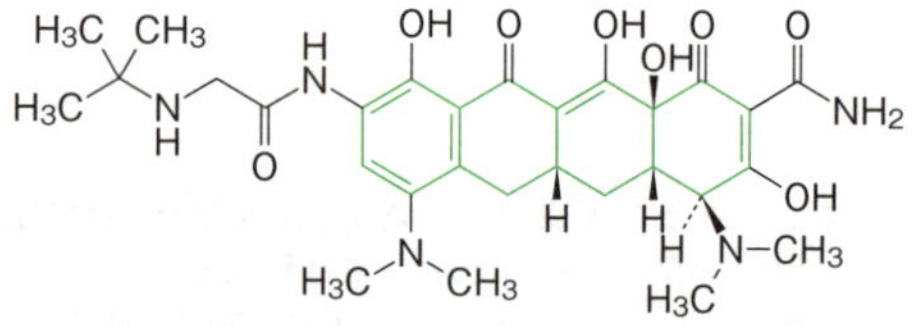

チゲサイクリン
tigecycline（TGC）

図3.25　グリシルサイクリン系抗菌薬の構造

着色の可能性があり，8歳以下の小児に使用しない．

3.2.5　クロラムフェニコール系薬 chloramphenicols

【構造】

クロラムフェニコール chloramphenicol は，1947年 *Streptomyces venezuelae* の代謝産物として発見された最初の広域抗菌スペクトルを示す抗菌薬である，現在は化学合成される（図3.26）．分子中に2個の不斉炭素を含み，4種の異性体があるが，天然のD（－）*threo* 体に抗菌活性がある．

【作用機序】

50Sサブユニットに結合する．アミノアシル-tRNAのアミノ酸末端が50Sサブユニット上の受容体部位に結合するのを妨げる．

【抗菌スペクトル】

グラム陽性菌・陰性菌からマイコプラズマ，リケッチア，クラミジアに至るまで良好な抗菌力を示す．腸チフス，パラチフスには第一選択薬として使用される．抗菌作用は静菌的である．

【副作用】

長期投与により再生不良性貧血を起こすため使用は限定的である．視神経炎，末梢神経炎や乳幼児におけるグレイ症候群を生じることもある．

3.2.6　オキサゾリジノン系薬 oxazolidinones

【構造】

リネゾリド linezolid は，オキサゾリジノン系骨格をもつ新規の合成抗菌薬である（図3.27）．

【作用機序】

翻訳開始時に50Sサブユニットと結合し，70S開始複合体の形成を阻害することにより，タンパク合成過程の極めて初期段階を抑える．

【抗菌スペクトル】

グラム陽性菌のブドウ球菌属，レンサ球菌属，腸球菌属，ミクロコッカス属およびバシラス属などに対して抗菌活性を示す．グラム陰性菌には無効である．

【薬物動態】

各組織へ広範囲に速やかに分布し，肺胞被覆液，炎症性水疱，筋肉，骨，髄液などに良好な移行性を示す．バイオアベイラビリティ（生物学的利用率）は約100%であり，同用量で注射剤から経口薬に切り替え可能である．主に尿中に排泄されるが，腎機能が低下していても，薬物動態に変化は認められない．

【適応症】

バンコマイシン耐性腸球菌（VRE）およびMRSAの感染症に使用する．敗血症，深在性皮膚感染症，慢性膿皮症，外傷・熱傷及び手術創などの二次感染に適応される．良好な肺組織移行性を示すことから，MRSA肺炎の治療に有効である．

【副作用・相互作用】

可逆的な貧血，白血球減少症，汎血球減少症，そして血小板減少症（11.9%）などの骨髄抑制が表れることがある．間質性肺炎，視神経症，低ナトリウム血症，代謝性アシドーシスなどの報告もある．また，非選択的，可逆的モノアミン酸化酵素（MAO）阻害作用を有することから，MAO阻害薬，セロトニン作動薬やアドレナリン作動薬との併用に注意が必要である．リファンピシンとの併用でリネゾリドの血中濃度低下も報告されている．

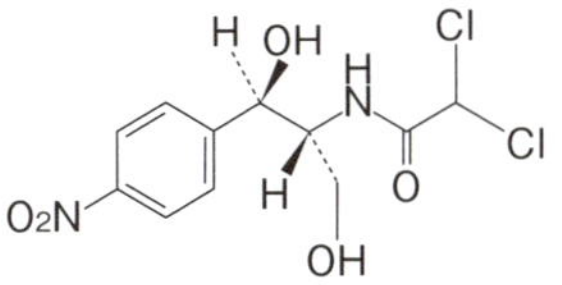

クロラムフェニコール
chloramphenicol（CP）

図3.26　クロラムフェニコール系抗菌薬の構造

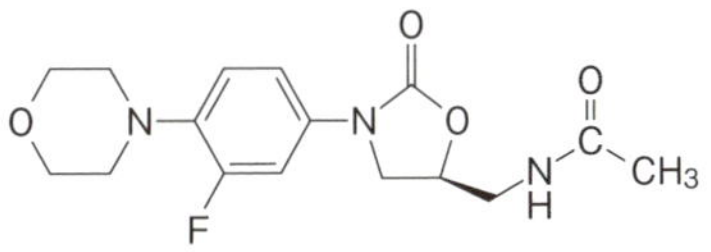

リネゾリド
linezolid（LZD）

図3.27　オキサゾリジノン系抗菌薬の構造

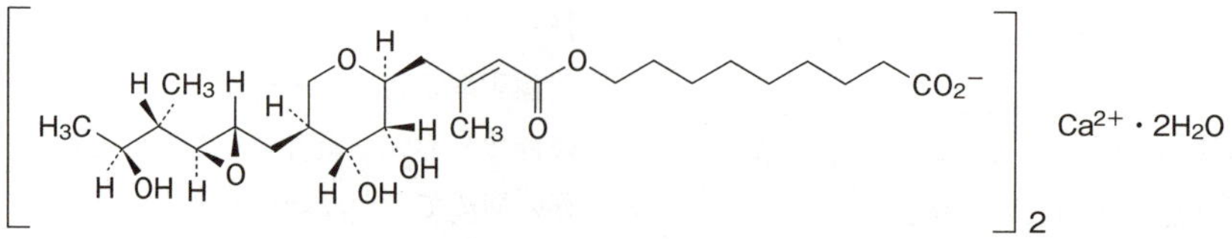

ムピロシン
mupirocin（MUP）

図 3.28　ムピロシンの構造

3.2.7　ムピロシン mupirocin

【特徴】

ムピロシン mupirocin（MUP： 図 3.28） は，*Pseudomonas fluorescens* の産生する新しい骨格の抗菌薬であり，わが国では，医療従事者や易感染患者などの鼻腔内 MRSA 除菌のためにムピロシン含有軟膏が使用される．

【作用機序】

細菌のイソロイシル-tRNA 合成酵素を競合的に阻害することによりタンパク質合成を抑える．

【抗菌スペクトル】

MRSA を含む黄色ブドウ球菌などのグラム陽性菌に高い抗菌活性を有するが，グラム陰性菌にはインフルエンザ菌と淋菌を除いて抗菌活性を示さない．

3.2.8　ストレプトグラミン系薬 streptogramins

【構造】

環状ペプチド構造をもつキヌプリスチン quinupristin/ダルホプリスチン dalfopristin（図 3.29）の合剤は，*Enterococcus faecium* バンコマイシン耐性腸球菌（VRE）感染症（→ p. 336）の治療薬として開発された．

【作用機序】

キヌプリスチンは，リボソーム 50S サブユニットに結合し，ポリペプチドの伸長を阻害する．ダルホプリスチンは，50S サブユニットの 23S 部位に結合し，コンフォメーションを変えてキヌプリスチンとリボソームとの結合親和性を高める．キヌプリスチン：ダルホプリスチン（3：7）合剤として使用され，相乗効果により殺菌性を示す．

【抗菌スペクトル】

ブドウ球菌属などのグラム陽性菌に対して抗菌力をもつが，適応菌種はバンコマイシン耐性 *E. faecium* のみであり，*E. faecalis* には無効である．

【薬物動態的特徴】

主に胆汁中排泄である．

【相互作用】

CYP3A4 で代謝される併用薬の血中濃度を上昇させる．

3.3　DNA 合成を阻害する抗菌薬

3.3.1　概　要

キノロン系薬は，ピリドンカルボン酸 pyridonecarboxylic acid 構造を基本骨格とする合成抗菌薬である．1962 年に開発されたナリジクス酸 nalidixic acid を最初の誘導体とし，それ以後にピペミド酸などの開発が行われたが，抗菌力や吸収性が十分ではなかったため尿路感染症などに使用が限られていた．1984 年に登場したノルフロキサシン norfloxacin は，キノロン骨格の 6 位にフッ素を導入したことよって，抗菌スペクトルの拡大，抗菌力の増強，吸収・組

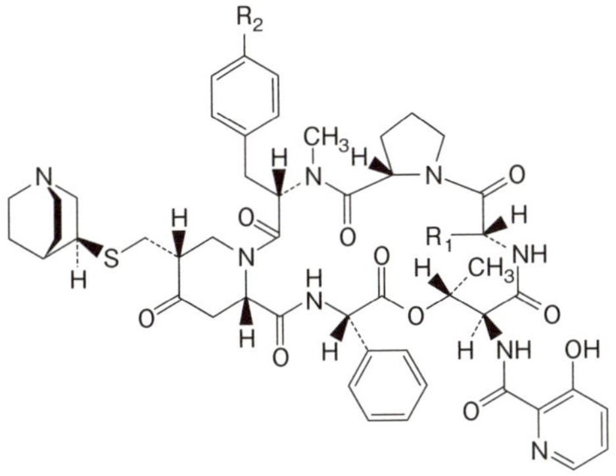

キヌプリスチン
quinupristin（QPR）

主成分　：$R_1=CH_2CH_3$，$R_2=N(CH_3)_2$
含有成分：$R_1=CH_2CH_3$，$R_2=NHCH_3$
〃　　　：$R_1=CH_3$，$R_2=N(CH_3)_2$

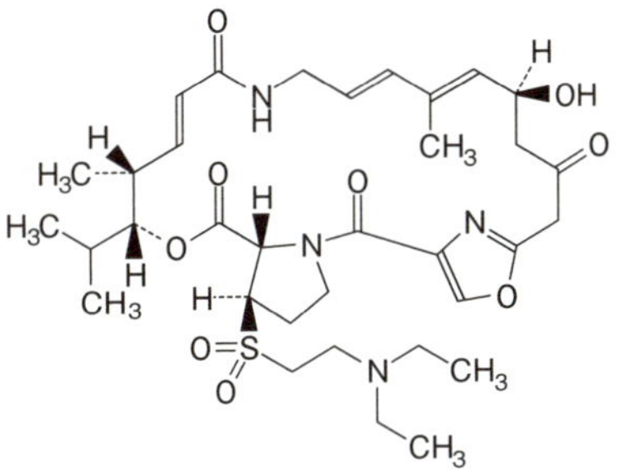

ダルホプリスチン
dalfopristin（DPR）

図 3.29　ストレプトグラミン系抗菌薬の構造

織移行性などの体内動態の改善がなされた．ノルフロキサシンが開発されるまでのキノロン系薬をオールドキノロン，それ以降のものを**ニューキノロン**と区別することがある．ニューキノロンの構造中にはフッ素が導入されているので，**フルオロキノロン**とも呼ばれる．キノロン系薬には経口薬が多く，その幅広い抗菌活性と強力な抗菌力のため，*β*-ラクタム系薬に次いで汎用されている．そのため，キノロン耐性菌が増加しており，この耐性菌による感染症が問題となってきている．

キノロン系薬は種類が多く，開発年次により抗菌活性や抗菌スペクトルに特徴があるので，年代ごとに第一世代（**ナリジクス酸**など），第二世代（**ノルフロキサシン**，**オフロキサシン** ofloxacin，**シプロフロキサシン** ciprofloxacin，**パズフロキサシン** pazfloxacin など），第三世代（**レボフロキサシン** levofloxacin，**トスフロキサシン** tosfloxacin など），第四世代（**モキシフロキサシン** moxifloxacin，**ガレノキサシン** garenoxacin，**シタフロキサシン** sitafloxacin）と分類して特徴をとらえるとよい．

3.3.2　キノロン系薬 quinolones（ピリドンカルボン酸系薬）

【構造】

ピリドンカルボン酸（4-ピリドン-3-カルボン酸）構造を共通に有し，2 個の環状構造で構成されている（図 3.30）．キノロン系薬の抗菌活性は側鎖に置換基を導入することで改良され，これら置換基が標的との親和性（抗菌力）と密接に関係している．また，6 位のフッ素と 7 位のピペリジン環，ピペラジン環，またはピロリジン環は抗菌スペクトルや経口吸収性，組織移行性に関係している（図 3.31）．

【作用機序】

染色体 DNA は**超ラセン構造**（**スーパーコイリング型** supercoiling form）をとって細胞内にコンパクトに収められているが，転写や複製段階では部分的に超ラセン構造は解消され，**リラックス型** relaxing form をとる（図 3.32）．この DNA の高次構造の解消と形成は，細菌では **DNA ジャイレース** DNA gyrase（A サブユニット 2 分子と B サブユニット 2 分子から成る）によって担われている．また，複製後の染色体は分裂時に分配されるが，その時に働く酵素が **DNA トポイソメラーゼ IV** DNA topoisomerase IV（A サブユニット

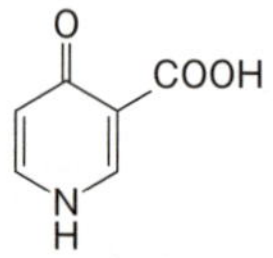

4－ピリドン－3－カルボン酸

第一世代

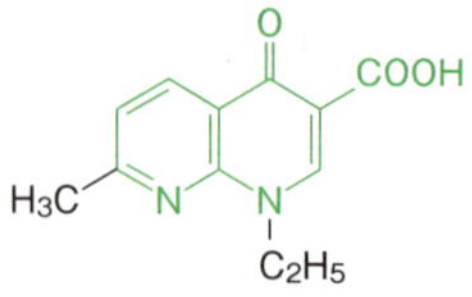

ナリジクス酸
nalidixic acid（NA）

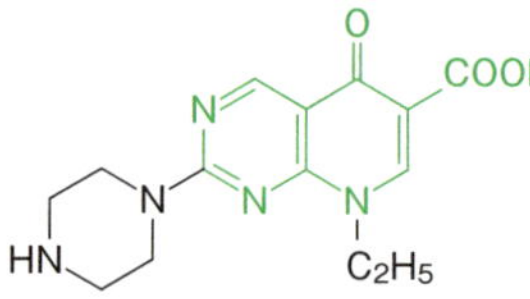

ピペミド酸
pipemidic acid（PPA）

第二世代

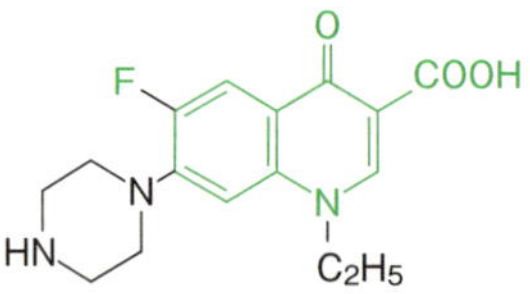

ノルフロキサシン
norfloxacin（NFLX）

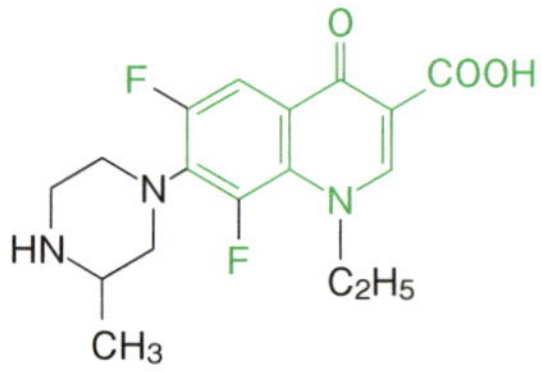

ロメフロキサシン
lomefloxacin（LFLX）

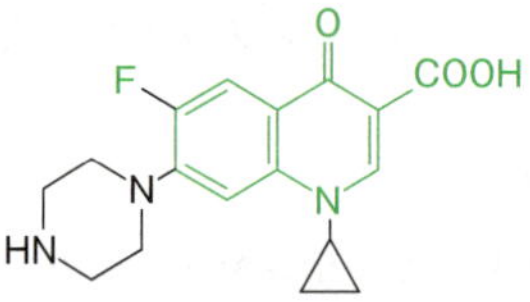

シプロフロキサシン
ciprofloxacin（CPFX）

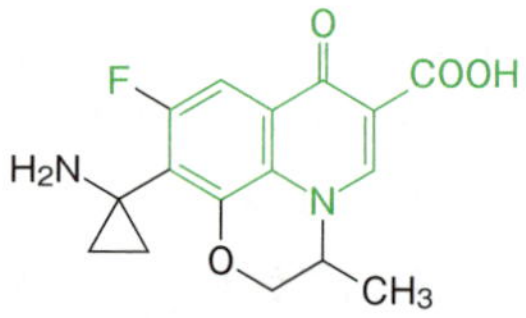

パズフロキサシン
pazufloxacin（PZFX）

第三世代

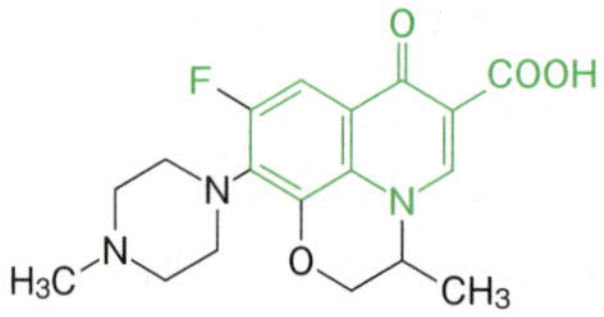

レボフロキサシン
levofloxacin（LVFX）

第二世代オフロキサシン
ofloxacin（OFLX）の光学分割体

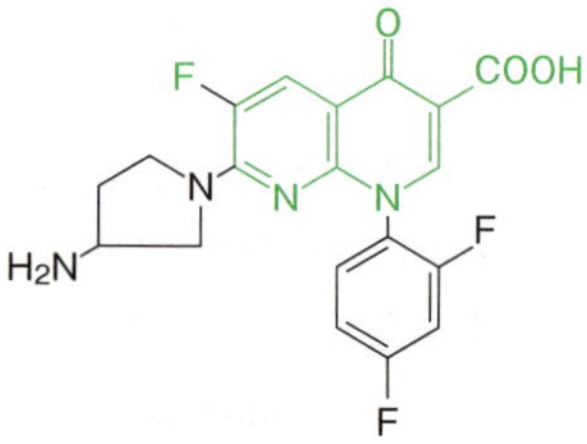

トスフロキサシン
tosufloxacin（TFLX）

第四世代

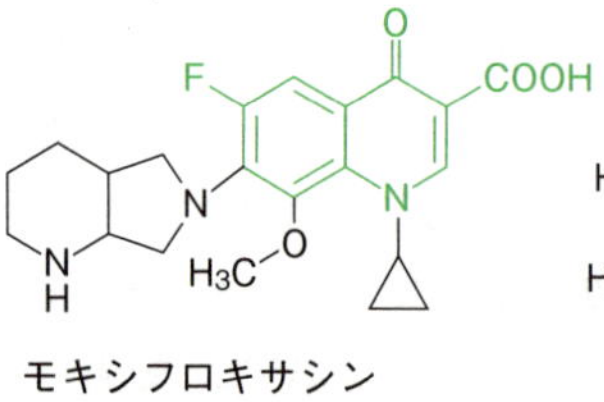

モキシフロキサシン
moxifloxacin（MFLX）

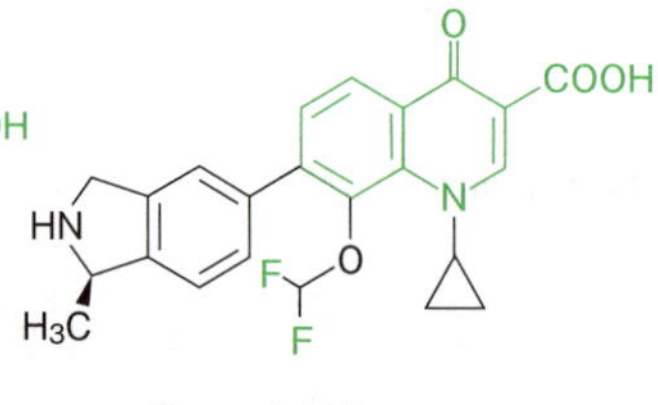

ガレノキサシン
garenoxacin（GRNX）

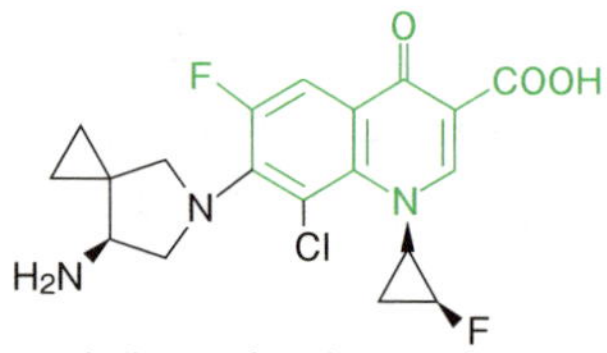

シタフロキサシン
sitafloxacin（STFX）

図 3.30　主なキノロン系薬の構造

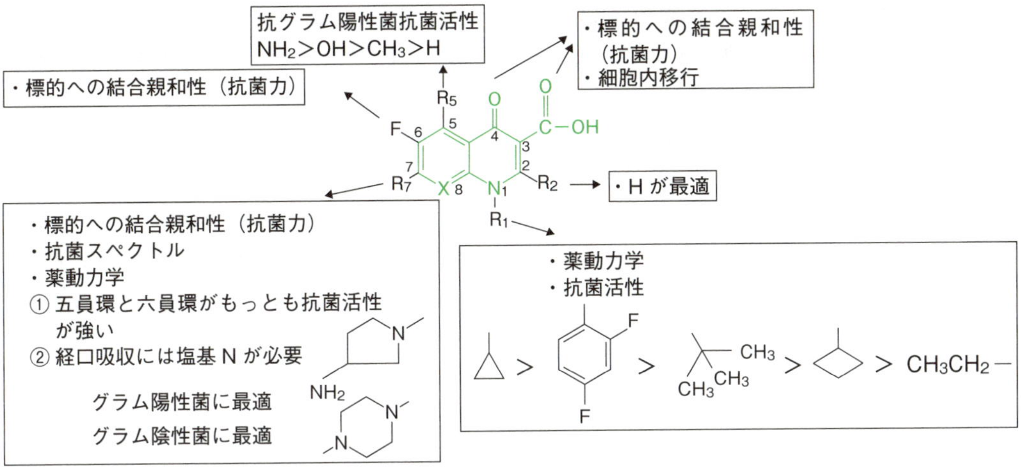

図 3.31　ニューキノロン系薬の構造変換

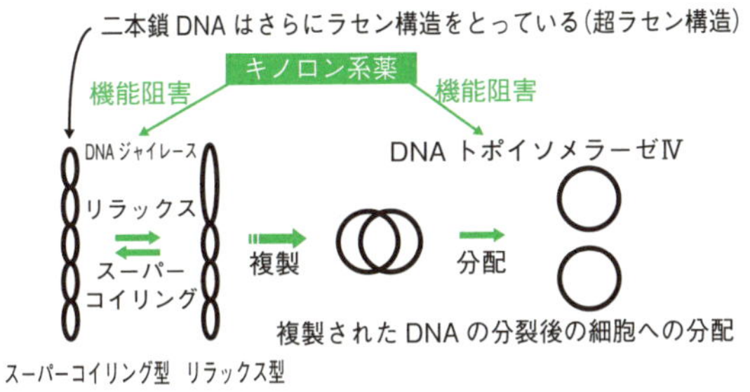

図 3.32　染色体 DNA の高次構造形成（スーパーコイリング型，リラックス型）および複製後の分配とキノロン系抗菌薬の一次作用点

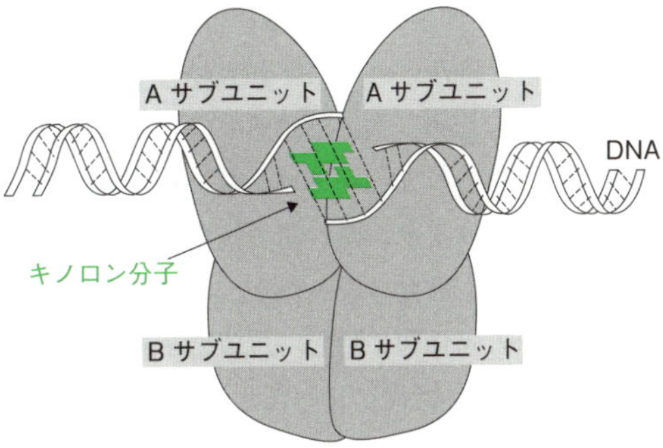

図 3.33　DNA ジャイレース-DNA 複合体とキノロン分子の結合阻害モデル
（Shen, L. I., *et al.*（1989）*Biochemistry* **28**, 3886-3894 を改変）

2分子とBサブユニット2分子からなる）である．これらの酵素は一時的にDNAを切断し，再結合することによってDNAの高次構造を変化させる．キノロン系薬は，これらの酵素とDNAとの複合部位に結合することによってDNAの高次構造の形成や分配を阻害する（図3.33）．グラム陽性菌ではDNAトポイソメラーゼⅣのAサブユニットが，グラム陰性菌ではDNAジャイレースのAサブニットが一次作用点である．キノロン系薬は濃度依存的な殺菌作用を示す．

【副作用】

重篤な副作用はまれである．悪心，嘔吐，下痢などの消化器障害および頭痛，めまい，痙攣などの中枢神経系障害を起こすことがある．コラーゲン合成阻害による**軟骨障害**（腱炎，腱鞘炎，アキレス腱断裂など）や横紋筋融解症を起こすことがある．このため，キノロン系薬の多くは，15歳未満の小児および妊婦に禁忌となっている．アキレス腱断裂は高齢者に多い．その他，QT延長や**光線過敏症**を起こすことがある．

【相互作用】

ニューキノロン系薬は，アルミニウム，マグネシウムを含有した制酸剤，カルシウム，鉄などを含む製剤やカルシウムを含む牛乳などと同時に服用すると，不溶性キレートを形成し，腸管からの吸収が阻害される．また，薬物代謝酵素（特にCYP1A2）を阻害するので，テオフィリンやワルファリンなどの薬物の血中濃度を上昇させ，過度の薬効発現や予期しない副作用を起こすことがある．さらに，γ-アミノ酪酸（GABA）受容体へのGABA結合阻害作用が非ステロイド性抗炎症薬（NSAIDs）との併用により増強され，痙攣を引き起こすことがある．併用禁忌となる代表例として，NSAIDsのフェンブフェンやフルルビプロフェンとキノロン系薬のノルフロキサシン，エノキサシン，ロメフロキサシン，プルリフロキサシンとの組み合わせ，あるいは，ケトプロフェンとシプロフロキサシンとの組合せがある．

【世代ごとの特徴（抗菌スペクトル，薬物動態，適応症など）】

第一世代：**ナリジクス酸**などのオールドキノロンは，一部のグラム陰性菌に抗菌力を示すが緑膿菌には無効で，グラム陽性菌や嫌気性菌にも無効である．経口吸収されるが，血中濃度は低く組織移行性も乏しく，腎・尿中に高濃度に排泄されることと大腸菌などの腸内細菌に有効であるため，主に尿路感染症に使用される．

第二世代：最初のニューキノロン薬**ノルフロキサシン**は，第一世代よりグラム陰性菌の抗菌スペクトルが拡大して緑膿菌にも有効になったが，嫌気性菌には無効である．グラム陽性菌に対して抗菌力を獲得したが，活性は弱い．第一世代に比べると組織移行性はよくなったが，血中濃度は比較的低い．尿中に高濃度で排泄されるため，主に尿路感染症に使用される．ノルフロキサシンは小児への適応がある．

オフロキサシン，**シプロフロキサシン**，**パズフロキサシン**などは，緑膿菌を含むグラム陰性菌に有効である．グラム陽性菌にも抗菌力はあるが弱い．嫌気性菌には無効である．細胞内移行性に優れているため，クラミジアやレジオネラなど細胞内寄生性細菌に有効である．血中濃度が高く，組織移行性が改善され，尿路以外の臓器の感染症（全身性感染症）に対しても使用できる．オフロキサシンはラセミ体で，経口薬である．シプロフロキサシンは経口薬と注射薬が開発されており，パズフロキサシンは注射薬のみがある．これらは腎・尿中へ排泄される．

第三世代：**レボフロキサシン**，**トスフロキサシン**などがある．第二世代の抗菌スペクトルに加え，グラム陽性菌に対する抗菌活性が増強されている．呼吸器感染症の主な原因菌である肺炎球菌，インフルエンザ菌，マイコプラズマなどに対して高い抗菌活性を示し，肺組織への移行性も高い．全身性感染症に加え呼吸器感染症に適応できるため**レスピラトリーキノロン** respiratory quinolonesと呼ばれる．レボフロキサシンはラセミ体のオフロキサシンを光学分割したもので，オフロキサシンに比べて抗菌力が2倍に増強され，中枢に対する副作用と薬物相互作用が軽減されている．高い経口吸収性を示し，ペニシリン耐性株を含む肺炎球菌感染症に有効である．呼吸器感染症に使用するときは高用量で用いる．レボフロキサシンは，現在最もよく使われているニューキノロン系薬で，経口薬と注射薬がある．トスフロキサシンは腎排泄だけでなく肝臓からも排泄される．トスフロキサシンのプロドラッグ（**トスフロキサシントシル酸塩水和物**）は小児に適応できる．

第四世代：**モキシフロキサシン**，**ガレノキサシン**，**シタフロキサシン**が含まれる．第三世代の抗菌スペクトルに加え，バクテロイデス属などの嫌気性菌にも抗菌活性をもつ．肺炎球菌やブドウ球菌などグラム陽性菌への抗菌活性が第三世代より増強されている．第三世代と同じく**レスピラトリーキノロン**に分類されるが，第三世代に比べて適応症は狭く主に呼吸器感染症となっている．モキシフロキサシンは腎および肝臓に排泄されるが，尿中への移行性が乏しく尿路感染症の適応はない．ガレノキサシンはペニシリン耐性株や多剤耐性株を含む肺炎球菌に優れた抗菌活性を示す．ガレノキサシンも尿中への移行性が乏しく尿路感染症の適応がない．シタフロキサシンは呼吸器感染症に加え，耳鼻咽喉科領域感染症，尿路感染症など広い適応症をもつ．

3.4　RNA合成を阻害する抗菌薬

3.4.1　概　要

RNA合成を阻害する抗菌薬としてリファマイシン

系薬のリファンピシン rifampicin とリファブチン rifabutin がある．両方とも放線菌から単離されたリファマイシンを化学修飾した誘導体である．リファンピシンは1966年に抗結核薬として開発され，リファブチンはリファンピシン以来37年ぶりに承認された抗結核薬である．多くのグラム陽性菌やグラム陰性菌に有効であるが，わが国では主に結核菌に使用される．

3.4.2　リファマイシン系薬 rifamycins

【構造】

リファマイシン系薬は，長い脂肪鎖部分がナフトハイドロキノン構造を架橋した大環状抗生物質である（図3.34）．

【作用機序】

mRNA合成を行う酵素はDNA依存性RNAポリメラーゼ DNA-dependent RNA polymerase（RNAポリメラーゼ）である．細菌のRNAポリメラーゼは，$\alpha_2\beta\beta'\omega$ の5つのサブユニットからなるコア酵素に σ サブユニットが加わってホロ酵素となる．リファマイシン系薬は β サブユニットに結合して，RNA合成を阻害する．この作用は細菌に対して高い選択性を示す．さらに，リファブチンは細菌のDNA合成も阻害する可能性が示されている．

【抗菌スペクトル】

結核菌（*Mycobacterium tuberculosis*）などの抗酸菌，グラム陽性菌およびグラム陰性菌に対して抗菌力を示す．リファンピシンは分裂増殖を停止している結核菌にも殺菌作用を示す．リファブチンは，リファンピシン耐性結核菌の約30%に有効との報告がある．

【薬物動態】

リファマイシン系薬は脂溶性で，経口投与後消化管からの吸収がよく，組織移行性や細胞内移行性が良い．主に肝臓で代謝を受けるため，胆汁は主要な排泄経路の1つである．経口投与後，リファンピシンは投与量の約58%が糞便中に，約30%が尿中に，その他，涙や汗に排泄される．リファブチンでは約53%が尿中に，約29%が糞便中に，その他は涙や汗に排泄される．

【適応症】

肺結核などの結核症，*Mycobacterium avium* complex（MAC）症を含む非結核性抗酸菌症の治療に使用される．リファンピシンはハンセン病の治療にも用いられる．リファブチンはHIV感染患者の播種性MAC症の発症予防にも使用される．リファンピシンは耐性菌が出現しやすく，単剤では使用しない．リファブチンは，リファンピシンの使用が困難な場合に使用するとされている．

【副作用】

リファンピシンは重篤な肝障害やショック，アナフィラキシー様症状を起こすことがある．リファブチンはこれに加えて白血球減少症を起こすことがある．リファマイシン系薬は橙赤色をしているので，尿，便，唾液，汗，涙液などが橙赤色となることがある．

【相互作用】

チトクロム P450（CYP3A4）の誘導作用があり，本

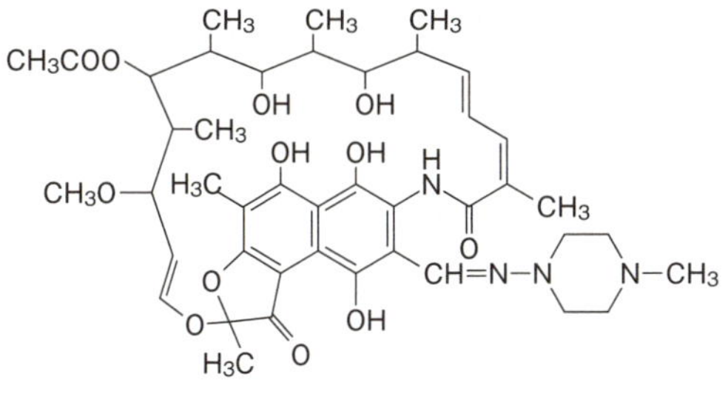

リファンピシン
rifampicin（RFP）

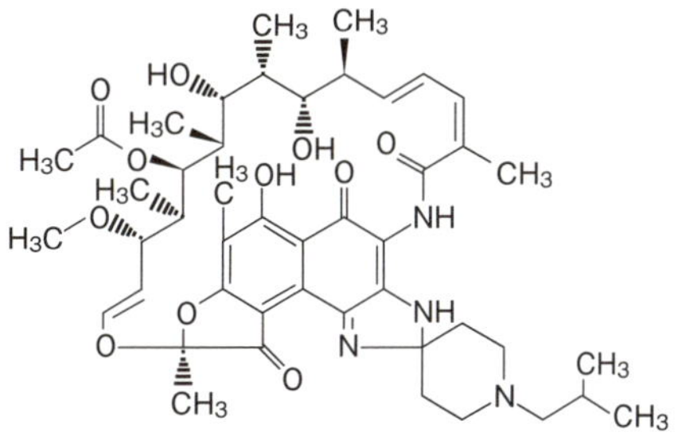

リファブチン
rifabutin（RBT）

図3.34　リファマイシン系薬の構造

酵素で代謝される薬物（HIV 感染症治療薬やボリコナゾールなど）の薬効が減弱することがあるため，併用時には注意が必要である．リファブチンの CYP3A4 誘導作用は，リファンピシンより弱い．リファンピシンとエタンブトールとの併用で視神経障害が強まることがある．

3.5 細胞質膜に作用する抗菌薬

3.5.1 概　要

Bacillus polymyxa またはその近縁菌から得られたポリペプチド系薬のポリミキシン B，コリスチンと *Streptomyces roseosporus* から得られたリポペプチド系薬のダプトマイシンがある．細胞質膜に作用する抗菌薬は一般的に殺菌的に作用する．細菌細胞でも動物細胞でもリン脂質二重層という細胞質膜の構造に大きな違いはないので，選択毒性を得ることが難しい．ポリペプチド系薬は副作用の頻度が高いことから経口薬及び外用薬のみが市販されていたが，多剤耐性菌による感染症治療のため，現在，注射薬も市販されている．

3.5.2 ポリペプチド系薬 polypeptides

【構造】

ポリミキシン B，**コリスチン**は，塩基性のポリペプチドで環状ペプチドに脂肪酸が付加された構造をしている（図 3.35）．

【作用機序】

ポリミキシン B とコリスチンは，陽性荷電と疎水性を示す．陽性に荷電したペプチド環がグラム陰性菌外膜と結合し，膜を安定化しているカルシウムとマグネシウムの架橋構造を破壊する．さらに内膜のカルシウムとマグネシウムの架橋構造も破壊することで細胞質膜の透過性を変化させ，細胞内物質の漏出が起こり，細胞死をもたらす．

【抗菌スペクトル】

グラム陰性菌にのみ抗菌活性を示す．グラム陽性菌に適応はない．

【薬物動態】

ポリミキシン B は消化管からほとんど吸収されない．コリスチンは主に腎排泄される．

【適応症】

経口薬は，腸管内殺菌や感染性腸炎，外傷の二次感染，中耳炎などに使用される．注射薬（コリスチン）は，多剤耐性緑膿菌感染症や多剤耐性アシネトバクター感染症など多剤耐性グラム陰性桿菌感染症に使用が限られている．

【副作用】

腎機能障害と難聴，頭痛，めまい，視力低下，運動失調などの神経障害があらわれることがある．

【相互作用】

麻酔薬，筋弛緩薬，アミノグリコシド系抗菌薬との併用で神経筋接合部の遮断作用が増強され，呼吸抑制が強く現れることがある．

3.5.3 リポペプチド系薬 lipopeptides

【構造】

ダプトマイシンは，環状リポペプチドである（図 3.36）．

【作用機序】

カルシウム存在下でグラム陽性菌の細胞質膜に結合して，ダプトマイシンのオリゴマーによる孔の形成によって細胞内カリウムイオンを流出させ，膜電位の脱分極を起こす．さらに，細菌の DNA，RNA およびタンパク質の合成を阻害して細菌を死滅させる．

【抗菌スペクトル】

MRSA や VRE を含むグラム陽性菌に有効であり，その活性は濃度依存的で速やかな殺菌作用を示す．

【薬物動態】

血清タンパク質結合率が高いが，組織タンパク質との結合率は低い．主に未変化体のまま腎臓より排泄される．

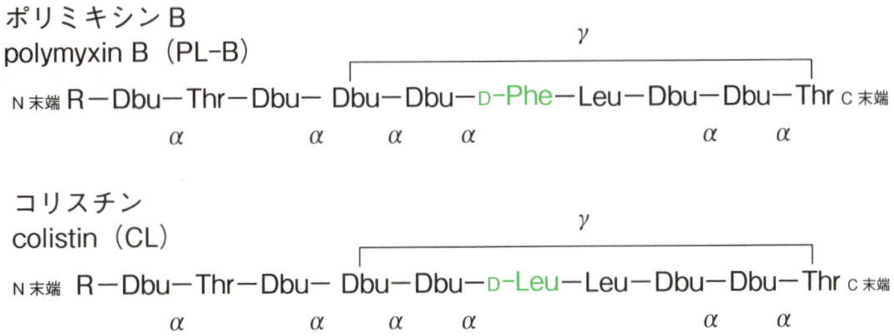

図3.35　環状ペプチド系薬の構造

図中の α，γ はペプチド結合に関与するアミノ酸残基を示す．
Dbu：L-α, γ-ジアミノ酪酸 diaminobutyric acid
R：6-メチルオクタン酸 methyloctanoic acid（ポリミキシン B_1，コリスチン A）
6-メチルヘプタン酸 methylheptanoic acid（ポリミキシン B_2，コリスチン B）

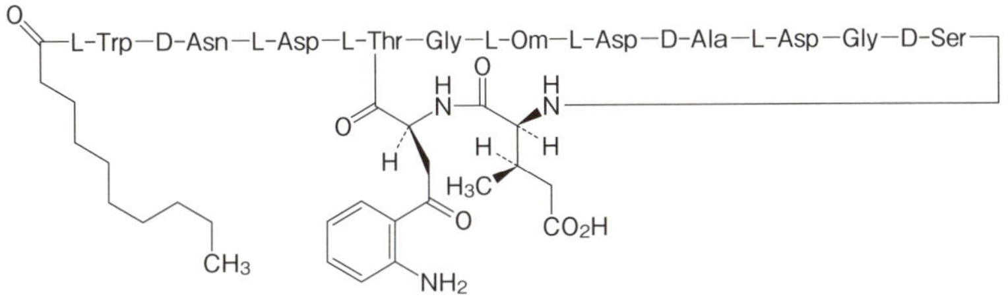

図3.36　ダプトマイシン daptomycin（DAP）の構造

【適応症】

注射薬で，MRSAによる皮膚軟部組織感染症，敗血症，感染性心内膜炎に適用される．肺サーファクタントにより不活化されるので，肺炎には使用しない．

【副作用】

アナフィラキシーショック様症状，横紋筋融解症，末梢神経障害などがある．

【相互作用】

クレアチンフォスフォキナーゼ（CPK）が上昇する可能性があるので，HMG-CoA還元酵素阻害薬とは併用注意となっている．

3.6 代謝拮抗薬

3.6.1 概　要

ドーマク Domagk によって発見されたプロントジルは，その分解物であるスルホンアミドが活性の本体である．スルホンアミドを出発物質として，1位の窒素に様々な置換基を導入した多数の誘導体が合成され，これらはサルファ薬と総称される（図 3.37）．

3.6.2 サルファ薬 sulfonamides とトリメトプリム trimethoprim

【構造】

サルファ薬とトリメトプリム trimethoprim の構造を図 3.37 に示した．

【作用機序】

細菌はパラアミノ安息香酸（PABA），ジヒドロプテリンピロリン酸，グルタミン酸から葉酸を生合成し，核酸合成の補酵素として利用する．一方，動物は葉酸の生合成能がなく，食物から摂取する．サルファ薬やパラアミノサリチル酸は PABA の構造類似体であるため，基質アナログとして**ジヒドロプテロイン酸合成酵素**に結合し，機能を阻害する（図 3.38）．トリメトプリムはジヒドロ葉酸からテトラヒドロ葉酸が生合成される過程に働く**ジヒドロ葉酸還元酵素**に基質アナログとして結合し，機能を阻害する．サルファ薬とトリメトプリムは同じ葉酸合成経路の異なる酵素を阻害するため，**ST 合剤**（スルファメトキサゾール：トリメトプリム＝5：1の合剤）として併用することで抗菌作用が相乗的に増強されて抗菌作用が相乗的に増強される．

【抗菌スペクトル】

ST 合剤は，グラム陽性菌，グラム陰性菌，原虫，一部の真菌に有効である．しかし，肺炎レンサ球菌の耐性化が進んでいる．サルファ薬は，広い抗菌スペクトルを有していたが，耐性菌が増加しているため，単剤での使用は少なくなっている．

【薬物動態】

ST 合剤は消化管からの吸収がよく，組織移行性もよい．主に肝臓で代謝され，腎臓から排泄される．サルファ薬は腎臓および肝臓から排泄される．

【適応症】

ST 合剤は，大腸菌，プロテウス属，赤痢菌，チフス菌，インフルエンザ菌などのグラム陰性菌や腸球菌などのグラム陽性菌による尿路感染症, 呼吸器感染症, 腸管感染症に経口薬が使用される．AIDS 患者に見られる真菌感染症のニューモシスチス肺炎の治療に注射薬が，予防には経口薬が使用される．サルファ薬は，髄膜炎，大腸菌による尿路感染症，溶血レンサ球菌による上気道の炎症に使用されることがある．

【副作用】

ショックおよび皮膚障害，肝障害，血液障害，腎障害などが報告されている．妊婦や新生児には禁忌となっている．

【相互作用】

メトトレキサートなどの葉酸代謝阻害作用を有する薬物との併用で，血液障害が起こることがある．スルホニルウレア系糖尿病薬，ワルファリン，フェニトインの作用を増強する．サルファ薬がこれらの薬物の肝代謝を抑制するためと考えられている．ジゴキシンの血中濃度が上昇することがあるが，尿細管からの分泌をトリメトプリムが低下させるためと考えられている．

3.7 その他の抗菌薬

3.7.1 メトロニダゾール （→ p. 377）

トリコモナス感染症治療薬として開発されたが，トリコモナス膣炎治療に伴い歯肉炎も改善されたことから嫌気性菌に対する抗菌活性が見出され，抗菌薬とし

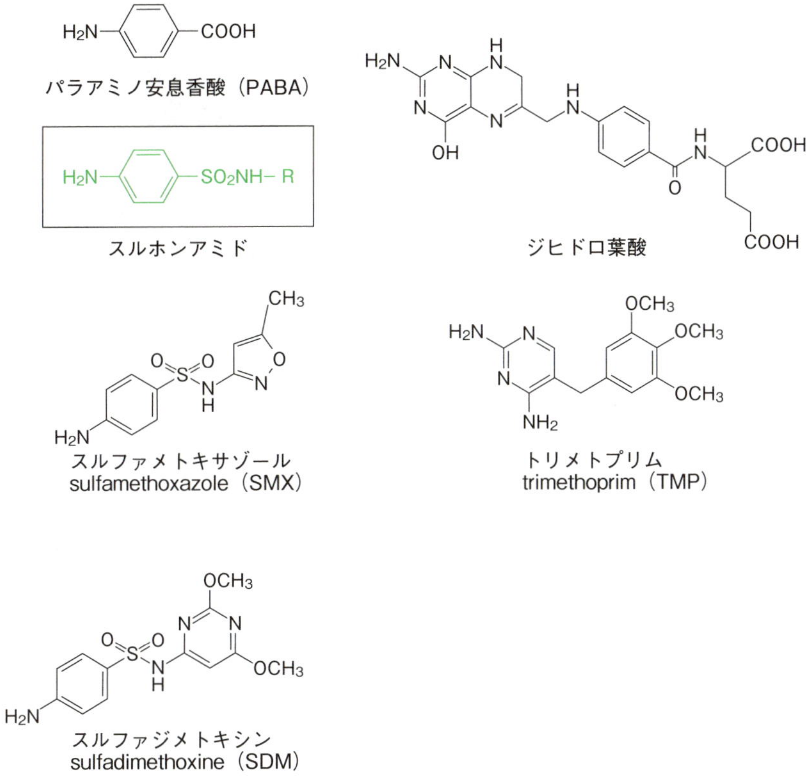

図3.37　サルファ薬およびトリメトプリムの構造

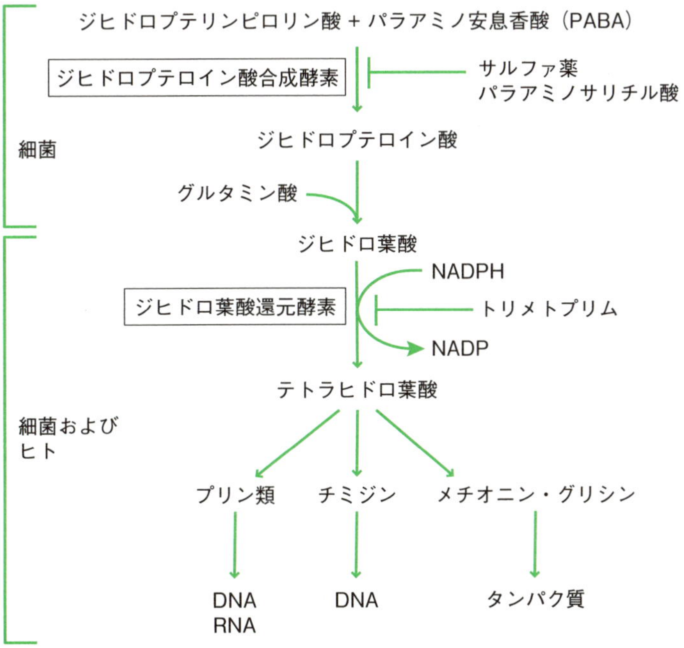

図3.38　葉酸代謝経路における抗菌薬の作用点

ても開発が進められた.

【構造】

イミダゾール環を有する低分子量化合物である（図3.39）.

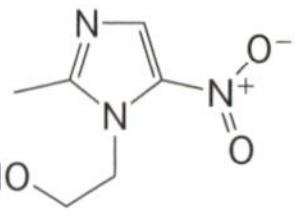

図3.39　メトロニダゾール

【作用機序】

嫌気性環境下で増殖する細菌のニトロ還元酵素系によって還元された際に生成されるフリーラジカルがDNA二重鎖切断などを起こし，殺菌作用を示す.

【抗菌スペクトル】

バクテロイデス属菌やフソバクテリウム属菌などの嫌気性菌および微好気性菌のヘリコバクター・ピロリに対して抗菌力を示す

【薬物動態】

経口投与では，速やかにほぼ全量が吸収され，血中濃度は投与量に比例する．中枢神経を含め，全身臓器への組織移行性に優れている．肝のチトクロムP450（CYP2A6）により代謝され，尿から排泄される.

【適応症】

嫌気性菌のバクテロイデス属菌などによる腹膜炎やディフィシル菌による偽膜性大腸炎の治療に用いられる．またヘリコバクター・ピロリ感染症の治療に，クラリスロマイシン・アモキシシリン・プロトン阻害剤併用による一次除菌治療が不成功だった場合の二次除菌にクラリスロイシンに代わって使用される.

【副作用】

重篤な副作用はほとんどない．軽度なものとして消化器症状（嘔気，心窩部不快感など），金属味などがある.

【相互作用】

ジスルフィラム様作用を引き起こすことがあり，投与中のアルコール摂取は控える必要がある．また，CYP2C9阻害作用による薬物相互作用（ワルファリンの作用増強（出血傾向）など）にも注意が必要である.

3.8 抗結核薬と抗ハンセン病薬

結核治療薬の開発は1944年のストレプトマイシンに始まり，1952年のイソニアジドをはじめとする諸種の抗結核薬の開発を経て，今日の抗結核化学療法の基礎が築かれた．抗結核薬は非結核性抗酸菌のらい菌によるハンセン病の治療薬としても使用されるが，ハンセン病に関して特化された治療薬が主に使用されるので，抗結核薬とは区別して記述する.

3.8.1 抗結核薬の分類と作用機序

抗結核薬は第一次選択薬と，それ以外の選択肢となる第二次選択薬の2つのグループに大別される（図3.40）.

1）一次選択薬

① リファマイシン系薬：RNAポリメラーゼ阻害薬（→ p. 307）のリファンピシン rifampicin およびリファブチン rifabutin が使用されている．リファンピシンは，増殖を停止している結核菌にも殺菌作用を示す唯一の抗結核薬で，結核治療の最重要薬物であり，リファンピシンの登場により結核治療にかかる期間も短縮された．耐性菌が出現しやすいため他剤と併用で使用する．経口薬として，らい菌によるハンセン病やレジオネラ感染症の治療にも使用される．リファブチンは，リファンピシンを改良し，優れた抗菌活性および組織分布を有する化合物として開発され，リファンピシン耐性結核菌の約30％に有効との報告がある．結核，ならびに *Mycobacterium intracellulare*，あるいは *M. avium* を含む非結核性抗酸菌（MAC）感染の治療とHIV感染患者の播種性MAC症の発症予防に使用される．抗HIV薬として用いられるプロテアーゼ阻害薬，CCR5阻害薬，そして一部の非核酸系逆転写阻害薬とリファンピシンは併用禁忌であるが，リファブチ

第一次選択薬

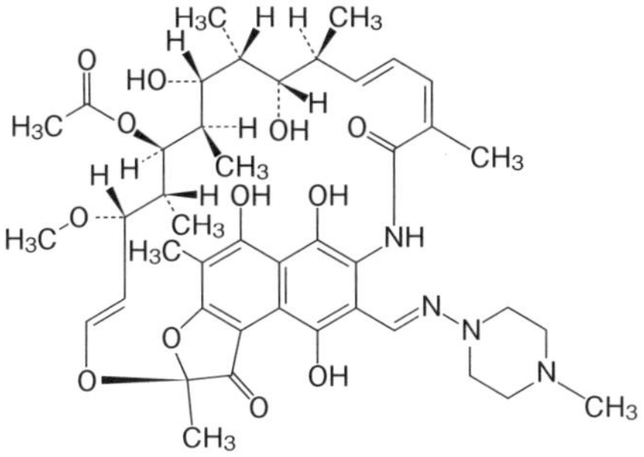

リファンピシン
rifampicin（RFP）

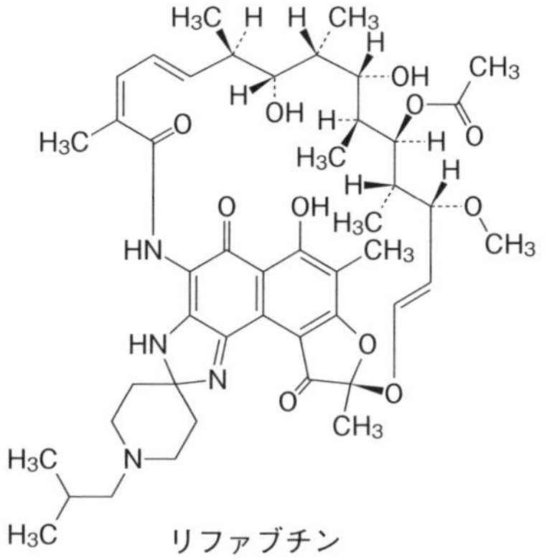

リファブチン
rifabutin（RBT）

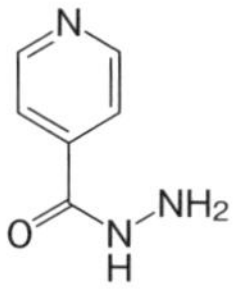

イソニアジド
isoniazid（INH）

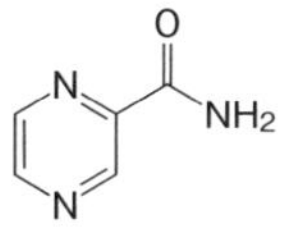

ピラジナミド
pyrazynamide（PZA）

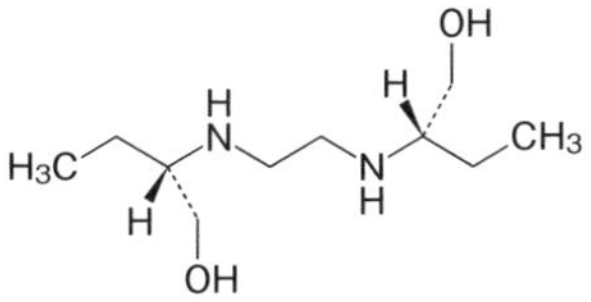

エタンブトール
ethambutol（EB）

第二次選択薬

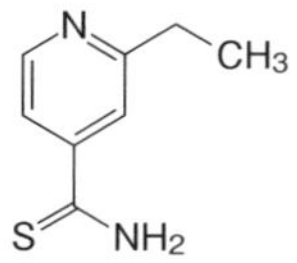

エチオナミド
ethionamide（ETH）

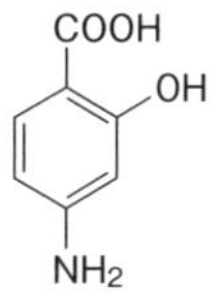

パラアミノサリチル酸
p-aminosalicylic acid（PAS）

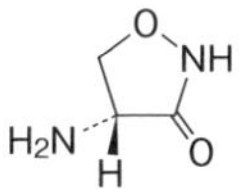

サイクロセリン
cycloserine（CS）

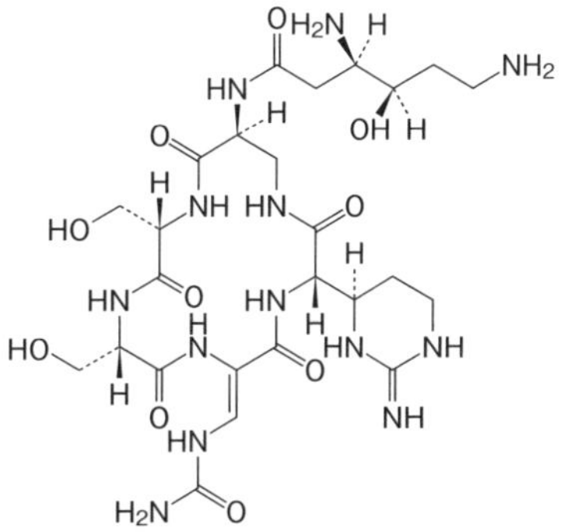

エンビオマイシン
enviomycin（EVM）

レボフロキサシン（LVFX）　（→p.306）
カナマイシン（KM）　（→p.294）

多剤耐性結核のみ

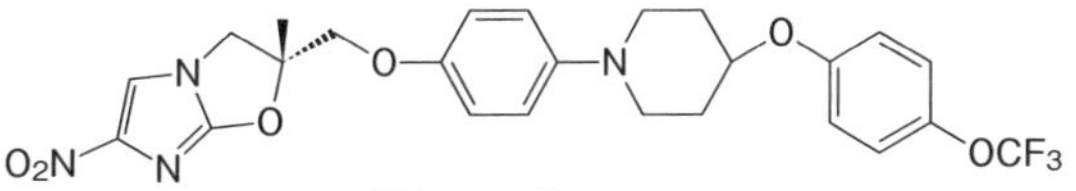

デラマニド
delamanid（DLM）

図 3.40　主な抗結核薬の構造

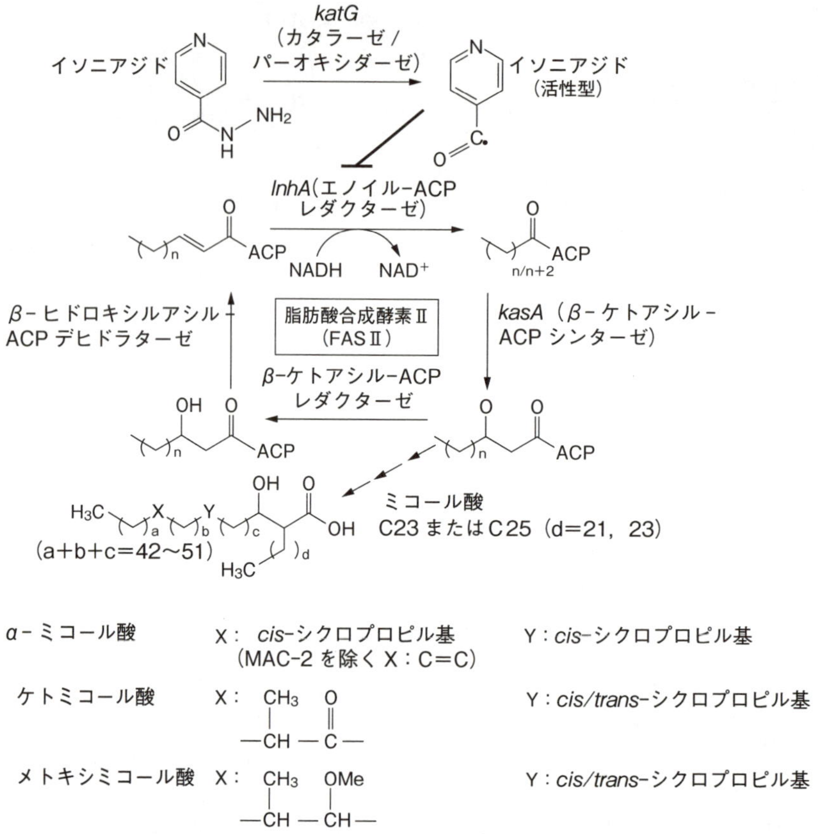

図 3.41　イソニアジド（INH）の作用機序
（田中晴雄，土屋友房編：化学療法学，南江堂より引用）

ンは，シトクロム P450 酵素の誘導がリファンピシンよりも緩やかなため，リファンピシンに代えて使用される．リファンピシンは，食前服用が食後服用に比べて血中濃度が高くなることから，一般には 1 日 1 回朝食前投与される．胃腸障害等がある場合は食後投与する．

② イソニアジド isoniazid

イソニアジド（イソニコチン酸ヒドラジド）は，1898 年に合成された化合物で，1952 年になって抗結核菌作用が見出された．その後，世界中で広く使用されており，パラアミノサリチル酸カルシウム，ストレプトマイシンとともに結核に対する代表的な化学療法薬となっている（図 3.40）．

【作用機序】

イソニアジドは，結核菌のカタラーゼ / パーオキシダーゼ（katG）によって還元され活性体となる．活性体と NAD の付加体が，C26〜C56 の長鎖脂肪酸の生合成に関与する脂肪酸合成酵素 II（FAS II）群のエノイルアシルキャリアタンパク質還元酵素（InhA）に結合し，菌体構成脂質（ワックス成分）であるミコール酸の生合成を阻害する（図 3.41）．対数増殖期の結核菌に対して非常に高い抗菌活性を発揮するが，静止期の結核菌にはほとんど効果を示さない．経口薬，注射薬として使用される．

【薬物動態】

大部分は肝臓でアセチル化され，24 時間以内に投与量の 75〜95％が尿中排泄される．*N*- アセチル化の代謝速度には遺伝的多様性（rapid acetylator, RA または slow acetylator, SA）があり，人種差がみられる．日本人などはアセチル化が速く（RA），白人は遅い（SA）といわれ，RA をもつヒトには，アセチル化体による肝障害が，SA をもつヒトにはイソニアジドによる末梢神経炎が起こりやすい．

【副作用・相互作用】

肝機能障害が報告され，重篤な肝障害のある患者には投与できない．腎が主排泄経路であるので，腎障害患者に一般的な量と期間で投与を行うと，血中に滞留して高濃度となり，末梢神経炎等の副作用が生じやすい．また，イソニアジドと他の抗結核薬（リファンピシン，ピラジナミド，エタンブトール等）との併用により，重篤な肝障害が表れたとの報告があるので，併用時は定期的な肝機能検査を行う．重大な副作用として，劇症肝炎，腎不全，血小板減少，痙攣，視神経炎，末梢神経炎が報告されている．視神経炎，末梢神経炎はイソニアジドとビタミン B_6 との結合による欠乏症であり，ビタミン B_6 を予防投与する．

③ ピラジナミド pyrazinamide：イソニアジドとの併用で治療期間の短縮が期待される．単独使用での抗結核作用は弱い．耐性菌出現頻度が高いため他の抗結核薬と併用する．

【作用機序】

結核菌のピラジナミダーゼ（PncA）により脱アミノ化を受け，活性体のピラジン酸に変換されるプロドラッグである．活性体は脂肪酸合成酵素 I（FAS I）に作用してアシル CoA から C24/C26 までの脂肪酸の生合成を阻害し，最終的にはミコール酸の生合成を阻害する（図 3.42）．

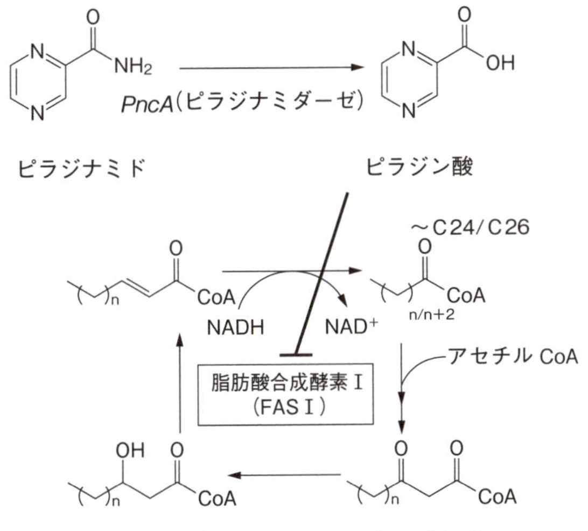

図 3.42　ピラジナミド（PZA）の作用機序
（田中晴雄，土屋友房編：化学療法学，南江堂より引用）

【薬物動態】

経口投与による腸管からの吸収は速やかである．肝臓ミクロソームのピラジナミダーゼ活性により活性体のピラジン酸に代謝される．腎臓および肝臓から排泄される．腎では主に糸球体ろ過で排泄される．

【副作用・相互作用】

肝障害，間質性腎炎が報告されている．酸化マグネシウムと配合すると変化が生じる．

④ エタンブトール ethambutol：アラビノガラクタンの生合成酵素群のアラビノース転移酵素に作用し，ミコール酸へのアラビノースの付加を阻害し，細胞壁の主要成分であるミコリル‐アラビノガラクトシル‐ペプチドグリカンの形成を阻害する．副作用として視覚障害がある．4 種類の光学異性体があるが，最も抗菌力が強い（R, R）‐体が抗結核薬として使用されている．

⑤ ストレプトマイシン（→ p. 294）．ストレプトマイシンはアミノグリコシド系抗菌薬である．細菌リボソーム 30S サブユニットに結合し，蛋白質合成を阻害する．副作用として腎障害や耳毒性が知られている．

2）二次選択薬（表 3.2）

① エチオナミド ethionamide：エチオナミドは，イソニコチン酸の誘導体でイソニアジドと構造的に類似しているが，抗菌力は劣る．作用点は同じであるが，カタラーゼ / パーオキシダーゼとは異なる酵素で活性化されると考えられており，イソニアジドとは交差耐性を示さない．

② エンビオマイシン enviomycin：タンパク質合成の伸長反応過程でペプチジル tRNA の転座（トランスロケーション）を阻害することにより，結核菌にのみ抗菌活性を示す．アミノグリコシド系薬と同様に腎毒性や第 8 脳神経系障害の副作用があるため，第二次選択薬として使用される（図 3.40）．

③ アミノグリコシド系薬：カナマイシン，アミカシン（→ p. 294）が二次選択薬として使用される．

表 3.2　日本で承認されている抗結核薬

	抗結核薬	略 号	薬剤選定における留意事項
第一次選択薬（原則として4剤併用）	イソニアジド	INH	
	ピラジナミド	PZA	
	リファンピシン リファブチン	RFP RBT	どちらか1剤を選択**
	ストレプトマイシン エタンブトール	SM EB	どちらか1剤を選択
第二次選択薬*	レボフロキサシン	LVFX	
	カナマイシン エンビオマイシン	KM EVM	どちらか1剤を選択***
	エチオナミド パラアミノサリチル酸 サイクロセリン	ETH PAS CS	
	デラマニド	DLM	INH，RFPの両薬剤に耐性の場合に限り，原則としてDLMを含む4剤以上併用で使用

厚生労働省告示「結核医療の基準」（平成二十八年一月二十九日改正）を参考に作成
*薬剤耐性結核菌の可能性が高い場合に，感受性を有すると想定される3剤以上を選んで併用する．
**薬剤の相互作用または重篤な副作用がある場合にRFPに代えてRBTを使用する．
***KMの選択をEVMより優先させる．SMとは併用しない．

④ **パラアミノサリチル酸** p-aminosalicylic acid：結核菌の増殖を促進するサリチル酸のアナログであり，サリチル酸と拮抗することによって結核菌の増殖を抑制するが，抗菌力は強くないので大量投与を必要とする．

⑤ **サイクロセリン** cycloserine：細胞壁のペプチドグリカン合成を阻害する（→p. 293）．抗酸菌やクラミジアも含めた細菌に対して抗菌作用を示すが，主に結核薬として経口投与される．副作用として中枢神経障害が知られている．

⑥ キノロン系薬：**レボフロキサシン**は，WHOの結核治療ガイドライン等において，薬剤耐性または副作用のために標準治療ができない場合に使用することとなっている．本邦では，2015年8月にレボフロキサシンに「肺結核及びその他の結核症」に対する適応が追加された（→p. 306）．レボフロキサシンは**モキシフロキサシン**に換えることができる．

⑦ **デラマニド** delamanid：多剤耐性結核における他の二次薬との併用療法の薬として2014年に承認された．結核菌が有するF420関連酵素群（Fgd, Ddn, FbiA, FbiB, FbiC）で活性化され，結核菌に特有な**メトキシミコール酸**および**ケトミコール酸**の合成を阻害する．主に血漿で代謝され糞中に排泄される．デラマニドは既存抗結核薬と交差耐性を示さず，好気および嫌気環境下での結核菌に対しても抗結核活性を有する上に，細胞内結核菌に対しても殺菌作用をもつ．現在，適応症は多剤耐性肺結核のみであり，不適正な使用による耐性菌出現防止のため，登録された医師・薬剤師のいる登録医療機関・薬局において，登録患者に対してのみ使用される．副作用としてQT延長が生じる可能性がある．

3.8.2　結核治療法とDOTS

結核菌は肺の感染巣や貪食されたマクロファージ内でゆっくりと増殖するため，細胞内移行性の良い抗結核薬の長期投与が必要である．耐性菌の出現を抑制するために作用機序の異なる抗結核薬2～4剤を6～12か月間投与する．高い治療効果と耐性菌抑制のために，患者に対して適正な服薬（コンプライアンス）を薬剤師などの医療関係者が指導する必要がある．WHOは，世界結核計画Global Tuberculosis Programmeの中で，感染者の抗結核薬服用を，保健医療従事者あるいは研修を受けた認定者が直接に監視・記録することで治療を完遂させる「効果的な結核対策のための枠組み」を**直接監視下短期化学療法**directly observed treatment, short-course, **DOTS**として1995年から推進している．「DOTS」はWHOの総合的な結核対策戦略の総称としても使用される．初回治療時の標準的治療法は，病型や排菌状況にかかわらず，(A) 最初の2か月間をイソニアジド，リファンピシン，ピラジナミド，エタンブトールまたはストレプトマイシンの4剤併用で，その後の4か月間はイソニアジド，リファンピシンの2剤を併用し，合計6か月間の治療を行う．ピラジナミドを加えることで耐性菌出現を抑えるとともに治療期間を短縮させている．副作用などの理由でピラジナミド投与ができない場合に限り，(B) 最初の2か月間をイソニアジド，リファンピシン，エタンブトールまたはストレプトマイシンの3剤併用で治療し，その後の7か月間はイソニアジド，リファンピシンの2剤で治療する合計9か月間の治療に変更する（表3.3）．両治療法とも，患者の条件により維持期をさらに3か月延長する．

3.8.3　非結核性抗酸菌症

結核菌以外の培養可能な抗酸菌による慢性感染症の多くは*Mycobacterium avium* complex（MAC）による肺感染症（肺MAC症）であり，他に*M. kansasii*による肺カンサシ症もみられる．

肺MAC症は，結核と異なりヒトからヒトへの感染性はなく隔離は不要である一方，薬物治療効果が乏しく長期に渡る治療や観察が必要である．肺MAC症は，現在増加傾向にある．化学療法は，**リファンピシン**，**エタンブトール**，**クラリスロマイシン**の3剤併用が基本であり，必要に応じて**ストレプトマイシン**または**カナマイシン**を併用する．治療は，排菌停止後も1～2年継続するが再発症例も多い．

肺カンサシ症には，リファンピシン，エタンブトール，イソニアジドやストレプトマイシンを含むアミノグリコシド，クラリスロマイシン，レボフロキサシン，ST合剤などが有効である．イソニアジド，リファンピシン，エタンブトールによる3剤併用療法を排菌停止後も1年間継続することでほとんどの場合治癒する．

播種性MAC感染症は*M. avium*もしくは*M. intracellulare*に起因する感染症で，HIV患者が適切な抗HIV治療とMAC症予防投与を行わないと，20～40%が播種性MAC症を発症するといわれる．HIV患

表3.3　初回標準治療例の標準的治療法

原則として下記の（A)法を用いる．PZA使用不可の場合に限り（B)法を用いる．

(A)法：RFP + INH + PZAにEB（またはSM）の4剤併用で初期強化期2か月間治療後，維持期はRFP + INHを4か月継続し，全治療期間6か月（180日）とする

(B)法：RFP + INHにEB(またはSM)の3剤併用で初期強化期2か月間治療後，維持期はRFP + INHを7か月継続し，全治療期間9か月（270日）とする

なお，下記の条件がある場合には維持期を3か月延長し，(A)法では維持期を7か月，全治療期間9か月（270日），(B)法では維持期を10か月，全治療期間12か月（360日）とすることができる．

(1) 結核再治療例
(2) 治療開始時結核が重症：有空洞（特に広汎空洞型）例，粟粒結核，結核性髄膜炎
(3) 排菌陰性化遅延：初期2か月の治療後も培養陽性
(4) 免疫低下を伴う合併症：HIV感染，糖尿病，塵肺，関節リウマチ等の自己免疫疾患など
(5) 免疫抑制剤等の使用：副腎皮質ステロイド剤，その他の免疫抑制剤
(6) その他：骨関節結核で病巣の改善が遅延している場合など

「結核医療の基準」の見直し－2014年，日本結核病学会治療委員会．

者の場合，95％以上が *M. avium* による．治療は，クラリスロマイシン（もしくはアジスロマイシン），エタンブトールの2剤併用を基本とし，症状に応じてリファブチン，シプロフロキサシン，アミカシンを加えた5剤で強力に治療する．クラリスロマイシン・リファブチンを使用する際は，抗HIV薬との相互作用を考慮する．

3.8.4　抗ハンセン病薬

抗ハンセン病薬として**ジアフェニルスルホン**，**クロファジミン**，リファンピシン，オフロキサシンが認められている．保険薬適用外として，レボフロキサシン，ミノサイクリン，クラリスロマイシンが臨床で使用される．

1) ジアフェニルスルホン diaphenylsulfone：らい菌に対して静菌的に作用する．抗炎症作用も示す．通常，併用療法で用いられる．パラアミノ安息香酸（PABA）の拮抗薬で，葉酸合成を阻害して増殖を阻止するといわれ，その作用は静菌的である．耐性発現率は低い．
2) クロファジミン clofazimine：らい菌に対して静菌作用と弱い殺菌作用を示すイミノフェナジン系の染料である．マクロファージのリソソーム酵素の活性化と，らい菌DNAの複製阻害により，静菌作用と弱い殺菌作用を示すといわれるが，正確な作用は明らかではない．服用により皮膚が茶褐色に変色し，尿も着色する．
3) リファンピシン rifampicin：（→ p. 307）らい菌のRNAポリメラーゼを阻害して殺菌作用を示す．ハンセン病治療にとって重要な薬剤である．
4) オフロキサシン ofloxacin：（→ p. 306）ニューキノロン系抗菌薬で，DNAジャイレース阻害によるDNA複製阻害であり，その作用は殺菌的である．

3.9　抗菌薬の副作用と相互作用

抗菌薬は細菌にのみ作用するが，ヒトには毒性を示さない選択毒性をもつものとして開発されてきた．しかし，ペニシリンショックに代表されるように，さまざまな副作用（薬物有害作用）がある（表3.4）．また，抗菌薬と他の薬物との薬物間相互作用についても，薬物の吸収，分布，代謝，排泄のそれぞれの過程において問題となっている．

3.9.1　抗菌薬による薬物アレルギー

1　アナフィラキシーショック anaphylactic shock

抗菌薬が関与する薬物アレルギーのなかで，最も重篤な症状は**アナフィラキシーショック**である．抗菌薬投与後数分から30分以内に発現し，重症の場合意識レベルが低下し死亡することもある．ペニシリンを初めとするβラクタム系薬は，I型アレルギー反応としてアナフィラキシーショックを生じやすい．抗原（アレルゲン）としては，ペニシリン代謝物と生体タンパク質の結合物やペニシリンとPBPとの複合体などが考えられている．皮膚の潮紅，発疹（膨疹，蕁麻疹），血圧低下，薬物喘息等が起こり，それぞれに対する応急処置が必要となる．

2　血液・造血器障害

アレルギー性造血器障害としては，ペニシリンによる**溶血性貧血**がある．抗原（アレルゲン）は，ペニシリンが赤血球膜表面の糖タンパクに結合してできるペニシリン-糖タンパク質複合体に対する抗体が産生され赤血球膜に結合し，さらに補体が作用することにより，赤血球膜の破壊が起こり溶血する．この他に，薬物または代謝物が直接顆粒球に結合する場合や血中のタンパク質と結合してからハプテンとして顆粒球に結合し，抗原となるアレルギー性顆粒球減少がある．起因薬物としてセフェム系薬，ペニシリン系薬やサルファ薬などがある．

3　肝障害

アレルギー性肝障害にはII型アレルギー反応またはIV型アレルギー反応による肝炎型と，IV型による黄疸を伴う胆汁うっ血型があるが，抗菌薬が関与するのは肝炎型である．肝炎型の場合，食欲不振，倦怠感，発熱などの全身症状を伴う．薬物や代謝物が肝細胞のタンパク質と結合することにより抗原性を示し，抗体の攻撃により肝障害が起こると考えられている．起因薬物として，抗結核薬のイソニアジドやサルファ薬などがある．

4　腎障害

アレルギー性腎障害にはII型アレルギー反応による糸球体障害と尿細管障害がある．この中で，尿細管障害は薬物と尿細管上皮細胞の基底膜部分が薬物と共有結合し抗原となり，これに対する抗体が尿細管基底

表 3.4　抗菌薬による副作用

抗菌薬	免疫毒性			造血器障害				器官障害				神経障害				その他
	アナフィラキシー	発疹	発熱	溶血性貧血	顆粒球減少	血小板減少	再生不良性貧血	腎障害	肝障害	偽膜性大腸炎	悪心・嘔吐・下痢	中枢神経症状	第8脳神経障害*	末梢神経炎	視神経炎	
ペニシリン系	◎	○	○	○	○	○		○		○	○	○				バカンピシリン，タランピシリン：頭痛，めまい
セフェム系・セファマイシン系	○	○	○	○	○	○		○	○	○	○					頭痛，めまい ジスルフィラム様作用
カルバペネム系	○	○	○	○				○	○		○	○				
グリコペプチド系	○							○	○		○					レッドネック症候群
アミノグリコシド系	○	○	○					◎			○		◎	○	○	妊娠時に第8脳神経障害
マクロライド系		○							○		○					エリスロマイシン：QT延長
リンコマイシン系		○			○	○		○	○	◎	○					皮膚粘膜眼症候群
テトラサイクリン系		○	○				○		○		○					催奇形性
クロラムフェニコール系		○	○		○	○	◎				○					グレイ症候群
キノロン系		○					○		○		○					
ニューキノロン系		○						○	○		○					光線過敏症
サルファ薬		○				○	○	○	○		○					皮膚粘膜眼症候群
ペプチド系		○	○					◎			○	◎		◎	○	頭痛
ホスホマイシン			○					○	○		○	○		○		静脈炎
オキサゾリジノン系					○	○	○				○					味覚
抗結核薬		○	○					○	◎	○	○	○		○	○	エタンブトール：視神経炎

◎特に注意を要する．○通常みられる．

＊聴力障害

（今日の治療薬　南江堂（2009），治療薬マニュアル　医学書院（2007），医薬品トキシコロジー　南江堂（2003），医療薬学のための毒性学　廣川書店（2003））

膜成分と結合し急性間質性腎炎を惹起する．起因薬物として，β-ラクタム系薬のメチシリンがある．

5　皮膚障害

アレルギー性皮膚障害は，I型アレルギー反応によるヒスタミンの放出による蕁麻疹や，経皮吸収された薬物がハプテンとなるⅣ型アレルギー反応接触性皮膚炎の他，免疫学的発症メカニズムが不明な場合も多い．この中で，ペニシリンは蕁麻疹，アレルギー性接触性皮膚炎，播種性紅斑丘疹の他，**中毒性表皮壊死融解症**（**Toxic Epidermal Necrolysis :TEN**）および**皮膚粘膜眼症候群**（**Stevens-Johnson 症候群**）を引き起こすことがある．また，サルファ薬も播種性紅斑丘疹や皮膚粘膜眼症候群を引き起こすことがある．ニューキノロン系薬は，光化学反応により皮膚のタンパク質と結合して抗原となり，**光線過敏症**を引き起こす．

3.9.2　抗菌薬による器官毒性

1　腎障害

アミノグリコシド系薬は近位尿細管に対して直接作用し，壊死を引き起こし，腎障害を高い頻度で発症させる．この障害では他に，尿中のアルカリフォスファターゼ，乳酸脱水素酵素活性の増加の他，タンパク量が増加する．アミノグリコシド系薬は，分子内のアミノ基に由来する陽性荷電をもっており，これが近位尿細管上皮細胞の陰イオン性リン脂質に由来する陰性荷電と結合し，細胞内に取り込まれリソゾームに蓄積する．しかし，蓄積された後の生化学的な腎障害機序は不明である．

カルバペネム系薬のイミペネムは近位尿細管刷子縁膜に存在するデヒドロペプチダーゼIにより分解され，代謝物が尿細管の障害を引き起こす．そのため，デヒドロペプチダーゼIの阻害薬であるシラスタチンとの併用は，イミペネムの腎障害を軽減する．

グリコペプチド系薬のバンコマイシンは，尿細管上皮細胞に蓄積して腎障害を引き起こす．ポリエン系のアムホテリシンBは，近位尿細管上皮細胞膜と結合することにより腎障害を引き起こす．このため，グリコペプチド系，アミノグリコシド系薬やアムホテリシンBとの併用は腎障害をさらに憎悪する．

腎尿細管では，水分の再吸収により薬物が濃縮され尿細管内での薬物濃度が上昇するほか，pHの変化による薬物の析出による尿路障害がある．サルファ薬であるスルファジアジン抗リウマチ薬は，尿濃縮に加え尿細管の後の方でpHが低下するため溶解度が低下し，結晶が析出することがある．このため，尿路を閉塞させ腎機能障害を引き起こす．溶解性の高いスルフィソキサゾール等では，このような腎機能障害は起こらない．

2　肝障害

抗結核薬のイソニアジドは，肝実質細胞の細胞質に存在する*N*-アセチル転位酵素（*N*-acetyl transferase 2, NAT2）によりアセチル化され，さらに代謝をうけた代謝活性化体が生体高分子に共有結合し肝障害を引き起こすものと考えられている．また，イソニアジドはリファンピシンの併用による薬物間相互作用で重篤な肝障害を起こすことが知られている．この代謝に関与するNAT2の遺伝子多型には，人種差が知られており，白人ではアセチル化活性が低い人（Slow acetylator, SA）の割合が，50％程度と高い割合なのに対して，日本人ではSAの割合が10％程度となっている．NAT2の遺伝子多型とイソニアジドによる肝障害発症の関連性に関しては，3.8節に示されているように，アセチル化活性の低い人（SA），高い人（Rapid acetylator，RA）のどちらにおいても肝障害の発症が報告されており，従来RAで肝障害が起こりやすいと考えられていた定説が再議論されている．

3　聴覚器障害

アミノグリコシド系薬の連続投与により難聴，耳鳴りが起こる．この聴覚器毒性は，アミノグリコシド系薬により蝸牛コルチ器官の有毛細胞のミトコンドリアでの酸化的リン酸化が阻害されATPの産生が低下し，有毛細胞の不可逆的変性が起こることに起因する．また，肝障害や腎障害を伴う場合にアミノグリコシド系薬の消失が遅延するため，障害が出やすくなる．アミノグリコシド系薬は，妊娠中の投与により第8脳神経障害に伴う難聴を引き起こす．

4 その他

グリコペプチド系薬のバンコマイシンは，ワンショット静注または点滴静注速度が速い場合は，ヒスタミン遊離によるレッドネック症候群（顔面，頸部の紅斑性充血，そう痒等）や血圧低下等を引き起こす．そのためテイコプラニンの場合は30分以上，バンコマイシンの場合は60分以上かけて点滴静脈投与を行う．また，全身麻酔薬のチオペンタール等と同時投与により紅斑，ヒスタミン様潮紅が発生するが，相互作用機序は不明である．

テトラサイクリン系薬は歯牙形成期の小児に投与すると，歯の黄変，いわゆるテトラサイクリン歯を起こすことがある．クロラムフェニコール系薬による新生児のグレイ症候群，クロラムフェニコール系薬やサルファ薬による再生不良性貧血がある．

3.9.3 抗菌薬の二次作用に起因する副作用

健常なヒトの皮膚，口腔，鼻咽腔，肺，腸管，腟などには一定の微生物が共生し，正常細菌叢 normal microbial flora を形成している（→ p. 92）．正常細菌叢は平衡状態を保ち，外来の病原微生物の定着と増殖を防いでいる．広域抗菌スペクトルを示す抗菌薬を長期服用すると，正常細菌叢の質的，量的変化が起こる．その二次的結果として，さまざまな生体の変調が現れることがある．

1 ビタミン欠乏症

ビタミンB群やKは食物から摂取されるだけでなく，ある種の常在性腸内細菌によっても腸内で産生され，これをヒトは吸収して利用している．広域抗菌スペクトルの薬剤（テトラサイクリン系やセフェム系薬など）の長期連用ではこれらビタミンを産生する腸内細菌が死滅し，ビタミン欠乏症となることがある．その結果，血液凝固能の低下が，特に，食物摂取が困難な患者で問題となりやすい．

2 菌交代症

抗菌薬を長期，あるいは大量に投与すると正常細菌叢を構成する細菌が死滅し，平衡状態が崩れることがある．その結果，投与された抗菌薬に低感受性菌，あるいは耐性菌の異常な増殖が起こる．この正常細菌叢の変化を菌交代現象 microbial substitution といい，その結果，何らかの病的症状が誘発された場合を菌交代症と呼ぶ．セフェム系薬やリンコマイシン，クリンダマイシン投与で菌交代現象が誘発されると，本来腸内に少数存在した *Clostridium difficile* が異常増殖し，大腸粘膜表面に偽膜を形成して出血便を伴う偽膜性大腸炎を引き起こす（→ p. 162）．この治療には，バンコマイシン投与またはメトロニダゾール投与が推奨される．多剤耐性菌である MRSA や，抗菌薬に自然耐性である緑膿菌，プロテウス，セラチア，クレブシエラや，もともと抗菌薬には感受性のないカンジダやアスペルギルスなどの真菌によっても菌交代症が引き起こされる．

一般には，抗菌薬の投与中止で症状は改善されるが，菌交代症の起因菌に対する抗菌薬投与が必要な場合もある．菌交代現象に起因する下痢などの予防には，乳酸菌を含む整腸薬が用いられる．乳酸菌によって腸内に新たな細菌叢を形成させて，腸内環境を整える．

3.9.4 抗菌薬の薬物間相互作用

薬物相互作用 drug interaction とは，薬と薬の飲み合わせのことで，薬が効きすぎて副作用が出やすくなったり，逆に薬が効かなくなったりすることである．また，薬と薬だけでなく，薬と食べ物や飲み物，嗜好品などでも，薬の作用が強くなったり弱くなったりすることもある．薬物相互作用は，その機序から2つに分類することができる．1つは，薬力学的相互作用（pharmacodynamic drug interaction）で，薬の薬理作用に関係する受容体や薬物の標的となる酵素に関係して起こる相互作用のことである．2つめは薬物動態学的相互作用（pharmacokinetic drug interaction）でこれは，薬物動態（吸収，分布，代謝，排泄）の4つの，いずれかの過程の中で起こる相互作用のことである．

表 3.5　抗菌薬が関与する薬力学的相互作用の例

影響を与える薬物	影響を受ける薬物	相互作用機構	症状と対応法
アムホテリシンB	ジゴキシン	血中 K^+ 低下	不整脈：K^+ 補給
エリスロマイシン	ワルファリン	腸内細菌交代によるビタミンK低下	出血傾向：ワルファリンの減量
NSAIDs	ニューキノロン系薬	ニューキノロン系薬による $GABA_A$ 受容体へのGABA結合阻害作用のNSAIDsによる増強	痙攣：併用禁忌
アミノグリコシド系薬 ペプチド系薬	末梢性筋弛緩薬（スキサメトニウム，パンクロニウム）	アミノグリコシド系薬・ペプチド系薬は神経-筋接合部への抑制作用	筋弛緩の増強・呼吸抑制（クラーレ様作用）：筋弛緩薬の減量

表 3.6　抗菌薬が関与する薬物動態学的相互作用

相互作用機構	影響を与える薬物	影響を受ける薬物	症状と対処法
CYP3A4 阻害による血中濃度上昇（酵素阻害）	エリスロマイシン クラリスロマイシン	ピモジド エルゴタミン トリアゾラム ジゴキシン	併用禁忌 併用禁忌 呼吸抑制：併用注意 不整脈：減量
CYP3A4 阻害による血中濃度上昇（酵素阻害）	イトラコナゾール	ピモジド キニジン トリアゾラム シンバスタチン	併用禁忌 併用禁忌 併用禁忌 併用禁忌
CYP2C 代謝阻害による血中濃度上昇（酵素阻害）	イソニアジド	フェニトイン	傾眠，精神機能低下：減量
CYPs 阻害による血中濃度上昇（酵素阻害）	ニューキノロン系薬	テオフィリン ワルファリン	不整脈：減量 出血傾向：プロトロンビン（PT）時間の測定
CYP3A4，CYP2C 酵素誘導による血中濃度低下（酵素誘導）	リファンピシン	抗HIV治療薬（インジナビル，サキナビル，ネルフィナビル等）	併用禁忌
CYP3A4 阻害による血中濃度上昇（酵素阻害）	エファビレンツ	トリアゾラム エルゴタミン	併用禁忌 併用禁忌
CYP3A4，酵素誘導血中濃度低下（酵素誘導）	エファビレンツ	シメプレビル アスナプレビル インジナビル	併用禁忌 併用禁忌 併用注意
アルデヒドデヒドロゲナーゼ阻害（ジスルフィラム様作用）	エタノール（飲酒）	セファメタゾール，セフメノキシム，ラタモキセフなど，側鎖に *N*-メチルテトラゾールチオメチル基をもつセフェム系薬	併用注意
ヒスタミン代謝抑制による副作用発現	鮪，カジキマグロ，ぶり，ハマチ	イソニアジド	併用注意
吸収低下による作用減弱	牛乳（カルシウム），制酸剤，鉄剤など	テトラサイクリン系薬，ニューキノロン系薬	併用注意

1　薬力学的相互作用（表 3.5）

ニューキノロン系薬は $GABA_A$ 受容体に結合する性質がある．GABA は基本的に抑制性神経伝達物質であり，この GABA 結合阻害は，NSAIDs により増強されるため，痙攣を引き起こす．そのため，併用禁忌となっている．アミノグリコシド系薬は，神経－筋接合部に抑制的に作用するため，末梢性筋弛緩薬のスキサメトニウムやパンクロニウムと併用すると，筋弛緩が増強され呼吸抑制が起こる（**クラーレ様作用**）．

2　薬物動態学的相互作用

抗菌薬による，薬物代謝酵素の阻害，または誘導による相互作用がある（表 3.6）．

a）薬物代謝酵素阻害による薬物相互作用

併用薬によって薬物の体内動態が変化することがある．特に，代謝が変化することにより生じる薬物間相互作用は最も多い．体循環に入った薬物 A の肝による代謝が併用薬 B によって阻害されることにより，薬物 A の血中からの消失は遅延する．また，経口投与された場合，薬物によっては消化管壁（主として小腸）や肝臓における初回通過効果が阻害され，体循環に入る未変化体薬物の割合が高くなることがある．したがって，肝代謝によって消失する薬物 A の代謝酵素が併用薬 B によって阻害されると，薬物 A の血中濃度は上昇し，過度の薬効発現や予期せぬ副作用を生じることがある．

マクロライド系薬のうち 14 員環を有するエリスロマイシンは，シトクロム P4503A4（CYP3A4）により代謝され，NO 基を有するニトロソ代謝物が生成される．このニトロソ代謝物は CYP のヘム鉄と共有結合し，複合体を形成することにより CYP3A4 の代謝活性を阻害する．エリスロマイシンのニトロソ代謝物と CYP の結合は共有結合であり，不可逆的であるため，エリスロマイシンやその代謝物の濃度が低下しても阻害活性は低下せず，阻害効果は CYP が新たに生合成されるまで持続する（3～4 日程度）．また，ニューキノロン系薬の場合，競合阻害により薬物相互作用を引き起こす．

一方，アゾール系抗真菌薬にはイミダゾール環を有するミコナゾールやケトコナゾール，トリアゾール環を有するイトラコナゾールやフルコナゾールがあるが，それぞれの薬物分子内の複素環に含まれる窒素原子が，CYP のヘム鉄の第六配位座に，配位結合することにより酵素反応を阻害する．この場合は，CYP 分子種の中で CYP3A4 および CYP2C9 が阻害される．

b）薬物代謝酵素誘導による薬物相互作用

a）の場合とは逆に体循環に入った薬物 A の肝による代謝が併用薬 B によって誘導（酵素誘導）されることにより，薬物 A の血中からの消失は促進される．また，経口投与された場合，薬物によっては消化管壁（主として小腸）や肝臓における初回通過効果の上昇により，体循環に入る未変化体薬物の割合が低くなることがある．したがって，併用薬 B によって代謝酵素が誘導されると，小腸か肝代謝によって薬物 A の血中濃度は低下し，薬効が減弱する．

抗結核薬であるリファンピシンは小腸や肝臓における CYP3A4，CYP2C9，CYP2C19 代謝酵素含量の上昇をおこす．したがって，リファンピシンを併用することにより，循環血中からの薬物消失の促進や初回通過効果の上昇により，薬物の血中濃度が低下し薬効が減

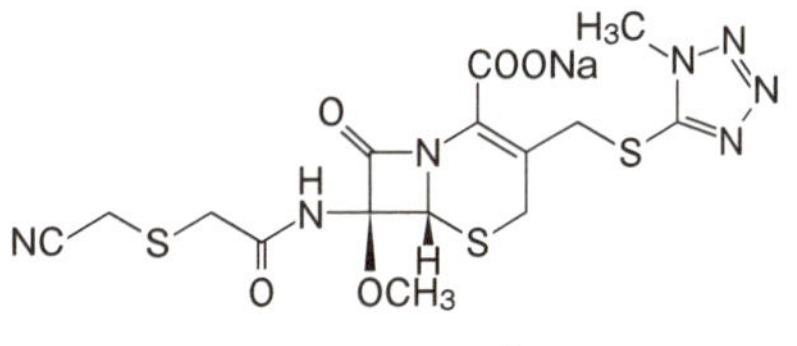

セフメタゾール

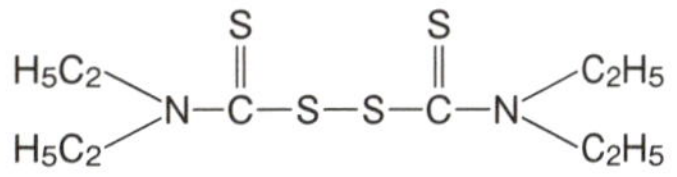

ジスルフィラム

図 3.43　アンタビュース様作用を示す薬剤と嫌酒薬ジスルフィラムの構造

セフメタゾールなど *N*-メチルテトラゾールチオメチル基を有するセフェム薬では，代謝により嫌酒薬ジスルフィラム類似の代謝産物が産生され，アルデヒドデヒドロゲナーゼを阻害し，アルコール酩酊作用を示す．

弱することがある．ニフェジピンはCYP3A4の基質であるため，リファンピシンを併用することにより血中濃度が低下し薬効が減弱する．トリアゾラムやリファンピシンはCYPに加えてP-糖タンパクも誘導することが知られている．

c）飲食物と抗菌薬の相互作用

セファメタゾール，セフメノキシムやラタモキセフナトリウムなど側鎖に*N*-メチルテトラゾールチオメチル基を持つセフェム系薬とアルコールの相互作用により，紅潮，悪心，頻脈，多汗，頭痛等が起こる．これは嫌酒薬ジスルフィラム様代謝産物が生成され，これがアルデヒドデヒドロゲナーゼを阻害するためである（図3.43）．結果としてアルコールの代謝が阻害され，アルデヒドが蓄積し酩酊作用を示す．これを**アンタビュース作用**（**ジスルフィラム様作用**）と呼ぶ．これらの抗菌薬の服用後は，少なくとも1週間は飲酒をしない方がよい．テトラサイクリン系やニューキノロン系薬は，アルミニウム，マグネシウムを含有した制酸薬，カルシウム，鉄などを含む製剤やカルシウムを含む牛乳などと同時に服用すると不溶性キレートを形成し，吸収が阻害される．

イソニアジド服用時にヒスチジンの含量の多いマグロ，ブリ，ハマチ，イワシなどを食するとヒスタミン中毒（頭痛，嘔吐，紅斑，掻痒感）を起こすことがある．微生物により魚に含まれるヒスチジンから，ヒスタミンがつくられる．本来ヒスタミンは，モノアミンオキシダーゼ（MAO）やジアミンオキシダーゼ（DAO）で代謝されるが，イソニアジドのMAO，DAO阻害作用により，ヒスタミン中毒が現れることがある．また，イソニアジドのアミン代謝阻害により血圧上昇，動悸，頭痛などの中毒症状が現れることがある．原因食品としては，モノアミン類であるチラミンが多いチーズ，ワイン，そらまめ，イチジクなど，ヒドロキシトリプトファンを含有するバナナ，パイナップルなど，その他レバー，酵母なども原因となる．

第4章 薬剤耐性と抗菌薬の適正使用

4.1 化学療法の問題点

メチシリン耐性黄色ブドウ球菌（MRSA）など抗菌薬耐性菌の出現は，現代医療の根幹を揺るがす問題である．近年ではニューデリー・メタロ β-ラクタマーゼ（NDM）産生菌など新しい多剤耐性菌が出現し，世界規模での大きな脅威となっている．2011年WHOは「Antimicrobial Resistance: No Action Today, No Cure Tomorrow」というメッセージを発信した．一方で，新規抗菌薬の開発が容易でない現実を鑑みれば，既存の抗菌薬の適正使用による新規耐性菌の出現抑制が求められている．そのためには，分離された起因菌の各種抗菌薬に対する感受性を測定した上で適切な抗菌薬を選択し，さらにその抗菌薬のPK/PD（→p. 340）も考慮することが必要である．これらを実現するために，耐性菌の出現機序や抗菌薬の薬物動態学的特性を理解することが必須である．

4.2 抗菌薬耐性（薬剤耐性）

抗菌薬耐性 antimicrobial resistance とは抗菌薬に**感受性** susceptibility が低く，高濃度の抗菌薬が存在する環境でも生育できることであり，そのような細菌を**抗菌薬耐性菌（薬剤耐性菌）**という．臨床的には抗菌薬のブレイクポイントMIC（→p. 339）を基準に「耐性（R, resistant）」「中間（I, intermediate）」と「感受性（S, susceptible）」に分けられ，抗菌薬治療の可能性を示す指標の1つにされている．

抗菌薬耐性菌には，もともと感受性の低い**自然耐性** intrinsic（natural）resistance 菌と，何らかの遺伝的要因によって感受性が低くなった**獲得耐性** acquired resistance 菌がある．緑膿菌は代表的な自然耐性菌であるが，さらに抗緑膿菌性抗菌薬に対する耐性を獲得する菌も一定の頻度で出現し，この場合は，自然耐性と獲得耐性が同時に生じている．

4.2.1 抗菌薬耐性の出現と伝播（図4.1，図4.2）

抗菌薬が感染症治療に大きく貢献していることはいうまでもないが，その一方で抗菌薬の使用に伴う耐性菌の出現は避けられず，耐性菌の発生を最小限にするための抗菌薬の適正使用への理解が求められている．

1 自然耐性菌の存在

緑膿菌，セパシア菌群，アシネトバクター属菌などはもともと抗菌薬に感受性の低い自然耐性菌の代表例である．抗菌薬の不適切な使用により，これらの自然耐性菌による菌交代現象が起こることがある（→p. 321）．

2 抗菌薬耐性菌の出現

染色体性遺伝子変異や外来性薬剤耐性遺伝子の獲得により，10^{-7}～10^{-9} の頻度で抗菌薬耐性菌が出現する．頻度は低い様にみえるが，実際に抗菌薬の使用による選択圧によって耐性菌は生じてくる．さらに，不適切な薬剤の選択，投与量や投与期間などによってその頻度は上昇する．これを**耐性菌の選択**と呼ぶ．

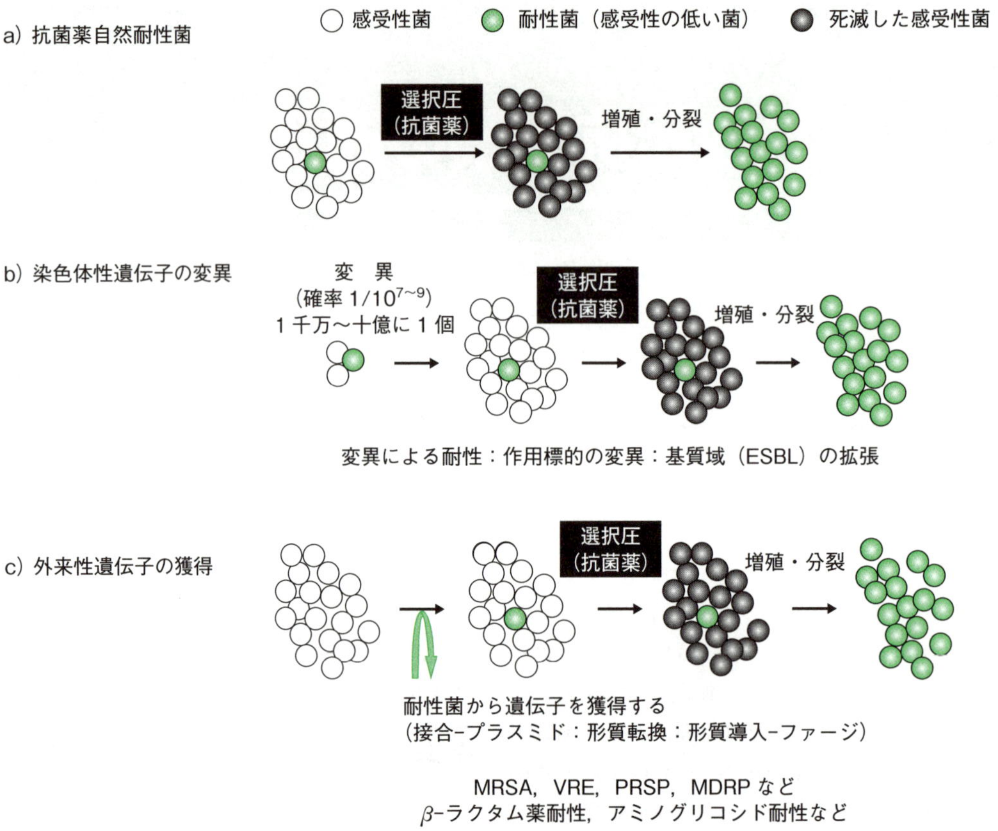

図 4.1　抗菌薬耐性菌の出現メカニズム

「抗菌薬は耐性菌を生み出す」のではなく,「抗菌薬の使用によって存在する耐性菌が選択される（選択圧）」のである.

a）抗菌薬感受性菌種が抗菌薬治療によって死滅することによって，感受性の低い菌種による感染症が起こる場合がある（菌交代症）.

b）抗菌薬耐性に関与する染色体性遺伝子の変異によって耐性菌は選択される.

c）外来性耐性遺伝子による耐性菌の出現.

1）染色体性遺伝子の変異

染色体 DNA の複製の読み誤りが変異につながる．変異は染色体上のランダムな位置で起こり，抗菌薬耐性に関連する遺伝子上で起こった場合に耐性菌出現につながることがある.

2）外来性遺伝子の獲得

(a) 接合と形質導入（→ p. 57, 60）

抗菌薬耐性遺伝子の中には，抗生物質生産菌の自己防御システム遺伝子由来のものが知られている．この耐性遺伝子がトランスポゾンに組み込まれた後，プラスミド上に転移することがある．**薬剤耐性プラスミド**（**R 因子**）と呼ばれる一群のプラスミドは接合伝達能をもち，接合によって別の細菌に耐性遺伝子を伝達する．非伝達性プラスミドの場合には，バクテリオファージを介した形質導入によって伝達されることがある．ファージはプラスミド上の遺伝子の伝達だけではなく，感染した細菌の染色体上の耐性遺伝子を伝達することもある（図 4.2）.

(b) 形質転換（→ p. 59）

細菌の中には肺炎レンサ球菌などのように外来性遺伝子を獲得しやすい自然形質転換能の高い菌種が存在する．これらの菌種では外来性 DNA 断片を細胞内へ取り込んだ後，自己の染色体 DNA との間で相同的組

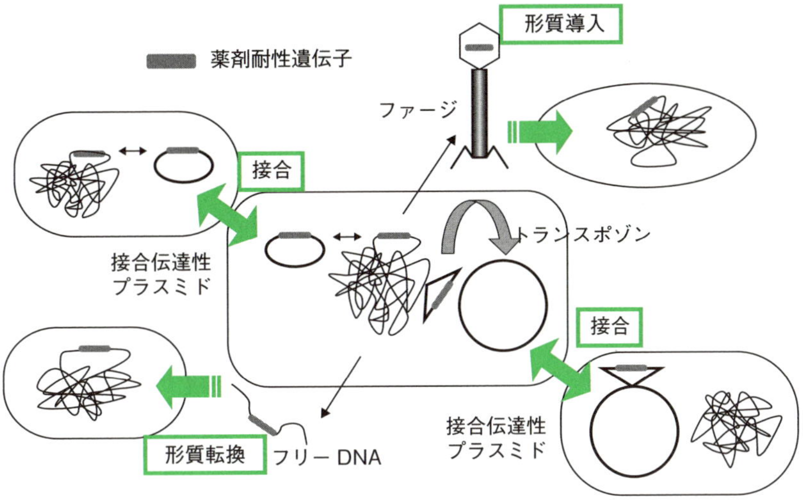

図 4.2　薬剤耐性遺伝子の伝達様式

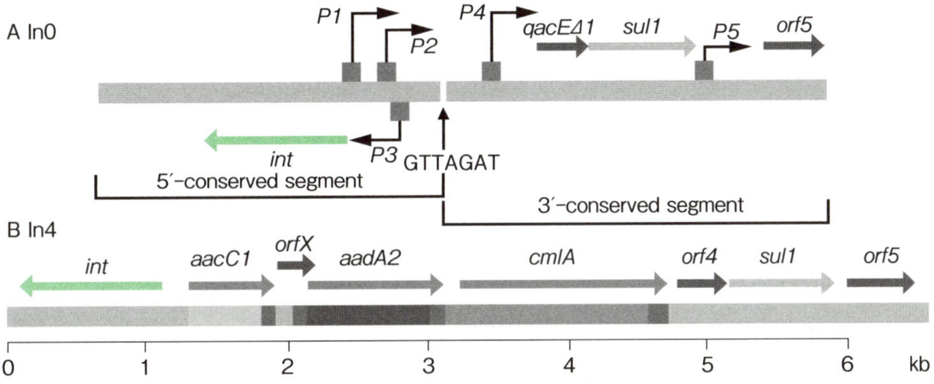

図 4.3　インテグロン（In0 および In4）の例

P：プロモーター配列，*qacEΔ1*：消毒薬耐性遺伝子，*int*：インテグラーゼ遺伝子，*sul1*：サルファ薬耐性遺伝子，*orf*：open-reading frame，*aacC1*：アミノグリコシド耐性遺伝子，*aadA2*：アミノグリコシド耐性遺伝子，*cmlA*：クロラムフェニコール耐性遺伝子

換えを起こして耐性遺伝子を獲得できる．

(c)　インテグロン

インテグロン integron と呼ばれる遺伝子カセットは，主としてグラム陰性細菌に広く分布し，細菌間の遺伝子伝播にかかわっている．インテグロンは組換えを起こす部位 attachment site の *attI*，遺伝子カセット挿入のためのインテグラーゼ integrase 遺伝子 *intI*，組み込んだ遺伝子の転写を行うプロモーター群の 3 つのエレメントからなる（図 4.3）．β-ラクタマーゼ遺伝子とアミノグリコシド修飾酵素遺伝子などの様に複数の薬剤耐性遺伝子をカセットとして一度に伝達することもできる．

4.2.2　交差耐性

交差耐性 cross resistance とは，ある抗菌薬に耐性化した細菌が他の抗菌薬に対しても同時に耐性を示すことである．β-ラクタマーゼの産生により，多くの β-ラクタム系薬に対して交差耐性を示すが，化学構造の異なるキノロン系薬やアミノグリコシド系薬とは交差耐性を示さない. 一方, グラム陰性菌の外膜ポーリンの産生減少や多剤排出系の作動による抗菌薬耐性の場合には, 化学構造が異なる抗菌薬間でも交差耐性を示す. これは特に広域交差耐性と呼ばれ, 1つの耐性機構で多剤耐性を生むため, 臨床的にも注意が必要である.

4.2.3　抗菌薬耐性のメカニズム

抗菌薬の主要な耐性機構として, a) 分解や修飾による抗菌薬の不活化, b) 作用点の変異による親和性低下, c) 代替酵素の産生, d) 膜透過性の低下, e) 能動的排出の5つが知られている.

1　分解や修飾による抗菌薬の不活化

細菌の中には, 抗菌薬の分解酵素や修飾酵素を持っているものがいる. そのような酵素による分解や修飾を受けた抗菌薬は抗菌活性を失う, または 大きく低下させる.

1) β-ラクタム系薬の分解

β-ラクタマーゼは, β-ラクタム薬のβ-ラクタム環を加水分解し, 抗菌活性を失わせる. ペニシリン系薬を主に分解する**ペニシリナーゼ**, セフェム系薬(セファロスポリン) を主に分解する**セファロスポリナーゼ**の様に, かつては酵素の基質特異性に基づいて分類されていた (図4.4). 今日ではアミノ酸配列相同性に基づく **Ambler 分類** (図4.5) がよく使われている (さらに基質特異性と阻害薬の反応性を加味した **Bush-Jacoby 分類**も提唱されている). Ambler 分類では, AからDの4種類の異なるクラスに分けられる. クラスA, C, Dのβ-ラクタマーゼは活性中心にセリン残基をもつため**セリン β-ラクタマーゼ**と呼ばれる. 一方, クラスBのβ-ラクタマーゼ は活性中心に活性発現に必須な亜鉛などの2価金属を含んでいるため, **メタロ β-ラクタマーゼ**と呼ばれる.

① クラスA　β-ラクタマーゼは, ペニシリナーゼである. クラブラン酸やタゾバクタムなどのβ-ラクタマーゼ阻害剤によって強く阻害を受ける. ブドウ球菌属菌などの産生するペニシリナーゼは, ペニシリンおよびアンピシリンなどのペニシリン系薬を効率よく分解する. 大腸菌や肺炎桿菌などグラム陰性桿菌の TEM 型や CTX-M 型などの酵素は, ペニシリン系のみならず, 第一世代のセフェム系も分解できる. TEM 型や CTX-M 型などの酵素は, 本来オキシイミノ基を有するセフォタキシム, セフタジジムあるいはアズトレオナムなどのβ-ラクタム系薬を加水分解できないが, それらを分解できるようになった変異型酵素が出現し問題となっている. そのような変異型酵素は, **基質特異性拡張型 β-ラクタマーゼ** (extended-spectrum β-lactamase: ESBL) と呼ばれる. 近年 KPC 型, GES 型などカルバペネム系を分解できる酵素が臨床現場で問題となっている. KPC 型酵素は, ペニシリン系薬, セフェム系薬, モノバクタム系薬を含むβ-ラクタム化合物を加水分解でき, 既存のβ-ラクタマーゼ阻害剤に抵抗性を示す. 最近 KPC 型酵素も阻害できるβ-ラクタマーゼ阻害剤アビバクタムが海外で承認された.

② クラスC　β-ラクタマーゼは, ペニシリンと第一世代セフェム系薬を良く分解するが, 第三世代セフェム系やセファマイシン系薬は分解しにくい. β-ラクタマーゼ AmpC が代表例である. 本酵素をコードする *ampC* 遺伝子は, 腸内細菌科の菌や緑膿菌など多くのグラム陰性菌の染色体上に存在するが, 肺炎桿菌など一部のグラム陰性菌にはみられない. 多くの菌で *ampC* の遺伝子発現は通常抑制されてお

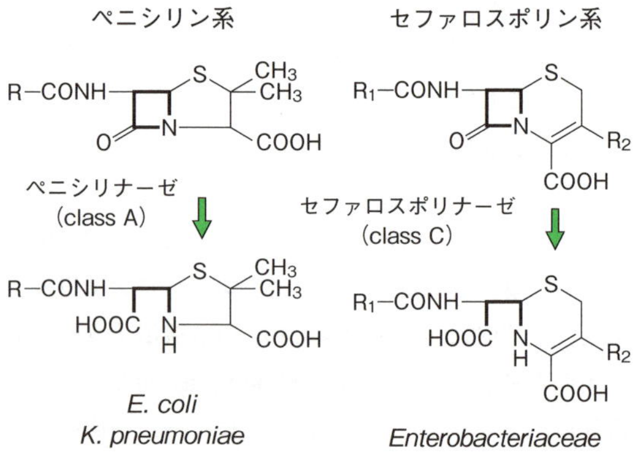

図4.4　β-ラクタム系薬のβ-ラクタマーゼによる加水分解

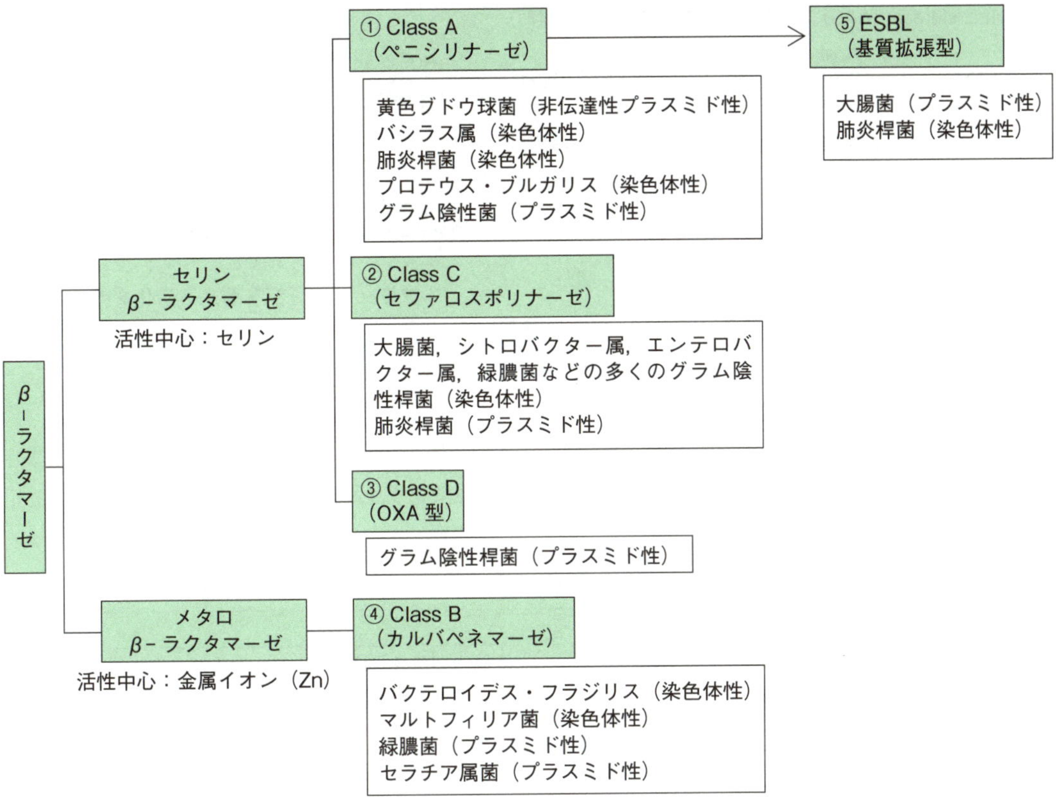

図 4.5　β-ラクタマーゼのアミノ酸の一次配列からの分類

り，ある種の β-ラクタム系薬により誘導される．プラスミド性のものも一部報告されている．

③　クラス D　β-ラクタマーゼは，オキサシリンやクロキサシリンを含むペニシリン系を分解する β-ラクタマーゼである．OXA 型が代表例である．β-ラクタマーゼ阻害剤感受性は酵素により異なる．腸内細菌科菌，アシネトバクター属菌，緑膿菌などのグラム陰性桿菌で検出されている．オキシイミノ基を持つ β-ラクタム系薬まで基質特異性を拡張した酵素やカルバペネム系薬まで分解できる酵素も存在する．

④　クラス B　β-ラクタマーゼは，メタロ-β ラクタマーゼで，モノバクタム系薬を除くほとんどの β-ラクタム系薬を分解する広い基質特異性をもっている．EDTA などのキレート剤により阻害されるが，クラブラン酸，スルバクタム，タゾバクタム，アビバクタムのいずれの β-ラクタマーゼ阻害薬にも抵抗性を示す．IMP 型，VIM 型，NDM 型などのメタロ β-ラクタマーゼが，グラム陰性桿菌のカルバペネム耐性の原因となっている．

2）アミノグリコシドの修飾

アミノグリコシド修飾酵素は，構造中の特定のアミノ基または水酸基を修飾する．修飾を受けた薬剤は，作用点であるリボソームへの結合親和性が低下する．修飾酵素には，**アミノグリコシドアセチル化酵素**（AAC），**アミノグリコシドアデニリル化酵素**（AAD/ANT）と**アミノグリコシドリン酸化酵素**（APH）の 3 種類がある（図 4.6）．同じ修飾基でもアミノグリコシド系薬の種類や転移部位の違いで複数の修飾酵素があり，少なくとも 20 種類以上の修飾酵素が知られている（表 4.1）．またアセチル化とリン酸化の 2 つの機能をもったアミノグリコシド修飾酵素 AAC（6′）-APH（2″）は，ブドウ球菌属，レンサ球菌属，腸球菌属菌な

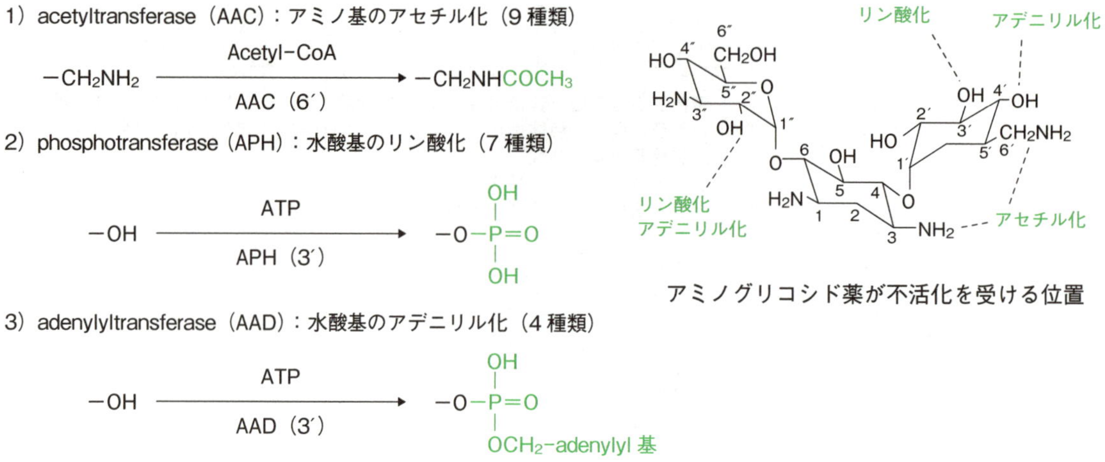

図 4.6　細菌が産生する不活化酵素群によるアミノグリコシドの化学修飾

表 4.1　臨床で使用されるアミノグリコシド系薬を不活化（修飾）する酵素

耐性メカニズム	修飾されるアミノグリコシド系薬	主な産生菌
アセチル転移酵素（アセチル化酵素）		
AAC（3）-I	GM，SISO	腸内細菌科，緑膿菌，アシネトバクター属
AAC（3）-II	GM，SISO，KM，TOB	腸内細菌科，緑膿菌，アシネトバクター属
AAC（3）-III	GM，SISO，KM，TOB，DKB	緑膿菌
AAC（3）-IV	GM，SISO，KM，TOB，DKB	腸内細菌科，緑膿菌
AAC（2′）	GM，TOB，DKB	プロテウス属
AAC（6′）-I	SISO，TOB，DKB，AMK	腸内細菌科，緑膿菌，アシネトバクター属
AAC（6′）-II	GM，SISO，KM，TOB，DKB	緑膿菌
アデニリル転移酵素（アデニリル化酵素）		
AAD/ANT（6）	SM	ブドウ球菌属，腸球菌属
AAD/ANT（4′）-I	ISP，TOB，DKB，AMK	黄色ブドウ球菌
AAD/ANT（4′）-II	ISP，TOB，AMK	腸内細菌科，緑膿菌
AAD/ANT（2″）	GM，SISO，KM，TOB，DKB	腸内細菌科
AAD/ANT（3″）	SM	腸内細菌科
リン酸転移酵素（リン酸化酵素）		
APH（3′）-I	GM，KM	腸内細菌科，緑膿菌，アシネトバクター属
APH（3′）-II	GM，KM，AMK	腸内細菌科，緑膿菌
APH（3′）-III	ISP，KM，AMK	ブドウ球菌属，腸球菌属，緑膿菌，カンピロバクター属
APH（3′）-VI	GM，ISP，KM	腸内細菌科，緑膿菌，アシネトバクター属
APH（3′）-VII	KM，AMK	カンピロバクター属

どのグラム陽性菌のアミノグリコシド耐性に寄与する．修飾酵素をコードする遺伝子の多くは，外来性で，可動性遺伝因子上にあり，異なる菌に水平伝播される．

3）その他

クロラムフェニコールをアセチル化するクロラムフェニコールアセチル化酵素，マクロライド系薬を加水分解するエステラーゼ，フルオロキノロンをアセチル化する AAC (6′)-Ib-cr などが知られている．AAC (6′)-Ib-cr はアミノグリコシド修飾酵素 AAC (6′)-Ib の変異型である．

2 作用点の変異による親和性低下

抗菌薬は標的分子に特異的に作用するため，標的分子の微細なアミノ酸変異や修飾によって親和性が大きく低下することがある．

1) DNA ジャイレースと DNA トポイソメラーゼ IV の変化

キノロン系薬は DNA ジャイレースまたは DNA トポイソメラーゼ IV と DNA との三者複合体を形成することにより DNA の高次構造の形成あるいは分配を阻害する（→ p. 305）．複合体形成に関与するアミノ酸残基の変異により，DNA との結合親和性を保持したまま，薬剤に対する親和性低下が起こる（図 4.7）．キノロン系薬に対する親和性を低下させる変異が集中する領域を**キノロン耐性決定領域** quinolone resistance-determining region（**QRDR**）と呼ぶ．グラム陽性菌では DNA トポイソメラーゼ IV の，陰性菌では DNA ジャイレースの各々の A サブユニット変異が一般的である．

また Qnr タンパク質は，DNA ジャイレースや DNA トポイソメラーゼ IV に結合することでキノロン系薬の作用をブロックし，グラム陰性菌にキノロン系薬耐性を付与する．

2) リボソームの変化

マクロライド系薬は，リボソームの 50S サブユニットの構成分子の 1 つである 23S rRNA のドメイン V 内のアデニン残基のアミノ基に結合してタンパク質合成を阻害する．黄色ブドウ球菌などグラム陽性球菌のエリスロマイシン 23S rRNA メチラーゼ Erm によるア

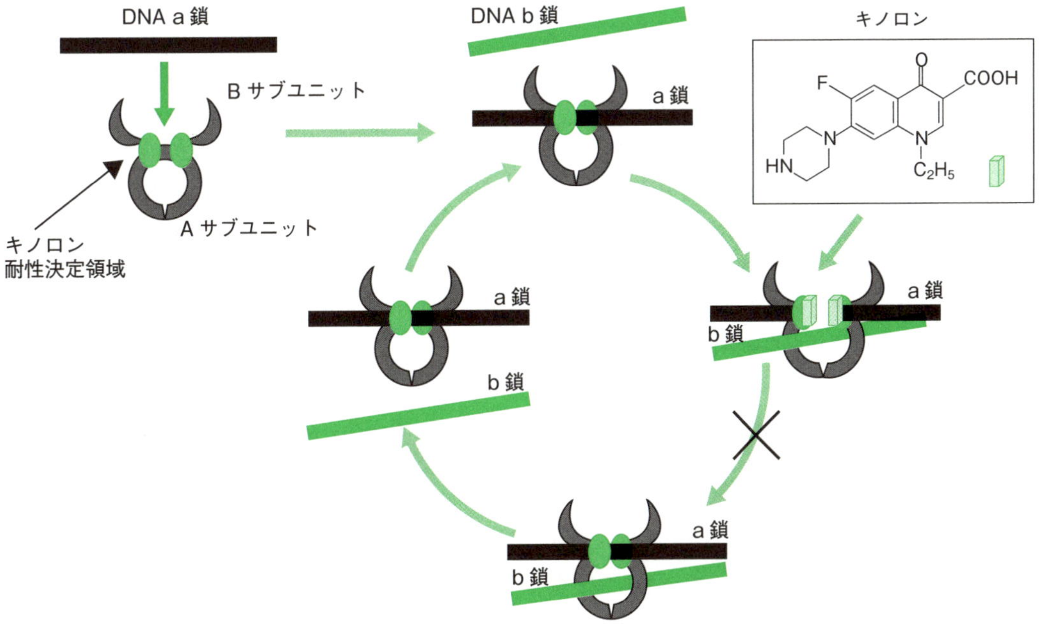

図 4.7　DNA ジャイレースによる DNA の切断・再結合モデルとキノロン系薬耐性メカニズム
DNA ジャイレースは A サブユニット 2 分子と B サブユニット 2 分子の複合体で，スーパーコイル型 DNA を部分的にリラックス型 DNA に変える．そのために，一本鎖（a 鎖）の結合と切断が起こり，その後，もう 1 本の b 鎖が切断箇所を横断的に移動する．切断された a 鎖は再結合される結果，a 鎖と b 鎖の位置が代わり，リラックス型 DNA が形成される．キノロン系薬は，DNA ジャイレースの A サブユニットと DNA 複合体に結合し，その機能を阻害する．DNA トポイソメラーゼ IV も A サブユニット 2 分子と B サブユニット 2 分子の複合体で機能し，二本鎖 DNA の互いの鎖の位置を変えることによって，デカテネーション（複製後 DNA の分離）を行う．

デニンのアミノ基のジメチル化，あるいは変異によるアデニンからグアニンへの置換はマクロライド系薬のリボソームへの結合親和性を著しく低下させる．Erm系は，マクロライドだけでなく，リンコマシン系薬，ストレプトグラミンBに耐性を付与するのでMLS$_B$（**macrolide-lincosamide-streptogramin B resistance**）耐性型と呼ばれる．ヘリコバクター属菌やカンピロバクター属菌のクラリスロマイシン耐性菌では，23S rRNAのドメインV内のアデニン残基がグアニンやシトシンに置換され，耐性化している．

②アミノグリコシド系薬は，リボソームの30Sサブユニットの構成分子の1つである16S rRNAに結合することにより，タンパク質合成を阻害する．16S rRNAメチラーゼは，近年，肺炎桿菌やアシネトバクター属菌などグラム陰性桿菌で発見され，グラム陰性桿菌感染症の治療に使用するほとんどのアミノグリコシド系薬に高度耐性を単独で付与する．16S rRNAメチラーゼをコードする遺伝子は，β-ラクタマーゼなど他の耐性遺伝子とともにプラスミドやインテグロン上に存在する場合が多い．ストレプトマイシンに高度耐性化する機構として，リボソームタンパク質の1つをコードする*rpsL*遺伝子の変異が知られている．

テトラサイクリン系薬は，細菌リボソーム30Sユニットに結合し，アミノアシルtRNAがリボソームのA部位に結合するのを阻止する．翻訳の伸長因子EF-TuやEF-Gに相同性を示す保護タンパク質は，リボソームに結合しリボソームの立体構造を変化させることで，テトラサイクリン系薬耐性を付与する．

3）ペプチドグリカン前駆体の変化

バンコマイシンやテイコプラニンは，ペプチドグリカンの前駆体であるペプチドグリカン単体のペンタペプチド末端のD-alanine-D-alanineに結合し，ペプチドグリカンの高次構造形成を阻害する（→p. 282）．**バンコマイシン耐性腸球菌（VRE）**は，細胞壁ムレインモノマーのペンタペプチド末端のD-alanineが，D-lactateやD-serineに置換されている．D-lactate型が，D-serine型より高度耐性を示す．

4）ペニシリン結合タンパク質（PBP）の変化

肺炎レンサ球菌は，形質転換によりβ-ラクタム薬に耐性をもつ同属菌種のPBPの遺伝子断片を取り込むことよってPBPをモザイク状に変異させβ-ラクタム薬に耐性を獲得する．髄膜炎菌，淋菌のβ-ラクタム耐性化も同様である．

*Enterococcus faecium*のPBP5の点変異によるペニシリン高度耐性化，B群レンサ球菌（GBS, Group B Streptococci）のPBP2x点変異によるペニシリン非感受性化，インフルエンザ菌のPBP3aやPBP3bの点変異によるアンピシリンやセファロスポリンの非感受性化が代表例としてあげられる．

5）RNAポリメラーゼの変化

リファンピシンの作用点であるRNAポリメラーゼのβサブユニットの変異により，薬剤との親和性が低下したRNAポリメラーゼが産生され耐性化する．

6）外膜リポ多糖の構造変化

コリスチンなどポリミキシン系薬は，カチオン性ポリペプチドであり，その作用点は細菌外膜である．ポリミキシン系薬が，細菌外膜に結合すると，グラム陰性菌の外膜に存在するアニオン性のリポ多糖（LPS）分子とコリスチンとの間の静電的相互作用により細菌外膜の安定性が低下する．緑膿菌やサルモネラ属菌などは，外膜リポ多糖を構造変化させることで，コリスチンなどポリミキシン系薬に耐性化する．

3　代替酵素の産生

標的酵素とは別の代替酵素を産生して耐性になることがある．

1）新規ペニシリン結合タンパク質の産生

MRSAは，外来性の*mecA*遺伝子を獲得しており，ペプチドグリカン合成酵素PBP2′（PBP2a）を産生する．PBP2′（PBP2a）は，ペプチドの架橋形成を行う機能を維持したまま，β-ラクタム系薬に低親和性を示すため，MRSAはほとんどのβ-ラクタム薬に耐性を示す．

2）新規葉酸代謝系酵素の産生

サルファ系薬やトリメトプリムは，それぞれ葉酸代謝経路の基質と競合することでジヒドロプテロイン酸合成酵素やジヒドロ葉酸還元酵素を拮抗的に阻害する．サルファ系薬やトリメトプリムの耐性菌では，これらの抗菌薬との親和性の低い代替酵素の産生によって耐性化している．

4　膜透過性の低下

多くの抗菌薬の作用点は細胞の内側にある．それらの抗菌薬が効力を発揮するためには，細胞の内側に到達になければならない．例えば，バンコマイシンなどグリコペプチド系薬は，分子量が大きく外膜を通過できないため，グラム陰性菌には無効である．細菌は，外膜（グラム陰性菌の場合）や細胞質膜の透過性を低下させることで，抗菌薬に耐性化する場合がある．

1）外膜ポーリンの産生減少

グラム陰性菌に有効な抗菌薬の多くは，外膜に存在するポーリンと呼ばれる透過孔を通って，ペリプラズムに到達する．大腸菌の外膜ポーリン OmpF と OmpC は，β-ラクタム系薬，キノロン系薬，テトラサイクリン系薬，クロラムフェニコールなどの低分子量で親水性を示す抗菌薬の透過経路になっている．ポーリンの産生減少や欠損はこれらの親水性抗菌薬に対して同時に低感受性化する．緑膿菌の外膜ポーリン OprD は，カルバペネム系薬の透過経路であり，OprD 産生減少や欠損はイミペネムなどカルバペネム薬の非感受性化をひき起こす（図 4.8）．

2）細胞質膜の透過性減少

ホスホマイシンは，細胞質膜にあるグリセロール-3-リン酸輸送系などトランスポーターを通って細胞内に取り込まれる．これらの輸送系の機能低下や欠損などにより，ホスホマイシン耐性となる．

アミノグリコシド系薬は呼吸鎖によって形成される膜内外の電気化学的ポテンシャルを利用して細胞質膜を透過する．黄色ブドウ球菌や緑膿菌などでは，薬剤の暴露により，呼吸能が低下した small colony variants, SCVs になり，アミノグリコシド系薬に耐性化する．SCVs とは，代謝活性の低下，発育遅延，コロニーの極小化を生じた変異株の総称である．アミノグリコシド系薬は，嫌気的環境下では取り込み量が低いと考えられ，偏性嫌気性菌に対しては抗菌活性を示さない．

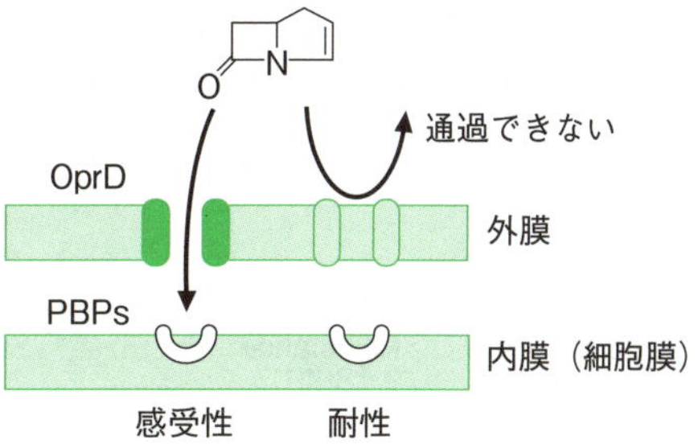

図 4.8　OprD 欠損による緑膿菌のカルバペネム系薬耐性メカニズム

カルバペネム系薬は緑膿菌の外膜中の OprD 孔を介して細胞内に透過し，作用標的である PBPs に結合する．染色体上遺伝子の変異によって OprD が産生されなくなると，カルバペネム系薬の細胞内透過はきわめて減少する．これによって緑膿菌はカルバペネム系薬耐性を獲得する．

5　能動的排出

細菌は，菌体内に入ってきた抗菌性物質を能動的に排出する薬剤排出ポンプをコードする遺伝子を複数持っている．薬剤排出ポンプは，基質特異性の高いテトラサイクリン排出タンパク質のようなものから構造が 異なる抗菌薬を排出できる多剤排出ポンプまである．アミノ酸配列の相同性に基づいて，**ABC**（ATP-binding cassette），**SMR**（small multidrug resistance），**MF**（major facilitator），**RND**（resistance-nodulation-cell division）と**MATE**（multidrug and toxic compound extrusion）の 5 つのトランスポーターファミリーに分類される（図 4.9）．ABC タイプは，ATP 加水分解と共役する一次性能動輸送体であり，他の 4 つのタイプは，細胞質膜を介する H^+ または Na^+ の電気化学的ポテンシャルを利用した対向輸送系（アンチポーター）の二次性能動輸送体であると分類することもある．グラム陰性菌の RND 型ポンプは，外膜チャネルタンパク質やペリプラズム膜融合タンパク質と複合体を形成して機能するマルチコンポーネント（3 成分）型であり，基質域が広く，構造の異なる物質を直接細胞外へ排出する（図 4.10）．RND 型多剤排出ポンプは，ペリプラズムから細胞質膜の外葉に侵入した基質を直接分子内に取り込んで排出すると考えられ，β-ラクタム系薬の排出も可能である．RND 型多剤排出ポンプによる抗菌薬耐性は，緑膿菌，アシネトバクター属菌，

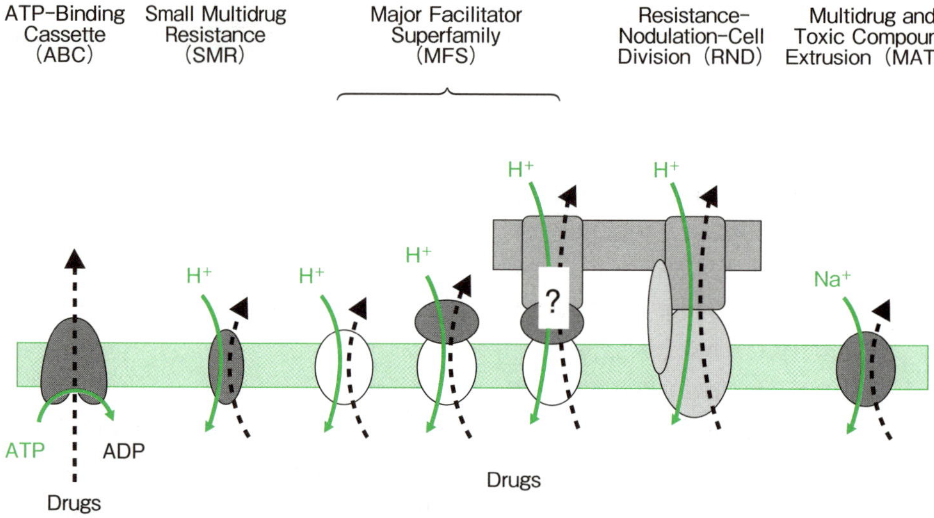

図 4.9　細菌の能動的排出システム

細菌の抗菌薬排出システムの多くはアンチポーター antiporter 型のトランスポーター transporter（輸送担体）であり，エネルギーを利用して細胞内に侵入した基質を逆輸送する．

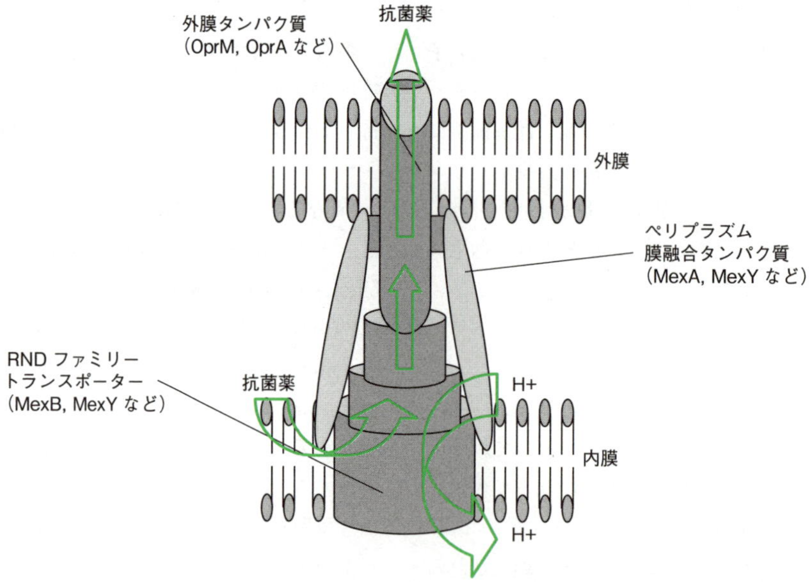

図 4.10　RND 型多剤排出ポンプの構造

グラム陰性菌は，多種多様な抗菌性物質の耐性因子となる 3 成分型 RND 型多剤排出ポンプ（緑膿菌の MexAB-OprM, MexXY-OprA など）をもっている．3 成分型複合体は，RND ファミリーの内膜タンパク質（MexB, MexY など），外膜タンパク質（OprM, OprA など），ペリプラズム膜融合タンパク質（MexA, MexX など）よりなる．H^+ の取り込みに伴うエネルギーを利用して，菌体外へ抗菌性物質を排出する．

バークホルデリア属菌など本態的に外膜透過性の低いグラム陰性桿菌で特に問題となっている．インフルエンザ菌やカンピロバクター属菌などマクロライド系薬が有効なグラム陰性菌では RND 型多剤排出ポンプの亢進による耐性が知られている．グラム陽性菌である黄色ブドウ球菌の場合，MF 型多剤排出ポンプ NorA や Mef の亢進によって，それぞれキノロンやマクロライドの感受性が低下する．その他，腸内細菌科の菌ではプラスミド性の MF 型多剤排出ポンプ QepA の獲得によりシプロフロキサシンなどの親水性フルオロキノロンの感受性が低下する．

以上，抗菌薬耐性のメカニズム（耐性機構）別に解説したが，（表 4.2）には，抗菌薬の種類ごとに耐性機構をまとめた．耐性機構を知るのみならず，抗菌薬別にどのような耐性機構が係わっているかを理解して貰いたい．

4.2.4　問題となっている抗菌薬多剤耐性菌

1　メチシリン耐性黄色ブドウ球菌 methicillin-resistant *Staphylococcus aureus*（MRSA）

（→ p. 151）

MRSA は，β-ラクタム系薬との親和性が極度に低下した PBP2′（PBP2a）をコードする遺伝子 *mecA* をもつ黄色ブドウ球菌である．*mecA* は，染色体上の数万塩基対からなる可動性因子である staphylococcal cassette chromosome *mec*, SCC*mec* 領域にある．

従来から知られている**院内感染型 MRSA**（hospital-associated MRSA: **HA-MRSA**）に加え，異なる特徴を

表 4.2　主要な抗菌薬の耐性機構

抗菌薬	主要な生化学的機構
アミノグリコシド	アミノグリコシドの修飾 16S rRNA のメチル化 取り込みの減少 能動的排出
β-ラクタム	PBP の変化 β-ラクタムの加水分解 ポーリン産生の減少・欠失 能動的排出
フルオロキノロン	II 型トポイソメラーゼの変化 能動的排出 II 型トポイソメラーゼの保護 キノロンの修飾
グリコペプチド	ペプチドグリカン前駆体末端の変化 細胞壁の肥厚化
マクロライド	23S rRNA のメチル化 23S rRNA の点変異 能動的排出
リファンピシン	RNA ポリメラーゼの β サブユニットの変化
クロラムフェニコール	クロラムフェニコールのアセチル化 能動的排出
テトラサイクリン	能動的排出 リボソーム保護
サルファ薬	標的の変化 標的の過剰産生 能動的排出
ポリミキシン(コリスチン)	リポ多糖の変化

持った**市中感染型MRSA**（community-associated MRSA: **CA-MRSA**）が提唱されている（表4.3）．HA-MRSAは，他の系統の抗菌薬に対する耐性遺伝子を獲得するなどしてSCC*mec*のサイズが大きくなり多剤耐性を示す．一方，市中感染型MRSAは，SCC*mec*のサイズが小さくβ-ラクタム以外の抗菌薬には耐性を示さない場合が多い．

MRSAは1961年に英国で発見された．日本では第三世代セフェムが大量に使用された1980年代から院内感染が問題になった．現在，MRSAは世界中の病院で重大な問題となり，院内で分離される耐性菌として最も分離頻度が高い．MRSAは，健常人の鼻腔，咽頭，皮膚からも検出されることがある．MRSA感染症は感染症法五類定点把握疾患に指定されている．

MRSAが分離される主な症例として，肺炎，菌血症，皮膚・軟部組織の感染症や手術創感染症，尿路感染症があるが，MRSAが分離されても必ずしも原因菌であるとは限らない．

代表的な治療薬として，バンコマイシン，テイコプラニン，アルベカシン，リネゾリド，ダプトマイシンがある．ミノサイクリンやレボフロキサシン，クリンダマイシン，ST合剤，チゲサイクリンが使用される場合もある．

2　ペニシリン耐性肺炎球菌 penicillin-resistant *Streptococcus pneumoniae*（PRSP）（→ p. 155）

PRSPは，ペニシリンG（PCG）に対して耐性を示す肺炎球菌と定義される．PRSPでは，β-ラクタム系薬に自然耐性を示すレンサ球菌属菌のPBP遺伝子断片との組換えにより，PBPがモザイク状に変異している．PRSPには第三世代セフェム薬やカルバペネム系薬が有効である．PRSPのなかには，マクロライド系薬に耐性化した株もみられる．

3　β-ラクタマーゼ非産生アンピシリン耐性インフルエンザ菌 β-lactamase-negative and ampicillin-resistant *Haemophilus influenzae*（BLNAR）（→ p. 176）

BLNARは，β-ラクタマーゼ産生とは異なる機序によるアンピシリン耐性菌である．BLNARの主要な機構は，遺伝子変異によるPBPの構造変化である．特に細菌分裂時に隔壁を合成する酵素であるPBP3を支配する*ftsI*遺伝子の変異が重要であると考えられている．我が国ではアンピシリン耐性インフルエンザ菌の多くはBLNARである．

4　バンコマイシン耐性腸球菌 vancomycin-resistant *Enterococcus*（VRE）（→ p. 155）

VREは，*vanA*，*vanB*などのバンコマイシン耐性遺伝子を保有する腸球菌である．VREの多くは多剤耐性であることが多く，重度易感染者のVRE敗血症（菌血症）では治療不可能なことが起こりうる．臨床で問題となる菌種は*E. faecium*，*E. faecalis*であり，遺伝型はVanA型が最も多く，次にVanB型が分離される（→ p. 332）．両型ともD-lactate型である．VanA

表4.3　HA-MRSAとCA-MRSAの比較

	HA-MRSA	CA-MRSA
薬剤感受性	多剤耐性	比較的多くの抗菌薬に感性
主なSCCmecの遺伝子型	主にII型	主にIV型
主なクローン	New York / Japan	USA300（米国が中心）
毒素	種々の毒素	白血球破壊毒素（PVL）が特徴的（日本では稀）
流行の場所	院内	学校，幼稚園，家庭
感染（保菌）者の年齢	主に高齢者	主に若年者，小児
感染部位	各種臓器	主に皮膚，軟部組織
治療経過	難治性	反応良好（ただし肺炎は重症化）

表 4.4　多剤耐性緑膿菌（MDRP）における抗菌薬耐性メカニズム

抗菌薬耐性		メカニズム	遺伝的要因	
			染色体性遺伝子の変異	外来性遺伝子の獲得
カルバペネム系	カルバペネム系薬	外膜ポーリンタンパク質 OprD の減少	◎	
	ほとんどの β-ラクタム（含カルバペネム）	メタロ β-ラクタマーゼ（Class B）の産生		◎
		AmpC β-ラクタマーゼ（Class C）の過剰産生	◎	
		AmpC β-ラクタマーゼ（Class C）の基質域の拡張	◎	
		OXA β-ラクタマーゼ（Class D）の産生		◎
キノロン系	すべてのキノロン	DNA ジャイレース・トポイソメラーゼⅣの変異	◎	
		排出システムの発現亢進	◎	
アミノグリコシド系	アミカシンなどに限定	修飾酵素（AAC（6′）-I）の産生		◎
	ほとんどのアミノグリコシド	排出システムの発現亢進	◎	
		16S リボソーム RNA のメチラーゼの産生		◎

型および VanB 型の遺伝子はトランスポゾンやプラスミド上にコードされることから耐性の伝播に注意が必要である．VRE 感染症は感染症法五類定点把握疾患に指定されている．日本で認可されている VRE 感染症治療薬はリネゾリドとストレプトグラミン系のキヌプリスチン，ダルホプリスチンである．

VRE が出現した背景として，バンコマイシンと構造が類似するアボパルシンが，家畜の品質維持や成長促進の目的で全世界的に長期間，飼料に添加されてきたことが原因であると考えられている．日本では，家畜飼料へのアボパルシン添加が禁止されたために VRE の分離頻度は低い．

5　多剤耐性緑膿菌 multidrug-resistant *Pseudomonas aeruginosa*（MDRP）

（→ p. 177）

MDRP は，緑膿菌感染症の治療に有効な 3 系統の抗菌薬，すなわち，カルバペネム系，アミノグリコシド系，ニューキノロン系の全てに対して耐性を示す．MDRP 感染症は，薬剤耐性緑膿菌感染症という名称で，感染症五類定点疾患に分類されている．

主要な耐性機構として，カルバペネム系薬耐性では外膜ポーリン OprD の減少とメタロ β-ラクタマーゼの産生が，キノロン系薬耐性では DNA ジャイレースや DNA トポイソメラーゼⅣの変異と RND 型多剤排出ポンプの産生が，またアミノグリコシド系薬耐性では修飾酵素と RND 型多剤排出ポンプ MexXY-OprM の産生が知られている（表 4.4）．わが国で分離される高度多剤耐性緑膿菌の多数は，変異型の DNA ジャイレースや DNA トポイソメラーゼⅣをもち，外来性の IMP 型メタロ β-ラクタマーゼとアミノグリコシドアセチル化酵素を産生する株である．MDRP 治療薬として，2015 年にコリスチンが承認された．

6　多剤耐性アシネトバクター属菌 multidrug-resistant *Acinetobacter*（MDRA）

（→ p. 179）

MDRA は，感染症法では，カルバペネム系のイミペネム，フルオロキノロン系のシプロフロキサシン，アミノグリコシド系のアミカシン全てに耐性を示す株と定義される．

1990 年代に米国で病院感染事例が多発するなど，欧米で MDRA 感染症が問題となり，近年は中国，台湾，韓国，東南アジア諸国でも流行が報告されている．我が国で検出される MDRA の多くは海外から流入した菌株と考えられる．2011 年に感染症法五類全数把握疾患に追加された．MDRA の耐性機序は，緑膿菌と同様であると考えられるが，染色体上の OXA 型カルバペネマーゼ遺伝子の転写活性化によるカルバペネム系薬への耐性化や，緑膿菌ではあまり報告のない 16S rRNA のメチル化酵素の獲得によるアミノグリコシド高度耐性化なども報告されている．

MDRA 治療薬として，2014 年にチゲサイクリンが，2015 年にコリスチンが承認された．

7　カルバペネム耐性腸内細菌科細菌 carbapenem-resistant *Enterobacteriaceae*（CRE）（→ p. 167）

CRE は，カルバペネム系薬を含む広域 β-ラクタム系薬に耐性を示す大腸菌や肺炎桿菌などの腸内細菌科細菌の総称である．わが国の感染症法において基準を満たす CRE は，メロペネムに耐性を示す，または，イミペネムおよびセフメタゾールに耐性を示す腸内細菌科細菌である．2014 年米国疾病対策予防センター（CDC）が，CRE 感染症が増加しており早急な対応が必要であると発表したのを受け，わが国でも感染症法五類全数把握疾患に追加された．CRE の中で，カルバペネム系薬に加えて，フルオロキノロン系薬やアミノグリコシド系薬など他系統の抗菌薬に多剤耐性を示す菌による感染症治療は特に難しい．

8　超多剤耐性結核菌 extensively drug-resistant *Mycobacterium tuberculosis*（感染症法 二類感染症，三種病原体 多剤耐性結核菌）（→ p. 163）

WHO では，一次選択の抗結核薬であるリファンピシンとイソニアジドの両方に耐性の結核を multi-drug resistant tuberculosis（**MDR-TB**），MDR-TB と，フルオロキノロン系薬に耐性かつ注射可能な抗結核薬（アミカシン，カナマイシン，カプレオマイシンなど）の 1 剤に耐性を有する結核を extensively drug-resistant tuberculosis（**XDR-TB**）と定義して監視している．一方わが国では，XDR-TB に準ずる結核をひき起こす病原体を**多剤耐性結核菌**と呼び，三種病原体として取り扱う．多剤耐性結核の治療は非常に困難である．

結核菌の抗結核薬耐性の主要なメカニズムは，標的分子の変化や排出システムの活性化といった染色体性遺伝子の変異であり，プラスミドなどを介した耐性獲得はまれである．

2014 年わが国で多剤耐性肺結核の他の二次選択薬との併用薬としてデラマニドが承認された．

9　マクロライド耐性肺炎マイコプラズマ macrolide-resistant *Mycoplasma pneumoniae*（→ p. 189）

マイコプラズマ肺炎の治療には，小児にはエリスロマイシンやクラリスロマイシンなどのマクロライド系薬が頻用される．しかし，2000 年以降マクロライド耐性肺炎マイコプラズマの分離率が上昇している．国内で分離されたマクロライド耐性株は，結合部位である リボソームの 23S rRNA のドメイン V の変異をもっている．フルオロキノロン系のトスフロキサシンあるいはテトラサイクリン系のミノサイクリンが第二選択薬として使用される場合がある．

4.2.5　耐性菌の出現を抑制する方策

米国感染症学会では，耐性菌に立ち向かうために，① 感染症の予防と耐性菌拡散の防止，② 耐性菌の現況把握，③ 抗菌薬の適正使用，そして ④ 新薬あるいはより有用な検査法の開発の 4 つの方策の重要性を指摘している．

感染制御の基本は，各病院での感染菌，耐性菌および抗菌薬使用状況のサーベイランスと，医療従事者間での情報共有である．MDRP 感染の発生に気付いた医師がいても適切な情報共有ができずにアウトブレイクを招いてしまった事例も知られている．サーベイランスは，病棟単位，診療科単位，さらには病院全体などの様にきめ細やかな動向を調べることも重要である．

耐性菌の拡散防止にも感染症防止のための手指衛生の徹底など感染制御対策が有効である．さらに抗菌薬の適正使用を推進し，抗菌薬の作用メカニズム，耐性メカニズムや PK/PD を考慮した適切な投与をすることも有用である．作用メカニズムの異なる抗菌薬の併用は，耐性菌の出現を抑制し，かつ治療効果も高まる．さらに，適正な服薬を遵守させるコンプライアンスの指導も重要な点である．

4.3 抗菌薬の選択

抗菌薬は消化管または注射部位から吸収され，血流を介して感染部位に到達する．治療効果を高め，耐性菌の出現を抑制するためには，適正な薬剤の選択と用法，用量の設定が重要である．抗菌薬の選択に際しては起炎菌の特定と抗菌薬感受性，臨床的**ブレイクポイントMIC**，患者の病態などを把握する必要がある．また適正な用法，用量の設定には抗菌薬の**薬物動態学** pharmacokinetics（**PK**）や殺菌性および post-antibiotic effects（PAE）などの作用特性としての**薬力学** pharmacodynamics（**PD**）を考慮すべきである．

感染症では，治療の遅れは患者の生命予後に影響する場合がある．結果が揃うまでは鑑別検査をもとに治療に用いる抗菌薬を選択する（**経験的治療** empiric therapy）．経験的治療では，原因微生物が幅広く想定され広域スペクトルの抗菌薬または複数の抗菌薬が選択される場合が多い．これは薬剤耐性菌の誘導などデメリットがあるため，検査結果判明後は，可能な限り感染症の原因となる微生物のみに強い活性をもつ抗菌薬が選択される．この広域から狭域スペクトルの抗菌薬への変更を**ディエスカレーション** de-escalation という．逆に狭域から広域スペクトルの抗菌薬への変更を**エスカレーション** escalation という．

近年では，医療施設や病棟ごとに分離された細菌の薬剤感受性の統計データ（**アンチバイオグラム**）を予め用意し，より効果の高い抗菌薬選択の参考情報あるいは感染制御の評価を行うこともされている．

さらに**抗菌薬適正使用支援** antimicrobial stewardship プログラムとして，処方された抗菌薬について，感染制御専門医師や薬剤師が「介入とフィードバック」を行うことにより不適切な抗菌薬使用を減らし耐性菌の出現防止や治療効果を高めるための取り組みなども行われている．

4.3.1 ブレイクポイント MIC

抗菌薬に対する感受性を示す MIC は，抗菌薬選択の際の重要な指標の1つであるが，必ずしも臨床上の効果と一致しない場合がある．そこで，臨床効果との関連性をもたせた MIC 値の境界値として，**ブレイクポイント MIC**（break-point MIC）が米国の Clinical Laboratory Standards Institute（CLSI），欧州の European Committee on Antimicrobial Susceptibility Testing（EUCAST）およびわが国の日本化学療法学会より導入されている．日本化学療法学会では，呼吸器感染症，敗血症および尿路感染症に対するブレイクポイントが設定されているという特徴がある．

ブレイクポイントとは臨床的有効性が期待できる（あるいは期待できない）各種抗菌薬の MIC 値を意味する．臨床分離菌株に対する MIC を測定した場合，MIC が抗菌薬のブレイクポイント MIC 以下であれば，一定の確率（例えば 80%以上）で臨床効果が期待できる．すなわち，ブレイクポイント MIC 以下の MIC を示す菌は感受性菌と判断し，一方，ブレイクポイント MIC 以上の MIC を示す菌は耐性菌と見なしている．

ブレイクポイントの設定には多くの因子が深く関わる．CLSI の提示するブレイクポイントは①抗菌薬の薬動力学，②抗菌薬の試験管内における特性，③被験菌の菌種，菌株の特性から決定され，さらに④決定されたブレイクポイントと実際の臨床効果との相関から修正される．しかし，①原因菌種の種類によって宿主親和性が異なり，MIC のみでは除菌効果を推定することは難しいこと，②抗菌薬の体内動態は宿主の個体差，病態，感染部位や抗菌薬の投与量，投与方法および投与時期によって異なること，③治療効果は免疫不全，カテーテルの留置などの患者背景により大きく影響されること，④抗菌薬に抗菌力以外の抗細菌作用がある可能性についての評価が難しいことを考えると，種々の条件下でブレイクポイントを設定する必要がある．現在までに，臨床の場で高頻度に起こる感染症で，患者背景がある程度そろった疾患について，ブレイクポイントが設定されている．

4.3.2　サブ-MICとPost-antibiotic effect

MIC値以下の低濃度で抗菌薬が細菌の増殖抑制，形態変化，代謝阻害や病原性の低下をもたらすことがある．例えばβ-ラクタム系薬では，MIC以下の濃度でも細菌細胞がフィラメント化（伸長化）する（→p. 283）．アジスロマイシンは緑膿菌に対して，MICより低い濃度でバイオフィルム形成を抑制することが知られている．MICより低い濃度で抗菌薬が菌に対して何らかの作用を示す濃度範囲を，**サブ-MIC** sub-MICという．

細菌にMIC濃度以上の抗菌薬を作用させたのち，抗菌薬を除去しても増殖の抑制が持続する現象を**post-antibiotic effect**（PAE）と呼ぶ．また，抗菌薬に接触後のsub-MIC効果をpost-antibiotic sub-MIC effect（PASME）と呼ぶ．β-ラクタム系薬は，ブドウ球菌，連鎖球菌などのグラム陽性菌に対してPAE効果を示すが，大腸菌や緑膿菌のようなグラム陰性桿菌に対しては示さない．アミノグリコシド系薬やニューキノロン系薬もPAEを生じることが知られている．PAE効果の高い抗菌薬では，常にMIC値以上の血中濃度を維持せずに，投与間隔を長くしたり，投与回数を減らすことで菌の増殖を抑えながら副作用を減らすことも可能である．例えば，グラム陰性菌に対してPAEを示すアミノグリコシド系薬を1日1回投与することで，2回あるいは3回投与と同等の臨床的効果を保ちながら，腎毒性などの副作用を軽減できることが知られている（→p. 343）．

4.4　抗菌薬の薬物動態学（PK）および薬力学（PD）

感染症の化学療法にあたっては，当該感染症の起炎菌に対する適切な抗菌薬の選択と，それらの**薬物動態学** pharmacokinetics（**PK**）的特性と**薬力学** pharmacodynamics（**PD**）的特性を考慮した**投与計画** dosage regimenを立てることが，早期治療を成功させ，さらには耐性菌の出現を抑制する上で重要である．薬剤感受性試験の結果，MICが報告されると，MICが最も小さい抗菌薬が最適な治療薬と判断されることがある．しかし，MICは抗菌薬の起炎菌に対する試験管内での増殖阻害力を示したものであり，実際の患者感染部位における抗菌力を示すものではない．そこで，治療抗菌薬の選択には薬剤感受性試験の結果のみならず，患者の病態，基礎疾患，感染部位，抗菌薬の体内動態や副作用などの要素も考慮して選択しなければならない．医療現場で日常的に実施されている**薬物血中濃度モニタリング** therapeutic drug monitoring（**TDM**）を通しての投与計画は，PK/PD理論の応用である．

4.4.1　特徴的な抗菌薬の動態

臨床でよく使用される第三世代セフェム系薬，ニューキノロン系薬，グリコペプチド系薬とアミノグリコシド系薬，マクロライド系薬について薬物の体内動態を概説する．

① **第三世代セフェム系薬**：β-ラクタム系薬は親水性が高いので，血中濃度が高くなり，主に腎から排泄される．第三世代セフェム系であるセフォペラゾン，セフピラミド，セフトリアキソンなどは胆汁排泄率が高い．一方，親水性が高いことから細胞内移行性は低いので，レジオネラ，リケッチアやクラミジアなどの細胞内寄生菌には効果は期待できない．

② **ニューキノロン系薬**：レボフロキサシンなどニューキノロン剤の多くは尿中に未変化体として排泄されるため，尿路感染症の治療薬として使用される．

③ **グリコペプチド系薬とアミノグリコシド系薬**：これらの抗菌薬は消化管からは吸収されない．そこで，感染部位によって経口か，注射かを選択せねばならない．すなわち，MRSA腸炎やクロストリジウム・ディフィシル菌による偽膜性大腸炎などの場合には，バンコマイシンを経口投与するべきである．一方，MRSA肺炎や敗血症などの全身的感染症には，経口投与は無効で静注が行われるべきである．このような選択はアミノグリコシド系薬でも同じである．

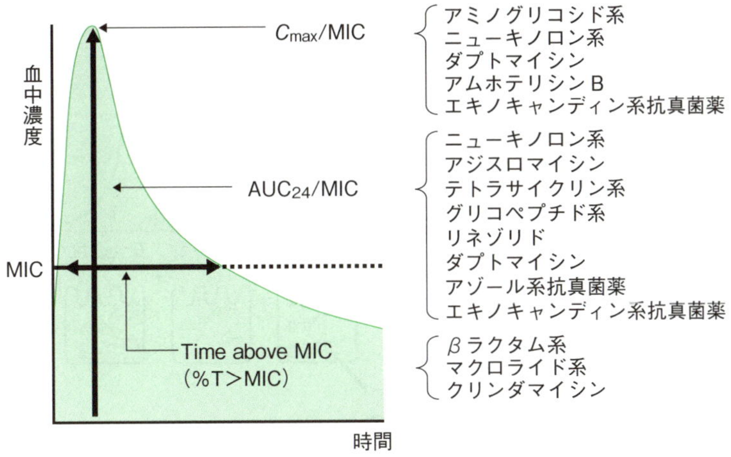

図 4.11

④ **マクロライド系薬とニューキノロン系薬**：これらの抗菌薬は，他の抗菌薬に比べて数 10 倍から数 100 倍も高い細胞内移行性を示す．レジオネラ，リケッチア，クラミジアなどの細胞内寄生細菌感染症に対する治療薬の選択の際には考慮すべき特徴である．

4.4.2　PK/PD パラメータによる抗菌薬の分類

一般に抗菌薬はその PK/PD の特性から次の 3 つに大別される（図 4.11）．

① 点滴静注終了時のピーク血中濃度（C_{max}）と MIC との比（C_{max}/MIC）

② 投与後 24 時間の血中濃度-時間曲線下面積 area under the time versus concentration curve（AUC_{24}）と MIC との比（AUC_{24}/MIC）

③ 血中濃度が MIC を超えている時間が投与間隔に占める割合（% T ＞ MIC）

これらのうち ① と ② の抗菌薬は濃度依存的に，また ③ は菌との接触時間依存的に，それぞれ抗菌作用を発揮するタイプとして位置づけられる．

① **Cmax/MIC タイプ**：アミノグリコシド系薬は，このタイプの典型例である．この系統の薬剤は濃度依存的に抗菌作用を発揮することから，点滴静注終了時のピーク血中濃度をある一定水準以上に高めることが有効性を保つ上で重要である．このタイプの抗菌薬は post antibiotic effect（PAE）を示すため，菌周辺の抗菌薬濃度が 0 になった後も数時間程度は殺菌作用が持続する．このため，次回投与直前のトラフ血中濃度を MIC 以上に保つ必要はなく，腎機能障害などの副作用発現を回避する意味からも，むしろできるだけ下げるべきである．

アミノグリコシド系抗菌薬は糸球体でろ過された後に，尿管腔から能動的取込み機構によって尿細管上皮細胞内に取り込まれ，細胞に障害をもたらす．この取込みは濃度依存的ではないため，一過性の濃度上昇よりもむしろ常に一定濃度の薬物に曝露され続けることによって，毒性が発現する．したがって腎排泄型のアミノグリコシド系抗菌薬は，なるべく高用量を投与しピーク血中濃度を一定水準以上に高めることで，抗菌作用を引き出す．一方，患者の腎機能に配慮して投与間隔をあけることでトラフ血中濃度をできるだけ下げ，尿細管上皮細胞が薬物の曝露から解放される時間 drug holiday をつくることも必要となる（図 4.12 左）．逆に，低用量を頻回に分割投与すれば，抗菌作用発現に必要なピーク血中濃度の水準に到達しないばかりか，トラフ血中濃度も十分な低濃度まで下がらず，ついには急性腎不全の発症につながる（図 4.12 右）．

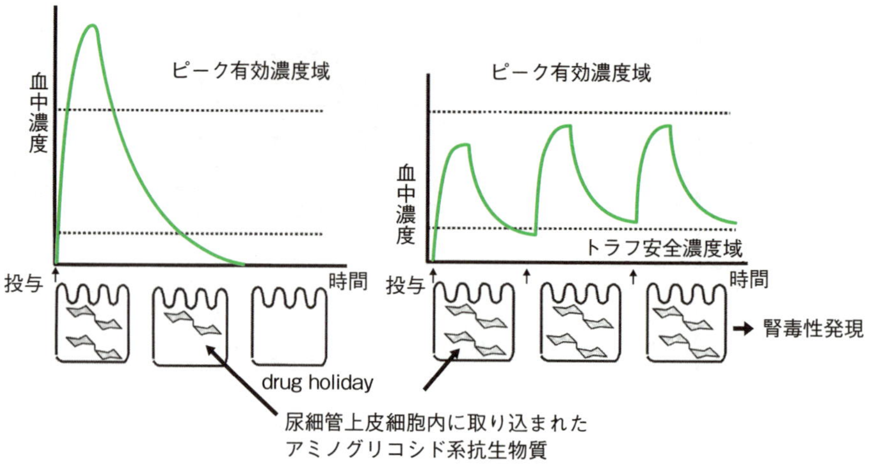

図 4.12　アミノグリコシドの血中濃度の推移

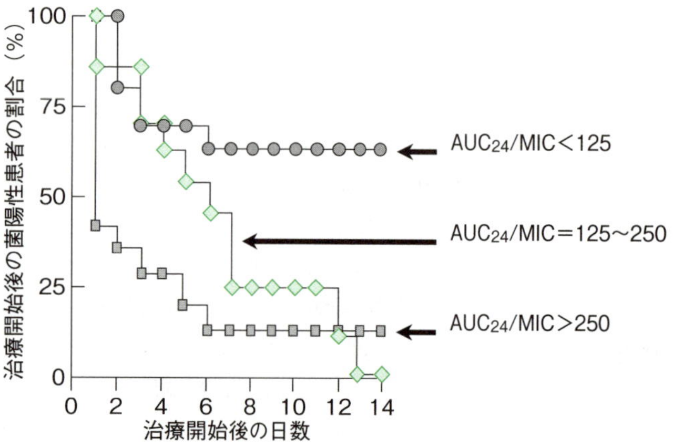

図 4.13　シプロフロキサシン投与計画の違いによる治療効果の比較

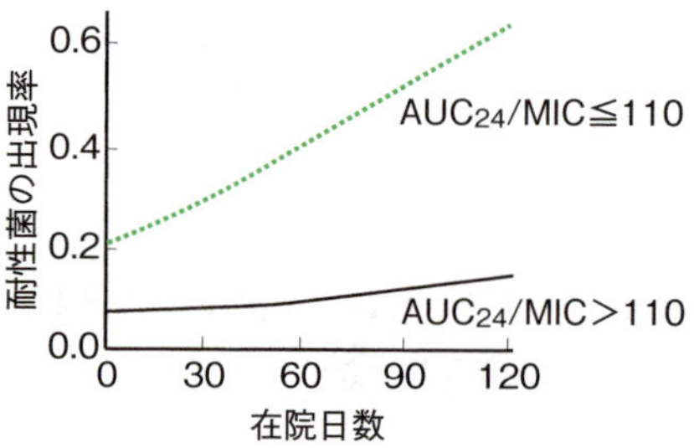

図 4.14　シプロフロキサシン投与計画の違いによる耐性菌の出現の比較

② **AUC24/MIC タイプ**：抗菌薬の起因菌に対する曝露量と MIC との比（AUC_{24}/MIC）がある一定水準を超えていることが奏効性能を高める上で重要となるタイプで，ニューキノロン系抗菌薬はその典型例である．グラム陰性菌に感染した患者に対して，3 通りの AUC_{24}/MIC 比になるシプロフロキサシンを投与した場合の治療日数と起因菌の残存率の関係を示した（図 4.13）．AUC_{24}/MIC 比が 125 未満に比べ，125～250 あるいはそれ以上となる投与を行った患者群では菌の消失が顕著である．なお，肺炎球菌などのグラム陽性菌に対して殺菌作用を発揮する AUC_{24}/MIC 比は 30 程度とされる．

また，AUC_{24}/MIC 比は耐性菌の出現率に影響することが知られている．AUC_{24}/MIC 比が 110 以上となるようシプロフロキサシンを投与された患者群では耐性菌の出現は低く抑えられているが，110 未満では急激に上昇する（図 4.14）．

③ **% T ＞ MIC タイプ**：菌との接触時間依存的に作用が発揮されるタイプの抗菌薬は血中濃度が MIC を超えている時間を長く保つことが重要で，time above MIC 型と称される．このタイプに属する抗菌薬は 1 回の投与量を多くして血中濃度を上げるより

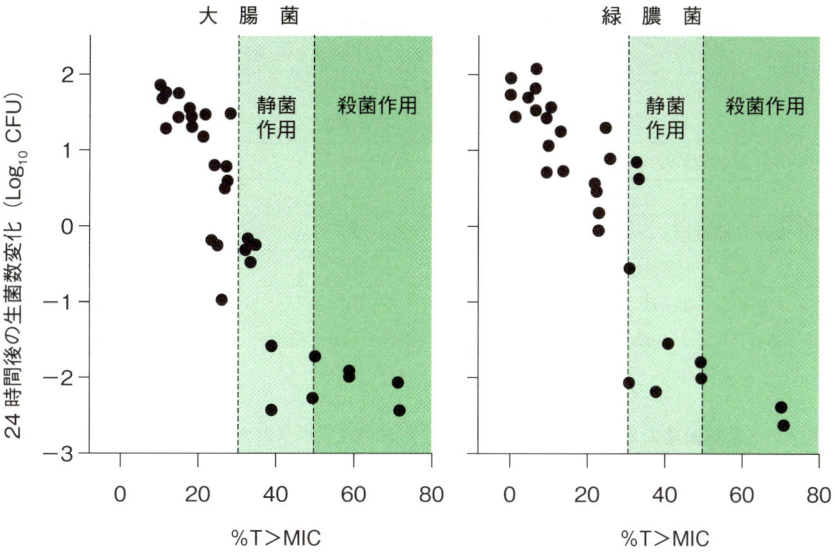

図 4.15　メロペネムの PK/PD パラメータと治療効果の比較

も，比較的低用量を頻回投与してトラフ濃度がある一定水準を下回らないように留意すべきである．β-ラクタム系はこのタイプの典型である．このうち，カルバペネム系のメロペネムを例として，その投与間隔に占める血中濃度が MIC を上回る時間の割合（% T ＞ MIC）と生菌数との関係を示す（図 4.15）．% T ＞ MIC が 30% を超えると静菌作用（縦軸の生菌数が 0 ＝増殖前の濃度まで低下）が，また 50% を超えると殺菌作用（縦軸の生菌数がマイナスの数値＝増殖前の菌数よりも減少）が現れる．すなわち，十分な抗菌作用を期待するためには，% T ＞ MIC が 50% 以上を保つことが必要といえる．

4.4.3　化学療法における TDM の実際

抗菌薬のうち，TDM 対象となるのは，緑膿菌や MRSA などによる重篤な感染症の治療に用いられるアミノグリコシド系とグリコペプチド系，およびカンジダやアスペルギルスといった真菌感染症の治療に用いられるアゾール系抗真菌薬のボリコナゾールである．いずれの場合も重篤な副作用を回避しつつ，有効性を最大限に引き出すために，その血中濃度を表 4.5 ～4.7 に列挙する指標域内にコントロールすることが重要となる．

Cmax/MIC タイプであるアミノグリコシド系抗菌薬は濃度依存的に殺菌作用を発揮することから，点滴静注後の最高血中濃度（≒ピーク濃度）が指標域下限以上にまで高まっていることが有効性を確保する上で重要である．ここでいうピーク濃度とは，血中と組織中の薬物濃度の間に平衡関係が成立した時点の濃度を指し，必ずしも点滴静注終了時の最高血中濃度と同じとは言い切れない．例えばゆっくり 60 分かけて点滴静注した場合は，点滴静注終了時には血中と組織中の薬物濃度は平衡が成立しているためピーク濃度とみなせるが，これよりも速い 30 分で点滴静注した場合は，点滴静注終了時には薬物はまだ組織内に完全に分布していないため，これよりもさらに 30 分後の血中濃度をピーク濃度として取り扱うことが近年方針づけられた．一方，次回投与直前濃度（トラフ濃度）は指標域上限以下であることが副作用を回避する上で重要である．すなわち，ピーク濃度は有効性の，トラフ濃度は安全性のそれぞれ指標となる．

表 4.5 に示すように，アミノグリコシド系抗菌薬の TDM では，その用法用量，すなわち高用量を 1 日に

表 4.5　アミノグリコシド系抗菌薬の TDM における指標ピーク濃度とトラフ濃度

一般名	採血タイミング			
	ピーク　(μg/mL)		トラフ　(μg/mL)	
	1日1回投与	1日分割投与	1日1回投与	1日分割投与
アルベカシン硫酸塩	15～20	—	＜2	—
〃	9～20※	—	＜2	—
アミカシン硫酸塩	56～64	20～30※	＜1	＜10
トブラマイシン硫酸塩	15～20	6～10※	＜1	＜2
ゲンタマイシン硫酸塩	15～20	6～10※	＜1	＜2

※ 点滴静注速度によらず点滴静注終了時の最高血中濃度をピーク濃度として設定された指標域

表 4.6　グリコペプチド系抗菌薬の TDM における指標トラフ濃度

一般名	採血タイミング	指標濃度域 (μg/mL)
バンコマイシン塩酸塩	トラフ	10～20
テイコプラニン	トラフ	10～30

表 4.7　ボリコナゾールの TDM における指標トラフ濃度

一般名	採血タイミング	指標濃度域 (μg/mL)
ボリコナゾール	トラフ	1～5

1回で投与か，比較的低用量を1日に何分割かしての投与か，によって指標濃度域が複数併存した状態で実施されている．

％T＞MIC タイプと考えられるグリコペプチド系抗菌薬の殺菌作用は菌との接触時間依存的に発揮されるとの考え方から，TDM ではピーク濃度を測定する意義は乏しく，表 4.6 に示すようにトラフ濃度が有効性と安全性双方のモニターの対象とされる．一方で，バンコマイシンの消失半減期は比較的長く，通常の投与間隔ではそのトラフ濃度が MIC 値を下回らないことから，その PK/PD 特性は％T＞MIC タイプよりむしろ AUC_{24}/MIC タイプとして解析するほうが適しているとされる．

AUC_{24}/MIC タイプであるアゾール系抗真菌薬・ボリコナゾールの場合，臨床現場で AUC を実測して投与設計に役立たせることは現実的ではないため，表 4.7 に示すように現時点ではトラフ濃度が有効性と安全性双方の指標としてモニターされる．

第5章 抗ウイルス薬

抗ウイルス薬は，抗菌薬と異なり抗ウイルススペクトルが狭く，その適応は一般に特定のウイルスに限定される．また，ウイルスの増殖は宿主細胞依存性であることから，ウイルス特異的な選択毒性を見いだすことが難しい．したがって，抗ウイルス薬の開発は抗菌薬に比較してはるかに難しい．日本で使用可能な抗ウイルス薬は約20種類で（表5.1），その半数以上はHIVに対する薬物であり，その他は単純ヘルペスウイルス（HSV），水痘・帯状疱疹ウイルス（VZV），ヒトサイトメガロウイルス（HCMV），インフルエンザウ

表5.1　わが国で使用されている抗ウイルス薬

対象ウイルス	薬剤名	作用機序
A型インフルエンザウイルス	アマンタジン	侵入・脱殻阻害
A型・B型インフルエンザウイルス	ザナミビル，オセルタミビル，ペラミビル，ラニナミビル	ウイルス放出阻害（ノイラミニダーゼ阻害）
	ファビピラビル	RNAポリメラーゼ阻害
単純ヘルペスウイルス1型，2型	アシクロビル（ACV），バラシクロビル（VACV）	DNA合成阻害
水痘・帯状疱疹ウイルス	ビタラビン（Ara-A），イドクスウリジン（IDU）	DNA合成阻害
ヒトサイトメガロウイルス	ガンシクロビル（GCV），ホスカルネット（PFA）	DNA合成阻害
B型肝炎ウイルス	ラミブジン，エンテカビル，アデホビルピボキシル，テノホビル	DNA合成阻害
C型肝炎ウイルス	リバビリン	RNA合成阻害（イノシトール一リン酸脱水素酵素阻害）
	テラプレビル，シメプレビル，アスナプレビル，バニプレビル，パリタプレビル	NS3/4Aプロテアーゼ阻害
	ソホスブビル	NS5B RNAポリメラーゼ阻害
	ダクラタスビル，レジパスビル，オムビタスビル	NS5A複製複合体阻害
ヒト免疫不全ウイルス	ジドブシン（AZT），ジダノシン（ddI），ラミブジン（3TC），サニルブジン（d4T），ジドブシン・ラミブシン配合剤（AZT/3TC），アバカビル（ABC），アバカビル・ラミブジン配合剤（ABC/3TC），テノホビル（TDF），エムトリシタビン（FTC），テノホビル・エムトリシタビン配合剤（TDF/FTC）	核酸系逆転写酵素阻害（NRTI）
	ネビラピン（NVP），エファビレンツ（EFV），エトラビリン（ETR），リルピビリン（RPV）	非核酸系逆転写酵素阻害（NNRTI）
	インジナビル（IDV），サキナビル（SQV），リトナビル（RTV），ネルフィナビル（NFV），ロピナビル・リトナビル配合剤（LPV/RTV），アタザナビル（ATV），ホスアンプレナビル（FPV），ダルナビル（DRV）	プロテアーゼ阻害（PI）
	ドルテグラビル（DTG），ラルテグラビル（RAL），エルビテグラビル・コビシスタット・テノホビル・エムトリシタビン配合（EVG/cobi/TDF/FTC）	インテグラーゼ阻害（INSTI） INSTI/NRTI配合剤
	マラビロク（MVC）	CCR5阻害

イルス，肝炎ウイルス等に対するものがある．

5.1 抗ヘルペスウイルス薬

5.1.1 抗HSV-1，2，および抗VZV薬

アシクロビル acyclovir（ACV），およびイドクスウリジン idoxuridine（IDU），ビダラビン vidarabine（AraA）などがある．また，ACVの経口投与を容易にするために開発されたプロドラッグであるバラシクロビル valacyclovir（VCA）がある（表5.1，図5.1）．日本で開発されたソリブジン sorivudine はVZVへの効果が優れており，大変期待された薬であったが，腸内細菌による中間代謝物が抗がん剤 fluorouracil(5-FU)の代謝酵素を阻害し，強い骨髄抑制をきたすため発売中止となった（ソリブジン薬害事件）．

1 アシクロビル acyclovir（ACV）

プリンヌクレオシド誘導体であり，リン酸化体がウイルスDNA合成を阻害し，抗ウイルス活性を示す．

【作用機序】

ACVの一リン酸化は，宿主細胞のキナーゼ（リン酸化酵素）ではなく，HSVやVZVが保有するチミジ

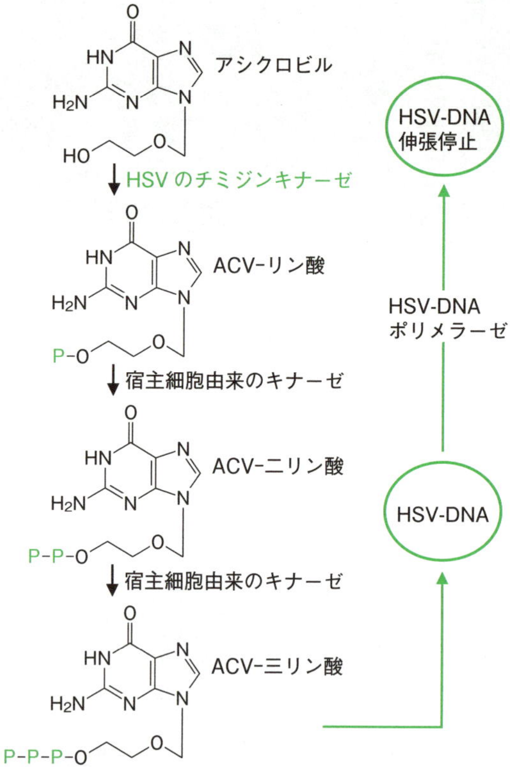

図5.2　アシクロビルのリン酸化による活性化

ACVはHSVのチミジンキナーゼ（TK）により一リン酸になった後，細胞のキナーゼにより二リン酸を経て三リン酸となる．HSVのDNAポリメラーゼによりACV三リン酸が取り込まれ，ウイルス鎖のうちdGTP（デオキシグアノシン三リン酸）と競合拮抗して合成途中のウイルスDNA鎖に取り込まれ，以降の鎖の伸張がストップし，ここでDNAの合成が止まる（chain termination）．

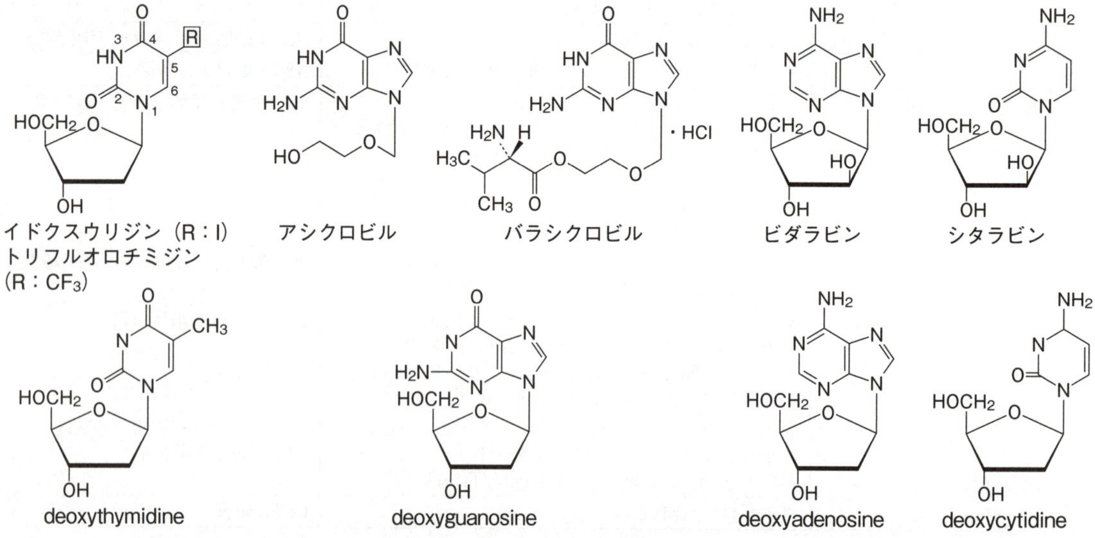

図5.1　抗HSV薬，抗VZV薬の化学構造と構造が類似するヌクレオシド

ンキナーゼ viral thymidine kinase（v-TK）によって起こる．その後，宿主細胞のもつキナーゼにより二リン酸化，三リン酸化され，デオキシグアニル酸（dGTP）の構造アナログとしてウイルス感染細胞中で合成されるウイルスDNAに取り込まれる．アシクロビル三リン酸は塩基の3′末端に水酸基をもたないために，その後のウイルスDNA鎖伸長が阻害され（**chain terminator**），抗ウイルス効果を発揮する．アシクロビルはv-TKによってリン酸化され，選択的にウイルスDNAに取り込まれるため，極めて高い選択毒性を示す安全性の高い薬物である．しかし，v-TKをもたないサイトメガロウイルスに対しては無効である（図5.2）．

【適応症】

HSV-1，VZV感染によるヘルペス眼炎，ヘルペス脳炎，全身性ヘルペス感染症，帯状疱疹ヘルペスなどに用いられている．サイトメガロウイルス，EBウイルスに対しては無効である．

【副作用】

重大なものとしてアナフィラキシーショック，無顆粒球症，播種性血管内凝固症候群，血小板減少性紫斑病，急性腎不全，間質性肺炎，肝炎，肝障害などがある．

【相互作用】

シメチジン（H_2受容体拮抗薬）やプロベネシド（尿酸排泄促進薬）は本剤の作用を増強する．またミコフェノール酸モフェチル（免疫抑制剤）やテオフィリン（気管支拡張薬）では，これら併用薬の作用を増強する．

ソリブジン薬害事件：ソリブジン sorivudine（BVaraU）は，VZVに対してアシクロビル（ACV）をはるかに上回る効果を示す事が明らかにされていた．BVaraUは，ACVと同様にVZVが保有するチミジンキナーゼ（v-TK）によって最初のリン酸化が行われることで活性型となる．このためウイルス感染細胞に対する選択毒性に優れた安全性の高い抗ウイルス薬と考えられた．ところが，BVaraUが代謝されて生成するブロムビニルウラシル bromovinyluracil（BVU）は，抗がん薬として幅広く臨床で用いられている5-fluorouracil（5-FU）の代謝を極めて強力に阻害した（図5.3）．5-FUとBVaraUが同時に投与されると，5-FUの血中濃度が異常に高くなり，それにともなって，白血球減少，血小板減少などの血液障害や重篤な消化管障害などの副作用が発生する．1993年の発売後，1年間に2剤を同時に服用した患者15名が死亡した．このため有用な薬剤であるにもかかわらず，現在は使用できない．薬物相互作用に対する理解が不十分であったことが，このような薬害をまねいてしまった．

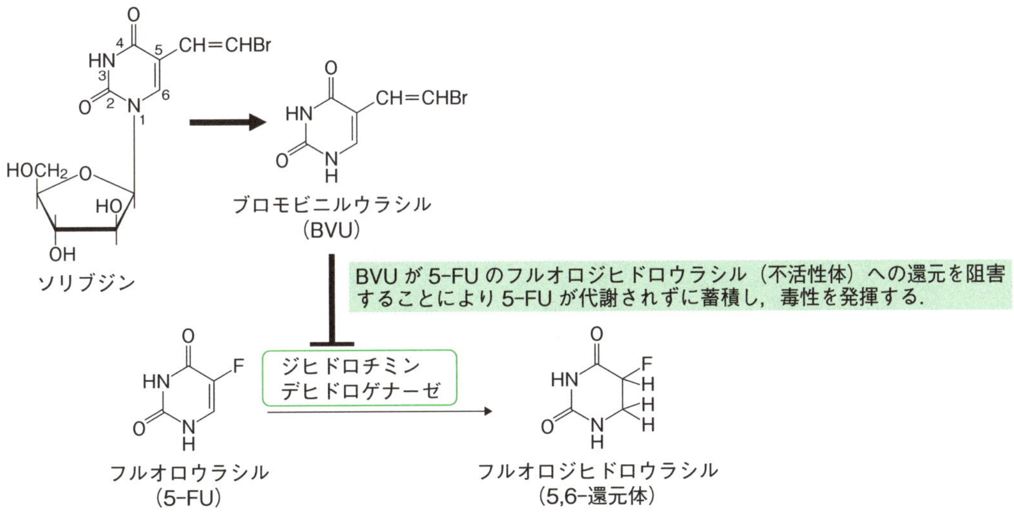

図5.3　ソリブジンの代謝と5-FUの相互作用

2　イドクスウリジン idoxuridine (IDU)

チミジンの5位のヨウ素置換体である．ウイルス感染細胞のv-TKにより三リン酸化までリン酸化された後，デオキシチミジル酸（dTTP）の構造類似体としてウイルスDNAへのdTTPの取り込みを拮抗阻害する．

【適応症】

HSVによる角膜炎に点眼薬として用いられる．

【副作用】

刺激性眼瞼炎，結膜炎など

3　ビダラビン vidarabine（Ara A）

アデノシンのD-リボースをアラビノースに置換したものである．ヘルペスウイルス全般に対して活性を示す．IDUよりも薬剤耐性ウイルスの出現頻度が少ないのが特徴である．

【適応症】

HSVやHCMV脳炎には点滴で，ヘルペス角膜炎には軟膏として用いられる．

【副作用】

注射剤による重大なものとして，精神神経障害および骨髄機能抑制などがある．注射剤は，重篤な副作用を起こす危険性から，他剤との併用は禁忌となっている．

5.1.2　抗サイトメガロウイルス薬

DNA合成阻害薬であるガンシクロビル ganciclobir（GCV），ホスカルネット foscarnet（PFA）が認可されている．また，GCVの経口投与を容易にするためのプロドラッグであるバルガンシクロビル valganciclovir（VGCV）がある（表5.1，図5.4）．

1　ガンシクロビル ganciclovir（GCV）

【作用機序】

グアノシンの類似体であり，抗サイトメガロウイルス作用を示すには感染細胞内でリン酸化される必要がある．ウイルスのリン酸基転移酵素 phosphotransferase で一リン酸化され，さらに宿主細胞の酵素で二リン酸化，三リン酸化され活性型となった後，ウイルスDNAに取り込まれdGTPと競合し，ウイルスDNAポリメラーゼの活性を競合的に阻害する．GCVの作用はアシクロビルとは異なり，DNA鎖の伸長阻止 chain terminator ではなく，伸長中のウイルスDNAに取り込まれウイルス由来DNAポリメラーゼを阻害して短いDNA断片しか生合成できないようにすることである．

【適応症】

AIDSや臓器移植などによる免疫不全状態のときに発症する重篤なサイトメガロウイルス日和見感染症の間質性肺炎，大腸炎，網膜炎，脳炎等に対して用いられている．

【副作用】

宿主細胞のキナーゼによってもリン酸化されるので副作用が強く，骨髄抑制，顆粒球減少，血小板減少，腎機能低下，肝機能異常，膵炎などを起こす事が知られている．

【相互作用】

プロベネシド（尿酸排泄促進薬）やミコフェノール

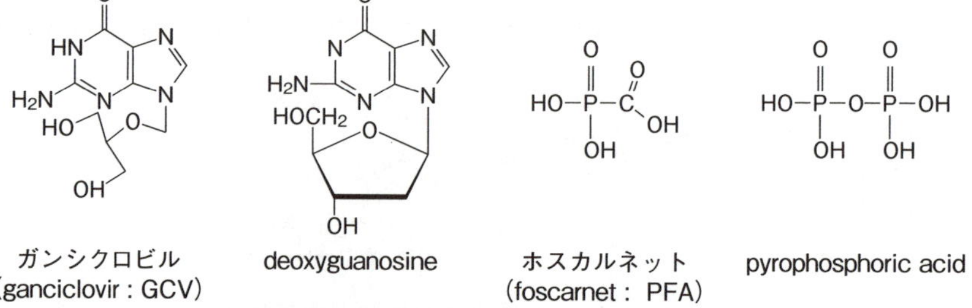

図5.4　抗HCMV薬と基質の化学構造との比較

酸モフェチル（免疫抑制剤）は，本剤の作用を増強する．また，本剤の併用により抗HIV薬の逆転所酵素阻害薬のジダノシン，ジドブジンなどの作用を増強することも知られている．

2　ホスカルネット foscarnet（PFA）

【作用機序】

ピロリン酸類似体でウイルスDNAポリメラーゼの非競合阻害薬である．PFAは，リン酸化されることなく直接DNAポリメラーゼのピロリン酸結合部に結合して，DNA合成を阻害して最終的にウイルスの増殖を抑制する．

【適応症】

HSV 1型，2型，VZV，HCMVに対して有効である．またチミジンキナーゼを欠損したHSVやVZVに対しても効果を発揮する．実際には，エイズ患者におけるHCMV網膜炎に対して，点滴静注される．

【副作用】

重大なものに急性腎不全，血栓性静脈炎，痙攣発作などがある．

【相互作用】

ペンタミジンイセチオン酸塩（ニューモシスチス肺炎治療薬）との併用で重篤な低Ca血症が発現することがあるので併用禁忌となっている．

生涯に6つの薬を発明：ほとんどの研究者は生涯に1つの薬を開発できるかどうかであるが，ガートルード・エリオン（Gertrude Belle Elion）は，以下の6種類もの薬を開発した．

白血病の治療薬の6-メルカプトプリン，免疫抑制剤のアザチオプリン，痛風治療薬のアロプリノール，マラリア治療薬のピリメタミン，葉酸合成阻害薬のトリメトプリム，帯状疱疹，水痘および単純ヘルペス脳炎治療薬のアシクロビルである．1988年にノーベル生理学・医学賞を受賞した．

5.2　抗インフルエンザウイルス薬

インフルエンザウイルスの宿主細胞からの放出を阻害する**ノイラミニダーゼ阻害薬**が治療におもに使用されている．他に，**脱殻阻害薬**と耐性ウイルス出現時のみに限って使用が認可された**RNA依存性RNAポリ**

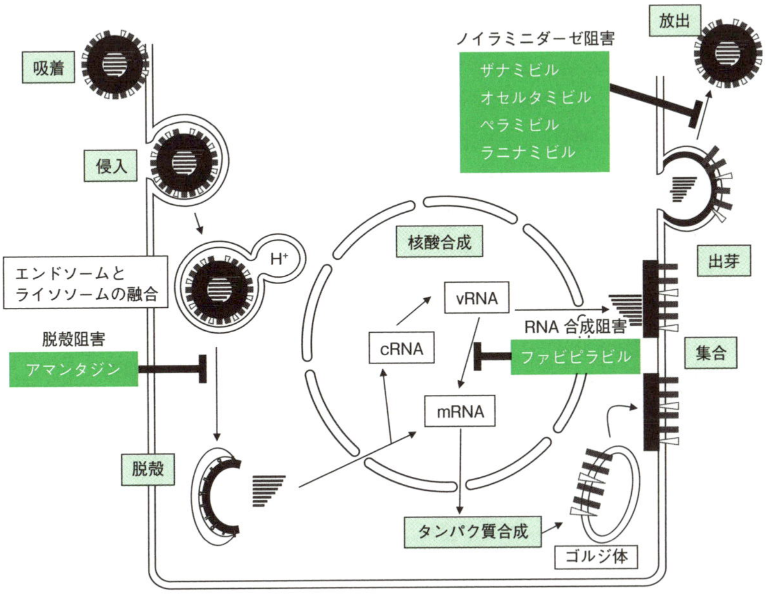

図5.5　抗インフルエンザウイルス薬の作用機序

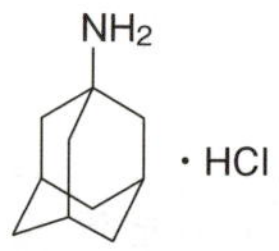

アマンタジン塩酸塩
(Amantadine hydrochloride)

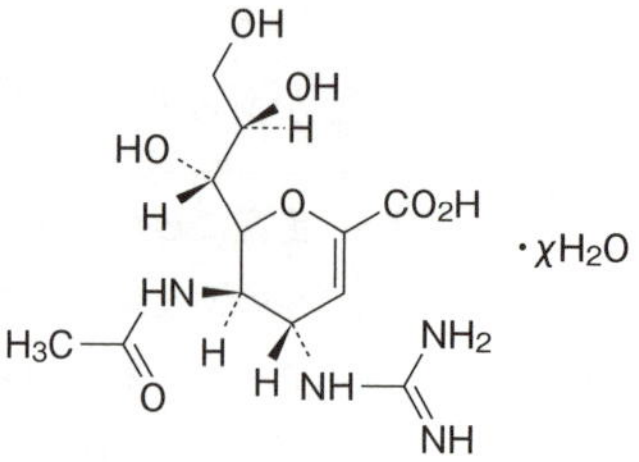

ザナミビル水和物
(Zanamivir hydrate)

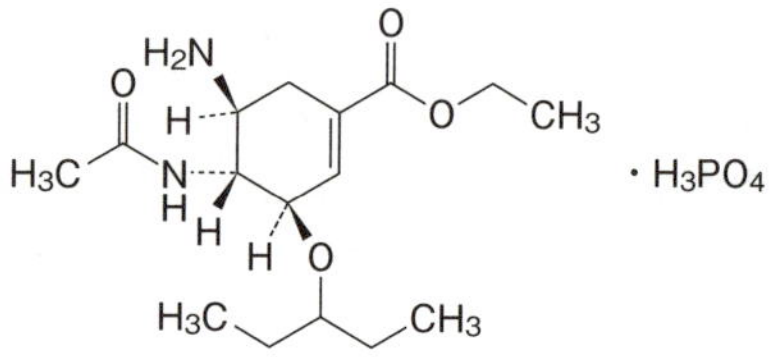

オセルタミビルリン酸塩
(Oseltamivir phosphate)

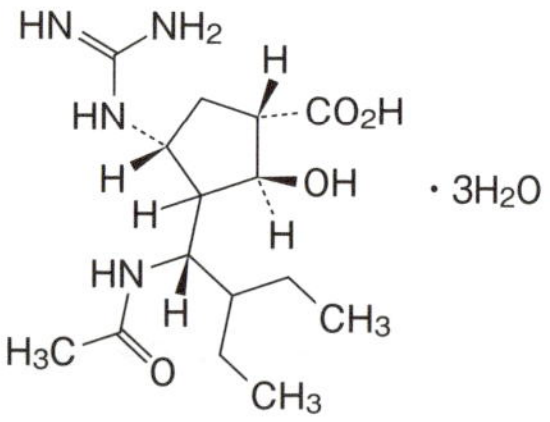

ペラミビル水和物
(Peramivir hydrate)

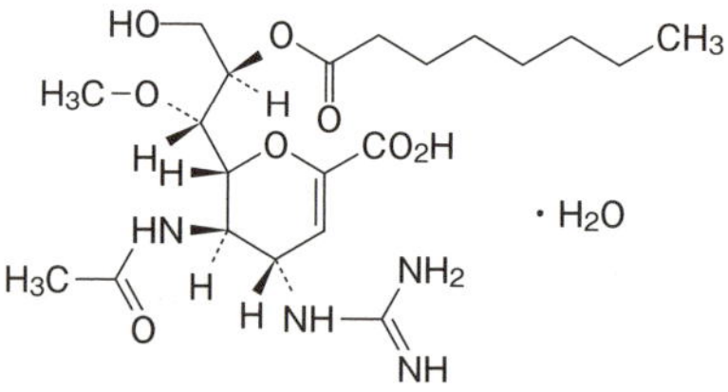

ラニナミビルオクタン酸エステル水和物
(Laninamivir octanoate hydrate)

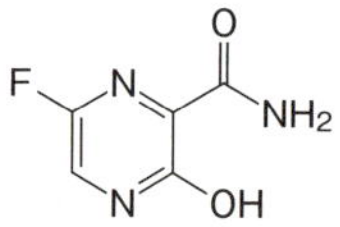

ファビピラビル
(Favipiravir)

図 5.6　抗インフルエンザウイルス薬

表 5.2　抗インフルエンザ薬の特徴

薬品名	有効性	作用機作	剤形	用法・用量	注意事項
オセルタミビル	A型, B型	ノイラミニダーゼ阻害 (放出阻害)	カプセル ドライシロップ	1回75 mg　1日2回 5日間	原則10歳以上の未成年者には使用不可
ザナミビル			吸入剤	1回10 mg　1日2回 5日間	4歳以下の安全性は確立していない.
ペラミビル			注射剤	1回300 mg　15分以上かけて点滴静注	重症化する恐れがある場合は，600 mgまで可
ラニナミビル			吸入剤	10歳未満　20 mg, 10歳以上　40 mg　単回吸入	
ファビピラビル		RNAポリメラーゼ阻害 (RNA合成阻害)	錠剤	1日目は1回1600 mg 1日2回　2〜5日目は1回600 mg，1日2回 (総投与5日間)	耐性ウイルスのパンデミックが起こった場合に限り使用許可
アマンタジン	A型	イオンチャンネル阻害 (脱殻阻害)	細粒 錠剤	1回100 mg　1日1回 5日間	

メラーゼ阻害薬がある（図5.5）．イムノクロマトグラフ法による迅速診断が可能となったことから，早期の治療開始が可能となった．

1　ノイラミニダーゼ阻害薬

ザナミビル水和物 zanamivir，**オセルタミビルリン酸塩** oseltamibivir，**ラニナミビルオクタン酸エステル水和物** laninamivir，**ペラミビル水和物** peramivir がある（図5.6）．オセルタミビルは香辛料としても使用されるトウシキミ（八角，スターアニス）を原料としている．それぞれ剤型，投与日数が単回，または5日などの特徴がある（表5.2）．

【作用機序】

A型，ならびにB型インフルエンザウイルスエンベロープ膜上の**ノイラミニダーゼ** neuraminidase（NA）の作用を妨害し，ウイルスの放出を阻害する．放出時には，宿主細胞膜上のウイルス受容体であるシアル酸糖鎖とウイルス側の**ヘマグルチニン** haemagglutinin（HA）間の結合をNAにより切断することが必要である．ノイラミニダーゼ阻害薬はシアル酸の構造類似体であり，この切断を触媒するNAを阻害する（図5.7）．

【適応症・治療】

A型，ならびにB型インフルエンザ感染症に有効であるが，発症より48時間以内の感染早期に投与を開始することが必要である．1回の吸入で治療が完了するラニナミビルが現在の主流である．重症者で経口投与が困難な場合は，注射剤であるペラミビルを選択する．いずれも単回投与で，オセルタミビル5日分とほぼ同等の治療効果がある．幼児などで吸入剤の使用が難しい場合は，以下の服用の注意事項を保護者に説明した上でオセルタミビルのドライシロップを使用することもある．成人および13歳以上の小児を対象にオセルタミビル，ザナミビル，ラニナミビルの予防投与も認められている．

【服用の注意事項】

平成19年にタミフル（オセルタミビルの商品名）を服用したとみられる中学生が，療養中に異常行動により自宅マンションから転落死するなどの事例が相次いで起こった．平成20年に厚生労働省は，10歳以上の未成年者には原則としてタミフルの使用を差し控えること，少なくとも2日間は保護者が服用中の小児，未成年者がひとりにならないよう付き添うことなどの警告を行った．他のノイラミニダーゼ阻害薬や脱殻阻害薬についても同様の警告，または注意がなされている．

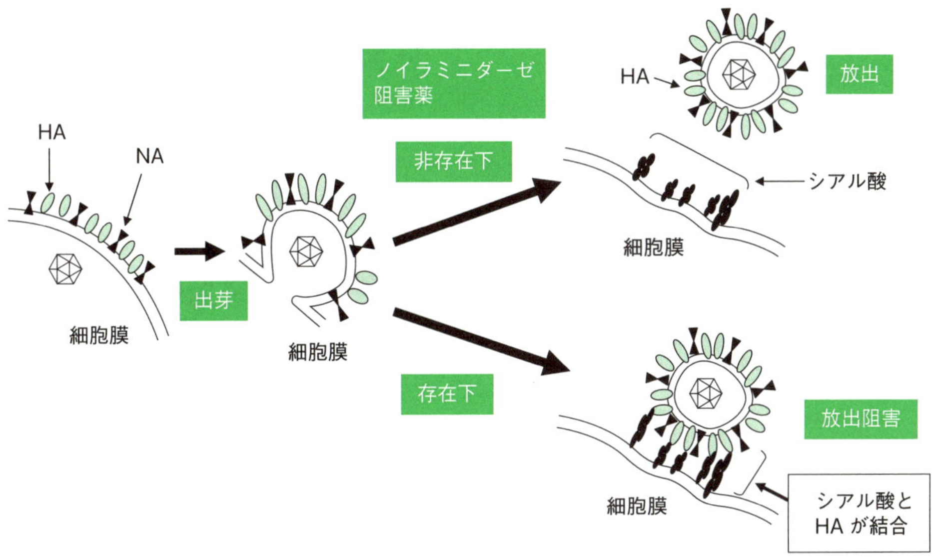

図5.7　ウイルス粒子の放出阻害

【薬物動態】

オセルタミビル，ペラミビルは腎排泄されるので，腎機能の低下した患者では減量する．プロドラッグであるラニナミビルは吸入後，気管，肺などの粘膜で加水分解をうけ活性型となる．肺などでの半減期が長いため，単回で治療が完結する．

【副作用】

アナフィラキシーショック，薬剤性肺炎，肝機能障害が見られることがある．異常行動とノイラミニダーゼ阻害薬の服用との因果関係は完全には解明されていない．インフルエンザ感染に起因するインフルエンザ脳炎に起因する可能性も考えられている．

2　脱殻阻害薬

【作用機序】

アマンタジン塩酸塩 amantadine（図 5.6）は，A 型インフルエンザウイルスの脱殻を阻害する．ウイルスのイオンチャンネルである M2 タンパク質を阻害し，水素イオンのウイルス粒子内への流入を阻害する．それに続いて起こるウイルスカプシドの裏打ちをしている M1 タンパク質の解離を阻害し，脱殻を抑制して抗ウイルス作用を示す（図 5.8）．

【適応症・治療】

A 型インフルエンザウイルスにのみ有効である．本剤の投与を受けた患者の 30％で耐性ウイルスが出現すると報告されている．耐性ウイルスの出現やノイラミニダーゼ阻害薬の登場で，使用は限定的である．

【副作用】

悪心，食欲不振などの消化器系症状が起こるが，通常軽度である．本剤はパーキンソン病の治療薬としても用いられるため，不眠，興奮，集中力低下などの中枢神経系の副作用が起こることがある．催奇性が疑われるため妊婦への投与は禁忌である．

3　RNA 依存性 RNA ポリメラーゼ阻害薬

【作用機序】

ファビピラビル favipiravir（図 5.6）は，インフルエンザウイルス由来の RNA 依存性 RNA ポリメラーゼ

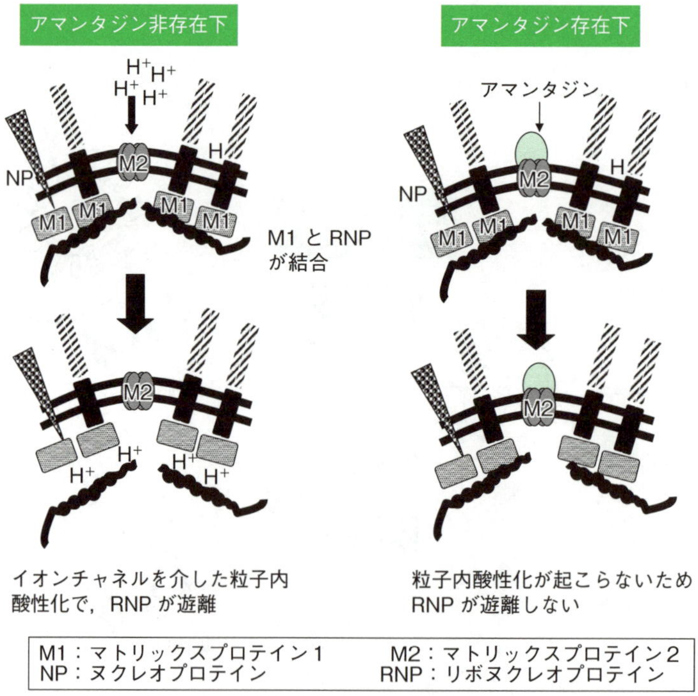

図 5.8　酸性下でのインフルエンザウイルスの脱殻

(RNAポリメラーゼ) を阻害する.

【適応症・治療】

新型または再興インフルエンザウイルス感染症が流行した場合で, 他の抗インフルエンザ薬が無効, あるいは効果不十分であると国が判断した場合にのみ使用が認められている. ノイラミニダーゼ阻害薬とは異なり, 薬の投与開始が遅れたとしても効果を示すと考えられている. 他にもRNAポリメラーゼをもつエボラ出血熱ウイルス, ノロウイルス, 黄熱ウイルス, ウエストナイル熱ウイルス等に対する効果も期待されている.

【副作用】

催奇性が疑われるため, 妊婦には禁忌である.

5.3 抗ヒト免疫不全ウイルス薬

ヒト免疫不全ウイルス human immunodeficiency virus (HIV) は, ① エンベロープ上の gp120 糖タンパク質がヘルパーT細胞上のCD4に結合することによって感染を開始する [吸着]. 次いで, ② **共受容体**であるケモカイン受容体と結合し, ③ 膜融合によって細胞内に侵入する. 細胞質に放出されたウイルスコア内では, ④ ゲノムRNAを鋳型とした**逆転写反応**によってcDNAが合成される. cDNAとコアの複合体は細胞の核内に移行し, ⑤ cDNAはウイルスのインテグラーゼによって宿主細胞の染色体DNAに組み込まれる [**プロウイルス化**]. ⑥ プロウイルスDNAは宿主細胞のRNAポリメラーゼによって転写され, ⑦ 細胞質内に移行したmRNAはタンパク質に翻訳される. ⑧ 多くのウイルスタンパク質がポリプロテインとして合成され, ウイルスRNAとともにエンベロープ糖タンパク質が埋まった細胞膜直下に輸送されて未成熟なコアを形成する [アッセンブリ]. ⑨ 未成熟コアはエンベロープをかぶって出芽し [**放出**], ⑩ その間および放出後, ウイルスのプロテアーゼによってポリプロテインが開裂する. ここで初めてウイルス構造タンパク質が成熟し, 感染性ウイルス粒子が完成する (図5.9).

抗HIV薬としては, ② の過程を阻害する**共受容体阻害薬**, ④ の過程を阻害する**核酸系逆転写酵素阻害薬** nucleoside/nucleotide analog reverse transcriptase inhibitor (NRTI), および**非核酸系逆転写酵素阻害薬** non-nucleoside/nucleotide analog reverse transcriptase inhibitor (NNRTI), ⑤ の過程を阻害する**インテグラーゼ阻害薬** integrase strand transfer inhibitor (INSTI), ⑩ の過程を阻害する**プロテアーゼ阻害薬** protease inhibitor (PI) がある.

抗HIV薬の中でウイルス増殖抑制効果がより強力な薬剤を「**キードラッグ**」, キードラッグを補足してその効果を高める役割をもつ薬剤を「**バックボーン**」と呼び, キードラッグとバックボーンを3～4剤組み合わせる**多剤併用療法** antiretroviral therapy (**ART**) が治療の標準となっている (表5.3).

5.3.1 核酸系逆転写酵素阻害薬 nucleoside/nucleotide analog reverse-transcriptase inhibitor (NRTI) (図5.10)

1985年チミジンアナログである**ジドブジン** zidovudine に抗HIV活性があることが報告された. 他に**ジダノシン** didanosine, **ラミブジン** lamivudine, **サニルブジン** sanilvudine, **アバカビル** abacavir, **テノホビル・ジソプロキシルフマル酸塩** tenofovir disoproxil fumarate, **エムトリシタビン** emtricitabine, **ジドブジン/ラミブジン合剤**, **アバカビル/ラミブジン合剤**, **テノホビル/エムトリシタビン合剤**, **テノホビル・アラフェナミドフマル酸塩** tenofovir alafenamide fumarate/**エムトリシタビン**の合剤がある. プロドラッグであるテノホビル・アラフェナミドフマル酸塩はテノホビルと比較して効率良く標的細胞内に移行するため, 低用量で同等の抗HIV活性を示す. ARTにおいてNRTIはバックボーンとして用いられ, 現在, アバカビル/ラミブジン, テノホビル/エムトリシタビン合剤, およびテノホビル・アラフェナミドフマル酸塩/エムトリシタビン合剤が推奨されている.

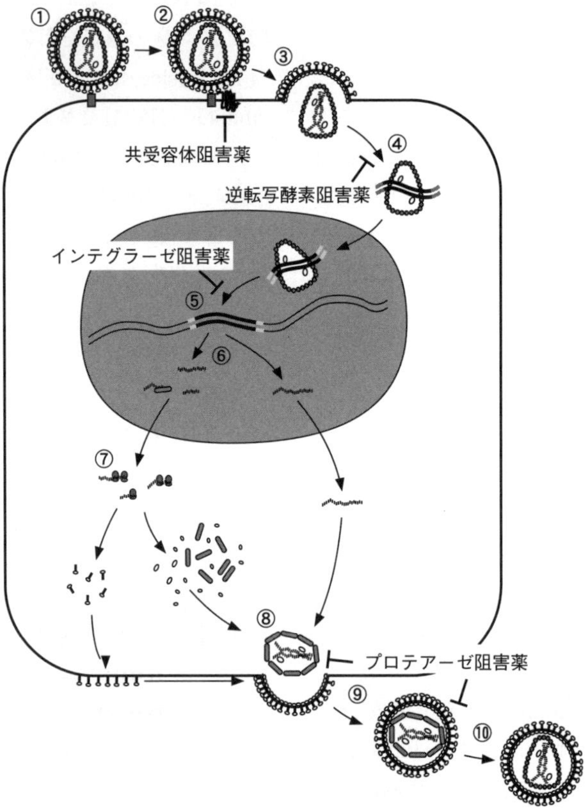

図 5.9　HIV の複製過程と抗 HIV 薬の作用点

【作用機序】

テノホビルを除く6剤はヌクレオシドアナログであり，三リン酸化されて活性体になった後，逆転写酵素によりDNAに取り込まれて鎖の伸長を阻害する．テノホビルは一リン酸化された修飾ヌクレオチドであり，三リン酸化された後，DNA鎖の伸長を阻害する．一リン酸化反応が律速段階であることから，テノホビルは他のNRTIより細胞内の活性体比率が高いと考えられる．

【副作用】

宿主細胞内のミトコンドリアが有するDNAポリメラーゼ γ は，NRTIにより阻害を受ける．貧血や末梢神経障害・乳酸アシドーシスなどの副作用は，ミトコンドリア障害によるものと考えられる．また，ジドブジンはミトコンドリア毒性による肝機能障害を生じることがある．アバカビルは過敏反応を，テノホビルは尿細管障害などの腎機能障害を引き起こすことがある．

【相互作用】

ジドブジンは抗サイトメガロウイルス薬のガンシクロビルやST合剤の併用で骨髄抑制を，テノホビルはニューモシスチス肺炎治療薬のペンタミジン，あるいは抗真菌薬のアムホテリシンBとの併用で腎障害を起こしやすい．

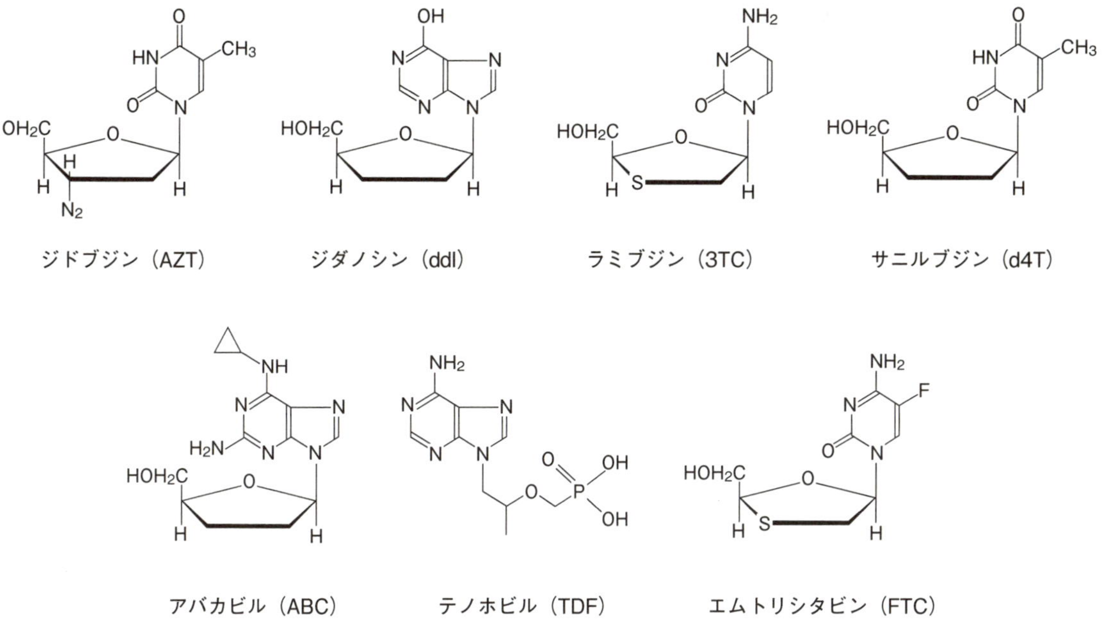

図 5.10　核酸系逆転写酵素阻害薬（NRTI）

5.3.2　非核酸系逆転写酵素阻害薬 non-nucleoside/nucleotide analog reverse-transcriptase inhibitor（NNRTI）（図 5.11）

ネビラピン nevirapine，エファビレンツ efavirenz，エトラビリン etravirine，リルピビリン rilpivirine，およびリルピビリン/テノホビル/エムトリシタビン合剤が承認されている．ネビラピンとエファビレンツの化学構造は異なるが，逆転写酵素上の結合部位はほぼ同じであるため，交差耐性が認められる．リルピビリンは ART のキードラッグとして推奨されている．

【作用機序】

逆転写酵素の活性中心とは別の部位（アロステリックサイト）に結合し，酵素活性を阻害する．

【副作用】

高コレステロール血症，あるいは高中性脂肪血症を引き起こし，虚血性心疾患あるいは脳血管障害の頻度を高める．ネビラピンは重篤な皮膚粘膜反応であるスティーブンス・ジョンソン症候群や過敏反応，肝炎を起こすことがある．エファビレンツは自殺企図などとの関連が報告されており，精神疾患患者への使用は注意を要する．

【相互作用】

リルピビリンは胃内の pH 上昇により吸収が低下するため，胃酸分泌を抑えるプロトンポンプインヒビターとの併用は禁忌である．

5.3.3　プロテアーゼ阻害薬 protease inhibitor（PI）（図 5.12）

サキナビル saquinavir，およびインジナビル indinavir は HIV プロテアーゼの切断配列である Tyr/Phe-Pro 配列に基づいて，リトナビル ritonavir はプロテアーゼの三次元構造に基づいて設計された．他に，ネルフィナビル nelfinavir，ロピナビル/リトナビル配合剤 lopinavir/ritonavir，アタザナビル atazanavir，ホスアンプレナビル fosamprenavir，ダルナビル darunavir がある．ダルナビルは CYP3A 阻害作用をもつコビシスタット cobicistat との合剤が承認されており，リトナビルとの併用によりキードラッグの1つとして推奨されている．

【作用機序】

HIV プロテアーゼの酵素活性部位に結合し，その活性を消失させる．ウイルスポリプロテインの開裂が阻害されると，未成熟ウイルス粒子は感染性を獲得することができない．ダルナビルは他の PI と異なり HIV プロテアーゼの活性型である二量体形成の阻害作用もある．

【副作用】

高脂血症等の脂質代謝異常，糖尿病，さらに長期投与による骨壊死が起こることがある．インジナビル，アタザナビルの長期服用では，腎結石が起こることが

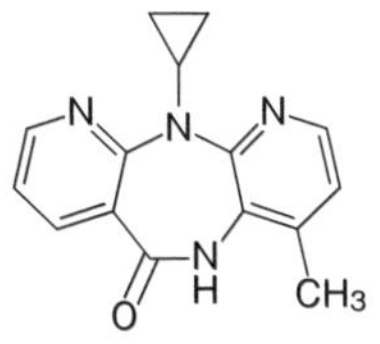

ネビラピン（NVP）

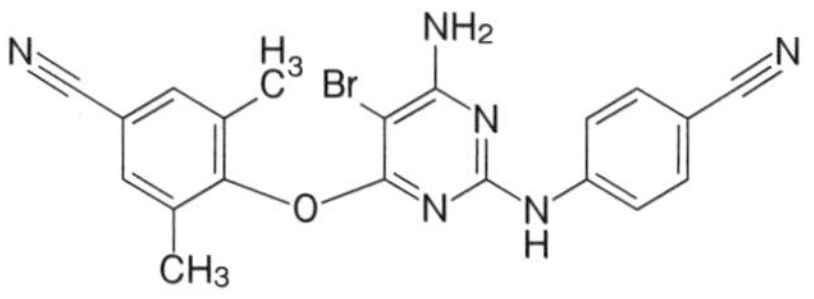

エトラビリン（ETR）

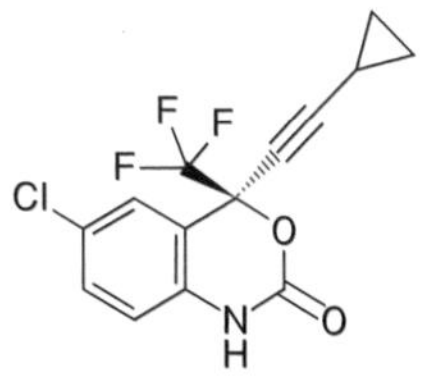

エファビレンツ（EFV）

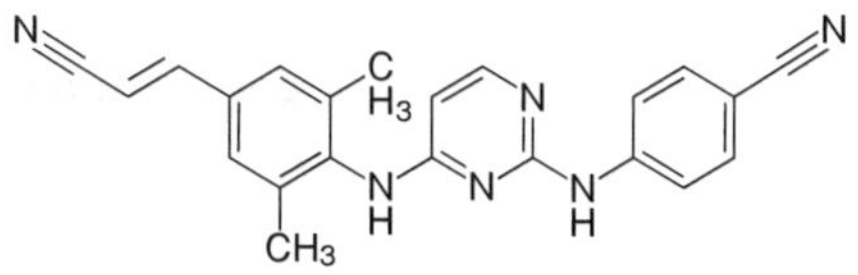

リルピビリン（RPV）

図 5.11　非核酸系逆転写酵素阻害薬（NNRTI）

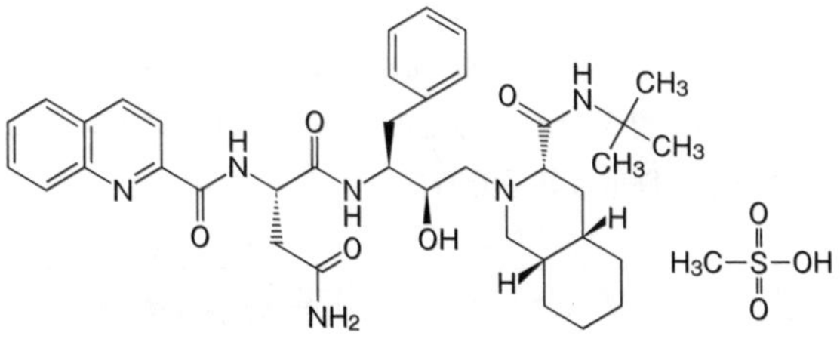

サキナビル（SQV）

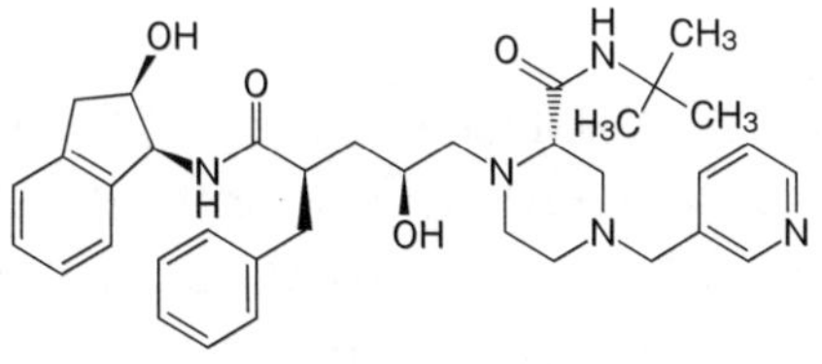

インジナビル（IDV）

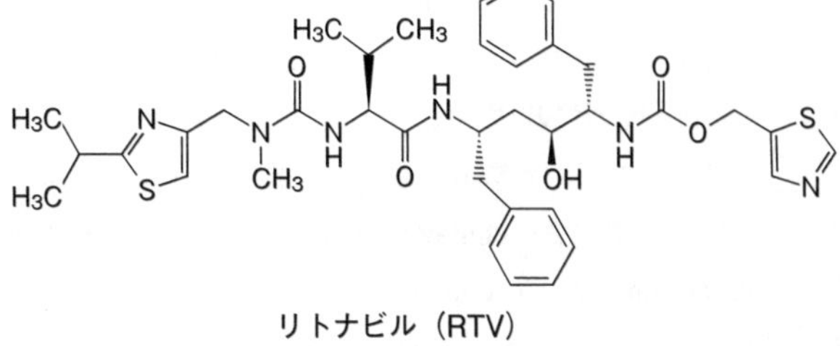

リトナビル（RTV）

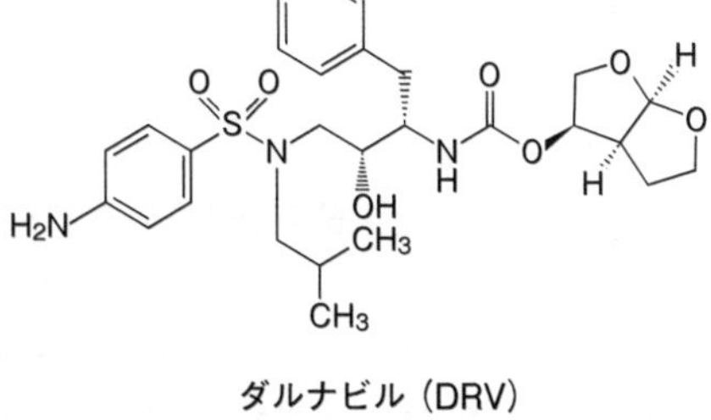

ダルナビル（DRV）

図 5.12　プロテアーゼ阻害薬（PI）

知られている．

【相互作用】

PIの多くはCYP3A4などの代謝酵素の活性を抑制し，併用薬の血中濃度を上昇させる．このため健康食品を含め患者の服用しているすべての薬剤を把握する必要がある．胃内のpHが上昇すると，アタザナビルの吸収が抑制されるため，プロトンポンプインヒビターとの併用は禁忌である．抗結核薬のリファンピシンは，CYP3A4を誘導してPIの血中濃度を下げるため併用禁忌である．

5.3.4　インテグラーゼ阻害薬 integrase strand transfer inhibitor（INSTI）（図5.13）

ラルテグラビル raltegravir，**エルビテグラビル** elvitegravir，および**ドルテグラビル** dolutegravir がある．**エルビテグラビル/テノホビル/エムトリシタビン/コビシスタット4剤合剤**，**テノホビルをテノホビル・アラフェナミドフマル酸塩**に変更した合剤がある．ドルテグラビルは，単剤およびドルテグラビル/アバカビル/ラミブジンの合剤が承認されている．ラルテグラビル，エルビテグラビル，ドルテグラビルの3剤は，いずれもキードラッグとして推奨されている．

【作用機序】

インテグラーゼによるウイルスcDNAの宿主染色体への組み込みを阻害することによって抗HIV作用を示す．

【副作用・相互作用】

ラルテグラビルではまれにスティーブンス・ジョンソン症候群や中毒性表皮壊死融解症，発疹を伴う全身性熱ショック応答と肝炎を伴う全身症状が起こることが報告されている．ドルテグラビル服用で，クレアチンの上昇が報告されている．また，多価カチオンを含む製剤と同時投与すると，INSTIの血中濃度が低下する可能性がある．

5.3.5　共受容体拮抗薬（図5.13）

マラビロク maraviroc は，ヘルパーT細胞のケモカイン受容体 **CCR5** に選択的に結合してその立体構造を変化させ，CCR5指向性（マクロファージ指向性）HIVのgp120との結合を阻害してウイルスの細胞内侵入を阻止する．そのため，CXCR4指向性，ならびにCCR5/CXCR4二重指向性HIVの細胞内への侵入は阻害できない．あらかじめ患者のもつウイルスの指向

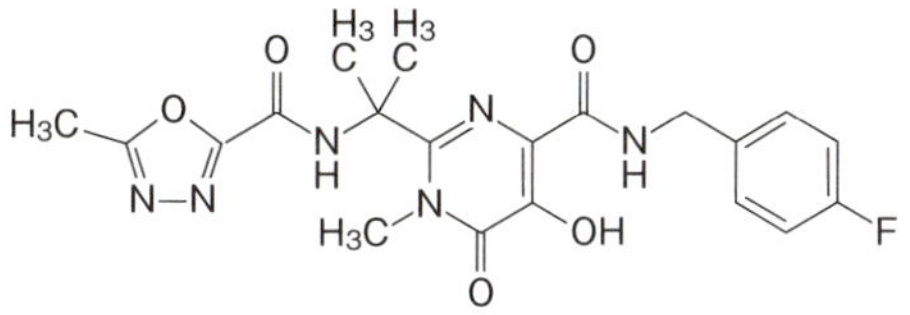

ラルテグラビル（RAL）

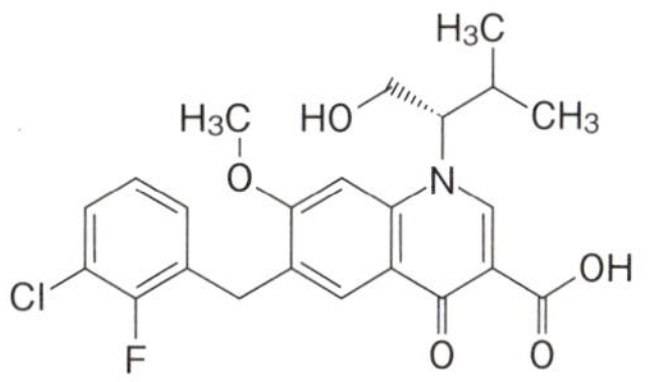

エルリテグラビル（EVG）

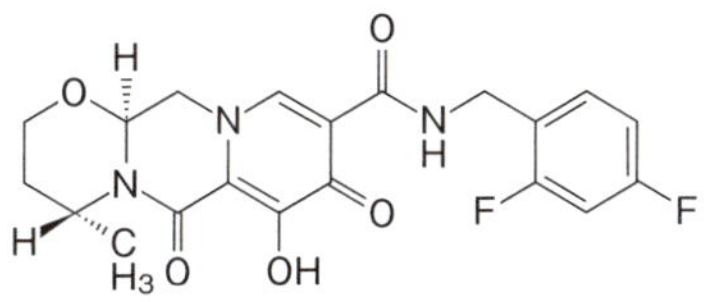

ドルテグラビル（DTG）

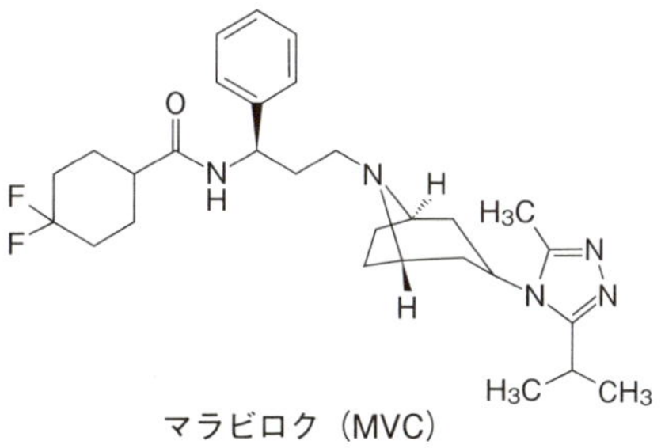

マラビロク（MVC）

図5.13　インテグラーゼ阻害薬（INSTI）と共受容体阻害薬

性を検査したうえで使用する必要がある．マラビロクは使用実績が少なく，現時点で頻度の高い重篤な副作用は認められていない．

5.3.6　抗HIV療法

バックボーンとして核酸系逆転写酵素阻害薬（NRTI）2剤，**キードラッグ**としてその他の作用機序の抗HIV薬の1，または2剤を組み合わせた**多剤併用療法**ART，またはcombined antiretroviral therapy（cART）が治療の標準となっている（表5.3）．2016年3月時点ではINSTIであるドルテグラビルをキードラッグとし，アバカビル/ラミブジン，またはテノホビル/エムトリシタビンをバックボーンとする処方が主流となっている．薬剤の選択に際しては，副作用，食事との関連，錠剤数，薬剤の大きさなどの点から患者に最も適したものを選び，耐性ウイルスの出現を防ぐため服薬率100%を目指す必要がある．

ARTにより，ウイルスの増殖を抑制して患者の免疫能を回復させることができる．一方，休止期メモリーT細胞に感染したHIVは，細胞を殺すことなく潜伏して長期間存続するため，患者体内からウイルスを駆逐するには70年以上を要すると推定されている．事実上生涯治療を継続する必要がある．2000年代初頭まではCD4陽性T細胞数が250/μL程度にいたるまでARTの開始は見送られていた．近年は心血管疾患や肝疾患，腎疾患などの非AIDS合併症を回避するため，また新しい治療薬が開発されたことなどからCD4陽性T細胞数に関わらず，感染判明直後からの治療が推奨されるようになった．感染早期からARTを開始することは，感染者の発症予防の他に，感染者から他者への感染拡大を阻止する上でも重要と考えられている．この感染拡大阻止戦略をTreatment as Prevention（TasP）と呼ぶ．

5.4　ウイルス性肝炎の治療薬

A型肝炎ウイルス（HAV）やE型肝炎ウイルス（HEV）感染による肝炎は一過性であり，自然治癒するので，抗ウイルス薬を使用する必要はない．一方，B型肝炎ウイルス（HBV）やC型肝炎ウイルス（HCV）感染者では肝炎が慢性化し，肝硬変，肝がんへと進展することがある．主に，インターフェロンと抗肝炎ウイルス薬との併用による抗ウイルス化学療法が試みら

表5.3　ART初回治療に用いられる抗HIV薬の組み合わせ　（○は現在の主流となる処方）

	キードラッグ	バックボーン（核酸系逆転写酵素阻害剤）
プロテアーゼ阻害薬	ダルナビル　＋　リトナビル	エムトリシタビン/テノホビル
	ダルナビル　＋　リトナビル	エムトリシタビン/テノホビルアラフェナミド
	ダルナビル/コビシスタット合剤	エムトリシタビン/テノホビル
	ダルナビル/コビシスタット合剤	エムトリシタビン/テノホビルアラフェナミド
インテグラーゼ阻害薬	ラルテグラビル	エムトリシタビン/テノホビル
	ラルテグラビル	エムトリシタビン/テノホビルアラフェナミド
	○ドルテグラビル	エムトリシタビン/テノホビル
	○ドルテグラビル	エムトリシタビン/テノホビルアラフェナミド
非核酸系逆転写酵素阻害薬と核酸系逆転写酵素阻害剤の合剤	リルピビリン/エムトリシタビン/テノホビル合剤	
インテグラーゼ阻害薬と核酸系逆転写酵素阻害剤の合剤	エルビテグラビル/エムトリシタビン/テノホビル/コビシスタットの合剤	
	エルビテグラビル/エムトリシタビン/テノホビルアラフェナミド/コビシスタット合剤	
	○ドルテグラビル/アバカビル/ラミブジン合剤	

れている．特に近年，C 型肝炎治療の進歩はめざましく，インターフェロンを用いないインターフェロンフリー治療法が成果を上げつつある．また，抗炎症作用，免疫抑制作用などで肝細胞の障害を抑える肝機能改善薬（肝臓庇護薬とも呼ばれる）であるグリチルリチン製剤やウルソデオキシコール酸などの胆汁酸製剤の投与なども行われている．

5.4.1　B 型肝炎の治療薬

現時点では，HBV の完全な排除が期待できる治療法はない．しかし HBV の増殖を抑えることにより肝炎や肝癌への進展を抑制することができる．免疫賦活剤であるインターフェロンが使われてきた．抗肝炎ウイルス薬であるエンテカビル水和物，テノホビル・ジソプロキシルフマル酸塩，ラミブジン，アデホビル・ピボキシルは，核酸アナログであり，HBV の DNA ポリメラーゼがもつ逆転写酵素活性を阻害し，HBV の増殖を抑える（図 5.14）．経口投与でき，副作用も短期使用では少ない．一方で投与中止による再燃率が高いこと，耐性ウイルスの出現が問題である．効果と副作用の面から第一選択薬は，エンテカビル水和物，テノホビル・ジソプロキシルフマル酸塩である．さらにインターフェロン併用療法も行われている．

1　インターフェロン

【作用機序】

インターフェロン α と β は抗ウイルス作用が強く，γ は免疫賦活作用が強い．α と β が B 型，C 型肝炎治療薬として用いられている．インターフェロン α と β は感染細胞内の 2′, 5′-オリゴアデニル酸合成酵素を活性化することによりリボヌクレアーゼの 1 つを活性化し，ウイルス mRNA の分解を促進する．また，プロテインキナーゼを活性化して真核生物タンパク質合成開始因子 eIF-2α をリン酸化することでウイルスタンパク質合成開始を阻止する．さらに，2′-ホスホジエステラーゼを活性化して tRNA の末端を切断し，tRNA に対するアミノ酸受容能を喪失させる．これらの結果，ウイルス mRNA 合成やタンパク質合成が阻害される．

【治療】

B 型肝炎（および後述の C 型肝炎）の治療に用いられるが，患者血中ウイルス量が多い場合は，単独では十分な効果は期待できず，他剤との併用を行う必要がある．ポリエチレングリコール polyethyleneglycol（PEG）処理した**ペグインターフェロン**では，安定化により効果が持続し，1 週間に 1 回の注射で効果が期待できるようになった．

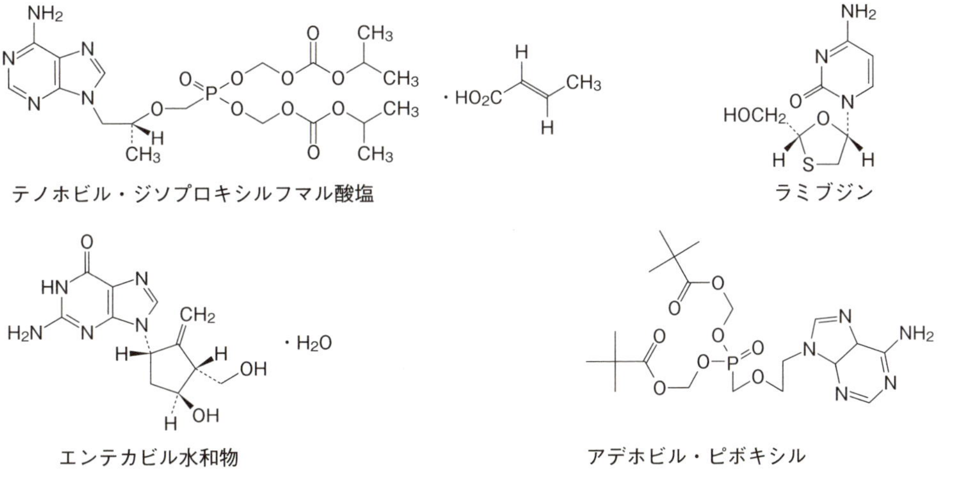

図 5.14　B 型肝炎治療薬

【副作用】

発熱，食欲不振，倦怠感，脱毛，糖尿病の増悪，重篤な肝障害と腎障害など全身に及ぶ副作用が現れる．このため高齢者では投与ができない場合がある．投与が長期にわたると精神神経症状（不眠，不安，躁うつ，自殺意図）などが現れることがある．

2　エンテカビル水和物 entecavir

生体内でエンテカビル三リン酸となり，デオキシグアノシン三リン酸と競合してHBVのDNAポリメラーゼがもつ，プライマー合成活性，逆転写活性，プラス鎖DNA合成活性のすべてを強力に阻害する．HIV耐性ウイルスが出現する可能性がありHIV合併患者では使用を避ける．

3　テノホビル・ジソプロキシルフマル酸塩 tenofovir disoproxil

生体内でテノホビル二リン酸となり，デオキシアデノシン三リン酸のアナログとなり，逆転写酵素活性を阻害する．腎不全等の重度腎障害が認められている．抗HIV薬としても知られる．

4　ラミブジン lamivudine

【作用機序】 生体内で三リン酸化され，デオキシチミジン三リン酸のアナログとして，逆転写酵素活性を阻害する．単剤で使用すると耐性ウイルスが出現しやすいため，通常アデホビルを併用する．抗HIV薬としても知られる．

5　アデホビル・ピボキシル adehovir pivoxil

経口投与後速やかにエステラーゼによりアデホビルとなるプロドラッグ製剤である．生体内でアデホビル二リン酸となりデオキシアデノシン三リン酸のアナログとして，逆転写酵素活性を阻害する．

5.4.2　C型肝炎の治療薬

以前はペグインターフェロンとリバビリンの併用が行われていたが，HCVの遺伝子型や，患者のIL28B（インターフェロンλ）の遺伝子多型によりインターフェロンに対する反応が異なることが理由で，**持続ウイルス学的著効率**（sustained virologic response, **SVR**，治療終了より6か月間血中にHCV-RNAが検出されない状態）は，高ウイルス量のHCV 1型の患者では50％以下であった．近年HCVタンパク質を直接標的とする直接作用型抗ウイルス薬**Direct Acting Antiviral Agents（DAA）**と呼ばれる薬剤が開発され，その治療法は一変した．DAAには，HCVの非構造タンパク質（Non-structural protein, NS）の機能を阻害する**NS3/4Aセリン・プロテアーゼ阻害薬**，**NS5Aウイルス複製複合体形成阻害薬**，**NS5BウイルスRNA依存性RNAポリメラーゼ阻害薬**の3つのカテゴリの薬剤がある（図5.15）．現在はインターフェロンとDAAとリバビリンの併用療法，さらにインターフェロンを使用しない療法がある．今後はインターフェロンを用いない療法が主流になると考えられる．

1　インターフェロン

B型肝炎の項参照．但しHCVには，遺伝子型（ジェノタイプ）1a，1b，2a，2b，3a，3bの6種が知られているが，日本人では70％が1b，30％が2aと2bである．特に1b型はインターフェロンが効きにくいことが知られており，インターフェロンの効果は限定的である．

2　リバビリン ribavirin

【作用機序】

ヌクレオチド類似体である．リバビリンは宿主アデノシンキナーゼにより，リン酸化される．リン酸化リバビリンは，イノシン一リン酸脱水素酵素を阻害して，細胞内GTP濃度を下げ，結果としてHCVの遺伝子複製が阻害される（図5.16）．また，リバビリンの作用機序としてRNAウイルスのRNA依存性RNAポリメラーゼ阻害やリバビリンがRNAに取り込まれた結果，新生RNAの鋳型となり突然変異を誘導して感染能を低下されることも報告されている．

【副作用】

溶血性貧血を起こす．催奇性があるので，妊婦への使用は禁忌である．

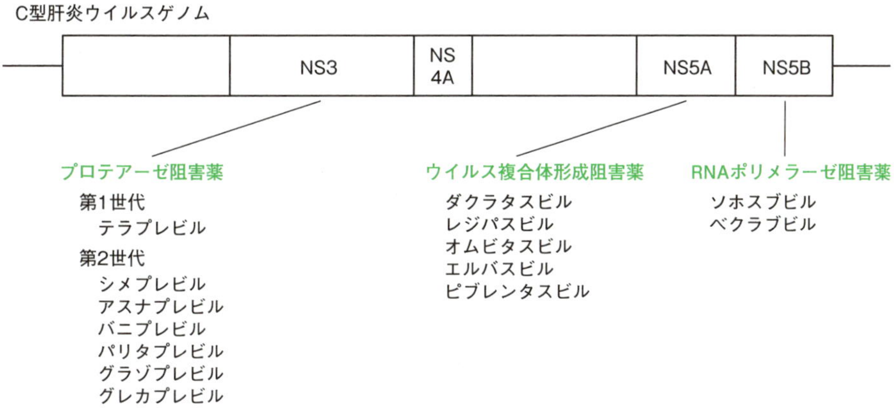

図 5.15　C 型肝炎ウイルスのゲノム構造と C 型肝炎ウイルス直接作用薬（DAA）との関係

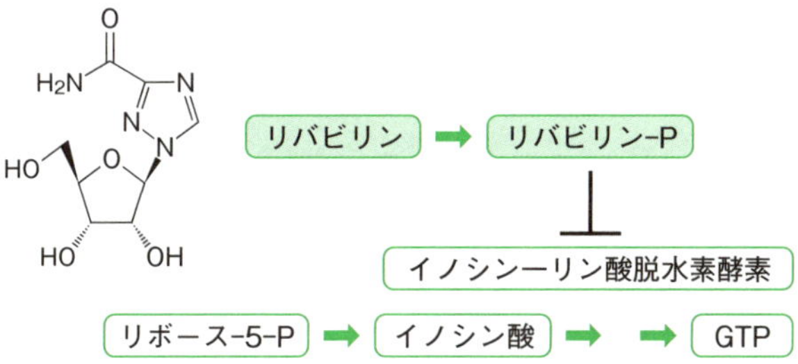

図 5.16　C 型肝炎治療薬　リバビリンの構造と作用機序

3　プロテアーゼ阻害薬

直鎖型構造である第一世代のテラプレビル telaprevir，大環状構造または分岐型構造の第二世代のシメプレビルナトリウム shimeprevir，アスナプレビル asunaprevir，バニプレビル vaniprevir，パリタプレビル水和物 paritaprevir，グラゾプレビル水和物 grazoprevir，グレカプレビル水和物 glecaprevir がある（図 5.17）．

【作用機序】

HCV の NS3/4A セリン・プロテアーゼを阻害し，ウイルス前駆体タンパク質の成熟（プロセッシング）を阻害する．

【副作用】

テラプレビルは，皮疹，貧血，腎障害，高尿酸血症などの副作用がある．特に，中毒性表皮壊死症候群，皮膚粘膜眼症候群などの重重篤な皮膚障害を起こす可能性があり，皮膚科医の参加が治療に必須である．このため現在では第一選択薬とはなりえない．第二世代の薬剤では大幅に副作用が軽減した．シメプレビルでは重大な副作用として，敗血症と脳出血，この他に高ビリルビン血症，便秘など，アスナプレビルでは肝障害が見られることがある．ALT が基準上限の 10 倍以上になった場合は，直ちに中止し薬剤の変更を行う．バニプレビルでは消化器症状，貧血やうつ病が現れることがある．パリタプレビルでは，体液貯留や肝機能障害が認められることがある．

4　ウイルス複製複合体形成阻害薬

ダクラタスビル塩酸塩 daclatasvir，レジパスビルアセトン付加物 ledipasvir，オムビタスビル水和物 ombitasvir，エルバスビル elbasvir，ピブレンタスビル pibrentasvir がある（図 5.18）．

【作用機序】

C 型肝炎ウイルスの NS5A の二量体形成による活性化を阻害して，ウイルスの複製複合体形成を抑制する．

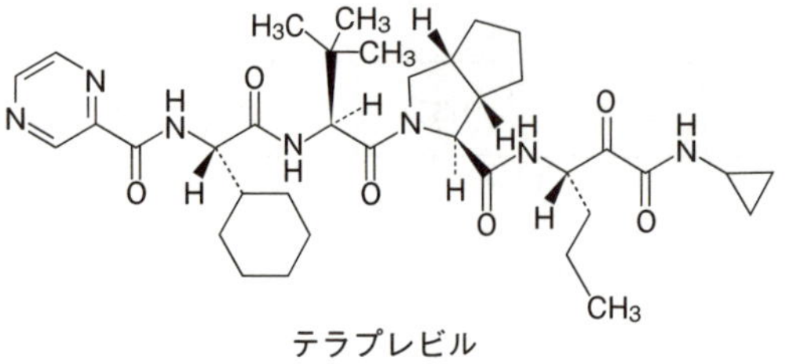

テラプレビル

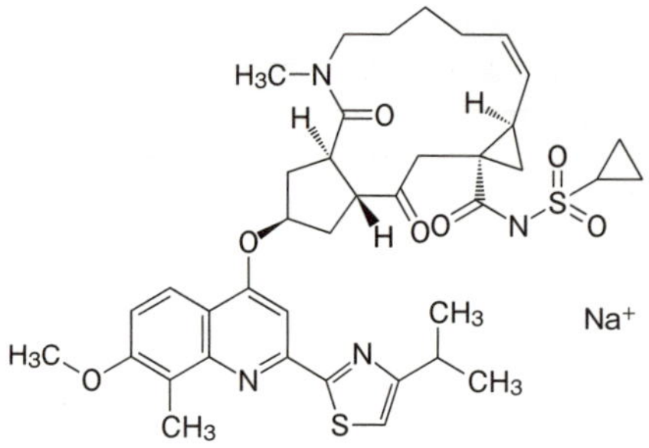

シメプレビルナトリウム

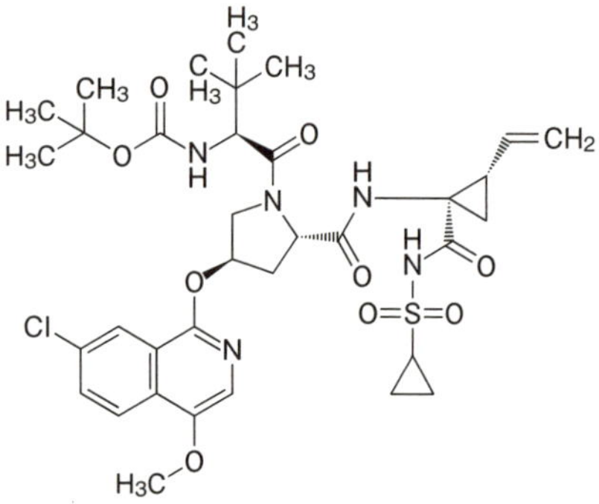

アスナプレビル

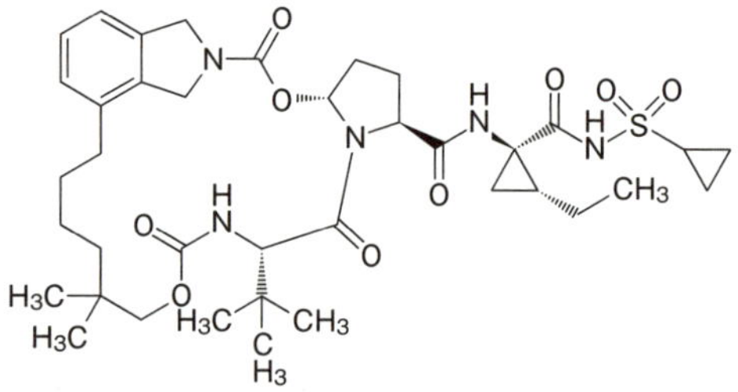

バニプレビル

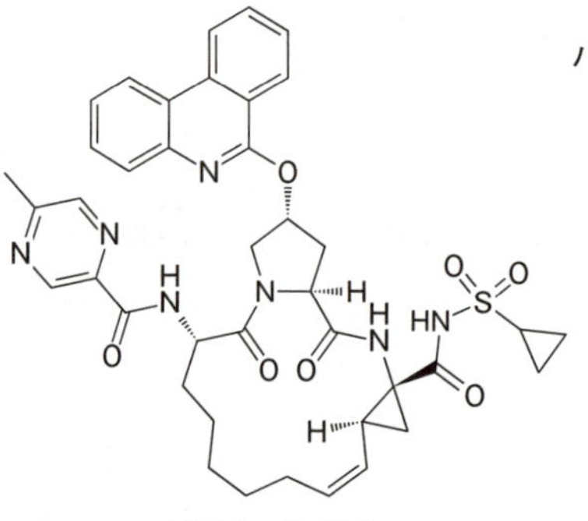

パリタプレビル

図 5.17　C 型肝炎治療薬（1）　NS3/4A プロテアーゼ阻害薬

【副作用】

ダクラタスビルでは，肝障害（ALT が基準の上限の 10 倍以上になった場合は，直ちに中止し薬剤の変更を行う）や多形紅斑が，レジパスビルでは貧血やうつ病が認められている．

5　ウイルス RNA ポリメラーゼ阻害薬

ヌクレオチド類似体であるソホスブビル sofosbuvir，ベクラブビル塩酸塩 beclabvir が使用されている（図 5.19）．

ソホスブビル

【作用機序】

生体内で三リン酸化されて活性型となり，NS5B RNA 依存性 RNA ポリメラーゼを阻害する．

【適応症・治療】

HCV 2 型感染者の治療に用いられる．レジパスビルとの配合では HCV 1 型にも適応する．1 日 1 回 1 錠を経口投与し，投与期間は 12 週間である．

【副作用】

重大な副作用として頭痛，貧血が起こることがある．

ベクラブビル

【作用機序】

非核酸型 NS5B RNA ポリメラーゼ阻害剤である．NS5B RNA ポリメラーゼのアロステリック部位に結合することで HCV RNA の合成開始を阻害する．

【適応症】

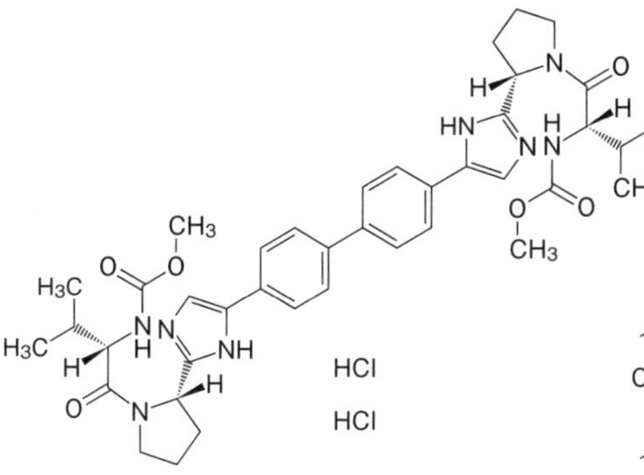

ダクラタスビル塩酸塩

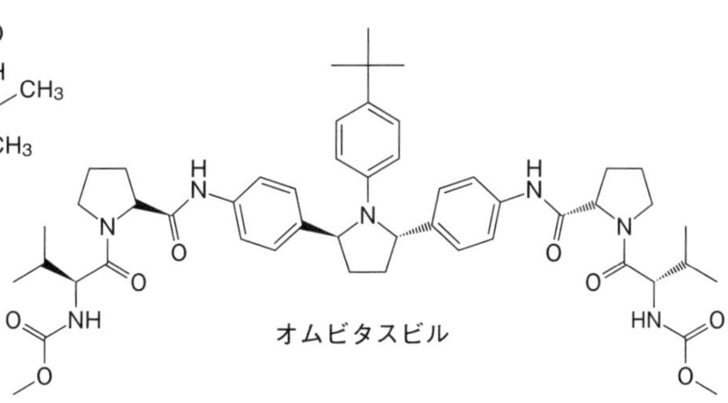

オムビタスビル

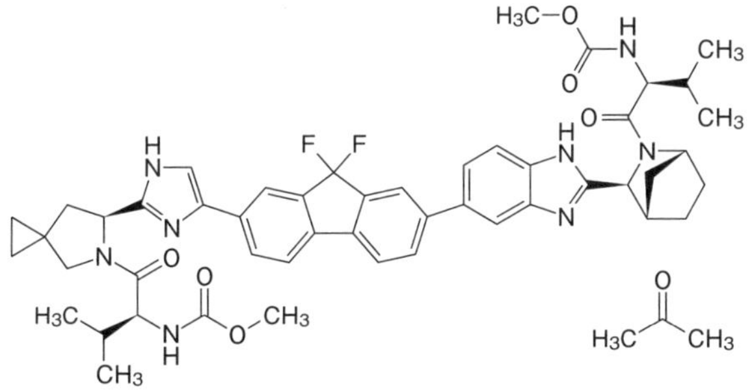

レジパスビルアセトン付加物

図 5.18　C 型肝炎治療薬（2）　NS5A 複合体形成阻害薬

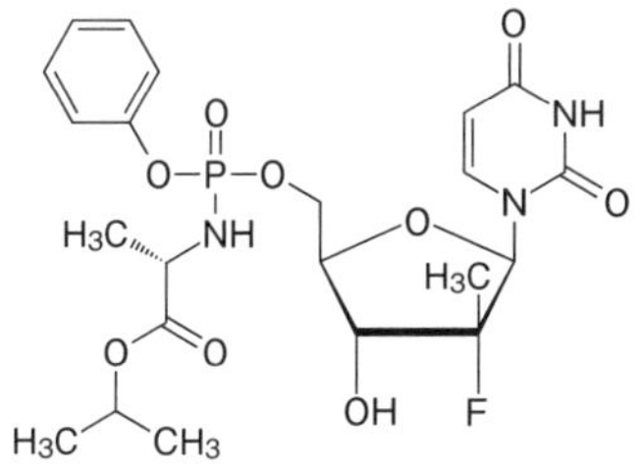

ソホスブビル

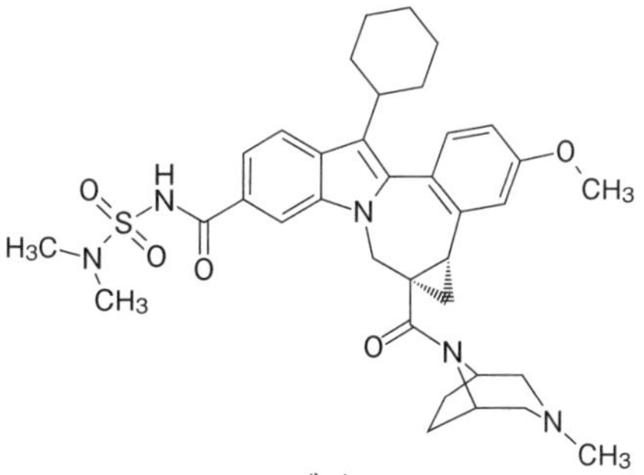

ベクラブビル

図 5.19　C 型肝炎治療薬（3）　NS5B　RNA ポリメラーゼ阻害薬

ベクラブビル，ダクラタスビル，アスナプレビルの合剤は，HCV1b 型にも有効性が高い．1 回 2 錠，1 日 2 回，12 週間経口投与する．

【副作用】

重大な副作用として，肝機能障害，肝不全などがある．

5.4.3　C 型肝炎の治療

1990 年代は，インターフェロン単独治療（遺伝子型 1a で SVR20％程度）であったが，2001 年からペグインターフェロンとリバビリンの併用療法が始まり，SVR はおよそ 50％となった．現在はインターフェロンと DAA およびリバビリンの併用療法，あるいはインターフェロンを使用せず，DAAとリバビリンやDAAの2剤を併用する療法がある．SVRは90～100%に達している．今後はインターフェロンを用いない療法が主流になると考えられる．

1　プロテアーゼ阻害薬とインターフェロン併用療法

第一世代のプロテアーゼ阻害薬テラプレビルとペグインターフェロンとリバビリン併用治療では，SVRは73%に上昇したが，重篤な皮膚障害が問題であった．現在はより副作用の少ない第二世代のプロテアーゼ阻害シメプレビルとペグインターフェロン，リバビリン3剤併用12週間，残り12週間をペグインターフェロン，リバビリン2剤を併用する療法では，初回治療でSVRは90%近くとなった．

2　ダクラタスビル，アスナプレビル併用療法

ウイルス複合体形成阻害薬であるダクラタスビル1日1回と，プロテアーゼ阻害薬であるアスナプレビルを1日2回24週間服用する．

【適応症】HCV1型のC型慢性肝炎またはC型代償性肝硬変におけるウイルス血症の改善に用いる．HCV1型のインターフェロン不応答症例におけるSVR率は87%と高く，他のインターフェロンフリー療法でも同様であるがIL28B遺伝子多型の影響を受けない．

3　ソホスブビル・リバビリン併用療法

RNAポリメラーゼ阻害薬であるソホスブビルと，リバビリンの経口投与12週間で治療が可能である．インターフェロンを使用しないので，患者のQOLが向上した．

【適応症】 HCV 2型患者のインターフェロンフリー治療の第一選択薬として用いられる．

4　レジパスビル／ソホスブビル合剤療法

ウイルス複合体形成阻害薬であるレジパスビルと，RNAポリメラーゼ阻害薬であるソホスブビル合剤を，1日1回1錠を12週間服用する．

【適応症】インターフェロンが効きにくいHCV 1型の患者に第一選択薬として用いる．SRV率は100%といわれている．

【副作用】比較的副作用は少なく，掻痒症，悪心，口内炎などである．

5　パリタプレビル／オムビタスビル／リトナビル合剤療法

プロテアーゼ阻害薬であるパリタプレビルと，ウイルス複合体形成阻害薬であるオムビタスビル，ならびに抗HIV薬のプロテアーゼ阻害薬でもあるリトナビルの合剤である．1日1回2錠服用12週間で治療が完了する．リトナビルのCYP3A4阻害作用によりパリタプレビルの代謝が阻害され，効果が高まる．

【適応症】インターフェロンが効きにくいHCV1型の患者に用いる．SRV率は95%に達するといわれる．

【副作用・相互作用】鼻咽頭炎，頭痛，末梢浮腫などが現れることがある．リトナビルによりCYP3A4が阻害されるため，この酵素で代謝される薬剤（トリアゾラム，ピモジド，エルゴタミンなど）の血中濃度が高まるため併用してはならない．

6　新たな併用療法

2016年以降，新たに，エルバスビル・グラゾプレビル併用療法，ダクラタスビル塩酸塩・アスナプレビル・ベクラブビル塩酸塩(商品名ジメンシー配合錠)，グレカプレビル・ピブレンタスビル（商品名マヴィレット）も認可され，C型肝炎治療薬の選択肢はさらに増えた．マヴィレットは，すべてのジェノタイプに効果が期待でき，最短8週間の服用で治療が完了する．

5.5　その他の抗ウイルス薬

ウイルス感染症に対する治療には，抗ウイルス薬やインターフェロンだけではなくて，ワクチンや免疫グロブリン製剤，さらに免疫賦活作用のある免疫調節薬がある．

5.5.1　免疫調節薬

免疫調節薬 biological response modifier（BRM）を投与することによって，宿主の免疫機能を賦活し，ウイルスを排除することを目的としている．HIV 感染におけるグリチルリチン glycyrrhizin やウイルス性肝炎治療における小柴胡湯は，免疫調節薬として考えられる．また，慢性B型肝炎の治療薬として使用されている有機ゲルマニウム製剤であるプロパゲルマニウム propagermanium は，細胞傷害性T細胞の活性化，抗体産生増強，インターフェロン産生増強作用があるとされている．ただし，免疫調節薬の治療効果の評価は定まっていない．

第6章 抗真菌薬

真菌は，ヒトと同じ真核生物であるため，真菌細胞を攻撃する薬物は，ヒトの細胞にも障害を示す場合が少なくない．そのため，真菌の細胞膜のステロール成分がコレステロールではなく**エルゴステロール**であることや，**β-グルカン**で構成された細胞壁を有するなど，ヒト細胞との差異を標的にした抗真菌薬が開発されている．

6.1 抗真菌薬の分類

主な抗真菌薬は，ポリエン系薬，フルオロピリミジン系薬，アゾール系薬，キャンディン系薬，チオカルバメート系薬，ベンジルアミン系薬，アリルアミン系薬およびモルホリン系薬に分類される，がある．抗真菌薬の作用点を図 6.1 に示す．

深在性真菌症および深部皮膚真菌症には全身療法を目的とした注射薬および経口薬が，表在性真菌症には局所療法のための外用薬が主として適用される（表 6.1）．

1 ポリエン系薬

ポリエン系抗真菌薬にはアムホテリシン B，リポソーム製剤およびナイスタチンがある（図 6.2，表 6.2）．構造中にいくつかの共役二重結合をもつ大環状ラクトンを有することが，ポリエン系薬の特徴である．

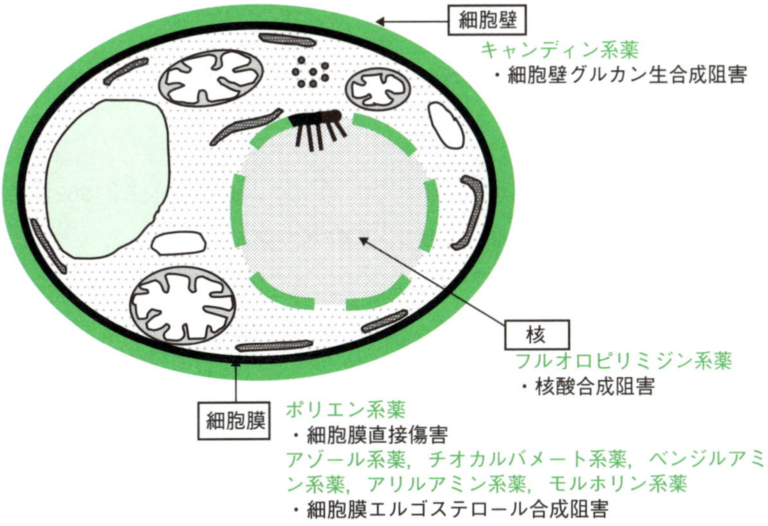

図 6.1　抗真菌薬の一次作用点

表 6.1　真菌症に対する主な抗真菌薬

投与ルート	真菌症	剤　型	一般名
内用	深在性真菌症	注射薬	アムホテリシンB, リポソーマルアムホテリシンB, ミコナゾール, フルコナゾール, ホスフルコナゾール, ボリコナゾール, イトラコナゾール, ミカファンギン, カスポファンギン
		経口薬	フルシトシン, フルコナゾール, イトラコナゾール, ボリコナゾール
	深在性真菌症, 深部皮膚真菌症 表在性真菌症	経口薬, 注射薬	イトラコナゾール
	深部皮膚真菌症, 表在性真菌症	経口薬	テルビナフィン
	消化管カンジダ症	経口薬	ナイスタチン, アムホテリシンB
外用	表在性真菌症（白癬, その他）	クリーム, 液	ビホナゾール, ケトコナゾール, ラノコナゾール, ネチコナゾール, ルリコナゾール, スルコナゾール, クロコナゾール, ブテナフィン, テルビナフィン
		クリーム	アモロルフィン, リラナフタート
	外陰・腟カンジダ症	腟錠	オキシコナゾール, イソコナゾール, ミコナゾール, クロトリマゾール, エコナゾール
	口腔（咽頭）・食道カンジダ症	ゲルまたはトローチ	ミコナゾール, クロトリマゾール

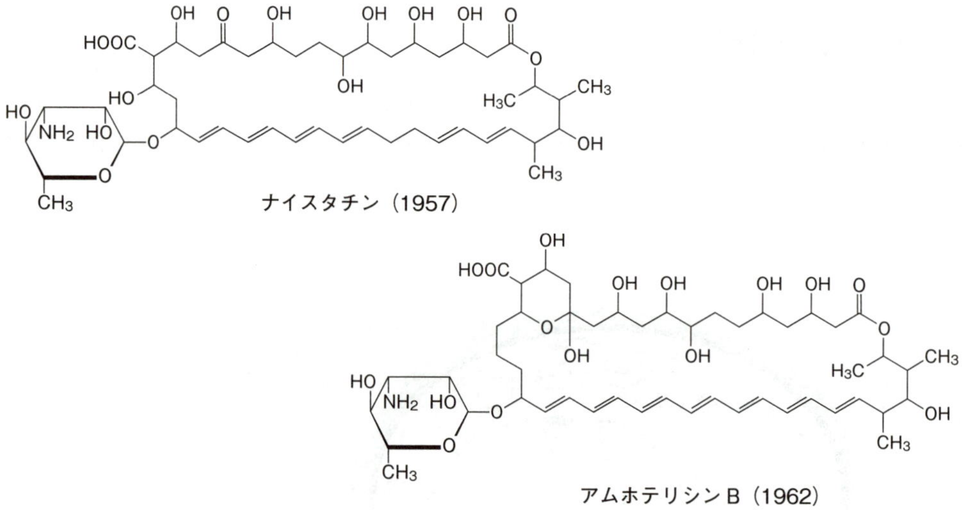

図 6.2　ポリエン系薬の化学構造

1）アムホテリシンB amphotericin B（AMPH-B）

【作用機序】

アムホテリシンBは, 真菌細胞膜のエルゴステロールと特異的に結合して, 細胞膜の脱分極を引き起こす. その結果, 膜のバリア機能が障害されて K^+ の細胞外放出および H^+ の細胞内流入による細胞内環境の劣化を引き起こし, 真菌細胞は死に至る.

【適応症】

アスペルギルス属, カンジダ属, クリプトコックス属, ムコール属の他, 地域流行型真菌であるヒストプラズマ属, コクシジオイデス属, ブラストマイセス属

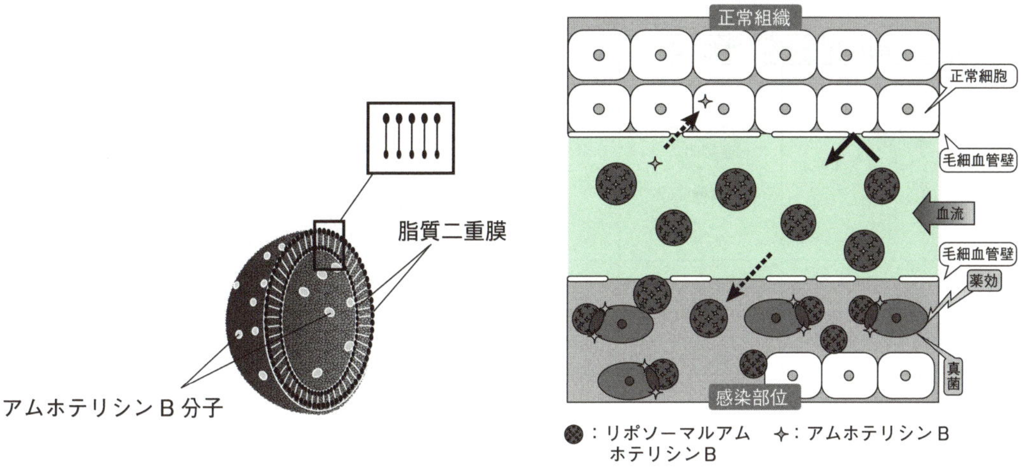

a）リポソーマルアムホテリシン B の構造　　b）副作用軽減のメカニズム

図 6.3　アムホテリシン B の脂質担体製剤の構造と副作用軽減のメカニズム
（大日本住友製薬（株）開発本部報告資料（2005.11.9）より）

などによる深在性真菌症に適用される．ムコール属などの接合菌に対しては，アムホテリシン B およびアムホテリシン B リポソーム製剤のみが有効である．既存の抗真菌薬中で最も抗菌スペクトルが広く，かつ抗真菌活性が強い．経口投与しても腸管からほとんど吸収されないため，消化管粘膜に定着したカンジダ属の除菌にも有効である．

【薬物動態】

組織移行性は良好である．点滴静注後肝臓で代謝され，尿中に約 9％，糞便中に約 30％が排泄される．

【副作用】

腎臓の尿細管障害を起こす．また，発熱，悪寒，血圧低下などのヒスタミン中毒様の急性副作用が認められる．

2）アムホテリシン B リポソーム製剤 liposomal amphotericin B（L-AMB）

アムホテリシン B リポソーム製剤はリポソームの脂質二重層にアムホテリシン B を埋め込んだ脂質担体製剤である（図 6.3a）．アムホテリシン B の副作用軽減を目的に開発された．感染病巣周辺にリポソーム形態を維持したまま分布し，血管透過性の亢進した感染組織では血管からアムホテリシン B リポソーム製剤が漏出し，リポソームが崩壊した後，抗真菌作用を発揮する（図 6.3b）．

3）ナイスタチン nystatin（NYS）

広い抗真菌スペクトルを示す．水に難溶で，経口投与でも腸管から吸収されない．好中球減少症などの高リスク患者の消化管内カンジダの除菌などの深在性真菌症の発症予防に経口投与される．耐性は起こりにくい．

2　フルオロピリミジン系薬

1）フルシトシン flucytosine（5-FC）（図 6.4，表 6.2）

【作用機序】

真菌の細胞膜に存在するシトシンパーミアーゼ cytosine permease によって真菌細胞内へ取り込まれた後，次の 2 つの作用機序によって抗真菌活性を発揮する（図 6.4）．

① シトシンデアミナーゼ cytosine deaminase により脱アミノ化されて 5-フルオロウラシル（5-FU）となる（図 6.5）．さらに，いくつかの中間体を経て最終的に RNA 塩基のアナログである 5-フルオロウリジン三リン酸（5-FUTP）となる．これが RNA へ

表 6.2　真菌症治療薬の主な特徴

クラス（系）	標的部位	作用機序	一般名	特　徴	問題点
ポリエン系	細胞膜（エルゴステロール）	エルゴステロール直接阻害 ↓ 細胞膜機能障害	アムホテリシンB	抗真菌スペクトルが広い，殺菌作用，耐性菌はまれ．安価	腎毒性が強く，急性副作用（発熱，悪寒，血圧低下など），低カリウム血症の発現．
			リポソーマルアムホテリシンB	アムホテリシンBの脂質担体製剤，安全性の向上	本質的な毒性の質はかわらない．高価
			ナイスタチン	抗真菌スペクトルは広いが，経口吸収されないため消化管カンジダ症にのみ適応をもつ．	水に難溶
フルオロピリミジン系	核酸（チミジン酸合成酵素）	DNA合成阻害	フルシトシン	カンジダ，クリプトコックスにアムホテリシンBと併用効果あり，静菌作用，組織・髄液・喀痰移行性良好，安全性高い．	耐性化しやすい． 時に造血器障害あり．
アゾール系（トリアゾール系）	細胞膜（ラノステロール14α-デメチラーゼ：$P450_{14DM}$）	エルゴステロール合成阻害 ↓ 細胞膜機能障害	フルコナゾール	静菌作用，吸収良好，安全性高い．	カンジダ・アルビカンス以外のカンジダ属に抗真菌活性が弱い．薬物相互作用あり．
			ホスフルコナゾール	フルコナゾールのリン酸化プロドラッグ，溶解性の向上，有効性・安全性はフルコナゾールに同じ．	カンジダ・アルビカンス以外のカンジダ属に抗真菌活性が弱い．薬物相互作用あり．
			イトラコナゾール	抗真菌スペクトルが広く，活性が強い．	組織移行性が劣る，吸収に個人差がある．薬物相互作用あり．
			ボリコナゾール	抗真菌スペクトルが広く，活性が強い，殺菌作用	重篤な肝障害，羞明，霧視，視覚障害が現れることがある．
アゾール系（イミダゾール系）	細胞膜（ラノステロール14α-デメチラーゼ：$P450_{14DM}$）	エルゴステロール合成阻害 ↓ 細胞膜機能障害	ミコナゾール	トリアゾール系薬およびアムホテリシンBが効きにくいトリコスポロン症の第一選択薬．注射剤	時に心肺機能障害あり，生体内で代謝されにくい．
			クロコナゾール，スルコナゾール，ビホナゾール，ネチコナゾール，ケトコナゾール，ラノコナゾール，ルリコナゾール，イソコナゾール，エコナゾール，オキシコナゾール，クロトリマゾール	抗真菌スペクトルが広い．表在性真菌症（白癬，カンジダ，癜風）に広く適応，安全性高い．外用剤	水に難溶，いずれの薬剤も皮膚刺激感がある．
キャンディン系	細胞壁（1,3-β-D-グルカン合成酵素）	1,3-β-D-グルカン合成阻害 ↓ 細胞壁構造障害	ミカファンギン	フルコナゾール，イトラコナゾール耐性カンジダにも殺菌活性が強い，組織移行性良好，薬物相互作用が少ない，フルコナゾールとほぼ同等の安全性	クリプトコックス，ムーコルに効果がない．
グリサン系	染色体上の微小管	核分裂阻害	グリセオフルビン	腸管からの吸収性が良好で，表皮角層への移行性が良い．局所療法が奏効しない深在性，難治性白癬に適応される．	適応は白癬に限る．
チオカルバメート系	細胞膜（スクワレンエポキシダーゼ）	エルゴステロール合成阻害 ↓ ステロール代謝中間体の蓄積による細胞膜機能障害	リラナフタート	強い抗白癬菌作用をもつ．外用剤	カンジダには活性が弱く，静菌作用．皮膚カンジダ症には適応なし．
ベンジルアミン系			ブテナフィン	強い抗白癬菌作用をもつ．角質層へよく浸透し，持続する．外用剤	カンジダには活性が弱く，静菌作用．皮膚カンジダ症には適応なし．
アリルアミン系			テルビナフィン	3大表在性真菌症（白癬，皮膚カンジダ症，癜風）の治療に広く適応される．特に白癬菌に活性が強い．外用剤	重篤な肝障害のある患者や血液障害のある患者には禁忌．
モルホリン系	細胞膜（Δ^{14}-レダクターゼおよび$\Delta^{8,7}$-イソメラーゼの2か所）		アモロルフィン	3大表在性真菌症（白癬，皮膚カンジダ症，癜風）の治療に広く適応される．特にカンジダに活性が強い．外用剤	外用抗真菌薬は，どの薬剤も皮膚刺激感がある．

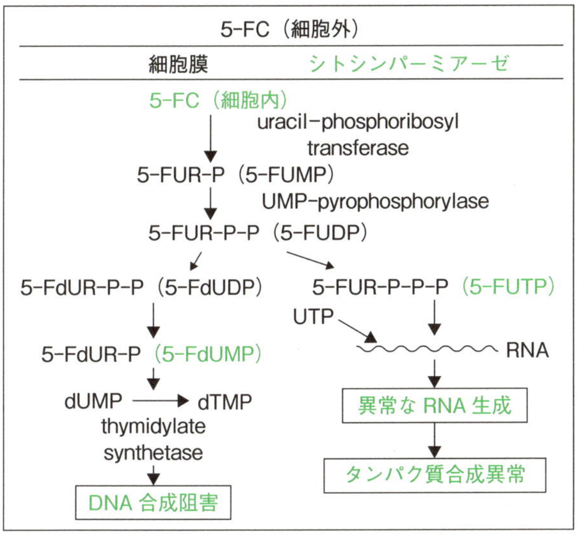

図 6.4　5-FC の選択毒性発現の作用機作

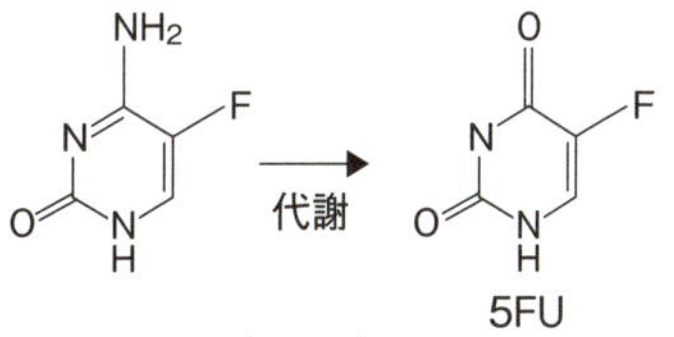

フルシトシン（1979）

図 6.5　フルオロピリミジン系薬の化学構造

注：（　）内は国内での上市年

取り込まれ，異常な RNA が生成されることによってタンパク生合成阻害を引き起こす．

② ウリジン一リン酸ピロホスホリラーゼ UMP-pyrophosphorylase によって 5-フルオロデオキシウリジン酸（5-FdUMP）へ変換される．このヌクレオチドアナログがチミジル酸合成酵素 thymidylate synthetase を競合的に阻害することによって **DNA 合成阻害**を引き起こす．後者のほうが殺菌作用の主因と考えられている．

【適応症】

クリプトコックス属，カンジダ属，アスペルギルス属などによる真菌血症，真菌性髄膜炎，真菌性呼吸器感染症，尿路感染症，消化管真菌症の治療に経口投与される．真菌に対して静菌作用を示すため，単独投与では耐性菌が出やすい．

【薬物動態】

腸管から迅速にかつ高率に吸収された後，ほとんどが未変化体のまま尿中に排泄される．組織移行性は良好で，大部分の臓器・組織および体液（髄液その他）へ均等に分布される．

【相互作用】

アムホテリシン B との併用により，アムホテリシン B の作用で細胞膜透過性が亢進され，フルシトシンの細胞内取込みが促進され，相乗効果が発揮される．テガフール，ギメラシル，オテラシルカリウム配合剤は，5-FU の代謝を阻害し血中 5-FU の濃度上昇をもたらすため併用禁忌である．

3　アゾール系薬 azole

アゾール系抗真菌薬には，化学構造の分子内にイミダゾール環（窒素原子を 2 個含むヘテロ五員環）をもつイミダゾール系薬と，トリアゾール環（窒素原子を 3 個含むヘテロ五員環）をもつトリアゾール系薬がある（図 6.6）．一般に，トリアゾール系薬は極性が高く溶解性に優れる水溶性タイプであるが，イミダゾール系薬は，極性が低く水に難溶で，脂溶性タイプである．

【作用機序】

真菌細胞膜のエルゴステロールの生合成酵素である**ラノステロール 14α-脱メチル酵素** lanosterol 14α-demethylase（$P450_{14DM}$）を特異的に阻害することにより，真菌細胞の増殖を抑制する（図 6.7）．この酵素が阻害されると，14 位にメチル基をもつステロール化合物（lanosterol, eburicol）が真菌細胞内に蓄積することになり，真菌の発育が阻止される．

アゾール系薬の耐性機序としては，① 標的分子 $P450_{14DM}$ の過剰発現，② 標的分子 $P450_{14DM}$ の点変異

a) トリアゾール系

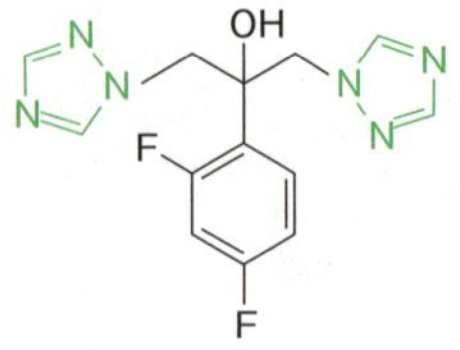

フルコナゾール（1989）

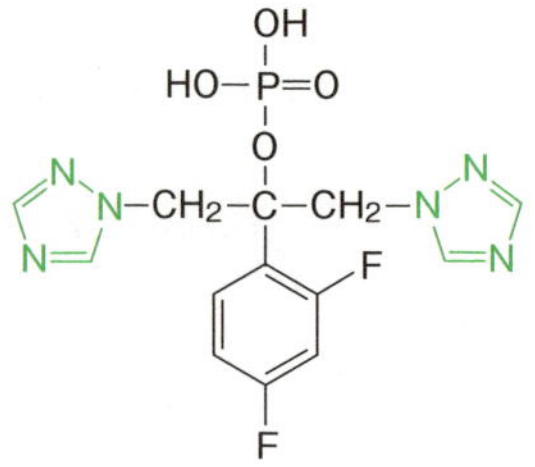

ホスフルコナゾール（2004）

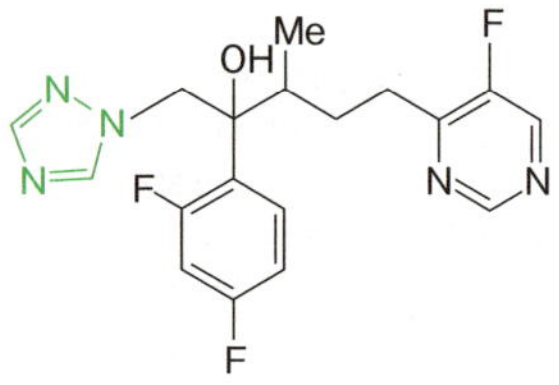

ボリコナゾール（2005）

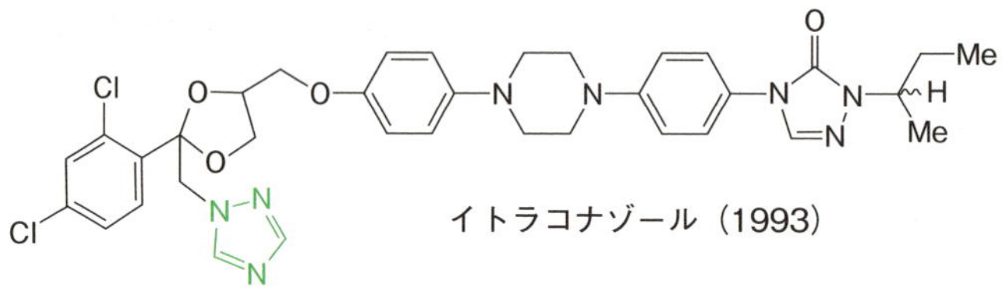

イトラコナゾール（1993）

b) イミダゾール系

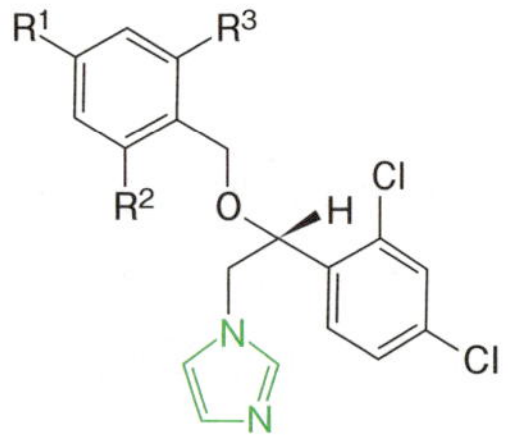

	R^1	R^2	R^3	発売年
ミコナゾール	Cl	Cl	H	1980
エコナゾール	Cl	H	H	1981
イソコナゾール	H	Cl	Cl	1982

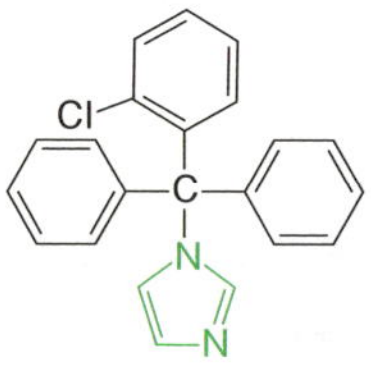

クロトリマゾール（1976）

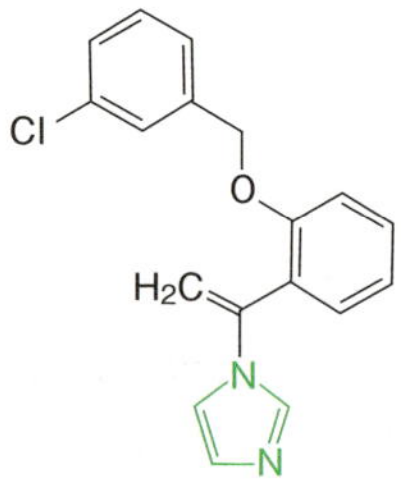

クロコナゾール（1986）

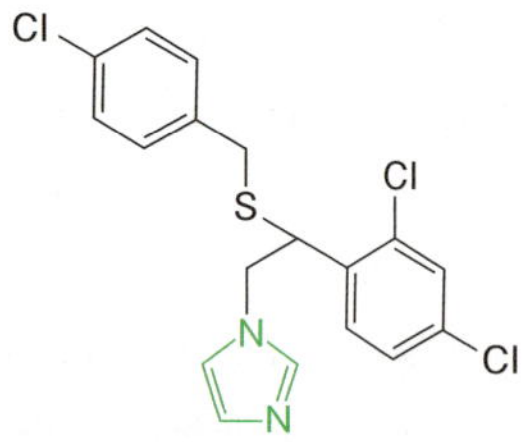

スルコナゾール（1986）

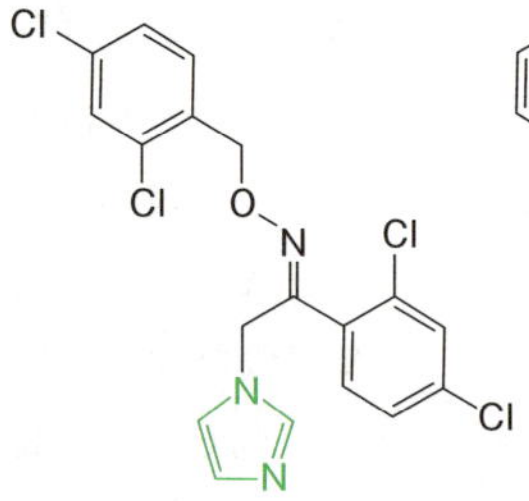

オキシコナゾール（1986）

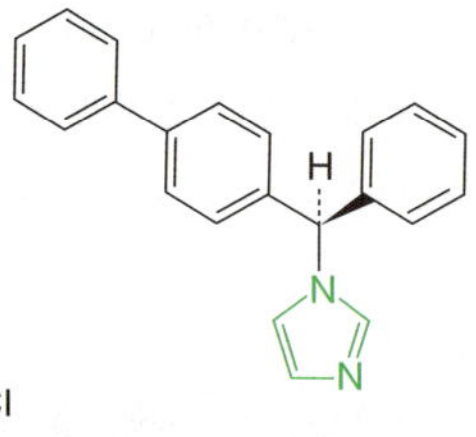

ビホナゾール（1987）

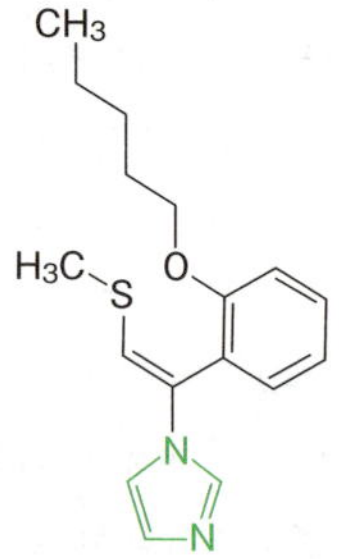

ネチコナゾール（1986）

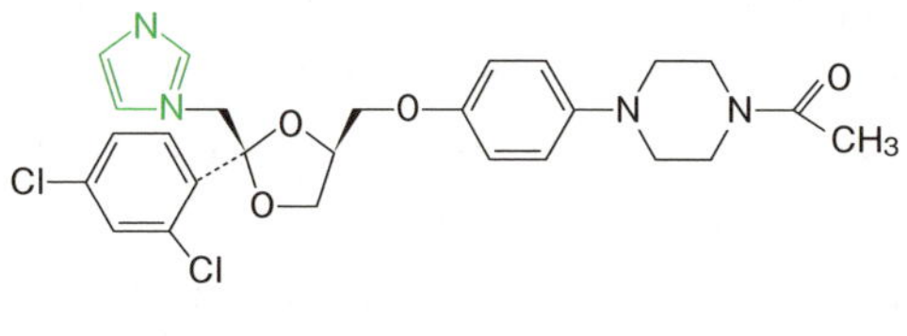

ケトコナゾール（1993）

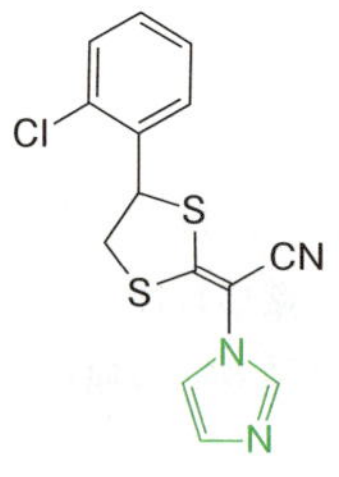

ラノコナゾール（1994）

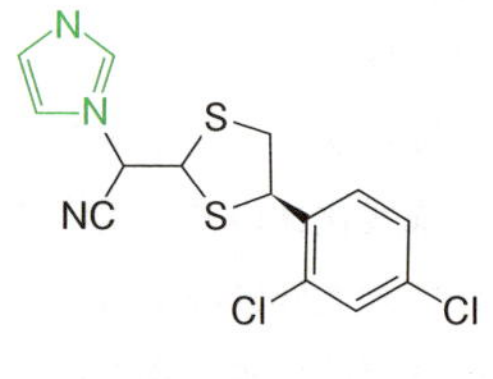

ルリコナゾール（2005）

図 6.6　アゾール系薬の化学構造

注：（　）内は国内での上市年

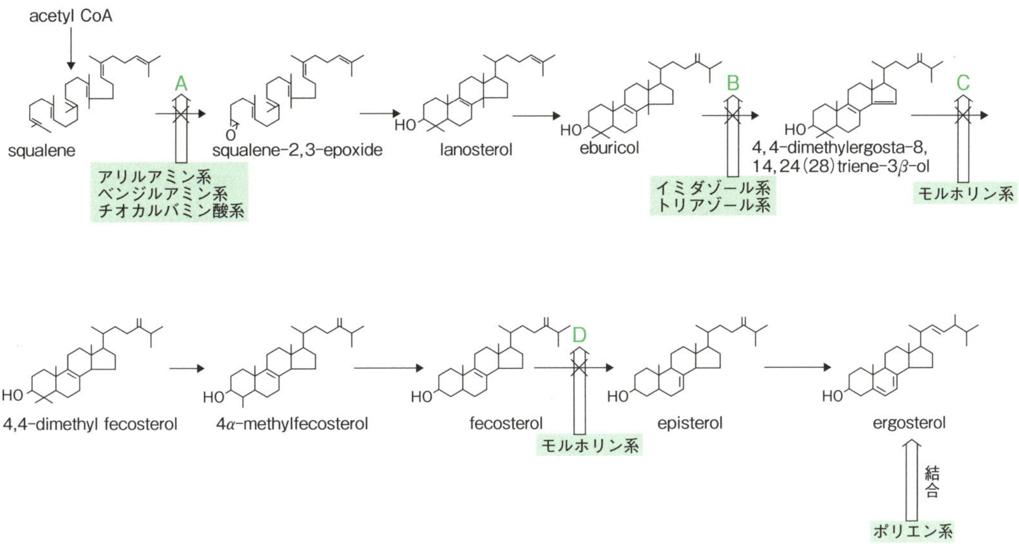

A：スクアレンエポキシダーゼ
B：ラノステロール-14α-デメチラーゼ（P450$_{14DM}$）
C：⊿^{14}-ステロールレダクターゼ
D：⊿^{8,7}-ステロールイソメラーゼ

図 6.7　エルゴステロール生合成阻害薬の作用点

による親和性の低下，③⊿^{5,6}-desaturase の不活性化，④ アゾール系薬の取込みの低下，⑤ 薬剤排出ポンプの発現亢進，などが報告されている．

【相互作用】

真菌と動物細胞とではシトクロム P450（CYP）の構造はかなり異なっており，両者の酵素活性中心の構造の相違から高い選択毒性が得られる．ただし，ヒトのシトクロム P450（CYP）にもある程度阻害効果を有するので，CYP で代謝される薬物との相互作用に注意が必要である（→ p. 322）．

A. トリアゾール系薬 triazole

水溶性タイプのトリアゾール系薬は，注射あるいは経口剤として深在性真菌症の治療に使用される．

1）フルコナゾール fluconazole（FLCZ），ホスフルコナゾール fosfluconazole（F-FLCZ）

カンジダ属およびクリプトコックス属による深在性真菌症に適用される．

経口投与による吸収性は良好かつ速やかで，バイオアベイラビリティ（生物学的利用能）は 85〜90％である．血中半減期は 30 時間と長い．ホスフルコナゾールはフルコナゾールのリン酸化合物で，生体内で速やかにフルコナゾールとリン酸に加水分解される．水分量制限や電解質調整が必要な腎機能，心機能障害患者において，溶解性を高めたホスフルコナゾールは有用である．

2）イトラコナゾール itraconazole（ITCZ）

抗真菌スペクトルが広く，カンジダ属，クリプトコックス属，アスペルギルス属，マラセチア属，ブラストマイセス属，ヒストプラズマ属による深在性真菌症，深在性皮膚真菌症，表在性真菌症，および爪白癬に用いられる．爪白癬に対しては治療効果を向上させるために，「1 週間の投与と 3 週間の休薬」を 1 サイクルとし，これを 3 サイクル繰り返す**パルス療法**がある．経口投与されたイトラコナゾールは，胃内の酸度が高いほど吸収が良いので，食事直後に服用する．

3）ボリコナゾール voriconazole（VRCZ）

アスペルギルス属，カンジダ属，クリプトコックス属などに強い抗真菌活性を有する．特にアムホテリシンBやアゾール系薬が効きにくいフサリウム感染症およびスケドスポリウム感染症にも適応をもつ．経口剤のバイオアベイラビリティーは90%以上である．髄液を含めて組織移行性が良好である．

B. イミダゾール系薬 imidazole

水に難溶のため，ミコナゾール以外の薬剤はすべて外用で使用される．脂溶性タイプのイミダゾール系薬は，白癬などの表在性真菌症とカンジダによる外陰・膣・咽頭・食道の感染症治療に外用としてクリーム，液剤，トローチおよび膣錠で使用される．

1）ミコナゾール miconazole（MCZ）

イミダゾール系薬では唯一の注射剤であり，深在性真菌症治療薬として使用される．各種病型のカンジダ症，アスペルギルス症，クリプトコックス症のほかに，コクシジオイデス症に適応がある．外用として皮膚・粘膜真菌症に適応がある．

4　キャンディン系薬 candins

真菌細胞壁の合成阻害薬で，ミカファンギンおよびカスポファンギンが含まれる．ミカファンギンは国内で開発された抗真菌薬である．カスポファンギンは2012年に国内での使用が承認された．

1）ミカファンギン micafungin（MCFG），カスポファンギン caspofungin（CPFG）（図6.8）

【作用機序】

真菌細胞壁は1,3-β-D-グルカンを骨格とする多糖を含み，物理的強度を保持している．1,3-β-D-グルカンの生合成には，2つの触媒サブユニットFks1pとFks2pおよび調節サブユニットRho1pが関与する．Fks1p上でUDP-グルコースの重合反応が起こり，1,3-β-D-グルカンの伸長がおこる．キャンディン系薬はFks1pと結合することにより，1,3-β-D-グルカン合成を非競合的に阻害する（→ p. 82）．細胞壁が脆弱化し，内部の高い浸透圧に耐えられなくなり，真菌細胞は膨化または破裂する．ヒトが保持しない細胞壁合成成分を標的とするため，高い選択毒性が得られる．*FKS1*遺伝子領域のアミノ酸変異が生じることによって，1,3-β-D-グルカン合成の活性が低下し，キャンディン系薬に耐性となることが報告されている．

【適応症】

深在性真菌症の中でカンジダ症とアスペルギルス症

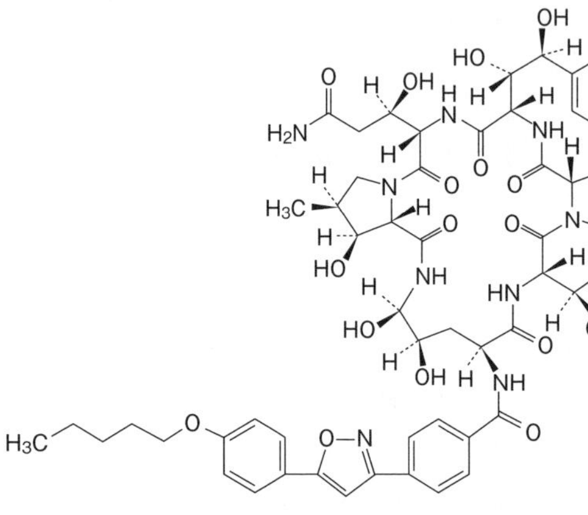

ミカファンギン（2002）

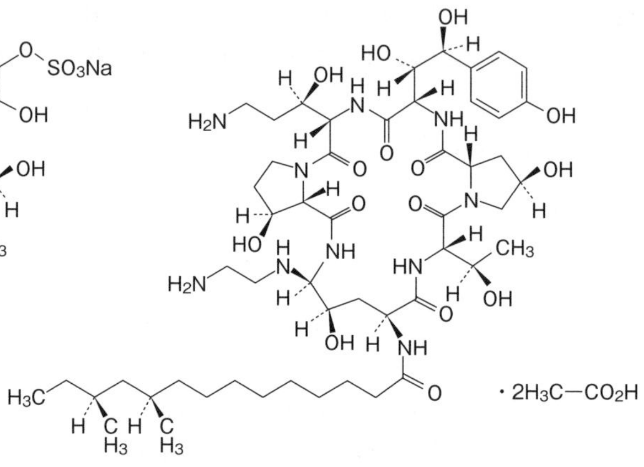

カスポファンギン（2012）

図6.8　キャンディン系薬の化学構造

注：(　) 内は国内での上市年

に使用される．クリプトコックス症には治療効果を示さない．ミカファンギンはカンジダ・アルビカンスに対してはアゾール系薬と，アスペルギルス・フミガーツスに対してはアムホテリシンBとの併用で抗真菌活性が増強される．作用点の異なるアゾール系薬と交叉耐性を示さない．

【薬物動態】

水溶性が高く分子量が大きいので，経口投与しても腸管からほとんど吸収されないため，注射剤に限定されている．

5　アリルアミン系薬（テルビナフィン terbinafine, TBN）（図6.9）

【作用機序】

細胞膜のエルゴステロール合成系の初期段階であるスクワレン squalene をスクワレンエポキシド squalene-2,3-epoxide に変換する酵素**スクワレンエポキシダーゼ** squalene epoxidase を阻害し，ステロール代謝中間体の蓄積によって真菌細胞膜の機能障害を引き起こす（図6.7）．

【適応症】

外用で白癬などの表在性真菌症の治療に用いる．経口剤は腸管から吸収されると爪や表皮角質層に蓄積され持続するため，深部皮膚真菌症にも適応される．ただし，経口剤の適応は外用抗真菌薬で治療困難な患者に対してのみに制限されている．

6　ベンジルアミン系薬（ブテナフィン butenafine）（図6.9）

【作用機序】

アリルアミン系と同じく，細胞膜のエルゴステロール合成系の初期段階を阻害し，真菌細胞膜の機能障害を引き起こす（図6.7）．

【適応症】

外用で白癬などの表在性真菌症の治療に用いる．角質層へ速やかに浸透し，長期持続する．

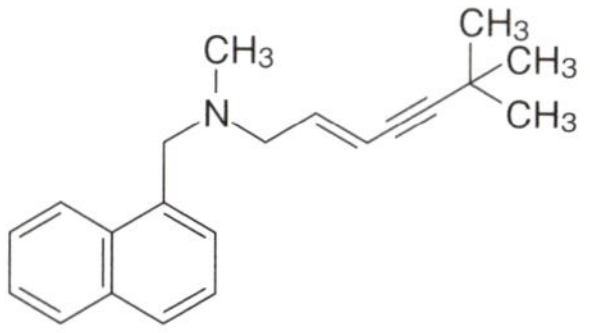

アリルアミン系：テルビナフィン

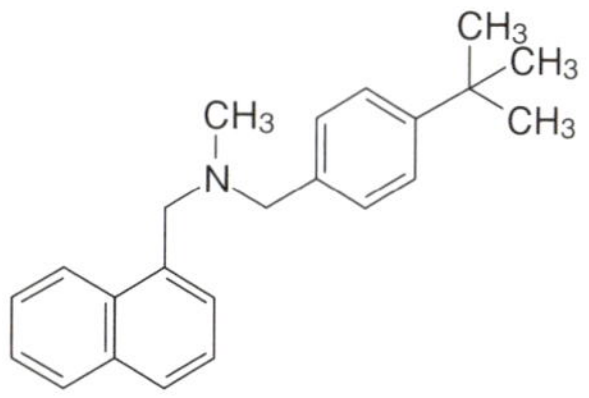

ベンジルアミン系：ブテナフィン

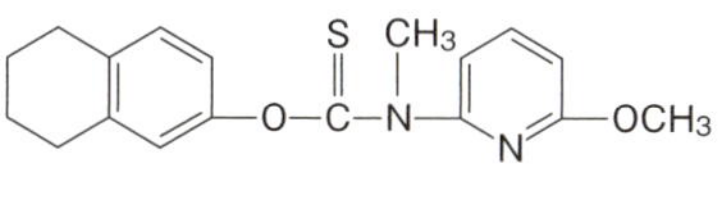

チオカルバメート系：リラナフタート

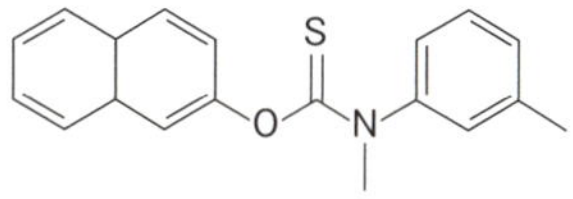

チオカルバメート系：トルナフタート

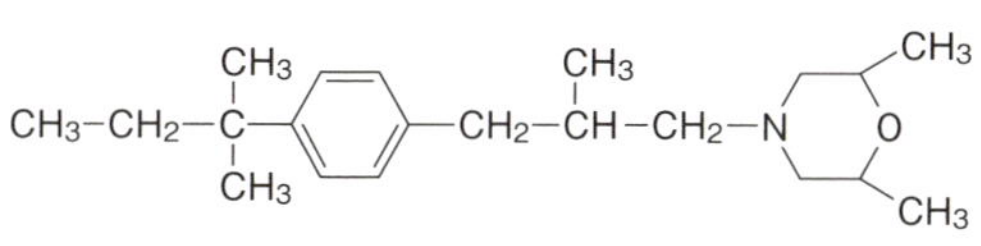

モルホリン系：アモロルフィン

図6.9　その他の抗真菌薬の化学構造

7 チオカルバメート系薬（リラナフタート liranaftate，トルナフタート tolnaftate）（図6.9）

【作用機序】

アリルアミン系と同じく，細胞膜のエルゴステロール合成系の初期段階を阻害し，真菌細胞膜の機能障害を引き起こす（図6.7）．

【適応症】

外用で白癬などの表在性真菌症の治療に用いる．白癬菌に対する強い活性を示すが，カンジダには活性が弱く，表在性カンジダ症には適応されない．

8 モルホリン系薬（アモロルフィン amorolfine）（図6.9）

【作用機序】

細胞膜のエルゴステロール合成系のΔ^{14}-ステロール還元酵素Δ^{14}-sterol reductaseと$\Delta^{8,7}$-ステロールイソメラーゼ$\Delta^{8,7}$-sterol isomeraseを選択的に阻害する（図6.7）．

【適応症】

外用で白癬などの表在性真菌症の治療に用いる．白癬のほか，皮膚カンジダ症，癜風の三大表在性皮膚真菌症の治療に広く使用される．

第7章
抗寄生虫薬（抗原虫薬・抗蠕虫薬）

寄生虫症としては，原虫症と蠕虫症がある（→ p. 236）．衛生環境の整った今日の日本では寄生虫症の発生は多くはなく，入手できる治療薬が限られる傾向にある．一方，開発途上国では，寄生虫症は，今日でも重要な感染症である．国際交流が活発な現代にあっては，寄生虫症はしばしば輸入感染症として発生する．その治療に当たっては，国内未承認薬を使うことが必要になる場合が多い．

7.1 抗原虫薬

7.1.1 腟トリコモナス症，ジアルジア症（ランブル鞭毛虫症），アメーバ赤痢（赤痢アメーバ症）の治療薬
（→ p. 236）

メトロニダゾール metronidazole，チニダゾール tinidazole（図 7.1）が主に用いられる．腟トリコモナス症の治療には，経口剤と腟剤が使用されるが，催奇形性があるので妊婦への経口剤の投与は控える．また，

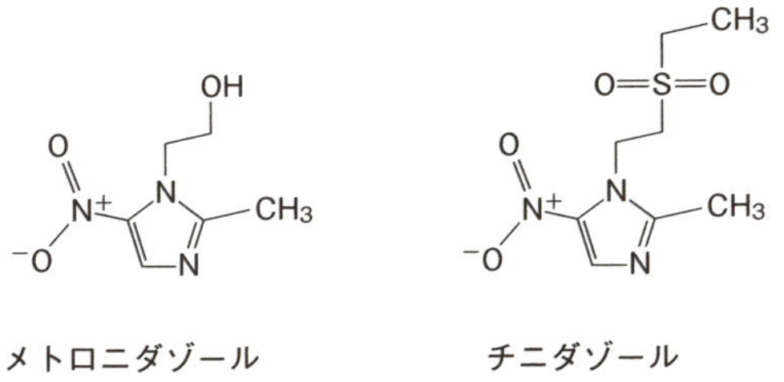

図 7.1　抗原虫薬の構造 1

患者とともにセックスパートナーも同時に治療を行う．2014 年 9 月より，赤痢アメーバ症（アメーバ赤痢）に対して，メトロニダゾール静注薬も使用できるようになった．これらの薬は原虫内で還元を受け，ニトロソ化合物（R-NO）に変化し，抗原虫作用を示すとともに，反応途中で生成するヒドロキシラジカルが DNA を切断し，DNA らせん構造を不安定化して，原虫を死滅させる．いずれもアセトアルデヒドデヒドロゲナーゼを阻害するので，服用中はアルコールの摂取を避ける．赤痢アメーバ症の無症候キャリアの治療には，アミノグリコシド系のパロモマイシンを用いる．

7.1.2 トキソプラズマ症の治療薬
（→ p. 241）

妊婦に初感染があると，胎児に先天性トキソプラズマ症を起こす可能性がある．胎児の感染が未確認の間は，胎児への感染予防を期待して，妊婦にマクロライド系のスピラマイシンを投与する．胎児の感染が確認された場合は，妊婦に対しピリメタミン pyrimethamine とスルファジアジンを出産まで併用して投与する．出産後は出生児に対して二剤を投与し，治療を行う．トキソプラズマ脳炎の治療にも，ピリメタミン，スルファジアジンが用いられる．スルファジアジンのかわりにリンコマイシン系のクリンダマイシン，ST 合剤（スルファメトキサゾール・トリメトプリム合剤）を用いることもできる．ST 合剤を用いた場合，クラリスロマイシン，アトバコン，アジスロマイシン，ダプソンのうち 1 つを合わせて投薬する．ピリメタミンは葉酸合成系のジヒドロ葉酸還元酵素 dihydrofolate reductase（→ p. 311）を阻害する．スル

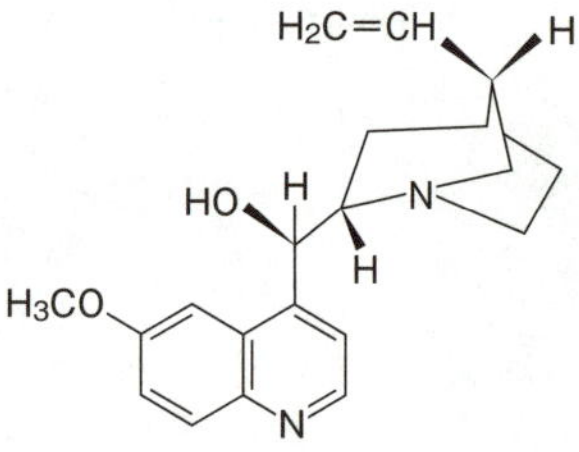

キニーネ

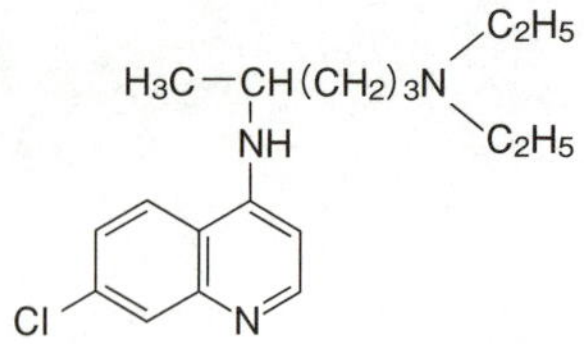

クロロキン

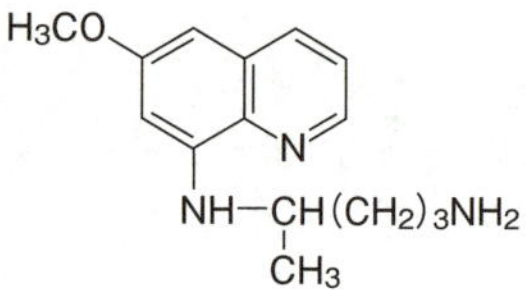

プリマキン

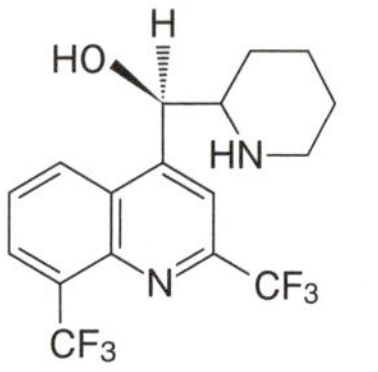

メフロキン

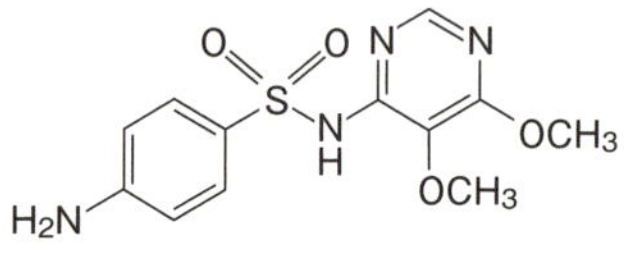

スルファドキシン

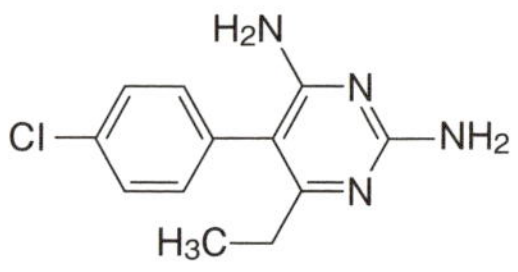

ピリメタミン

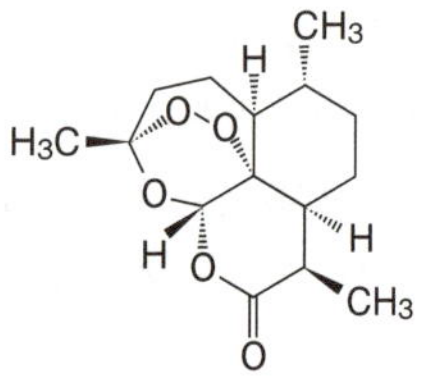

アーテミシニン

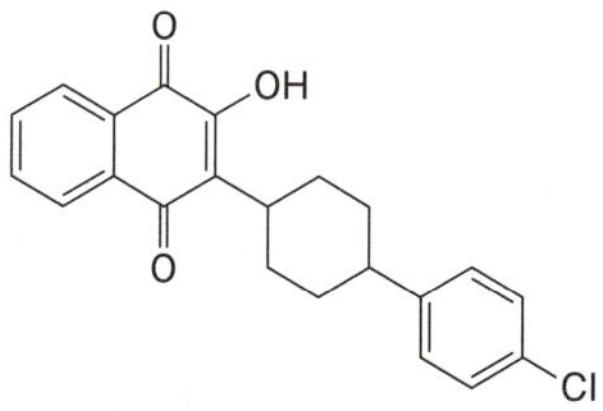

アトバコン

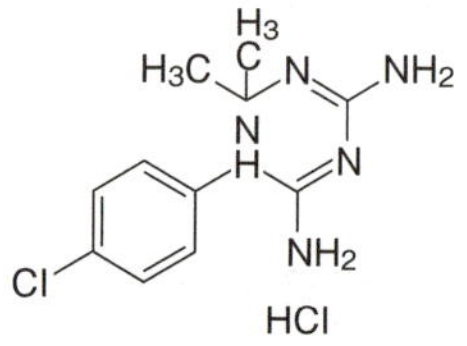

プログアニル塩酸塩

図 7.2　抗マラリア薬

ファジアジン sulfadiazine はサルファ剤の 1 つで，葉酸生合成系のジヒドロプテロイン酸合成酵素を阻害する．二剤の併用で，相乗的な治療効果が得られる（わが国では 2015 年 8 月現在いずれも未承認）．なお，骨髄抑制を予防するために，治療期間中，葉酸製剤であるロイコボリンを用いる．

7.1.3　マラリアの治療薬 （→ p. 239）

1　キニーネと合成抗マラリア薬（図 7.2）

マラリアの化学療法は南米原住民が経験的に治療に用いていたキナ（アカネ科 Cinchona succirubra とその同属植物の樹皮）から単離された**キニーネ** quinine から始まったといえる．キニーネの構造を改変して，**クロロキン** chloroquine が開発された．クロロキン耐性熱帯熱マラリアが現れ，有用性が低下したが，熱帯熱マラリア以外のマラリアには未だに有効であり，安価で安全性も高く，海外ではクロロキンが第一選択薬である．しかし，最近，クロロキン耐性三日熱マラリアの報告も散見される．なお，わが国ではクロロキンが慢性腎炎や関節リウマチに使用されたことなどから，多数のクロロキン網膜症患者が発生し，1975 年製造販売中止になっている．**メフロキン** mefloquine は，クロロキン耐性マラリアに使用されるが，メフロキン耐性熱帯熱マラリアも出現している．重症マラリアにはキニーネの点滴静注が行われる．**プリマキン** primaquine は，三日熱マラリアと卵形マラリアの休眠体を殺す作用があり，これらマラリアの再発防止を目的とした根治療法に用いられる．キニーネとこれら合成抗マラリア薬の作用機序の詳細は不明である．

2　葉酸代謝拮抗系抗マラリア薬（図7.2）

マラリアの治療には原虫の葉酸合成系を阻害する**スルファドキシン・ピリメタミン合剤**（SP合剤，ファンシダール）が使用される．しかし，わが国では2010年に販売中止になった．後述するマラロンMalarone®に含まれるプログアニルも葉酸合成阻害剤で，ピリメタミンと同様，ジヒドロ葉酸還元酵素を阻害する．

3　チンハオ由来の抗マラリア薬（図7.2）

中国ではヨモギ属チンハオ qinghao（青蒿，セイコウ，和名：クソニンジン）がマラリアの治療薬として用いられてきた．本生薬から発見された**アーテミシニン** artemisinin（青蒿素）は低毒性で，速やかに血中マラリア原虫を減少させ，重症マラリアの治療にキニーネの点滴療法に匹敵するほどの効果を示す．欠点は，再燃率が高いことである．現在では，アーテミシニンとその関連化合物（アーテメーター artemether，アーテエーター arteether，アーテスネート artesunate，ジヒドロアーテミシニン dihydroartemisinin）が東南アジアおよびアフリカで使用されている．抗マラリア薬を2剤併用する合剤の使用は耐性の出現を遅らせると考えられ，アーテメーター／ルメファントリンの合剤が開発された．アーテメーターは原虫に対して即効的作用を示す．一方，ルメファントリンは持続性があり，アーテメーターの欠点である再燃を抑止する．アーテミシニンの発見者の屠呦呦は2015年にノーベル生理学医学賞を授けられた（→ p. 381）．

4　新しい抗マラリア薬（図7.2）

マラリア原虫のミトコンドリアの電子伝達系複合体IIIを阻害するアトバコン atovaquone とプログアニル proguanil との合剤であるマラロン Malarone®が2000年以降クロロキン耐性熱帯熱マラリアの治療に用いら

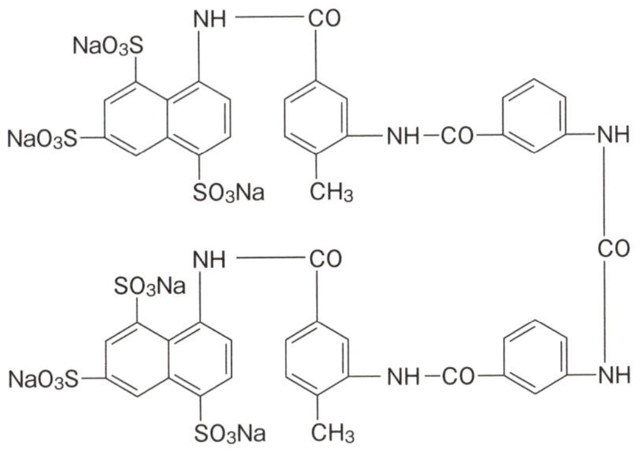

スラミン

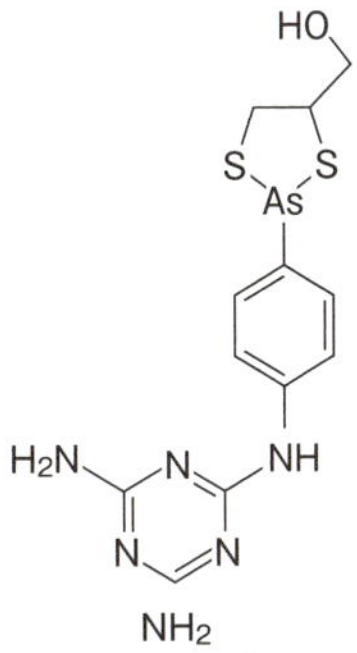

メラルソプロール

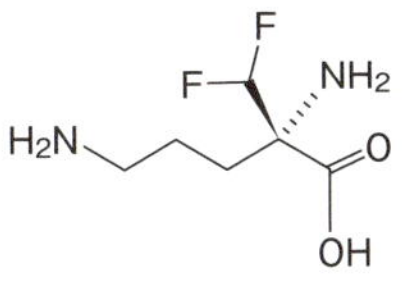

エフロルニチン

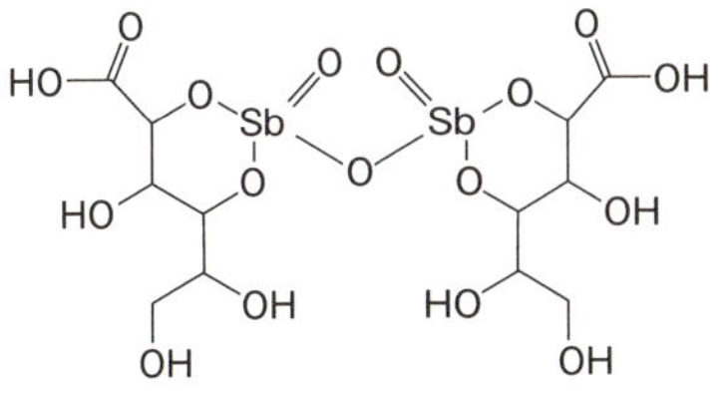

スチボグルコン酸

図7.3　抗原虫薬の構造2

れている．国内では2012年末に製造販売承認された．

7.1.4　トリパノソーマ症の治療薬

（→ p. 239）

中枢神経系に病変が及んでいない時期のアフリカトリパノソーマ症の治療には**ペンタミジン**またはスラミン suramin（図7.3）が用いられる．ローデシア型は予後が悪いため，副作用は強いがより効果のあるスラミンが推奨される．本剤は原虫のグリセロールリン酸オキシダーゼとNAD依存性のグリセロール-3-リン酸脱水素酵素などを阻害するとされるが，作用機序の詳細は不明である．病変が中枢神経系に及んだ場合，エフロルニチン eflornithine またはメラルソプロール melarsoprol を用いる．エフロルニチンはオルニチン脱炭酸酵素を非可逆的に阻害し，ポリアミン合成を阻害して，原虫の分裂を阻止する．メラルソプロールは3価の有機ヒ素化合物で，3価の砒素がトリパノソーマのピルビン酸キナーゼの活性基に結合してエネルギー産生を阻害すると考えられている．副作用が非常に強く，主にローデシア型に用いられるが，投薬には十分な注意が必要である．クルーズトリパノソーマ症の治療にはニフルチモックスまたはベンズニダゾールが用いられる．

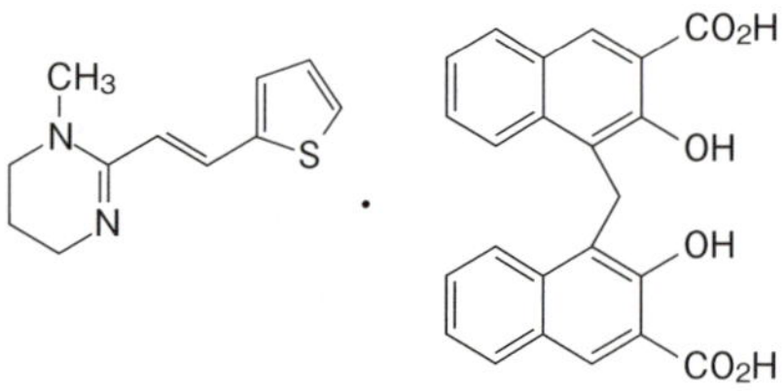

ピランテルパモ酸塩

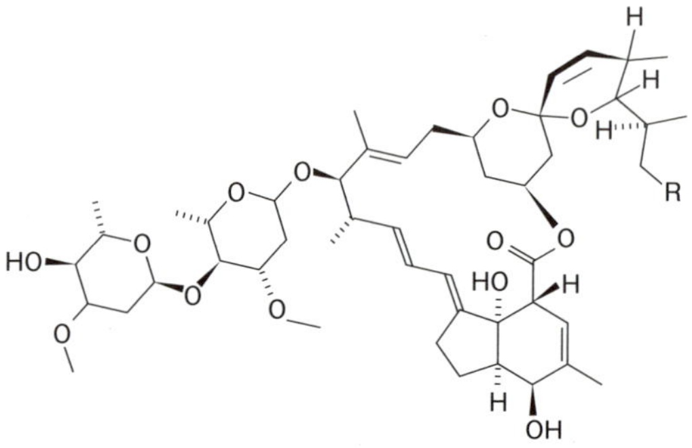

イベルメクチン

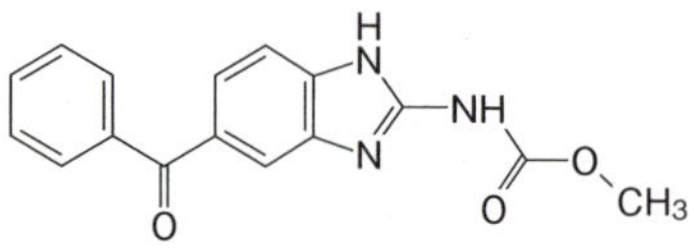

メベンダゾール

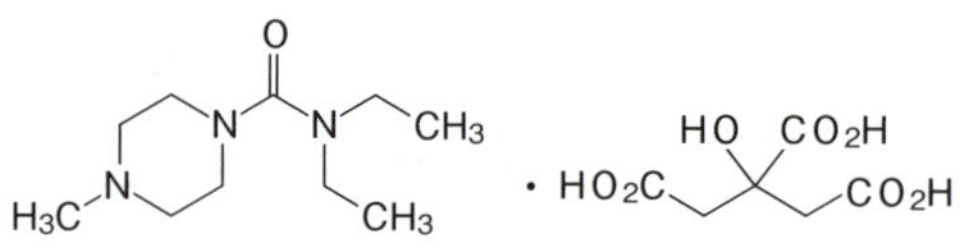

ジエチルカルバマジンクエン酸塩

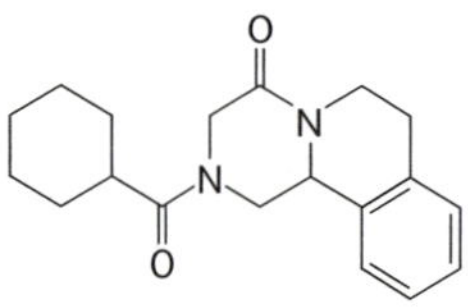

プラジカンテル

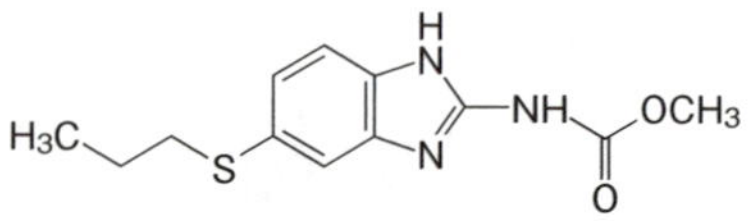

アルベンダゾール

図7.4　抗蠕虫薬の構造

7.1.5　リーシュマニア症の治療薬
（→ p. 239）

5価のアンチモン剤であるスチボグルコン酸ナトリウム sodium stibogluconate が第一選択薬である（注射薬）．近年，ミルテフォシンの経口薬も使用されるようになった．リポソーム化アムホテリシンB，パロモマイシン注射薬も有効とされている．

7.2　抗蠕虫薬

7.2.1　抗線虫薬 （→ p. 242）

回虫症，鉤虫症，蟯虫症の治療（駆虫）にはピランテルパモ酸塩 pyrantel pamoate，メベンダゾール mebendazole，アルベンダゾール albendazole が用いられる．ピランテルパモ酸塩は線虫のニコチン様アセチルコリン受容体を直接刺激して筋肉の強直性麻痺を起こす．メベンダゾール，アルベンダゾールは微小管形成阻害およびフマル酸還元酵素阻害などにより抗寄生虫作用を示すと考えられている．

糞線虫症の治療には**イベルメクチン** ivermectin（図7.4）が用いられる．イベルメクチンは，グルタミン作動性クロライドチャネルに結合し，これを活性化して過分極を起こさせ，線虫に麻痺を起こすことにより抗寄生虫作用を示すとされている．また，線虫の γ-アミノ酪酸（GABA）機構の活性化が抗寄生虫作用に関係するとの報告もある．イベルメクチンは日本ではヒゼンダニ寄生による疥癬の治療薬としても使用されている．

バンクロフト糸状虫症，マレー糸状虫症には神経系を標的とするジエチルカルバマジン diethylcarbamazine が用いられる．アルベンダゾールとジエチルカルバマジンまたはイベルメクチンとの併用が治療に用いられる場合もある．オンコセルカ症にはイベルメクチンが用いられ，治療および予防効果を発揮する．

2015年のノーベル生理学・医学賞

「寄生虫感染症に対する新規治療物質に関する発見」で北里大学特別栄誉教授の大村智（おおむら・さとし）氏とアイルランド出身で合衆国ドリュー大学名誉リサーチフェローのW. C. キャンベル（William C. Campbell）氏に，「マラリアの新規治療法に関する発見」で中国中医科学院教授のト・ユウユウ（屠呦呦）氏の三氏に贈られた．

大村智氏は，メルク社との共同研究で，動物の寄生虫感染症などに効果のある抗生物質を求めて，土壌細菌を丹念に調べ，エバーメクチンを発見した．W. C. キャンベルはこれを改変し，イベルメクチンが開発された．イベルメクチンはイヌのフィラリア症に劇的な効果があった．後にヒトのフィラリア症であるオンコセルカ症やリンパ系フィラリア症に有効であることがわかると，イベルメクチンは無償提供され，多くの人々を助けた．これまでに，少なくとも4000万人を，失明につながるオンコセルカ症の感染から予防したとされる．一方，ト・ユウユウ氏は，中国の古くからの生薬クソニンジン（青蒿：チンハオ）から，抗マラリア作用を発揮するアルテミシニン（青蒿素：チンハオス）を単離精製した．アルテミシニンとその誘導体は，ACT（artemisinin based combination therapy）として，現在のマラリア治療の中心となっており，治療薬キットの配布などが国際機関より行われ，2000年以降のマラリア死亡数の激減に大きく貢献している．

いずれも，定石ともいえる自然界の微生物，植物から特効薬が見いだされており，自然の力の奥深さを思い知らされる．また，人のやさしい力により，必要なところに広く分配され，人々の命と健康の救済につながったところが，非常に意味深いと思われる．

7.2.2　抗条虫薬 （→ p. 244）

条虫症の治療は，頭節を含む虫全体を排出させることが重要であり，プラジカンテル praziquantel が用いられる．本剤はカルシウムイオンの細胞内流入を促進し，虫体筋肉の強直性麻痺を起こすことにより抗寄生虫作用を示すとされている．有鉤条虫症の治療にプラジカンテルを用いた場合，虫体が体内で破壊され，虫卵からでた幼虫が有鉤嚢虫症を起こす危険性があると考えられるが実際の証拠はないようで，欧米では有鉤条虫症の治療にもプラジカンテルの内服を推奨している．一方，有鉤嚢虫症の治療には，プラジカンテルまたはアルベンダゾールが用いられる．治療によって，炎症反応が起こることがあるので，予防的にステロイド剤を併用する．エキノコックス症の治療としては，外科的摘出が最も確実であるが，手術できない場合には，アルベンダゾールが用いられる．

7.2.3　抗吸虫薬 (→ p. 245)

住血吸虫症，肝吸虫症，肺吸虫症など吸虫類の治療には，プラジカンテルが特効薬として用いられる．1日2回2日間以内の投与で完治する．

7.3　国内未承認の抗寄生虫薬の入手方法

抗寄生虫薬には，国内未承認薬が多くあり，治療に難渋することもある．「わが国における熱帯病・寄生虫症の最適な診断治療耐性の構築」班（略称：熱帯病治療薬研究班）では，国内未承認薬の多くを保管しており，オーファンドラッグ中央保管機関より入手できる仕組みを確立している（http://www.nettai.org/）．また，同班のホームページから，「寄生虫症薬物治療の手引き」をダウンロードできるので参考にされたい（http://trop-parasit.jp/HTML/page-DL.htm）．

第8章 感染症治療に用いられる生物学的製剤

8.1 生物学的製剤の分類

生物学的製剤とは微生物や動物の産生物，ヒトの血液を材料として各種疾病の予防，診断，治療に使用されている薬剤である．主に疾病予防の目的で使用される抗原製剤（ワクチンやトキソイド），治療目的で主に使用される抗毒素（抗体製剤）および血清製剤に分けられている（表8.1）．従来の生物学的製剤に加えて，遺伝子組換え製剤や再生医療に用いられる細胞組織医療機器なども含められることもある．今後，医療の高度化に伴い生物学的製剤の範疇はさらに広まると考えられる．

生物学的製剤は，一般の医薬品と異なり，その多くは微生物や生物由来のタンパク質，多糖質などの比較的不安定な物質を主成分とするため，取扱いに注意を払わないと本来の効果が十分に期待できない．また，その性質上，弱毒化したあるいは未知の感染源による感染症などが起こる可能性があるため，品質管理が大変重要である．これらの品質については，「生物学的製剤基準」や「血清製剤基準」に定められている．

病原微生物感染に対して**ワクチン**，**トキソイド**は能動免疫を誘導できる（→ p. 121）．すなわち，細菌やウイルスなどの病原体やその成分あるいは細菌の産生毒素を接種することにより，生体内で特異抗体や感作リンパ球の産生を能動的に促すことができる．能動免疫では，免疫記憶とその効果が持続できること，また，追加免疫により二次応答を惹起することにより免疫状態を繰り返し増強できるが，その効果に即効性はない．一方，**抗毒素**や**抗体製剤**は受動免疫を付与する．すなわち，感染症に罹患した人の血液から精製した免疫グロブリンや抗毒素などの抗体を投与して免疫を付与する．受動免疫は速効性が高く，また能動免疫がない場合でも有効であるが，投与した抗体は分解されるので持続性は期待できない．本章では生物学的製剤として，抗体製剤，血液製剤について述べる．

8.2 抗毒素

細菌が産生した外毒素やへび毒，そのトキソイドをウマなどの動物に免疫して，その血漿中のγ-グロブリン（IgG）画分を精製濃縮することにより，一定の抗体力価をもつように調製されている．毒ヘビに咬まれたときや破傷風菌やジフテリア菌感染などで速やかに毒素を中和する必要があるときに用いる．しかし，抗毒素はウマなどの異種動物から調製された異種タンパク質であるため，ヒトに投与すると抗原となり，III型アレルギー機序による組織および臓器障害を伴う**血清病**が起こることがある．したがって，抗毒素は緊急時の使用に限られる．また，毒素がいったん組織に結合してしまうと，抗毒素の中和効果が薄れるため，感染や咬症のできるだけ早期に使用することが望ましい．

表 8.1　代表的な生物学的製剤の分類

分類		標的	名称	性状
抗原製剤	生ワクチン	ウイルス	乾燥痘そうワクチン	生ワクシニアウイルス
		ウイルス	乾燥細胞培養痘そうワクチン	生ワクシニアウイルス
		ウイルス	乾燥弱毒生おたふくかぜワクチン	弱毒株ウイルス
		ウイルス	乾燥弱毒生風しんワクチン	弱毒株ウイルス
		ウイルス	乾燥弱毒生麻しんワクチン	弱毒株ウイルス
		細菌	乾燥 BCG ワクチン	弱毒菌
	不活化ワクチン	ウイルス	インフルエンザ HA ワクチン	ウイルス成分（HA）
		ウイルス	乾燥組織培養不活化狂犬病ワクチン	不活化ワクチン
		ウイルス	日本脳炎ワクチン	不活化ワクチン
		ウイルス	乾燥日本脳炎ワクチン	不活化ワクチン
		ウイルス	沈降 B 型肝炎ワクチン	精製ウイルス抗原
		細菌	コレラワクチン	死菌
		細菌	沈降精製百日せきワクチン	精製細菌抗原
	トキソイド	細菌毒素	ジフテリアトキソイド	トキソイド
		細菌毒素	成人用沈降ジフテリアトキソイド	トキソイド
		細菌毒素	沈降破傷風トキソイド	トキソイド
		へび毒	沈降はぶトキソイド	トキソイド
	混合トキソイド	細菌毒素	ジフテリア破傷風混合トキソイド	トキソイド
		細菌毒素	沈降ジフテリア破傷風混合トキソイド	トキソイド
	混合ワクチン	細菌，細菌毒素	沈降精製百日せきジフテリア破傷風混合ワクチン	トキソイドと精製細菌抗原
抗体製剤		細菌毒素	乾燥ガスえそウマ抗毒素	ウマ免疫グロブリン
		細菌毒素	乾燥ジフテリアウマ抗毒素	ウマ免疫グロブリン
		細菌毒素	乾燥破傷風ウマ抗毒素	ウマ免疫グロブリン
		細菌毒素	乾燥ボツリヌスウマ抗毒素	ウマ免疫グロブリン
		へび毒	乾燥はぶウマ抗毒素	ウマ免疫グロブリン
		へび毒	乾燥まむしウマ抗毒素	ウマ免疫グロブリン
		細菌，ウイルス	人免疫グロブリン	ヒト免疫グロブリン
血液製剤	保存血		人全血液	

8.3 血液製剤

血液製剤は，「人血漿その他の人体から採取された血液を原料として製造される医薬品」（安全な血液製剤の安定供給の確保等に関する法律）である．献血者の血液から調製されるため，感染性副作用や免疫性副作用を避け，安全性が確保されることが大切である．**感染性副作用**を避けるため，HBV，HCV，HIV などのウイルス，細菌，原虫に感染している可能性のある者からは採血を行わない．また，献血者の検査に HBV，HCV，HIV の核酸増幅法（PCR 法，→ p. 142）が導入され，血液製剤による感染は極めて少なくなってきた．**免疫反応による副作用**には，ABO 血液型不適合輸血によるショックや多臓器不全などがあるが，輸血の早期に発見すれば救命できる可能性が高くなっている．血液製剤の使用目的は，大きく 2 つに分けられる．1 つは，**抗 HBs ヒト免疫グロブリン**のように特定感染症の予防や治療であり，**抗 D(Rho) ヒト免疫グロブリン**のように母子感作の予防のような特定の免疫応答の利用である（表 8.2）．2 つめは，無または低 γ-グロブリン血症患者への免疫グロブリン補充のように，患者体内に欠乏あるいは不足している成分の補充である．

1）ヒト免疫グロブリン

ヒト血液から γ-グロブリン（IgG）分画を精製したものである．γ-グロブリン製剤にはさまざまな病原体やその産生物質に対する抗体が含まれている．このため，免疫不全者による感染症の発症予防や治療に用いられる（表 8.2）．γ-グロブリン製剤の中でも，抗破傷風免疫グロブリンや抗 HBs 免疫グロブリンなどのように，特定抗原に対する抗体が高力価で含まれるヒト血液から製造された抗体製剤を特殊ヒト免疫グロブリンと総称する．

2）ヒト血漿

輸血に用いられるような全血液を除いて，血液は有形成分（赤血球，白血球および血小板）と血漿を含む血液製剤と血漿分画製剤に分けて使用される．これは血液を有効に利用し，かつ，副作用を起こすような成分を除くためである．血液製剤としては，ヒト赤血球濃厚液や新鮮凍結ヒト血漿などがある．血漿分画製剤としては，血液凝固因子，免疫グロブリン，アルブミンなどがある．

表 8.2　発症予防に用いる主な免疫グロブリン製剤

感染症	免疫グロブリン製剤
細菌感染症	
破傷風	抗破傷風免疫グロブリン（TIG）
ジフテリア	抗ジフテリア毒素血清
ボツリヌス食中毒	抗ボツリヌス毒素血清
ウイルス感染症	
A 型肝炎	γ-グロブリン製剤
B 型肝炎	抗 HBs 免疫グロブリン
水痘	抗帯状疱疹免疫グロブリン
サイトメガロウイルス感染症	γ-グロブリン製剤
麻疹	γ-グロブリン製剤
狂犬病	抗狂犬病ウイルス免疫グロブリン

付表　代表的な抗菌薬と投与経路に応じた有効菌種・第一選択薬

抗菌薬			略号	投与経路	グラム陽性 好気性〜通性嫌気性 球菌 ブドウ球菌	ブドウ球菌（ペニシリナーゼ）	ブドウ球菌（MRSA）	レンサ球菌	肺炎球菌（PSSP）	肺炎球菌（PRSP）	腸球菌	腸球菌（VRE）	グラム陰性 淋菌・髄膜炎菌	桿菌 インフルエンザ菌	大腸菌	肺炎桿菌	エンテロバクター	シトロバクター	セラチア属	緑膿菌	嫌気性 バクテロイデス	その他 クラミジア
ペニシリン		ベンジルペニシリン	PCG	経口						*1												
				注射						*1												
		アンピシリン	ABPC	経口						*1												
				注射						*1												
		アモキシシリン	AMPC	経口						*1												
		ピペラシリン	PIPC	注射																		
ペニシリン＋阻害剤*3		クラブラン酸／アモキシシリン	CVA/AMPC	経口																		
		スルタミシリン	SBTPC	経口																		
		スルバクタム／アンピシリン	SBT/ABPC	注射																		
		タゾバクタム／ピペラシリン	TAZ/PIPC	注射																		
セファロスポリン	第一世代	セファレキシン	CEX	経口																		
		セファゾリン	CEZ	注射																		
	第二世代	セフロキシムアキセチル	CXM-AX	経口																		
		セフォチアム	CTM	注射																		
	第三世代	セフィキシム	CFIX	経口																		
		セフジトレンピボキシル	CDTR-PI	経口																		
		セフォタキシム	CTX	注射																		
		セフトリアキソン	CTRX	注射																		
		セフタジジム	CAZ	注射																		
	第四世代	セフェピム	CFPM	注射																		
セファロスポリン＋阻害剤*3		スルバクタム／セフォペラゾン	SBT/CPZ	注射																		
オキサセフェム		フロモキセフ	FMOX	注射																		
モノバクタム		アズトレオナム	AZT	注射																		
カルバペネム＋DHP-I阻害剤		イミペネム／シラスタチン	IPM/CS	注射																		
カルバペネム		テビペネム・ピボキシル	TBPM-PI	経口																		
		メロペネム	MEPM	注射																		
		ビアペネム	BIPM	注射																		
ペネム		ファロペネム	FRPM	経口																		
マクロライド		エリスロマイシン	EM	経口																		
				注射																		
		クラリスロマイシン	CAM	経口																		
		アジスロマイシン*5	AZM	注射																		

付表　つづき

抗菌薬			略号	投与経路	ブドウ球菌	ブドウ球菌（ペニシリナーゼ）	ブドウ球菌（MRSA）	レンサ球菌	肺炎球菌（PSSP）	肺炎球菌（PRSP）	腸球菌	腸球菌（VRE）	淋菌・髄膜炎菌	インフルエンザ菌	大腸菌	肺炎桿菌	エンテロバクター	シトロバクター	セラチア属	緑膿菌	バクテロイデス	クラミジア
					グラム陽性									グラム陰性								その他
					好気性～通性嫌気性																嫌気性	
					球菌									桿菌								
テトラサイクリン		ミノサイクリン	MINO	経口	○	○	○	○	○	○				○	○	○	○	○	○		◎	◎
テトラサイクリン		ミノサイクリン	MINO	注射	○	○	○	○	○	○				○	○	○	○	○				
テトラサイクリン		ドキシサイクリン	DOXY	経口	○	○	○	○	○	○				○	○	○	○	○	○		○	○
ST合剤		スルファメトキサゾール/トリメトプリム	ST	経口	○	○	◎	○	○	○				○	○	○	○	○	○			
グリシルサイクリン		チゲサイクリン	TGC	注射			○ *2					○ *2			○	○	○	○			◎	
ニューキノロン	第二世代	ノルフロキサシン	NFLX	経口	○	○					○			○	○	○	◎	◎	◎	○		
ニューキノロン	第二世代	シプロフロキサシン	CPFX	経口	○	○					○			○	○	○	○	○	○	◎		
ニューキノロン	第三世代	レボフロキサシン	LVFX	経口	○	○					○			○	○	○	◎	◎	◎	◎		○
ニューキノロン	第三世代	レボフロキサシン	LVFX	注射	○	○		○	○	○	○			○	○	○	○	○	○	○		○
ニューキノロン	第四世代	モキシフロキサシン	MFLX	経口	○	○		○	○	○	○	○	○	○	○	○	○	○	○		○	
ニューキノロン	第四世代	ガレノキサシン	GRNX	経口	○	○		○	○	○	○	○	○	○	○	○	○	○	○		○	
リンコマイシン		クリンダマイシン	CLDM	注射	○	○	○	○	○	○											◎	
ホスホマイシン		ホスホマイシン	FOM	注射	○	○									○				○	○		○
グリコペプチド		バンコマイシン	VCM	注射	○	○	◎	○	○	◎	○											
リポペプチド		ダプトマイシン	DAP	注射			◎															
オキサゾリジノン		リネゾリド	LZD	経口			◎					◎										
オキサゾリジノン		リネゾリド	LZD	注射			◎					◎										
アミノグリコシド系				注射	○	○	*4						○		○	◎	○	○	○	◎		

○（淡緑）：有効な抗菌薬，◎（濃緑）：第1選択薬として使用可能.
添付文書で適応菌種に含まれていても，国内耐性率が高い場合は有効となっていない.
（藤本卓司「感染症レジデントマニュアル（第2版）」2013 422～425頁 医学書院を参考に作成）

＊1　従来の基準のPRSP（ペニシリン耐性肺炎球菌）株でも，2008年にCLSIで改訂された髄膜炎以外（肺炎など）のPRSP判定新基準ではPCG感受性の場合が多いことが明らかとなり，この表では適用可能とした.
＊2　日本では，適応が認められていないが，海外ではMRSAやVREに適応がなされている.
＊3　β-ラクタマーゼ阻害剤
＊4　アルベカシンはMRSAに対して有効である.
＊5　経口懸濁徐放性製剤（成人用ドライシロップ）も認可されている.

日本語索引

ア

アーテミシニン 379
アウトブレイク 106
アガラクティア菌 154
秋疫 188
亜急性硬化性全脳炎 209
アクネ菌 162
アシクロビル 200, 201, 346
アジスロマイシン 298
アシネトバクター属 179
アジュバント 121
アシルホモセリンラクトン 42
アズトレオナム 291
アストロウイルス 211
アスナプレビル 361
アスペルギルス・ニガー 227
アスペルギルス・フミガーツス 227
アスペルギルス・フラーブス 227
アスペルギルス症 227
アゾール系 371
アタザナビル 355
アデノウイルス 203
アデホビル・ピボキシル 360
アナフィラキシーショック 318
アナフィラトキシン作用 95
アナモルフ 85
アニーリング 64
アニサキス 243, 262
アバカビル 353
アバカビル / ラミブジン合剤 353
アフリカ睡眠病 239
アフリカトリパノソーマ症 239
アマンタジン塩酸塩 352
アミカシン 296, 315
アミノアシル tRNA 48
アミノグリコシドアセチル化酵素 329
アミノグリコシドアデニリル化酵素 329
アミノグリコシド系 294
アミノグリコシドリン酸化酵素 329
アミノ配糖体 294
6-アミノペニシリン酸 283
アムホテリシン B 368
アムホテリシンリポソーム 367
アメーバ性角膜炎 238
アメーバ赤痢 238, 262
アメーバ体 240
アメリカ鉤虫 243
アモキシシリン 284
アモロルフィン 376
アラニンラセマーゼ 293
アリルアミン系 375
アルベカシン 296
アルベンダゾール 381
アレルギー性肝障害 318
アレルギー性食中毒 174, 263
アレルギー性腎障害 319
アレルギー性皮膚障害 319
アレルゲン 96
暗黒期 73
安全キャビネット 148
アンタビュース作用 289, 324
アンチコドン 48
アンピシリン 283
Ambler 分類 328
R 因子 56, 326
R プラスミド 56
RNA 依存性 DNA 合成酵素 75
RNA 依存性 RNA 合成酵素 75
RS ウイルス 209

イ

胃アニサキス症 243
胃潰瘍 183
異化作用 35
易感染者 14
易感染性宿主 133
易感染宿主 105
異型肺炎 190
異所感染症 6
イセパマイシン 296
イソニアジド 314
イソプロパノール 130
I 型分泌装置 40
一次免疫応答 103
遺伝子改変生物 63
遺伝子組換え実験 63
遺伝子組換えワクチン 123
遺伝子再集合体 207
遺伝子診断法 147
遺伝的組換え 52
イドクスウリジン 348
イトラコナゾール 373
イニシエーター 53
イノシン一リン酸脱水素酵素 361
異物排出輸送体 40
イベルメクチン 380
イミダゾール系 374
イミペネム 289
イムノクロマトグラフィー 143
医薬品副作用被害救済制度 125
イワノフスキー 11
飲作用 97
インジナビル 355
インターフェロン 359, 360
インターフェロンフリー治療 364
インテグラーゼ 216, 357
インテグラーゼ阻害薬 353, 357
インテグロン 327
インデューサー 49
咽頭炎 153, 248
咽頭結膜熱 248
咽頭ジフテリア 166
イントロン 48
院内感染 133
院内感染型 MRSA 335
院内感染防止対策委員会 134
院内肺炎 250
インフルエンザ 249, 351
インフルエンザウイルス 206
インフルエンザ菌 176
インフルエンザ脳症 208
一倍体 45
E 型肝炎ウイルス 221
E-テスト法 276
EB ウイルス 201

ウ

ウイルス 69
ウイルス RNA ポリメラーゼ阻害薬 362
ウイルス性肝炎 253
ウイルス性食中毒 262
ウイルス複製複合体形成阻害薬 361
ウイロイド 78
ウエスタンブロット法 143
ウエストナイルウイルス 213
ウエストナイル熱 213
ウエルシュ菌 161, 261
ウシ海綿状脳症 222
ウシ型結核菌 164
ウレアーゼ 183

エ

エイムス試験 53
栄養型 237
栄養型細胞 32
エールリッヒ 13, 272, 275
疫学 106
液性免疫 97
液体希釈法 276
エキノコックス 245
エキノコックス症 245
疫痢 170
エクリプス期 73
エコーウイルス 205
エシェリヒア属 167
エタノール 130
エタンブトール 315
エチオナミド 315

エチレンオキシドガス 127
エトラビリン 355
エバーメクチン 274
エピデルモフィトン・フロコーサム 232
エピトープ 96
エファビレンツ 355
エフェクター 40, 109
エボラウイルス 214
エボラ出血熱 214
エムトリシタビン 353
エリスロマイシン 298
エルゴステロール 82
エルシニア属 172
エルバスビル 361
エルビテグラビル 357
エルビテグラビル / テノホビル / エムトリシタビン / コビシスタット 4 剤合剤 357
塩酸アルキルジアミノエチルグリシン 132
塩酸アルキルポリアミノエチルグリシン 132
塩素化イソシアヌール酸 131
塩素ガス 131
エンテカビル水和物 360
エンテロウイルス 205
エンテロトキシン 150, 162
エンテロバクター属 173
エンドトキシン試験法 28
エンドトキシンショック 111
エンハンサー 51
エンビオマイシン 315
エンペリック・セラピー 137
エンベロープ 70, 71
A 型肝炎ウイルス 218
A 群溶レン菌 153
A 群レンサ球菌 153
A 類疾病 124
AB 毒素 114
F 因子 56
F′ 因子 59
F プラスミド 56, 57
FTA-ABS 試験 187
H 抗原 27, 29
H 鎖 101
HB ワクチン 220
HBc 抗原 219
HBc 抗体 145
HBe 抗原 145, 219
HBe 抗体 145
HBs 抗原 145, 219
HBs 抗体 145
L 鎖 101
M 細胞 109
M タンパク質 153
Mϕ 96
mecA 遺伝子 151
MHC クラス I 分子 99
MHC クラス II 分子 99
MR 二種混合ワクチン 123
N-アセチルグルコサミン 23
N-アセチル転位酵素 320
N-アセチルムラミン酸 23
N95 マスク 134
NAG ビブリオ 175
NK 細胞 93
NS3/4A セリン・プロテアーゼ 361
SD 配列 48
SOS 修復 54
SP 合剤 379
ST 合剤 310

オ

黄色ブドウ球菌 149, 259
嘔吐毒素 112
黄熱ウイルス 212
オウム病 193
オウム病クラミジア 193
オートインデューサ 1 42
オートクレーブ 127
オートトランスポーター型 40
大村智 274
岡崎断片 47
岡崎フラグメント 47
オキサシリン 283
オキサセフェム系 280, 285
オキサゾリジノン系 301
オキシドール 133
オセルタミビルリン酸塩 351
汚染 105
オプソニン効果 103
オプソニン作用 95
オフロキサシン 303, 306
オペロン 49
オムビタスビル水和物 361
オリエンチア・ツツガムシ 190
オリエンチア属 190
オンコセルカ 244
O 抗原 27
o-フタルアルデヒド 131

カ

回帰熱 188
回帰熱ボレリア 188
外呼吸 37
開始コドン 48
回旋糸状虫 244
回虫 241
解糖系 35
外毒素 28, 110
外膜 27
火炎滅菌法 126
化学走化性システム 41
化学伝達物質 96
化学療法 271
化学療法係数 275
化学療法薬 271
核酸系逆転写酵素阻害薬 353
獲得免疫 91
隔壁 83
核様体 46
過酢酸 133
過酸化水素 133
ガス壊疽 161
カステラーニアメーバ 238
カスポファンギン 374
ガス滅菌法 127
かぜ症候群 248
河川盲目症 244
カタボライト抑制 51
カタラーゼ 38
家畜伝染病予防法 123
学校保健安全法 123
活性酸素 38
神奈川現象 176
カナマイシン 296, 315
化膿性疾患 150
化膿レンサ球菌 153
痂皮性膿痂疹 264
カプシド 70, 71
カプソマー 71
可変部 101
芽胞 31
カポジ肉腫 203
顆粒球 96
カルバペネム系 280, 289
カルバペネム耐性腸内細菌科細菌 338
カルブンケル 150, 264
ガレノキサシン 303, 306
肝炎ウイルス 218
肝吸虫 245
桿菌 20
間けつ消毒法 128
幹細胞 96
感作 95
ガンシクロビル 202, 348
カンジダ・アルビカンス 225, 234
カンジダ症 225
肝障害 320
勧奨接種 124
間接感染 107
感染価 80
感染型食中毒 261
感染経路別予防策 134
感染源 106
完全抗原 96
感染症 105
感染症の予防及び感染症の患者に対する医療に関する法律 119
感染症法 119
感染性胃腸炎 210, 211
感染性医療廃棄物 135
感染性核酸 80
感染制御専門医師 134

感染制御専門家チーム　134
感染制御専門看護師　134
感染制御専門薬剤師　134
感染性心内膜炎　255
乾燥脳硬膜　223
寒天平板希釈法　276, 277
乾熱滅菌法　126
肝膿瘍　253
ガンビアトリパノソーマ　238
カンピロバクター　261
カンピロバクター属　181
γ-アミノ酪酸　115
γ-グロブリン　101

キ

キードラッグ　353, 358
既往症反応　103
気管支炎　249
基質特異性拡張型 β-ラクタマーゼ　173, 328
基準株　20
寄生虫性食中毒　262
北里柴三郎　11, 271
キタサマイシン　298
キチン　82
キニーネ　378
キヌプリスチン　302
キノロン　302
キノロン耐性決定領域　331
基本小体　192
偽膜性大腸炎　162, 293, 321
偽膜性腸炎　263
ギムザ染色　140
逆浸透　127
逆性石けん　132
逆転写　145
逆転写酵素　71, 75, 216
逆転写反応　353
キャンディン系　374
球菌　20
急性相反応物質　138
急性咽頭　248
急性感染　106
急性喉頭蓋炎　249
急性糸球体腎炎　154
急性灰白髄炎　205
吸着　72
吸虫　245
狂犬病　213
狂犬病ウイルス　213
狂犬病予防法　123
強酸性電解水　131
凝集反応　143
共受容体　353
共受容体拮抗薬　357
共受容体阻害薬　353
恐水症　213
胸腺　96
蟯虫　242
莢膜　31
胸膜炎　251
キラーT細胞　98
ギラン・バレー　182
菌血症　263
菌交代症　7, 92, 133, 162, 321
菌糸形　83
筋肉内接種法　123
菌類界　15
Q熱　180
Q熱コクシエラ　180

ク

空気感染　107, 134
クールー病　223
クエン酸回路　37
クォーラムセンシング　41, 42
クオンティフェロン　164
クドア　241, 262
クラーレ様作用　296, 323
クラスCβ-ラクタマーゼ　286
クラススイッチ　101
グラゾプレビル　361
クラブラン酸　291
クラミジア・トラコマチス　192
クラミジア属　192
クラミジア肺炎　193
クラミドフィラ属　192
グラム陰性菌　23
グラム染色　23, 140
グラム陽性菌　23
クラリスロマイシン　298
グランザイム　93, 99
クリーンベンチ　148
グリコペプチド系　292
グリシルサイクリン系　300
グリチルリチン　365
クリプトコックス・ネオフォルマンス　228
クリプトコックス症　228
クリプトスポリジウム　240, 262
クリプトスポリジウム症　240
クリミア・コンゴ出血熱ウイルス　215
クリンダマイシン　299
グルタールアルデヒド　131
グルタラール　131
グレイ症候群　321
グレカプレビル　361
クレゾール　132
クレブシエラ属　173
クロイツフェルト・ヤコブ病　222
クローニング　63
クローニングベクター　62
クロキサシリン　283
クロストリジウム属　158
クロファジミン　318
クロモアガーカンジタ　147
クロラムフェニコール　301
クロラムフェニコール系　301
クロルヘキシジングルコン酸塩　133
クロロキン　378
Guillain barré 症候群　182

ケ

経験的治療　339
経口接種法　123
軽鎖　101
形質細胞　97
形質転換　59, 326
形質導入　326
系統分類学　19
経皮接種法　123
劇症型A群レンサ球菌感染症　154
血液製剤　384
結核　163, 307
結核菌　163
血管内カテーテル関連感染症　256
欠失変異　52
血清診断　143
血清病　383
血清療法　271
赤沈　138
ケミカルハザード　148
ケモカイン　98
ケモカインレセプター　216
ケモタキシスシステム　41
下痢原性毒素　157
下痢毒素　112
ゲルストマン・シュトロイスラー・シャインカー病　223
ゲルトネル菌　171
検疫法　123
限外ろ過　127
原核生物　17
原核生物界　15
原生生物界　15
ゲンタマイシン　296
原虫　236
原発性非定型肺炎　190

コ

コア　70
コア多糖　27
高圧蒸気滅菌器　127
好塩基球　96
好気性菌　38
抗吸虫薬　382
抗菌スペクトル　277
抗菌ペプチド　92
抗菌薬　275
抗菌薬関連腸炎　263
抗菌薬耐性　325
抗原　95
抗原決定基　96

抗原抗体反応 103
抗原虫薬 377
抗原提示細胞 96
交差耐性 327
好酸球 96
抗酸性 163
抗酸性染色 140
高周波滅菌法 127
抗条虫薬 381
口唇ヘルペス 200
硬性下疳 187
抗生現象 273
合成抗菌薬 275
高性能微粒子フィルター 127
抗生物質 275
光線過敏症 320
抗線虫薬 381
抗蠕虫薬 381
構造遺伝子 48
酵素免疫吸着法 143, 144
抗体 97, 101
抗体製剤 383
鉤虫 242
好中球 92, 96, 138
後天性免疫不全症候群 216, 267
抗毒素 383
抗ハンセン病薬 318
抗ヒト免疫不全ウイルス薬 353
高病原性鳥インフルエンザウイルス 207, 208
酵母 83
酵母形 83
コガタアカイエカ 212
呼吸 37
呼吸器感染症 247
呼吸鎖 37
コクサッキーウイルス 205
コクシエラ属 180
コクシジオイデス・イミチス 235
コクシジオイデス症 235
黒死病 172
黒色真菌感染症 232
国内未承認薬 382
国立感染症研究所 119
古細菌 15
枯草菌 157
骨髄 96
コッホ 10
コッホの4原則 10
古典経路 94
コドン 48
コプリック斑 209
コリスチン 308
コリネバクテリウム属 165
コレラ 175
コレラ菌 174
コレラ毒素 114
コロニー 33
コロニー形成単位 34
5界説 15
V型分泌装置 40
混合ワクチン 123
コンゴ出血熱 215
根足虫類 237
コンタギオン説 8
コンタミネーション 138
コンピテントセル 59
コンポーネントワクチン 121
50Sサブユニット 29

サ

サーベイランス 106
再帰感染 106
細菌 15
細菌性食中毒 259
細菌性髄膜炎 176
細菌性赤痢 169
細菌分類学 19
サイクロスポーラ 240
サイクロセリン 293, 316
再興感染症 14, 118
在郷軍人病 179
最終滅菌法 126
最小殺菌濃度 275
最小発育阻止濃度 129, 275
再生不良性貧血 321
サイトカイン 98
サイトメガロウイルス 201
細胞間コミュニケーション 42
細胞共生説 15
細胞傷害性T細胞 98
細胞性免疫 103
細胞壁 23
細胞変性効果 77
サイレント変異 52
サキナビル 355
殺菌作用 279
擦拭法 133
サナダムシ 244
ザナミビル水和物 351
サニルブジン 353
サブ-MIC 340
サラシ粉 131
サルコシスティス属原虫 241
サル痘ウイルス 199
サルファ薬 273, 310
サルファ剤 273
サルモネラ症 171
サルモネラ属 171
サルモネラ属菌 261
III型分泌装置 40, 109
酸化エチレンガス 127
塹壕熱 180
30Sサブユニット 29
SARSコロナウイルス 205, 206

シ

次亜塩素酸ナトリウム 131
シアノバクテリア 4
ジアフェニルスルホン 318
ジアルジア症 238
ジェンナー 12
紫外線消毒法 128
ジカウイルス 213
ジカウイルス感染症 213
自家栄養細菌 35
志賀潔 11
志賀赤痢菌 169
志賀毒素 114, 170
志賀毒素様毒素 168
子宮頸部上皮内腫瘍 203
死菌ワクチン 121
シグナル配列 40
歯周病 155
歯周病菌 187
糸状菌 83
シスト 236
ジスルフィラム様作用 289, 324
次世代シークエンサー 66
自然突然変異 52
自然免疫 91
持続ウイルス学的著効率 360
持続感染 106
ジダノシン 353
シタフロキサシン 303, 306
市中感染 133
市中感染型MRSA 151, 336
市中肺炎 250
シトシンデアミナーゼ 369
シトシンパーミアーゼ 369
ジドブジン 353
ジドブジン/ラミブジン合剤 353
子嚢菌門 86
ジヒドロプテロイン酸合成酵素 310
ジヒドロ葉酸還元酵素 310
ジフテリア後麻痺 166
ジフテリア菌 165
ジフテリア症 166
ジフテリア毒素 114, 165
シプロフロキサシン 303, 306
ジベカシン 296
死滅期 35, 85
シメプレビルナトリウム 361
シャーガス病 239
弱毒生ワクチン 121
煮沸消毒法 128
重鎖 101
終止コドン 49
重症急性呼吸器症候群 206
重症熱性血小板減少症候群 215
重症熱性血小板減少症候群ウイルス 215
修飾酵素 62

十字流ろ過法　128
従属栄養細菌　35
住血吸虫類　245
シュードモナス属　177
集落　33
宿主-寄生体関係　106
樹状細胞　96, 97
出芽　83
受身凝集反応　143
種痘　195
受動輸送　39
腫瘍ウイルス　77
主要組織適合遺伝子複合体　99
常圧蒸気消毒法　128
上咽頭癌　201
障害調整生命年　117
猩紅熱　153
常在細菌叢　6, 92
消毒　125
条虫　244
小変異　208
少量長期投与　298
除菌治療　183
食細胞　92
食品衛生法　123
植物界　15
食胞　93
食物媒介性感染　107
ジョサマイシン　298
シラスタチン　290
腎盂腎炎　255
真核生物　17
新型インフルエンザウイルス　208
真菌　81
心筋炎　256
神経筋遮断作用　296
神経毒素　112
新興感染症　14, 118
深在性真菌症　225
深在性フサリウム症　230
腎周囲膿瘍　255
侵襲性肺アスペルギルス症　228
腎障害　320
腎症候性出血熱　215
新生児ヘルペス　200
心臓毒素　112
伸長反応　64
侵入　73
侵入門戸　107
腎膿瘍　255
深部皮膚真菌　231
θ 型複製　46
16S rRNA 遺伝子　19
C 型肝炎　360
C 型肝炎ウイルス　220
C 反応性タンパク　138
C 反応性タンパク質　155
C 領域　101
CD 抗原　98
Jarisch-Herxheimer 反応　187
Shine-Dalgarno 配列　48

ス

水系感染　107
衰退期　85
水痘　200
水痘・帯状疱疹ウイルス　200
水平伝達　57
髄膜炎　257
髄膜炎菌　186
髄膜炎菌性髄膜炎　186
スーパーオキシドジスムターゼ　38
スーパーコイル　46
スーパー抗原　115
スーパー抗原活性　151
スクレーピー　222
スクワレンエポキシダーゼ　375
スタンダードプレコーション　134
スタンレー　11
ストレプトグラミン系　302
ストレプトマイシン　294, 296, 315
ストレプトリジン O　112
スパイク　71
ズビニ鉤虫　242
スピラマイシン　377
スピリルム属　184
スピロヘータ　187
スプライシング　48
スペクチノマイシン　296
スポロゾイト　239
スポロトリコーシス　232
スポロトリックス・シェンキー　232
スライド凝集試験　142
スルタミシリン　292
スルバクタム　291
スルファジアジン　377
スルファドキシン・ピリメタミン合剤　379
スルホンアミド　272
Stevens-Johnson 症候群　320

セ

性器クラミジア感染症　192, 266
性器ヘルペス　200
性器ヘルペスウイルス感染症　267
静菌作用　279
制限酵素　62
性行為感染症　266
静止期　35, 85
正常細菌叢　6, 321
成人 T 細胞白血病　217
性線毛　30, 40, 58
正の遺伝子発現調節　52
生物学的製剤　383
生物災害　135
成分ワクチン　123
世界的大流行　207
世界保健機関　117
石炭酸　132
石炭酸係数　129
赤痢　170
赤痢アメーバ　237
赤痢アメーバ症　238, 377
赤痢菌属　169
世代時間　34
癤　150, 263, 264
赤血球凝集試験　80
赤血球凝集素　80, 206
接合　326
接合菌症　229
接合菌門　87
接合線毛　30
接合伝達　57
接合胞子　87
接触感染　107, 134
セパシア菌群　178
セファクロル　286
セファゾリン　286
セファマイシン系　280, 285
セファレキシン　286
セファロスポリナーゼ　286, 328
セファロスポリン C　285
セファロスポリン系　280, 285
セファロチン　286
セファロリジン　286
セフェピム　288
セフェム系　280, 285
セフェム系薬　280
セフォゾプラン　288
セフォタキシム　288
セフォチアム　286
セフォチアム・ヘキセチル　286
セフォペラゾン　288
セフカペン・ピボキシル　288
セフジニル　288
セフタジジム　288
セフトリアキソン　288
セフピロム　288
セフポドキシム・プロキセチル　288
セフミノクス　288
セフメタゾール　286
セフロキシム・アキセチル　286
セラチア属　173
セリン β-ラクタマーゼ　328
セレウス菌　157, 261
セレウリド　157, 261
繊維状赤血球凝集素　181
尖圭コンジローマ　203, 267
全数把握疾患　121
戦争イソスポーラ　241
選択毒性　272
選択培地　139
線虫　242
蟯虫　236, 242
先天性巨細胞封入体症　202

先天性サイトメガロウイルス感染 264
先天性トキソプラズマ症 241, 264
先天性風疹症候群 210, 264
旋尾線虫幼虫 Type X(ten) 243
潜伏感染 106
潜伏期間 106
腺ペスト 172
線毛 30, 108
繊毛虫類 241
Ziehl-Neelsen 染色 163

ソ

相互プロドラック 292
創傷性ボツリヌス症 161
増殖曲線 34
相同的組換え 52
挿入配列 55
挿入変異 52
即時型アレルギー反応 103
促進拡散 39
鼠咬症 184
鼠咬症スピリルム 184
素材の合成 73
阻止円 276
ソホスブビル 362
ソリブジン 347
ソリブジン薬害事件 347

タ

ターミネーター 48
第一世代セフェム系薬 286
第二世代セフェム系薬 286
第三世代セフェム系薬 288
第四世代セフェム系薬 288
第八脳神経障害 293, 296, 320
タイコ酸 26
帯状疱疹 201
帯状疱疹後神経痛 201
対数期 35
対数増殖期 35, 84
代替経路 94
代替酵素 332
大腸バランチジウム 241
耐熱性エンテロトキシン 115
耐熱性溶血毒素 112, 176
大変異 207
多価ワクチン 123
ダクラタスビル塩酸塩 361
多形核白血球 96
多剤耐性アシネトバクター属菌 337
多剤耐性結核菌 164
多剤耐性緑膿菌 178, 337
多剤併用療法 353, 358
多食アメーバ 238
タゾバクタム 291
脱殻 73
脱殻阻害薬 352
脱顆粒 103
多発性神経炎 320
ダプトマイシン 309
多包条虫 245
球桿菌 23
卵形マラリア原虫 239
ダルナビル 355
ダルホプリスチン 302
単位 278
単球 92, 96
担子菌門 87
担子胞子 87
単純拡散 39
単純ヘルペスウイルス1型 199
単純ヘルペスウイルス2型 199
炭疽 156
炭疽菌 156
胆道感染症 252
丹毒 153, 264
タンパク質合成阻害薬 293
単包条虫 245

チ

地域的流行 106
地域流行型真菌症 234
チール・ネールゼン 163
チール・ネールゼン染色 140
チェイン 273, 280
チオカルバメート系 376
チクングニアウイルス 210
チクングニア熱 210
致死性家族性不眠症 223
腟トリコモナス 238
腟トリコモナス症 238, 377
チニダゾール 377
チミジンキナーゼ 346
中東呼吸器症候群 206
中毒性表皮壊死融解症 320
腸炎エルシニア菌 262
腸炎菌 171
腸炎ビブリオ 176, 261
聴覚器毒性 320
腸管感染症 259
腸管凝集性大腸菌 167, 169
腸管出血性大腸菌 167
腸管侵入性大腸菌 167, 169
腸管毒素 112
腸管毒素原性大腸菌 167, 168
腸管病原性大腸菌 167
腸球菌 155
超高温殺菌法 128
超多剤耐性結核菌 338
腸チフス 171
腸内細菌科 167
超ろ過法 127
直視監視下短期化学療法 164, 317
直接感染 107
治療薬物モニタリング 293
沈降定数 18

ツ

通性嫌気性菌 38, 158
ツツガムシ 191
ツツガムシ病 191
ツベルクリン反応 164

テ

手足口病 205
低温殺菌法 128
定期接種 124
テイコプラニン 292
定常期 35
ディスク法 276
停滞期 84
定点把握疾患 121
ディフィシル菌 162, 263
デーン粒子 218
テタノスパスミン 114, 159
テトラサイクリン 299
テトラサイクリン系 299
テトラサイクリン歯 321
テノホビル 353
テノホビル・アラフェナミドフマル酸塩 353
テノホビル/エムトリシタビル合剤 353
テノホビル・ジソプロキシルフマル酸塩 353, 357, 360
デヒドロペプチダーゼ1 290
テビペネムピボキシル 289
デュプロイド 45
テラプレビル 361
デラマニド 316
テリスロマイシン 298
テルビナフィン 375
テレオモルフ 86
デングウイルス 212
デング出血熱 212
デング熱 212
電子伝達系 37
転写 47
転写活性化因子 51
伝染性海綿状脳症 221
伝染性紅斑 204
伝染性単核球症 248
伝染性単核症 201
伝染性軟属腫ウイルス 198
伝染性膿痂疹 150, 263
伝染病 105
天然痘 195
癜風 232
テンペレートファージ 57
点変異 52
D 型肝炎ウイルス 221
D 値 125

Dane 粒子 218
DNA 塩基配列決定法 66
DPT 三種混合ワクチン 123
DNA ジャイレース 46, 303, 331
DNA 修復機構 53
DNA トポイソメラーゼ IV 303, 331
DNA ポリメラーゼ 46
DNA マイクロアレイ 67
DNA リガーゼ 62
DPT ワクチン 159
T 細胞 96, 97
T 細胞依存性抗原 100
T 細胞受容体 97
T 細胞非依存性抗原 100
T リンパ球 96
*Taq*ポリメラーゼ 64
TCA サイクル 37
Th1 細胞 100
Th2 細胞 100
TPHA 試験 187

ト

同化作用 35
痘瘡 195
痘瘡ウイルス 195
同定 19, 139
動物界 15
ドーマク 13, 272
ドキシサイクリン 299
トキソイド 383
トキソイドワクチン 121
トキソプラズマ 240
トキソプラズマ症 377
特殊形質導入 60
毒素型食中毒 259
毒素性ショック症候群 116, 151
特定危険部位 224
特別管理産業廃棄物管理責任者 135
独立栄養細菌 35
トスフロキサシン 303, 306
トスフロキサシントシル酸塩水和物 306
突然変異 52
突発性発疹 202
トブラマイシン 296
トラコーマ 192
トランスグリコシラーゼ 282
トランスファー RNA 48
トランスペプチダーゼ 282
トランスポーター 39, 333
トランスポザーゼ 54
トランスポゾン 54
トリアゾール系 373
トリコスポロン・アサヒ 230
トリコスポロン症 230
トリコフィトン・メンタグロフィテス 233
トリコフィトン・ルブルム 232
トリパノソーマ症 380
トリパノソーマ属原虫 239
ドリペネム 289
トリメトプリム 310
ドルーゼ 166
ドルテグラビル 357
トルナフタート 376
トレポネーマ属 187
貪食 92
Toll 様受容体 93
TORCH 症候群 202, 210, 265

ナ

内呼吸 37
ナイスタチン 367
ナイセリア属 185
内毒素 28, 110
内膜 29
ナチュラルキラー細胞 93
ナリジクス酸 306
ナンセンス変異 52
南米出血熱 214

ニ

ニードル注入型 40
日本海裂頭条虫 245
日本住血吸虫 245
日本脳炎 212
日本脳炎ウイルス 212
日本紅斑熱 191
日本紅斑熱リケッチア 191
乳児ボツリヌス症 161
ニューモシスチス・イロベチー 231
ニューモシスチス肺炎 231
乳幼児下痢症 210
乳幼児ボツリヌス症 160
尿素呼気試験法 183
尿道炎 255
尿路病原性大腸菌 169
任意接種 124, 125
二次除菌 312
二次免疫応答 103
二倍体 45
二分裂 32
二命名法 19
2 成分制御系 41
II 型分泌装置 40

ヌ

ヌクレオカプシド 71

ネ

ネコひっかき病 180
ネズミチフス菌 171
ネズミチフス菌 TA98 株 53
熱傷様皮膚症候群 263
熱帯熱マラリア原虫 239
熱変性 64
ネビラピン 355
ネルフィナビル 355
粘質層 31
粘膜リンパ組織 96

ノ

ノイラミニダーゼ 207, 351
ノイラミニダーゼ阻害薬 351
脳炎 258
膿痂疹 153, 263
膿胸 251
能動的排出 333
能動輸送 39
脳膿瘍 259
嚢胞性線維症 178
ノカルジア属 166
ノルフロキサシン 302, 306
ノロウイルス 211, 262

ハ

バーキットリンパ腫 201
バークホルデリア属 178
パーフォリン 93, 99
肺アスペルギローマ 227
パイエル板 109
肺炎 250
肺炎桿菌 173
肺炎クラミジア 193
肺炎マイコプラズマ 189
肺炎レンサ球菌 154
バイオセーフティーに関するカルタヘナ議定書 63
バイオハザード 135, 148
バイオフィルム 44, 108, 177
バイオレメディエーション 5
媒介動物 106, 189
肺吸虫 245
肺結核 251
敗血症 263
敗血症性ショック 263
バイタルサイン測定 137
肺炭疽 156
培地 35
梅毒 187, 267
梅毒トレポネーマ 187
肺ペスト 172
パイロジェンテスト 28
バカンピシリン 284
白癬 233
白癬菌 233
バクテリオファージ 57, 69
バクテロイデス属 186
暴露後ワクチン 213
はしか 209

麻疹ウイルス　209
バシトラシン　293
播種性血管内凝固症候群　111
破傷風　159
破傷風菌　158
破傷風神経毒素　114
破傷風毒素　159
パスツール　9
パスツリゼーション　128
パズフロキサシン　303, 306
秦佐八郎　13
発育鶏卵　79
発がん性ウイルス　77
発癌性物質　53
バックボーン　353, 358
発酵　37
発疹チフス　192
発疹チフスリケッチア　192
発赤毒素　153
発熱試験　28
バニプレビル　361
パニペネム　289
パピローマウイルス　203
ハプテン　96
ハプロイド　45
パラアミノ安息香酸　310
パラアミノサリチル酸　316
パラインフルエンザウイルス　209
パラコクシディオイデス・ブラジリエンシス　235
バラシクロビル　346
バラ疹　171
パラチフス　171
パリタプレビル水和物　361
バルガンシクロビル　348
パルスフィールドゲル電気泳動　65
パルス療法　373
バルトネラ・クインタナ　180
バルトネラ・ヘンセレ　180
バルトネラ属　180
パルボウイルス　204
パロモマイシン　296
バンクロフト糸状虫　244
バンコマイシン　292
バンコマイシン耐性黄色ブドウ球菌　151
バンコマイシン耐性腸球菌　155, 332, 336
ハンセン病　165
ハンタウイルス　215
ハンタウイルス肺症候群　215
パンデミック　207
反応原性　96
汎発性流行　106
半保存的複製　46

ヒ

ビアペネム　289
ピオシアニン　177
非核酸系逆転写酵素阻害薬　353
皮下接種法　123
光回復　53
ビグアニド系化合物　133
非結核性(非定型)抗酸菌　165
非結核性抗酸菌症　251, 307, 317
微好気性菌　38
ヒスタミン　96
ヒスタミン中毒症状　263
ヒストプラズマ・カプスラーツム　235
鼻疽　178
脾臓　96
鼻疽菌　178
ビタミン欠乏症　321
ビダラビン　348
ヒトTリンパ球向性ウイルス　217
ヒト血漿　385
ヒトコロナウイルス　205
ヒトヘルペスウイルス 6　202
ヒトヘルペスウイルス 7　202
ヒトヘルペスウイルス 8　203
ヒト免疫グロブリン　385
ヒト免疫不全ウイルス　216
ヒドロキシルラジカル　38
皮内接種法　123
ビフィドバクテリウム属　162
皮膚炭疽　156
皮膚粘膜眼症候群　320
ピブメシリナム　284
ビブリオ・バルニフィカス　176
ビブリオ属　174
ピブレンスタビル　361
ピペラシリン　285
飛沫核感染　107, 134
飛沫感染　107, 134
肥満細胞　96
びまん性汎細気管支炎　178, 298
百日咳　181, 252
百日咳菌　181
百日咳毒素　114, 181
病原因子　108
病原性大腸菌　261
病原大腸菌　167
表在性真菌症　232
標識抗体法　143
標準的予防策　134
表皮剥脱毒素　150
表皮ブドウ球菌　149, 151
日和見感染　6, 105
日和見感染症　14, 133
ピラジナミド　315
ピランテルパモ酸塩　381
ビリオン　70
ピリドンカルボン酸　302
ピリメタミン　377
微量液体希釈法　277
ピリン　30
ビルハルツ住血吸虫　245
ビルレンス　106
ビルレントファージ　57
B 型肝炎　359
B 型肝炎ウイルス　75, 218
B 群レンサ球菌　154
B 細胞　96, 97
B 細胞受容体　97
B リンパ球　96
B 類疾病　124
BCG 株　164
BCG 生ワクチン　164
PPLO 選択培地　189

フ

ファージ　57, 69
ファージ変換　60
ファビピラビル　352
ファロペネム　289
部位特異的組換え　52
フィラリア　245
フィンブリリン　30
風疹　210
風疹ウイルス　210
ブースター効果　103
プール熱　203
フェノール　132
フォンセケア・ペドロソイ　232
ふ化鶏卵　79
不活化ワクチン　121
複合消毒液　133
副作用　318
副鼻腔炎　249
不顕性感染　106
フサリウム・オキシスポルム　231
フサリウム・ソラニ　231
二重らせん構造　44
ブタ丹毒菌　158
フタラール　131
付着因子　108
付着線毛　30
復帰変異　52
ブテナフィン　375
ブドウ球菌性熱傷様皮膚症候群　150
ブドウ糖非発酵性菌　37
普遍形質導入　60
不変部　101
プラーク　80
プラーク形成単位　80
プライマーゼ　46
フラジェリン　29
フラジオマイシン　296
プラジカンテル　381
ブラストミセス・デルマチチジス　235
プラズマ滅菌　127
プラスミド　55
フランシセラ属　180
プリオン　222
プリオンダイマー仮説　222

プリオン病　221
プリマキン　378
フルオロキノロン　303
フルオロピリミジン系　369
フルコナゾール　373
フルシトシン　369
ブルセラ症　180
ブルセラ属　180
フルンケル　150, 264
ブレイクポイント　339
フレームシフト変異　52
フレミング　13, 273
不連続抗原変異　207
プロウイルス　71, 75
プロウイルス化　353
フローリー　273, 280
プロカルシトニン　138
プログアニル　379
プロテアーゼ阻害薬　353, 355, 361
プロティスタ界　15
プロテインA　26
プロバイオティクス　162
プロパゲルマニウム　365
プロピオニバクテリウム属　162
プロモーター　48
フロモキセフ　288
プロントジル・ルブラム　272
不和合性　56
分生子　83
糞線虫　243
分泌装置　40
分泌片　103
分類　19
分裂体　239
Bush-Jacoby 分類　328
V 領域　101

ヘ

米国疾病予防管理センター　119
ベーリング　12, 271
壁タイコ酸　26
ペグインターフェロン　359, 360
ベクター　63, 189
ベクラブビル　362
ペスト　172
ペスト菌　172
ベタミプロン　290
ペナム系　283, 280
ペニシリナーゼ　283, 328
ペニシリン　273
ペニシリン系　280, 283
ペニシリン系薬　280
ペニシリン結合タンパク質　24, 280
ペニシリン耐性肺炎球菌　155, 336
ペネム系　280, 289
ペプチドグリカン　23, 26, 279
ヘマグルチニン　351
ヘモフィルス属菌　176
ペラミビル水和物　351
ヘリカーゼ　46
ヘリコバクター・ピロリ　182
ヘリコバクター属　182
ペリプラズム　29
ペリプラズム間隙　29
ヘルパーT細胞　98, 100
ヘルパンギーナ　205, 248
ヘルペスウイルス科　199
ベロ毒素　168
変異　52
変異型　223
変異型 CJD　223
変異原　52
変異原試験　53
ベンガル型コレラ菌　175
ベンザルコニウム塩化物　132
ベンジルアミン系　375
ベンジルペニシリン　283
偏性嫌気性菌　38, 158
ベンゼトニウム塩化物　132
ペンタミジン　380
扁桃炎　248
ペントースリン酸経路　37
鞭毛　29
鞭毛虫類　238
β-ガラクトシダーゼ　49
β-グルカン　82
β-D-グルカン　138
(1→3)-β-D-グルカン　82
(1→6)-β-D-グルカン　82
β-ラクタマーゼ　328
β-ラクタマーゼ阻害剤　291
β-ラクタマーゼ非産生アンピシリン耐性インフルエンザ菌　336
β-ラクタム系薬　280

ホ

蜂窩織炎　150, 153, 264
膀胱炎　254
胞子　86
放射線滅菌法　127
放出　76, 353
放線菌　166
放線菌症　166
防腐　125
ポーリン　28, 40, 333
保菌者　106
ホスアンプレナビル　355
ホスカルネット　349
ホスフルコナゾール　374
ホスホマイシン　293
補体　93, 94
ボツリヌス菌　159, 261
ボツリヌス食中毒　160
ボツリヌス神経毒素　114
ボツリヌス毒素　159
ポビドンヨード　131
保有動物　106
ポリエン系薬　367
ポリオ　205
ポリオウイルス　205
ポリコナゾール　374
ポリミキシンB　308
ポリメラーゼ連鎖反応　63
ボルデテラ属　181
ポルフィロモナス属　187
ホルミルメチオニン　48
ホルムアルデヒド　130
ボレリア属　188
ポンティアック熱　179
翻訳　47

マ

マールブルグウイルス　215
マールブルグ出血熱　215
マイコトキシン　81
マイコバクテリウム属　163
マイコプラズマ属　189
マイコプラズマ肺炎　190
−10 領域　48
−35 領域　48
膜傷害性複合体　95
マクロファージ　92, 96
マクロライド系　296
マクロライド耐性肺炎マイコプラズマ　338
マジュレーラ・ミセトマーチス　232
マストミス　214
マトリックス支援レーザーイオン化・飛行時間型質量分析装置　141
麻痺毒素　112
マラセチア・フルフール　234
マラビロク　357
マラリア　239, 378
マラリア原虫　239
マラロン　379
マルタ熱菌　180
マレー糸状虫　244
慢性感染　106
マンソン住血吸虫　245
マンナンタンパク質　82
MERS コロナウイルス　205, 206

ミ

ミアズマ説　8
ミカファンギン　374
ミクロスポルム・カニス　233
ミコール酸　26
ミコナゾール　374
ミスセンス変異　52
ミスマッチ修復　53
三日熱マラリア原虫　239
ミデカマイシン　298
ミノサイクリン　299

ミラー・フィッシャー 182
Miller Fisher 症候群 182

ム

ムーコル症 229
無菌性保証水準 125
無鉤条虫 244
虫歯 155
無症候性細菌尿 254
無性世代 85
無性胞子 83
ムピロシン 302
ムレイン 24, 279, 282
ムンプスウイルス 209

メ

命名 19
メタロ β-ラクタマーゼ 328
メチシリン 283
メチシリン感受性黄色ブドウ球菌 151
メチシリン耐性遺伝子領域 151
メチシリン耐性黄色ブドウ球菌 151, 335
滅菌 125
メッセンジャー RNA 48
メトロニダゾール 311, 377
メフロキン 378
メベンダゾール 381
メロゾイト 240
メロペネム 289
免疫 91
免疫応答 95
免疫学的記憶 95
免疫グロブリン 101
免疫原性 95
免疫賦活剤 121
メンブランフィルター 127

モ

毛嚢炎 263
網様体 192
モキシフロキサシン 303, 306, 316
モネラ界 15
モノバクタム系 280, 291
モラクセラ属 178
モルガネラ 174
モルガン菌 263
モルホリン系 376

ヤ

薬害ヤコブ病 224
薬剤耐性 325
薬剤耐性因子 56
薬剤耐性プラスミド 326
薬物アレルギー 318
薬物間相互作用 318
薬物血中濃度モニタリング 340
薬物相互作用 321
薬物代謝酵素阻害 322
薬物代謝酵素誘導 323
薬物動態学的相互作用 321
薬力学的相互作用 321
野兎病 180
野兎病菌 180

ユ

有鉤条虫 244
ゆうぜい 255
疣贅 255
有性世代 86
有性胞子 83
誘導 49
誘導期 34, 82
誘発 57
誘発突然変異 52
輸送体 39

ヨ

癰 150, 263, 264
陽イオン界面活性剤 132
溶菌作用 279
溶血性尿毒症症候群 168
溶血性貧血 318
溶血性レンサ球菌発熱性外毒素 116
溶血毒素 112
溶原化 57
陽性イオン石けん 132
ヨードチンキ 132
ヨードホル 132
ヨードホルム 132
四日熱マラリア原虫 239
予防接種 124
予防接種健康被害救済制度 125
予防接種法 124
Ⅳ型分泌装置 40

ラ

らい菌 165
ライ症候群 208
ライノウイルス 205
ライム病 188
ライム病ボレリア 188
ラギング鎖 47
ラクトースオペロン 49
ラセン菌 20
らせん対称 71
ラッサウイルス 214
ラッサ熱 214
ラニナミビルオクタン酸エステル水和物 351
ラノステロール 14α-脱メチル酵素 371
ラミブジン 353, 360
ラルテグラビル 357
藍藻 4
ランブル鞭毛虫 238
λファージ 57, 60

リ

リーシュマニア症 381
リーシュマニア属原虫 239
リーディング鎖 47
リウマチ熱 154
罹患率 106
力価 277
リケッチア属 190
リスター 10
リステリア・モノサイトゲネス 157
リステリア菌 262
リステリア症 158
リステリオシンO 158
リステリオリジンO 112
リソソーム 93
リゾチーム 92
リゾプス・オリゼ 229
立方対称 71
リトナビル 356
リネゾリド 301
リバビリン 360
リピドA 27
リファブチン 307, 312
リファンピシン 307, 312
リプレッサー 49
リボスタマイシン 296
リポソーマルアムホテリシンB 369
リポ多糖 27
リポ多糖体 110
リムルステスト 28
流行 106
流行性耳下腺炎 209
流通蒸気消毒法 128
両性界面活性剤 132
両性石けん 132
緑膿菌 177
旅行者下痢症 168
リラナフタート 376
リルピビリン 355
リルピビリン/テノホビル/エムトリシタビン 355
淋菌 185
淋菌感染症 266
リンコマイシン 298
リンコマイシン系 298
輪状体 239
リンパ球 97, 138
リンパ節 96
淋病 185, 66

ル

類鼻疽　178
類鼻疽菌　178

レ

霊菌　173
レーシャー　273
レーベンフック　8
レクチン経路　94
レジオネラ・ニューモフィラ　179
レジオネラ感染症　252
レジオネラ症　179
レジオネラ属　179
レジオネラ肺炎　179
レジパスビルアセトン付加物　361
レスピラトリーキノロン　306
レッドネック症候群　293, 321
レトロウイルス　75
レプトスピラ症　188
レプトスピラ属　188
レボフロキサシン　303, 306, 316
連続抗原変異　208
レンチウイルス　216

ロ

ロイコマイシン　298
ローデシアトリパノソーマ　239
ろ過滅菌法　127
ロキシスロマイシン　298
ロキタマイシン　298
ロタウイルス　210
ロピナビル / リトナビル配合剤　355

ワ

ワイル病　188
ワクスマン　13, 275
ワクチニアウイルス　198
ワクチン　121, 383
ワックスマン　273
ワッセルマン反応　143, 187

外国語索引

A

abacavir 353
Acanthamoeba castellanii 238
Acanthamoeba polyphaga 238
acid-fastness 163
acidic electrolyzed water 131
acquired immunity 91
acquired immunodeficiency syndrome 216
actinomycosis 166
active transport 39
Acute epiglottitis 249
acute infection 106
ACV 346
acyclovir 346
adehovir pivoxil 360
adhesin 108
adhesive pili 30
adsorption 72
adult T-cell leukemia 217
agar dilution method 276
AIDS 216
albendazole 381
alkyldiaminoethylglycine hydrochloride 132
alkylpolyaminoethylglycine hydrochloride 132
alternative pathway 94
amantadine 352
Ames test 53
amikacin 296
aminoglycosides 294
6-aminopenicillanic acid 283
amorolfine 376
amoxicillin 284
ampholytic detergent 132
amphotericin B 368
ampicillin 283
anabolic action 35
anamorph 85
anaphylactic shock 318
Ancylostoma americanus 243
Ancylostoma duodenale 243
Anisakis physeteris 243
Anisakis simplex 243
annealing 64
anthrax 156
antibiosis 273
antibody 101
antigen 95
antigen-binding fragment 101
antimicrobial resistance 325
antimicrobial spectrum 277
6-APA 283
arbekacin 296
Archea 15
ART 353
artemisinin 379
Ascaris lumbricoides 242
Ascomycota 87
Aspergillus flavus 227
Aspergillus fumigatus 227
Aspergillus niger 227
asunaprevir 361
Asymptomatic bacteriuria 254
ATL 217
atovaquone 379
autoclave 126
autotroph 35
azithromycin 298
azole 371
aztreonam 291

B

bacilli 20
bacillus 20
Bacillus anthracis 156
Bacillus cereus 157, 261
Bacillus subtilis 157
Bacillus thuringiensis 157
bacitracin 293
back mutation 52
bacteremia 263
Bacteria 15
bactericidal action 279
bacteriolytic action 279
bacteriophage 57
bacteriostatic action 279
Balantidium coli 241
Bartonella henselae 180
Bartonella quintana 180
basophil 96
B cell receptor 97
BCICPS 134
BCR 97
beclabvir 362
Behring 12, 271
benzalkonium chloride 132
benzethonium chloride 132
benzyl penicillin 283
betamipron 290
biapenem 289
biguanide 133
Biliary tract infection 252
binary fission 32
biofilm 44, 108, 177
bioremediation 5
black death 172
BLNAR 336
B lymphocyte 96
BNT 114
Board Cer tified Infection Control Pharmacy Specialist 134
bone marrow 96
Bordetella pertussis 181
Borrelia burgdorferi 188
Borrelia recurrentis 188
botulinum neuro-toxin 114
botulinum toxin 159
bovine spongiform encephalopathy 222
Brain abscess 259
Bronchitis 249
broth dilution method 276
Brucella melitensis 180
brucellosis 180
Brugia malayi 244
BSE 223
bubonic plague 172
Burkholderia cepacia complex 178
Burkholderia mallei 178
Burkholderia pseudomallei 178
Burkitt lymphoma 201
butenafine 375

C

Campylobacter coli 181, 261
Campylobacter jejuni 181, 261
CA-MRSA 151, 336
Candida albicans 225
candins 374
capsid 70, 71
capsomer 71
carbapenem 280
carbapenem-resistant *Enterobacteriaceae* 338
carbapenems 289
carbuncel 264
carbuncle 150
carrier 106
cART 358
caspofungin 374
cat scratch disease 180
catabolic action 35
catabolite repression 51
catalase 38
Catheter-related bloodstream infection 256
cationic detergent 132
CCR5 357
CDC 119
cefaclor 286

cefalexin 286
cefaloridine 286
cefalothin 286
cefazolin 286
cefcapene pivoxil 288
cefdinir 288
cefepime 288
cefmetazole 286
cefminox 288
cefoperazone 288
cefotaxime 288
cefotiam 286
cefotiam hexetil 286
cefozopran 288
cefpirome 288
cefpodoxime proxetil 288
ceftazidime 288
ceftriaxone 288
cefuroxime axetil 286
cell wall 23
cellulitis 150, 153, 264
Centers for Disease Control and Prevention 119
cephalosporin 280
cephalosporin C 285
cephalosporins 285
cephamycin 280, 285
cephem 280
cephems 285
cereulide 157
cestode 244
CF 178
cfu 34
Chain 273, 280
chain terminator 347
chemical mediator 96
chemokine 98
chemotaxis system 41
chemotherapeutics 271
chemotherapy 271
chikungunya virus 210
Chlamydia trachomatis 192
Chlamydophila pneumoniae 193
Chlamydophila psittaci 193
chloramphenicol 301
chloramphenicols 301
chlorinated isocyanuric acid 131
chlorinated lime 131
chlorine 131
chloroquine 378
cholera toxin 114
chronic infection 106
cilastatin 290
ciprofloxacin 303
CJD 222
CJD 223
clarithromycin 298
class switch 101
classical pathway 94
classification 19
clavulanic acid 291
clindamycin 299
cloning 63
Clonorchis sinensis 245
Clostridium botulinum 159, 259
Clostridium difficile 162, 263
Clostridium perfringens 161, 261
Clostridium tetani 158
cloxacillin 283
cluster of differentiation 98
cocci 20
coccus 20
cocobacillus 23
codon 48
colony 33
colony forming unit/ml 34
combination anti-retroviral therapy 358
Common cold 248
communicable disease 105
community acquired infection 133
community acquired MRSA 151
Community-acquired pneumonia 250
competent cell 59
complement 94
compromised host 14, 105
conjugation 57
conjugative pili 30
constant region 101
contagione 8
contagiosum virus 198
contamination 105, 138
core 70
core polysaccharide 27
Corynebacterium diphtheriae 165
Coxiella burnetti 180
coxsackivirus 205
CPE 77
CRE 338
cresol 132
Creutzfeldt-Jacob disease 222
Crimean-Congo haemorrhagic fever virus 215
cross resistance 327
CRP 138, 155
Cryptococcus neoformans 228
Cryptosporidium hominis 241
Cryptosporidium parvum 241
crystalizable fragment 101
CSD 180
CT 114
CTL 98
cutaneous anthrax 156
Cyanobacteria 4
cycloserine 293, 315
Cyclospora cayetanensis 241
cystic fibrosis 178
Cystitis 254
cytokine 98
cytopathic effect 77
cytosine deaminase 369
cytosine permease 369
cytotoxic T lymphocyte 98

D

DAA 360
daclatasvir 361
dalfopristin 302
DALY 117
death phase 35
decimal reduction time 125
dehydropeptidase 1 290
delamanid 316
deletion mutation 52
denature 64
dendritic cell 96
dengue virus 212
DHP-1 290
diaminopimeric acid 24
dibekacin 296
DIC 111
didanosine 353
dideoxy chain terminator 66
diffuse panbronchiolitis 178
diphtheria 166
diphtheria toxin 114
Diphylobothrium nihonkaiense 244
Direct Antiviral Agents 360
directly observed treatment, short-course 164, 317
disability-adjusted life year 117
disinfection 125
DNA topoisomerase IV 303
DnaA 46
DNA-DNA hybridization 141
dolutegravir 357
Domagk 13, 272
doripenem 290
DOTS 164, 317
doxycycline 299
DPB 178
DPT-IPV 181, 205
drug interaction 321
drug resistance factor 56
druse 166
DT 114
duploid 45

E

EAEC 169
EB 192
Ebola virus 214
EBV 201
Echinococcus granulosus 245
Echinococcus multilocularis 245
echovirus 205

ectopic infection 6
efavirenz 355
effector 40
Ehrlich 13, 272, 275
elbsvir 361
EIEC 169
elementary body 192
ELISA 143, 144
elvitegravir 357
emerging infectious disease 118
emerging infectious diseases 14
empiric therapy 137, 339
Encephalitis 258
endemic 106
endotoxin 28, 110
Entamoeba histolytica 237
entecavir 360
enteroaggregative *E. coli* 169
Enterococcus faecalis 155
Enterococcus faecium 155
Enterobius vermicularis 242
enterohaemorrhagic *E. coli* 167
enteroinvasive *E. coli* 169
enteropathogenic *E. coli* 167
enterotoxigenic *E. coli* 168
enterotoxin 162
enterovirus 205
envelope 70, 71
enviomycin 315
enzymelinked immunosorbent assay 144
eosinophil 96
EPEC 167
epidemic 106
epidemic typhus 192
epidemiology 106
Epstein-Barr virus 201
erysipelas 153, 264
Erysipelothrix rhusiopathiae 158
erythema infectiosum 204
erythromycin 298
ESBL 173, 328
Escherichia coli 261
ET 150
ETEC 168
E-test method 276
ethambutol 315
ethanol 130
ethionamide 315
etravirine 355
exanthema subitum 202
exfoliative toxin 150
exotoxin 28, 110
extended-spectrumβ-lactamase 328
extension 64
extensively drugresistant *Mycobacterium tuberculosis* 338

F

Fab 101
facilitated diffusion 39
Family *Enterobacteriaceae* 167
faropenem 289
favipiravir 352
Fc 101
5-FC 369
fermentation 37
FHA 181
filamentous hemagglutinin 181
fimbrilin 30
FISH 143
five kingdom system 15
flagella 29
flagellin 29
Fleming 13, 273
flomoxef 288
Florey 273, 280
fluconazole 373
flucytosine 369
Fluorescence in situ hybridization 143
fluorescent treponemal antibody absorption test 187
Fonsecaea pedrosoi 232
formaldehyde 130
fosamprenavir 357
foscarnet 349
fosfluconazole 373
fosfomycin 293
fradiomycin 296
frame shift 52
Francisella tularensis 180
fungi 81
furuncel 264
furuncle 150

G

GABA 115
ganciclovir 348
garenoxacin 303
gas gangrene 161
GBS 15, 182
GCV 348
generalized transduction 60
generation time 34
1st generation cephems 286
2nd generation cephems 286
3rd generation cephems 288
4th generation cephems 288
genetic recombination 52
genetically modified organism 63
gentamicin 296
Genus *Acinetobacter* 179
Genus *Actinomyces* 166
Genus *Bacteroides* 186
Genus *Bartonella* 180
Genus *Bifidobacterium* 162
Genus *Bordetella* 181
Genus *Borrelia* 188
Genus *Brucella* 180
Genus *Burkholderia* 178
Genus *Campylobacter* 181
Genus *Chlamydia* 192
Genus *Chlamydophila* 192
Genus *Clostridium* 158
Genus *Corynebacterium* 165
Genus *Coxiella* 180
Genus *Enterobacter* 173
Genus *Enterococcus* 155
Genus *Escherichia* 167
Genus *Francisella* 180
Genus *Haemophilus* 176
Genus *Helicobacter* 182
Genus *Klebsiella* 173
Genus *Legionella* 179
Genus *Leptospira* 188
Genus *Moraxella* 178
Genus *Mycobacterium* 163
Genus *Mycoplasma* 189
Genus *Neisseria* 185
Genus *Nocardia* 166
Genus *Orientia* 190
Genus *Porphyromonas* 187
Genus *Propionibacterium* 162
Genus *Pseudomonas* 177
Genus *Rickettsia* 190
Genus *Salmonella* 171
Genus *Serratia* 173
Genus *Shigella* 169
Genus *Spirillum* 184
Genus *Treponema* 187
Genus *Vibrio* 174
Genus *Yersinia* 172
Giardia lamblia 238
1, 3-β-D-glucan 81
1, 6-β-D-glucan 81
glanders 178
glecaprevir 361
glutaraldehyde 131
glycolysis 37
glycopeptides 292
glycylcyclines 300
glycyrrhizin 365
GMO 63
gonococcal disease 185
granulocyte 96
grazoprevir 361
Group B Streptococci 154

H

H5N1 207
haemagglutinin 351
haemolytic uremic syndrome 168

Haemophilus influenzae 176
HA-MRSA 335
Hansen's disease 165
Hanta virus 215
hantavirus pulmonary syndrome 215
H antigen 27, 29
haploid 45
hard chancre 187
HAV 218
HBV 75, 145, 218
HCHO 130
HCMV 201
HCV 145, 220
HDV 221
heavy chains 101
Helicobacter pylori 182
helminth 242
helper T cell 98
hemagglutinin 206
hemorrhagic fever with renal syndrome 215
HEPA 127
hepatitis A virus 218
hepatitis B virus 218
hepatitis C virus 220
hepatitis D virus 221
hepatitis E virus 221
hepatitis virus 218
herpes simplex virus type 1 199
herpes simplex virus type 2 199
herpes zoster 201
Herpesviridae 199
heterotroph 35
HEV 221
Hfr 59
HFRS 215
HHV-1 199
HHV-2 199
HHV-4 201
HHV-5 201
HHV-6 202
HHV-7 202
HHV-8 203
high efficiency particulate air 127
high frequency of recombination 59
HIV 216
homologous recombination 52
horizontal transfer 57
hospital acquired infection 133
Hospital-acquired pneumonia 250
HPS 215
HPV 203
HSV-1 199
HSV-2 199
HTLV-1 217
human astrovirus 211
human coronavirus 205
human cytomegalovirus 201
human herpes virus 1 199
human herpes virus 2 199
human herpes virus 3 200
human herpes virus 4 201
human herpes virus 5 201
human herpes virus 6 202
human herpes virus 7 202
human herpes virus 8 203
human immunodeficiency virus 216
human papilomavirus 203
human T-lymphotropic virus 1 217
HUS 168
hydrogen peroxide 133
hydrophobia 213
hypha 83

I

ICD 134
ICN 134
ICT 134
identification 19, 139
idoxuridine 348
Ig 101
IgA 103
IgD 103
IgE 103
IgG 102
IgM 101
imidazole 374
imipenem 289
immune response 95
immunity 91
Immunochromatography 143
immunoglobulin 101
impetigo 150, 153, 263
impetigo contagiosa 263
inapparent infection 106
incubation period 106
indinavir 357
induced mutation 52
inducer 49
induction 49, 57
induction phase 34
Infection Control Doctor 134
Infection Control Team 134
infectious disease 105
infectious mononucleosis 201
Infective endocarditis 255
Influenza 249
influenza virus 206
innate immunity 91
inner membrane 29
insertion mutation 52
insertion sequence 55
integron 327
invasive pulmonary aspergillosis 228
iodine tincture 132
iodoform 132
iodophor 131
IS 55
isepamicin 296
isoniazid 314
isopropanol 130
Isosporu belli 241
itraconazole 373
Ivanovsky 11
ivermectin 381

J

Japanese encephalitis virus 212
Japanese spotted fever 191
Jenner 12
josamycin 298

K

Kanagawa phenomenon 176
kanamycin 296
Kaposi's sarcoma 203
kingdom Animalia 15
kingdom Fungi 15
Kingdom Monera 15
kingdom Plantae 15
Kingdom Protista 15
kitasamycin 298
Klebsiella pneumoniae 173
Koch 10
KP 176
Kudoa septempunctata 241

L

β-lactamasenegative and ampicillin-resistant Haemophilus influenzae 336
lamivudine 354, 360
laninamivir 351
lanosterol 14α-demethylase 371
Lassa virus 214
latent infection 106
lectin pathway 95
ledipasvir 361
Leeuwenhoek 8
Legionella pneumophila 179
legionellosis 179
Legionellosis 252
Leishmania spp. 239
Lentivirus 216
leptospirosis 188
Lesher 273
leucomycin 298
levofloxacin 303
light chains 101
lincomycin 299
lincomycins 299
linezolid 301
lipid A 27
lipopolysaccharide 27, 110

liposomal amphotericin B 369
liranaftate 376
Lister 10
Listeria monocytogenes 157, 262
listeriosin O 158
listeriosis 158
Liver abscess 253
living modified organism 63
LLO 158
LMO 63
logarithmic growth phase 35
logarithmic phase 35
LPS 27, 110
Lung tuberculosis 251
Lyme disease 188
lymphocyte 97
lysosome 93
lysozyme 92

M

MAC 95, 165, 317
macrol ide- l incosamide-st reptogramin B resistance 332
macrolide-resistant *Mycoplasma pneumoniae* 338
macrolides 296
macrophage 96
Madurella mycetomatis 232
major histocompatibility complex 99
Malarone 379
MALDI-TOF-MS 141
maraviroc 357
Marburg virus 215
mast cell 96
Matrix Assisted Laser Desorption/Ionization Time of Flight Mass Spectrometer 141
MBC 275
MDRA 337
MDRP 178, 337
measles virus 209
mebendazole 381
mecA 332
mefloquine 378
melioidosis 178
membrane attack complex 95
Meningitis 257
meropenem 289
MERS virus 206
meso-DAP 24
methicillin 283
methicillin resistant *S. aureus* 151
methicillin-resistant *Staphylococcus aureus* 335
methicillinsusceptible *S. aureus* 151
metronidazole 377
MFS 182
MHC 99
MIC 128, 275, 339
MIC_{50} 277
MIC_{90} 277
micafungin 374
miconazole 374
microbial flora 6
microbial substitution 7, 92
micro-dilution method 277
microfold cell 109
middle east respiratory syndrome virus 206
midecamycin 298
Minimal Inhibitory Concentration 128
minimum bactericidal concentration 275
minimum inhibitory concentration 275
minocycline 299
missense 52
modification enzyme 62
molluscum 198
monkeypox virus 199
monobactam 280
monobactams 291
monocyte 96
morbidity 106
Morganella morganii 263
moxifloxacin 303
mRNA 48
MRSA 151, 335
MSSA 151
multidrug-resistant *Acinetobacter* 337
multidrug-resistant *Pseudomonas aeruginosa* 337
multiple drug-resistant *Pseudomonas aeruginosa* 178
mumps virus 209
mupirocin 302
murein 24, 279
mutagen 52
mutation 52
Mycobacterium avium complex 317
Myobacterium avium-intracellulaer complex 165
Myobacterium bovis 164
Mycobacterium leprae 165
Mycobacterium tuberculosis 163
mycoplasma pneumonia 190
Mycoplasma pneumoniae 189
Myocarditis 256

N

NAG 23
NAM 23
nasopharyngeal carcinoma 201
National Institute of Infectious Disease 119
navirapine 355
Neisseria gonorrhoeae 185
Neisseria meningitides 186
nelfinavir 355
nematode 242
Nested PCR 64
neuraminidase 207, 351
neutrophil 96
NIID 119
nomenclature 19
non-bullous impetigo 264
nonsense 52
Nontuberculous mycobacteria 165
Nontuberculous mycobacteriosis 251
norfloxacin 303
normal flora 6
normal microbial flora 321
norovirus 211
nosocomial infection 133
NTM 165
nucleocapsid 71
nucleoid 46

O

O antigen 27
O157:H7 168
ofloxacin 303
ombitasvir 361
Onchocerca volvulus 244
opportunistic infection 6, 105, 133
Orientia tsutsugamushi 190
oseltamibivir 351
outbreak 106
oxacephem 280, 285
oxacillin 283
oxazolidinones 301
oxydol 133

P

PABA 311
PAE 340
p-aminosalicylic acid 315
pandemic 106
panipenem 289
Paragonimus spp. 246
parainfluenza virus 209
paratyphoid fever 171
paritaprevir 361
paromomycin 296
parvovirus 204
passive transport 39
Pasteur 9
pasteurization 128
pathogenic *E. coli* 167
pazfloxacin 303
PBP 24, 280
PBP2′ 151, 332
PCR 63, 142, 147
penam 280, 283, 280, 289
penetration 73

penicillin 273, 280
penicillin binding protein 24, 280
penicillin resistant *Streptococcus pneumoniae* 155, 336
penicillins 283
peptidoglycan 23, 279
peramivir 351
periodontal disease 155
periplasmic space 29
Perirenal abscess 255
persistent infection 106
pertussis 181
pertussis toxin 114, 181
Peyer's patch 109
PFU 80
phage conversion 60
phagosome 93
phagosome-lysosome fusion 110
pharmacodynamic drug interaction 321
pharmacokinetic drug interaction 321
Pharyngo-tonsillitis 248
phenol 132
phylogenetic taxonomy 19
pibrentasvir 361
pilin 30
pinocytosis 97
piperacillin 285
PL fusion 110
plaque 80
plaque forming unit 80
plasma cell 97
plasmid 55
Plasmodium falciparum 239
Plasmodium malariae 239
Plasmodium ovale 239
Plasmodium spp. 239
Plasmodium vivax 239
Pleuritis 251
Pneumocystis jirovecii 231
Pneumonia 250
pneumotic plague 172
point mutation 52
poliovirus 205
polymerase chain reaction 63
polymorphonuclear leukocyte 96
Pontiac fever 179
porin 28
positive gene regulation 52
post-antibiotic effect 340
povidone-iodine 131
praziquantel 381
primaquine 378
prion 222
proguanil 379
promoter 48
prontosil rubrum 272
propagermanium 365
Propionibacterium acnes 162
protease inhibitor 355
protein A 26
protozoa 236
PRSP 155, 336
pseudomembranous colitis 263
Pseudomonas aeruginosa 177
psittacosis 193
PT 114, 181
pulmonary anthrax 156
pulmonary aspergillosis 227
Pyelonephritis 255
pyocyanin 177
pyodermas 263
Pyothorax 251
pyrantel pamoate 381
pyrazinamide 315
pyrimethamine 377

Q

Q fever 180
QRDR 331
quinine 378
quinolone resistance determining region 331
quinupristin 302
Quorum sensing 42

R

rabies virus 213
raltegravir 357
rapid acetylator 314
rat-bite fever 184
RB 192
Real-time PCR 64
reassortant 207
re-emerging infectious disease 118
re-emerging infectious diseases 14
relapsing fever 188
release 76
Renal abscess 255
reservoir 106
respiration 37
respiratory quinolones 306
respiratory syncytial virus 209
resting period 35
restriction enzyme 62
reticulate body 192
reveres osmosis 127
reverse transcriptase 71, 75
Reverse Transcription-PCR 145
rhinovirus 205
ribavirin 361
ribostamycin 296
Rickettsia japonica 191
Rickettsia prowazekii 192
rifabutin 307, 312
rifampicin 307, 312
rilpivirine 355
ritonavir 356
RO 127
rokitamycin 298
rotavirus 210
roxithromycin 298
RS virus 209
RT-PCR 64
rubella virus 210

S

S9mix 53
Salmonella enterica 171
Salmonella spp. 261
salmonellosis 171
saquinavir 355
Sarcocystis spp. 241
SARS virus 206
SCC*mec* 151
Schistosoma haematobium 245
Schistosoma japonicum 245
Schistosoma mansoni 245
Schistosoma spp. 245
scrapie 222
secretary component 103
selective medium 139
selective toxicity 275
Sepsis 263
serodiagnosis 143
Serratia marcescens 173
severe acute respiratory syndrome virus 206
severe fever with thrombocytopenia syndrome virus 215
sex pili 30, 58
sexually transmitted disease 266
SFTS virus 215
Shiga toxin 114, 170
Shiga-like toxin 168
Shigella dysenteriae 169
shimeprevir 361
silent 52
simple diffusion 39
Sinusitis 249
SIRS 263
sitafloxacin 303
site-specific recombination 52
slime layer 31
SLO 153
slow acetylator 314
smallpox virus 195
SOD 38
sodium hypochlorite 131
sofosbuvir 362
sorivudine 347
Spe 116
specialized transduction 60
spectinomycin 296
spirilla 20

spirillum 20
Spirillum minus 184
Spirochaetes 187
Spirurin nematode larva 243
spontaneous mutation 52
spore 31
Sporothrix schenckii 232
squalene epoxidase 375
SSPE 209
SSSS 150
standard precautions 133
Stanley 11
staphylococcal cassette chromosome *mec* 151
staphylococcal scalded skin syndrome 150
Staphylococcus aureus 149, 259
Staphylococcus epidermidis 149, 151
stationary phase 35
STD 187, 266
stem cell 96
sterilization 125
streptococcal erythrogenic toxin 153
streptococcal pyrogenic enterotoxin 116
streptococcal toxic shock syndrome 154
Streptococcus agalactiae 154
Streptococcus pneumoniae 154
Streptococcus pyogenes 153
streptogramins 302
streptolysin O 153
Streptomyces 166
streptomycin 296
Strongyloides stercoralis 243
structure gene 48
STSS 154
subacute sclerosing panencephalitis 209
sulbactam 291
sulfonamide 272
sultamicillin 292
supercoil 46
superoxide dismutase 38
surveillance 106
sustained biological response 360
Svedberg 18
SVR 360
synthesis 73
syphilis 187
Systematics 19

T

T3SS 109
Taenia solium 244
Taeniarhynchus saginatus 244
Taxonomy 19
tazobactam 291
T cell-dependent antigen 100
T cell-independent antigen 100
T cell receptor 97
T lymphocyte 96
TCR 97
TDH 112, 176
TDM 293, 340, 343
teichoic acid 26
teicoplanin 292
telaprevir 361
telithromycin 298
temperate phage 57
TEN 320
tenofovir 354
tenofovir disoproxil 360
terbinafine 375
terminater 48
tetanospasmin 114, 159
tetanus 159
tetanus neurotoxin 114
tetracycline 299
Th 98
therapeutic drug monitoring 293, 340
thermostable direct hemolysin 112, 176
Thermus aquaticus 64
thymus 96
tinidazole 377
tissue culture infectious dose 80
titer 277
TLR 93
TNT 114
tobramycin 296
Toll-like receptor 93
tolnaftate 376
tosfloxacin 303
Toxic Epidermal Necrolysis 320
toxic shock syndrome 151
Toxoplasma gondii 241
transcription 47
transformation 59
transglycosylase 282
translation 47
transmissible spongiform encephalopathy 221
transpeptidase 282
transposase 54
transposon 54
trematode 245
trench fever 180
Treponema pallidum hemagglutination test 187
Treponema pallidum subsp. pallidum 187
triazole 373
Trichomonas vaginalis 238
trimethoprim 311
tRNA 48
Trypanosoma brucei gambiense 239
Trypanosoma brucei rhodesiense 239
Trypanosoma spp. 239
TSS 151
Tsutsugamushi disease 191
tuberculosis 163
tularemia 180
two-component regulation system 41
type I secretion system 40
type II secretion system 40
type III secretion system 40, 109
type IV secretion system 40
type V secretion system 40
type strain 20
typhoid fever 171

U

UF 127
ultra filtration 127
uncoating 73
unit 278
UPEC 169
urease 183
Urethritis 255
uropathogenic *E. coli* 169

V

vaccination 121
vaccine 121
vaccinia virus 198
valacyclovir 346
valganciclovir 348
vancomycin 292
vancomycin resistant enterococci 155
vancomycin resistant *Staphylococcus aureus* 151
vancomycin-resistant *Enterococcus* 336
vaniprevir 361
variable region 101
varicella-zoster virus 200
variola virus 195
VCA 346
vector 63, 106, 189
vegetative form 32
Vero toxin 168
VGCV 348
viable but nonculturable 7
Vibrio cholerae 174
Vibrio parahaemolyticus 176, 261
Vibrio vulnificus 176
vidarabine 348
Viral hepatitis 253
viral thymidine kinase 347
virion 70
viroid 78
virulence 106
virulent phage 57
virus 69
VNC 7
voriconazole 374
VRE 155, 332, 336

VRSA 151
v-TK 347
VZV 200

W

Waksman 13, 273, 275
Weil's disease 188
West Nile virus 213
WHO 117
Whooping cough 252
World Health Organization 117
Wuchereria bancrofti 244

Y

yellow fever virus 212
Yersinia enterocolitica 262
Yersinia pestis 172

Z

zanamivir 351
Zika virus 213

代表的抗菌薬の構造

βラクタム系

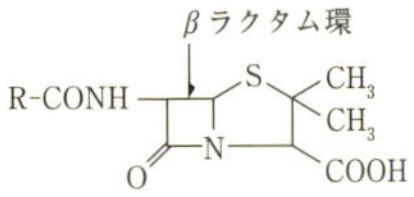

ペニシリン系

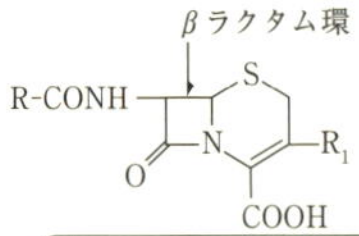

セフェム系

母核構造

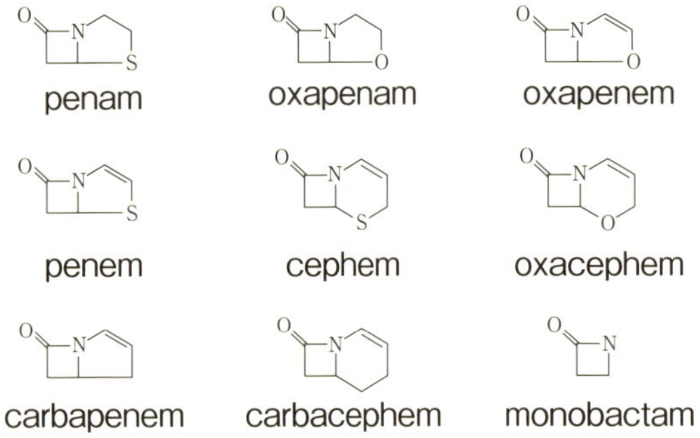

細胞壁合成阻害薬

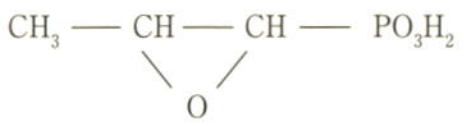

ホスホマイシン

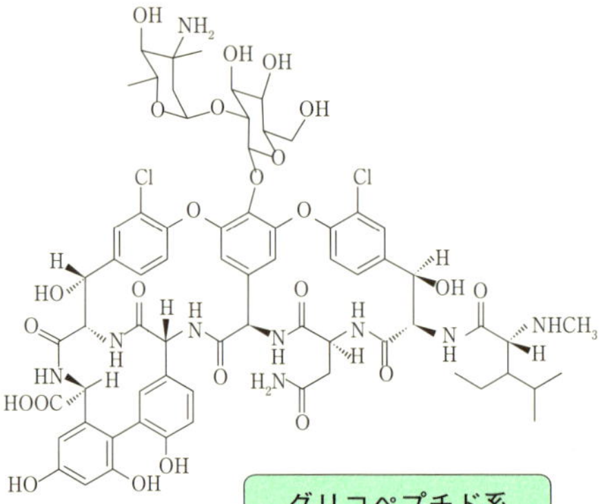

グリコペプチド系

タンパク質合成阻害薬

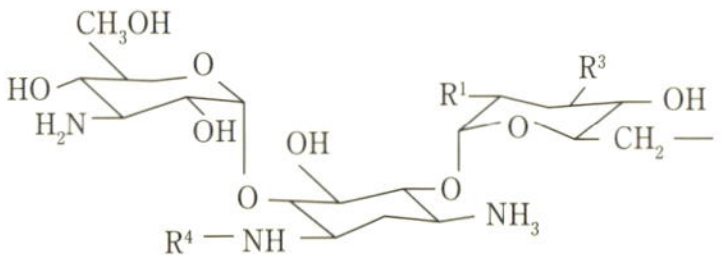

アミノグリコシド系

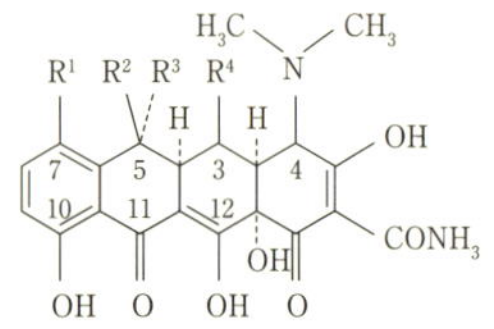

テトラサイクリン系

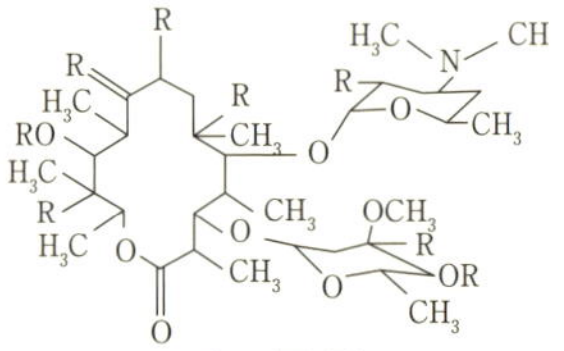

(14員環)

マクロライド系

DNAジャイレース阻害薬

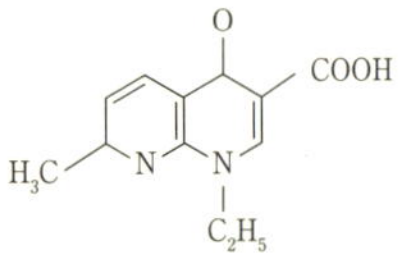

キノロン系

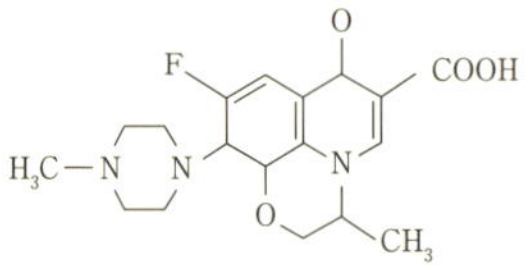

ニューキノロン系

RNAポリメラーゼ阻害薬

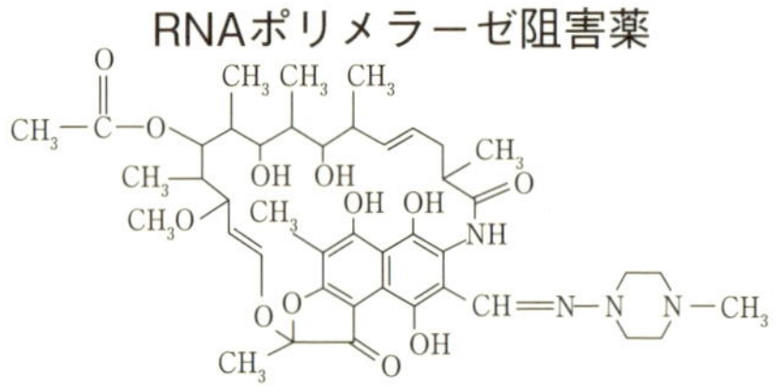

リファンピシン

葉酸合成阻害薬

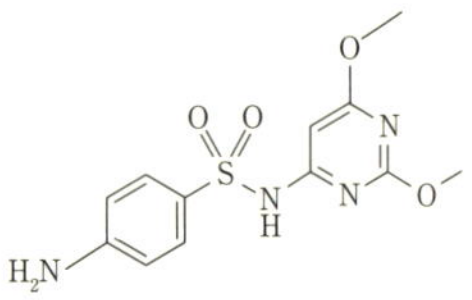

サルファ薬

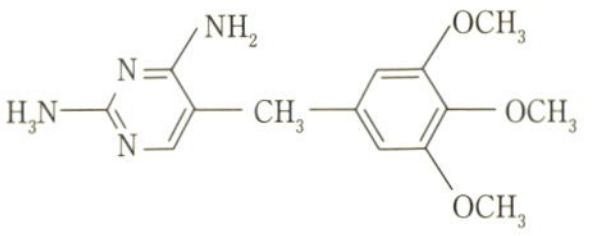

トリメトプリム

細胞膜機能障害薬

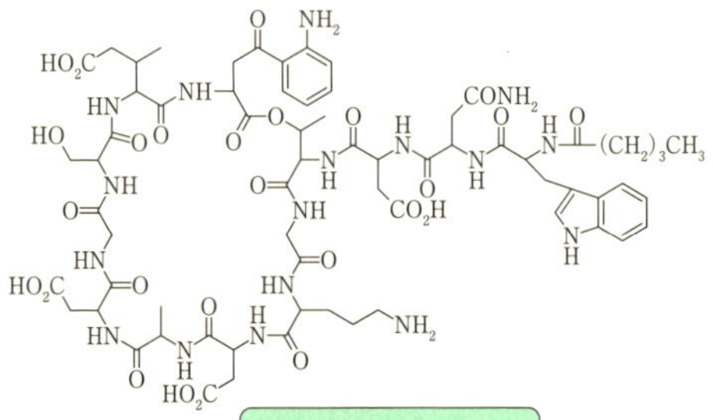

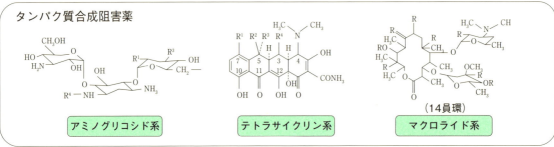

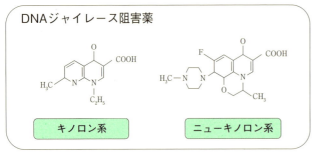

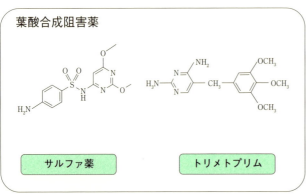

ダプトマイシン

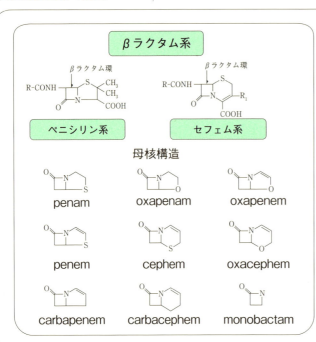

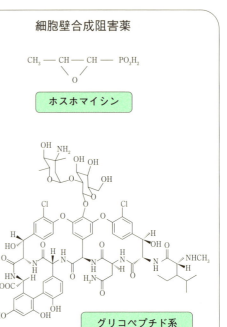

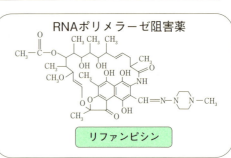

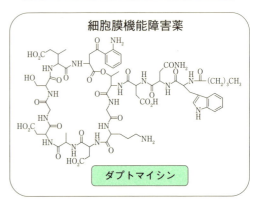